W0255339

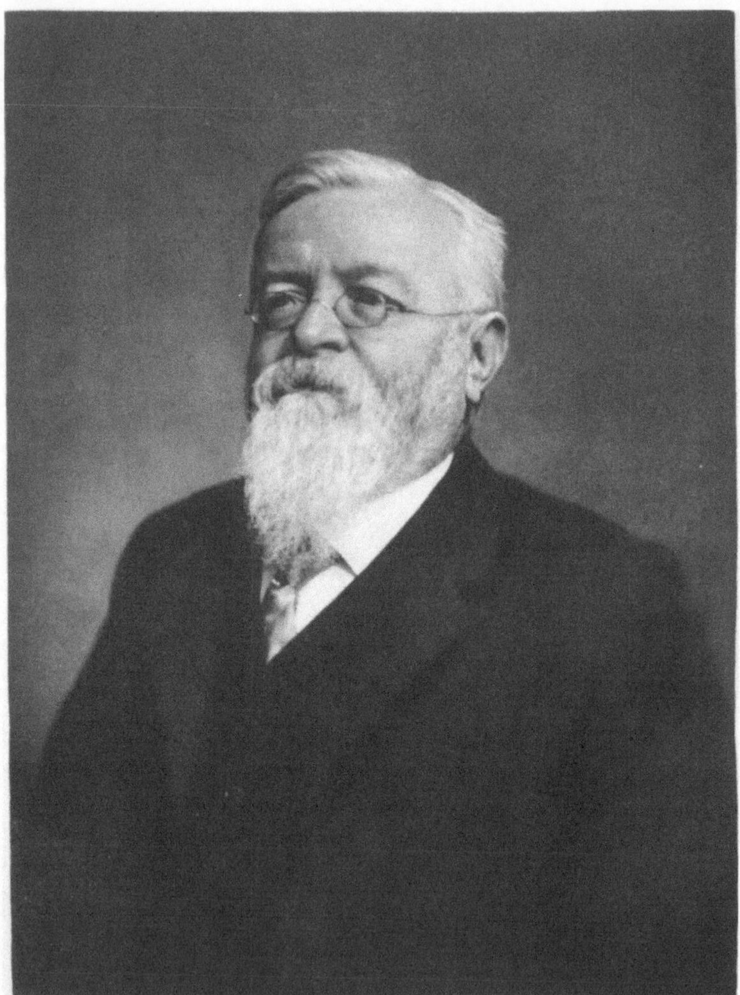

Hel. Meisenbach Riffarth & Co, Berlin. Verlag von Julius Springer, Berlin.

Heubner.

FESTSCHRIFT

DR. OTTO L. HEUBNER

GEHEIMEM MEDIZINALRAT, PROFESSOR UND DIREKTOR
DER UNIVERSITÄTSKINDERKLINIK IN BERLIN

ZUM LXX. GEBURTSTAG

UND ZUM ANDENKEN AN DEN ABSCHLUSS SEINER LEHRTÄTIGKEIT

GEWIDMET

VON

SEINEN SCHÜLERN

MIT 1 PORTRÄT, 114 TEXTFIGUREN UND 12 TAFELN

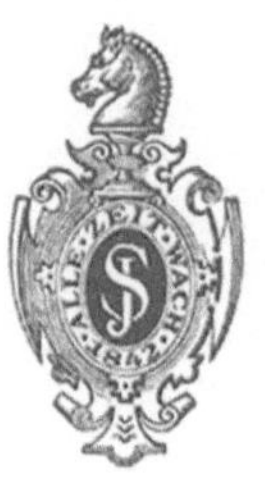

Springer-Verlag Berlin Heidelberg GmbH

1913

ISBN 978-3-662-23699-4 ISBN 978-3-662-25788-3 (eBook)
DOI 10.1007/978-3-662-25788-3

Hochgeehrter Herr Geheimrat!
Teurer Lehrer!

An dem Tage, an dem Sie zum letzten Male als Lehrer vor Ihre Hörerschaft treten und einer Tätigkeit entsagen, in der Ihnen wie nur wenig anderen weithin Erfolg und segensreich zu wirken beschieden war, soll Ihnen als Widmung aus der Mitte Ihrer einstigen und jetzigen Schüler diese Festschrift überreicht werden. Sie soll Ihnen in dieser für Sie und für alle, die Ihnen anhängen, ernsten und feierlichen Stunde ein Zeichen sein der innigen Dankbarkeit, die diejenigen empfinden, denen es vergönnt war, unter Ihnen und mit Ihnen zu lernen und zu arbeiten; und sie soll Ihnen zugleich beweisen, daß die Anregungen, die Sie auf allen Gebieten der Kinderheilkunde mit verschwenderischer Hand ausstreuten, weit über die Zeit der engeren Gemeinschaft hinaus gewirkt und zu unablässiger Forschung begeistert haben.

I. A.: **Finkelstein.**

Inhaltsverzeichnis.

Der Energie- und Stoffwechsel eines atrophischen Säuglings.

Von

Dr. **H. Bahrdt,** und Dr. **F. Edelstein,**

Oberarzt und Abteilungsvorsteher. Vorstand des chemischen Laboratoriums.

(Aus dem Kaiserin Auguste Victoria-Haus zur Bekämpfung der Säuglingssterblichkeit im Deutschen Reich.)

Mit 1 Textfigur.

Unter den Ernährungsstörungen des Säuglings verdienen 2 Typen ein besonderes Interesse: Die akute Verdauungsstörung und die Atrophie. Beide haben besondere Beziehungen zur Säuglingssterblichkeit, beide sollten daher im Kaiserin Auguste Victoria-Haus in erster Linie auch experimentell studiert werden. Bezüglich der Erforschung der akuten Magendarmstörungen, auf deren Bedeutung Heubner für jede Form der Ernährungsstörung immer nachdrücklich hingewiesen hat, verweisen wir auf unsere Abhandlungen über die Pathogenese der akuten Verdauungsstörungen in der Zeitschrift für Kinderheilkunde (Bd. 1, 3, 4, 5). Vorliegende Arbeit soll einen Beitrag zu dem Problem der Atrophie bringen, dem häufigsten Endprodukt aller schweren oder rezidivierenden akuten Ernährungsstörungen ex alimentatione und ex infectione. Wir wollten die Aufgabe, deren Bedeutung für die Klinik und die Hygiene des Säuglingsalters keiner weiteren Worte bedarf, so erschöpfend als möglich durchführen und haben dem Beispiel Heubners und Rubners folgend einen vollständigen Stoffwechselversuch durchgeführt.

Rubner und Heubner haben zuerst im Respirationsapparat den Energie- und Stoffwechsel eines Atrophikers untersucht; erst dadurch wurden Einblicke in das Wesen dieser Störung möglich. Bei jedem sichtbaren Körperschwund sind Störungen im Fettansatz und Wasserstoffwechsel anzunehmen; der Weg ihrer Verluste kann überhaupt nur bestimmt werden, wenn man auch die Verluste durch Haut und Lunge kennt. Alle Versuche, durch Untersuchungen von Harn und Kot allein die Pathogenese der Atrophie zu erforschen, müssen unzureichend sein. Auch der Versuch, aus anatomischen Veränderungen des Darmes die Atrophie zu erklären, ist nach den grundlegenden Arbeiten Heubners als mißglückt zu betrachten. Die einzige mit dem Respirationsversuch konkurrierende Methode ist die Analyse des atrophischen Körpers. Beide Methoden haben Vorteile und Nachteile. Die Analyse der Körpersubstanz gibt Aufschluß hauptsächlich über die letzten Vorgänge im Verlaufe der Krankheit, sie wird daher naturgemäß oft einen besonders starken Ausschlag geben, zeigt aber nicht, ob und in welcher Weise die Veränderungen sich nacheinander abgespielt haben und auf welchem Wege die Verluste entstanden sind; sie ist daher weniger geeignet, Aufschluß über die Ursachen der ganzen Störung zu geben. Der Stoffwechselversuch kommt diesem Ziele näher, aber er birgt die Fehlerquelle, daß zufällig Perioden für den Krankheitsfall nicht charakteristischer Veränderungen getroffen werden, wie das beim Studium anderer chronischer Krankheiten, z. B. der Rachitis auch vorgekommen ist. Man kann dem begegnen durch Anstellung genügend langer aber in kleinere Perioden zerfallender Versuche wie auch dadurch, daß man Kinder zum Versuch wählt, die sich in verschiedenen Stadien der Krankheit befinden. Dabei muß es besonders darauf ankommen, daß während des Versuchs der krankhafte Prozeß noch im Gange ist, nicht in erster Linie darauf, daß die Folgen der Ernährungsstörung besonders deutlich sichtbar sind.

Rubner und Heubner haben ein sehr atrophisches Kind untersucht. Das Kind hatte mit $3^1/_2$ Monaten nur ein Gewicht von 3 kg. Schon deshalb wählten wir zur Untersuchung ein verhältnismäßig weniger atrophisches und älteres Kind. Wir wollten außerdem einen zur Zeit der Untersuchung leichteren Grad der Stoffwechselstörung studieren; das Studium konnte selbst bei an Gewicht zunehmendem Kinde vor sich gehen, wenn die Zunahme nur noch eine ungenügende war. Es kam eben darauf an, die Ursachen dieses ungenügenden Ansatzes festzustellen.

Die Untersuchung wurde vorgenommen an dem Kinde Hermann V., das sich vor und nach der Untersuchung monatelang auf der Krankenstation des K. A. V. H. befand, also sehr lange beobachtet worden ist. Es war geboren am 14. V. und wurde aufgenommen am 3. VIII. im Alter von $2^3/_4$ Monaten wegen exsudativer Diathese und Furunkulose. Über die Eltern des Kindes war wenig bekannt. Das Kind war in Pflege und wurde vom Kinder-Rettungs-Verein zugeschickt. Zwei Geschwister sollen an Krämpfen gestorben sein. Die Geburt war eine Steißgeburt. Unmittelbar nach der Geburt war das Kind angeblich kräftig.

Das Kind wurde 11 Tage gestillt und kam dann in Pflege. Bis zur 7. Woche bekam es 3stündlich 6 Strich $^1/_3$ Milch. Dabei nahm das Kind gut zu. Es litt jedoch vom 10. Lebenstage an an Furunkulose. Von der 7. Woche an bekam es 3stündlich 6 Strich Halbmilch (mit Wasser hergestellt) und nahm auch dabei angeblich zu. Einmal hatte es 3 Wochen lang Soor. In der Zeit vor der Aufnahme sollen zuweilen Krämpfe aufgetreten sein. Die Stühle waren zuletzt öfters zerfahren, grün und schleimig.

Bei der Aufnahme im Alter von $2^3/_4$ Monaten am 3. VIII. 1908 betrug das Gewicht 4320 g, die Länge 56 cm. Die Temperatur war 36,7°, stieg aber 2 Tage später auf 38,3°. Puls 140. Das Kind war blaß und unterernährt, die Haut feucht, der Turgor mäßig. An Rücken, Brust und Schultern Furunkel und pustulöses Ekzem. In den Genital- und Cruralfalten Intertrigo. Am Kopf (Umfang 38 cm) zahlreiche Furunkel, die Fontanelle noch offen. Keine Kraniotabes. Die Schleimhäute blaß, die Zunge gerötet, Halsdrüsen geschwollen. Brustumfang betrug 36 cm. Kein rachitischer Rosenkranz. Lunge und Herz frei, Bauchumfang 38 cm. Schlaffe Bauchdecken. Leber und Milz nicht vergrößert. Das Blut zeigte eine mäßige Anämie (3 300 000 rote, 14 000 weiße Blutkörperchen, normales Blutbild, 85% Hb). Pirquet negativ.

Das Kind wurde in der ersten Zeit mit Incisionen und Sublimatbädern behandelt. Es bekam anfänglich geringe, dann größere Mengen Frauenmilch (bis zu 500) und vom 19. VIII. an dazu Buttermilch mit Zucker in steigender Menge bis zu 750 ccm. Nach anfänglicher Abnahme um etwa 300 g nahm es unregelmäßig zu bis auf 4500 g (11. VIII.). Die Temperaturen waren dabei immer unregelmäßig die Stühle häufig etwas schleimig, zuweilen aber auch angehalten. Im September traten eine Tracheitis und ein Rezidiv der Furunkulose auf. Nach kürzeren Versuchen mit anderen Nährmischungen wurde vom 25. IX. an wegen häufiger dünner Stühle wieder Frauenmilch gegeben und dann für längere Zeit auf 600 ccm $^2/_3$ Milch mit 5% Milchzucker und 150 Frauenmilch übergegangen, vom 6. X. an noch etwas gemischte Kost, Bouillongrieß (100 g) mit etwas Gemüse zugegeben. Das Kind erhielt in dieser Zeit etwa 120 Calorien pro Kilogramm. Die Haut wurde glatt, blieb aber blaß, das Gewicht verhielt sich unregelmäßig schwankend. Auch die Temperaturen waren noch nicht normal. Das Gewicht betrug im 5. Lebensmonat 4300—4500 g (gegenüber einem Sollgewicht von etwa 6500 g). Auch bei einer Steigerung der $^2/_3$ Milch auf 700 g (etwa 140 Cal. pro Kilogramm) nahm das Kind nicht zu. Es wurde daher der größere Teil der Nahrung allmählich durch Malzsuppe ersetzt. Bei einer Ernährung mit 530 g $^2/_3$ Milch und 300 g Malzsuppe trat schließlich Zunahme ein. (Später mehr Malzsuppe, weniger Milchmischung.) Mit $6^1/_2$ Monaten 20. XI. plötzliche Verschlimmerung; im Anschluß an einen Schnupfen (38°) stürzte das Gewicht rapid ab, in einer Woche um 500 g. Die Stühle wurden spritzend, das Kind erbrach und war leicht benommen. Die Nahrung wurde eingeschränkt, 2 Tage Tee gegeben und dann das Kind an die Brust gelegt, an der es gut trank. Das Gewicht stürzte anfänglich noch weiter (bis zum 1. XII. auf 4300 g), die Temperatur, die subnormal geworden war, hob sich und stieg — nach dem Abklingen der Intoxikationserscheinungen — infolge einer Tracheitis vorübergehend auf 39°. Das Kind hatte also im Anschluß an eine geringfügige Infektion einen Enterokatarrh mit den Erscheinungen der Intoxikation durchgemacht. Es blieb daher etwa einen Monat an der Brust, vom 23. XI. bis 31. XII., an der es sich allmählich erholte und bei Nahrungsmengen von 750 bis 1000 ccm zuerst langsam, dann etwas besser zunahm (auf 5060 g); dann wurde es wieder auf verdünnte Milch entwöhnt. Es bekam 5 Tage Halbmilch mit 5% Soxhletzucker und 100 g Bouillongrieß, dann 900—1000 g $^2/_3$ Milch mit 5% Soxhlets Nährzucker. Bei dieser Nahrung blieb das Gewicht sofort wieder stehen. Die Stühle wurden allmählich fester, und bei der $^2/_3$ Milch traten die typischen weißen, trockenen harten Seifenstühle auf. Die Symptome waren die des Milchnährschadens (Anfang Januar). Das Kind war blaß, der Leib etwas aufgetrieben, die Temperatur unregelmäßig, die Stimmung im ganzen aber nicht schlecht. Bei einer Nahrungsmenge von annähernd 1000 ccm $^2/_3$ Milch mit 5% Soxhlets Nährzucker (ohne Beikost), die das Kind vom 7. bis 21. I. erhielt, schwankte das Gewicht nur wenig innerhalb von 5050 und 5170 g. Die Temperaturen waren häufig subnormal.

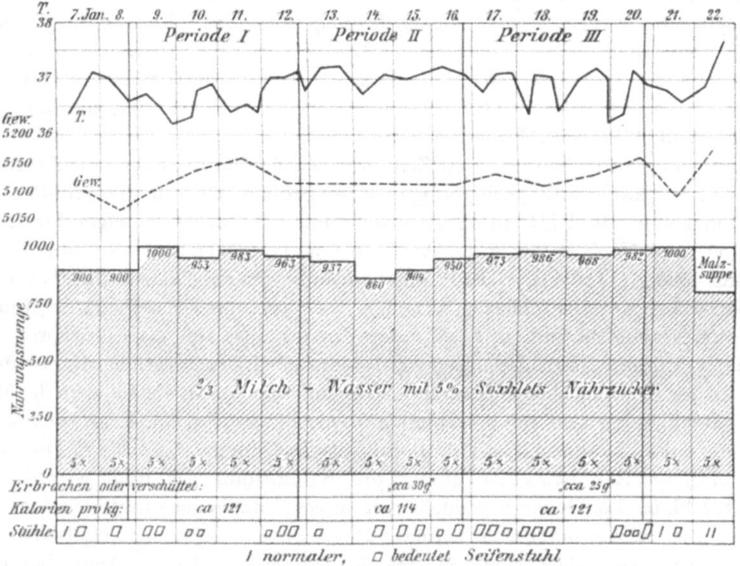

Fig. 1.

Der ganze Zustand war ein ausgesprochen stationärer, wie auch aus dem Vergleich der einzelnen Stoffwechselperioden hervorgehen wird. Nach der Finkelsteinschen Nomenklatur war dieser Zustand als eine Bilanzstörung zu bezeichnen[1]).

Der Stoffwechsel wurde studiert vom 8. bis 20. Jan., also genau im Alter von 8 Monaten, die 12 Tage der Untersuchung wurden in drei Perioden eingeteilt. Während der 1. und 3. wurden die Untersuchungen im Pettenkofer-Voitschen Apparat vorgenommen. Während der 2. mittleren Periode wurde der respiratorische Stoffwechsel nicht untersucht. Diese Einteilung hatte hauptsächlich den

[1]) Eine Gewichtstabelle findet sich bei der Besprechung des Körperansatzes.

Zweck, für die Untersuchung des Mineralstoffwechsels eine genügend lange Versuchszeit zu erzielen, nämlich 12 Tage, ohne daß während der ganzen Zeit die mühsame Untersuchung des respiratorischen Stoffwechsels stattfand.

Der Vergleich der mittleren mit den beiden anderen Perioden gestattete, etwaige Einwirkungen der Versuchsanordnung im Pettenkofer-Voitschen Apparat auf den Stoffwechsel (Gewicht, N, Mineralien) zu erkennen, ferner erlaubte der Vergleich der ersten und dritten Periode eine etwaige Tendenz zur Änderung des Stoffwechsels, außerdem das Bestehen größerer Schwankungen, namentlich im Mineralstoffwechsel und Wasserstoffwechsel zu erkennen[1]).

I. Der Stoffwechsel.

Die Einnahmen.

Die Nahrung bestand aus einer Milchverdünnung, $^2/_3$ Milch mit Zusatz von 5 % Soxhlets Nährzucker; auf die fertige Mischung kamen 5 % Zusatz des Nährzuckers. Die Nahrung wurde in größerer Menge vorher gemischt und besonders dauerhaft in Portionen von je $^1/_2$ Liter sterilisiert. Die Zubereitung, Mischung und Verteilung war eine sorgfältige. Die Verdünnung wurde mit Wasser gemacht, außer dem Soxhlet-Nährzucker wurde nicht noch etwa Schleim hinzugefügt.

Die Analysen der Nahrung wurden meistens an der fertigen Mischung vorgenommen. Die Kohlehydrate setzten sich zusammen aus dem Milchzucker der Milch, dem Dextrin und der Maltose des Soxhlet-Nährzuckers. Nach einer bei Finkelstein[2]) sich findenden Angabe enthält Soxhlets Nährzucker 94,2 % Kohlehydrate; er ist zusammengesetzt aus 41,26 % Dextrin und 52,44 % Maltose und 2 % Kochsalz. Wir bestimmten die Kohlehydrate nach der Allihnschen Methode und zwar so, daß wir die Milch zunächst ohne Zusatz von Soxhlets-Nährzucker analysierten. Dabei fanden wir 3,2 % Milchzucker. Dann analysierten

---

[1]) Der Mineralstoffwechsel wurde von Herrn Privatdozent Dr. L. F. Meyer im Kinderasyl der Stadt Berlin bearbeitet und wird demnächst im Zusammenhang mit den übrigen Ergebnissen von uns gemeinsam veröffentlicht werden.

Bei der mühsamen Arbeit, der Überwachung des Versuchs und bei einzelnen Analysen wurden wir von Herrn Dr. Schlutz (Minneapolis) und Herrn Dr. Schwalbe (Berlin) unterstützt.

[2]) Lehrb. d. Säuglingskrankh. 1, 96. 1905.

wir Milch und Soxhlets Nährzucker und fanden aus der Differenz die übrigen Werte, nämlich:

Milchzucker	3,2 %
Maltose	2 %
Dextrin	3 %
Gesamt-Kohlehydrate in der Nahrung[1])	8,2 %

Das Fett wurde nach der Gottliebschen Methode bestimmt, Stickstoff nach Kjeldahl und die Trockensubstanz durch Eindampfen in einer Platinschale auf dem Wasserbade unter Zusatz von einem Tropfen sehr verdünnter Essigsäure. Die Analyse der Asche und der einzelnen Mineralbestandteile wird beim Abschnitt des Mineralstoffwechsels genau besprochen werden.

Der Gehalt der Nährmischung war folgender:

Gesamt N	Fett	Kohlehydrate	Trockensubstanz	Asche
0,348 %	1,65 %	8,2 %	12,67 %	0,635 %

Die täglichen Einnahmen des Kindes lassen sich aus der aufgenommenen Nahrungsmenge (sie betrug täglich von 850 g bis 1000 g) genau berechnen.

Wie aus der Tabelle zu ersehen ist, waren die Einnahmen äußerst gleichmäßige. Wo die Werte verschieden sind, sind die Unterschiede ziemlich gering; sie beruhen auf der nicht ganz vollständigen Nahrungsaufnahme an einigen Tagen, bzw. darauf, daß geringe Mengen der Nahrung beim Trinken verschüttet wurden. Erbrochen wurde nur an 2 Tagen und nur in sehr geringer Menge. Sowohl das Erbrochene als auch das Verschüttete wurde gemessen und bei der Berechnung der Nahrung abgezogen. In der I. und in der III. Periode, in denen der respiratorische Stoffwechsel untersucht wurde, war die Nahrungsaufnahme besonders gleichmäßig. Die Unterschiede sind hier kleiner als 5 %, so daß beide Perioden untereinander gut verglichen werden können.

---

[1]) Die analysierte Menge der Kohlehydrate stimmt gut mit der aus der Trockensubstanz berechneten Zahl überein; z. B. ist in Periode I

Trockensubstanz pro die		124,0	
Eiweiß	21,5		
Fett	16,0		
Asche etwa	6,35		
		43,85	
		80,15	berechnet
		79,95	analysiert

Tabelle I.

Nahrungsaufnahme an den einzelnen Tagen in Gramm.

Tag	Aufgenommene Milchmenge	N	Fett	Gesamtkohlehydrate	Trockensubstanz	Asche	C
			I. Periode.				
1.	999,5	3,46	16,49	82	126,87	—	50,97
2.	953	3,31	15,72	78,14	120,71	—	48,12
3.	983	3,42	16,22	80,6	125,74	—	49,64
4.	963,5	3,35	15,91	79,09	122,96	—	48,70
Summe	3899,0	13,54	64,34	319,83	496,28	24,7738	197,43
Mittel pro die	974,7	3,38	16,08	79,95	124,07	—	49,35
			II. Periode.				
5.	937	3,35	15,88	78,96	119,19	—	48,63
6.	858	2,95	14,02	69,7	109,14	—	42,92
7.	904	3,19	15,14	75,25	114,99	—	46,35
8.	949	3,3	15,65	77,81	120,71	—	47,92
Summe	3650	12,79	60,69	301,74	464,03	23,1629	185,82
Mittel pro die	912	3,14	15,17	75,43	116,0	—	46,45
			III. Periode.				
9.	973,4	3,39	16,09	80	123,82	—	49,26
10.	986,5	3,42	16,25	80,77	125,48	—	49,74
11.	968,0	3,35	15,91	79,01	123,13	—	48,70
12.	982	3,44	16,31	82,01	124,91	—	53,17
Summe	3914,0	13,60	64,56	321,79	497,34	24,8265	200,87
Mittel pro die	978	3,40	16,14	80,4	124,33	—	50,21
Gesamtsumme	11463	39,93	189,59	943,36	1457,65	72,7632	584,12
Mittel pro Periode	3821	13,31	63,19	314,45	485,88	24,2544	194,70
Mittel pro die aus allen Perioden	955	3,32	15,79	78,61	121,5	6,0636	48,67

Die Ausgaben.

Die Ausgaben wurden nach der üblichen Methode bestimmt. Das Trocknen des Harns (zur Bestimmung der Trockensubstanz, des Kohlenstoffgehaltes und für die calorimetrische Untersuchung) geschah auf folgende Weise: Je $^1/_{10}$ Volumen der Tagesmenge wurde vereinigt und im Vakuum eingedampft. Im Destillat war als Vorlage eine bestimmte Menge einer $\frac{n}{5}$ H_2SO_4 vorgelegt. Aus der Titration des Überschusses konnte der zersetzte Anteil des Harnstoffes, als Stickstoff ausgedrückt, angegeben werden. Die Trockensubstanz des Harns wurde über H_2SO_4 im Vakuum-Exsiccator lange Zeit getrocknet, fein gepulvert und so für die calorimetrische- und C-Bestimmung verwendet. Der C im Harn wurde nur in den respiratorischen Stoffwechselperioden bestimmt und zwar in Periode I täglich, in Periode III im Mittel aus allen 4 Tagen. Diese Mittelzahl wurde auf die ganze Urinmenge berechnet. Selbstverständlich war für die C-Bestimmung ein Teil des Harns ohne Toluol aufbewahrt worden. Der Kot wurde mit aschefreier Kohle sehr genau abgegrenzt und zwar so, daß die in den respiratorischen Perioden abgeschiedene Kotmenge frei von dem Kohlenpulver blieb. Übrigens kämen etwa zurückgebliebene Teile der Kohle gegenüber dem C-Gehalt des Trockenkotes gar nicht in Betracht. Die Abgrenzung gelang dadurch besonders genau, daß fast während der ganzen Zeit feste helle Seifenstühle entleert wurden. Es zeigte sich, daß eine genaue Abgrenzung sehr angebracht war, weil die Stuhlentleerung unregelmäßig, zum Teil sehr verzögert war, was bei der Zusammenstellung der Gewichte der Stühle deutlich zu erkennen ist.

	Gewichte des zeitlich abgegrenzten Kotes [feucht]	Gewichte des mit Kohle abgegrenzten Kotes [feucht]
Periode I	75,95	70,95
„ II	65,5	115,59
„ III	150,29	113,4

Außer dieser Abgrenzung mit Kohle, welche speziell der Kohlenstoff-, Stickstoff- und Asche-Analyse zugrunde gelegt wurde, wurde aber auch noch das feuchte und trockene Gewicht der zeitlich genau innerhalb der 4 Tage entleerten Stühle bestimmt. Diese Bestimmung diente zur Feststellung der durch den Darm innerhalb einer Periode entleerten Wassermenge. In der Tabelle II sind die mit Kohle abgegrenzten Perioden verwertet. Nennenwerte Verluste fanden überhaupt nicht statt. Das Kind lag sehr ruhig.

Die Lagerung des Säuglings ohne Kissen und Decken in der Schwebe nach Bendix - Finkelstein[1]) vergrößerte nicht nur die Genauigkeit der Wasserdampfbestimmungen, weil weniger Wasser von der an Gewicht verringerten Wäsche absorbiert wurde, sondern auch die der übrigen Analysen, da man etwaige Verluste infolge von Verschiebungen der Auffangvorrichtungen viel besser beobachten konnte. In der Tabelle II sind die Zahlen für Harn- und Kotmengen, N, C und Asche enthalten.

Tabelle II (siehe auch nächste Seite).

Ausgabe von *N*, *C* und Asche in Harn und Kot in Gramm pro Tag.

Tag	Harn-menge	*N* Harn	*C* Harn	$\frac{C}{N}$ i. Harn	Kot feucht	Kot trocken	*N* i. Kot	*C* i. Kot	*N* Harn + Kot Summe i. Mittel	Asche in Kot u. Harn
					I. Periode.					
1.	623	2,783	1,53	0,549	9,14	—	—	—	—	—
2.	695	2,578	1,40	0,543	41,31	—	—	—	—	—
3.	705	2,773	1,32	0,399	0,65	—	—	—	—	—
4.	685	2,810	1,46	0,519	19,85	—	—	—	—	—
Summe	2708	10,944	5,71	—	70,95	24,7138	0,716	9,28	—	23,1885
I m Mittel pro die	677	2,736	1,427	0,502	—	—	0,179	2,32	2,918	—
					II. Periode.					
5.	582	3,004	—	—	43,06	—	—	—	—	—
6.	521	3,127	—	—	24,22	—	—	—	—	—
7.	506	2,882	—	—	45,22	—	—	—	—	—
8.	530	2,677	—	—	3,09	—	—	—	—	—
Summe	2139	11,690	—	—	115,59	30,6293	1,20	—	—	22,7863
Im Mittel pro die	534	2,925	—	—	—	—	0,30	—	3,225	—

[1]) Bahrdt u. Edelstein, Die Methodik der Untersuchung des respiratorischen Stoffwechsels am Säugling. Jahrbuch für Kinderheilkunde **72**, Ergänzungsheft. S. 43. 1910.

Tabelle II. (Fortsetzung.)

Ausgabe von N, C und Asche in Harn und Kot in Gramm pro Tag.

Kind	Harnmenge	N Harn	C Harn	$\frac{C}{N}$ i. Harn	Kot feucht	Kot trocken	N i. Kot	C i. Kot	N Harn + Kot Summe i. Mittel	Asche in Kot u. Harn
				III. Periode.						
9.	672	2,573	—	0,536	—	—	—	—	—	—
10.	725	2,686	—	0,513	31,42	—	—	—	—	—
11.	702	2,785	—	0,495	70,56	—	—	—	—	—
12.	630	2,609	—	0,528	11,42	—	—	—	—	—
Summe	2729	10,653	5,52	—	113,40	27,6254	1,16	12,04	—	21,953
Im Mittel pro die	682	2,663	1,38	0,518	—	—	0,29	3,01	2,953	—
Summe der drei Perioden	7576	33,287	—	—	299,94	82,97	3,076	—	9,096	67,9278
Das Mittel aus drei Perioden	2525	11,095	—	—	99,98	27,65	1,025	—	3,032	22,6426
Mittel pro die aus allen Perioden	631	2,774	—	—	24,99	6,91	0,256	—	0,758	5,6606

Respiratorischer Stoffwechsel.

Wir verzichten darauf, für alle Versuchstage die einzelnen Daten anzuführen, zumal sie sehr gleichmäßige Verhältnisse aufwiesen. Wir bringen vielmehr nur das Protokoll von einem Tage (dem 9. Versuchstage) als Beispiel. In diesem Protokoll sind verzeichnet:

1. die äußeren Versuchsbedingungen,
2. das Verhalten des Kindes,
3. die Berechnung der Kohlensäure- und Wasserproduktion.

Tabelle III. Versuchstag 9. (Periode III. 1. Tag) [als Beispiel].

Dat.	Stunde	Versuchsbedingungen: Temp. i. Einstrom Grad	Temp. i. Zimmer Grad	Temp. im Kasten Grad	Feuchtigkeit i. Kasten %	Feuchtigkeit i. Zimmer %	Kind: Körpertemp. Grad	Temp. zwisch. Haut u. Kleidg. Grad	Puls	Nahrungsaufnahme cbcm	Stuhlentleerung	Urin	Verhalten des Kindes	Versuchspausen	Bemerkungen
16. I.	6^{00} Nm.	—	—	—	—	—	37,1	—	—	197,0	—	—	Gew. 5112 g, munter	6^{00}—7^{30} Nm.	—
	7^{30}	20	20,5	20,4	54	52	—	—	—	—	—	—	lacht, trinkt gut	—	—
	8^{00}	20	20,4	20,4	53	56	—	—	—	—	—	—	schläft	—	—
	9^{00}	20	20,5	20,4	52	53	—	—	—	—	—	—	"	—	—
	10^{00}	20	20,5	20,4	52	54	36	—	—	181,5	—	67	fühlt sich warm an	10^{00}—10^{10} Nm.	—
	10^{10}	20	20,5	20,8	—	—	—	—	—	—	—	—			
	11^{00}	20	20,5	20,5	50	52	—	—	—	—	—	—	schläft	—	—
	12^{00}	20	20,5	20,4	49	52	—	—	—	—	—	—	"	—	—
17. I.	1^{00} Vm.	19	20	20,1	50	53	—	—	—	—	—	—	"	—	—
	2^{15}	—	20,5	20,2	48	52	—	—	—	—	—	—	"	—	—
	3^{00}	19,1	20,5	20,3	47	51	—	—	—	—	—	—	"	—	—
	4^{00}	—	20,5	20,2	47	51	—	—	—	—	—	—	schläft unruhig	—	—
	5^{00}	19,2	20,5	20,2	46	50	—	—	—	—	—	—	schläft	—	—
	6^{00}	—	20,5	20,3	47	50	36,8	35 am Bauch	140*	199,0	+	165	"	6^{00}—6^{10} Vm.	*Puls beim Trinken
	6^{10}	19,5	20,7	20,8	50	53	—	—	—	—	—	—	lacht, spielt	—	
	7^{00}	19,2	20,6	20,5	46	51	—	—	—	—	—	—	schläft	—	—
	8^{00}	19	20,5	20,3	47,5	50,5	—	—	—	—	—	—	lacht, spielt	—	—
	9^{00}	19,1	20,5	20,3	48	51	—	—	—	—	—	—	schläft	—	—
	10^{00}	19	20,3	20,3	45	50	37	35	150	200,0	+	115	—	10^{00}—10^{10} Vm.	—
	11^{00}	18,4	19	19,9	49	48	—	—	—	—	—	—	lacht und spielt	—	—
	12^{00}	18,2	19,6	19,6	45	46	—	—	—	—	—	—	schläft	—	—
	1^{00} Nm.	18,4	20	19,7	46	47.5	—	—	—	—	—	—	spielt	—	—
	2^{10}	19,5	20	20	46	47	37,1	35	150	198,0	+	190	—	2^{00}—2^{10} Nm.	—
	3^{00}	18,9	20	20	44	46	—	—	—	—	—	—	schläft	—	—
	4^{00}	18,9	20	20	44	47	—	—	—	—	—	—	spielt	—	—
	5^{00}	18,6	20	20	45	47	—	—	—	—	—	—	—	—	—
	6^{00}	—	—	—	—	—	37,1	35,6	154	—	—	135	Gew. 5154. Fühlt sich wohl, lacht; die Haut fühlt s. etw. feucht an.	—	—
										975,5		672			

Tabelle IV. **Versuchstag 9.** (Periode III. 1. Tag).

Sonntag den 16. I., 7[30] abends bis Montag den 17. I., 6[00] abends (als Beispiel).

	Temperatur		Rel. Feucht. in %		Gramm Kohlensäure pr. 1 cbm	
	Einstrom	Kasten	Zimmer	Kasten	Einstrom	Ausstrom
Anfang	20,0	20,4	52	54		
Schluß	18,6	20,0	47	45		
Minimum . . .	18,2	19,6	46	44		
Maximum . . .	20,0	20,9	56	54		
Mittel	19,2	20,2	50,2	49	0,72	1,18

Gewicht des Säuglings im Mittel . . . . 5133 g
Oberfläche des Säuglings[1]) . . . . 0,305 qm

Versuchsberechnung.

Dauer des Versuches . . . . brutto 22,5 Stunden
4 Pausen à 10 Minuten . . . . netto 21,9 „
Gesamtventilation:
durch die große Gasuhr 273,9
„ „ kleine Gasuhr I 0,06296
„ „ „ „ II 0,08643
5×1,8 = für Anfangsvolumen + 4 Pausen . . . 9,0
In 22,5 Stunden . . . . 283,04939 cbm
Pro Stunde . . . . 12,5 cbm

CO_2.

Ausstrom pro 1 cbm im Mittel . . . . 1,17 g CO_2
Einstrom pro 1 cbm im Mittel . . . . 0,724 g CO_2
0,446 g CO_2-Produktion

0,446 × 283,05 = 126,24 g CO_2 in 22,5 Stunden
0,446 × 12,5 = 5,57 „ „ pro Stunde
5,57 × 24 = 133,68 „ „ pro die

$$\frac{133{,}68 \times 1000}{5133} = 26{,}04 \text{ „ „ pro 1 kg und die}$$

$$\frac{5{,}57}{0{,}305} = 18{,}26 \text{ „ „ auf 1 qm Oberfläche und 1 Stunde}$$

H_2O.

Ausstrom pro 1 cbm im Mittel 7,19
Einstrom pro 1 cbm im Mittel 6,60
0,59 g H_2O-Produktion

---

[1]) Berechnet nach der von Lissauer modifizierten Meehschen Formel:

$$O = K \sqrt[3]{G^2};\ K = 10{,}3\ .$$

$0{,}59 \times 283{,}05 = 167{,}00$ g H_2O in 22,5 Stunden
$0{,}59 \times 12{,}5 = 7{,}37$ „ „ pro Stunde
$7{,}37 \times 24 = 176{,}88$ „ „ pro die
$\frac{176{,}88 \times 1000}{5133} = 34{,}46$ „ „ pro 1 kg und die

167,00
—5,4 Gewichtsdifferenz der Wäsche in 22,5 Stunden
161,6 Wasserdampf + Wasser in der Kleidung in 22,5 Std.
171,65 „ + „ „ „ „ in 24 Std.
33,44 „ + „ „ „ „ pro die u. 1 kg

$\frac{7{,}15}{0{,}305} = 23{,}4$ g H_2O auf 1 qm Oberfläche und 1 Stunde.

Um uns die Übersicht zu erleichtern, fassen wir die Resultate in einer besonderen Übersichtstabelle zusammen, welche nur die wichtigsten Versuchsbedingungen und die Resultate enthält.

Übersichtstabelle V.

Tag	Stundenwerte CO_2 g	Stundenwerte H_2O g	Tageswerte CO_2 g	Tageswerte H_2O g	Mittlere Temperatur Kasten[1])	Mittlere Feuchtigk. Kasten[1])
			I. Periode.			
1	4,22	6,41	101,28	153,92	20,2°	—
2	6,35	9,19	152,4	220,69	20,3°	—
3	7,2	3,8	172,8	90,0	20,2°	—
4	7,47	12,47	179,28	299,5	21,1°	—
Minimum	4,22	3,8	101,28	90,0	—	—
Maximum	7,47	12,47	179,28	299,5	—	—
Mittel	6,31	7,96	151,44	191,02	—	—
			Periode III.			
9	5,57	7,15	133,68	171,65	20,2°	47,9%
10	7,1	11,07	170,4	265,84	19,93°	41,2%
11	7,14	9,74	171,36	233,82	19,8°	36,4%
12	6,1	7,67	146,4	184,21	20,4°	34,95%
Minimum	5,57	7,15	133,68	171,65	—	—
Maximum	7,14	11,07	171,36	265,84	—	—
Mittel	6,47	8,90	155,46	213,88	—	—
Mittel aus Per. I u. III	6,39	8,43	153,45	202,45	—	—

[1]) Die Temperatur und Feuchtigkeit des Zimmers, in dem sich der Säugling während der Pausen täglich etwa $1^1/_2$ Stunden befand, war ebenfalls sehr gleichmäßig und ähnlich der im Kasten (vgl. das Beispiel, Tabelle III). In der I. Periode ist die Feuchtigkeit nicht bestimmt worden.

Wie wir in unseren methodischen Untersuchungen[1]) gezeigt haben, war die Größe des Respirationskastens derart, daß die Respiration des Säuglings die Temperatur und Feuchtigkeit in ihm nicht verschlechterte. Wir verzichten daher darauf, die Feuchtigkeit im Einstrom und Ausstrom besonders zu verzeichnen und führen nur die mittlere Temperatur und mittlere Feuchtigkeit im Kasten auf der Übersichtstabelle an.

Durch die Mitarbeit einer größeren Anzahl von Herren war es gelungen, die Pausen sehr abzukürzen. Wie die Tabelle VI zeigt, war die Versuchszeit für die respiratorischen Bestimmungen durchschnittlich $22^1/_2$ Stunden (am ersten Tag wurde eher angefangen, so daß wir dadurch einen Versuchstag von 25 Stunden gewannen). Die Gesamtventilation war äußerst gleichmäßig; die kleinen Nahrungspausen konnten sehr kurz gemacht und genau innegehalten werden (10 Minuten). Die Gesamtzeit der kleinen Pausen betrug etwa $^1/_{33}$ der Versuchszeit von $22^1/_2$ Stunden. Wie ein Blick auf die Tabelle zeigt, bestehen zwischen den zwei respiratorischen Perioden nur Unterschiede bei der Wasserdampfausscheidung. Die CO_2-Ausscheidung war in beiden Perioden fast gleich. Für diese CO_2-Ausscheidung bedeutet die Analyse während 2×4 Tagen eine um so größere Zuverlässigkeit der Resultate.

Die CO_2-Ausscheidung betrug im Mittel der beiden Perioden:

pro h : 6,39 g
pro Tag : 153,45 g

Vergleicht man die einzelnen Tage, so läßt sich in der ersten Periode ein allmähliches Ansteigen, in der zweiten Periode eine gleichmäßige Ausscheidung feststellen; jedoch fallen bei beiden Perioden die ersten Tage insofern aus der Reihe, als sie eine abnorm niedrige CO_2-Ausscheidung zeigen. Diese Erscheinung, daß der erste Tag abweichende Werte zeigt, ist auch von anderen Autoren beobachtet worden. Bei Erwachsenen ist allerdings oft auch in den ersten Tagen, die CO_2-Ausscheidung erhöht. Daß die anfängliche Erniedrigung in beiden Perioden sich zeigte, läßt darauf schließen, daß diese Tatsache mit den veränderten Bedingungen bei der Überführung in den Respirationsapparat zusammenhängt, nicht dagegen mit der Lagerung in der Stoffwechselschwebe, da dann diese Veränderung am Beginn der dritten Periode nicht eingetreten wäre; denn in der zweiten Periode befand sich das Kind auch in der Schwebe. Welcher Art dieser Einfluß ist, läßt sich allerdings schwer sagen, insbesondere auch schwer entscheiden, ob die niedrigen

[1]) l. c.

CO_2-Werte auf der Methodik oder auf einer wirklich geringeren CO_2-Ausscheidung des Kindes an den betreffenden Tagen beruhen. Man könnte daran denken, daß das Kind an den ersten Tagen der Respirationsperiode unter dem Einfluß des monotonen Geräusches mehr geschlafen hat, jedoch wurde das von uns nicht beobachtet, und auf die Temperatur der Umgebung kann man diese Unterschiede jedenfalls nicht zurückführen (siehe die Versuchsbedingungen). Auch Schwankungen der Körpertemperatur scheinen uns zur Erklärung nicht in Betracht zu kommen.

Bei der H_2O-Ausscheidung finden wir natürlich größere Unterschiede und zwar sind die Schwankungen, namentlich in der dritten Periode, ziemlich bedeutend; sie bewegen sich zwischen 3,15 und 12,06, sind also größer als z. B. bei dem mit Kuhmilch ernährten normalen Säugling im zweiten Versuche von Rubner und Heubner[1]), auch größer als bei dem atropischen Säugling. Jedoch läßt sich das bei unserem Kind nicht etwa durch Schreien oder größere körperliche Unruhe erklären. Unser Säugling war vielmehr sehr ruhig, und zwar auch an den anderen Tagen, etwa ebenso wie an dem auf Tabelle III als Beispiel verzeichneten 9. Versuchstage. Die Temperatur und Feuchtigkeit der Umgebung kommt für diese Schwankung auch weniger in Betracht, als das sonst bei Schwankungen der Wasserproduktion der Fall ist. Wir kommen auf die Ursachen dieser Schwankungen in der Wasserproduktion noch zurück bei der Besprechung des Mineralstoffwechsels. Betreffs des Zusammenhangs der Wasserdampfausscheidung mit der Wasserausscheidung durch den Urin ist die Tabelle XIII über den Gesamtwasserstoffwechsel einzusehen.

Vergleicht man die Wasserausscheidung von Periode I und III, so zeigen sich auch zwischen diesen größere Differenzen als bei der CO_2-Ausscheidung. Es wurde in der III. Periode mehr Wasserdampf ausgeschieden als in Periode I, nämlich:

in Periode I 7,02 pro h im Mittel
,, ,, III 8,9 pro h ,, ,,

Diese Zahlen enthalten noch nicht das Wasser, das in der Kleidung absorbiert wurde und bei anderen Versuchen bis jetzt noch nicht immer berücksichtigt wurde. Stärkere Schweiße wurden bei unseren Versuchen niemals beobachtet, immerhin bildet das durch Wägung der vorher getrockneten Wäsche, vor und nach dem Versuche bestimmte Wasser

[1]) Zeitschr. f. Biol. **38**, 315. 1899.

am ersten und zweiten Versuchstag eine beträchtliche Menge, verglichen mit dem Wasserdampf (der natürlich sowohl den Lungen wie der Haut entstammt). Es wurde gefunden am ersten Tag:

Tabelle VI. Gesamtübersicht über

Oberfläche des Säuglings = 3048,8 qcm oder 0,305 qm				Kohlensäure in Grammen					
Gewicht des Säuglings = 5127									
Versuchstag	Versuchszeit Std.	Gesamtventilation	Zahl der Pausen	Einstrom pro cbm	Ausstrom pro cbm	pro 24 Std.	pro Stunde	pro kg Körpergewicht und 24 Std.	auf 1 qm Oberfl. u. 1 Std.
1. 8.—9. Jan.	Brutto 25,6 Netto 25,0	305,77352	4 à 10 Min.	0,846	1,2	101,28 g CO_2	4,22 g CO_2	Gewicht des Säuglings im Mittel: 5080 g 19,93	13,8
2. 9.—10. Jan.	Brutto 22,6 Netto 22	288,95861	4 à 10 Min.	0,681	1,18	152,4 g CO_2	6,35 g CO_2	Gewicht des Säuglings im Mittel: 5120 g 29,76	20,8
3. 10.—11. Jan.	Brutto 22,6 Netto 22	286,84975	4 à 10 Min.	0,684	1,258	172,8 g CO_2	7,2 g CO_2	Gewicht des Säuglings im Mittel: 5150 g 33,55	23,6
4. 11.—12. Jan.	Brutto 22,5 Netto 21,9	286,65005	4 à 10 Min.	0,622	1,21	179,28 g CO_2	7,47 g CO_3	Gewicht des Säuglings im Mittel: 5140 g 34,8	24,4
9. 16.—17. Jan.	Brutto 22,5 Netto 21,9	283,04939	4 à 10 Min.	0,724	1,17	133,68 g CO_2	5,57 g CO_2	Gewicht des Säuglings im Mittel: 5133 g 26,04	18,26
10. 17.—18. Jan.	Brutto 22,5 Netto 21,9	285,14915	4 à 10 Min.	0,61	1,18	170,4 g CO_2	7,1 g CO_2	Gewicht des Säuglings im Mittel: 5130 g 33,22	23,2
11. 18.—19. Jan.	Brutto 22,5 Netto 21,9	285,73236	4 à 10 Min.	0,557	1,12	171,36 g CO_2	7,14 g CO_2	Gewicht des Säuglings im Mittel: 5127 g 33,42	23,4
12. 19.—20. Jan.	Brutto 22,5 Netto 21,9	285,93658	4 à 10 Min.	0,586	1,06	146,4 g CO_2	6,1 g CO_2	Gewicht des Säuglings im Mittel: 5162 g 28,36	20,00

Wasserdampf 120 g pro 24 Std.
Gewichtszunahme der Wäsche plus „ 153,9 g pro 24 Std.
also etwa 1/4 des bestimmten Wassers befand sich am Schluß des 1. Ver-

die respiratorischen Verhältnisse.

Wasser in Grammen								
Wasserdampf						Wasserdampf + Gewichtszunahme der Wäsche		
Einstrom pro cbm	Ausstrom pro cbm	pro 24 Stunden	pro Stunde	pro kg Körpergew. u. 24 Std.	auf 1 qm Oberfläche und 1 Std.	pro 24 Std.	pro kg und 24 Std.	auf 1 qm Oberfl. u. 1 Std.
5,26	5,69	120 g H_2O	5,13 g H_2O	25,59	17,00	153,92	30,29	21,01
6,4	7,01	185,76 g H_2O	7,74 g H_2O	36,28	25,37	220,69	43,1	30,1
7,36	7,61	75,6 g H_2O	3,15 g H_2O	14,60	10,3 (??)	90,0	17,47	12,45?
4,85	5,80	289,44 g H_2O	12,06 g H_2O	56,3	39,5	299,5	58,2	40,8
6,60	7,19	176,88 g H_2O	7,37 g H_2O	34,46	24,1	171,65	33,44	23,4
6,094	5,22	266,4 g H_2O	11,1 g H_2O	51,85	36,6	265,84	52,21	36,2
4,43	5,19	231,36 g H_2O	9,64 g H_2O	45,12	31,6	233,82	45,60	31,9
4,6	5,19	180,0 g H_2O	7,5 g H_2O	34,87	24,5	184,21	35,68	25,1

suchstages noch in der Kleidung. An den anderen Tagen, besonders am 3. und 4. Tag der I. Periode, sowie noch mehr in der III. Periode, war dieser Anteil des Wassers viel kleiner, was wir auf eine Verbesserung unserer Methodik zurückführen möchten. Die vorher getrocknete Wäsche wurde nämlich erst vom 3. Tag an durch genügend langes Liegen im Versuchsraum auf die Zimmerfeuchtigkeit eingestellt. In der III. Periode waren die Gewichtsdifferenzen der Wäsche noch kleiner als am 3. und 4. Versuchstage, nämlich nur noch etwa plus 3 g, wohl infolge noch rascheren und genaueren Arbeitens.

Die Summe der respiratorischen- und perspiratorischen Wasserausscheidung betrug:

in 24 Std. in Periode I	. . . .	191,02 g H_2O
in Periode III	. . . .	213,88 g ,,
im Mittel beider Perioden	. . . .	202,45 g H_2O

Auf 24 Stunden und das Kilo Körpergewicht berechnet, stellt sich die respiratorische Ausscheidung folgendermaßen dar: Der Säugling von 5080—5162 g Gewicht gab ab:

in Per. I pro kg und 24 Std. 29,51 g CO_2 und 37,26 g H_2O[1])
,, ,, III ,, ,, ,, 24 ,, 30,23 ,, ,, ,, 41,73 ,, ,,

im Mittel beider Per. ,, ,, ,, 24 Std. 29,87 g CO_2 und 39,49 g H_2O;
kro kg und 1 Std. berechnet:
im Mittel beider Per. 1,24 g CO_2 und 1,64 g H_2O.

Vergleicht man unsere Zahlen mit einigen Versuchen anderer Autoren, so ergibt sich das Folgende:

Mit dem von Rubner und Heubner untersuchten Brustkind (1. Versuch) können wir die absoluten Zahlen direkt vergleichen, da dieses Kind fast dasselbe Gewicht hatte.

Rubner u. Heubner[2]) Brustkind
(ca. 5 kg) in 24 ^{h}; 113,3 g CO_2 u. 191,0 g H_2O

Bahrdt u. Edelstein, atroph. Flaschenkind (ca. 5,1 kg) in 24 ^{h}; Mitt. beid. Per. 153,45 g CO_2 u. 202,45 g H_2O

Bei unserem Versuch betrug die Umgebungstemperatur etwa 20° gegen 25° bei Rubner und Heubner. Ein Vergleich der absoluten Zahlen unseres Versuchs mit denen von Rubner und Heubner beim atrophischen Kind gefundenen ist nicht möglich, da dieses nur etwa 3 kg

---

1) Wasserdampf + Gewichtsdifferenz der Wäsche.

2) Rubner u. Heubner, Zeitschr. f. Biol. **38**, 327. 1899.

wog. Vergleicht man die Zahlen pro kg und 24 Stunden, so ist folgendes zu erkennen:

Flaschenkind, Rubner u. Heubner,	25,14 g CO_2	und 44,39 g H_2O
atroph. Kind, „ „ „, bei Kuhmilch	34,21 g „	„ 55,24 g „
unser Kind, atroph. Flaschenkind,	29,87 g „	„ 39,49 g „

Die CO_2-Ausscheidung pro kg steht also bei unserem Kind in der Mitte zwischen der des gesunden und der des atrophischen Kindes von Rubner und Heubner. Die respiratorische Wasserausscheidung war viel geringer als bei dem atrophischen Kind von Rubner und Heubner, das übrigens noch viel atrophischer war als unseres.

Berechnet man die Kohlensäure und Wasserproduktion auf die Oberfläche[1]), so beträgt die Ausscheidung:

in Per. I pro Std. und 1 qm Oberfläche 20,31 g CO_2 u. 26,06 g H_2O (Wasserdampf)
„ „ III „ „ „ 1 „ „ 21,23 „ „ „ 29,15 „ „

im Mittel beider Perioden pro Std. u. 1 qm Oberfläche 20,77 g CO_2 u. 27,60 g H_2O

Diese Zahlen sind am geeignetsten für den Vergleich mit anderen Versuchen. Wir stellen sie in folgenden Tabellen daher mit denen anderer Versuche zusammen:

Die CO_2-Ausscheidung erscheint also bei unseren Versuchen höher als bei allen anderen. Auch einige weitere neuere, noch nicht veröffentlichte Untersuchungen aus dem Kaiserin Auguste Victoria-Haus (normales Kind bei Buttermilch mit Zucker, Mehl-, bzw. Fettzulage) ergeben höhere Werte als alle bisher vorliegenden. Wahrscheinlich beruhen aber diese Differenzen zu einem großen Teil darauf, daß in verschiedenen Versuchen die Oberfläche in verschiedener Weise berechnet wurde. Wir haben geglaubt, nach der von Lissauer modifizierten Meehschen Formel berechnen zu müssen, weil dieser eine große Zahl direkter Bestimmungen der Oberfläche an Säuglingen zugrunde liegen. Diese Modifikation lag Rubner und Heubner noch nicht vor. Wir glauben aber, daß man von jetzt an stets mit dieser Formel, der einzigen, die sich auf zahlreiche Bestimmungen am Säugling stützt, rechnen muß. Eine weitere Diskussion der Unterschiede, die sich aus der verschiedenen Oberflächenberechnung ergeben, unterlassen wir an dieser Stelle und verschieben sie bis auf die Besprechungen des Energiewechsels. Wir haben dort auch die Calorienwerte verschiedener Autoren umgerechnet auf Oberflächenwerte, die in gleicher Weise berechnet wurden.

[1]) berechnet nach der Meehschen Formel mit der von Lissauer eingeführten Konstante 10,3. Lissauer, Jahrb. f. Kinderheilk. 58, 403. 1903.

Tabelle VII. Gesunde Kinder.

	Methodik	Kind	Alter	Gewicht	Zustand	Ernährung	CO_2 pro kg und h	H_2O pro kg und h	CO_2 pro qm und h	H_2O pro qm und h
Birk u. Edelstein (Monatsschr. f. Kinderheilk. **9**, 510. 1910)	Pettenkofer-Voit (Durchschnitt aus 2 Tagen)	**Neugeborenes**	2.—3. Tag	3054	gesund (Gewichtsabnahme) ruhig	1/2 Milch mit Milch-Z.	0,7	1,96	9,954 ○	27,1
Schloßmann und Murschhauser (Bioch. Zeitschr. **14**, 389; **18**, 502)	Reignault und Reiset (8stündige Versuche)	**Brustkind** (Kind S. 24. Aug.)	4 1/2 M.	5790	gesund im Schlaf	Hunger	0,91	—	13,78 ⊕	—
		Brustkind Lübb.	3 „	ca. 5000	gesund, fast absolute Ruhe	„	0,86	—	12,33 ⊕	—
		Brustkind Nies.	ca. 6 „	5400	„	„	0,86	—	12,91 ⊕	—
		„	ca. 7 „	5575	gesund unruhig	„	1,0	—	17,85 ⊕	—
Rubner und Heubner (Zeitschr. f. Biol. 36, — (Zeitschr. f. exp. Path. 1)	Pettenkofer-Voit (6tägige Versuche)	Brustkind J.	2 „	5235	gesund ruhig	608 g Frauenmilch	0,916	1,59	13,5 △	22,86
	Pettenkofer-Voit (3tägige Versuche)	Brustkind C. (2.—4. Tag)	5 1/2 „	9600	gesund unruhig	1258 g Frauenmilch	1,01	2,03	17,4 △	35,3
Howland (Zeitschr. f. physiol. Chem. **71**, 1. 1911)	Atwater-Rosa-Benedict (3stündige Versuche, unter Subtraktion der Wachperioden)	1. **Flaschenkind**	3 „	4770	gesund im Schlaf	1/2 Milch mit 5% Milch-Z.	1,06	—	14,6 □	—
		2. Flaschenkind	7 „	4320	klein, aber gesund im Schlaf	3/5 Milch 5% Milch-Z.	1,22	—	16,6 □	—
Rubner und Heubner (Zeitschr. f. Biol. 38)	Pettenkofer-Voit (7tägige Versuche)	Flaschenkind M.	7 1/2 „	7636	gesund ruhig	994 ccm Vollmilch + 3% Milch-Z.	1,046	1,849	17,3 △	30,6
Niemann (Jahrb. f. Kinderheilk. **74**, 663)	Pettenkofer-Voit (Mittel aus 7 Tagen)	Flaschenkind Th. (I. Vers.)	4 „	5117	gesund	Buttermilch 800 g	1,35	2,38	19,5 △	34,5
Schloßmann und Murschhauser (Bioch. Zeitschr. **26**, 20)	Reignault-Reiset (8stündige Versuche)	Flaschenkind Sim.	6 „	5010	gesund fast absolute Ruhe	Hunger	0,85	—	12,27 ⊕	—

Anmerkung: △ Oberfl. ber. nach Meeh (Faktor 11,9 f. d. Säugling),
○ „ „ „ Meeh-Lissauer (Faktor 10,3),
□ Oberfl. ber. nach Vierordt-Meeh (mit d. Faktor 12,3)
⊕ nicht nach Lissauer.

Tabelle VIII. Kranke Kinder.

	Methodik	Kind	Alter	Gewicht	Zustand	Ernährung	CO_2 pro kg	H_2O und h	CO_2 pro qm	H_2O und h
Rubner und Heubner Zeitschr. f. Biol. 38.	Pettenhofer-Voit	Kind P Tag 1—4	3½ Mon.	3000	Atrophisch	950 g Halb-Milch mit Milchzucker	1,465	2,302	17,11 △	23,9
Howland Zeitschr. f. physiol. Chem. 71, 1, 1911	Atwater-Rosa-Benedict	3. Kind	6 Mon.	3000	Sehr atropisch im Schlaf	²/₅ Milch mit 5% Milch-Z.	1,08		12,97 □	
Niemann Jahrbuch f. Kinderheilk. 74	Pettenkofer-Voit (Mittel aus 6 Tagen)	Kind Th. IV. Versuch 12.—17. Tage	9 Mon.	6000	untergewichtig Reparation, 6 Wochen nach schwerer Ernährstörung gute Zunahme	1000 g Voll-Milch	1,2	1,47	18,3 △ 21,17 ○	22,4
Bahrdt-Edelstein	Pettenkofer-Voit I. (4tägige) Periode (1.—4. Tag)	Kind V. zwei 4tägige Perioden innerhalb von 12 Tagen	8 Mon.	5122	atrophisch, mangelhafte Zunahme	980 g ²/₃ Milch mit 5% Soxhletsnährzucker	1,23	1,55	20,31 ○	26,06
	III. (4tägige) Periode (9.—12. Tag)			5137			1,26	1,73	21,23 ○	29,15
	Mittel aus I. und III.			5127			1,24	1,64	20,77 ○	27,6

Anmerkung: Neuere Untersuchungen von Schloßmann an atrophischen Kindern (Z. f. K. 5, 241. 1912) sind in diese Tabelle noch nicht aufgenommen.
△ Oberfläche ber. nach Meeh. (Faktor 11.9.)
○ „ „ „ Meeh-Lissauer (Faktor 10,3). Bei Versuch von Niemann von uns umgerechnet.
□ „ „ „ Vierordt-Meeh (Faktor 12,3).

Die H_2O-Ausscheidung durch Haut und Lunge ist bei unseren Versuchen höher als beim Brustkind, ähnlich wie beim gesunden Kuhmilchkind und nicht so gering wie beim atrophischen Kuhmilchkind. Weitere Vergleichswerte finden sich in der Tabelle VII und VIII (vergleiche auch die spezielle Besprechung des Wasserstoffwechsels Seite 54).

II. Stoffzersetzung und Gesamtstoffwechsel.

Die Nahrungsaufnahme war so gleichmäßig, daß wir auf eine gesonderte Betrachtung der Aufnahme in den einzelnen Perioden verzichten können (vgl. Tabelle I). Auch die Ausscheidung der meisten Stoffe war sehr gleichmäßig (vgl. Tabelle II). Wir betrachten nun die einzelnen Bestandteile, ihre Resorption und Retention. Die Trockensubstanz der Milch betrug 1462,63 g, die des Kotes betrug 82,97 g, der Verlust durch den Kot also 5,6 %. Dieser Verlust ist etwa eben so groß wie bei dem von Rubner und Heubner untersuchten Brustkind (5,42 % bei Erhaltungsdiät), was insofern bemerkenswert erscheint, als von unserem Kind sogenannte Seifenstühle entleert wurden, die mit einer etwas verminderten Fettausnützung und vermehrten Ausscheidung von Erdalkalien verbunden zu sein pflegen.

Bevor wir den N- und C-Stoffwechsel gesondert besprechen, bringen wir eine Übersichtstabelle über Einfuhr und Ausscheidung von N und C:

Tabelle IX.

Tag	N in der Nahrung	N im Harn	N im Harn u. Kot	N-Bilanz	C in der Nahrung	C in Resp. Harn u. Kot	C-Bilanz
1.	3,46	2,783	2,962	+ 0,50	50,97	31,40	+ 19,57
2.	3,31	2,578	2,697	+ 0,613	48,12	45,17	+ 2,95
3.	3,42	2,773	2,952	+ 0,47	49,64	50,64	− 1,00
4.	3,35	2,810	2,989	+ 0,36	48,70	52,54	− 3,84
Summe	13,54	10,944	11,600	+ 1,94	197,43	179,75	+ 17,68
Im Mittel pro die	3,38	2,736	2,900		49,35	44,93	
5.	3,35	3,004	3,304	+ 0,046	48,63		
6.	2,95	3,127	3,427	− 0,467	42,92		
7.	3,19	2,882	3,182	+ 0,008	46,35		
8.	3,3	2,677	2,977	+ 0,323	47,92		
Summe	12,79	11,690	12,890	− 0,09	185,82		
Im Mittel pro die	3,20	2,922	3,22		46,45		

Tabelle IX. (Fortsetzung.)

Tag	N in der Nahrung	N im Harn	N im Harn u. Kot	N-Bilanz	C in der Nahrung	C in Resp. Harn u. Kot	C-Bilanz
9.	3,39	2,573	2,863	+ 0,52	49,26	40,75	+ 8,41
10.	3,42	2,686	2,976	+ 0,44	49,74	50,73	— 0,99
11.	3,35	2,785	3,075	+ 0,27	48,70	51,00	— 2,30
12.	3,44	2,609	2,90	+ 0,54	53.17	44,21	+ 8,96
Summe	13,60	10,653	11,814	+ 1,77	200,87	186,69	+ 14,08
Im Mittel pro die	3,40	2,663	2,953		50,21	46,67	
Summe aller 3 Perioden	39,93	33,287	36,304	+ 3,62	584,12		
Mittel aus 3 Perioden (pro Periode)	13,31	11,095	12,101	+ 1,20	194,7		

a) N - Stoffwechsel.

Auf eine Berechnung der Resorption verzichten wir, da nach allen neueren Untersuchungen eine solche wegen der schwer berechenbaren N-Ausscheidung durch den Darm nicht angängig ist.

	I	II	III	in 12 Tagen
N-Zufuhr	13,54	12,79	13,60	39,93
N-Ausscheidung . . .	11,60	12,89	11,81	36,30
Retiniert	+ 1,94 (= 14,3%)	— 0,1 (= — 0,7%)	+ 1,79 (= + 13,1%)	+ 3,63 g N (= + 9,09%)

Wir haben also bei dem im Gewichte schwankenden und nur mäßig zunehmenden atrophischen Kind (5060—5175 g in 12 Tagen) eine positive N-Bilanz. Die negative Bilanz in Periode II ist wohl zum Teil durch die etwas geringere Nahrungsaufnahme erklärt (3680 g Milch gegenüber etwa 3900 g vor- und nachher), ferner aber auch vielleicht durch die veränderten Lebensbedingungen, den Aufenthalt im Zimmer statt im gleichmäßig temperierten Respirationsraum. Berechnen wir aus den 12 Tagen den täglichen Stickstoffansatz, so finden wir:

N - Ansatz pro die 0,302 g N.

Wir finden bei Orgler[1]) aus zahlreichen Versuchen verschiedener Autoren z. B. folgende Zahlen:

7 Monate 0,135 g N-Ansatz pro die
9 „ 0,080 g „ „ „

[1]) Orgler, Der Eiweißstoffwechsel des Säuglings. Ergebn. d. inn. Med. u. Kinderheilk. 2, 508. 1908.

Demnach haben wir bei unserem Versuche einen durchaus günstigen N-Ansatz. Rubner und Heubner fanden beim normalen, künstlich ernährten Säugling 0,73-N-Ansatz pro die und beim atrophischen, mit Kuhmilch ernährten Säugling 0,928 N-Ansatz pro die.
Der Ansatz an Körpersubstanz bei unserem Kind besteht also zweifellos nicht nur aus Wasser und Fett, sondern muß notwendigerweise auch Eiweiß enthalten.

Der Gehalt des Kotes an N hat eine gewisse Bedeutung für die Beurteilung der Verdauung; bei erhöhter Darmsekretion ist die N-Ausscheidung im Kot vermehrt. Wir fanden im trockenen Kot:

Periode I	II	III	Durchschn.
2,9 %	3,93 %	4,3 %	3,71 %

Nach Orglers Untersuchungen[1]) ist der N-Gehalt des Trockenkotes bei natürlicher und künstlicher Ernährung gesunder Kinder sehr ähnlich, und zwar beträgt er 3,34 bis 5,68 g, fast stets über 4,0 g. Die Differenzen sind bei verschiedenen Kindern eben so groß wie bei verschiedener Nahrung. Der etwas niedrigere Wert bei unseren Kind beruht wohl auf dem relativ hohen Fettgehalt des Kotes.

Die Tabelle II (siehe S. 9) enthält die Berechnung des Verhältnisses von C zu N im Harn, dem auch Rubner und Heubner und andere bei ihren Versuchen Bedeutung beigemessen haben[2]). Unsere Zahl 0,5—0,52 steht der von ihnen beim normalen, künstlich genährten Kind gefundenen nahe (0,6) und ist wie diese wesentlich niedriger als die bei den untersuchten Brustkindern gefundenen sehr hohen Zahlen von 1—1,3. Der Urin dieses künstlich genährten Kindes war also ebenfalls weniger reich an Kohlenstoff als der der Brustkinder. Bekanntlich ist das Verhältnis von C zu N sehr abhängig vom Gehalt des Harns bzw. der Nahrung an sogenanntem Extraktiv-Stickstoff, ferner davon, wieviel Eiweiß angesetzt wird, also wieviel vom Nahrungs-N als Harnstoff wieder erscheint. Der niedrige Quotient steht also im Einklang einmal mit dem relativ geringeren Gehalt der Nahrung an Extraktiv-Stickstoff, sodann mit dem im Verhältnis zur Zufuhr geringen Eiweißansatz des Säuglings, also der relativ hohen Harnstoffausscheidung.

---

[1]) Orgler, Beiträge zur Lehre vom Stickstoffwechsel im Säuglingsalter. Monatsschr. f. Kinderheilk. 7, 135. 1908.

[2]) Zeitschr. f. Biol. 38, 337. 1899. — Zeitschr. f. experim. Pathol. u. Ther. 1, 7. 1905.

Da wir jetzt eine neue Bestimmungsmethode des Aminosäurestickstoffs besitzen, wurde der Aminosäurestickstoff und der Ammoniakstickstoff bestimmt. Wir versprechen uns daraus auch einen Einblick in die Fähigkeit des Kindes, den Harnstoff zu bilden. Soll doch nach der Ansicht mancher Pädiater (Czerny-Keller) die Ammoniakausscheidung auch bei chronischen Zuständen, wie dem Milchnährschaden, gestört sein.

Tabelle X. N-Verteilung im Harn.

Tage	Harnmenge	Total-N	Amino-Säure N	Ammoniak-N	In Prozenten des best. N wurden gefunden an Amino-Säure N	Ammoniak N
			I. Periode.			
1. Tag	623	2,783	0,244	0,223	8,7	8,0
2. Tag	695	2,578	0,272	0,4281	10,5	10,6
3. Tag	705	2,773	0,276	0,315	9,9	11,4
4. Tag	685	2,810	0,249	0,491	8,8	17,5
			II. Periode.			
5. Tag	582	3,004	—	—	—	—
6. Tag	521	3,127	—	—	—	—
7. Tag	506	2,882	—	—	—	—
8. Tag	530	2,677	—	—	—	—
			III. Perodie.			
9. Tag	672	2,573	0,282	0,229	10,9	8,9
10. Tag	725	2,686	0,284	0,247	10,5	9,2
11. Tag	702	2,785	0,235	0,267	8,4	9,6
12. Tag	635	2,609	0,284	0,217	10,8	8,3

Auf die Beziehung der Ausscheidung von Aminosäure-N und Ammoniak-N zum Mineralstoffwechsel wird beim Mineralstoffwechsel noch näher eingegangen werden.

Im Anschluß an den N-Stoffwechsel sollen hier noch die Zahlen für die Eiweißverwertung berechnet werden. Zugeführt wurden:

in Periode I 13,54 g N (pro die 3,38)
„ „ II 12,79 g N („ „ 3,14)
„ „ III 13,60 g N („ „ 3,40)

davon kann man als Eiweiß-N 91 % annehmen.

Es wurden also zugeführt:

in Periode I 12,32 (per die 3,08) Eiweiß-N
„ „ II 11,64 („ „ 2,91) „
„ „ III 12,37 („ „ 3,09) „

Berechnen wir den N-Ansatz auf das zugeführte Eiweiß so erhalten wir folgende Werte:

	Eiweiß-N-Zufuhr	N-Ansatz	Ansatz in % der Zufuhr an Eiweiß
Periode I	12,32	+ 1,94	+15,7%
„ II	11,64	— 0,1	— 0,9%
„ III	12,37	+ 1,79	+14,4%

Der Ansatz des Eiweiß-N ist also noch etwas günstiger als der des Gesamtstickstoffes (in Per. I. u. III).

Bei Rubner und Heubner finden wir folgende Zahlen für den prozentualen Ansatz des Eiweiß-N:

A bei Brust 39,2%
B „ „ 27,2%
C bei Kuhmilch[1]) .. 16,9%

Wir finden also bei unserem atrophischen, mit verdünnter Kuhmilch ($^2/_3$ Milch) ernährten Kinde dieselben Verhältnisse wie bei dem mit Vollmilch ernährten Kind von Rubner und Heubner[2]) mit Ausnahme der Per. II.

b) C-Stoffwechsel.

Die Kohlenstoffbestimmung wurde durch Elementar-Analyse im Sauerstoffstrom und in einem Bleichromatrohre ausgeführt und zwar in der Nahrung so, daß 5 ccm Milch auf einem Porzellanschiffchen (in dem sich eine Mischung von fein gepulvertem Kupferoxyd und Bleichromat befand) über Schwefelsäure im Vakuum eingetrocknet und dann im Sauerstoffstrom verbrannt wurden.

a) 5 ccm Milch lieferten 0,9376 g CO_2, d. i. 0,2556 g C oder 5,1 g C in 100 ccm Milch
b) 5 ccm Milch lieferten 0,9219 g CO_2, d. i. 0,2507 g C oder 5,0 g C in 100 ccm Milch

im Mittel 5,05% C in 100 Teilen Milch oder auf die Trockensubst. berechn. 39,85% C.

Zur Bestimmung des Kohlenstoffes im Harn wurden in der I. Periode 10 ccm von jedem Tage wie oben angegeben eingeengt, in der III. Periode dagegen wurde je $^1/_{100}$ von jeder Tagesmenge zusammengemischt, im Schiffchen eingedampft und davon der Kohlenstoff bestimmt. Wir fanden in der ersten Periode im Mittel pro 24 Stunden 1,42 g C, in der III. Periode 1,38 g C.

[1]) Bei 5% Extraktiv-Stickstoff gegenüber 9%, die wir eingesetzt haben (nach Raudnitz).

[2]) Zeitschr. f. experim. Pathol. u. Ther. 1, 13. 1905.

Kohlenstoffbestimmung im Trockenkot:

Per. I	0,2664 g Substanz = 0,3684 g CO_2 = 0,1002 g C oder 37,6% C	
„ III	0,2323 g „ = 0,3733 g „ = 0,1015 g „ „ 43,7% C	

Die Kohlenstoffzufuhr ergibt sich aus Tabelle IX (siehe S. 22), die Kohlenstoffausfuhr aus Tabelle IX und XI.

Tabelle XI.

Tag	C-Resp. g	C-Harn g	C-Kot g	Gesamt-C in der Ausfuhr g
1.	27,55	1,53	2,32	31,40
2.	41,45	1,40	2,32	45,17
3.	47,00	1,32	2,32	50,64
4.	48,76	1,46	2,32	52,54
Summe	164,76	5,71	9,28	179,75
Im Mittel pro die	41,19	1,42	2,32	44,93
9.	36,36	1,38	3,01	40,75
10.	46,34	1,38	3,01	50,73
11.	46,61	1,38	3,01	51,00
12.	39,82	1,38	3,01	44,21
Summe	169,13	5,52	12,4	186,69
Im Mittel pro die	42,28	1,38	3,01	46,67
Summe von 8 (12) Tagen	333,89	11,23	21,68	366,44
Mittel	166,94	5,61	10,84	183,22

wir stellen die Zahlen im folgenden einander gegenüber:

	Periode I	Periode II	Periode III	in 12 Tagen
C-Zufuhr	197,43	185,82	200,87	584,12
C-Ausscheidung im Kot . .	9,28	—	12,04	—
	188,15	—	188,83	—

Die Zahlen können keinen genauen Aufschluß über den dem Organismus wirklich zur Verfügung stehenden C geben. Wir wissen ja nicht, wieviel C aus der Nahrung direkt stammt und wieviel von dem Darm aus dem Organismus sezerniert wurde. Die Zahlen beweisen aber, daß jedenfalls keine größeren Verluste durch unverdaute Nahrung stattfanden. Die Prozentzahlen des Trockenkotes an C waren die folgenden:

in Periode I . . . . 37,6 %
„ „ III . . . . 43,7 %

Bei **Rubner** und **Heubner** finden wir

beim künstlich genährten normalen Säugling . .	39,41% C
beim atrophischen Säugling	40,3 % C
beim Brustkind	50,5 % C

Würden wir annehmen, daß der im Kot ausgeschiedene Kohlenstoff nicht aus dem Darm sondern nur aus der Nahrung stammt, also unresorbiert war, so würde die Ausnützung betragen:

in Periode I	III	im Mittel
95,3 %	94,1 %	94,7 %

Zum Vergleich seien folgende Zahlen gegenübergestellt:

Künstlich ernährtes normales Kind (Rubner u. Heubner)	95,0 %
Atrophisches, künstlich ernährtes Kind (Milchmischung Rubner u. Heubner)	92,0 %
Untergewichtiges, künstlich ernährtes Kind (Reparation) (Niemann, IV. Versuch 12. bis 17. Tag)	95,24%

Die Kohlenstoffbilanz gestaltete sich folgendermaßen (absolute Zahlen):

	Periode I	Periode III
Zufuhr	197,43	200,87
Ausscheidung durch Harn, Kot und Respiration .	179,75	186,69
retiniert	17,68	14,18 g C
pro die	4,42	3,54

Im Mittel wurden also 15,93 g C retiniert, d. h. pro die 3,98 g C.

Daß der C-Ansatz an den einzelnen Tagen sehr verschieden war, zeigt die ausführliche Tabelle IX (siehe S. 22).

Danach verteilte sich die gesamte Kohlenstoffausfuhr pro 24 Stunden auf Respiration, Harn und Kot in der folgenden Weise:

	Periode I	Periode III	im Mittel Per. I u. III
In der Respiration	41,173	42,28	41,72
Im Harn	1,427	1,38	1,4
Im Kot	2,32	3,01	2,66
	44,920 g	46,67 g	45,78 g

Das etwa ebenso schwere, aber viel jüngere Brustkind von **Rubner** und **Heubner** schied viel weniger C aus, nämlich:

Brustkind (Rubner u. Heubner)	in der Respiration	30,93
(9 Wochen alt)	im Harn	0,65
	im Kot	1,91
		33,49 g

allerdings befand sich dieses Kind nicht im Kohlenstoffgleichgewicht, sondern gab von seinem Körper C ab.

Die Kohlenstoffzufuhr bei unserem Kind betrug pro Tag und im Mittel aus Periode I und III . . .	49,78
Die Kohlenstoffausfuhr	45,78
Retiniert im Mittel aus Periode I und III	4,0 g C

c) Berechnung des Eiweiß- und Fettansatzes

absolute Zahlen

	Periode I	Periode III
C-Zufuhr	197,43	200,87
C-Ausfuhr	179,75	186,69
retiniert	17,68	14,18
C für Eiweißansatz (1,94 × 3,3)	6,4	5,3
C für Fettansatz	11,28	8,88
Zahlen pro die		
C-Zufuhr pro die	49,35	50,21
C-Ausfuhr pro die	44,92	46,67
retiniert	4,42	3,54
C für Eiweißansatz (0,485 × 3,3)	1,60	(0,447 × 3,3) 1,47
C für Fettansatz	2,82	2,07

Das Kind hat also neben Eiweiß noch C behalten, der als Fett angesetzt sein wird. Das Glykogen haben wir hier nicht berücksichtigt. Wir dürfen wohl annehmen, daß der Bestand an Glykogen gleich geblieben ist, da das Kind weder fror noch während der Untersuchung eine stärkere Gewichtsabnahme erfahren hat. Rubner und Heubner haben an der Berechnung des Fleisch- und Fettansatzes noch eine Korrektur angebracht, da sie einen wesentlich verschiedenen Stoffwechsel während der 20 Versuchsstunden und dem Rest des Tages annehmen mußten, besonders wegen der Verschiedenheiten im Wachen und im Schlafen. Wir halten bei unseren Versuchen eine solche Korrektur nicht für nötig, da das viel ältere Kind am Tage viel weniger schlief, und unser Versuch überhaupt durchschnittlich länger dauerte, nämlich 22 Stunden gegenüber 20 Stunden bei Rubner und Heubner. Zudem verfügen wir auch über einen vollständigen Versuchstag von 25 Stunden.

d) Berechnung des Ansatzes von Körpersubstanz.

Der tägliche Stoffumsatz des Kindes war folgender:

Periode I	Periode III
3,38 g N	3,4 g N
16,08 g Fett	16,14 g Fett
79,95 g Kohlehydrate	80,44 g Kohlehydrate

Da 3,4 Teile N 100 Teilen Fleisch entsprechen und im Mittel der 3 Perioden 0,302 g N pro die retiniert wurden, haben wir einen Fleischansatz von $\frac{100 \times 0,302}{3,4} = 8,85$ g Fleischansatz pro die (im Mittel aus 3 Perioden). In den einzelnen Perioden gestaltet sich der Ansatz folgendermaßen:

Fleischansatz:

Periode I	Periode II	Periode III
+ 57 g	— 2,64 g	+ 52 g

Fettansatz:

Periode I		Periode III	
(11,28 × 1,3)[1]) =	14,664	(8,28 × 1,3) =	10,76
pro die	3,66	pro die	2,69

Es wurden also durchschnittlich 3,17 g Fett pro die in den 2 Perioden angesetzt. Wie die Zahlen für die einzelnen Tage auf Tabelle IX ergeben, schwankte die C-Bilanz freilich ziemlich erheblich.

Beziehungen zwischen Körperansatz und Gewicht.

Eine Übersicht über die Gewichtsveränderungen während des ganzen Versuches ergibt die folgende Tabelle:

Tabelle XII.

Tag	Gewicht Anfang	Gewicht Ende	Differenz
1.	5060	5100	+40
2.	5100	5140	+40
3.	5140	5160	+20
4.	5160	5120	—40
Summe			+60
Mittel pro die	5115	5130	+15
5.	5120		
6.			
7.		5110	
8.		5112	
Summe			—8
Mittel pro die			—2
9.	5112	5154	+42
10.	5154	5105	—49
11.	5105	5148	+43
12.	5148	5175	+27
Summe			+63
Mittel pro die	5129	5145	+15,7
Gewichtsdifferenz in I.—III.			+115
Mittlere Gewichtsdifferenz in I.—III.			+9,58

[1]) 1 C = 1,3 g Fett. Rubner u. Heubner, Zeitschr. f. Biol. 38, 344. 1899.

Bei Verwendung des Faktors 3,4 (nach Rubner) ist im Fleischansatz außer der Eiweißsubstanz auch Asche, Wasser und ein Teil des Fettes inbegriffen[1]). Deshalb kann man die Zahlen für Fleisch und Fett nicht einfach addieren, wenn man den Körperansatz mit dem Gewicht in Beziehung setzen will; es ist jedoch erlaubt, diese Rechnung zur Kontrolle unserer Untersuchungen durchzuführen. Addiert man die Werte, so erhält man in

Periode I	Periode III
57 g Fleisch	52 g Fleisch
14,6 g Fett	10,76 g Fett
71,6 g	62,76 g
17,91 pro die	15,69 pro die

Die Gewichtszunahme verhielt sich in

Periode I	Periode III
+60 g	+63 g
15 g pro die	15,7 g pro die

Die Gewichtsveränderungen stimmen also gut mit dem aus N- und C-Bilanz berechneten Ansatz von Körpersubstanz zusammen. Die Differenz in Periode I ist noch geringer als die von Rubner und Heubner beim Flaschenkind zwischen berechnetem Ansatz und Gewicht gefundene. Sie erscheint noch geringer, wenn man den oben erwähnten Fehler bei der Berechnung berücksichtigt. Die hauptsächlichste Unsicherheit einer solchen Rechnung rührt übrigens nicht von der Unkenntnis des Fettgehaltes, sondern von dem unbekannten Wassergehalt der Körpersubstanz her, der schon in normalen Zustande schwankt[2]) und dem daher unsicherem Verhältnis zwischen N und Fleisch.

e) Wasserstoffwechsel.

Im Urin wurde die Trockensubstanz nur in Periode I bestimmt, sie betrug 1,1 %. Wir nehmen an, daß in Periode III der Urin etwa dieselbe Trockensubstanz enthielt, und setzen hier die gleiche Zahl in Rechnung. Während bei der H_2O-Aufnahme sich keine nennenswerten Differenzen finden, zeigt sich bei der Urinausscheidung eine geringere Wasserabgabe in Periode II, also in der Zeit, in der das Kind sich nicht im Respirationsapparat befand. Es muß sich wohl um eine andere Verteilung der Wasserabgabe handeln. Wir kennen zwar die Wasserabgabe durch Haut und Lunge hier nicht, wir wissen aber, daß das Kind

[1]) Rubner u. Heubner, Zeitschr. f. Biol. **38**, 340. 1899.

[2]) Rubner u. Heubner, Zeitschr. f. Biol. **38**, 339. 1899.

Tabelle XIII.

	Wasser in der Nahrung	Wasser im Urin	Wasser im Kot	Wasser durch Haut und Lunge	Gesamtwasserausscheidung	Bilanz (ohne Berücksichtigung des Oxydationswassers)
Periode I . . .	3403*)	2678	43,94	762,11	3484	
im Mittel p. d.	850	669,5	11	191,02	871	—21
Periode II . . .	3186	2139	39,86	**)		
im Mittel p. d.	797	534	10			
Periode III. . .	3416	2699	114,14	855,52	3669	
	854	674,7	28	213,88	916	—62
im Mittel aller Per. p. d.		2525		202,45 aus I u. III		

*) inkl. Tee.

**) Eine annähernde rechnerische Ermittlung dieser Menge in Periode II findet sich auf S. 57.

keine großen Wassermengen retiniert haben kann, weil es nicht zunahm. Wahrscheinlich hat es in dieser Periode ziemlich viel mehr Wasser durch Haut und Lunge abgegeben, da das Wasser im Kot nicht vermehrt war. Die Wasserabgabe durch den Darm fällt überhaupt weniger ins Gewicht. Immerhin war sie in der III. Periode entsprechend der größeren Menge des Stuhles größer, und zwar fast dreimal so groß wie in der ersten Periode. Zur Aufstellung einer genauen Wasserbilanz (für Periode I und III) ist es nötig, das Oxydationswasser, das vom Organismus durch Verbrennung von Fett, Kohlehydraten und Eiweiß geliefert wird, zu berechnen. Für die Berechnung des Oxydations-H_2O aus Kohlehydraten ist es gleichgültig, daß wir hier eine Mischung von Milchzucker, Dextrin und Maltose verfüttert hatten. Wir stellen folgende Rechnung für das Oxydationswasser auf:

Berechnung des Oxydationswassers.

Periode I pro die.

Für Nahrungs-Eiweiß-N . . . . 3,08 × 4,25[1]) = 13,09 Oxyd.-Wasser

davon ab:

für das der N-Ausscheidung im Harn entsprechende Oxydationswasser . 2,736 × 1,6 [2]) = 4,37

8,72

[1]) Faktor für das Oxyd.-H_2O des Nahrungs-N bei Annahme von Casein als Nahrungseiweiß.

[2]) Faktor für das Oxyd.-H_2O für N im Fleischharn. (Rubner u. Heubner, Zeitschr. f. experim. Pathol. u. Ther. 1, 23. 1905.)

Übertrag: 8,72

dazu für:

Fett in der Nahrung (1 g Butterfett = 1,07 Oxyd.-H_2O) . . . . 16,08 × 1,07 = 17,20

Kohlehydrate in der Nahrung (1 g Kohlehydrat = 0,58 Oxyd.-H_2O) . . 80 × 0,58 = 46,4

72,32

davon ab:

für das dem N im Kot entsprechende Oxyd.-H_2O[1]) . . . . 0,179 × 9 = 1,61

für das dem Fettverlust im Kot (10%) entspr. Oxyd.-H_2O[2]) . . 1,6 × 1,07 = 1,71 3,32

69,00 Oxyd.-H_2O in Per. I p. d.

Periode III pro die.

Für Nahrungs-Eiweiß-N . . . . 3,40 × 4,25 = 14,45 Oxyd.-H_2O

davon ab:

für das der N-Ausscheidung im Harn entsprechende Oxyd.-Wasser . . . . . . 2,663 × 1,6 = 4,26

10,19

dazu für:

Fett in der Nahrung . . . . 16,14 × 1,07 = 17,27

Kohlehydrate in der Nahrung . . . . 80,44 × 0,58 = 46,65

74,11

davon ab:

für das dem N im Kot entsprechende Oxyd.-H_2O . . . . 0,29 × 9 = 2,61

für das dem Fettverlust im Kot entsprechende Oxyd.-H_2O . . 1,61 × 1,07 = 1,72 4,33

69,78 Oxyd.-H_2O in Per. III p. d.

Die Wasserbilanz ist demnach die folgende (pro die):

	Per. I	Per. III
Wasserzufuhr in Nahrung . .	850	854
Oxydations-H_2O	69	69,78
	919	923,78
Gesamt-Wasserausscheidung .	871	916
Retention	48	7,78

[1]) 1 N im Kot entspricht 9 Oxyd.-H_2O im Fleischkot. (Rubner u. Heubner, ibid. S. 23.)

[2]) Wir nehmen einen Verlust von 10% des Nahrungsfettes im Kot an, wegen des höheren Fettgehalets von Seifenstühlen. (Freund, Ergebn. d. inn. Med. u. Kinderheilk. **3**, 139; 1909. Biochem. Zeitschr. **16**, 453. 1909. — Bahrdt, Jahrb. f. Kinderheilk. **71**, 249. 1910.)

Diese Rechnung ergibt bei Periode I, daß 48 g im Körper verblieben sind, bei Periode III 8 g.

Berechnet man die Wasserbilanz aus dem Durchschnitt der 8 Tage, so bekommen wir folgende Durchschnittswerte:

Wasserzufuhr in Nahrung (Mittel aus Periode I und III) .	852
Oxydationswasser (Mittel aus Periode I und III)	69,4
	921,4
Gesamt-Wasser-Ausscheidung (Mittel aus Periode I und III) .	893,5
Retention	27,9

nach dieser Berechnung hat also der Säugling rund 28 g Wasser retiniert.

Nachdem wir die Wasserretention kennen, setzen wir Gewicht und berechneten Ansatz unter Berücksichtigung dieses Wertes nochmals in Beziehung.

Aus dem N-Ansatz berechnen wir, wenn wir das Körpereiweiß als Casein einsetzen, (1 N = 6,5 g trockenes Casein) in Per. I einen Eiweißansatz von 3,1. Dazu kommt der aus dem C-Ansatz berechnete Fettansatz von (2,82 × 1,3) 3,66.

Eiweißansatz (0,48 × 6,5) =	3,1	
Fettansatz (2,82 × 1,3) =	3,66	
	6,76	berechneter Ansatz von Trockensubstanz
für Wasser	48,0	
	54,76	berechneter Gesamtansatz pro die

Das Gewicht nahm in dieser Periode zu um 15 g (pro die). Es ergibt sich also, daß das Kind statt der aus dem Stoffwechsel berechneten 54,76 g pro die nur 15 g pro die zugenommen hat.

Bei Periode III ergibt sich bei analoger Berechnung:

Eiweißansatz (0,44 × 6,5) =	2,86	
Fettansatz (2,07 × 1,3) =	2,69	
	5,55	berechneter Ansatz von Trockensubstanz
für Wasser =	7,78	
	13,33	berechneter Gesamtansatz pro die

Das Gewicht des Kindes nahm in Periode III um 15,7 g pro die zu, es ergibt sich hier also eine gute Übereinstimmung, d. h. die Gewichtszunahme ist nur 2,1 g pro die größer als der aus den Analysen berechnete Ansatz. Das Kind hat also in Periode I pro die 15 g zugenommen, während aus dem Stoffwechsel eine Zunahme von 54,6 g berechnet wird; in Periode III ist die Gewichtszunahme 15,7 g pro die, die berechnete Zunahme 13,33 g.

Dieselbe Rechnung führen wir nun durch mit den Mittelzahlen aus beiden Perioden:

Eiweißansatz = 2,98
Fettansatz = 3,17

6,15 berechneter Ansatz von Trockensubstanz
für retiniertes Wasser = 28,00

34,15 berechneter Gesamtansatz pro die

statt einer tatsächlichen Gewichtszunahme von 15,35 g pro die, also ein mehr von rund 19 g in dem berechneten Ansatz gegenüber der tatsächlichen Gewichtszunahme.

So gleich die Perioden sonst waren, so waren sie doch in bezug auf den Wasserstoffwechsel verschieden, weshalb wir darauf verzichten müssen, einfach nach diesem Mittelwert den Wasserstoffwechsel zu beurteilen.

Calorische Verhältnisse.

Die calorimetrischen Bestimmungen in Nahrung, Harn und Kot wurden in der üblichen Weise vorgenommen, und zwar bei Nahrung und Kot aus der Trockensubstanz, beim Harn wurde im Vakuum abgedampft was infolge des Schäumens nicht ohne Schwierigkeiten verlief. In der Abdampfvorlage, die mit $^1/_5$ n-H_2SO_4 gefüllt war, wurde der Anteil des zersetzten N durch Titration bestimmt und die so erhaltene N-Zahl auf den entsprechenden Calorienwert nach Rubner[1]) umgerechnet. Die Urin-Trockensubstanz wurde mehrere Tage im Vakuum über H_2SO_4 getrocknet und in der Berthelot-Mahlerschen Bombe verbrannt. Zu diesem calorischen Wert wurde der im Destillat gefundene addirt

I. Periode.

Nahrung: 1 g trockene Nahrung lieferte a) 4985, b) 5010 } 4,997 Cal. im Mittel[2])

Gesamtaufnahme der Calorien mit der Nahrung in
4 Tagen . . . . . . (496,28 g × 4997) = 2479,9 Cal.
pro Tag . . . . 620,0 „

Harn: $^1/_{10}$ Volumen von jedem Tage gemischt und die Mischung im Vakuum eingedampft (destilliert). Das Destillat wurde in $^1/_5$ n-H_2SO_4 aufgefangen (250 ccm), um den zersetzten Anteil des Harnstoffes zu bestimmen. Als Rückstand blieben 2 g Trockensubstanz. In der Vorlage wurden 23,6 ccm $^1/_5$ n-NaOH zurücktitriert.

250,0
23,6

226,4 $^1/_5$ n-NaOH

[1]) Zeitschr. f. Biol. **38**, 344. 1899.

[2]) d. h. pro Liter Nahrung 633 Cal. Aus der Zusammensetzung berechnet, stellt sich der Brennwert (1,65% Fett, 8,2% Kohlehydrate, 2,2% Eiweiß) auf 615,7 Cal.

	226,4 ccm $^1/_5$ n-NaOH entsprechen	0,63 g N[1])
	und diese entsprechen	4,53 Cal.
	1 g Harntrockensubstanz lieferte im Mittel . .	1,775 Cal.
	2 „ „ lieferten „ „ . .	3,550 „
	hinzu kommen die dem Verlust von 0,63 entsprechenden	4,53 „
		8,08 Cal. also in
	der in 4 Tagen abgegebenen Harnmenge . . .	80,0 „
	pro Tag	20,0 „
Kot:	1 g Kot = a) 4,640 Cal., b) 4,711 „ } 4,675 Cal. im Mittel	
	Gesamtmenge der in der Kottrockensubstanz abgegebenen Calorien (24,7138 g Kottrockensubstanz × 4,675) . . . . =	115,67 Cal.
	pro Tag	28,91 „

III. Periode.

Nahrung:	Gesamtaufnahme der Calorien in der Nahrung (497,34 × 4,997) . . . . =	2485,2 Cal.
	pro die	621,3 „

Harn: $^1/_5$ von jedem Tage gemischt und die Mischung im Vakuum eingedampft. Das Destillat wurde in $^1/_5$ n-H_2SO_4 aufgefangen (500 ccm); als Rückstand blieben 4,4 g Trockensubstanz. In der Vorlage wurden 57,6 ccm $^1/_5$ n-NaOH zurücktitriert.

500,0
— 57,6
442,4 ccm $^1/_5$ n-NaOH

	442,4 ccm $^1/_5$ n-NaOH entsprechen . . .	1,24 g N[2])
	und diesen entsprechen	10,9 Cal.
	1 g Harntrockensubstanz liefert im Mittel. . .	1,871 Cal.
	4,4 „ „ liefern „ „ . .	8,262 Cal.
	hinzu kommen die dem Verlust von 1,2 g entsprechenden	10,9 Cal.
		19,162 Cal. also in
	der in 4 Tagen ausgeschiedenen Harnmenge (19,162 × 5)	95,81 Cal.
	pro die	23,95 „
Kot:	1 g Kot = a) 4,515 Cal., b) 4,562 „ } 4,538 Cal. im Mittel	
	Gesamtmenge der in der Kottrockensubstanz ausgeschiedenen Calorien (27,6254 × 4,538) in 4 Tagen	125,36 Cal.
	pro die	31,34 „

[1]) 1 N im Harn entspricht nach unserer Untersuchung 7,2 Cal. (Bei Rubner u. Heubner, Zeitschr. f. Biol. **38**, 344; 1899 kommen auf 1 N 6,93 Cal.)

[2]) 1 N im Harn entspricht nach unserer Untersuchung 8,8 Cal.

Energiebilanz.

	Periode I.	Periode III.
Calorieneinnahme pro Tag	620,0 Cal.	621,3 Cal.
Calorienausgabe		
für Harn pro Tag . . .	20	23,95 „
„ Kot „ „ . . .	28,91 48,91 „	31,34 55,29 „
Für den Körper verfügbar pro Tag . . .	571,09 Cal.	566,01 Cal.
Der N-Ansatz betrug p. d.	0,47	0,447
„ C- „ „ „ „	4,42	3,54
Für angesetztes Eiweiß (0,47 × 3,3)	1,5	(0,447 × 3,3) 1,47
C. für Fettansatz	2,92 g C	2,07 g C
Dem Eiweißansatz entsprechen (0,47 × 34,7)[2]) =	16,3 Cal.	(0,447 × 34,7) = 15,51
Dem Fettansatz entsprechen (2,92 × 12,3)[2]) =	35,9 Cal.	(2,07 × 12,3) = 25,46 Cal.
Cal. für Ansatz	52,2 Cal.	40,97 Cal.
	571,09 Cal.	566,01 Cal.
Cal. z.	52,2 „	40,97 „
Wärmebildung pro die	518,89 Cal.	525,04 Cal.
Wärmebildung pro Tag u. kg Körpergewicht	101,3 Cal.	102,2 Cal.
Wärmebildung p. Tag und qm Oberfläche	**1721** „	**1701** „

Die Aufstellung der Energiebilanz bedarf keiner besonderen Erläuterung. Die Rechnung vereinfacht sind dadurch, daß keine Körpersubstanz verbraucht wurde.

Bei der Erörterung der Resultate ist zunächst wieder (wie bei der CO_2-produktion S. 20 u. 21) zu bemerken, daß die Oberflächenberechnung einen wesentlichen Einfluß auf die Resultate ausübt. Wir haben deshalb einen Teil der Resultate anderer Autoren umgerechnet, nach der Formel von Meeh-Lissauer (S. s. 12 u. 19), die wir für die richtigste halten.

Auf der Tabelle XIV (gesunde Kinder) sind außerdem zu unterscheiden:

---

[2]) Rubner u. Heubner, Zeitschr. f. Biol. **38**, 344 Anm.

Tabelle XIV. Calorienumsatz pro Quadratmeter Oberfläche bei gesunden Säuglingen.

Autoren	Methodik	Alter	Gewicht	Zustand	Ernährung	Oberfläche nach Meeh-Lissauer	Cal. pro Quadrat Oberfläche u. pro 24 Std. nach Meeh-Lissauer	Cal. pro Quadrat Oberfl. u. 24 Std. nach anderen Oberflächen berechnet.
Schlossmann und Murschhauser (Bioch. Zeitschr. 26, 20, 1910)	Reignault-Reiset Durchschnitt aus 2 Versuchen von je 8 Stunden	Brustkind P. 5 Monate	4320	gesundes aber mageres Kind, annähernd abs. Ruhe	Hunger	0,2733 (nach anderer Berechnung 0,3176)	**1000**	859
Rubner u. Heubner (Zeitschr. für Biol. 36)	Pettenkof.-Voit 6 täg. Versuch	Brustkind J. 2 Monate	5235	gesund, ruhig	600 g Frauenmilch	0,3104 (0,3500)	**1132**	1006
Rubner u. Heubner (Zeitschr. f. exp. Pathol. 1)	Pettenkof.-Voit 3 täg. Versuch (2.—4. Tag)	Brustkind C. $5^1/_2$ Monate	9600	gesund, unruhig	1260 g Frauenmilch	0,4652 (0,542)	**1400**	1219
Howland (Zeitschr. f. physiol. Chemie 74, 1 1911)	Atwater-Rosa-Benedikt 3 stünd. Versuche unter Subtraktion der Wachperioden	1. Flaschenkind 3 Mon.	4770	gesund, im Schlaf	$^1/_2$ Milch mit $5^0/_0$ Milch-Z.	0,2918 (0,3486)	**1128**	729
		2. Flaschenkind 7 Mon.	4320	klein aber ges., im Schlaf	$^3/_5$ Milch + $8^0/_0$ Milch-Z.	0,2723 (0,3263)	**1314**	1097
Rubner u. Heubner (Zeitschr, f. Biol. 38)	Pettenkof.-Voit 7 täg. Versuch	Flaschenkind M. $7^1/_2$ Mon.	7636	gesund, ruhig	990 Vollmich + $3^0/_0$ Milch-Z.	0,398 (0,4614)	**1500**	1286
Niemann, I. Versuch (Jahrb. f. Kinderheilk. 74, 1, 1911)	Pettenkof.-Voit Mittel aus 7 Tagen	Flaschenkind Th. 4 Mon.	5117	gesund	800 Holl. Säuglingsnahrung (Buttermilch)	0,3058 (0,3533)	**1550**	1347

Tabelle XV. Calorienumsatz pro Quadratmeter Oberfläche bei nicht normalen Säuglingen.

Autoren	Methodik	Alter	Gewicht	Zustand	Ernährung	Oberfläche nach Mech-Lissauer	Cal. pro Quadratmeter Oberfläche und pro 24 Std. nach Mech-Lissauer	Cal. pro Quadratmeter und 24 Std. nach anderen Oberflächen
Rubner und Heubner Zeitschr. für Biologie 38	Pettenkofer-Voit	Künstl. genährtes Kind P. Tag 1.—4. 3,5 Monate	3000	Atrophisch	950 g Halbmilch mit Milchzucker	0,2143 (nach anderer Berechnung 0,2450)	**1292**	1090
Howland Zeitschr. für physiol. Chemie 74, 1, 1911.	Atwater-Rosa-Benedikt	3. Flaschenkind 6 Monate	3000	Sehr atrophisch im Schlaf	$^2/_5$ Milch mit 5% Milch-Z.	0,2143	**884**	737
Niemann Jahrbuch für Kinderheilkunde 74, 663, 1911	Pettenkofer-Voit Mittel aus 6 Tagen	Kind Th. IV. Versuch 12.—17. Tag 9 Monate	6000	Untergewichtiges Kind, Reparation, 6 Wochen nach schwerer Ernährungsstörung gute Zunahme	1000 g Vollmilch	0,3401 (0,3929)	**1667**	1443
Bahrdt-Edelstein	Pettenkofer-Voit I. (4tägige) Periode 1.—4. Tag	Flaschenkind V. 8 Monate zwei 4tägige Perioden innerhalb 12 Tagen	5122	Atrophisches Kind, mangelhafte Zunahme	980 g $^2/_3$ Milch mit 5% Soxhlet-Nährzucker	0,305	**1701**	
	III. (4tägige) Periode 9.—12.		5137				**1721**	
	Mittel aus I und III		5127				**1711**	

Kinder im Schlaf, mit normal ruhigem Verhalten und in Unruhe. Der Grundumsatz (bei Hunger und Ruhe) ist von Schlossmann und Murschhauser bestimmt worden; als unruhiges Kind ist das 2. Brustkind (Heubner und Rubner) zu bezeichnen. Bei dem von Niemann untersuchten Kind haben wir hier bloß den Versuch im gesunden Stadium aufgenommen.

Die Versuche sind bei sehr verschiedener Nahrung vorgenommen (Frauenmilch, Vollmilch, Milchverdünnung, Holländ. Säuglingsnahrung). In bezug auf die Nahrung wollen wir aber unser Kind mit diesen gesunden Säuglingen nicht vergleichen. Wir haben gleichwohl einmal die bisherigen Resultate für den Calorienumsatz bei gesunden Kindern zusammengestellt, da das, in Anbetracht der von uns nach Meeh-Lissauer neu berechneten Oberfläche, wünschenswert schien.

Zunächst ist festzustellen, daß bei Oberflächenberechnung nach Meeh-Lissauer wesentlich größere Werte für den Calorienumsatz erhalten werden, und daß jedenfalls ein direkter Vergleich verschieden berechneter Calorienumsätze nicht erlaubt ist. Der Grundumsatz nach Schlossmann beträgt z. B. 859 Calorien pro qm, dagegen, wenn man die Oberfläche nach Meeh-Lissauer berechnet, 1000 Calorien. Ähnliches gilt von den auf andere Weise gewonnenen Werten von Howland für den Umsatz im Schlaf. Das bemerkenswerteste Ergebnis bleibt auch jetzt noch, der bereits von Rubner und Heubner vorgenommene Vergleich des Brust- und Flaschenkindes. Auch bei dem Niemannschen Versuch mit künstlicher Ernährung ist der Calorienumsatz höher als bei Brustmilch. Der Umsatz beim gesunden Flaschenkind ist nach den bisher vorliegenden Untersuchungen höher als beim Brustkind.

Auf Tabelle XV. sind die wenigen bisher im respiratorischen Stoffwechselversuch untersuchten, nicht gesunden Kinder zusammengestellt. Es sind das 2, nach dem Gewicht zu urteilen, schwer atrophische und 2 leichter atrophische[1]) Kinder, sämtlich

[1]) Wir verstehen unter atrophischem Zustand das ganze Stadium, in dem ein Säugling noch wesentlich hinter seinem Sollgewicht (natürlich unter Berücksichtigung des Geburtsgewichtes) zurückbleibt, nicht bloß das Stadium der Abmagerung. Häufig erfolgt ja die Abmagerung gar nicht in dem chronischen Stadium, sondern während mehrerer akuter schwerer Gewichtsstürze. Dann besteht das chronische Stadium oft überhaupt nur darin, daß die verlorene Körpersubstanz zu langsam wiederersetzt wird. In Monaten wird erst ersetzt, was andere Kinder nach akuten, ebenso schweren Gewichtsveränderungen in einer Woche ersetzen. Also auch das Stadium der Gewichtszunahme ist beim Atrophiker abnorm und

ohne klinische Erscheinungen einer schweren akuten Verschlimmerung[1]).

Über das von Howland untersuchte Kind ist nicht viel anderes bekannt. Es kam Howland auch besonders auf die Bestimmung des Ruheumsatzes an und weniger auf die des Anwuchses.

Der Versuch von Niemann (Vers. IV) fand im Stadium der Rekonvaleszenz bei erheblichem Fettansatz statt. Auch das von Rubner und Heubner untersuchte Kind nahm zu und setzte besonders Fleisch an. Der II. Versuch von Niemann, der bei einer akuten Störung unternommen wurde und seinen III. Versuch am selben Kind bei reiner Mehldiät, lassen wir hier beim Vergleich außer acht.

Das Hauptresultat unserer Berechnung des Calorienumsatzes ist, daß die Calorienzufuhr reichlich war, der Calorienumsatz besonders hoch, namentlich im Vergleich mit dem Atrophiker von Rubner und Heubner.

Die energetischen Ergebnisse unserer Untersuchung werden in dem folgenden Kapitel zusammenfassend noch besonders besprochen.

Ergebnisse.

Der Versuch dauerte 12 Tage und zerfiel in 3 Perioden zu 4 Tagen. Periode I und III, in denen der respiratorische Stoffwechsel untersucht wurde, sind einander sehr ähnlich und sollen zusammen besprochen werden. Periode II, in der der respiratorische Stoffwechsel nicht untersucht wurde, unterscheidet sich von den anderen Perioden durch etwas geringere Nahrungsaufnahme, Gewichtsstillstand und dementsprechend andere Stoffwechselverhältnisse. Sie soll daher besonders besprochen werden, zumal in dieser Periode die Bilanzstörung zu Gewichtsstillstand führte.

Periode I und III.

Temperatur, Feuchtigkeit der Umgebung waren konstant und ohne nennenswerten Einfluß auf den Stoffwechsel. Die Resultate sind im folgenden zum Vergleich mit anderen Versuchen auf Kilogramm bzw. Quadratmeter Oberfläche berechnet, so daß die Körpergröße ausgeschaltet ist.

---

muß im Stoffwechselversuch studiert werden, wenn das Wesen der Atrophie klargestellt werden soll. Die Ursache des atrophischen Zustandes bleibt dabei zunächst unberücksichtigt; sie kann ex infectione oder ex alimentatione, auch durch Hunger oder Wärmeverlust entstehen.

[1]) Schloßmann hat bei seinen Untersuchungen an Atrophikern (Zeitschr. f. Kinderheilk. 5, 241. 1912) den Calorienumsatz nicht berechnet.

Die Nahrung war, in bezug auf die Energiespender und das Wasser, sicherlich ausreichend. Dementsprechend hat das Gewicht des Kindes zugenommen. Die Gewichtszunahme war aber nicht genügend zur Wiedererlangung des dem Alter entsprechenden Gewichtes, trotz calorisch und an Wasser ausreichender Nahrung. Die Zunahme betrug 115 g in 12 Tagen. Normalerweise müßte das Kind (im Alter von 8 Monaten) in dieser Zeit 180 g zugenommen haben. Diese Tatsache bedeutet, daß entweder ein anderer Nahrungsbestandteil, etwa von den Mineralstoffen, gefehlt hat oder nicht genügend angesetzt wurde, oder daß die Energiespender bzw. das Wasser nicht genügend ausgenutzt worden sind.

Der Mineralstoffwechsel wird für sich besonders besprochen werden[1]). Für die übrigen Stoffe ergibt sich zunächst die Frage, wie die Ausnützung im Darme war.

Der Verlust an Trockensubstanz im Darm (5%) war normal (verglichen mit dem Brustkind von Rubner und Heubner). Calorisch betrachtet ergibt sich die folgende Ausnützung:

Calorienzufuhr pro Tag (Mittel aus Periode I und III)	620 Cal.
Verlust im Harn	22
Verlust im Kot.	30,7
Verlust im ganzen	52,7 Cal.

Das Kind hat also bei einer $^2/_3$-Milchmischung 91,5% der Spannkraft verwertet und 8,5% verloren. In der I. Periode betrug die Ausnützung 92,1%, in der III. betrug sie 91,1%. Wir finden also bei unserem atrophischen Kind eine günstigere Ausnützung der Spannkräfte der Nahrung, als Rubner und Heubner beim atrophischen Säugling (bei Halbmilch) (87%).

Die Verluste verteilen sich auf

	Harn	Kot
Periode I	3,2%	4,7%
Periode III . . .	3,8%	5,1%

Die Verteilung ist eine ähnliche wie beim gesunden Kuhmilchkind von Rubner und Heubner (bei Vollmilch), während beim atrophischen Kind von Rubner und Heubner die Verluste überwiegend auf den Kot kommen. Das Brustkind I von Rubner und Heubner verlor 2,5% durch den Harn und 5,8% durch den Kot; das II. Brustkind 2,5% durch den Harn und 3,6% durch den Kot. Es kann aus

[1]) Zeitschrift für Kinderheilkunde.

den nicht abnormen Verlustzahlen (an Calorien) im Kot geschlossen werden, daß die ungenügende Zunahme ihre Ursache nicht in einer Resorptionsstörung der Energiespender im Darm hat. Dieses vom normalen Brustkind wenig und vom normalen Flaschenkind gar nicht abweichende Verhalten unseres Kindes kann vielleicht mit dem klinisch besseren Zustand in Einklang gebracht werden. Unser Kind war nicht hochgradig atrophisch, wie das von Rubner und Heubner, es befand sich im Zustand der sog. Bilanzstörung. Es wies trotz reichlicher Zufuhr von Eiweiß keine Störung der Eiweißresorption im Darme auf, wie überhaupt der calorische Verlust im Darm nicht abnorm hoch war.

Zur Beurteilung der Verwertung der Nahrung und der ungenügenden Zunahme des Kindes ist ferner nötig festzustellen, wie hoch der Nahrungsüberschuß über die Erhaltungsdiät war.

Die Spannkraftzufuhr, nach Abzug der Verluste in Kot und Harn betrug pro Quadratmeter Oberfläche[1]) bei unserem Kind (in Periode I und III) 1872 Cal., die Wärmebildung 1711 Cal.

Nimmt man als Erhaltungsdiät die von uns angenommene Zahl von 1132 an[2]), so beträgt der Nahrungsüberschuß 64%. Dieser Überschuß ist ziemlich beträchtlich. Es ist also schon daraus eine beträcht-

Tabelle XVI.

	Spannkraft *) Zufuhr pro qm	Wärmebildung pro qm	Nahrungsüberschuß in %	Steigerung der Wärmebildung in %
Brustkind I (Rubner und Heubner)	1132	1132	—	—
Künstl. gen. Kind, Vollmilch (Rubner und Heubner) .	1721	1500	51**)	31,5
Atroph. Kind, Halbmilch (Rubner und Heubner) .	1600	1300	41**)	14
Untergew. Kind, Vollmilch (Niemann)	2028	1667	79	46
Unser Kind, Zweidrittelmilch, Periode I und III	1872	1711	64	50

*) Nach Abzug von Calorien im Harn und Kot.

**) Im Mittel aus allen Tagen. Die von Rubner und Heubner angegebene Zahl ändert sich nach unserer Berechnung der Oberfläche.

[1]) Die von Rubner und Heubner ausgerechnete Erhaltungsdiät nach dem Faktor von Meeh - Lissauer umgerechnet.

[2]) Siehe S. 38. Der Vers. am Brustk. I, fand nach Rubner u. Heubner bei Erhaltungsdiät statt. Der Calorieenumsatz ist von uns nach Meeh-Lissauer umgerechnet.

liche Steigerung der Wärmebildung durch die Nahrung zu erwarten. Die Steigerung der Wärmebildung betrug 50% gegenüber der Wärmebildung bei Erhaltungsdiät, ist also höher als bei allen anderen Versuchen.

Die Bewertung des Nahrungsüberschusses für die Erklärung der Wärmebildung hängt von seiner qualitativen Zusammensetzung ab, da bei einem so erheblichen Überschuß die Steigerung durch Eiweiß schon recht in Wirkung tritt. Ein Teil der gesteigerten Wärmebildung dürfte sich also aus dem relativ hohen Eiweißgehalt der Nahrung erklären.

Das Kind erhielt in seiner Nahrung ca.:

20,5% Cal. als Eiweiß
25% ,, ,, Fett
54,5% ,, ,, Kohlehydrate.

Das Brustkind von Rubner und Heubner[1]) erhielt:

11% als Eiweiß
42% ,, Fett
47% ,, Milchzucker.

Das künstlich mit Vollmich und Zucker ernährte Kind von Rubner und Heubner erhielt:

19% als Eiweiß
41% ,, Fett
40% ,, Zucker.

Das atrophische Kind von Rubner und Heubner erhielt in der Halbmilch:

14,4% als Eiweiß
29,3% ,, Fett
56,3% ,, Kohlehydrate.

Das Kind Niemanns erhielt bei Vollmilch:

21% als Eiweiß
53% ,, Fett
25% ,, Kohlehydrate.

Der erhöhte Eiweißgehalt hat infolge der spezifisch dynamischen Wirkung des Eiweißes notwendig eine erhöhte Wärmebildung bei unserem Kind zur Folge, insbesondere gegenüber dem Brustkind, aber auch gegenüber dem Atrophiker von Rubner und Heubner. Diese Wirkung mußte bei dem Überschuß von 64% besonders deutlich hervortreten.

---

[1]) Rubner u. Heubner, Zeitschr. f. Biol. **38**, 315.

Es ist aber bei unserem Kinde die Wärmebildung auch in Anbetracht des hohen Nahrungsüberschusses und des Eiweißreichtums noch immer recht hoch. Interessant ist die Gegenüberstellung unseres Kindes mit dem von Niemann untersuchten. Beide erhielten einen großen Nahrungsüberschuß. Das mit fettreicher Nahrung genährte Kind von Niemann hatte eine relativ niedrigere Wärmebildung und einen besseren Ansatz, das mit kohlehydratreicher Nahrung genährte Kind von uns eine relativ höhere Wärmebildung und einen ungenügenden Ansatz[1]).

Untersucht man die Intensität des Kraftwechsels verschiedener Kinder, so muß man den Calorienumsatz pro Kilogramm vergleichen.

Tabelle XVII. Verwertung der Nahrung für Ansatz und Wärmebildung. Calorien pro Kilogramm und Tag.

	Netto-Zufuhr	Ansatz	Wärme-bildung
Rubner und Heubner I. Brustkind	67,2	Körpersubstanz verbraucht	67,2
Rubner und Heubner II. Brustkind	67,4	Körpersubstanz verbraucht	67,6
Rubner und Heubner Künstl. genähr. Kind bei Kuhmilch	89,8	11,72	77,65
Rubner und Heubner Atrophisches Kind bei Kuhmilch (I. Periode) Halbmilch mit 3% Milch-Z.	114	25	89
Niemann IV. Vers., untergewichtiges Kind (Rekonvaleszenz) Vollmich	115	20	95
Unser Kind 2/3-Milch + 5% Kohlehydrate	112	10,2	101

Schon bei dem von Rubner und Heubner untersuchten Atrophiker fand sich eine Steigerung. Noch höher ist die von Niemann und bei

[1]) In den 2 Versuchen Niemanns an Atrophikern, die in dieser Festschrift veröffentlicht werden und in die wir bei der Korrektur Einsicht nehmen konnten, verhielten sich die Säuglinge untereinander verschieden. Beide setzten gut an, aber sie hatten eine sehr verschiedene Wärmebildung. Der II. Atrophiker hatte, bei allerdings sehr hoher Abundanz, eine ähnlich hohe Wärmebildung wie unser Kind.

unseren Versuchen gefundene Wärmebildung. Am höchsten ist sie bei unserem Kind. In erster Linie hängt die Steigerung der Wärmebildung natürlich von dem verschieden großen Nahrungsüberschuß ab, dessen Einfluß auf die Wärmebildung, wie wir oben erörterten, bei Niemanns und unserem Versuch größer war. Die besonders hohe Wärmebildung bei unserem Versuch ist aber außerdem noch dadurch bedingt, daß der Ansatz nicht wie bei Rubner und Heubner und bei Niemann ein Reparationsansatz in dem Sinne war, daß dabei verlorene Körpersubstanz wieder rasch ersetzt wurde; der Ansatz entsprach nur dem des nicht atrophischen Durchschnittskindes. Der Atrophiker von Rubner und Heubner hatte einen abnorm hohen Fleischansatz (Eiweißansatz), das untergewichtige Kind von Niemann einen stark erhöhten Fettansatz. Beide erholten sich also in verschiedener Beziehung und zeigten dabei das Bestreben, ihr Sollgewicht wieder einzuholen. Während unser Kind nur 10,2 Cal. pro Kilogramm und Tag ansetzte, was einem physiologischen Ansatz entspricht, setzte das atrophische Kind von Rubner und Heubner 25 Cal., das von Niemann 20 Cal. pro Kilogramm und Tag an. Hätte unser Kind sich ebenso repariert, so hätte es wahrscheinlich etwa dieselbe Wärmebildung gehabt wie die beiden anderen Kinder. Alle 3 Atrophiker haben eine erhöhte Wärmebildung, entsprechend ihrer erhöhten Nettozufuhr; unser Kind hat noch eine besondere Steigerung der Wärmebildung, die sich aus der Abundanz der Nahrung und dem Eiweißgehalt derselben allein nicht erklären läßt.

Wir kommen damit auf die Frage nach dem Wesen einer Bilanzstörung.

Unser Kind befand sich nicht, wie die anderen Atrophiker, im vollen Reparationsstadium, es setzte von Eiweiß und Fett nur normal an und zeigte eine sehr hohe Wärmebildung. Unser Kind befand sich natürlich in der Zone der physikalischen Regulation. (Die Temperatur im Kasten betrug zwischen 19° und 21°, und dem Kinde war sicherlich behaglich warm, denn die Temperatur zwischen Körper und Kleidung zeigte 35° an). Mit der Temperatur der Umgebung ist also die erhöhte Wärmebildung nicht zu erklären. Auch ist die erhöhte Wärmebildung nicht durch eine erhöhte Muskeltätigkeit erklärt. Unser Kind war während des Versuchs ganz besonders ruhig.

Eine andere Frage ist es, ob atrophische Kinder nicht doch, selbst auf die gleiche Oberfläche berechnet, mehr Wärme abgeben müssen, als normale, etwa infolge des bei ihnen verminderten Wärmeschutzes durch das Fehlen des Fettpolsters. Dies würde aber bei allen atrophischen Kindern der Fall sein, und z. B. bei unserem Kind eher weniger in Betracht kommen, als bei dem viel fettärmeren Kind von Rubner und Heubner[1]).

Es bleibt also zu erörtern die Beziehung der Wärmebildung zum Ansatz; dieser war nicht, wie bei dem Nahrungsüberschuß von 64%, der günstigen Umgebungstemperatur, der Muskelruhe und dem atrophischen Zustand zu erwarten gewesen wäre, ein idealer Reparationsansatz. Er war vielmehr nicht höher, als der Ansatz eines normalen Säuglings, der nichts verloren hatte.

Liegt nun die primäre Störung beim Ansatz oder in der Wärmebildung? Und wenn sie nicht in der Ansatzfähigkeit liegt, woher kommt die erhöhte Wärmebildung?

Zur Erklärung ist nach dem Vorgange Heubners[2]) in erster Linie an die Drüsen- und Verdauungsarbeit zu denken. Heubner erörtert dies in einem Vergleich des künstlich genährten Kindes mit dem Brustkinde. Das künstlich genährte Kind wuchs bei gleichen disponiblen Calorien nur halb so schnell wie das Brustkind.

Vielleicht ist bei unserem Atrophiker diese besonders hohe Wärmebildung durch eine besonders große Verdauungs- und Drüsenarbeit zu erklären, wobei nach neueren Untersuchungen in erster Linie an eine Erhöhung der Drüsentätigkeit, weniger an die Darmmuskulatur zu denken ist (Cohnheim, Zeitschr. f. physiol. Chemie 54, 469. 1908). Ein gewisser, allerdings nicht beweisender Hinweis auf eine vermehrte Darm- und Drüsensekretion wird auch durch die Mineralbilanzen gegeben, die an anderer Stelle noch zu besprechen sind, dagegen nicht durch den N-Stoffwechsel. Noch mehr als die eigentliche Darmsekretion sind an der Arbeitssteigerung wahrscheinlich die großen Drüsen beteiligt.

Doch ist diese Erklärung der Wärmebildung aus der Verdauungsarbeit zunächst hypothetisch. Die Größe der Verdauungsarbeit ist mit den heutigen Methoden noch immer nicht zu bestimmen. Die aus einem Scheinfütterungsversuch am Hund (Cohnheim) bestimmte Erhöhung der Wärmeproduktion durch Drüsenarbeit um 9% ergibt

[1]) Schlossmann fand bei seinen atrophischen Kindern (l. c.) einen erhöhten Energieumsatz, den er auf die größere Oberfläche bezieht. Direkte calorimetrische Bestimmungen der Wärmeabgabe sind vor kurzem von Variot und Lavialle (Clinique Infantile 10, 229. 1912) vorgenommen worden. Sie fanden beim Atrophiker eine sehr erhöhte Wärmeabgabe und messen dem geringen Fettpolster eine mitwirkende Rolle bei.

[2]) Heubner, Zeitschr. f. phys. u. diät. Ther. 5, 12. 1902.

für den ganzen Tag nur eine Steigerung um 1%. Bei ungenügender Zufuhr tritt die Steigerung der Wärmebildung nach der Nahrung überhaupt nicht hervor. Es wäre aber gleichwohl denkbar, daß beim kranken, verdauungs- und ernährungsgestörten Kinde die Darm- und Drüsenarbeit doch so gestört ist, daß sie bei reichlicher Nahrung die Wärmebildung bemerkenswert steigert. Der Umstand, daß unser Kind, trotz der für einen Ansatz sehr geeigneten Zusammensetzung der Nahrung an Energiespendern, trotz der erheblichen Abundanz, nicht mehr ansetzte, z. B. nicht so viel Fett, wie das mit weniger Überschuß genährte Niemannsche Kind, scheint uns doch auf eine individuelle, vom Normalen abweichende Eigenart der Stoffwechsel- und Ernährungsvorgänge hinzuweisen. Der Unterschied in der Verwertung des Nahrungsüberschusses zum Ansatz, den anderen Kindern gegenüber, ist doch zu groß; er ist um so auffallender, als über die Hälfte der Energie in Form des erfahrungsgemäß zum Ansatz besonders geeigneten Malzzuckers und Dextrins zugeführt wurde.

Unser Atrophiker hatte also einen abnorm ungünstigen Energie- und Stoffwechsel, der sich darin äußerte, daß bei einer zu hohen Wärmebildung der Ansatz für eine vollständige Wiederherstellung zu gering blieb. An der Atrophie war nicht eine ungenügende Resorption der Kraftspender schuld, wie sie z. B. bei dem Atrophiker von Rubner und Heubner vorlag.

Es bedarf also die ungenügend bleibende Verwertung des resorbierten Materials für den Ansatz noch der Erklärung. Es bleiben da besonders zwei Möglichkeiten: einmal das Fehlen einer zum Ansatz nötigen Substanz, etwa einer Mineralsubstanz, oder die erhöhte Wärmebildung. Erstgenannte Möglichkeit wird mit den Resultaten des Mineralstoffwechsels besonders besprochen werden. Für die Erklärung der gesteigerten Wärmebildung bleibt für unseren Versuch, bei den bestehenden Versuchsbedingungen eine vermehrte Verdauungsarbeit eigentlich allein übrig. Eine solche abnorm gesteigerte Arbeitsleistung, besonders im intermediären Stoffwechsel, in der Sekretionsarbeit der großen Drüsen, ist bei einem in seinen Stoffwechselfunktionen gestörten Organismus noch eher denkbar, als im normalen Körper. Bedeutet doch auch eine Störung im Mineralstoffwechsel nach unserer heutigen Auffassung oft eine Änderung aller anderen Stoffwechselvorgänge.

Die nächste Frage ist nun, welcher Körperbestandteil ungenügend angesetzt bzw. verbraucht wurde. In Periode I und III wurden sowohl

Eiweiß wie Fett angesetzt, auch Wasser verblieb in beiden Perioden im Körper.

Das Kind setzte an pro Tag und Kilogramm (Mittel aus I und III):

	Wasser	Fleisch	Fett	Mineralien
in I. Periode	9,4	2,7	0,6	0,105
in III. Periode	1,57			

Camerer[1]) berechnet aus der Körperzusammensetzung für ein 10 Wochen altes, 5 kg schweres Kind, bei einer durchschnittlich täglichen Zunahme von 25 g und täglicher Nahrungsaufnahme von 800 g Muttermilch, folgenden Ansatz pro Tag und Kilogramm[2]):

Wasser 3,6, Eiweiß 0,6[3]), Fett 0,58, Asche 0,14. Aus dem I. Brustkindversuch von Rubner und Heubner, bei dem das Kind kein Fett ansetzte (es wog 5230 g und nahm sehr wenig zu) ergibt sich folgender Ansatz:

Wasser 0,82, Fleisch 1,3. Fett —, Asche 0,04.

Betrachten wir den Fleischansatz. Unser Kind setzte an 14,2 g (im Mittel aus Periode I und III). Die folgende Tabelle gibt einen Vergleich.

Fleischansatz.

	Pro Tag	Pro kg und Tag
Rubner u. Heubner I. Brustkind Gewichtsstillstand	7	1,3
Rubner u. Heubner II. Brustkind	13	1,4
Rubner u. Heubner Flaschenkind	21,5	2,8
Niemann, gesund (Holl.Säugl.-Nahr.)	23	4,5
Rubner u. Heubner atroph. Kind	27,3	9,1
Niemann Reconv. untergewichtig, IV. Vers. 12. bis 17. Tag	17	2,8
Unser Kind, atroph.	14,2	2,7
Camerer (berechnet für ein 10 Wochen altes 5 kg schweres Brustkind aus der Körpersubstanz)	14,7	2,94

Es ist zu sehen, daß unser Kind, wenigstens in den Perioden I und III keinesfalls einen abnorm niedrigen Fleischansatz gehabt hat. Es hat jedenfalls mehr Fleisch angesetzt als die Brustkinder, etwa ebensoviel wie das gesunde Flaschenkind von Rubner und Heubner, das 21,6 g pro Tag an Gewicht zunahm, gegen 15, die unser Kind zunahm. Der Fleischansatz stimmt gut überein mit dem von Camerer für ein gleich schweres (jüngeres) Brustkind berechneten Ansatz. Das atrophische Kind und

[1]) W. Camerer, Jahrb. f. Kinderheilk. **56**, 544. 1902.

[2]) Von uns auf Kilogramm berechnet.

[3]) = 2,94 Fleisch, von uns berechnet.

das gesunde Kind Niemanns (bei Holl. Säuglingsnahrung) setzten bedeutend mehr an. Unter Zugrundelegung der Durchschnittswerte für den normalen N-Ansatz nach Orgler[1]) ist der Fleischansatz bei unserem Versuch noch etwas günstiger.

Der Fleischansatz ist aber nur dann als genügend anzusehen, wenn man annimmt, daß ein Ersatz vorher verlorener Muskelsubstanz nicht erforderlich war. Unser Kind hatte, entsprechend seinem atrophischen Zustand und seiner schlaffen Muskulatur es sicherlich nötig, mehr N-haltige Substanz anzusetzen. Sein Fleisch- bzw. Eiweißansatz war also in diesem Sinne nicht genügend.

Unser Kind hat ferner täglich 3,17 g Fett angesetzt (Mittel aus Periode I und III).

Fettansatz.

	pro Tag	pro kg u. Tag
Rubner u. Heubner, I. Brustkind	negativ	—
II. Brustkind	negativ	—
Rubner u. Heubner, Flaschenkind	6,78	0,88
Niemann, gesund, Holl. Säugl.-Nahrung	12,4	2,4
Rubner u. Heubner, Atrophiker	3,07	1,02
Niemann, untergewichtig Rekonv. IV. Versuch 12. bis 17. Tag	26,1	4,4
Unser Kind	3,17	0,6
Camerer, berechnet aus der Zusammensetzung des Säuglings	2,92	0,58

Es zeigt sich also, daß der Fettansatz relativ niedrig ist, im Vergleich zu anderen atrophischen Kindern, daß er dagegen gut übereinstimmt mit dem von Rubner und Heubner beim gesunden Flaschenkind. Außerdem stimmt er überein mit dem von Camerer[2]) aus der Zusammensetzung des Säuglings berechneten Fettansatz, der sich auf ein Brustkind von 5 kg bei 800 g Nahrung bezieht. Direkte Bestimmungen des Fettansatzes beim Brustkind (Rubner und Heubner) ergaben bis jetzt nur negative Werte. Das Kind Niemanns setzte bei Buttermilch (Periode I) bedeutend mehr Fett an, und noch mehr in der Rekonvaleszenz im untergewichtigen Stadium.

Obwohl also unser Kind in den 12 Tagen ungenügend zugenommen hat, hat es doch in den zwei getrennten Perioden I und III Fleisch und Fett angesetzt, und dementsprechend nahm es auch nur in der II. Periode ab. Andererseits hat das Kind in Periode I und III auch nicht etwa

[1]) Orgler, Ergebnisse der inn. Med. u. Kinderheilk. 2, 464. 1908.

[2]) l. c.

frühere Verluste an Fleisch und Fett ergänzt, wie z. B. der Atrophiker bei Rubner und Heubner in bezug auf Fleisch, und in bezug auf Fett das untergewichtige Kind von Niemann. Würde unser Kind dauernd einen gleichen Fleisch- und Fettansatz behalten haben, so würde es dauernd untergewichtig geblieben sein, selbst bei dauernder Zunahme.

Die Wasserbilanz[1]) war in beiden Perioden unter Berücksichtigung des Oxydationswassers positiv. Der Ansatz betrug im Mittel beider Perioden pro Kilogramm und Tag 5,5 g. Besser ist es, die Perioden einzeln zu betrachten. In Periode I wurde 9,4 g, in der III. Periode 1,57 g pro Kilogramm Wasser angesetzt. Der von Camerer für ein ebenso schweres, aber nur 10 Wochen altes Kind berechnete Durchschnittswert für Wasseransatz beträgt 3,6 g. Das I. Brustkind von Rubner und Heubner war bei seiner Nahrung nicht in der Lage, genügend anzusetzen (0,82 g). Das II., sehr kräftige Brustkind von $5^1/_2$ Monaten und 9000 Gewicht behielt, bei 1260 g Frauenmilch, täglich 98 g Wasser zurück, d. s. 10 g pro Kilogramm. Rubner und Heubner sehen dies Wasser als aufgespeichert an und nur zum Teil für das Wachstum verwendet. Beim künstlich genährten und beim atrophischen Kind haben Rubner und Heubner den Wasseransatz nicht berechnet.

Der Wasseransatz schwankt erheblich in mehrtägigen Perioden; in viertägigen Versuchen erhält man also, wenigstens beim älteren Säugling, vom Wasseransatz wahrscheinlich noch keine Durchschnittswerte. Das ist auch verständlich, wenn man bedenkt, daß 60—80 % des normalen Ansatzes aus Wasser bestehen und auch beim gesunden älteren Säugling das Gewicht in mehrtägigen Wellenbewegungen und nicht gleichmäßig ansteigt.

Es dürfte also gewagt sein, die Resultate für den Wasseransatz selbst mehrtägiger Versuche zu verallgemeinern und auf die ganze Säuglingszeit zu beziehen. Wir betonen dies, weil wir glauben, daß Niemann in seinen Schlußfolgerungen, obwohl sie aus noch längeren und wiederholten Versuchen stammen, zu weit geht, wenn er behauptet, daß der Säugling normalerweise mit Zunahme an Körpersubstanz Wasser verliert[2]).

Wir können Niemann nur so verstehen, daß er eine wirkliche, absolute Wasserabgabe vom Körper annimmt, nicht nur eine prozentuale allmähliche

[1]) Bezüglich der absoluten Zahlen für den Wasserstoffwechsel verweisen wir auf S. 32 u. 33.

[2]) Niemann, Jahrb. f. Kinderheilk. 74, 678. 1911.

Konzentration des Körpers, wie sie beim wachsenden Organismus bekannt ist und auch beim Säugling vor sich geht. Diese Konzentration kann nur sehr gering sein nach den Untersuchungen von Camerer und Söldner, Sommerfeld, Steinitz und Tobler[1]), während beim Atrophiker sogar eine erhebliche Verwässerung des Organismus festgestellt ist (nach Steinitz einfach durch den Fettverlust erklärt, nach Tobler im Muskelfleisch wirklich nachweisbar). Wir kommen zur Ablehnung von Niemanns Annahme weniger durch die entgegengesetzten Resultate unseres Versuches[2]), sondern hauptsächlich durch eine Berechnung. Nimmt man selbst eine ganz extreme, unwahrscheinlich starke Konzentration, etwa von 80% Wasser auf 60% herab, im Laufe des Säuglingsalters an, so berechnet sich der tägliche Wasseransatz immer noch auf durchschnittlich 7,5 g pro Tag. Es ist ausgeschlossen, daß ein Kind dauernd, oder auch nur einigermaßen längere Zeit Wasser verliert und dabei zunimmt. Die von Niemann gefundenen Wasserverluste werden, wie Niemann selbst angibt, durch eine Zurechnung des Oxydationswassers geringer, als sie zunächst erscheinen. Solche Wasserverluste fand Niemann in den Versuchen I, II und III, von denen wir Versuch III wohl nicht als physiologisch ansehen dürfen. (Versuch II wurde bei Magermilch vorgenommen, in Versuch IV wurde vom 1. bis 11. Tag halb oder fast ganz entfettete Milch gegeben.) Beim 12. bis 17. Tag des Versuchs IV, wo Vollmilch gegeben wurde, berechnen wir keinen Wasserverlust, sondern einen Wasseransatz von 22,4 g pro Tag. Es ist das der Teil des Versuchs, den wir zum Vergleich mit unserem Kind herangezogen haben, und den wir nicht als Versuch am gesunden, sondern am rekonvaleszenten, noch untergewichtigen Kind betrachten. In dieser Periode der Niemannschen Versuche stimmt übrigens die aus Eiweiß-, Fett- und Wasseransatz (unter Berücksichtigung des Oxydationswassers) berechnete Zunahme mit der tatsächlichen Gewichtszunahme sehr gut überein (39,6 zu 35 g), gar nicht dagegen im I. Versuch und im Versuch IV 9. bis 11. Tag. Bei unserem Versuch, wo die Wasserbilanz in beiden Perioden positiv war, stimmt diese Berechnung (siehe S. 34) in der I. Periode nicht genügend (54,7 zu 15 g), dagegen sehr gut in der III. Periode (13,3 : 15). Die Berechnung des Ansatzes aus N- und C-Bilanz als Fleisch und Fett, mit dem Rubnerschen Faktor für Fleisch, stimmt in beiden Perioden sehr gut (17,9 zu 15 bzw. 15,7 zu 15,7) überein.

Unser atrophisches Kind hat also nicht nur Fett und Fleisch, sondern auch Wasser in Mengen angesetzt, die dem Ansatz eines normalen, gesunden Kindes entsprechen, nur war der Wasseransatz das eine Mal größer, das andere Mal kleiner als normal.

In der III. Periode war der Ansatz aller 3 Stoffe geringer als in der I. Periode, am deutlichsten war der Unterschied beim Wasser.

---

[1]) Lit. bei Tobler, Jahrb. f. Kinderheilk. **73**, 566. 1911.

[2]) Natürlich kommen beim Atrophiker auch negative Wasserbilanzen vor. Auch hat Niemann bei seinen in dieser Festschrift publizierten Versuchen an Atrophikern sowohl negative, wie positive Wasserbilanzen gefunden.

	Ansatz pro Tag	
	Periode I	Periode III
Eiweiß	3,1	2,86
Fett	3,66	2,7
Wasser	48	7,8
	Ansatz pro Tag und kg	
Eiweiß	0,6	0,56
Fett	0,71	0,53
Wasser	9,4	1,57

Der Wasseransatz war nur in Periode I erhöht. Es kann also nur in dieser Periode eine Anreicherung an Wasser vor sich gegangen sein. Diese kann einen einfachen Ersatz vorher verlorenen Wassers darstellen, sie kann aber auch bei vorher normaler Zusammensetzung eine Verwässerung bedeuten. In Periode III dagegen war der Ansatz an Wasser kleiner, als dem berechneten Durchschnitt nach Camerer entspricht. Das braucht nicht notwendigerweise ein zu niedriger H_2O-Ansatz zu sein. Camerers Werte gelten für einen 10wöchigen Säugling. Im Alter von 8 Monaten ist der Gesamtansatz und damit auch der Wasseransatz schon beträchtlich kleiner. Der Ansatz von 1,57 pro Kilogramm (in Periode III) ist für dieses Alter annähernd normal. Dagegen ist dieser Wasseransatz nicht normal für einen ungestörten und raschen Wiederersatz verlorenen Körpergewichtes; der Wasseransatz in Periode III würde auf die Dauer ein Einholen des früheren Gewichtes nicht erlauben.

Der Umstand, daß der Wasseransatz in Periode I und III viel mehr differiert als der Fleisch- und Fettansatz, zeigt, daß nicht nur bei großen Gewichtsstürzen und entsprechend raschen Zunahmen, sondern auch bei den kleineren, flachen Wellenlinien des Gewichts chronisch ernährungsgestörter Kinder, der Hauptanteil der mehrtägigen Schwankungen auf Störungen im Wasserstoffwechsel bzw. deren Wiederausgleich zurückzuführen ist, und zwar ist das Wasser an den Gewichtsschwankungen noch stärker beteiligt, als seinem Anteil an einer normalen Körperzusammensetzung entspricht. Schwankungen im Eiweißansatz treten gegenüber denen im Wasseransatz sehr zurück, wie ja auch für schwerer kranke Kinder bekannt ist, daß der N-Ansatz im ganzen weniger leicht leidet. Unsere Versuche zeigen, daß auch der Fettansatz weniger betroffen ist als der Wasseransatz. Es handelt sich bei diesen Verschiebungen nicht bloß um den Fettschwankungen entsprechende prozentuale Wasserschwankungen, sondern um wirkliche Veränderungen im Wassergehalt, wie sie bei den großen plötzlichen Gewichtsschwankungen schon bekannt sind; es kommen also sicher auch bei den bilanzgestörten Säuglingen ähnliche, nur geringere Schwankungen im Wassergehalt vor, wie sie Tobler an der Muskelsubstanz von Atrophikern direkt festgestellt hat. Diese Tatsache ist eine weitere Stütze dafür, daß dem Mineralstoffwechsel in der Deutung der Atrophie eine besondere Rolle zukommt.

Die Verteilung der Wasserabgabe auf die Ausscheidungswege ist in diesem Zusammenhang von Interesse. Die Wasserabgaben pro Kilogramm und Tag waren bei unserem Kind die folgenden:

	Urin	Haut und Lunge
Periode I	130	37
Periode III	132	42

Von dem atrophischen Kind (Rubner und Heubner), das relativ viel Nahrungsflüssigkeit aufnahm (1 l Halbmilch bei 3000 g Gewicht), wurde 170 g Urin pro Kilogramm ausgeschieden. Das Niemannsche Kind schied im Rekonvalescenten-Stadium bei Vollmilch 114 Urin pro Kilogramm aus. Das gesunde Flaschenkind (Rubner und Heubner) schied (bei Aufnahme von 1 l Vollmilch und 7,6 kg Gewicht) 54 g pro Kilogramm aus. Das II. Brustkind (Rubner und Heubner) schied 62 g Urin pro Kilogramm, das I. Brustkind 72 g Urin. Wir sehen also, daß die Urinmenge bei unserem Kind, entsprechend der pro Kilogramm höheren Zufuhr, größer war, als beim Brustkind, aber kleiner, als bei dem sehr viel leichteren Atrophiker. Es hatte etwas mehr Urin als das Niemannsche Kind, und besonders mehr als das gesunde Flaschenkind von Rubner und Heubner.

Die Ausscheidung durch Haut und Lunge pro Tag und Kilogramm war

bei dem normalen Brustkind I.	38
„ „ „ „ II	32
„ „ gesunden Flaschenkind	44,4
„ „ atrophischen Flaschenkind	55,2
„ Niemanns Kind (12.—17. Tag)	35,3
„ unserem Kind I. Periode	37
„ „ „ III. Periode	42

Unser Kind steht also auch hier in der Mitte, es hat mehr Wasser durch Haut und Lunge abgegeben, als die Brustkinder und weniger, als das normale und das atrophische Kuhmilchkind bei Rubner und Heubner.

Es schied, ebenso wie durch die Nieren, auch durch Haut und Lunge etwas mehr Wasser aus als das Niemannsche Kind.

Die Wasserausscheidung im Kot war bei unserem Kind, das trockene Stühle hatte, nicht so groß wie bei dem Atrophiker Rubners und Heubners (vgl. S. 8 und 9).

Noch mehr von Interesse ist die Frage, wie sich die prozentuale Wasserausscheidung auf Haut und Lunge, Nieren und Darm verteilt.

Prozentuale Verteilung der H_2O-Ausscheidung.

	Urin	Kot	Haut und Lunge
Periode I	76,8	1,2	21,8
Periode III	73,5	3,1	23,3

Hierzu geben wir folgende Berechnungen zum Vergleich:

	Urin	Kot	Haut u. Lunge
Beim Brustkind I (Rubner u. Heubner)	60	6,5	33
„ Atrophiker (Rubner u. Heubner)	63,8	15,6	20,4
„ Niemannschen Kind, 12. bis 17. Tag	71,7	2,4	26

Man sieht, daß die Wasserausscheidung im Stuhl, trotz der zum Teil reichlichen Kotbildung, prozentual gering ist, offenbar geringer als normal, entsprechend den festen Stühlen. Die Differenzen gegenüber dem Brustkind kommen entschieden für die Beurteilung der übrigen Wasserverteilung mit in Betracht; die Ausscheidung im Urin erscheint hierdurch prozentual höher; die beim Atrophiker von Rubner und Heubner erscheint durch das umgekehrte Verhalten des Stuhles niedriger; Die ganze Verteilung der Wasserausscheidung war bei unserem Versuch ähnlich wie bei dem Kind von Niemann.

Auf wesentliche Unterschiede in der Periode II gegenüber den eben geschilderten Verhältnissen wird in der Besprechung dieser II. Periode eingegangen werden.

Betrachtet man die Wasserausscheidung durch Haut und Lunge vom calorischen Gesichtspunkte, so ergibt sich, wie die folgende Tabelle zeigt, in beiden Perioden eine gleiche, und zwar vergleichsweise geringe Wärmeabgabe durch Verdunstung.

Tageswerte der Wärmeabgabe durch Verdunstung.

Wärmebildung in Calorien	Wasser durch Verdunstung abgegeben g	Calorien in verdunstetem Wasser	Wärme in % auf Verdunstung
I. 519,1	191,02	114,61	22
III. 525,42	213,88	128,33	24,4

Rubner und Heubner fanden[1]):

beim Brustkind	32,5%
„ Kuhmilchkind	34,9%
„ Atrophiker	37,4%
„ Atrophiker bei Mehldiät	28,7%
Niemann fand in seinem IV. Versuch	21—27 %
am 12.—17. Tage	22 %.[2])

Unsere Zahlen sind den Niemannschen sehr ähnlich. Die hohe Wärmebildung bei unserem Kind ist durch einen abnormen Wärmeverlust durch Verdunstung jedenfalls nicht veranlaßt, da kein abnorm hoher Wärmeverlust durch Verdunstung (etwa durch starkes Schreien oder durch Luftzug) bestand, auch war offenbar kein Bedürfnis zu wärmeregulatorischer Wasserabgabe durch die Haut und Lunge vorhanden; das Kind hat während des Versuches fast gar nicht geschwitzt.

Periode II.

Das Stoffwechselbild ist in der II. Periode, in der sich das Kind außerhalb des gleichmäßig temperierten Respirationskastens befand, und in der es statt 976 g nur 920 g Nahrung aufnahm, verändert. In dieser Zeit nahm es bei einer negativen N-Bilanz ab; es hat also während dieser Zeit Fleisch nicht angesetzt, sondern verloren, und zwar etwa 3 g (oder pro die 0,75). Die Gewichtsabnahme in Periode II betrug 8 g, die also zum Teil durch den Fleischverlust erklärt ist. Der Rest des Verlustes, der im ganzen gering ist, kann Fett- und Wasserverlust oder beides sein.

Wenn wir diesen Stillstand erklären wollen, haben wir uns zunächst zu fragen, ob die etwas verminderte Zufuhr (statt 976 nur 920 g) daran schuld war. Statt 620 Cal. wurden nur etwa 585 Cal. aufgenommen, d. s. 114 Cal. pro Kilogramm, statt 120 Cal. pro Kilogramm und Tag. Diese Nahrung würde dem Alter und Gewicht des Kindes nach durchaus genügend sein; die Erfahrung hat allerdings gelehrt, daß bei atrophischen Kindern oft eine höhere Energiezufuhr nötig ist, um einen genügenden Ansatz zu ermöglichen.

Hierzu kommt, daß das Kind in der II. Periode sich in einer anderen, sicherlich ungleichmäßiger temperierten Umgebung befand. Es ist

---

[1]) Rubner u. Heubner, Zeitschr. f. Biol. **38**, 315.

[2]) Auch bei der Wärmeabgabe durch Verdunstung verhielten sich die beiden zuletzt von Niemann untersuchten Atrophiker (diese Festschrift) sehr verschieden (einmal ca. 60%, einmal 18%).

zu überlegen, ob es während seines Aufenthaltes auf dem Säuglingssaal, außerhalb des Respirationsraumes, mehr Wärme verloren, also mehr zur Erhaltung seiner Körpertemperatur, weniger zum Ansatz verbraucht hat.

Wir haben zwar nicht die respiratorische Ausscheidung in dieser Periode bestimmt, können aber annähernd die Wasserausscheidung durch Haut und Lunge berechnen. Die Gewichtsabnahme in Periode II betrug nur 8 g, wovon noch 3 g auf Fleischverlust kommen. Es ist sehr unwahrscheinlich, daß in dieser Periode eines annähernden Gewichtsstillstandes sehr große Verschiebungen im Fettbestand des Körpers stattfanden. Nehmen wir z. B. an, daß trotz der Abnahme noch 10 g Fett angesetzt, 3 g Fleisch verbraucht wurden, so würde die tatsächliche Abnahme von 8 g einen Verlust von höchstens 15 g Gewebswasser bedeuten. Alles übrige Wasser, das ausgeschieden wurde, muß aus der Nahrung stammen, und zwar sind direkt zugeführt 3186 g; durch Verbrennung aus der Nahrung müssen entstanden sein 257 g Wasser. Daraus ergibt sich folgende Berechnung der Wasserausscheidung durch Haut und Lunge, die, wie wir betonen, nur für die Annahme eines Fettansatzes von 10 g gilt:

Zugeführtes Wasser	3186
Oxydationswasser	257
Abgegebenes Gewebswasser	15
	3458
Wasser im Harn und Kot	2179
Wasserverlust durch Haut und Lunge	1279

Nimmt man dagegen einen Fettverlust von 10 g an, so berechnet sich auf dieselbe Weise ein Wasserverlust von 1258 durch Haut und Lunge. Beide Zahlen sind nicht sehr verschieden voneinander und viel höher als die in den beiden anderen Perioden; auch wenn noch viel mehr Fett verloren worden wäre, bliebe die Wasserausscheidung durch Haut und Lunge auffallend hoch, was um so bemerkenswerter ist, als die Zufuhr geringer war. Die Mehrausscheidung gegenüber den beiden anderen Perioden ist sehr erheblich.

Ausscheidung des Wassers durch Haut und Lunge.

Periode I	762
Periode II	ca. 1270
Periode III	856

Die Mehrausscheidung beträgt ca. 550 g bzw. 415 g. Dieses Plus bedeutet natürlich nicht eine verstärkte Oxydation bzw. verminderten

Ansatz von Energiespendern, sondern einen anderen Ausscheidungsweg des mit der Nahrung aufgenommenen Wassers in Periode II.

Prozentuale Verteilung der H_2O-Ausscheidung.

	Urin	Kot	Haut u. Lunge
Periode I	76,8	1,2	21,8
Periode II (ca.)	62,2	1,1	36,6
Periode III	73,5	3,1	23,3

Eine Gegenüberstellung der Zahlen für Wasseransatz und der für die Verteilung auf die verschiedenen Ausscheidungswege in den drei Perioden ist von Interesse.

		Ausscheidung durch:		
	Wasseransatz	Niere	Darm	Haut u. Lunge
Periode I	9,4	130	21	37
Periode II	wahrscheinl. negat.	104,7	2	rund 62
Periode III	1,57	132	5,5	42

Schon die Tatsache, daß die Urinmenge in Periode II um ca. ein Viertel kleiner war (trotz nur um ca. $^1/_{20}$ geringerer Zufuhr), deutet darauf hin, daß hier eine besondere Verschiebung der Wasserausscheidung stattfand; es wurde sicher viel mehr durch Haut und Lunge ausgeschieden, nach der approximativen Berechnung etwa ein Drittel mehr.

Fassen wir die wichtigsten Unterschiede der Periode II zusammen, so kann man sagen, daß in diesen 4 Tagen nahezu Gewichtsstillstand bestand, der wahrscheinlich überwiegend auf zu geringem Wasseransatz, auf einem geringen Fleischverlust und vielleicht zum Teil auf Fettverlust beruht. Das Wasser ist in höherem Maße durch Haut und Lungen verloren gegangen, als in den Perioden der Zunahme[1]).

In diesem Zusammenhang ist darauf aufmerksam zu machen, daß das Kind in der II. Periode etwas höhere Körpertemperaturen aufwies. Merkwürdigerweise waren sie auch gleichmäßiger, obwohl ganz bestimmt die Umgebungstemperatur weniger gleichmäßig war als im Respirationsraum. Die Körpertemperatur in Periode II bewegte sich meist zwischen 37,2° und 36,8°. In Periode I und III dagegen waren sehr oft, namentlich auch in Periode I, längere Zeit hindurch Untertemperaturen festzustellen (siehe Temp.-Kurve S. 4).

[1]) Niemann fand bei dem I. Atrophischen Kind (diese Festschrift) eine ebenfalls sehr hohe Ausscheidung von Wasser durch Haut und Luuge bei negativer Wasserbilanz.

Es ist schwierig, diese Temperaturunterschiede zu erklären. Ein Teil der tieferen Temperaturen ist vielleicht die Folge davon, daß sich im Darm viel fester Kot befand. Die Umgebungstemperatur kann diese Unterschiede durchaus nicht erklären. Die Lagerung des Kindes war dieselbe. Es ist auch nicht möglich, die erhöhte Abgabe von Wasser durch Haut und Lunge in Periode II mit der Körpertemperatur in Beziehung zu bringen. Die Frage, ob durch die andere Luftbewegung auf dem Säuglingssaal während der Periode II eine vermehrte Wasserabgabe durch die Haut verursacht wurde, ist ebenfalls schwierig zu entscheiden. Besonders abweichende Ventilationsverhältnisse haben natürlich nicht bestanden. Immerhin ist die Luftbewegung auf dem Säuglingssaal stärker gewesen als im Respirationsraum. Möglicherweise läßt sich noch am ehesten aus dem Mineralstoffwechsel etwas über die Ursachen des ungenügenden Wasseransatzes und der erhöhten Wasserausscheidung durch Haut und Lunge ableiten. Hierüber soll an anderer Stelle gesprochen werden.

Versucht man die Ergebnisse zusammenzufassen, wie wir sie an einem atrophischen Säugling im Stadium der Bilanzstörung (bei ungenügender Zunahme) in mehrtägigen Versuchen gewonnen haben, so läßt sich etwa das folgende für die Erklärung der Bilanzstörung verwerten:

Es gibt Kinder im atrophischen Zustande, bei denen die Resorption der Energiespender im Darm stofflich und calorisch durchaus genügend ist und doch kein genügender und regelmäßiger Reparationsansatz besteht.

Bei einem Atrophiker, der trotz calorisch genügender Nahrung und günstiger äußerer Bedingungen nicht so rasch zunahm, wie das zu erwarten gewesen wäre, genügte weder Eiweiß- noch Fett- noch Wasseransatz zu einem raschen Ersatz verloren gegangener Körpersubstanz. An den dabei auftretenden Gewichtsschwankungen ist das Wasser mehr beteiligt, als seinem Anteil an einer normalen Körperzusammensetzung entspricht. Das Wasser spielt also auch bei Gewichtsstillstand und kleineren Gewichtsschwankungen eine ähnliche Rolle, wie sie bei raschen und großen Gewichtsstürzen bekannt ist. Auffallend ist, daß die vermehrte Wasserausscheidung während einer Periode des Gewichtsstillstandes hauptsächlich durch Haut und

Lunge erfolgte; man könnte daran denken, daß der Körper sich auf diese Weise vor Mineralverlusten durch die Niere schützen wollte.

Die Wärmebildung kann beim Atrophiker abnorm hoch sein, auch ohne daß das körperliche Verhalten des Kindes oder klimatische Verhältnisse dies erklären. Diese erhöhte Wärmebildung kann mit dem ungenügenden Ansatz in Zusammenhang gebracht werden. Es könnte sich um eine primäre Störung der Ansatzfähigkeit handeln, wofür vielleicht aus dem Studium des Mineralstoffwechsels eine Erklärung zu gewinnen ist; oder es könnte primär die Wärmebildung erhöht sein, etwa durch eine erhöhte Drüsenarbeit.

Zur Physiologie der Lactation mit besonderer Berücksichtigung der chemischen Zusammensetzung der Frauenmilch milchreicher Frauen und des Einflusses der Menstruation.

Von

Karl **Bamberg**.

(Aus dem Kaiserin Auguste Victoria Haus zur Bekämpfung der Säuglingssterblichkeit im Deutschen Reiche [Direktor: Professor Langstein].)

Mit 2 Textfiguren.

So sehr sich auch durch stets hinzukommende Möglichkeiten klinischer Beobachtung in Anstalten unsere Kenntnisse von der Physiologie der Lactation vertiefen, so gut erforscht auch heute die Chemie der Frauenmilch infolge reichlicher darauf verwandter Laboratoriumsarbeit ist, manche praktisch wichtigen Fragen harren noch der Beantwortung. Speziell ist bis jetzt kaum studiert, ob bei hoher Milchproduktion die Zusammensetzung der Frauenmilch die gleiche bleibt oder sich innerhalb gewisser Grenzen ändert, ferner welchen Einfluß die Menstruation hat; und doch ist die Beantwortung dieser Fragen für Klinik und Praxis von nicht zu unterschätzender Bedeutung. Säuglingskliniken, in denen man darauf bedacht ist, die Milchproduktion der Ammen aufs höchste zu steigern, haben ein nicht geringes Interesse daran, zu wissen, ob bei hoher Milchproduktion auf $1^1/_2$, 2, 3 und 4 Liter die chemische Zusammensetzung der Milch dieselbe bleibt, oder ob Veränderungen in der Quantität der Energiespender und Salze diese Milch minder tauglich für die Ernährung erscheinen lassen. Eine derartige Veränderung, für die Säuglinge schädlich, könnte eine Schutzmaßregel für den mütterlichen Organismus bedeuten, der sich auf diese Weise vor einem großen Energie- und Salzverlust schützt; andererseits würde die Konstanz in der Zusammensetzung der Frauenmilch auch bei großer Milchproduktion dem mütterlichen Organismus leicht nachteilig werden können und eine reichlichere Ernährung der milchproduzierenden Mütter schiene geboten. Darauf hat in letzter Zeit speziell Birk[1])

[1]) Münch. med. Wochenschr. 1911, 31.

hingewiesen. Bezüglich der Menstruation wird öfters die Vermutung ausgesprochen, daß die Frauenmilch durch sie eine tiefgreifende Veränderung in ihrer Zusammensetzung erfährt. Sie gründet sich — wir verweisen z. B. auf eine diesbezügliche Publikation von Aschoff[1]) — auf Veränderungen im klinischen Verhalten der bei menstruierenden Müttern angelegten Kinder.

Meine Untersuchungen betreffen den Gehalt der Milch an Fett, Stickstoff, Zucker, Asche und Kalk mit Rücksicht auf die im Vorstehenden erörterte Fragestellung. Sie bilden abgesehen von dieser einen Beitrag zur Chemie der Frauenmilch als solcher.

Untersuchungsmethodik.

Vor und nach dem Anlagen des Kindes wurden innerhalb von 24 Stunden genau die gleichen Mengen Milch entnommen, die Einzelportionen zu einer Mischmilch zusammengegossen und diese analysiert. Der Stickstoff wurde nach Kjehldal, das Fett nach Gottlieb bestimmt. Die Bestimmung der Gesamtasche geschah durch vorsichtiges Glühen in einer Platinschale und nachträgliches Ausziehen mit heißem Wasser, die Bestimmung des Zuckers gewichtsanalytisch im Allihnschen Röhrchen. Kalk wurde aus der Veraschungsflüssigkeit als Oxalat gefällt und als CaO gewogen. Für die Stickstoffbestimmung wurden 5 ccm Milch, die Kalkbestimmung 25—50 ccm, die Zuckerbestimmung 25 ccm, die Gesamtaschenbestimmung 10 ccm, die Fettbestimmung 10 ccm angewandt. Es ist dazu zu bemerken, daß für eine absolut einwandfreie Bestimmung des Kalkes in der Frauenmilch mindestens 100 ccm erforderlich sind[2]). Aus Mangel an Material waren wir jedoch gezwungen, die Analyse an geringeren Mengen durchzuführen. Wir haben deshalb unsere Resultate nicht nur durch Doppelanalysen, sondern auch vereinzelt durch Analysen größerer Mengen kontrolliert.

Zunächst folgt an der Hand der am Schluß der Arbeit tabellarisch angeordneten Analysen die Besprechung der Frage, welchen Einfluß die Steigerung der Milchmenge auf den Gehalt an Energiespendern und Asche hat.

Fett.

Der Fettgehalt zeigt kaum in Betracht kommende Schwankungen. Nach den Resultaten, die auf Tabelle 1, 2 und 4 verzeichnet sind,

[1]) Bemerkungen zur Säuglingsernährung. Verlag Fischer, Juni 1911.

[2]) Bahrdt u. Edelstein, Jahrb. f. Kinderheilk. **72** (Ergänzungsheft), 16. 1910.

könnte es scheinen, als ob mit steigender Milchproduktion eine Tendenz zur Verminderung der Fettmenge vorhanden wäre. Daß jedoch ein solches Verhalten nicht konstant ist, lehren die Zahlen auf Tabelle 3, nach denen bei der untersuchten Mutter K. der prozentuale Fettgehalt mit Erhöhung der Milchproduktion sogar ansteigt. Die Abweichungen nach oben und nach unten sind so gering, daß man ohne weiteres behaupten kann, die Steigerung der Milchmenge sei nicht von nennenswertem Einfluß auf das quantitative Verhalten des Fettes.

Es sei ferner darauf hingewiesen, daß der Fettgehalt bei einzelnen untersuchten Frauen (vergleiche Tabelle 7) auffallend niedrig ist. Als Durchschnittszahl für den Fettgehalt ergibt sich aus 18 Analysen ein Wert von 3,1 %, der niedriger ist als der von Aurnhammer angegebene[1]) 4,5—5,6 und der von Schloss angegebene[2]) 3,7. Weder Alter noch Lactationsdauer scheinen den Fettgehalt der Frauenmilch zu beeinflussen; die gefundenen Schwankungen dürften wohl individuell begründet sein.

Stickstoff.

Der aus unseren Analysen hervorgehende Durchschnittswert beträgt 0,21. Eine Beziehung zwischen der Größe des Stickstoffwertes und der produzierten Milchmenge läßt sich nicht feststellen. Vom Beginn bis zum Ende der Lactation hat er eine Tendenz zum allmählichen Absinken.

Zucker.

Auch bezüglich des Zuckergehaltes der Milch ergibt sich keine Beziehung zur Milchproduktion. Auf das vereinzelt vorkommende Absinken des Zuckergehalts bei hoher Milchproduktion (Tabelle 1) möchten wir deshalb kein Gewicht legen, weil bei weiterer Steigerung der Milchmenge der Zuckergehalt wieder in die Höhe geht. Der Durchschnittswert des Zuckergehalts beträgt 6,69 %.

Asche.

Der Durchschnittswert der Gesamtasche beträgt 0,215. Diese Zahl ist höher als die von Schloss angegebene (1,839). Für den von Schloss

[1]) Archiv f. Kinderheilk. 51, S. 161. 1909.

[2]) Monatsschr. f. Kinderheilk. 9, S. 636. 1910.

betonten Parallelismus der Werte von Stickstoff und Asche konnten wir keine Anhaltspunkte gewinnen. Auch bei hoher Milchproduktion sinkt der Aschegehalt nicht etwa ab. Die im Vergleich zu unserem Durchschnittswerte ziemlich niedrigen Zahlen der Tabelle 2 finden ihre Erklärung darin, daß die dort angeführten Analysen eine Milch aus dem 6.—11. Lactationsmonat betreffen.

Der Gesamtaschengehalt der Frauenmilch scheint individuell zu schwanken.

Kalk.

Bei derselben Frau angestellte Untersuchungen (Tabelle 1) ergeben keinen wesentlichen Unterschied des Kalkgehaltes bei hoher und niedriger Milchmenge. Die Werte für CaO in Prozenten betragen bei der Mutter K., wie die Tabelle 1 zeigt, bei einer Milchmenge von 1600 ccm 0,046, von 2100 ccm 0,047, von 3200 ccm 0,045, zeigen also eine auffallende Konstanz. Diese Werte stimmen auch mit den von Bahrdt und Edelstein, Dibbelt, Hunaeus und Schabad ermittelten Werten von 0,043—0,044 ausgezeichnet überein[1]). Ziemlich hohen Kalkwerten begegnen wir bei normaler Milchproduktion im 1. und 2. Monat, wie aus den in Tabelle 6 und 7 verzeichneten Analysen hervorgeht (über 0,05). Bei bereits stark vorgeschrittener Lactationsperiode im 6. Lactationsmonat begegnen wir hingegen bei noch ziemlich hoher Milchproduktion einem Wert von 0,034 (siehe Mutter N., Tabelle 2), der auch bei sinkender Milchproduktion ungefähr auf gleicher Höhe bleibt (0,0366). Nach einer Durchschnittsberechnung des Kalkgehaltes in den verschiedenen Lactationsperioden beträgt er in den ersten Monaten 0,047, vom 4.—6. Monat 0,0325; für die Zeit nach dem 6. Monat stehen uns leider nicht genug Analysen zur Verfügung. Diese Zahlen sind eine Bestätigung des von den oben genannten Autoren beobachteten Absinkens des Kalkgehalts mit der Lactationsdauer.

Meine Untersuchungen zeitigten demnach als Ergebnis, daß die chemische Zusammensetzung der Milch, die ja gewissen individuellen und auch von der Lactationsperiode abhängigen Schwankungen unterworfen ist, bei derselben Frau eine auffallend konstante bleibt, mag auch ihre Milchmenge durch entsprechende Maßnahmen aufs höchste gesteigert werden. Es gilt das wenigstens für Eiweiß, Fett, Zucker, Gesamtasche und Kalk. Die Steigerung der Milchmengen führt also nicht zu einer minderwertigeren Milch; vielmehr erhalten alle Säuglinge eine

[1]) Literatur siehe bei Bahrdt u. Edelstein, l. c.

gleich zusammengesetzte bzw. nur in geringen Grenzen schwankende Nahrung. Voraussetzung ist natürlich, daß den Kindern eine Mischmilch gereicht wird, während beim Anlegen von Kindern an dieselbe Amme hintereinander wohl durch den Wechsel im Fettgehalt ein verschieden hoher Energiegehalt zugeführt werden dürfte. Ein solcher Hinweis dürfte für die Praxis der Ernährung in Säuglingsheimen und Säuglingskrankenhäusern nicht unwichtig sein. Daß jedoch bei den großen Verlusten an Energie und Salzen durch die Milch es bei Frauen mit großer Milchproduktion leicht zu den Erscheinungen der Unterernährung kommen kann, liegt auf der Hand, und Birk hat mit Recht auf die Notwendigkeit, diese Gefahr zu beachten, hingewiesen. Birk hat bei Frauen, welche große Milchmengen produzieren (ungefähr 3 Liter), Gewichtsabnahmen und andere Erscheinungen der Unterernährung zustandekommen sehen und aufgefordert, auf reichliche Nahrungszufuhr zur Verhütung dieser Vorkommnisse bedacht zu sein. Er berechnete die Energiemenge, welche diesen Frauen bei der üblichen Art der Ernährung nach Abzug der durch die abgegebenen Milchmengen entzogenen noch zugute kommt und zeigte, daß diese nicht annähernd den Bedarf decken kann; er bewertet die notwendige Energiemenge mit 35 Calorien pro kg Körpergewicht (analog dem Energiebedarf jener Gruppe von Menschen, die auf die Lokomotion beschränkt sind).

Gewichtstabelle:

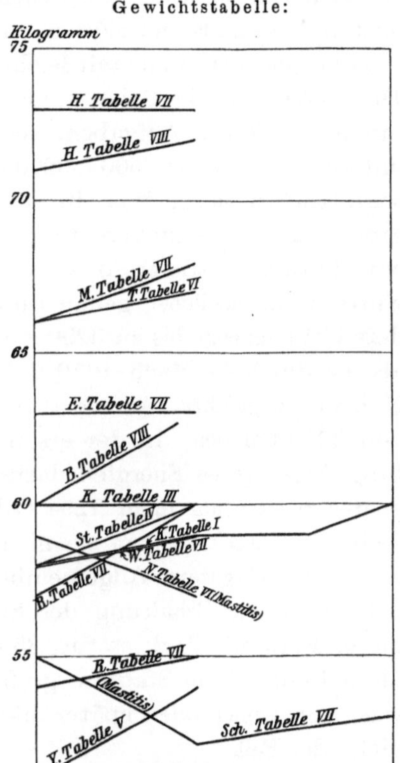

Fig. 1.

Verzeichnet ist Gewicht nach der Geburt des Kindes, sowie das in periodischen Wägungen gefundene Gewicht während der Untersuchungen.

Auf der Mütterstation des Kaiserin Auguste Victoria Hauses wird dauernd das Gewicht der Mütter aufgezeichnet, um rechtzeitig auf die Gefahr der Unterernährung aufmerksam zu werden. Dabei hat sich, wie Figur 1 zeigt, herausgestellt, daß von den untersuchten Frauen nur jene eine Gewichtsabnahme zeigten, welche fieberhaft an einer Brustdrüsenentzündung erkrankt waren.

Bei sämtlichen anderen sind entweder Gewichtsstillstand oder sogar mäßige Zunahme vorhanden. Weder die Gewichtskurve noch auch das klinische Verhalten gaben einen Anhaltspunkt dafür, daß die Frauen, die sicherlich nach der körperlichen Arbeit, die sie auf der Station zu leisten haben, als Individuen mit mittlerer Arbeit bezeichnet werden müssen (nicht etwa nur mit leichter Arbeit), zu wenig Nahrung erhalten. Die Berechnung der Calorienmenge ergab durchschnittlich, daß sie die ihnen zufallenden Aufgaben, speziell auch die große Milchproduktion mit einer Zufuhr von 2500—3200 Calorien leisteten, also mit einer durchschnittlichen Menge von 40—50 Calorien pro kg. Das wäre eine so große oder etwas größere Calorienmenge, wie sie Atwater z. B. für eine Frau bei mittlerer Arbeit für notwendig erachtet. Die Berechnung wurde u. a. möglichst genau durchgeführt für die Frau K. Tabelle 1, deren Milchmenge bis zu 3200 g anstieg. Diese Frau bekam zu der Zeit, als sie durch die Milch 1076 Calorien abgab, 2650 Calorien durch die Nahrung zugeführt. Als sie 1916 Calorien abgab, hatte sie eine Zufuhr von 3210 Calorien. In der ersten Periode hat sie also für die Bestreitung ihres eigenen Energiebedarfes zur Verfügung gehabt 1574 Calorien, in der zweiten nur mehr 1294 Calorien. Trotzdem die Frau körperlich recht viel arbeitete, hat sie nicht abgenommen, sondern ihr Gewicht hat sich bei gutem Allgemeinbefinden sogar gehoben. Würden wir jedoch für die Erhaltung des Status quo pro kg Körpergewicht bei dieser Frau, wie Birk es tut, 35 Calorien für nötig erachten, so müßte diese Frau sich im Stadium größter Unterernährung befunden haben, was sich früher oder später hätte äußern müssen. Das war jedoch nicht der Fall.

So lehrt uns diese interessante Beobachtung, daß bei derartig hoher Milchproduktion Regulationsvorgänge im Organismus im Spiel sein müssen, welche dem Körper gestatten, auch bei großer Calorienabgabe durch die Milch den Bestand zu erhalten. Diese Regulierung betrifft wohl nicht nur die Energieträger, sondern auch die Salze. Für die Praxis läßt sich aus den zahlreichen Beobachtungen aus der Mütterstation, von denen die hier publizierten ja nur ein kleiner Bruchteil sind, schließen, daß sich mit ungefähr 2800 Calorien der Bedarf einer stillenden Frau selbst für den Fall, daß sie nicht nur 1 sondern 2 Kinder anlegt, durchaus decken läßt.

Einfluß der Menstruation auf die Lactation.

Zu dieser Frage befinden sich in der Literatur zahlreiche Angaben, jedoch ohne exakte Unterlagen. Während ein Teil der Autoren nur von einem geringen Absinken der Milchmenge während der Menstruation spricht, das sich bald wieder ausgleicht, erschließt ein anderer aus der Veränderung im klinischen Verhalten der an menstruierende Frauen angelegten Kinder tiefgreifende schädliche Veränderungen der Frauenmilch, die sogar zum Abstillen auffordern können. Diese Angaben rechtfertigen wohl zur Genüge die Notwendigkeit, zur Beantwortung der Frage exakte Beobachtungen beizubringen. Sind auch die unserigen naturgemäß an Zahl gering, das Ergebnis der Untersuchungen ist ein eindeutiges. Figur 2 zeigt, daß von in Betracht kommenden, durch die Menstruation bewirkten quantitativen Veränderungen nicht gesprochen werden kann. (Bruchteile von 100 sind nicht notiert.) Ebenso lehrt folgende tabellarische Zusammenstellung, daß die chemische Zusammensetzung der Frauenmilch in bezug auf Eiweiß, Fett, Zucker und Asche durch die Menstruation nicht gestört wird.

Milchmengen vor und während der Menstruation:

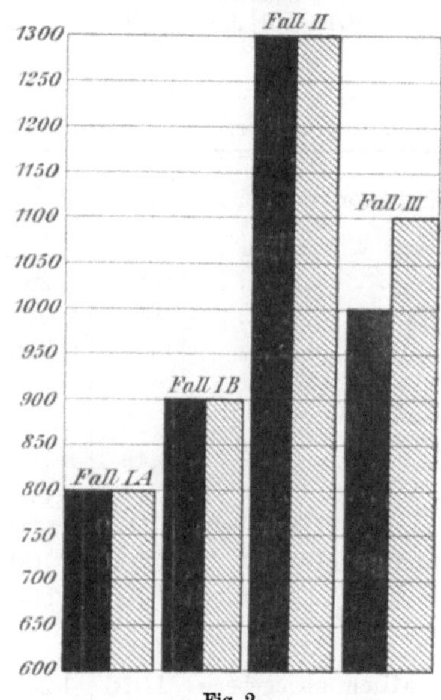

Fig. 2.

Durchschnittliche Milchmenge von 2 Tagen vor der Menstruation.
Durchschnittliche Milchmenge von 2 Tagen während d. Menstruation.

Da das klinische Verhalten der angelegten Kinder ebenfalls in keiner Weise die Annahme einer Veränderung der Milch rechtfertigte, ist man auch nicht gezwungen, an durch die Analyse nicht festgestellte feinere Unterschiede zu denken. So erhält durch unsere Beobachtungen die *Annahme das Kind schädigender, durch die Menstruation bewirkter Veränderungen der Frauenmilch keine Stütze.*

Fall	Vor der Menstruation					Während der Menstruation				
	N	Asche	Fett	Zucker	Kind	N	Asche	Fett	Zucker	Kind
I. A.	0,225	0,204	4,06	6,87	normale Entwickelung	0,239	0,208	4,04	6,77	ohne Störung
I. B.	0,205	0,203	4,27	7,21	do.	0,197	0,208	4,17	7,05	do.
II.	0,168	0,167	3,44	7,35	do.	0,173	0,15	3,7	7,28	do.
III.	0,201	0,201	3,86	6,9	do.	0,205	0,219	3,85	6,47	do.

Tabelle I.
Name: Kuttelwascher. Alter: 20 Jahre. para: I.

Tabelle II. Name: Neumann.
Alter: 27 Jahre. para: I.

	Tabelle I				Tabelle II			
Lactationsmonat	14 Tage	3 Woch.	2 Mon.	Bemerkungen	6 Mon.	8 Mon.	10 Mon.	11 Mon.
Mittel aus ? Analysen	2	2	2		3	2	2	2
Asche %	0,214	0,20	0,20		0,166	0,186	0,167	0,181
CaO. %	0,046	0,047	0,045		0,034	0,034	0,0366	—
N %	0,234	0,268	0,187	Bei Umrechnung auf Eiweiß wurde mit 6,37 nach Abzug von 20% multipliziert.	0,187	0,205	0,172	0,179
Fett %	3,43	3,19	3,06		3,24	3,89	3,80	2,78
Zucker %	7,44	5,77	6,74		7,8	7,07	7,35	6,66
Milchmenge Getrunken	500	600	800	Bruchteile von 100 sind nirgends angegeben, sondern die Zahlen entweder nach oben oder nach unt. abgerundet.	400	500	—	—
Milchmenge Gesamt	1600	2100	3200		2100	1100	—	—
Milchmenge Abgespritzt	1100	1500	2400		1700	600	1500	1200
In der Milch abgegebene Calorien	1076	1237	1916	Berechnet nach den Standardwerten von Rubner für Eiweiß, Fett und Zucker.	1386	762	1035	669
Im Liter Milch	672	589	599		660	693	690	558

Tabelle III.
Name: Küster. Alter: 23 Jahre. para: I.

Tabelle IV. Name: Stern.
Alter: 20 Jahre. para I.

	Tabelle III		Tabelle IV	
Lactationsmonat	14 Tage	$1^1/_2$ Monat	3 Wochen	5 Wochen
Mittel aus ? Analysen	3	3	3	3
Asche %	0,26	0,22	0,228	0,209
CaO %	0,0524	0,059	0,0437	0,046
N %	0,271	0,216	0,205	0,211
Fett %	3,09	3,35	4,17	3,99
Zucker %	—	6,75	7,05	6,8
Milchmenge Getrunken	300	700	600	700
Milchmenge Gesamt	750	1500	900	1300
Milchmenge Abgespritzt	450	800	300	600
In der Milch abgegebene Calorien	—	864	639,5	902
Im Liter Milch	—	633	683,5	693

	Tabelle V. Name: Jung. Alter: 23 Jahre. para: I.		Tabelle VI. Name: Timm. Alter: 18 Jahre. para: I.	
Lactationsmonat	1 Monat	2 Monate	1 Monat	$1^1/_2$ Monat
Mittel aus ? Analysen	2	2	3	3
Asche %	0,213	0,188	0,251	0,232
Ca O. %	—	0,045	0,0511	0,0521
N %	0,2215	0,193	0,236	0,229
Fett %	2,97	3,26	2,76	2,62
Zucker %	—	6,9	—	7
Milchmenge: Getrunken	600	700	360	600
Milchmenge: Gesamt	1000	1400	760	1200
Milchmenge: Abgespritzt	400	700	400	600
in der Milch abgegebene Calorien	—	876,9	—	694
im Liter Milch	—	626	—	—

Tabelle VII.

Name Alter (Jahre) para	H. 24 II.	W. 21 II.	R. 23 II.	E. 22 II.	M. 29 III.	W. 21 I.	T. 19 I.	Menzel 17 I.	Sch. 21 I.	R. 20 I.	K. 22 II.	B. 22 I.
Lactationsmonat	2 Woch.	1 Monat	1 Mon.	1 Mon.	1 Monat	1 Monat	1 Mon.	1 Tage	1 Mon.	1 Mon.	2 Mon.	2 Mon.
Mittel aus ? Analysen	2	2	2	2	2	2	2	3	2	2	2	3
Asche %	0,217	0,2145	0,223	0,205	0,2315	0,22	0,225	0,244	0,23	0,172	0,2035	0,215
CaO %	0,047	—	—	—	—	0,0449	0,045	0,052	0,052	0,051	—	0,043
N %	0,211	0,222	0,211	0,230	0,212	0,204	0,23	0,261	0,18	0,237	0,174	0,212
Fett %	3,92	2,815	3,124	3,415	3,948	2,88	3,03	2,79	2,84	3,08	2,94	3,37
Zucker %	—	6,88	—	6,9	6,87	6,76	—	6,035	6,67	5,37	—	6,8
Milchmenge: Getrunken	600	30	400	500	600	500	400	500	600	700	800	600
Milchmenge: Gesamt	1300	1330	800	800	1200	1100	800	1300	1400	1400	1400	1800
Milchmenge: Abgespritzt	700	1300	400	300	600	600	400	800	800	700	600	1200
In der Milch abgegebene Calorien	—	661	—	518	831	646	—	729	784	778	—	1145
Im Liter Milch	—	590	—	648	693	587	—	561	560	556	—	636

Der Gehalt der Frauenmilch an N, Fett, Zucker, Asche und Kalk, wie er sich auf Grund der hier vorstehenden Arbeit gemachten Analysen darstellt, sei am Schluß zusammengestellt.

N	0,211 %	als Mittel aus 27	Analysen
Fett	3,1 %	„ „ „ 27	„
Zucker	6,69 %	„ „ „ 20	„
Asche	0,215 %	„ „ „ 27	„
CaO	0,0439 %	„ „ „ 25	„

Analysen-Protokolle.

	Asche in g (10 ccm)	CaO in g (25 ccm)	N in g (5 ccm)	Fett in g (10 ccm)	Zucker in g (25 ccm)
Tabelle I.					
I. 1	0,0230 0,0222	0,0130 0,0136	0,0118 0,0130	0,3567 0,3538	1,754 1,716
I. 2	0,0207 0,0210	0,0098 0,0097	0,0116 0,0104	0,3347 0,3306	1,995 1,980
II. 1	0,0218 0,0212	0,0100 0,0105	0,0134 0,0139	0,3266 0,3244	1,514 1,499
II. 2	0,0192 0,0186	0,0120 0.0114	0,0132 0,0135	0,3137 0,3156	1,408 1,400
III. 1	0,0198 0,0209	0,0110 0,0113	0,0110 0,0114	0,266 0,268	1,739 1,739
III. 2	0,0200 0,0196	0,0110 —	0,0077 0.0073	0,346 0,346	1,724 1,724
Tabelle II.					
I. 1	0,0165 0,0165	0,0083 0,0075	0,0095 0,0093	0,3299 0,3305	1,875 —
I. 2	0,0168 0,0167	0,0090 0,0089	0,0095 0,0091	0,3292 0,3250	2,05 —
I. 3	0,0166 0,0168	0,0092 0,0093	0,0095 0,0092	0,3112 0,3114	1,86 —
II. 1	0,0183 0,0184	0,0084 0,0094	0,0101 0,0101	0,3379 0,3445	1,762 1,769
II. 2	0,0194 0,0189	0,0081 0,0092	0,0106 0,0103	0,4399 0,4389	1,775 1,800

Nr.	Asche in g (10 cm)	CaO in g (25 ccm)	N in g (5 ccm)	Fett in g (10 ccm)	Zucker in g (25 ccm)
Tabelle II. (Fortsetzung.)					
	III.	III.	III.	III.	III.
1	0,0164	0,0088	0,0098	0,384	1,824
	0,0178	0,0092	0,0091	0,373	1,844
2	0,0160	0,0090	0,0074	0,2817	1,848
	0,0166	0,0096	0,0079	0,2833	1,824
	IV.		IV.	IV.	IV.
1	0,0177		0,0091	0,299	1,881
	0,0180		0,0096	0,301	1,912
2	0,0184		0,0086	0,258	1,417
	0,0184		0,0088	0,254	1,457
Tabelle III.					
	I.	I.	I.	I.	
1	0,0280	0,0128	0,0135	0,2812	
	0,0273	0,0126	0,0137	0,2854	
2	0,0252	0,0132	0,0131	0,3073	
	0,0248	0,0136	0,0133	0,3146	
3	0,0250	0,0130	0,0142	0,3381	
	0,0252	0,1134	0,0141	0,3358	
	II.	II.	II.	II.	II.
1	0,0221	0,0146	0,0106	0,3324	1,768
	0,0218	0,0140	0,0096	0,3319	1,735
2	0,0223	0,0150	0,0116	0,3325	1,769
	0,0220	0,0144	0,0123	0,3242	1,747
3	0.0226	0,0150	0,0104	0,353	1,649
	0,0227	0,0152	0,0104	0,3403	1,627
Tabelle IV.					
	I.	I.	I.	I.	I.
1	0,0244	0,0108	0,0100	0,4149	1,8
	0,0230	0,0110	0,0106	0,4094	1,72
2	0,0220	0,0102	0,0100	0,4071	1,72
	0,0217	0,0107	0,0106	0,4104	1,68
3	0,0219	0,0112	0,0104	0,4371	
	0,0222	0,0116	0,0098	0,4580	
	II.	II.	II.	II.	
1	0,0221	0,0125	0,0104	0,4118	
	0,0214	0,0117	0,0100	0,4095	
2	0,0210	0,0119	0,0112	0,3535	
	0,0212	0,0109	0,0112	0,3556	
3	0,0203	0,0115	0,0100	0,4348	
	0,0200	0,0117	0,0105	0,4337	

	Asche in g (10 ccm)	CaO in g (25 ccm)	N in g (5 ccm)	Fett jn g (10 ccm)	Zucker in g (25 ccm)
Tabelle V.					
	I.		I.	I.	
1	0,0204 0,0211		0,0108 0,0113	0,296 0,295	
2	0,0220 0,0216		0,0109 0,0113	0,299 0,300	
	II.	II.	II.	II.	II.
1	0,0188 0,0192	0,0108 0,0112	0,0098 0,0098	0,285 0,284	1,754 1,747
2	0,0186 0,0189	0,0118 0,0113	0,0098 0,0093	0,370 0,364	1,709 1,694
Tabelle VI.					
	I.	I	I	I	
1	0,0257 0,0260	0,0135 0,0138	0,0123 0,0124	0,3053 0,3058	
2	0,0255 0,0253	0,0136 0,0125	0,0111 0,0115	0,2875 0,2888	
3	0,0244 0,0241	0,0123 0,0121	0,0114 0,0121	0,2342 0,2366	
	II	II	II	II	II
1	0,0240 0,0237	0,0148 0,014	0,0124 0,0126	0,2742 0,2742	1,725 —
2	0,0243 0,0241	0,0125 0,0125	0,0119 0,0114	0,2686 0,2668	1,832 1,832
3	0,0214 0,0222	0,0126 0,0118	0,0111 0,0113	0,2451 0,2457	1,760 —
Tabelle VII. H.					
	I.	I.	I.	I.	
1	0,0223 0,0220	0,0120 0,0126	0,0107 0,0096	0,3853 0,3870	
2	0,0215 0,0214	0,0116 0,0112	0,0111 0,0113	0,3960 0,4004	
Tabelle VII. W.					
	I.		I.	I.	I.
1	0,0216 0,0216		0,0111 0,0119	0,3051 0,3049	1,724 1,747
2	0,0216 0,0210		0,0105 0,0107	0,258 0,259	1,701 1,709

Asche in g (10 ccm)	CaO in g (25 ccm)	N in g (5 ccm)	Fett in g (10 ccm)	Zucker in g (25 ccm)
Tabelle VII. R.				
I.		I.	I.	
1 { 0,0223		1 { 0,0110	1 { 0,3165	
0,0232		0,0112	0,3182	
2 { 0,0216		2 { 0,0106	2 { 0,3015	
0,0218		0,0091	0,3133	
Tabelle VII. E.				
I.		I.	I.	I.
1 { 0,0206		1 { 0,0119	1 { 0,371	1 { 1,720
0,0202		0,0119	0,373	1,756
2 { 0,0208		2 { 0,0105	2 { 0,311	2 { 1,727
0,0207		0,0112	0,311	1,707
Tabelle VII. M.				
I.		I.	I.	I.
1 { 0,0231		1 { 0,0113	1 { 0,3876	1 { 1,723
0,0232		0,0120	0,3881	1,731
2 { 0,0233		2 { 0,0095	2 { 0,4116	2 { 1,705
0,0230		0,0095	0,4116	1,715
Tabelle VII. W.				
I.	I.	I.	I.	I.
1 { 0,0112	1 { 0,0114	1 { 0,0100	1 { 0,284	1 { 1,612
0,0108	0,0111	0,0103	0,278	1,612
2 { 0,0132	2 { 0,0114	2 { 0,0099	2 { 0,294	2 { 1,785
0,0130	0,0110	0,0106	0,296	1,762
Tabelle VII. T.				
1 { 0,0217	1 { 0,0118	1 { 0,0121	1 { 0,2777	
0,0218	0,0116	0,0121	0,2774	
2 { 0,0229	2 { 0,0111	2 { 0,0106	2 { 0,3325	
0,0236	0,0104	0,0113	0.3332	
Tabelle VII. Menzel.				
1 { 0,0251	1 { 0,0140	1 { 0,0126	1 { 0,2969	1 { 1,507
0,0256	0,0131	0,0129	0,2974	1,514
2 { 0,0241	2 { 0,0130	2 { 0,0137	2 { 0,2813	
0,0245	0,0130	0,0133	0,2824	
3 { 0,0241	3 { 0,0131	3 { 0,0129	3 { 0,2585	
0,0233	0,0129	0.0127	0,2594	

Asche in g (10 ccm)	CaO in g (25 ccm)	N in g (5 ccm)	Fett in g (10 ccm)	Zucker in g (25 ccm)
Tabelle VII. Sch.				
1 { 0,0228	1 { 0,0126	1 { 0,0084	1 { 0,2736	1 { 1,671
0,0224	0,0129	0,0092	0,2755	1,671
2 { 0,0232	2 { 0,0132	2 { 0,0095	2 { 0,2979	2 { 1,671
0,0230	0,0135	0,0090	0,2897	1,664
Tabelle VII. R.				
1 { 0,0217	1 { 0,0136	1 { 0,0118	1 { 0,3124	1 { 1,179
0,0223	0,0125	0,0125	0,3060	1,172
2 { 0,0127	2 { 0,0132	2 { 0,0147	2 { 0,3087	2 { 1,507
0,0123	0,0123	0,0157	0,3078	1,522
Tabelle VII. K.				
1 { 0,284	1 { 0,0202		1 { 0,0087	
0,282	0,0206		0,0079	
2 { 0,305	2 { 0,0207		2 { 0,0091	
0,306	0,0198		0,0086	
Tabelle VII B.				
1 { 0,0216	1 { 0,0099	1 { 0,01036	1 { 0,3561	1 { 1,715
0,0213	0,0104	0,0098	0,3569	1,6925
2 { 0,0218	2 { 0,0112	2 { 0,01085	2 { 0,3340	
0,0220	0,0111	0,01064	0,3301	
3 { 0,0213	3 { 0,0110	3 { 0,01113	3 { 0,3249	
0,0207	0,0111	0,01092	0,3268	

Analysen-Protokolle vor und während der Menstruation.

vor	während	vor	während	vor	während	vor	während	vor	während
Fall I A:									
0,0209	0,0206	—	—	0,01134	0,0119	0,408	0,405	1,716	1,701
0,0205	0,0209			0,01127	—	0,405	0,403	1,718	1,686
Fall I B:									
0,0202	0,0206	—	—	0,01085	0,0094	0,427	0,415	1,801	1,773
0,0204	0,0209			0,01022	0,0098	0,428	0,418	1,805	1,756
Fall II:									
0,0168	0,0143	—	—	0,0086	0,0086	0,3379	0,372	1,848	1,82
0,0167	0,0150			0,0086	0,0081	0,3445	0,382	1,824	1,82
Fall III:									
0,0204	0,0217	—	—	0,0098	0,0099	0,387	0,384	1,743	1,545
0,0198	0,0221			0,0102	0,0106	0,388	0,385	1,762	1,558

Protokolle der Kalkanalysen aus 100 und 50 ccm.

Analyse	Menge in ccm	Gefunden in g
1	100	0,0492 0,0482
2	100	0,0530 0,0518
3	50	0,0233 0,0236
4	50	0,0238 0,0230

Die Behandlung der kindlichen Tuberkulose mit dem Rosenbachschen Tuberkulin.[1])

Von

Dr. **Carl Beck.**

(Aus dem v. Neufvilleschen Kinderhospital in Frankfurt a. M.)

Mit 28 Textfiguren.

Vor 3 Jahren hat Rosenbach ein neues Tuberkulin angegeben, das hundertmal weniger toxisch als das Kochsche Alttuberkulin ist und durch biochemische Vorgänge beim Wachsen eines Trichophytonpilzes auf lebendigen Tuberkelbacillen und deren Nährböden entsteht. Durch die Einwirkung dieses Pilzes werden die labileren giftigen Molekularkomplexe der Tuberkelbacillenkultur stark vermindert, während die stabileren immunisierenden, Antitoxinbildung veranlassenden erhalten bleiben.

Rosenbach fand, daß die verschiedenen Trichophytonpilze sich überraschend leicht und gern in Tuberkelbacillenkulturen entwickeln. Während sie an der Impfstelle ein weißes Mycel bilden, durchwachsen sie die zusammenhängende Masse der Tuberkelbacillen auf weite Strecken, indem sie dieselben nach allen Richtungen hin teils als Fäden, teils als ausgedehntes Maschenwerk durchsetzen und sogar diffus in Körnchenform zwischen die Tuberkelbacillen eindringen. Nach genügend langer Wachstumsdauer der Trichophytonpilze zeigen die Tuberkelbacillen auch makroskopische Änderungen, die sich in dunklerer Färbung und Zerfall der Zooglöen dokumentieren. Zugleich ergibt der mikroskopische Befund, daß die Involutionsformen der Tuberkelbacillen stark in den Vordergrund treten.

Rosenbach verwandte zur Darstellung seines Tuberkulin den Trichophyton holosericum album. Auf 6—8 Wochen alten Tuberkelbacillenkulturen werden Partikelchen dieses Trichophytonpilzes aufgebracht. Bei 20—22° C entwickelt sich dieser und hat nach 10—12 Tagen den größten Teil der Tuberkelbacillenkultur mit einem weißen

[1]) Referiert auf der 19. Versammlung der Vereinigung südwestdeutscher Kinderärzte in Frankfurt a. M. am 15. XII. 1912.

Luftmycel überzogen. Dann wird die Kulturmasse (Tuberkelbacillen und Trichophyton) vom Nährboden getrennt, mit einer Glycerin-Karbolsäurelösung versetzt, zerrieben, filtriert, und mit der ebenfalls filtrierten Flüssigkeit des Nährbodens vereinigt. Das Volumen wird auf genau das Zehnfache der Pilzmasse (Tuberkelbacillen und Trichophyton) eingestellt und dem fertigen Tuberkulin zur Konservierung ein Zusatz von $^1/_2$% Karbolsäure gegeben.

Tierversuche haben bestätigt, daß dieses Tuberkulin nur sehr geringe Giftigkeit besitzt. Normale gesunde Meerschweinchen vertragen es in großen Mengen ohne Störung des Befindens. Eine tötliche Dosis ist noch nicht genau festgestellt, sie liegt aber jedenfalls weit über 2,5 ccm pro Kilogramm Tier.

Das Rosenbachsche Tuberkulin ist eine klare, bräunliche Flüssigkeit von eigenartigem Geruch. Es muß vor stärkerem Lichteinfluß, insbesondere vor direktem Sonnenlicht geschützt werden und kommt deshalb in Fläschchen aus braungelbem Glase in den Handel und zwar in Mengen von 1, 2, 5 und 10 ccm. Es wird von der Aktiengesellschaft Kalle & Co. in Biebrich a. Rh. hergestellt. 1 ccm kostet zurzeit in den Apotheken 1,50 Mark bzw. 1,20 Mark.

Seit Rosenbachs erster Veröffentlichung im Jahre 1910 in der Deutschen Medizinischen Wochenschrift ist sein Tuberkulin von verschiedenen Seiten nachgeprüft worden, jedesmal mit gutem Erfolg.

In der überwiegenden Mehrzahl wurden Erwachsene behandelt, während Kinder nur vereinzelt gespritzt worden sind.

Rosenbach selbst hat in der Chirurgischen Universitäts-Poliklinik in Göttingen 9 Kinder mit seinem Tuberkulin behandelt, Köhler und Plaut in der I. Medizinischen Universitätsklinik in Berlin 1 Fall und Seyberth im Hospital zum Heiligen Geist in Frankfurt a. M. ebenfalls 1 Fall.

Neuerdings hat auch Curschmann aus dem St. Rochushospital in Mainz berichtet, daß er seit kurzem das Rosenbachsche Tuberkulin bei Kindern therapeutisch verwende und zwar mit sehr gutem Resultat.

Bei den Rosenbachschen Kranken handelte es sich um drei Mädchen mit Lungentuberkulose im Alter von 7, 13 und 14 Jahren, zwei Mädchen von $1^3/_4$ und 9 Jahren und einen Jungen von 6 Jahren mit Kniegelenktuberkulose, ein 8jähriges Mädchen mit Wirbeltuberkulose, ein 12jähriges Mädchen mit Lupus, einen $9^1/_2$jährigen Knaben mit Bauchfelltuberkulose und einen 9jährigen Knaben mit Darmtuberkulose.

Kohler und Plaut behandelten ein $13^3/_4$ Jahre altes Mädchen mit Lungentuberkulose, Seyberth einen 3jährigen Jungen mit Unterkiefercaries.

Jch selbst habe jetzt seit 1 Jahr das Rosenbachsche Tuberkulin verwendet in der Hoffnung, gerade bei Kindern günstige Erfolge zu erzielen, die doch eine weit größere Heilungstendenz der Tuberkulose gegenüber zeigen als der Erwachsene.

Das gesamte benötigte Material wurde mir von Kalle & Co. dankenswerterweise kostenlos zur Verfügung gestellt.

Bis jetzt wurden 30 Kinder mit dem Rosenbachschen Tuberkulin behandelt. Von diesen lagen 23 im von Neufvilleschen Kinderhospital, während 6 in dessen Poliklinik ambulant gespritzt wurden. 1 Fall gehört der Privatpraxis an. 7 von diesen Patienten befinden sich noch in Behandlung.

Was das Alter der Kinder betrifft, so war das jüngste $^1/_2$ Jahr, das älteste $14^1/_2$ Jahr alt.

Abgesehen von dem Befallensein der Bronchialdrüsen, das beinahe in allen Fällen röntgenologisch nachzuweisen war, litten 10 Kinder an Lungentuberkulose, 1 an exsudativer Pleuritis, 3 an Bauchfelltuberkulose, 1 an Darmtuberkulose, 9 an Drüsentuberkulose, 5 an Knochencaries, 4 an chronischer Mittelohreiterung, 2 an Weichteiltuberkulose, 5 an Hauttuberkulose.

7 von diesen Patienten zeigten eine multiple Erkrankung, indem Haut, Drüsen, Knochen und innere Organe befallen waren.

Bei allen Kindern ist die Pirquetsche Kutanreaktion mit Kochschem Alttuberkulin positiv gewesen.

Ich habe am häufigsten durch allgemeine Einverleibung des Rosenbachschen Tuberkulin mittels subcutaner Injektionen auf die tuberkulösen Erkrankungen einzuwirken versucht. Dieselben machte ich gewöhnlich in die Außen- oder Vorderseite des Oberarms. Nur in einigen Fällen von chirurgischer Tuberkulose spritzte ich das Tuberkulin direkt in die Umgebung der betreffenden Haut-, Weichteil- oder Knochenherde. Auf diese Weise entfaltet es zweifellos eine energischere Heilwirkung als durch allgemeine Behandlung, indem die Abstoßung der Krankheitsprodukte, die Resorption und Vernarbung rascher vor sich gehen.

Bei tuberkulösen Abscessen saugte ich zunächst den Eiter mittels einer Spritze aus und injizierte dann das Tuberkulin in das umliegende Gewebe, nicht in die Absceßhöhle selbst. Tut man letzteres, so erhält man wohl eine starke örtliche Entzündung, aber das Tuberkulin wird sehr bald mit dem austretenden Exsudat fortgeschwemmt, kann also nicht zu genügender Wirkung kommen.

Schwere chirurgische Tuberkulosen habe ich bis jetzt nicht behandelt. Hier wird man bei ausgedehnteren fungösen Granulationen, Käsemassen oder Nekrosen, zunächst operativ vorgehen müssen. Dann aber ist die Behandlung mit Tuberkulin von großem Nutzen, um eventuell bestehen gebliebene Gewebserkrankungen zur Resorption oder Ausstoßung zu bringen und um Rezidive zu verhüten.

Bei der Handhabung der Injektionskur verfuhr ich so, daß ich mit 0,1 ccm der unverdünnten Flüssigkeit begann. Bei meinen ersten Fällen fing ich mit 0,01 ccm an, stieg dann bei der zweiten Einspritzung auf 0,05 und dann auf 0,1 ccm. Da keinerlei Reaktion eintrat, wählte ich später immer 1 dg, auch bei Säuglingen, und möchte dies — abgesehen von sehr schwer Kranken und von besonders Empfindlichen — als die normale Anfangsdosis für das gesamte Kindesalter betrachten.

Curschmann dosiert bei Kindern viel vorsichtiger, beginnt mit 0,01 und steigert nur um Zentigramme. Ich halte dieses ängstliche Vorgehen nicht für notwendig.

Nach der ersten Injektion spritzte ich jeden zweiten Tag $^1/_{10}$ g mehr ein bis zur Höchstdosis von 1 g. Hierbei angelangt, gab ich diese noch 1 Monat lang zweimal wöchentlich, dann noch 1 Monat einmal wöchentlich, so daß in der Regel eine Kur etwa 3 Monate dauerte.

Bei höheren Temperatursteigerungen, die bei vereinzelten Kranken auftraten, spritzte ich seltener, nicht ein über den anderen Tag, sondern zweimal oder sogar nur einmal wöchentlich, auch blieb ich da öfters längere Zeit bei derselben Dosis.

In hartnäckigen Fällen hörte ich nach 3 Monaten nicht mit der Tuberkulinkur auf, sondern gab 1 g weiter, $^1/_2$ Jahr lang und länger.

Nur einigemal injizierte ich bis zu 1,5 und 2 g pro Dosis, ich glaube, man kann im allgemeinen bei 1 g als Höchstdosis bei der Behandlung der kindlichen Tuberkulose stehen bleiben.

Was nun die Reaktionen des Rosenbachschen Tuberkulin angeht, so habe ich in keinem einzigen Fall unangenehme Erscheinungen erlebt.

Einige wenige Kinder klagten bei den größeren Dosen über leichte Kopfschmerzen, manchmal auch über eine gewisse Schwäche, Appetitlosigkeit und Übelkeit; stärkere subjektive Beschwerden waren nie vorhanden. Gerade das, was bei dem Kochschen Tuberkulin so unangenehm in Erscheinung tritt, die erheblichen Allgemeinreaktionen.

Mattigkeit, intensive Kopfschmerzen, Erbrechen, fehlt bei der Verwendung des Rosenbachschen Tuberkulin.

Auch die Temperatursteigerungen halten sich gewöhnlich in mäßigen Grenzen. Nicht selten erhebt sich die Temperatur nur um einige Zehntel Grad über die Norm, kann aber auch 1—2° erreichen, um am folgenden, spätestens am nächstfolgenden Tag abzuklingen. Nur bei Kindern, die schon vor der Einspritzung fieberten — was keine Kontraindikation für die Tuberkulinbehandlung ist — nahmen die Temperatursteigerungen manchmal höhere Werte an.

Diesen geringgradigen Allgemeinreaktionen gegenüber sind nun aber die Lokalreaktionen meist weit stärker als bei dem Kochschen Tuberkulin.

In einzelnen Fällen vermißte ich zwar auch diese oder fand nur eine geringe Rötung und Infiltration in der Umgebung der Injektionsstellen ohne besondere Schmerzempfindlichkeit, meistens aber war die Lokalreaktion enorm.

Schon wenige Stunden nach der Einspritzung trat örtliche Rötung und Schwellung auf, die sich rasch ausbreitete und oft den ganzen Arm befiel. Nach 12—24 Stunden sah es dann manchmal so aus, als ob ein Erysipel oder eine Phlegmone bestände: dunkle Rötung, pralle Spannung und sehr erhebliche Schmerzhaftigkeit. Auf feuchten Verband und Hochlagerung verschwand aber diese lokale Reaktion innerhalb 1 oder 2 Tagen vollkommen. Freilich wiederholte sie sich in einzelnen Fällen bei jeder neuen Injektion; in der Regel aber wurden sie im Laufe der Kur geringer.

Niemals habe ich Abscesse oder Nekrosen erlebt.

Die starken Lokalreaktionen sind übrigens zu vermeiden, wenn man tief subcutan oder intramuskulär injiziert.

Diese unangenehme Wirkung, die, wie ich wiederhole, lange nicht bei allen Kindern auftrat, ist also harmlos und kann umgangen werden. Jedenfalls ist sie nicht imstande, die Behandlung mit dem Rosenbachschen Tuberkulin irgendwie zu diskreditieren. Nach meiner Erfahrung, die sich jetzt auf nahezu 1000 Injektionen stützt, ist dieselbe als vollständig ungefährlich anzusehen. Nie fand ich auch bei höchsten Fiebersteigerungen eine Alteration des Herzens, nie Eiweiß oder Zucker im Urin.

Sehr charakteristisch waren in jedem Falle die Herdreaktionen.

Bei Lungentuberkulose steigerte sich der Husten, und die Rasselgeräusche über den befallenen Lungenpartieen vermehrten sich in auffälliger Weise. Nach einigen Tagen gingen diese Erscheinungen zurück, um bei einer neuen Injektion wieder aufzutreten, aber in vermindertem Maße, bis sie schließlich nach mehr oder weniger kurzer Zeit vollständig verschwanden.

Bei exsudativer Pleuritis und Peritonitis nahmen die Flüssigkeitsmengen ziemlich rapid ab, die knotigen Verdickungen des Bauchfells und des Netzes, ebenso die geschwollenen Mesenterialdrüsen bildeten sich stetig zurück.

Frisch erkrankte Lymphdrüsen, so lange sie frei von tuberkulösen Granulationen und Verkäsung waren, schwollen zunächst ödematös an, um sich allmählich mehr und mehr zu verkleinern.

Tuberkulöse Knochen- und Weichteilherde, die sich nicht aufsaugen konnten, brachen nach außen auf, entleerten Eiter und kamen, unresorbierbare Produkte ausstoßend, unter Schrumpfung zur Heilung.

Dasselbe ist von der Hauttuberkulose zu berichten. Kleine und großpapulöse Tuberkulide exulcerierten bald, stießen nekrotische Massen aus und heilten unter schrumpfender Narbenbildung.

Der Hautlupus verwandelte sich in eine akute phlegmonöse Entzündung. Exsudat trat aus den Knötchen an die Oberfläche, indem die Epidermis gesprengt wurde, und floß nach außen ab. Das lupöse Gewebe wurde mehr und mehr resorbiert, und die Haut zog sich durch Narbenbildung zusammen.

Neben diesen eben geschilderten Herdreaktionen war bei allen Kindern eine überraschend günstige Einwirkung durch das Rosenbachsche Tuberkulin auf das Allgemeinbefinden und auf die subjektiven Beschwerden zu beobachten. Meist schon nach wenigen Injektionen fühlten sich die Kinder wohler und kräftiger, bekamen besseren Appetit und nahmen meist auffällig an Gewicht zu. Wo Fieber bestand, wurde dasselbe günstig beeinflußt, indem es in mehr oder weniger kurzer Zeit zurückging oder wenigstens niedrigere Werte annahm.

Was die Pirquetsche Kutanreaktion betrifft, so ist diese bei einer Anzahl meiner Patienten nach der Behandlung negativ ausgefallen.

Wie aus diesen Mitteilungen und aus den nachfolgenden Krankengeschichten hervorgeht, ist die Beeinflussung der kindlichen Tuberkulose durch das Rosenbachsche Tuberkulin eine außerordentlich günstige.

Da das Mittel ganz ungefährlich ist, sollte es in jedem Fall versucht werden. Weil seine Dosierung eine viel höhere sein kann wie die des Kochschen Tuberkulin, so ist die therapeutische Wirkung eine entsprechend größere.

Die Kur läßt sich sehr gut ambulant durchführen, wie die 6 von mir derart behandelten Kinder zeigen. Dieselben wurden zu Hause zwei Tage im Bett gehalten und dreimal täglich gemessen, was ich gewöhnlich von der betreffenden Gemeindeschwester ausführen ließ. Die aufgeschriebenen Temperaturen brachten dann die Mutter oder Pflegefrau jedesmal mit, und so hat man auf diese Weise eine ausreichende Kontrolle darüber, wie das Tuberkulin vertragen wird.

Die Tuberkulinbehandlung schafft nach Rosenbach eine sehr energische Immunwirkung, durch die als solche der tuberkulöse Prozeß direkt heilend beeinflußt wird. Sie schafft eine intensive Reaktion der Gewebe gegen die tuberkulösen Produkte. Mit starker örtlicher Rötung, Schwellung, Hitze, Schmerzen erfolgt Exsudation, Emigration, Leukocytenansammlung bei positiver Chemotaxis, Phagocytose und Histolyse, durch welche die Krankheitsprodukte, Gifte und geschädigten Bacillen aus dem Gewebe fortgeschafft und entweder resorbiert oder nach außen geschwemmt werden.

Wie jede erworbene Immunität, so hat auch die nach Tuberkulininjektionen nur eine begrenzte Zeitdauer, deshalb ist eine Wiederholung der Kur notwendig, die eventuell jahrelang fortgesetzt werden muß.

Erscheinungen von Anaphylaxie habe ich hierbei nicht gesehen.

Ich glaube, wenn wir in Zukunft die Heliotherapie, die wir auch in unserem Klima auf Veranden und Dachgärten viel mehr anwenden sollten, wie es bis jetzt geschieht, mit der Rosenbachschen Tuberkulinkur verbinden, haben wir eine mächtige Waffe gegen die kindliche Tuberkulose, mit Hilfe deren wir hoffentlich immer bessere Erfolge bei dieser unheilvollen Krankheit erzielen werden.

Ich gebe nun kurz die Krankengeschichten.

1. Multiple Knochentuberkulose.

Martha St., 5 Jahre (Fig. 1). Vater lungenkrank, ein Bruder im Alter von 4 Monaten an Hirnhautentzündung gestorben, Mutter und 3 Geschwister gesund. Seit über 1 Jahr sind an verschiedenen Körperstellen Schwellungen aufgetreten, die später zum Teil aufbrachen und eiterten. Kind soll seit der Zeit stark abgemagert sein; schlechter Appetit, Mattigkeit.

Sehr blasses, elendes Kind, innere Organe o. B. Phlyktänen am Hornhautrand. Kalter Absceß an der rechten Wange und cariöser, über dem rechten oberen Eckzahn fistelnder Herd im Oberkieferknochen. Gänseeigroßer bzw. wallnußgroßer kalter Absceß am Thorax links zwischen 4. und 6. Rippe bzw. über dem Kreuzbein. Spina ventosa der Grundphalanx der linken 4. Zehe. Pirquet +++. Temperatur 37,4° C. Gewicht 15 700 g. Ambulatorische Behandlung.

Injektionen von Tuberkulin Rosenbach, beginnend mit 0,01 am 6. I., in 3—4tägigen Intervallen, steigend bis 1,0 am 16. III. Währenddessen zunächst Aufbrechen und Eiterung der tuberkulösen Lokalisationen, danach Schrumpfung. Die anfänglich starken örtlichen und Fieberreaktionen werden allmählich geringer, sind vom 9. III. ab verschwunden. Zu dieser Zeit sind alle tuberkulösen Herde trocken. Kind sehr munter. Gewicht 18 000 g. Fortsetzung der Kur mit wöchentlichen Injektionen von 1,0 ohne Reaktion. 4. V. Alle Wunden vernarbt, Gewicht 18 400 g. 15. VI. Letzte Injektion von 1,0. Wohlbefinden. Gewicht 18 750 g (+ 3050 g). Behandlung abgeschlossen.

1. XII. Kind wohl. Gewicht 20 000 g. Keine frischen Herde. Erneute Tuberkulinkur ohne lokale und allgemeine Reaktion. Pirquet positiv.

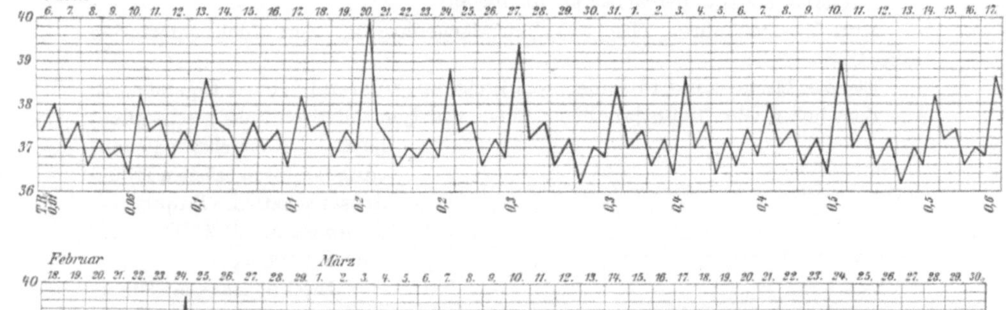

Fig. 1.

2. Pleuritis exsudativa.

Jean Sch., 14 Jahre. (Fig. 2). Mutter lungenleidend. Seit einigen Tagen Husten, Fieber, Mattigkeit.

Großer, graciler Junge in schlechtem Ernährungszustand. Über der rechten Thoraxseite massive Dämpfung bis zum Schulterblattwinkel, aufgehobenes bzw. über den oberen Lungenpartien abgeschwächtes Atemgeräusch; keine Rhonchi.

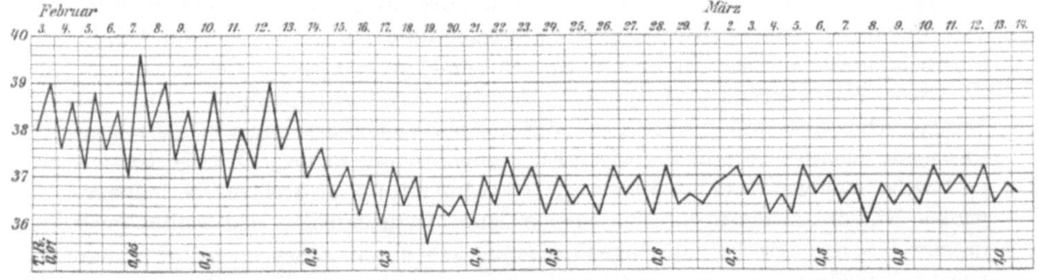

Fig. 2.

Punktion ergab seröses Exsudat. Linke Lunge frei. Pirquet +. Temperatur 38° C. Urin o. B. Gewicht 37 600 g.

Injektionen von Tuberkulin Rosenbach, beginnend mit 0,01 am 3. II., in 3—4tägigen Intervallen, steigend bis 1,0 am 13. III. Während dieser Zeit saugt sich das Exsudat in der rechten Pleurahöhle unter Fieberabfall rasch und vollständig auf. Die anfänglich starken örtlichen und Fieberreaktionen werden nach kurzer Zeit geringer, sind vom 24. II. ab verschwunden. Kind wohl. Gewicht 39 800 g. Fortsetzung der Kur mit halbwöchentlichen bzw. wöchentlichen Injektionen von 1,0 ohne Reaktion. Letzte Einspritzung am 27. IV. Kind sehr wohl, Lungenbefund normal. Gewicht 41 750 g (+ 4150 g). Pirquet positiv.

3. Otitis media purulenta chronica.

Kurt M., $2^1/_2$ Jahre. (Fig. 3.) Vater lungenkrank. Seit 1 Jahr eitert das linke Ohr.

Elendes, blasses Kind in schlechtem Ernährungszustand. Innere Organe o. B. Aus dem linken Ohr fließt jauchiger Eiter. Halslymphdrüsen links geschwollen, hart. Röntgendurchleuchtung ergibt deutlichen Hilusdrüsenschatten. Pirquet +. Temperatur 37,2° C. Gewicht 13 000 g.

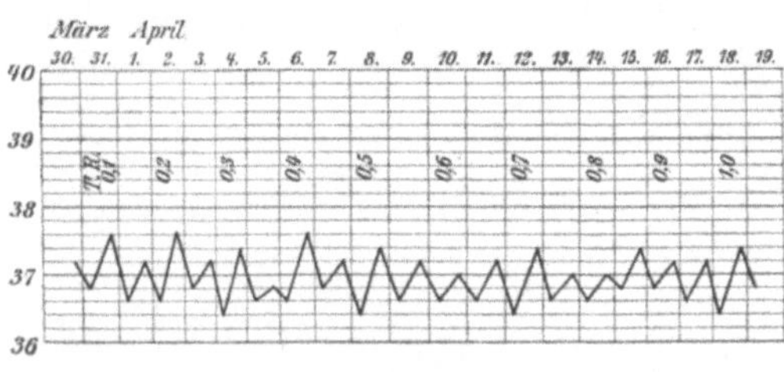

Fig. 3.

Injektionen von Tuberkulin Rosenbach, beginnend mit 0,1 am 31. III., jeden zweiten Tag steigend bis 1,0 am 18. IV. Im Verlauf dieser Zeit sistiert die Eiterung aus dem linken Ohr, nachdem sie zunächst nach jeder Einspritzung vermehrt aufgetreten war. Die Lymphdrüsenschwellung am Hals ist zurückgegangen. Die anfänglich starken lokalen Reaktionen sind bald geringer geworden und vollständig verschwunden. Kind wohl. Gewicht 14 200 g. Fortsetzung der Kur mit halbwöchentlichen bzw. wöchentlichen Injektionen von 1,0 ohne Reaktion. Letzte Einspritzung am 24. VI. Wohlbefinden. Ohruntersuchung o. B. Gewicht 15 500 g (+ 2500 g). Pirquet positiv.

4. Lungentuberkulose, Halsdrüsentuberkulose, Otitis media purulenta chronica.

Heinrich K., $6^1/_2$ Jahre. (Fig. 4.) Mutter lungenkrank, ein Bruder an Hirnhautentzündung gestorben. Kind soll von Geburt an schwächlich gewesen sein, viel an Husten, Drüsenschwellungen und Augenentzündungen leiden. Seit 1 Jahr eitern beide Ohren. Seit mehreren Wochen verstärkter Husten, Fieber.

Sehr blasser, graciler Junge in schlechtem Ernährungszustand. Über der Lunge rechts vorn und hinten oben verschärftes Vesiculäratmen und metallisch klingende Rhonchi, über den übrigen Partien Schnurren, mittelgroßblasige Rasselgeräusche. Röntgendurchleuchtung ergibt Verdunkelung des rechten Oberlappens, großer Hilusdrüsenschatten. Die submaxillaren Lymphdrüsen sind wallnußgroß geschwollen, hart. An beiden Augen finden sich Hornhautnarben, am rechten Auge frische Phlyktänen. Aus beiden Ohren fließt dicker stinkender Eiter. Pirquet ++. Temperatur 37,8° C. Urin o. B. Gewicht 19 250 g.

Injektionen von Tuberkulin Rosenbach, beginnend mit 0,01 am 17. IV., jeden zweiten Tag steigend bis 1,0 am 18. V. Im Verlauf dieser Zeit nimmt der Husten bedeutend ab, verschwindet zunächst der Katarrh auf der linken, dann auch allmählich auf der rechten Lunge. In der ersten Zeit trat nach jeder Einspritzung sehr vermehrter Husten auf, ebenso waren reichlichere Rasselgeräusche rechts oben zu hören. Über dem rechten Oberlappen besteht jetzt verschärftes Vesiculäratmen, und sind noch einzelne kleinblasige, trockene Rhonchi vorhanden. Die Lymphdrüsenschwellungen am Hals sind vollständgi zurückgegangen, die Phlyktänen am rechten Auge verschwunden. Beide Ohren eitern nicht mehr. Die anfangs starken lokalen Reaktionen haben bald aufgehört. Kind sieht viel besser aus. Gewicht 21 240 g. Fortstzung der Kur mit halbwöchentlichen bzw. wöchentlichen Injektionen von 1,0 ohne Reaktion. Letzte Einspritzung am 27. VII. Wohlbefinden. Kein Husten mehr. Lungenbefund normal. Röntgendurchleuchtung ergibt noch eine geringe Verdunkelung der rechten Lungenspitze gegenüber links. Gewicht 23 600 g (+ 4350 g). Pirquet positiv.

5. Lungentuberkulose.

Marie M., 3 Jahre. (Fig. 5.) Vater an Lungenschwindsucht gestorben. Seit 2 Jahren fast andauernd Husten, sehr häufig Fieber, Abmagerung.

Blasses, graciles Kind in schlechtem Ernährungszustand. Über der rechten Lunge mittelgroßblasige und feinblasige Rasselgeräusche, besonders über dem Oberlappen. Röntgendurchleuchtung zeigt die ganze rechte Lunge gegenüber links verdunkelt, besonders in den oberen Partien. Die Hilusdrüsen sind deutlich vergrößert. Pirquet +. Temperatur 38,4° C. Gewicht 12 750 g.

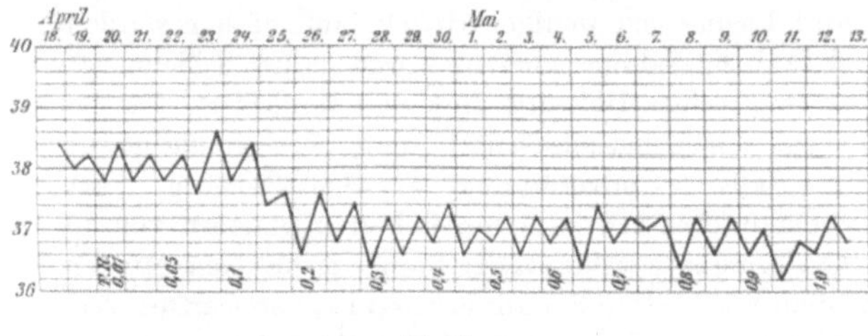

Fig. 5.

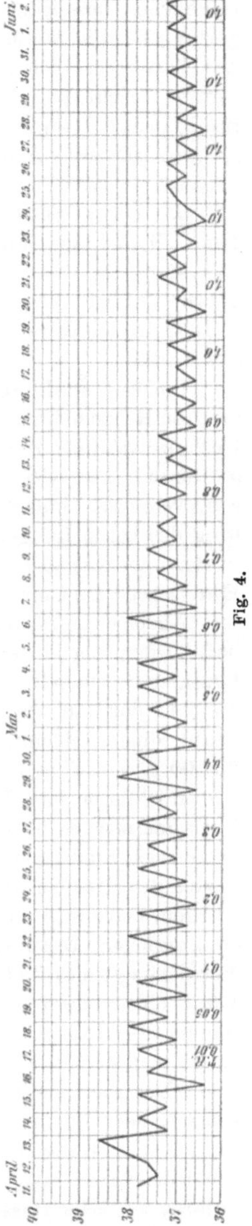

Fig. 4.

Injektionen von Tuberkulin Rosenbach, beginnend mit 0,01 am 20. IV., ein über den anderen Tag steigend bis 1,0 am 12. V. Während dieser Zeit nimmt der Husten ab und verschwinden die katarrhalischen Erscheinungen über der rechten

Lunge. Nach jeder Einspritzung war zunächst der Husten vermehrt, und waren reichlichere Rasselgeräusche rechts oben zu hören. Die örtlichen Reaktionen waren gering. Kind ist wohl, sieht besser aus. Gewicht 13 820 g. Fortsetzung der Kur mit halbwöchentlichen bzw. wöchentlichen Injektionen von 1,0 ohne Reaktion. Letzte Einspritzung am 20. VII. Wohlbefinden. Kein Husten mehr. Lungenbefund normal. Röntgendurchleuchtung ergibt vollkommene Aufhellung der rechten Lunge; Hilusdrüsenschatten unverändert. Gewicht 15 500 g (+ 2750 g). Pirquet negativ.

6. Lungentuberkulose, Bauchfelltuberkulose, Darmtuberkulose, Halsdrüsentuberkulose.

Marie G., 10 Jahre. (Fig. 6.) Vater an Schwindsucht gestorben. Seit ungefähr 2 Jahren kränklich, Mattigkeit, Abmagerung, Husten, öfters Fieber; seit 1 Jahr Drüsenschwellung am Hals, seit etwa $^1/_2$ Jahr Durchfälle, Dickerwerden des Leibes.

Bleiches, stark abgemagertes Mädchen in elendem Kräftezustand. An der rechten Halsseite über gänseeigroße, nicht druckempfindliche, verschiebliche, harte Geschwulst. Über der Lunge links vorn oben Schallverkürzung, verschärftes Atemgeräusch, feine trockene Rasselgeräusche; über den übrigen Lungenpartien Schnurren, vereinzelte mittelgroßblasige Rhonchi. Röntgenaufnahme ergibt Verdunkelung des linken Lungenspitzenfeldes im Vergleich mit der rechten Spitzengegend, in der außerdem mehrere intensivere Schattenflecke hervortreten. In der rechten Hilusgegend sieht man einen perlschnurartig angeordneten ziemlich großen Schatten. Abdomen im ganzen aufgetrieben, an verschiedenen Stellen auf Druck schmerzhaft; Dämpfung in den abhängigen Partien, die vorn fast bis zum Nabel reicht, Undulation; überall knotige Resistenzen fühlbar. Pirquet +++. Temperatur 38,8° C, Puls 120, klein. Urin enthält eine Spur Eiweiß, keine zelligen Elemente. Stuhl dünn, schleimig-blutig, enthält massenhaft Tuberkelbacillen. Gewicht 23 500 g.

Injektionen von Tuberkulin Rosenbach, beginnend mit 0,01 am 23. IV., ein über den anderen Tag langsam steigend bis 1,0 am 2. VI. Während dieser Zeit erholt sich Kind ganz auffallend. Husten ist nur noch nach den Einspritzungen vorhanden. Die Schallverkürzung über dem linken Oberlappen ist geringer geworden, es besteht daselbst noch verschärftes Vesiculäratmen, einzelne Rhonchi sind zu hören. Das Exsudat im Bauch hat sich zusehends resorbiert, die knotigen Verdickungen des Netzes sind kleiner und weniger druckempfindlich geworden. Die Stühle erfolgen 1—2 mal täglich, sind nur noch hier und da mit Schleim vermengt. Der Drüsentumor an der rechten Halsseite hat sich verkleinert. Die anfangs sehr starken lokalen Reaktionen sind allmählich ganz geringgradig geworden. Das hohe remittierende Fieber ist unverändert. Gewicht 24 950 g. Fortsetzung der Kur mit halbwöchentlichen bzw. wöchentlichen Injektionen von 1,0 ohne örtliche Reaktion. 1. IX. Kind sehr wohl. Kein Fieber mehr. Kein Husten. Über der Lunge links vorn oben noch leichte Schallverkürzung, verschärftes Vesiculäratmen, keine Rasselgeräusche mehr. Leib weich, die knotigen Resistenzen verschwunden. Stühle gut. Urin o. B. Gewicht 27 600 g. 1. X. Exstirpation der Halslymphome: erhebliche bindegewebige Verwachsungen, starker Blutreichtum, Verkäsung und Verkreidung der Drüsen. Im histologischen Präparat keine Tuberkelbacillen zu finden. Erst nach mehrmaligen Impfversuchen auf Meerschwein-

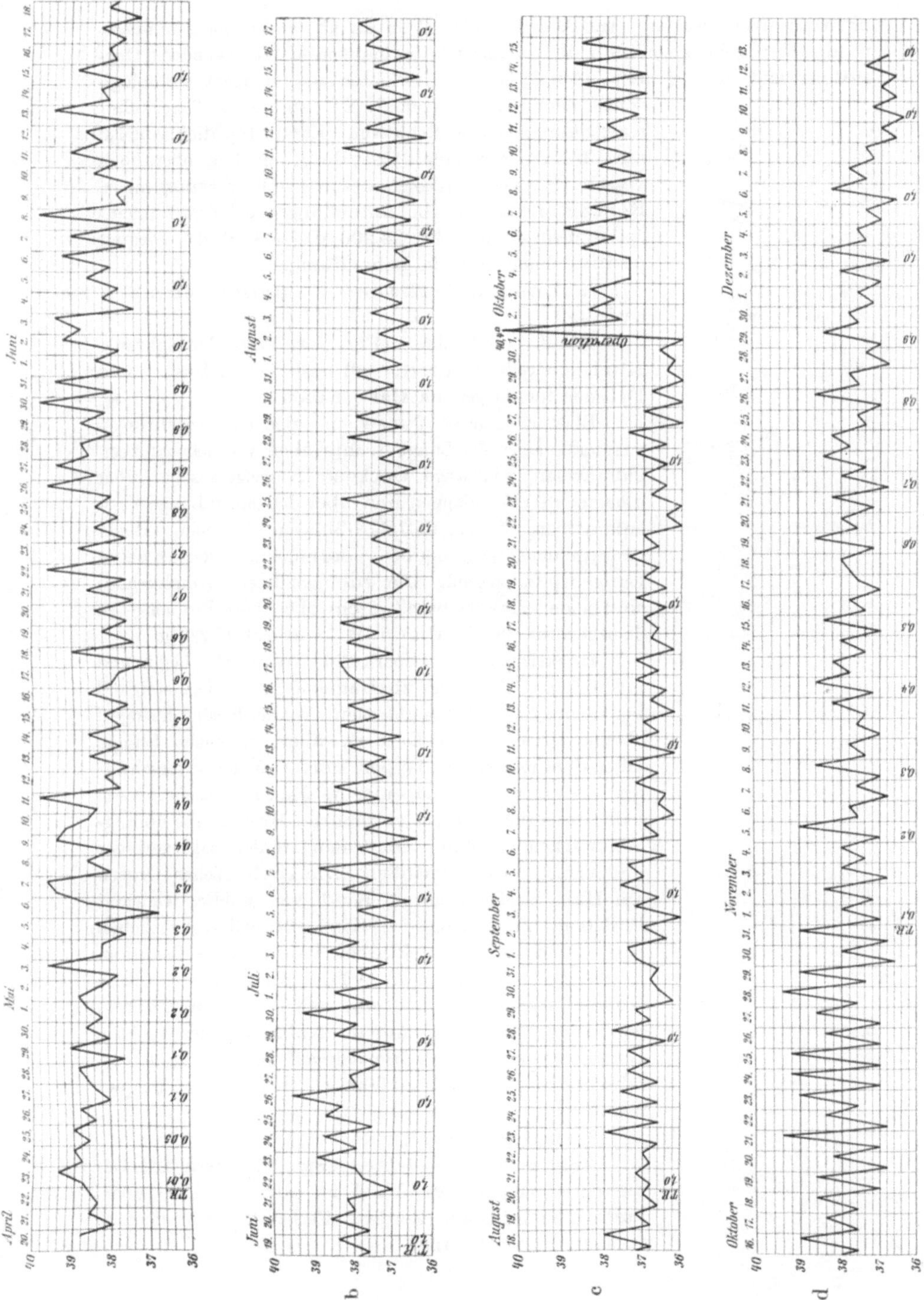
April
Mai
Juni
b
Juni
Juli
August
c
August
September
Oktober
Operation
d
Oktober
November
Dezember

chen positives Resultat. Am Abend 40,4° C. Von da ab wieder hohes remittierendes Fieber, das ungefähr 1 Monat anhält bei subjektivem Wohlbefinden. Operationswunde p. p. geheilt. Außer geringer Gewichtsabnahme nichts Pathologisches nachweisbar. Vom 1. XI. ab wieder Tuberkulineinspritzungen ohne Reaktion. Letzte Injektion von 1,0 am 13. XII. Kind wohl. Über der Lunge links oben noch verschärftes Vesiculäratmen, keine Schallverkürzung mehr. Röntgenaufnahme ergibt Aufhellung des linken Lungenspitzenfeldes. Gewicht 28 200 g (+ 4700 g). Pirquet positiv. Kind bleibt in Behandlung.

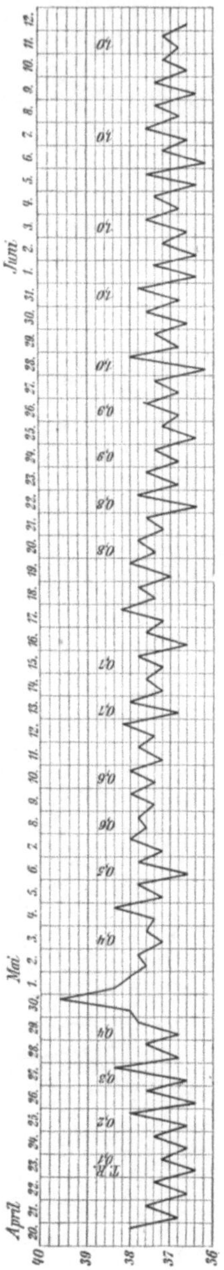

7. Lungentuberkulose, Halsdrüsentuberkulose.

Adolf St., 6 Jahre. (Fig. 7.) Vater lungenkrank. Kind von Geburt an zart, soll seit Jahren Husten und Drüsenschwellungen am Halse haben.

Blasser, graciler Junge in elendem Ernährungszustand. Über der Lunge rechts oben verschärftes Vesiculäratmen, feinblasige trockene Rasselgeräusche, über dem rechten Unterlappen und über der linken Lunge Vesiculäratmen, Giemen, mittelgroßblasige Rhonchi. Röntgendurchleuchtung ergibt Verdunkelung der rechten Lungenspitzengegend. Die submaxillaren Lymphdrüsen sind beiderseits walnußgroß geschwollen, hart. Pirquet + +. Temperatur 38° C. Urin o. B. Gewicht 16 220 g.

Fig. 7.

Injektionen von Tuberkulin Rosenbach, beginnend mit 0,1 am 23. IV., in zweitägigen Intervallen, steigend bis 1,0 am 28. V. Währenddessen wird der Husten geringer, ebenso schwindet der Katarrh über der linken Lunge. Über dem rechten Oberlappen hört man noch verschärftes Vesiculäratmen und einzelne Rasselgeräusche. Nach jeder Injektion zunächst vermehrter Husten. Die anfänglich starken örtlichen Reaktionen werden bald geringer und verschwinden allmählich. Die geschwollenen Drüsen am Hals werden kleiner. Kind viel wohler. Gewicht 17 620 g. Fortsetzung der Kur mit halbwöchentlichen bzw. wöchentlichen Injektionen von 1,0 ohne Reaktion. Letzte Einspritzung am 28. VIII. Kind sehr wohl. Kein Husten mehr. Lungenbefund normal. Röntgendurchleuchtung ergibt vollkommene Aufhellung des rechten Lungenspitzenfeldes. Drüsenschwellungen am Hals verschwunden. Gewicht 20 600 g (+ 4380 g). Pirquet negativ.

8. Lungentuberkulose.

Margarethe K., 3 Jahre. (Fig. 8.) Eltern und Geschwister sind gesund. Kind ist aber von einer tuberkulösen Amme gestillt worden. Es hat sich schlecht entwickelt, hustet dauernd.

Blasses Kind in elendem Ernährungszustand. Über der Lunge rechts oben hauchendes Atmen, trockene Rasselgeräusche. Röntgenaufnahme ergibt leichte Verdunkelung des rechten Oberlappens, ziemlich großen Hilusdrüsenschatten. Pirquet +. Temperatur 37,6° C. Gewicht 12 650 g.

Injektionen von Tuberkulin Rosenbach, beginnend mit 0,1 am 8. V., ein um den anderen Tag steigend bis 1,0 am 26. V. Während dieser Zeit erholt sich Kind zusehends, der Husten, der nach jeder Einspritzung vermehrt auftrat, nimmt allmählich ab, ebenso schwinden die Rasselgeräusche über dem rechten Oberlappen. Die anfänglich starken lokalen Reaktionen verlieren sich sehr bald. Gewicht 14 100 g. Fortsetzung der Kur mit Injektionen von 1,0, zunächst 2 mal, dann

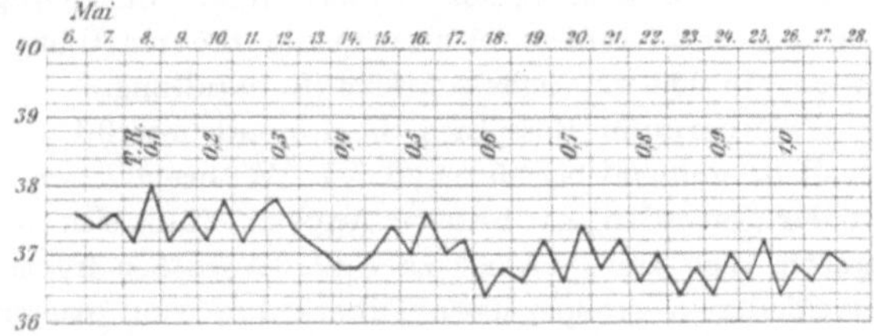

Fig. 8.

1 mal wöchentlich, ohne Reaktion. Letzte Einspritzung am 29. VII. Wohlbefinden. Kein Husten. Über dem rechten Oberlappen noch leicht verschärftes Vesiculäratmen, keine Rhonchi. Röntgendurchleuchtung ergibt geringe Verdunkelung des rechten Lungenspitzenfeldes. Gewicht 14 900 g (+ 2250 g). Pirquet positiv.

9. Halsdrüsentuberkulose.

Walter D., $7^1/_2$ Jahre. (Fig. 9.) Vater lungenkrank. Kind immer schwächlich gewesen. Seit mehreren Monaten sollen die Drüsen am Hals geschwollen sein.

Blasser, graciler Junge in schlechtem Ernährungszustande. Innere Organe o. B. Halslymphdrüsen geschwollen, hart, die submaxillaren beiderseits bis wallnußgroß, die submentalen und nuchalen erbsen- bis bohnengroß. Röntgendurchleuchtung ergibt Schwellung der bronchopulmonalen Lymphdrüsen. Pirquet ++. Temperatur 37,6° C. Urin o. B. Gewicht 19 200 g.

Injektionen von Tuberkulin Rosenbach, beginnend mit 0,1 am 12. V., jeden

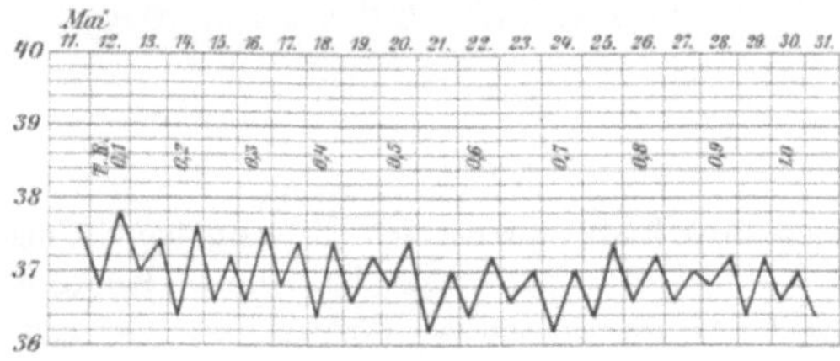

Fig. 9.

zweiten Tag steigend bis 1,0 am 30. V. Örtliche und Fieberreaktion ganz gering. Die submaxillaren Drüsenpakete sind stärker geschwollen, druckempfindlich. Kind sieht wohler aus. Gewicht 20 450 g. Fortsetzung der Kur mit Injektionen von

1,0, 2 mal bis 1 mal die Woche bis zum 29. VII. Kind sehr wohl, sämtliche Drüsenschwellungen am Hals sind verschwunden. Gewicht 23 400 g (+ 4200 g). Pirquet negativ.

10. Multiple Hauttuberkulose.

Heinrich M., 5 Jahre. Vater lungenleidend. Seit mehreren Monaten soll Kind Knoten am ganzen Körper bekommen, schlechten Appetit haben und stark abgemagert sein.

Sehr blasser Junge in schlechtem Ernährungszustand. Kind ist so matt, daß es kaum stehen kann und in die Poliklinik getragen wird. In der Haut des ganzen Körpers, im Gesicht, am Rumpf und an den Gliedmaßen verteilt finden sich 8 großpapulöse und 14 kleinpapulöse Tuberkulide. Innere Organe o. B. Röntgendurchleuchtung ergibt großen Schatten in der rechten Hilusgegend. Pirquet +++. Gewicht 14 600 g. Ambulatorische Behandlung.

Injektionen von Tuberkulin Rosenbach, beginnend mit 0,1 am 23. V., in 3—4 tägigen Intervallen, steigend bis 1,0 am 26. VI. Währenddessen ist das Kind ganz auffallend wohler geworden, hat besseren Appetit, fühlt sich weit kräftiger, läuft jetzt den ganzen Weg zur Poliklinik zu Fuß. Aussehen frischer. Gewicht 15 450 g. Die verschiedenen großpapulösen Tuberkulide sind exulceriert, haben eitrig-bröcklige Massen entleert und schrumpfen nun ein. Die kleinpapulösen Tuberkulide sind zum größten Teil verschwunden. Die anfänglich starken örtlichen Reaktionen haben sich bald verloren. Fortsetzung der Kur mit wöchentlichen Injektionen von 1,0. Letzte Einspritzung am 21. VIII. Wohlbefinden. Die großpapulösen Tuberkulide sind geschrumpft und vernarbt, die kleinpapulösen resorbiert. Gewicht 17 950 g (+ 3350). Pirquet positiv.

11. Caries calcanei.

Bertha G., $^3/_4$ Jahr. (Fig. 10.) Vater lungenkrank. Seit einigen Wochen soll der linke Fuß eitern.

Mäßiger Ernährungszustand, innere Organe o. B. An der Außenseite der

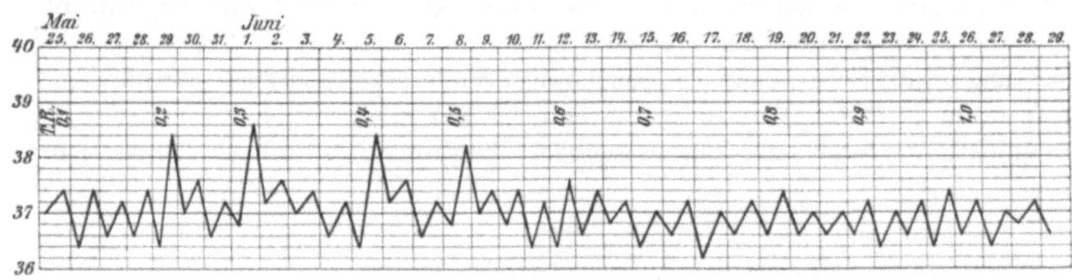

Fig. 10.

linken Ferse findet sich eine Fistel, aus der sich Eiter entleert, Umgebung geschwollen. Mit der Sonde kommt man auf rauhen Knochen. Röntgenaufnahme ergibt einen walnußgroßen Herd im Calcaneus. Pirquet +. Gewicht 8650 g. Ambulatorische Behandlung.

Injektionen von Tuberkulin Rosenbach in die Umgebung des tuberkulösen Herdes, beginnend mit 0,1 am 25. V., in 3—4 tägigen Intervallen, steigend bis 1,0 am 26. VI. Die zunächst erheblichen lokalen Entzündungserscheinungen haben sich allmählich verloren. Fieber gering. Fistel geschlossen, nachdem sich anfangs reichlich bröckliger Eiter entleert hat. Kind wohl. Gewicht 9350 g. Fortsetzung der Kur mit halbwöchentlichen bzw. wöchentlichen Injektionen von 1,0 ohne Reaktion. Letzte Einspritzung am 25. IX. Wohlbefinden. Narbe an der Außenseite der linken Ferse. Röntgendurchleuchtung ergibt etwa haselnußgroßen undeutlichen Schatten im Calcaneus. Gewicht 10 600 g (+ 1950 g). Pirquet negativ.

12. Lupus der Ohrmuschel.

Susanne M., 9 Jahre. Vater lungenleidend. Pat. hat vor $^1/_2$ Jahr Ohrlöcher gestochen bekommen, seit welcher Zeit am linken Ohrläppchen ein Geschwür besteht.

Blasses, graciles Kind in mäßigem Ernährungszustand. Innere Organe o. B. An dem linken Ohrläppchen ist ein Geschwür vorhanden, in dessen Umgebung sich Knötchen befinden. Pirquet ++. Gewicht 18 550 g. Ambulatorische Behandung.

Injektionen von Tuberkulin Rosenbach, beginnend mit 0,1 am 1. VI., in 3 bis 4tägigen Intervallen, steigend bis 1,0 am 10. VII. Keine Lokalreaktion, kein Fieber. Am linken Ohrläppchen nach jeder Einspritzung starke Rötung und Schwellung, erhebliche Sekretion. Allmählich verkleinern sich die Knötchen in der Umgebung des Ulcus. Kind wohl. Fortsetzung der Kur mit wöchentlichen Injektionen von 1,0 bis 28. VIII. Wohlbefinden. Am linken Ohrläppchen findet sich eine blasse, strahlige Narbe. Gewicht 20 620 g (+ 2070 g). Pirquet negativ.

13. Lungentuberkulose, Weichteiltuberkulose.

Napoleon v. T., 1 Jahr. (Fig. 11.) Mutter leidet an galloppierender Schwindsucht. Kind hustet seit längerer Zeit, hat Durchfälle, nimmt wenig Nahrung zu sich, magert mehr und mehr ab. Seit 4 Wochen besteht eine Geschwulst am rechten Oberarm.

Blasses, elendes Kind, stark abgemagert. Zeichen schwerer Rachitis. Über der ganzen rechten Lunge Schallverkürzung, zum Teil mit tympanitischem Beiklang, Bronchialatmen, mittelgroßblasige und feinblasige Rasselgeräusche. Röntgendurchleuchtung ergibt Verdunkelung der ganzen rechten Lunge mit vielen intensiven Schattenflecken und sehr ausgedehnten Hilusschatten. An der Außenseite des rechten Oberarms, ungefähr in der Mitte, findet sich eine kleinapfelgroße, bewegliche Geschwulst, die Fluktuation zeigt, nicht schmerzhaft ist. Pirquet + + +. Temperatur 37,6° C. Stuhl dünnbreiig, schleimig. Gewicht 7250 g.

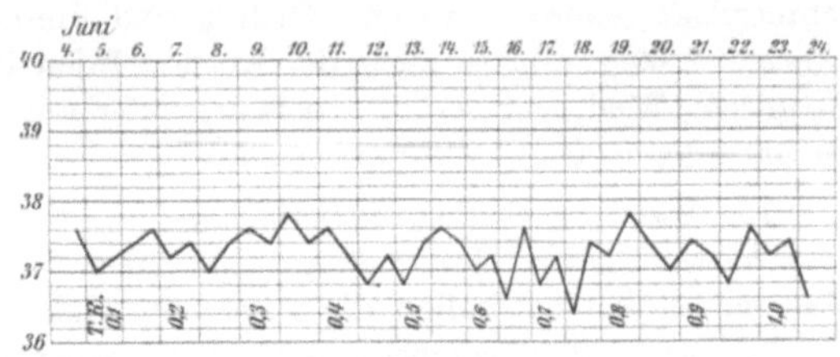

Fig. 11.

Injektionen von Tuberkulin Rosenbach, beginnend mit 0,1 am 5. VI., ein um den andern Tag steigend bis 1,0 am 23. VI. Geringe örtliche Reaktion, keine Temperatursteigerung. Der Absceß am rechten Oberarm wird mit der Spritze entleert, das Tuberkulin in das umgebende Gewebe injiziert. Die Höhle ist im Schrumpfen begriffen. Lungenbefund unverändert, weniger Husten. Nahrungsaufnahme sehr gering. Stühle dünn. Zunehmender Verfall. Weitere Injektionen von 1,0 bis 14. VII. Plötzlicher Exitus. Obduktion (Senckenbergisches Pathologisch-anatomisches Institut): Die rechte Lunge ist durch fibrinös-eitrige Beläge mit der Brustwand verwachsen, zum Teil fanden sich käsige Auflagerungen auf der Pleura, besonders in dem Zerwchfellwinkel. Die Pleura costalis ist durchsetzt von verkästen Strängen, die durch Infiltration der Lymphspalten entstanden sind. Die Hilusdrüsen sind stark verkäst. Die rechte Lunge ist von mäßig derber Konsistenz, vollständig luftleer, auf der Schnittfläche von blaßgraurötlicher Farbe. Sämtliche 3 Lappen sind durchsetzt von größeren und kleineren verkästen Tuberkeln. Das interstitielle Gewebe um die Bronchien und die Gefäße ist auffallend stark verdickt, sämtliche Tuberkel sind von massigem neugebildeten Bindegewebe eingeschlossen. Die linke Lunge ist frei.

14. Halsdrüsentuberkulose.

Ludwig R., $1^1/_4$ Jahr. (Fig. 12.) Vater und eine Schwester lungenkrank. Seit vielen Monaten sollen die Drüsen am Hals geschwollen sein.

Blasses Kind in schlechtem Ernährungszustand. Innere Organe o. B. Die submaxillaren Halslymphdrüsen beiderseits walnußgroß geschwollen, hart, nicht druckempfindlich. Pirquet ++. Temperatur 37,6° C. Gewicht 8450 g.

Injektionen von Tuberkulin Rosenbach, beginnend mit 0,1 am 27. VI., ein um den andern Tag steigend bis 1,0 am 15. VII. Währenddessen gehen die Drüsen-

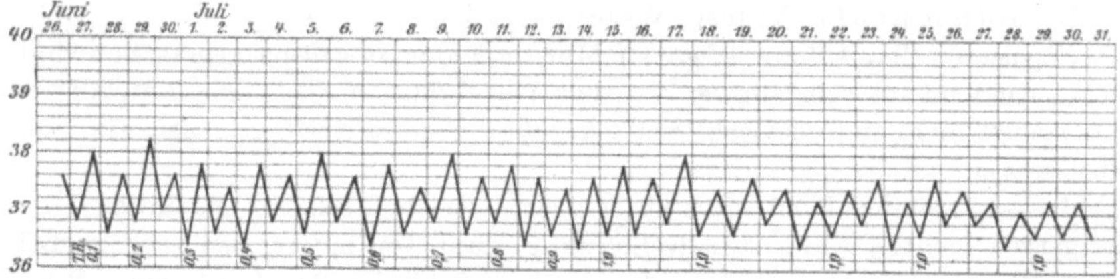

Fig. 12.

schwellungen am Hals zurück, nachdem sie zunächst zugenommen hatten und schmerzhaft geworden waren. Örtliche und Fieberreaktion gering. Kind wohl. Gewicht 9000 g. Fortsetzung der Kur mit Injektionen von 1,0 bis 30. IX. ohne Reaktion. Kind sehr wohl. Drüsentumoren am Hals verschwunden. Gewicht 10 100 g (+ 1650 g). Pirquet positiv.

15. Halsdrüsentuberkulose.

August F., $2^3/_4$ Jahr. (Fig. 13.) Eltern angeblich gesund. Vor $^1/_4$ Jahr Masern, seit der Zeit sollen die Drüsen am Hals geschwollen sein.

Blasses Kind in schlechtem Ernährungszustand. Innere Organe o. B. Die submaxillaren Drüsen sind bis walnußgroß geschwollen, die submentalen und nuchalen erbsen- bis bohnengroß, hart, nicht druckempfindlich. Pirquet + Temperatur 37,2° C. Gewicht 13 200 g.

Injektionen von Tuberkulin Rosenbach, beginnend mit 0,1 am 29. VI., jeden zweiten Tag steigend bis 1,0 am 17. VII. Lokale Reaktion zuerst stark, hört aber bald ganz auf. Kein Fieber. Die submaxillaren Lymphome sind nach jeder Einspritzung ödematös geschwollen und schmerzhaft, die submentalen und nuchalen sind kleiner geworden. Kind wohl. Gewicht 14250 g. Fortsetzung der Kur mit Injektionen von 1,0 bis 28. VIII. Wohlbefinden, Kind sieht viel besser aus. Die Drüsenschwellungen am Hals sind vollständig zurückgegangen. Gewicht 15 400 g (+ 2200 g). Pirquet positiv.

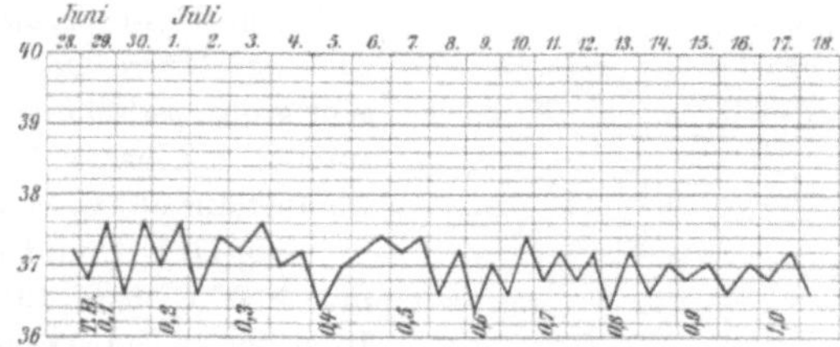

Fig. 13.

16. Otitis media purulenta chronica.

Marie M., 1/2 Jahr. (Fig. 14.) Mutter an Lungentuberkulose gestorben. Kind wurde 2 Monate lang von der kranken Mutter gestillt, dann künstlich genährt. Seit 4 Monaten eitern beide Ohren.

Blasses, elendes Kind, innere Organe o. B. Aus beiden Ohren fließt dicker, stinkender Eiter. Halslymphdrüsen beiderseits bis zu Bohnengröße geschwollen. Pirquet ++. Temperatur 38,5° C. Gewicht 3450 g.

Nachdem 8 Tage lang remittierendes Fieber bestanden, und Eingießungen von 3% Wasserstoffsuperoxydlösung in die Ohren keinen Einfluß auf die Eitersekretion gehabt haben, wird letztere fortgelassen. Dafür Injektion von Tuberkulin Rosenbach, beginnend mit 0,1 am 11. VII., ein um den andern Tag steigend bis 1,0 am 29. VII. Örtliche und Fieberreaktion zunächst stark, bald nachlassend.

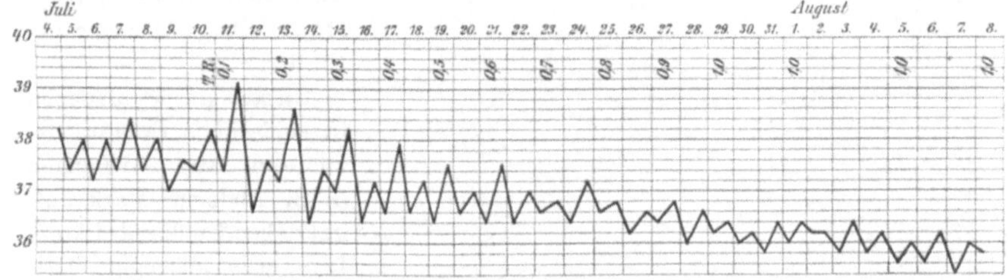

Fig. 14.

Die Eiterung aus den Ohren, erst rechts, dann links, hört allmählich auf. Die Halslymphdrüsen sind kleiner geworden. Kind sieht viel besser aus. Gewicht 3750 g. Fortsetzung der Kur mit Injektionen von 1,0 in halbwöchentlichen bzw. wöchentlichen Zwischenräumen ohne Reaktion bis 30. IX. Kind sehr wohl. Gewicht 4300 g (+ 850 g). Ohren trocken. Drüsen am Hals nicht mehr zu fühlen. Pirquet positiv.

17. Bronchialdrüsentuberkulose.

Grethe K., 4 1/2 Jahre. (Fig. 15.) Eltern und Geschwister angeblich gesund. Seit ungefähr 1/4 Jahr soll Kind alle 2—3 Wochen hohes Fieber bekommen, das immer nur 1—2 Tage anhält. Dauernde Messungen, Temperaturen genau aufgeschrieben. Seit 3. Juli fieberfrei.

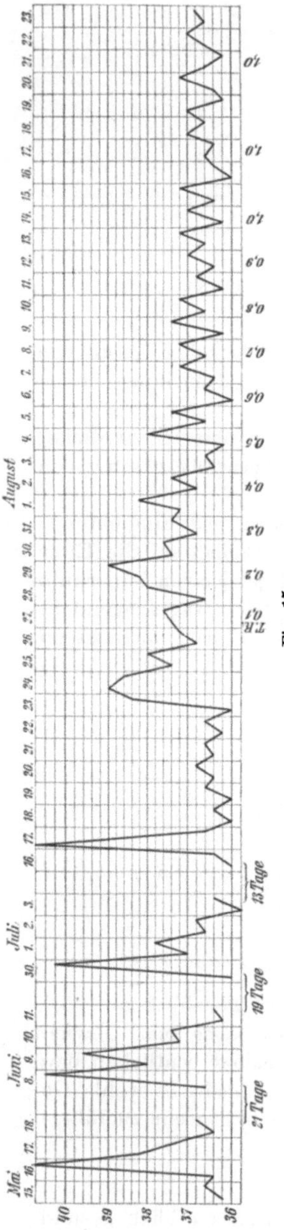

Sehr blasses Kind in schlechtem Ernährungszustand. Innere Organe o. B. Röntgenaufnahme ergibt große, perlschnurartig angeordnete Schatten der tracheobronchialen Lymphdrüsen. Pirquet +++. Temperatur 36° C. Urin o. B. Gewicht 14 250 g.

Am 17. VII. und 24. VII. Temperatursteigerung bis 40,6° C bzw. 39° C ohne objektiven Befund. Injektionen von Tuberkulin Rosenbach, beginnend mit 0,1 am 27. VII., ein um den andern Tag steigend bis 1,0 am 14. VIII. Örtliche und Fieberreaktion gering. Kind viel frischer. Gewicht 15 900 g. Fortsetzung der Kur mit Injektionen von 1,0 ohne Reaktion bis 19. X. Kind sehr wohl, sieht blühend aus. Gewicht 18 300 g (+ 4050 g). Untersuchung ergibt normalen Befund. Röntgenaufnahme zeigt, daß die tracheobronchialen Drüsenschatten kleiner geworden sind, die einzelnen Drüsen sich aber schärfer abheben (Schrumpfung?!, Verkäsung!?). Pirquet positiv.

Fig. 15.

18. Peritonitis tuberculosa.

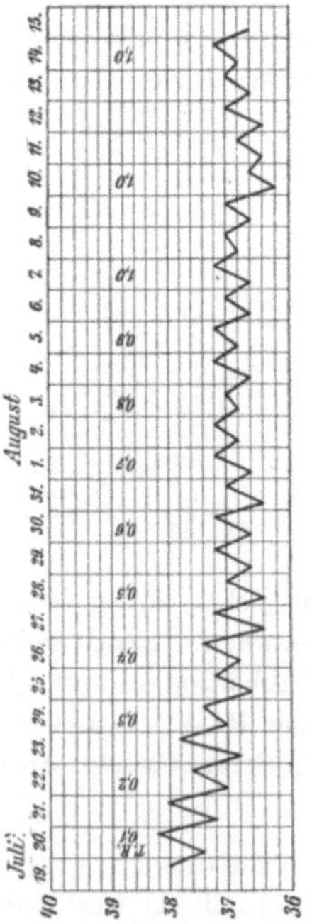

Katharina F., 14½ Jahre. (Fig. 16.) Vater an Lungentuberkulose gestorben. Seit ca. 3 Monaten dicker Leib, Durchfall, Abmagerung, Fieber.

Blasses graciles Mädchen in schlechtem Ernährungszustand. Herz und Lungen o. B. Abdomen stark aufgetrieben, handbreite Dämpfung in den abhängigen Partien, Undulation, knotige Tumoren zu fühlen, geringe Schmerzhaftigkeit. Pirquet +++. Temperatur 38° C. Urin o. B., Stuhl o. B.

Fig. 16.

Injektionen von Tuberkulin Rosenbach, beginnend mit 0,1 am 20. VII., alle 2 Tage steigend bis 1,0 am 7. VIII. Örtliche und Fieberreaktion ganz gering. Die Flüssigkeit im Bauch resorbiert sich zusehends. Kind sieht besser aus, fühlt sich viel wohler. Gewicht 24 200 g. Fortsetzung der Kur mit Injektionen von

1,0 ohne Reaktion. Letzte Einspritzung am 19. X. Wohlbefinden. Gewicht 28 500 g (+ 4300 g). Pirquet negativ.

19. Bronchialdrüsentuberkulose.

Hans B., $^3/_4$ Jahr. (Fig. 17.) Mutter lungenkrank. Kind wurde 3 Monate lang von ihr gestillt, dann künstlich ernährt. Seit 6 Wochen soll Pat. anfallsweise husten.

Auffallend blasses Kind in schlechtem Ernährungszustand. Anfallsweise auftretender bellender Husten mit exspiratorischer Dyspnoe. Lungenuntersuchung o. B. Röntgendurchleuchtung ergibt einen deutlichen Begleitschatten rechts vom Herzen. Sonst innere Organe o. B. Pirquet ++. Temperatur 37,5° C. Gewicht 6700 g.

Der eigenartige Husten, der manchmal an Keuchhusten erinnert, ist durch Expektorantien nicht zu beeinflussen. Die Temperaturen erreichen hier und da

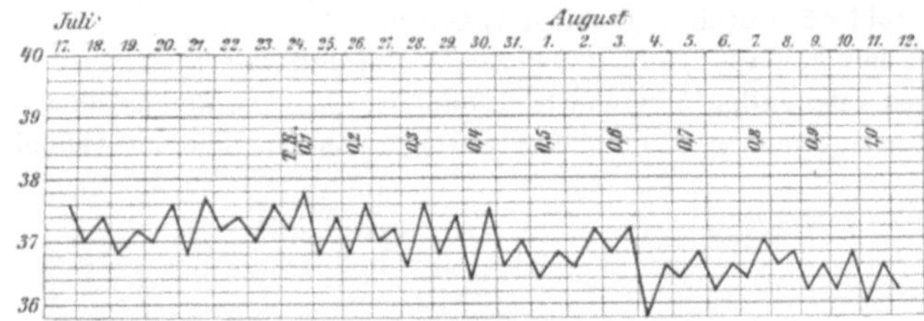

Fig. 17.

37,6° C und 37,7° C, abends oder auch morgens. Injektionen von Tuberkulin Rosenbach, beginnend mit 0,1 am 24. VII., ein um den andern Tag steigend bis 1,0 am 10. VIII. Keine lokale Reaktion, kein Fieber. Die Hustenanfälle sind seltener geworden, exspiratorische Dyspnoe verschwunden. Kind sieht wohler aus. Nahrungsaufnahme gut. Gewicht 6920 g. Fortsetzung der Kur mit Injektionen von 1,0 zweimal wöchentlich, dann wöchentlich bis 19. X. Wohlbefinden. Kein Husten mehr. Gewicht 7580 g (+ 880 g). Pirquet positiv.

20. Weichteiltuberkulose.

Paul Sch., $6^1/_2$ Jahr. (Fig. 18.) Vater lungenkrank. Vor 2 Jahren kalter Absceß am linken Unterschenkel, durch Jodoformglyzerininjektion geheilt. Seit 4 Wochen Geschwulst am linken Oberschenkel.

Blasser Junge in schlechtem Ernährungszustand. Innere Organe o. B. Am linken Oberschenkel an der Innenseite handbreit oberhalb des Knies findet sich eine über gänseeigroße fluktuierende schmerzlose Geschwulst; Haut darüber nicht gerötet. Röntgendurchleuchtung ergibt nichts Pathologisches am Knochen. Pirquet +. Temperatur 37,8 °C. Urin o. B. Gewicht 19 300 g.

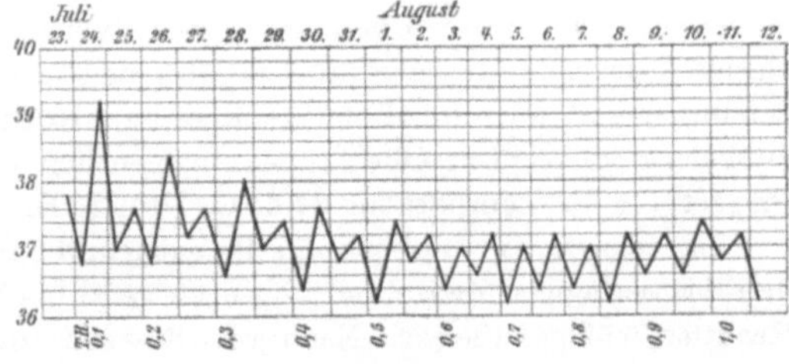

Fig. 18.

Injektionen von Tuberkulin Rosenbach, beginnend mit 0,1 am 24. VII., ein um den andern Tag steigend bis 1,0 am 11. VIII. Die anfangs starken lokalen Reaktionen schwinden bald. Die Geschwulst am linken Oberschenkel wird kleiner. Kind wohl. Gewicht 20 600 g. Fortsetzung der Kur mit Injektionen von 1,0, zweimal bezw. einmal in der Woche, bis 30. IX. Wohlbefinden. Gewicht 22 150 g (+ 2850 g). Der Absceß am linken Oberschenkel hat sich vollständig resorbiert. Pirquet positiv.

21. Peritonitis tuberculosa.

Olga K., $5^3/_4$ Jahr. (Fig. 19.) Vater lungenleidend. Seit fast 1 Jahr zeitweise Durchfälle, zunehmender dicker Leib.

Blasses Kind in schlechtem Ernährungszustand. Herz, Lungen o. B. Abdomen aufgetrieben, etwa handbreite Dämpfung in den abhängigen Partien, Undulation. Knotige und strangförmige Resistenzen zu fühlen, die druckempfindlich sind. Pirquet ++. Temperatur 37° C. Urin enthält Spur Albumen, keine zelligen Elemente. Stuhl dünnbreiig. Gewicht 17 000 g.

Injektionen von Tuberkulin Rosenbach, beginnend mit 0,1 am 11. IX., in drei- bis viertägigen Intervallen steigend bis 1,0 am 12. X. Die anfänglich starken örtlichen Reaktionen werden allmählich geringer. Das Exsudat im Abdomen saugt

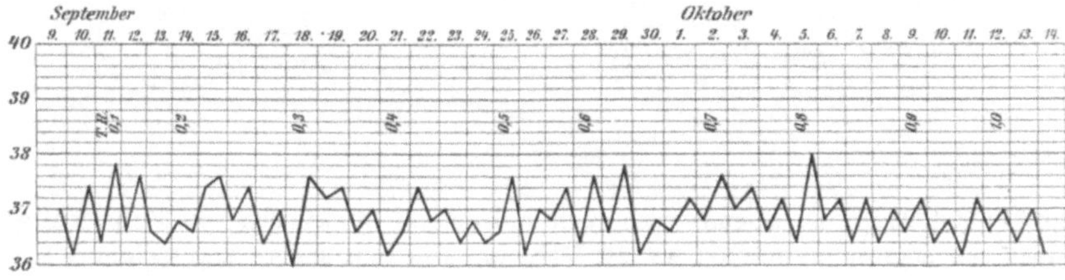

Fig. 19.

sich mehr und mehr auf, die knotigen und strangförmigen Netzverdickungen werden zusehends kleiner. Urin o. B. Kind wohl. Gewicht 17 900 g. Fortsetzung der Kur mit Injektionen von 1,0 bis 30. XI. Wohlbefinden. Abdomen o. B. Die abnormen Resistenzen sind nicht mehr zu fühlen. Gewicht 18 740 g (+ 1740 g). Pirquet positiv.

22. Lungentuberkulose.

Dora Sch., 9 Jahr. (Fig. 20.) Vater an Phthise gestorben, ein Bruder lungenkrank. Seit Jahren Husten, Fieber, Mattigkeit.

Blasses graciles Mädchen in schlechtem Ernährungszustand. Über der Lunge rechts vorn und hinten oben leichte Schallverkürzung, hauchendes Atmen, feinblasige knackende Rasselgeräusche; über den übrigen Lungenpartien, auch links, Schnurren und mittelgroßblasige Rhonchi. Röntgendurchleuchtung ergibt Verdunkelung des rechten Oberlappens, namentlich der Spitze, Hilusdrüsenschatten. Pirquet +++. Temperatur 37,6. C. Urin o. B. Gewicht 22 700 g.

Injektionen von Tuberkulin Rosenbach, beginnend mit 0,1 am 19. IX., in drei- bis viertägigen Zwischenräumen, steigend bis 1,0 am 21. X. Sehr starke lokale Reaktion, mäßiges Fieber. Nach jeder Einspritzung auffallend vermehrter Husten und reichlichere Rhonchi über dem rechten Oberlappen. Die Schallverkürzung hellt sich langsam auf. Die katarrhalischen Zeichen über dem rechten Unterlappen und über der linken Lunge verlieren sich. Kind wohler. Gewicht 23 640 g. Fortsetzung der Kur mit Injektionen von 1,0. Die örtlichen Reaktionen werden immer geringgradiger. Husten nur noch einige Stunden nach den Einspritzungen. Über dem rechten Oberlappen verschärftes Vesikuläratmen, einzelne Rhonchi.

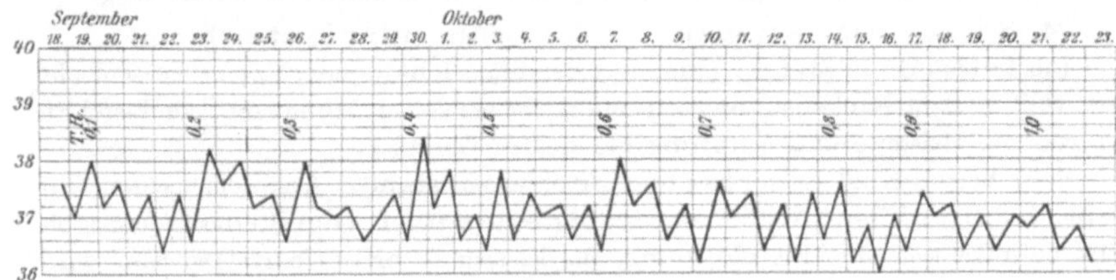

Fig. 20.

Letzte Injektion am 16. XII. Kind sehr wohl. Kein Husten mehr. Über dem rechten Oberlappen noch verschärftes Atemgeräusch, keine Rasselgeräusche mehr, keine Schallverkürzung. Röntgendurchleuchtung ergibt entschiedene Aufhellung des rechten Lungenspitzenfeldes. Gewicht 25 200 g (+ 2500 g). Pirquet positiv. Kind bleibt in Behandlung.

23. Lungentuberkulose.

Johann Sch., $11^1/_2$ Jahre. (Fig. 21.) Vater an Phthise gestorben, eine Schwester lungenkrank. Seit Jahren Husten, Fieber, Mattigkeit.

Blasser Junge in schlechtem Ernährungszustand. Über der Lunge rechts vorn und hinten oben verschärftes Vesikuläratmen, feine trockene Rasselgeräusche; über den übrigen Lungenpartien Vesikuläratmen, mittelgroßblasige Rhonchi. Röntgendurchleuchtung ergibt eine Verdunkelung des rechten Lungenspitzenfeldes im Vergleich mit der linken Spitze und läßt außerdem noch einige intensivere Schattenflecke erkennen. Pirquet +++. Temperatur 37° C. Urin o. B. Gewicht 29 300 g.

Injektionen von Tuberkulin Rosenbach, beginnend mit 0,1 am 20. IX., ein um den andern Tag steigend bis 1,0 am 8. X. Starke örtliche Reaktion, geringes

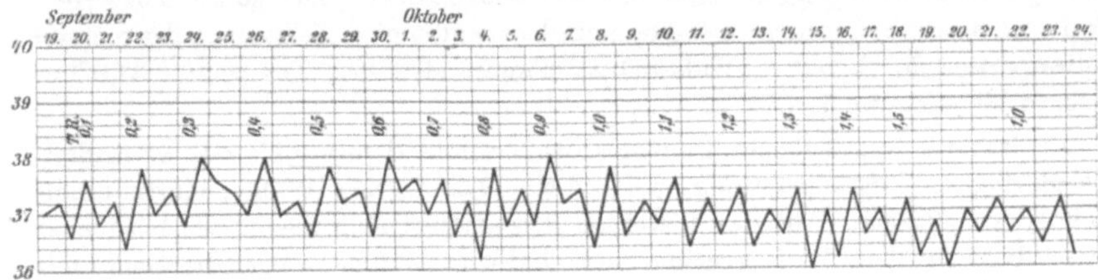

Fig. 21.

Fieber. Nach jeder Einspritzung sehr vermehrter Husten und reichlichere Rhonchi über dem rechten Oberlappen. Die katarrhalischen Symptome über dem rechten Unterlappen und über der linken Lunge sind verschwunden. Kind wohler. Gewicht 30 000 g. Fortsetzung der Kur mit Injektionen von 1,0 bis 1,5. Die lokalen

Reaktionen werden immer geringfügiger. Husten nur noch nach den Einspritzungen. Über dem rechten Oberlappen verschärftes Vesikuläratmen, einzelne feinblasige Rhonchi. Letzte Injektion am 17. XII. Kind wohl. Kein Husten. Über dem rechten Oberlappen noch verschärftes Atemgeräusch, keine Rhonchi mehr. Röntgendurchleuchtung ergibt Aufhellung des rechten Lungenspitzenfeldes. Gewicht 32 500 g (+3200 g). Pirquet positiv. Kind bleibt in Behandlung.

24. Spondylitis cervicalis, Otitis media purulenta chronica.

Liselotte v. H., $2^3/_4$ Jahre. (Fig. 22.) Heridität nicht sicher, Vater sieht schlecht aus. Seit $^1/_2$ Jahr Nackenschmerzen, öfters Fieber; seit 1 Monat eiternde Fistel an der rechten Halsseite und Eiterung des rechten Ohres.

Sehr blasses Kind in schlechtem Ernährungszustand. Aus dem rechten Ohr fließt stinkender Eiter. An der rechten Halsseite seitlich vom Sternocleidomastoideus befindet sich eine Fistelöffnung, aus der sich Eiter entleert. Der Kopf wird

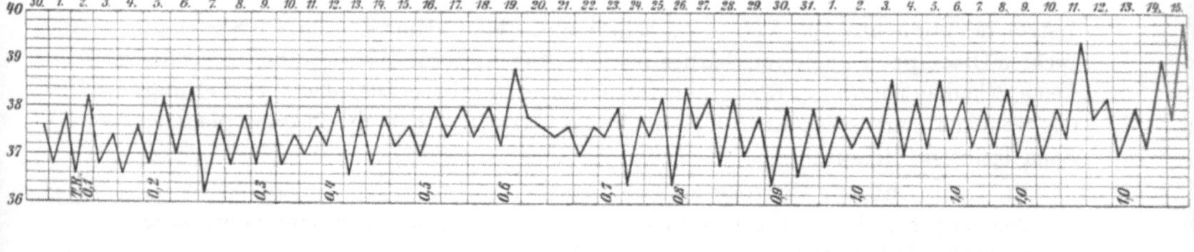

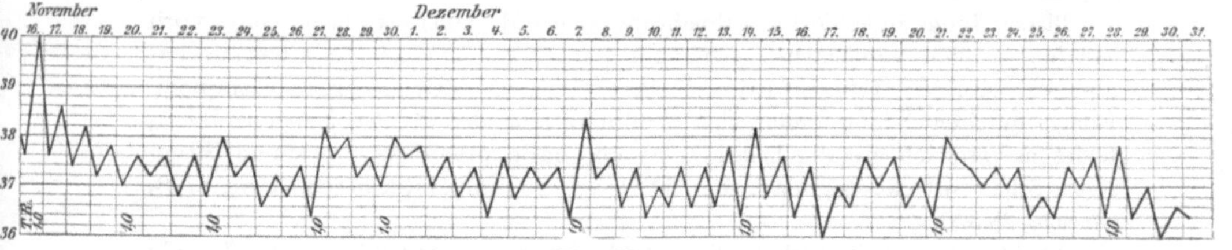

Fig. 22.

steif gehalten, Bewegungen desselben sehr schmerzhaft. Die ganze Halswirbelsäule ist druckempfindlich. Röntgenaufnahme ergibt eine Zerstörung der rechten Seitenpartien des 3. bis 5. Halswirbels. Pirquet +++. Temperatur 37,6° C. Urin o. B. Gewicht 11 600 g.

Injektionen von Tuberkulin Rosenbach, beginnend mit 0,1 am 2. X., in drei- bis viertägigen Zwischenräumen, steigend bis 1,0 am 2. XI. Währenddessen erholt sich Kind auffallend. Aus der Fistel am Hals entleert sich zuerst sehr reichlicher Eiter, bald aber läßt die Sekretion nach. Halswirbelsäule weniger druckempfindlich. Örtliche und Fieberreaktionen gering. Aus dem rechten Ohr fließt weniger Eiter. Gewicht 13 250 g. Fortsetzung der Kur mit Injektionen von 1,0 ohne lokale Reaktion bis 28. XII. Aus der Fistel an der rechten Halsseite entleert sich nur noch ganz wenig Eiter, Halswirbelsäule nicht mehr schmerzhaft. Kind wohl, sitzt vergnügt im Bett. Rechtes Ohr trocken. Temperaturen noch subfebril. Gewicht 14 600 g (+ 3000 g). Pirquet positiv. Kind bleibt in Behandlung.

25. Multiple Knochentuberkulose, Hauttuberkulose.

Otto U., 3 Jahre. (Fig. 23.) Vater an Schwindsucht gestorben. Seit 1 Jahr Geschwulst am rechten 4. Finger, die seit etwa $^1/_2$ Jahr aufgebrochen ist und eitert. Seit $^1/_4$ Jahr Anschwellung des linken Mittelfingers, Geschwulst am linken Vorderarm.

Blasses Kind in leidlichem Ernährungszustand, innere Organe o. B. Grundglied des rechten 4. Fingers stark geschwollen, Haut gerötet, an beiden Seiten eiternde Fisteln. Spindelförmige Anschwellung des Grundgliedes des linken Mittelfingers. Wallnußgroße fluktuierende Geschwulst an der Streckseite des linken Vorderarms im oberen Drittel. Pirquet ++. Temperatur 36,4° C. Gewicht 13.100 g.

Injektionen von Tuberkulin Rosenbach, beginnend mit 0,1 am 2. X., in drei- bis viertägigen Intervallen steigend bis 1,0 am 2. XI. Nach jeder Einspritzung

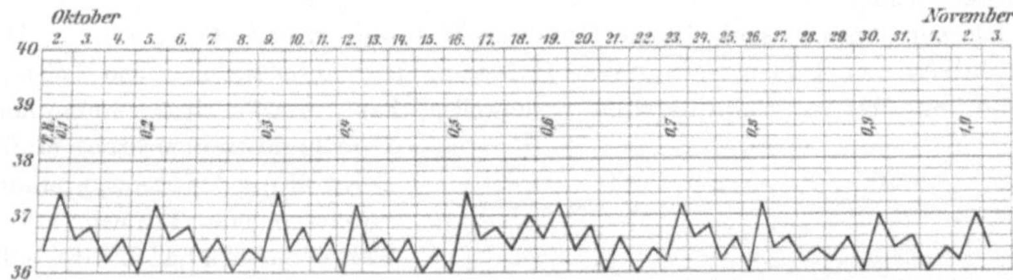

Fig. 22.

starke Sekretion aus den Fisteln am Grundglied des rechten 4. Fingers. Spina ventosa des linken Mittelfingers kleiner geworden. Hauttuberkulid am linken Vorderarm aufgebrochen. Keine örtliche Reaktion, kein Fieber. Kind wohl. Gewicht 14 750 g. Fortsetzung der Kur mit Injektionen von 1,0 bis 19. XII. Aus der lateralen Fistelöffnung am Grundglied des rechten 4. Fingers hat sich am 16. XI. ein großer Sequester ausgestoßen. Danach sistiert die Eiterung, Spina ventosa heilt unter Schrumpfung. Die spindelförmige Auftreibung des Grundgliedes des linken Mittelfingers ist verschwunden. Hauttuberkulid am linken Vorderarm, das zunächst reichlich bröckligen Eiter entleert hat, vernarbt. Wohlbefinden. Gewicht 15 600 g (+ 2500 g). Pirquet positiv.

26. Großpapulöses Tuberkulid der Wange.

Georg M., $1^1/_2$ Jahre. (Fig. 24.) Vater an Lungentuberkulose gestorben. Seit 2 Monaten schmerzlose Geschwulst an der rechten Wange.

Guter Ernährungszustand, innere Organe o. B. An der rechten Wange findet sich eine wallnußgroße, fluktuierende, nicht schmerzhafte Geschwulst, über der die Haut gerötet ist. Pirquet +. Temperatur 37 ° C. Gewicht 12 250 g.

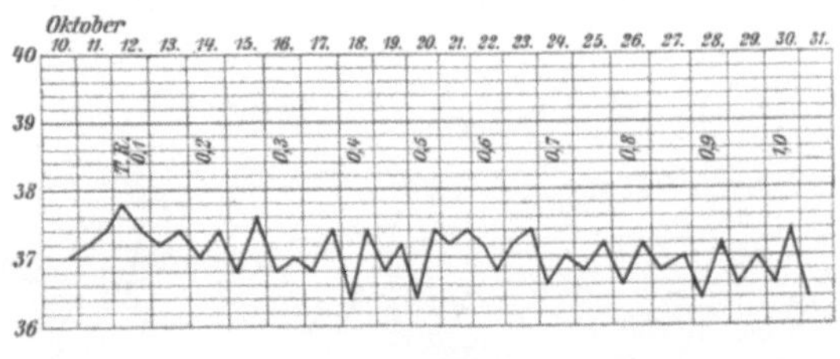

Fig. 23.

Injektionen von Tuberkulin Rosenbach, beginnend mit 0,1 am 12. X. in das umgebende Gewebe des Tuberkulids der rechten Wange, nachdem aus demselben Eiter mit der Spritze ausgesogen worden ist. Jeden zweiten Tag neue Lokalinjektion, steigend bis 1,0 am 30. X. Die anfänglich starken örtlichen Entzündungserscheinungen nehmen bald ab, keine Schmerzhaftigkeit, kein Fieber. Das Tuberkulid verkleinert sich zusehends. Kind wohl. Gewicht 13 100 g. Von nun ab ambulatorische wöchentliche Injektionen von 1,0 ohne Reaktion bis 30. XI. Wohlbefinden. An der rechten Wange findet sich eine etwa markstückgroße derbe Stelle in der nicht mehr geröteten Haut. Gewicht 13 650 g (+ 1400 g). Pirquet negativ.

27. Multiple Drüsentuberkulose.

Wilhelm G., 9 Jahre. (Fig. 25.) Vater an Schwindsucht gestorben. Seit $^1/_2$ Jahr sollen die Drüsen am Hals, in den Achselhöhlen und Leistenbeugen geschwollen sein.

Blasser Junge in schlechtem Ernährungszustand; innere Organe o. B. Die Lymphdrüsen an beiden Seiten des Halses, in den Achselhöhlen und Leistenbeugen sind bis zu Wallnußgröße geschwollen, hart, etwas druckempfindlich. Röntgendurchleuchtung ergibt Schwellung der broncho-pulmonalen Drüsen. Pirquet +++. Temperatur $37{,}4^0$ C. Urin o. B. Blutuntersuchung o. B. Gewicht 22 600 g.

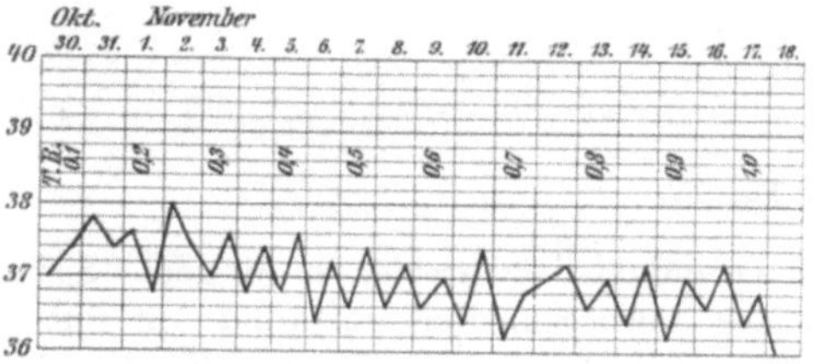

Fig. 25.

Injektionen von Tuberkulin Rosenbach, beginnend mit 0,1 am 23. X., ein um den andern Tag steigend bis 1,0 am 27. XI. Enorme Lokalreaktionen, hohes Fieber. Sämtliche Drüsentumoren stärker geschwollen und schmerzhaft. Allmählich klingen die Reaktionen ab, die Drüsenschwellungen gehen mehr und mehr zurück. Kind wohl. Gewicht 23800 g. Injektionen von 1,0 bis 14. XII. Wohlbefinden, Kind sieht viel frischer aus. Die Drüsentumoren sind alle verschwunden. Gewicht 24 350 g (+ 1750 g). Pirquet positiv.

28. Multiple Knochentuberkulose.

Anna Sch., $1^1/_2$ Jahr. (Fig. 26.) Mutter an Lungentuberkulose gestorben. Seit etwa $^1/_2$ Jahr Geschwulstbildungen an beiden Händen.

Blasses elendes Kind in schlechtem Ernährungszustand; innere Organe o. B. Auf dem Rücken der linken Hand findet sich eine hühnereigroße, weiche, fluktu-

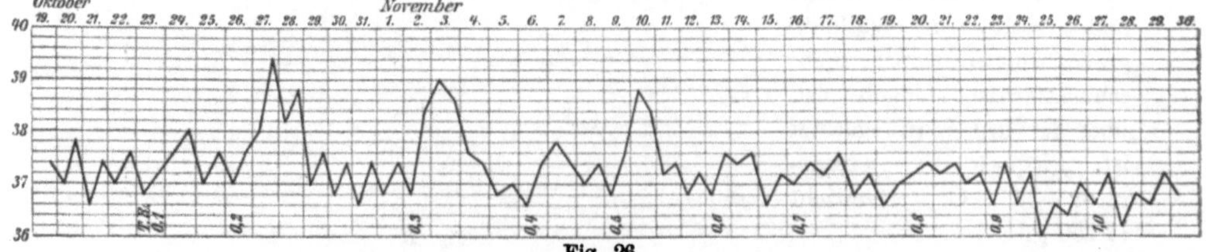

Fig. 26.

ierende Geschwulst. Die Grundglieder des 3. und 4. Fingers der rechten Hand sind spindelförmig aufgetrieben. Röntgendurchleuchtung ergibt tuberkulöse Herde im 2. und 4. Mittelhandknochen der linken Hand und in den Grundgliedern des 3. und 4. Fingers der rechten Hand. Pirquet +++. Temperatur 37,2° C. Gewicht 8500 g.

Injektionen von Tuberkulin Rosenbach, beginnend mit 0,1 am 30. X., jeden zweiten Tag steigend bis 1,0 am 17. XI. Währenddessen exulceriert die Geschwulst auf dem linken Handrücken und entleert reichlich bröckligen Eiter. Die Spinae ventosae des rechten 3. und 4. Fingers sind dünner geworden. Die anfangs starken örtlichen Reaktionen werden bald gering. Kind wohl. Gewicht 9200 g. Wöchentliche Einspritzungen von 1,0 bis 14. XI. Wohlbefinden. Die Wunde auf dem linken Handrücken hat sich geschlossen, die Auftreibungen der Grundglieder des rechten 3. und 4. Fingers sind fast verschwunden. Gewicht 10 200 g (+ 1700 g). Pirquet positiv. Kind bleibt in Behandlung.

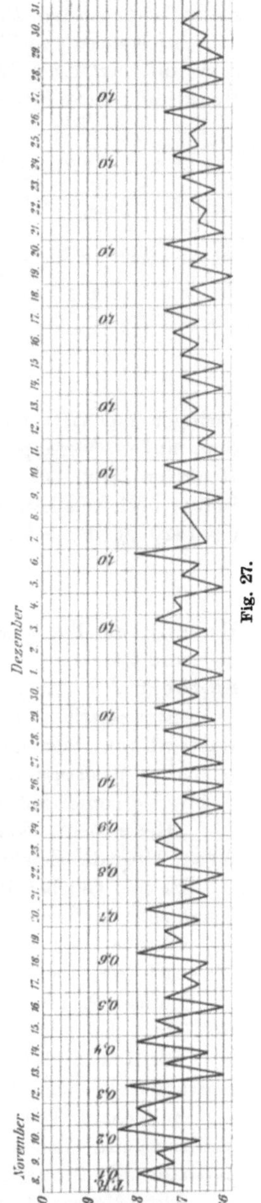
Fig. 27.

29. Lungentuberkulose.

Eva H., 9 Jahre. (Fig. 27.) Vater an Phthise gestorben. Seit Jahren soll Kind husten. In letzter Zeit öfters Fieber, zunehmende Abmagerung.

Sehr blasses Kind in mäßigem Ernährungszustand. Über der Lunge vorn oben verschärftes Vesikuläratmen, feinblasige trockene Rhonchi. Röntgendurchleuchtung ergibt Verdunkelung der rechten Lungenspitze, perlschnurartigen Schatten rechts neben der Wirbelsäule. Pirquet +++. Temperatur 37° C. Urin o. B. Gewicht 22 200 g. Ambulatorische Behandlung.

Injektionen von Tuberkulin Rosenbach, beginnend mit 0,1 am 8. XI., ein um den andern Tag steigend bis 1,0 am 26. XI. Anfangs starke örtliche Reaktionen, mäßige Temperatursteigerungen. Kind sieht besser aus. Husten geringer, nur nach den Einspritzungen vermehrt. Weniger Rasselgeräusche der rechten Spitze. Gewicht 22 880 g. Weitere Injektionen von 1,0 ohne Reaktion bis 27. XII. Wohlbefinden. Kein Husten mehr. Über dem rechten Oberlappen noch verschärftes Vesikuläratmen, keine Rhonchi mehr. Röntgendurchleuchtung ergibt eine beträchtliche Aufhellung des rechten Lungenspitzenfeldes. Gewicht 24 250 g (+ 2050 g). Pirquet positiv. Kind bleibt in Behandlung.

30. Lungentuberkulose.

Paul Sch., 11 Jahre. (Fig. 28.) Eltern gesund, ein Bruder an Lungentuberkulose gestorben. Seit ungefähr 1/2 Jahr Husten, öfters Fieber, Schwitzen, Abmagerung.

Blasser Junge in schlechtem Ernährungszustand. Über der Lunge links oben verschärftes Vesikuläratmen mit bronchialem Exspirium, reichliche mittelgroßblasige Rasselgeräusche. Röntgendurchleuchtung ergibt Verdunkelung der linken Lungenspitze gegenüber rechts, Hilusdrüsenschwellung. Pirquet ++. Temperatur 38° C. Urin o. B. Gewicht 28 000 g. Ambulatorische Behandlung.

Injektionen von Tuberkulin Rosenbach, beginnend mit 0,1 am 19. XI., in drei- bis viertägigen Intervallen steigend bis 1,0 am 20. XII. Geringe örtliche Reaktion, höheres Fieber. Kind erholt sich auffallend, sieht viel besser aus. Husten

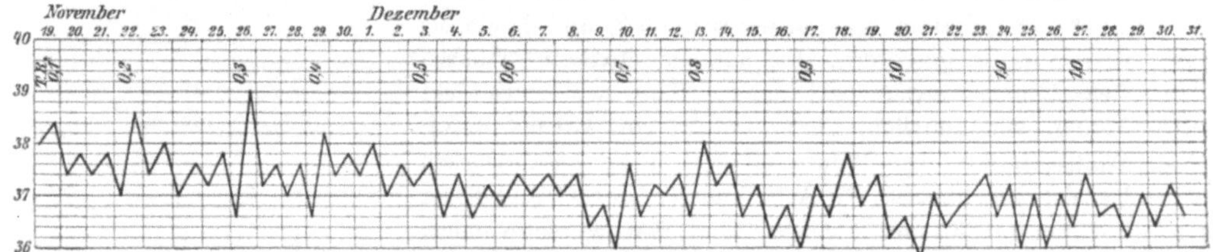

Fig. 28.

geringer, nur nach den Einspritzungen vermehrt. Weniger Rasselgeräusche über dem linken Oberlappen. Gewicht 29 100 g. Weitere Injektionen von 1,0 ohne Reaktion bis 27. XII. Wohlbefinden. Fast kein Husten mehr. Über der linken Spitze noch verschärftes Atemgeräusch, keine Rhonchi mehr. Gewicht 29 420 g (+ 1420 g). Pirquet positiv. Kind bleibt in Behandlung.

Literaturverzeichnis.

Rosenbach, Ein neues Tuberkulin. Deutsche med. Wochenschr. 1910, Nr. 33 und 34.

Seyberth, Beitrag zur Behandlung der örtlichen Tuberkulose mit Tuberkulin „Rosenbach". Beiträge z. klin. Chir. **74**, 1911.

Rosenbach, Sitzungsbericht der Göttinger medizinischen Gesellschaft. Berl. klin. Wochenschr. 1911, Nr. 35.

Sato, Vorläufige Mitteilungen über die Behandlung mit dem neuen Tuberkulin „Rosenbach". Kosai Kwan Iji Kenhyn-Kai Zasshi 1911, Nr. 4 (japanisch).

Arai, Über das Ergebnis der Behandlung mit Tuberkulin „Rosenbach". Clinical Revue, Oktober 1911 (japanisch).

Yamashita, Über die Behandlung mit Tuberkulin „Rosenbach". Clinical Revue, Oktober 1911 (japanisch).

Rosenbach, The use of Rosenbach Tuberkulin in surgical Tuberkulosis. The Lancet, 9. Dezember 1911.

Schäfer, Erfahrungen mit Tuberkulin „Rosenbach". Zeitschr. f. Tuberkulose **18**, Heft 2, 1911.

Schleisiek, Jahresbericht des Sanatoriums „Erholung" zu Sülzhayn, Südharz. Zeitschr. f. Tuberkulose **18**, Heft 2, 1911.

Kobayashi, Clinical Revue, 15. November 1911 (japanisch).

Kohler und Plaut, Erfahrungen mit Rosenbachschem Tuberkulin. Zeitschr. f. klin. Medizin **74**, Heft 3 und 4, 1911.

Curschmann, Sitzungsbericht des ärztlichen Kreisvereins, Mainz. Münch. med. Wochenschr. 1912, Nr. 2.

Stolzenburg, Bericht über die Fürstlich Hohenlohesche Lungenheilstätte Slawentzitz O.-S.

Rosenbach, Erfahrung über die Anwendung des Tuberkulin „Rosenbach" bei chirurgischen Tuberkulosen. Deutsche med. Wochenschr. 1912, Nr. 12 und 13.

Kokubo, Die Behandlung mit Rosenbach-Tuberkulin. Clinical Revue, 15. Januar 1912 (japanisch).

Yamashita, Über den Einfluß von Tuberkulin „Rosenbach" auf die Tuberkelbacillen. Clinical Revue, 15. Januar 1912 (japanisch).

Mura, Ein Fall über die Behandlung mit Tuberkulin Rosenbach. Clinical Revue, 15. Januar 1912 (japanisch).

Tashiro, Bericht über die Behandlung mit Tuberkulin „Rosenbach". Clinical Revue, 15. Januar 1912 (japanisch).

Curschmann, Diagnostische und therapeutische Erfahrungen mit Tuberkulin „Rosenbach". Verhandlungen d. deutschen Kongresses f. inn. Medizin 1912.

Zur Frage des Zuckerzusatzes bei der unnatürlichen Ernährung.

Von

B. Bendix.

(Aus der Charlottenburger Säuglingsklinik [Dirigierender Arzt: Prof. Dr. B. Bendix].)

Mit 13 Textfiguren.

Die Vorschläge, welche für die Durchführung der unnatürlichen oder künstlichen Ernährung gesunder Säuglinge von sachverständiger Seite gemacht werden, gipfeln, abgesehen von einzelnen Irrungen, die bald als falsch erkannt wurden, sämtlich und zu allen Zeiten in der Empfehlung einer guten Kuhmilch, die je nach dem Alter und Zustand des Kindes mehr oder weniger verdünnt wird. Im frühesten Lebensalter kommen als gebräuchlichste Mischungen Milchverdünnungen von 1 Teile Milch und 2 Teilen Wasser oder Mehl- bzw. Schleimabkochung = Eindrittel-Milch (Nr. I), später Verdünnungen von 1 : 1 = Halb-Milch (Nr. II), weiter von 2 : 1 = Zweidrittel-Milch (Nr. III) zur Anwendung. Schließlich erfolgt die Ernährung durch Vollmilch (Nr. IV).

Je nach dem Grade der Verdünnung tritt naturgemäß in dem Milchgemisch ein kleinerer oder größerer Verlust der einzelnen Nährstoffe (Eiweiß, Fett und Zucker) ein. Da man im Hinblick auf den niedrigen Eiweißgehalt der Frauenmilch (1%), den bei der Verdünnung der Kuhmilch entstandenen Eiweißverlust glaubt vernachlässigen zu dürfen, und eine Fettanreicherung zur Deckung des Fettausfalls gewisse Schwierigkeiten bietet, begnügt man sich in der Praxis gewöhnlich mit der einfachen und sehr bequemen Methode, nur auf den Zuckerverlust Rücksicht zu nehmen. Sein Ersatz wird aber so reichlich bemessen, daß die hergestellte Nährlösung kalorimetrisch der Frauenmilch wieder einigermaßen vollwertig wird.

Der Vorschlag Heubners[1]), bei der Eindrittel-Nahrung der Verdünnungsflüssigkeit 8%, der Halb-Nahrung 10%, der Zweidrittel-

[1]) Heubner, Die Stadt Leipzig in sanitärer Beziehung usw. Leipzig 1891.

Nahrung 12,3% Zucker zuzusetzen, hat gegenüber anderen Methoden bei weitem die größte Verbreitung gefunden. In der Heubnerschen Mischung wird durchschnittlich ein Zuckergehalt von ca. 7%, also ein gleicher wie er in der Frauenmilch vorhanden ist, erreicht.

Von diesem vielfach durchgeführten Verfahren zur Herstellung einer künstlichen Nahrung finden bezüglich der Mengen des Zuckerzusatzes gelegentlich Abweichungen statt. In zahlreichen Säuglingsanstalten und Milchküchen z. B. werden der Einfachheit wegen für sämtliche Milchmischungen gleichmäßig 10% Zucker zugesetzt. Biedert empfiehlt nur 6% Zucker. Und von vielen Müttern, besonders in weniger bemittelten Kreisen, wird die Zuckerzugabe überhaupt nicht genau dosiert. Immerhin bildet die Deckung des durch Verdünnung der Kuhmilch entstandenen Nährstoffverlustes allein durch Zuckerzusatz, ohne Rücksicht auf den Fettverlust, in der Praxis die Regel.

Ist man über die Notwendigkeit eines Zuckerzusatzes bei der verdünnten Kuhmilch als Säuglingsnahrung einer Meinung, so gehen die Ansichten über die Zuckerart, welche hierbei zu verwenden ist, auseinander.

Von den verschiedenen Zuckerarten, dem Rüben- oder Rohrzucker, dem Milchzucker, dem Malzzucker, kommt der letzte, dessen Überlegenheit allseitig anerkannt wird, bei der Ernährung gesunder Kinder infolge seines teuren Preises seltener in Betracht. Welcher von den beiden anderen Zuckerarten, Rüben- oder Milchzucker, den Vorzug verdient, läßt sich bei der Durchsicht der vorliegenden Literatur keineswegs sicher entscheiden.

Einzelne Autoren lassen die Beantwortung dieser Frage offen und sprechen gelegentlich der Bereitung der künstlichen Nahrung nur allgemein von „Zuckerzusatz“ oder stellen Rohr- und Milchzucker scheinbar gleichwertig nebeneinander. Ob sie sich hiermit in bewußter Absicht für eine bestimmte Zuckerart nicht festlegen wollen, oder ob ihnen für den Ernährungserfolg die Art des Zuckers bedeutungslos erscheint, geht aus ihren Auseinandersetzungen nicht hervor.

Henoch, der Altmeister der Pädiatrie und erfahrene Praktiker, läßt den Leser bei der Lektüre seines Lehrbuches in Ungewißheit, ob er überhaupt einen Zuckerzusatz bei der unnatürlichen Ernährung wünscht.

„Um diesen Übelständen (d. h. den Ungleichheiten zwischen Frauen- und Kuhmilch) zu begegnen“, schreibt er[1]) in seinen „Vorlesungen

[1]) Berlin 1903. XI. Aufl., S. 74.

über Kinderkrankheiten", „hat man immer die Kuhmilch durch Zusatz von Wasser oder auch von Hafer- oder Gerstenschleim verdünnt, wobei freilich die Menge des dem Säugling notwendigen Fettes und Zuckers herabgesetzt wird. Durch Zusatz von Rahm (Biedert), Milchzucker (Soxhlet, Heubner) oder durch besondere Manipulationen (Gärtners Fettmilch) hat man diesen Fettverlust zu kompensieren versucht. Aber alle diese Methoden, auf welche ich hier nicht weiter eingehen kann, sind nicht nur mehr oder minder umständlich, sondern auch viel zu teuer und daher für die Armenpraxis, die für die künstliche Ernährung vorzugsweise in Betracht kommt, unbrauchbar. Man wird daher in den meisten Fällen auf die einfache Verdünnung der Kuhmilch angewiesen sein, über deren Grad die Ansichten freilich auseinandergehen."

Baginsky[1]) äußert sich zu der Frage des Zuckerzusatzes folgendermaßen: „Statt des Wassers werden sich oft Zusätze von dünnem Haferschleim oder Kindermehlaufgüsse als vorteilhaft erweisen." Der Zusatz von Zucker ist dabei nicht zu vergessen. Baginsky meint den Milchzucker, denn er fährt, einige Sätze weiter, fort: „Statt des Milchzuckerzusatzes kann man mit Vorteil den von Soxhlet in die Praxis eingeführten sog. Nährzucker verwenden, ein Präparat, welches aus Malzzucker, Maltose und Dextrin mit einem Zusatz von Nährsalzen (löslichen Kalksalzen und Chlornatrium) besteht."

Heubner[2]) empfiehlt in erster Linie zur Steigerung des Nährwertes des künstlichen Nahrungsgemisches den bakteriell reinen Milchzuckerzusatz, an seiner Stelle aber auch Soxhlets Nährzucker, und als „unbedenklich" auch den gewöhnlichen Rohr- und Rübenzucker, besonders wo nicht ganz reiner Milchzucker zur Verfügung steht. In demselben Sinne äußert sich Heubner auch in der „Behandlung der Verdauungsstörungen im Säuglingsalter[3])".

Auch Biedert[4]) legt sich auf keine der verschiedenen Zuckerarten zur Versüßung der unnatürlichen Säuglingsnahrung fest. „Am zweckmäßigsten würde man reinen Traubenzucker wählen, da er ohne weiteres in den Körper aufgenommen wird, und das geschieht in einigen Nähr-

---

[1]) Baginsky, Lehrbuch VIII. Aufl. 1905, S. 45 und 46.

[2]) Heubner, Lehrbuch der Kinderheilkunde. Leipzig 1911, III. Aufl., 1. Bd., S. 78 und 80.

[3]) Handbuch der speziellen Therapie innerer Krankheiten von Penzoldt und Stintzing. III. Aufl. 1909, Bd. 2.

[4]) Biedert, Die Kinderernährung im Säuglingsalter, 5. Aufl., S. 158. Stuttgart 1905.

präparaten. Wegen Billigkeit der Beschaffung nimmt man gewöhnlich Rüben- oder Rohrzucker. Das natürliche Vorkommen in der Milch fiele für die Wahl des Milchzuckers in die Wagschale, wenn er nicht bei gleichem Nährwert und gleicher Assimilierbarkeit 7—8 mal teurer als gewöhnlicher Zucker wäre, und wie er, vielleicht etwas mehr als anderer Zucker, durch Milchsäurebildung sich bei der Eiweißverdauung und Darmantisepsis nützlich macht, ist an verschiedenen Stellen dargelegt."

Im Gegensatz zu diesen Autoren, welche die Wahl der Zuckerart dem Gutdünken des einzelnen überlassen, entscheiden sich andere Pädiater für eine bestimmte Zuckerart.

Camerer[1]) schlägt bei jüngeren Kindern den Milchzucker vor, wenngleich er den Rohrzucker als Zusatz zur Säuglingsnahrung bei älteren Säuglingen nicht ganz ausschließt. „Von den Disacharaten lag naturgemäß die Verwendung des Milchzuckers am nächsten und wird derselbe besonders seit der Empfehlung von Soxhlet, Heubner und Hofmann jährlich zur Aufnährung zahlreicher Kinder mit Erfolg verwendet. Es zeigte sich jedoch bald, daß stärkere Milchzuckerlösungen abführende Wirkung haben, und die erzielten Gewichtszunahmen nicht immer der Menge des zugeführten Milchzuckers entsprachen. Diese beiden Erscheinungen dürften zum Teil dadurch bedingt sein, daß durch bakterielle Einwirkung im Darm gewisse Mengen des Milchzuckers in gasige Zersetzung übergehen und für den Energiewechsel zum Teil verloren gehne. Am meisten empfiehlt sich die Verwendung des Milchzuckers in den ersten Lebenswochen in einer Konzentration von c. 5—7 %." „Die Verwendung des billigen Rohrzuckers ist dadurch etwas beschränkt, daß er in stärkerer Conzentration leicht Gärungszustände im Darm und Durchfall hervorruft und durch seinen ausgesprochenen süßen Geschmack entweder direkt Widerwillen oder Abneigung gegen andere Nahrungsmittel verursacht. Immerhin ist er bei der Ernährung älterer Säuglinge und in mäßigen Mengen (2—5%), in Verbindung mit anderen Nährstoffen verwendet, als geeigneter Zusatz zu betrachten."

Soxhlet[2]) empfahl den aus der Kuhmilch gewonnenen gereinigten Milchzucker zur Deckung des bei der Verdünnung der Milch entstehen-

---

[1]) Camerer, Stoffwechsel und Ernährung im ersten Lebensjahre. Handb. d. Kinderheilk. von Prof. v. Pfaundler und Prof. Schloßmann, II. Aufl., Bd. 1, S. 225. Leipzig 1910.

[2]) Soxhlet, Die chemischen Unterschiede zwischen Frauen- und Kuhmilch und die Mittel zu ihrer Ausgleichung. Münch. med. Wochenschr. 4, 1893.

den Defizits geradezu als das physiologische Ergänzungsmittel, das durch kein anderes Kohlehydrat zu ersetzen ist. Ihn bestimmt hierzu sein natürliches Vorkommen in der Milch aller Säugetiere und erhebliche Überlegenheiten beim Abbau und der Resorption anderen Zuckerarten gegenüber.

Czerny und Keller[1]) lassen bei der unnatürlichen Ernährung jeder einzelnen Nahrungsportion Milchzucker zusetzen, und zwar so viel, daß auf 100 g Milchverdünnung annähernd ein Kaffeelöffel Zucker kommt. Die Autoren gehen mit der Empfehlung des Milchzuckers von der Vorstellung aus, daß sie dadurch den Gebrauch des Rohr- oder Rübenzuckers verhindern können. „Da es durchaus nicht indifferent ist, welche Zuckerart wir einem Säuglinge verabfolgen, und da der Milchzucker erst in sehr großen Mengen nachteilige Wirkungen zur Folge hat, so erscheint es uns als das vorsichtigste, für die Anwendung des Milchzuckers einzutreten. Ein weiterer Grund dafür ist die Erfahrung, daß schon in den ersten Lebenswochen nur wenige Kinder mit Milch und Wasser allein gedeihen, daß dies dagegen nach Zugabe eines Kohlehydrats zu erreichen ist." Gegenüber der Verwendung anderer Kohlehydrate halten Czerny und Keller „jenes Mittel für das wichtigste, das auch bei sehr ungenauer Dosierung die wenigste Gefahr für eine Erkrankung des Kindes mit sich bringt", und so können sie vorläufig keinem anderen Kohlehydrat vor dem Milchzucker bei der Ausgangsnahrung den Vorzug geben. Ins Gewicht fällt für die Empfehlung des Milchzuckers weiter, daß ein großer Teil des Milchzuckers im Darm durch die Einwirkung der Bakterien zersetzt, und somit durch die Zugabe von Milchzucker zur Milchverdünnung die für die normalen Vorgänge im Darm wichtigen Gärungsvorgänge gesteigert werden können. „Dadurch wird überdies die Fäulnis beschränkt und die Darmperistaltik zweckmäßig angeregt, wenngleich hierbei allerdings nicht die gleiche Darmbakterienflora wie bei natürlicher Ernährung erzielt wird."

Einen Nachteil des Milchzuckers sehen Czerny und Keller in seiner Minderwertigkeit in bezug auf die Körpergewichtszunahme. Gerade der Milchzucker hat keinen nennenswerten Einfluß auf den Körpergewichtszustand. „Auch bei sehr großen Dosen können wir eine Körpergewichtszunahme selbst in jenen Fällen nicht erreichen, in denen nach Zusatz anderer Kohlehydrate zur Nahrung sofort eine Besserung des Körpergewichtes eintritt."

[1]) Czerny u. Keller, Des Kindes Ernährung usw. Handb. **1**, 532—534, 544. 1906.

Obwohl auch nach Finkelstein[1]) der Milchzucker von den Zuckerarten nicht der leistungsfähigste ist, und sich seine Minderwertigkeit bei zahlreichen Kindern in mangelhafter Gewichtszunahme geltend macht, die sehr häufig zur Veränderung der Nahrungszusammensetzung zwingt, wird er trotzdem von ihm in erster Linie zur Ernährung des gesunden Kindes empfohlen. Bestimmt wird Finkelstein hierzu, weil Milchzucker auch bei größeren Dosen nicht leicht zu Diarrhoen Veranlassung gibt, deswegen auch bei sorgloser Dosierung unschädlich ist, und weil die mangelhafte Zunahme in der Regel durch Beimischung geringer Mehlmengen behoben werden kann. „Rohr- oder Rübenzucker erscheint weniger geeignet und zwar deshalb, weil die Gewöhnung an die süße Nahrung den Übergang zur späteren gemischten Kost erschwert. Zudem scheint er in größeren Mengen leichter abzuführen. Das gleiche trifft auch für die Maltose zu, die dazu noch sehr teuer ist.“

Jacoby[2]) hat von jeher den Standpunkt vertreten, daß der Rohrzucker bei der Säuglingsernährung dem Milchzucker weit überlegen sei. Die Nachteile des Milchzuckers sieht er darin, daß „er sich sehr schnell in Milchsäure umsetzt, daß zuviel Säure sich im Magen anhäuft und die Proteinstoffe gerinnen und unverdaulich macht, daß sie Alkalien und Kalk aus phosphorsauren Verbindungen löst, daß sie Phosphorsäure vor der rechten Zeit eliminiert und daß sie zu Durchfällen und Rachitis Veranlassung gibt.“ Jacoby[3]) hat auch später seine Meinung nicht geändert und bevorzugt als Zusatz für die Milchverdünnungen weiter den Rohrzucker, „und zwar in oberflächlich abgeschätzten und nicht überängstlich gewogenen Mengen.“

Prechtl[4]) führt gewisse klinische Erscheinungen, wie häufiges Aufstoßen, dauernde Unruhe, starke Gasenentwicklung im Abdomen, Blässe, Schlaffheit, rachitische Symptome, die er bei mit Milchzuckerzusatz ernährten Säuglingen fand, auf die Milchzuckerfütterung zurück. Eine Erklärung für diese Schädigung glaubt er darin zu erblicken, daß „der Milchzuckerzusatz Spaltpilze und gasbildende Bakterien in ihrer Entwicklung begünstigt, daß er die Milch schwerer verdaulich macht,

---

[1]) H. Finkelstein, Lehrbuch der Säuglingskrankheiten. Berlin 1905 S. 44 und 95.

[2]) Jacoby, Die Pflege und Ernährung des Kindes. Gerhardts Handb. d. Kinderkrankh. **1**, 409. Tübingen 1877.

[3]) Jacoby, Künstliche Kinderernährung. Ber. f. d. Kindersektion d. 13. internat. med. Kongr. zu Paris, 3. Aug. 1900. Archiv f. Kinderheilk. **31**, 17. 1901.

[4]) Prechtl, Ist Milchzucker ein vorteilhafter Zusatz zur Kindermilch? Jahrb. f. Kinderheilk. **53**, 216. 1901.

indem er die Alkalien und den Kalk von ihren phosphorsauren Verbindungen trennt, und daß er infolge dieses Verhaltens die Kalkausscheidung beträchtlich erhöht.“

Auch in der neuesten Literatur über Säuglingsernährung finden sich Bedenken gegen die Verwendung des Milchzuckers. So schreiben Langstein und Meyer[1]): „Sowohl im Stoffwechsel als auch in der Klinik ergibt sich, daß der Milchzucker keineswegs der tauglichste ist. Die Assimilationsgrenze ist niedrig, der Gewichtszuwachs ist nicht befriedigend; es kommt leicht zu Gärungen und damit zu diarrhoischen Stuhlentleerungen. Auch Rohrzucker ruft leicht Durchfall hervor, dagegen ist der Malzzucker besonders geeignet, da seine Assimilationsgrenze hoch, und sein Einfluß auf den Gewichtsanstieg groß ist. „Wir empfehlen für den praktischen Gebrauch Rohrzucker und die dextrinisierten Malzpräparate, bei Neigung zur Verstopfung Loeflunds Malzsuppenextrakt oder Milchzucker.“

Bendix[2]) äußert sich zur Frage des Zuckerzusatzes bei der Säuglingsernährung: „Von den drei in der Praxis verwertbaren Zuckerarten, dem Milch-, dem Rohr- (Rüben) und dem Malzzucker wird durch den Milchzucker der geringste Ansatz, höherer beim Rohrzucker und der höchste beim Malzzucker erzielt. Da der Rohrzucker billiger ist als der Milchzucker, so habe ich in dem letzten halben Jahre in meiner Klinik sämtliche Milchmischungen mit Rohrzucker zubereiten lassen. Einen Nachteil gegenüber den früheren Milchzuckerzusätzen habe ich bisher nicht beobachtet, auch nicht feststellen können, daß der süßere Rohrzucker ungern genommen wird, und die Gewöhnung an die süße Nahrung Schwierigkeiten bei dem Übergang zur gemischten Kost verursacht.“

Kassowitz[3]) verwendet zur Deckung des durch die anfängliche Verwässerung der Milch herbeigeführten Ausfalls an stickstoffreier Nahrung in der Regel nicht Milchzucker, sondern Rohr- oder genauer gesagt Rübenzucker. Als Beweggründe hierfür führt er an, „daß vergleichende Versuche über die Ausnützung der verschiedenen Zuckerarten unzweideutig ergeben haben, daß Milchzucker im Darm viel schwerer in seine einfacheren Komponenten zerlegt wird als Rohrzucker, daß infolgedessen auch viel leichter ein Übergang des ungespaltenen Milchzuckers in den Harn zustande kommt (Laktosurie) und daß namentlich

---

[1]) Langstein und Meyer, Säuglingsernährung und Säuglingsstoffwechsel. Wiesbaden 1910, S. 85 u. 86.

[2]) Bendix, Lehrbuch der Kinderheilkunde, 6. Aufl., S. 53. Berlin-Wien 1910.

[3]) Kassowitz, Praktische Kinderheilkunde. Berlin 1910, S. 96.

bei dyseptischen Kindern, selbst wenn ihre Verdauungsstörung nur geringgradig ist, die Assimilationsgrenze für den Milchzucker sehr stark herabgesetzt erscheint."

Ich habe absichtlich eine reichliche Auslese von Zitaten aus der Literatur zusammengestellt, um nachzuweisen, wie verschieden oder wie wenig bestimmt von den einzelnen Autoren die Frage der Zuckerart, als Zusatz zur Säuglingsnahrung, beantwortet wird. Daraus ergibt sich die unsichere Auskunft, die der Praktiker erhält, wenn er sich irgendwo über diesen Gegenstand orientieren will. Immerhin läßt sich als Ergebnis der Durchsicht der Literatur feststellen, daß ein Teil der Forscher, besonders in ihren Publikationen der jüngsten Zeit von den Kohlehydraten dem Rübenzucker den Vorzug gibt. Diese Bevorzugung verdankt der Rübenzucker seiner vorteilhaften Assimilation, seinem günstigen Einfluß auf die Gewichtszunahme des Kindes und nicht an letzter Stelle seiner Billigkeit. Im Gegensatz zum Rübenzucker steht der Milchzucker, der in reinem Zustande sehr teuer ist, durch leichte Gärungserregung im Darm, häufige Bildung dyseptischer Stühle, mangelhaften Körperansatz minderwertig erscheint und von einer Seite[1]) für den Ansatz für gänzlich wertlos erklärt wird.

Wenn trotzdem im Privathause, selbst in nicht begüterten, zum Teil sogar in armen Familien, fast durchweg der teure Milchzucker zur Anreicherung der Säuglingsnahrung benutzt wird, so steht diese allgemeine Verwendung zum großen Teil mit seiner eindringlichen Empfehlung im Jahre 1883 durch Soxhlet im Zusammenhang, der ihn als natürlichen Bestandteil der Tiermilch sozusagen als physiologischen Zucker allen anderen Zuckerarten voranstellte. Die Lehre Soxhlets von der unbedingten Zweckmäßigkeit des Milchzuckers als Anreicherungsmittel der verdünnten Kuhmilch ist im Laufe der Jahre von der Mehrheit der Ärzte aufgenommen und festgehalten worden. Ihrer Empfehlung verdankt er, bei dauernder geschickter Reklame der Produzenten, seinen dominierenden Platz beim großen Publikum.

Die Frage des Zuckerzusatzes bei der künstlichen Ernährung, noch einmal aufzunehmen, hat mich neben dem klinischen Interesse, das sie für den Ansatz und die Verdauung hat, vor allem auch der ökonomische Gesichtspunkt geleitet. Die enorme Preisdifferenz zwischen Milch- und Rübenzucker von 3 M. und 0,36—0,52 M. (jetzt infolge der Lebensmittelteuerung 0,66 M.) für das Kilo sollte schon bei Gleichwertigkeit beider

[1]) Weigert, Berl. klin. Wochenschr. **21**, 1909, u. Monatsschr. f. Kinderheilk. **9**. 1910.

Zuckerarten in bezug auf Körperansatz, Stuhlbefund und Allgemeinbefinden ohne weiteres für die Empfehlung des 6—8 mal billigeren Rübenzuckers sprechen. Falls sich aber nachweisen ließe, daß der Rübenzucker hierin dem Milchzucker sogar noch überlegen wäre, so wäre unbedingt die Entscheidung zu seinen Gunsten für die allgemeine Praxis nach jeder Richtung berechtigt und geboten.

Zur Klärung der aufgeworfenen Frage habe ich an 13 Säuglingen mit normalem Stuhlbefund und befriedigendem Gewichtsansatz Fütterungsversuche mit den verschiedenen Zuckerarten angestellt. Die Anordnung der Versuche und ihre Ergebnisse werden durch die beigegebenen Kurven veranschaulicht. Aus ihnen ist die verabreichte Nahrungsmenge, ihre Zusammensetzung, ihr kalorimetrischer Wert, die Menge und Art des Zuckerzusatzes, der Gewichtszuwachs, die Temperatur und die Beschaffenheit des Stuhles der Kinder mühelos abzulesen. Die Kurven finden eine Ergänzung bzw. Erläuterung durch die folgenden kurzen klinischen Daten und Berechnungen.

Bei der Versuchsanordnung habe ich Gewicht darauf gelegt, daß die Nahrung in bezug auf Menge und Zusammensetzung und damit auf ihren Energiewert, insbesondere soweit er durch die Zuckermenge bedingt wird, sich in den einzelnen Perioden nicht wesentlich ändert.

Versuch 1.

Gerhard A., $3^1/_2$ Monate alt. Aufgenommen 20. III. 1909. Gewicht 3780 g. Bilanzstörung.

Ernährung: 5×130 II, allmähliche Steigerung bis auf 5×160 II. Reparation, schließlich Heilung.

21. IV.: Kind munter, guter Turgor der Haut, befriedigender Appetit, normale Stühle.

	1. Periode. 34 Tage. Milchzucker.	2. Periode. 14 Tage. Zuckerfrei.
Nahrung:	4×170 II 41 g Milchzucker 1×170 III	die gleiche wie in Periode I.
Gewichtsschwankung:	4300—5250 g	5250—4860 g
Mittlerer Energiequotient:	102 Ca	59,1 Ca
Effekt:	+950 g Gewicht + 28 g pro die	—390 g — 28 g pro die
Bemerkungen:	Gutes Allgemeinbefinden, normale Stühle, 1 mal Verstopfung. Temperaturschwankungen (Schnupfen).	Auffallende Schmalheit des Gesichts des Kindes. Stühle normal, 2 mal verstopft. Temperatur gleichmäßig normal

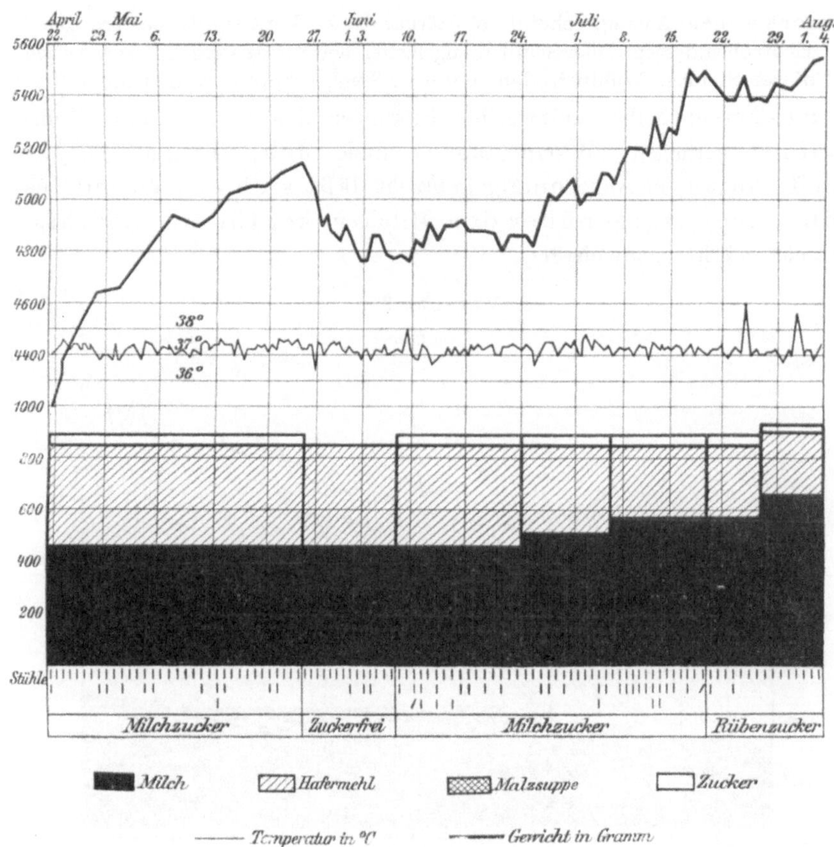

Fig. 1.

	3. Periode. 41 Tage. Milchzucker.	4. Periode. 15 Tage. Rübenzucker.
Nahrung:	4 × 170 II, 1 × 170 III + 41 g MZ.	5 × 170 III + 35,7 Rüben-Z.
später:	2 × 170 II, 3 × 170 III + 38,4 g MZ.	5 × 180 III + 37 „
schließlich:	5 × 170 III + 35,7 g MZ.	
Gewichtsschwankung:	4860—4960—5600 g	5600—5480—5650 g
Mittlerer Energiequotient:	95—96—98 Ca	96,5 Ca
Effekt:	+ 740 g + 18 g pro die + 24,7 g pro die (nach Abzug der dyspept. Tage)	+ 50 g + 3,3 g pro die + 170 g (berechnet von der + 21 g Zeit des erneuten pro die Gewichtsanstiegs).

Bemerkungen: Anfangs scheinbare Störung des Zuckerassimilationsvermögens: Erbrechen, dyspeptischer Stuhl, mangelhafter Gewichtsanstieg. Später Ausgleich dieser Störung. Wohlbefinden, normaler Stuhl, erheblicher Gewichtsanstieg.

Resümee: Selbst zeitweilige Störungen des Kindes durch Temperatursteigerungen (Wärmestauung Ende Juli; Trommelfellinjektion 1. August) in Anrechnung gebracht, läßt sich ein Vorteil des Rübenzuckers gegenüber dem Milchzucker für den Gewichtsansatz nicht nachweisen.

Versuch 2.

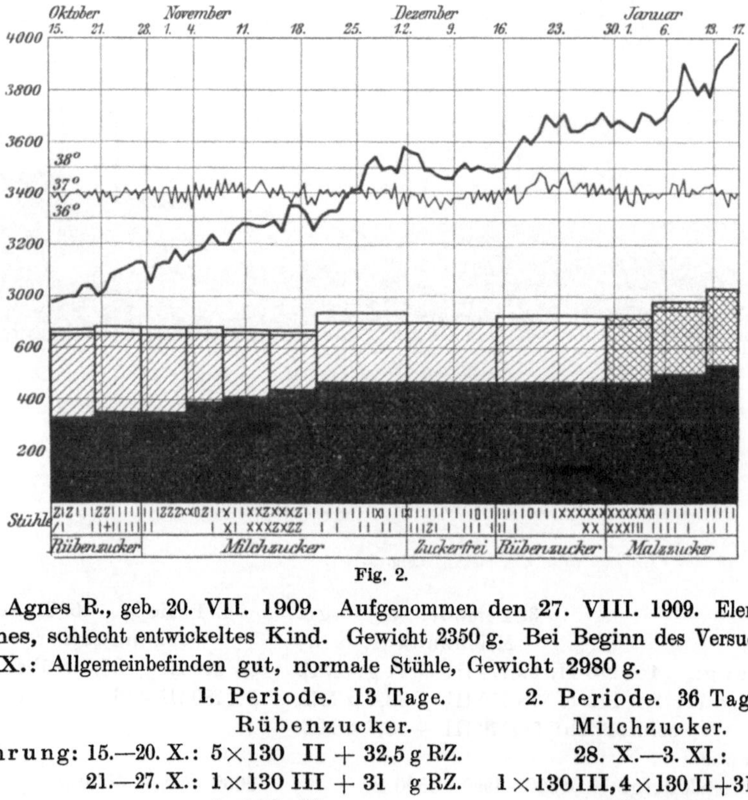

Fig. 2.

Agnes R., geb. 20. VII. 1909. Aufgenommen den 27. VIII. 1909. Elendes, kleines, schlecht entwickeltes Kind. Gewicht 2350 g. Bei Beginn des Versuches, 15. X.: Allgemeinbefinden gut, normale Stühle, Gewicht 2980 g.

	1. Periode. 13 Tage. Rübenzucker.	2. Periode. 36 Tage. Milchzucker.
Nahrung: 15.—20. X.:	5 × 130 II + 32,5 g RZ.	28. X.—3. XI.:
21.—27. X.:	1 × 130 III + 31 g RZ.	1 × 130 III, 4 × 130 II + 31 MZ.
	4 × 130 II	4. XI.—8. XI.:
		3 × 130 III, 2 × 130 II + 29 „
		9. XI.—14. XI.:
		4 × 130 III, 1 × 130 II + 28 „
		15. XI.—20. XI.:
		5 × 130 III. + 26,5 „
		21. XI.—2. XII.:
		5 × 140 III + 28,7 MZ.

Gewichts-schwankung:	2980—3130 g	3130—3580 g
Mittlerer Energiequotient:	114,5 Ca	118,3 Ca
Effekt:	+150 g Gewichtszunahme + 11,5 g „ pro die	+450 g + 12,5 g pro die
Bemerkungen:	Gutes Allgemeinbefinden, regelmäßige Temperaturen, Stühle im ganzen gut, einmal Erbrechen.	Gutes Allgemeinbefinden, unregelmäßige Temperaturen, Stühle zeitweise sehr dyspeptisch, öfteres Erbrechen. Die Zunahme nicht besser als in der Vorperiode, da Nahrungszulage, aber auch nicht schlechter.

	3. Periode. 13 Tage. Zuckerfrei.	4. Periode. 14 Tage. Rübenzucker.
Nahrung:	3. XII.—15. XII.: 5×140 III	16. XII.—29. XII.: 5×140 III + 28,7 RZ. 421,22 Ca
Gewichts-schwankung:	3580—3450 g	3450—3700 g
Mittlerer Energiequotient:	86,5 Ca	118 Ca
Effekt:	—130 g — 10 g pro die	+250 g + 18 g pro die
Bemerkungen:	Gute Stühle. 1 mal Verstopfung. Subnormale Temperaturen.	Allgemeinbefinden und Stühle gut.

Resümee: Es zeigt sich ein wesentlicher Gewichtszuwachs in der Rübenzuckerperiode gegenüber der Milchzuckerperiode. Derselbe bleibt auch bestehen, wenn man selbst annehmen wollte, daß durch die Zuckerentziehung ein Zuckerhunger eintrat, der bis zum Ausgleich, bei erneuter Zuckerdarreichung, eine gesteigerte Assimilation veranlaßt hätte. Ein dringender Grund liegt aber für diese Auffassung nicht vor, im Gegenteil im Hinblick auf andere Versuche, wo bei Milchzuckerzusatz nach voraufgegangener Milchzuckerentziehung anfänglich kein Ansatz erfolgte, könnte man auf eine Stoffwechselschädigung durch Zuckerentziehung schließen, die sich erst allmählich wieder durch die Gewöhnung an Zucker ausgleicht, was sich klinisch durch anfänglichen Gewichtsstillstand und späteren mäßigen Gewichtsanstieg kundgibt.

5. Periode. 19 Tage.
Malzzucker.

Nahrung: 30. XII. 1909—12. I. 1910:	5×140 III + 28,7 MaZ.
13. I.—17. I. 1910:	5×160 III + 30,7 MaZ.
	450—480 Ca
Gewichtsschwankung:	3700—3980 g
Mittlerer Energiequotient:	122,8 Ca
Effekt:	+280 g
	+ 14,7 g pro die

Sieht man von den ersten Tagen des Versuchs ab, wo dyspeptische Stühle vorhanden waren, so zeigt sich in den letzten 11 Tagen, bei normalem Verhalten des Kindes, eine Gewichtszunahme, die einhalbmal so groß ist als die in der vorhergegangenen Rübenzuckerperiode.

Versuch 3.

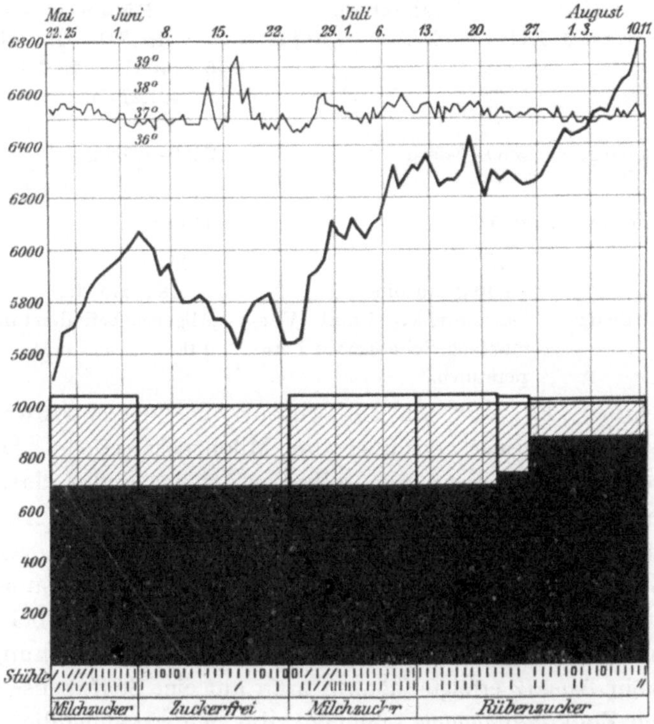

Fig. 3.

Georg K., geb. 30. XI. 1908, aufgenommen den 19. V. 1909. Gewicht 4630 g. Rachitis. Unterernährung. Allgemeinbefinden gut. Normale Stühle.

	1. Periode. 13 Tage. Milchzucker.	2. Periode. 20 Tage. Zuckerfrei.
Nahrung:	22. V.—3. VI.: 5×200 III + 41 MiZ. 603,6 Ca	4. VI.—23. VI.: 5×200 III 435,5 Ca
Gewichtsschwankung:	5530—6020 g	6070—5650 g
Mittlerer Energiequotient:	104,5 Ca	74 Ca
Effekt:	+490 g + 37,7 g pro die	—420 g — 21 g pro die
Bemerkungen:	Bei gutem Allgemeinbefinden, guten Stühlen, die nur zeitweilig etwas dünn waren, ausgezeichnete Gewichtszunahme. Unregelmäßige, subfebrile Temperaturen.	Die Munterkeit und Lebhaftigkeit des Kindes geht verloren. Gesichtsfarbe stark verändert, aschfahl. Temperatur subnormal, an 3 Tagen durch Grippe-Infektion febril. Stuhl fest, teilweise bröcklig oder verstopft.

	3. Periode. 18 Tage. Milchzucker.	4. Periode. 28 Tage. Rübenzucker.
Nahrung:	24.VI.—11.VII.: 5×200 III + 41 MiZ. 603,6 Ca	12. VII.—23. VII.: 5×200 III + 41 RZ. 24. VII.—26. VII.: 4×200 III } + 38 „ 1×200 IV } 27. VII.—4. VIII.: 3×200 IV } + 34 + Brei 2×200 III }
Gewichtsschwankung:	5650—6320 g	6320 (6240)—6850 g
Mittlerer Energiequotient:	100 Ca	107,8 Ca
Effekt:	+670 g + 37,2 g pro die	+610 g + 38 g pro die
Bemerkungen:	Allgemeinbefinden gebessert, Stühle zeitweise häufiger, dünn und grün.	Ein Vorteil zugunsten des Rübenzuckers ist aus dem Gewicht nicht zu ersehen. Die Entleerungen beim Milchzucker teilweise dyspeptisch, beim Rübenzucker normal, zeitweise verstopft. Temperatur beim Milchzucker subfebril, beim Rübenzucker fast monothermisch.

Versuch 4.

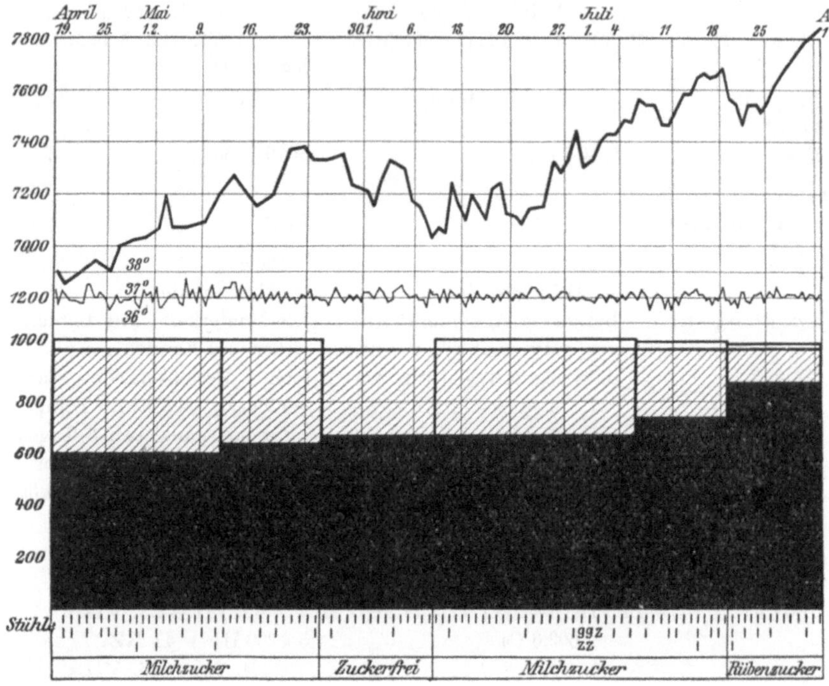

Fig. 4.

Hans D., geb. 14. X. 1908, aufgenommen den 22. II. 1909. Bronchitis levis, Dyspepsie. 20. IV.: Kind gesund, normale Stühle.

	1. Periode. 36 Tage. Milchzucker.	2. Periode. 15 Tage. Zuckerfrei.
Nahrung: 20.IV.—12.V.:	3×200 III + 44,6 MZ. 2×200 II 472 Ca	5×200 III 435,5 Ca
13.V.—25.V.:	4×200 III 1×200 II 588 Ca	
Gewichts-schwankung:	6850—7320 g	7320—7030 g
Mittlerer Energiequotient:	80,4 Ca	61,5 Ca
Effekt:	+470 g + 13 g pro die	—290 g — 19,3 g pro die
Bemerkungen:	Stuhl normal. Temperaturen unregelmäßig (Bronchitis ?).	

	3. Periode. 39 Tage. Milchzucker.	4. Periode. 15 Tage. Rübenzucker.
Nahrung:	10.VI.— 6.VII.: 5×200 III+40,6MZ. 7. VII.—19.VII.: 4×200 III + 39MZ. 1×200 IV 621 Ca	3×200 IV 2×200 III + 34 g RZ. zuletzt Breizulage. 670 Ca
Gewichtsschwankung:	6960—7680 g	7680—7890 g
Mittlerer Energiequotient:	83,2 Ca	85 Ca
Effekt:	+650 g + 16,6 g pro die	+210 g + 14 g pro die
Bemerkungen:	Stühle in den ersten Tagen dyspeptisch, später normal. Temperaturen afebril, aber zeitweise recht unregelmäßig.	Normale Stühle. Gutes Allgemeinbefinden. Isothermie. Der Gewichtsansatz ist zwar kein besserer als in der voraufgegangenen MZ.-Periode, aber der Anstieg ist ein ununterbrochener und gleichmäßiger gegenüber der Zickzackkurve bei MZ.

Versuch 5.

Erich S., geb. 14. II. 1909, aufgenommen den 26. II. 1909. Frühgeburt. Dyspepsie. Alimentäres Fieber. Gewicht 3020 g. Im März Varicellen. Anfang Oktober Grippe (Bronchitis, Dyspepsie).

	1. Periode. 26 Tage. Rübenzucker.	2. Periode. 11 Tage. Zuckerfrei.
Nahrung:	16.—17. X.: 3×200 III + 32 RZ. 2×180 Malzsuppe 626 Ca 17. X.—31. X.: 4×200 III + 34 RZ. 1×180 Malzsuppe	1. XI.—11. XI.: 5×200 III 436 Ca
Gewichtsschwankung:	4620—5050 g	5050—4840 g
Mittlerer Energiequotient:	133 Ca	88 Ca
Effekt:	+430 g + 16 g pro die	—210 g — 15,5 g pro die
Bemerkungen:	Allgemeinbefinden leidlich. Subfebrile Temperaturen (Bronchitis. Pirquet negativ). Urin eiweißfrei. Normale Stühle.	Allgemeinbefinden und Temperaturen unverändert. Stuhl geformt, hart, unter starkem Pressen entleert.

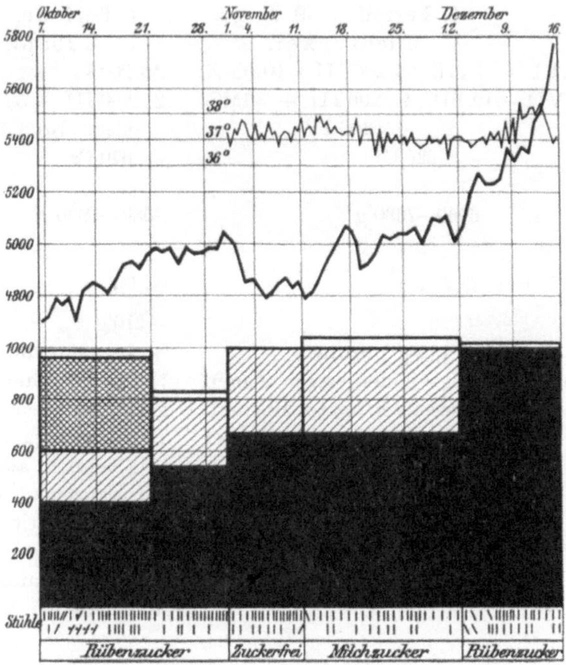

Fig. 5.

	3. Periode. 21 Tage. Milchzucker.	4. Periode. 14 Tage. Rübenzucker.
Nahrung:	12.XI.—2.XII.: 5 × 200 III + 40,6 MZ. 602 Ca	3. XII.—16. XII.: 5 × 200 IV + Brei 743 Ca
Gewichtsschwankung:	4780—5010 g	5010—5780 g
Mittlerer Energiequotient:	123 Ca	138 Ca
Effekt:	+230 g + 11 g pro die	+770 g + 55 g pro die
Bemerkungen:	Normale Stühle. Unregelmäßige Temperaturen, aber niedriger als vorher. Unregelmäßiger, durch Abfälle unterbrochener Gewichtsanstieg.	Normale Stühle. Stetiger ununterbrochener Gewichtsanstieg, trotz Grippe (Fieber, Bronchitis, roter Hals) der, wenngleich geringe Calorienzulage, bei seiner Erheblichkeit zugunsten des RZ. spricht.

Versuch 6.

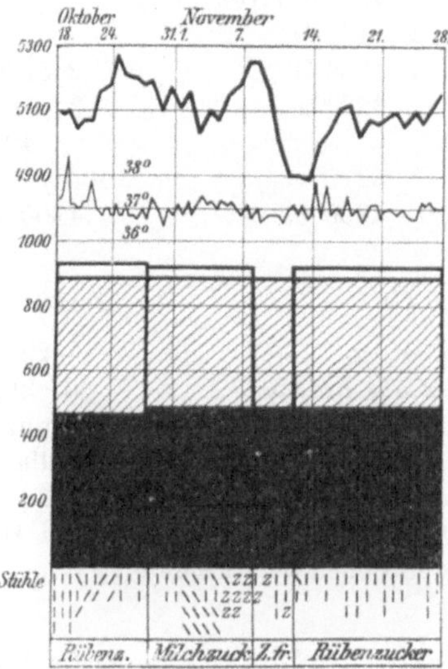

Fig. 6.

Fritz D., geb. 19. III. 1909, aufgenommen 4. X. 1909. Bronchopneumonie. Otitis media. Dyspepsia levis. Gewicht 4880 g. Bei Beginn des Versuchs die Otitis noch nicht vollkommen abgeheilt.

	1. Periode. 11 Tage. Rübenzucker.	2. Periode. 11 Tage. Milchzucker.
Nahrung:	18.—28. X.: 4×180 II, 1×170 III } + 43 RZ. 484 Ca	29. VII.—8. XI.: 2×170 III, 3×180 II } + 41 MiZ. 490 Ca
Gewichtsschwankung:	4980—5080 g	5090—5170 g
Mittlerer Energiequotient:	96 Ca	95,4 Ca
Effekt:	+100 g + 9,5 g pro die (+ 14 g pro die, bei Berechnung der letzten 7 Tage	+80 g + 7 g pro die
Bemerkungen:		Bei gleicher Calorienzufuhr minderwertiger Ansatz. Stühle häufig und stark dyspeptisch. 3. XI.: Kind sehr elend, matt und abgefallen.

	3. Periode. 4 Tage. Zuckerfrei.	4. Periode. 6 Tage. Rübenzucker.
Nahrung:	9.—12. XI.: 2×170 III 3×180 II 322 Ca	13.—18. XI.: 2×170 III, 3×180 II } + 41 RZ. 490 Ca
Gewichts-schwankung:	5170—4800 g	4800—5020 g
Mittlerer Energiequotient:	64,5 Ca	100 Ca
Effekt:	—370 g —92,5 g pro die	+220 g + 36,6 g pro die
Bemerkungen:	Stuhl gebessert. Kind selbst so elend und kollabiert (Fontanelle eingesunken), daß der Versuch am 4. Tage abgebrochen werden mußte.	Stühle normal. Kind wieder vollkommen munter. Bedeutend besserer Gewichtsanstieg bei RZ. als bei MZ.

Versuch 7.

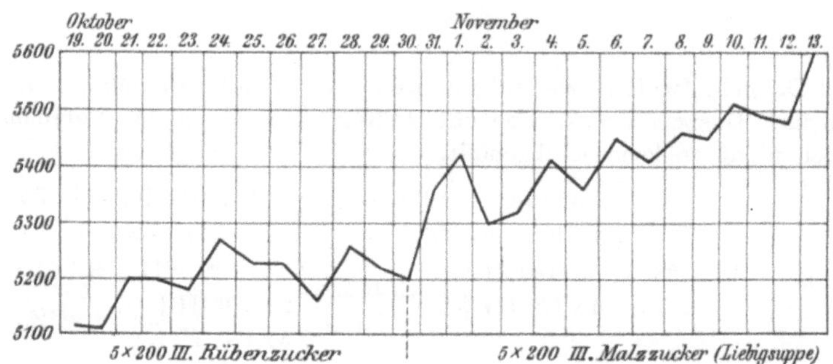

Fig. 7.

Bruno B., geb. 31. V. 1910, aufgenommen 19. X. 1910. Chronische Bronchitis. Allgemeinbefinden gut, Stühle normal. Zeitweilig subfebrile Temperaturen.

	1. Periode. 12 Tage. Rübenzucker.	2. Periode. 14 Tage. Malzzucker.
Nahrung:	19.—30. X.: 5×200 III + 35 RZ. 566 Ca	31. X.—13. XI.: 5×200 III + 35 MaZ. 566 Ca
Gewichts-schwankung:	5100—5200 g	5200—5600 g
Mittlerer Energiequotient:	109 Ca	105 Ca
Effekt:	+90 g + 7,5 g pro die	+400 g + 28,6 g pro die

Bemerkungen:	Normale Stühle. Gutes Allgemeinbefinden.	Gutes Allgemeinbefinden. Leichte vorübergehende Ernährungsstörung in den ersten Tagen: Brechneigung, dünne Stühle. Deutliche Beeinflussung des Gewichtsanstieges durch Malzzucker.

Versuch 8.

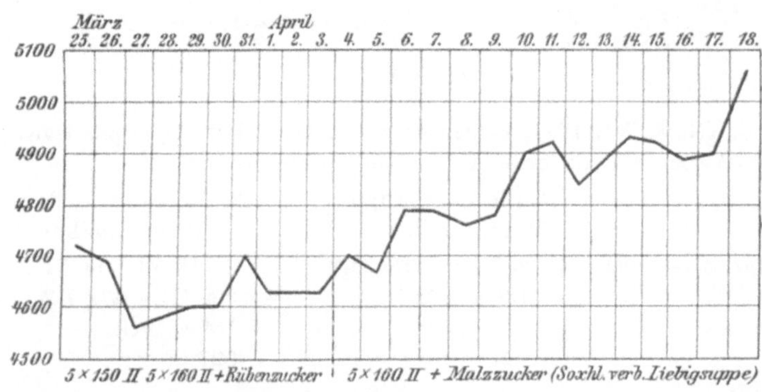

Fig. 8.

Alois V., geb. 6. II. 1911, aufgenommen wegen Grippe.

	1. Periode. 11 Tage. Rübenzucker.	2. Periode. 13 Tage. Malzzucker.
Nahrung:	25. III.—4. IV.: 5×160 II + 40 gRZ. 424 Ca	5. IV.—15. IV.: 5×160 II + 40 g Soxhl.verb. Liebigssuppe 424 Ca 16. IV.—18. IV.: 5×170 II + 42,5 MaZ. 451 Ca
Gewichtsschwankung:	4710—4710 g	4670—5050 g
Mittlerer Energiequotient:	90 Ca	90 Ca
Effekt:	± g	+380 g + 29,2 g pro die
Bemerkungen:	Normale Stühle. Gutes Allgemeinbefinden.	Gutes Allgemeinbefinden. Normale Stühle, mit Ausnahme eines dyspeptischen und eines verstopften. Öfteres Erbrechen. Deutlicher Vorteil des Malzzuckers gegenüber dem Rübenzucker in bezug auf die Gewichtszunahme.

Versuch 9.

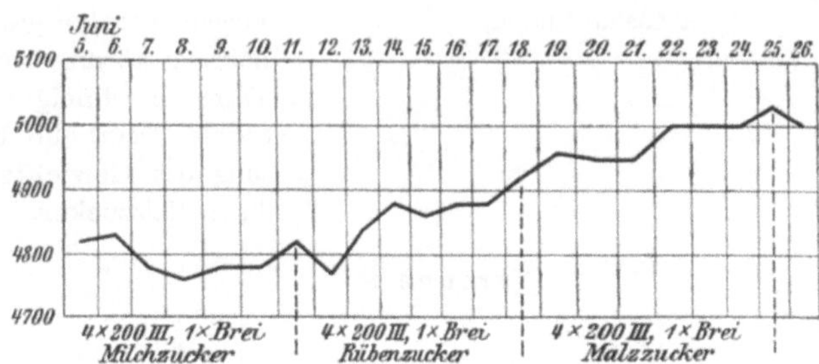

Fig. 9.

Carl G., geb. 4. XI. 1911, aufgenommen 11. III. 1912. Dyspepsia levis. Bei Beginn des Versuchs Kind gesund, wenn auch unterernährt.

	1. Periode. 6 Tage. Milchzucker.	2. Periode. 6 Tage. Rübenzucker.
Nahrung:	5.—11. VI.: 4×200 III + 27 g MiZ. 100 g Brei 527 Ca	12. VI.—18. VI.: 4×200 III + 27 g RZ. 100 g Brei 527 Ca
Gewichtsschwankung:	4820—4820 g	4780—4920 g
Mittlerer Energiequotient:	109 Ca	109 Ca
Effekt:	± g	+140 g + 23,3 g pro die
Bemerkungen:	Gutes Allgemeinbefinden. In den ersten 3 Tagen dyspeptische, später normale Stühle.	Befinden unverändert gut. Normale Stühle. Erheblicher Gewichtsanstieg, der zugunsten des Rübenzuckers spricht.

3. Periode. 7 Tage.
Malzzucker.

Nahrung:	14. VI.—25. VI.: 5×200 III + 27 g MaZ. 100 g Brei
Gewichtsschwankung:	4920—5020 g
Mittlerer Energiequotient:	108 Ca
Effekt:	+100 g + 14 g pro die

Bemerkungen: Allgemeinbefinden gut. Die Stühle der letzten 4 Tage dünn. Hierdurch wohl das Zurückbleiben des Gewichts gegenüber dem Anstieg bei Rübenzucker.

Versuch 10.

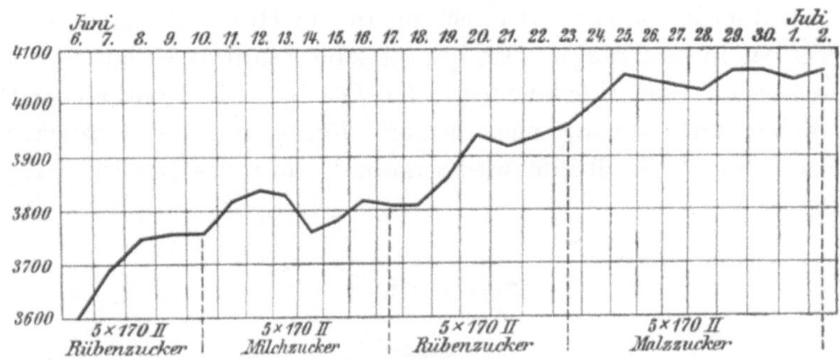

Fig. 10.

Hildegard K., geb. 12. III. 1912, aufgenommen 15. IV. 1912. Eczema diffusum.

	1. Periode. 5 Tage. Rübenzucker.	2. Periode. 7 Tage. Milchzucker.
Nahrung:	6.—10. VI.: 5×170 II + 42,5 RZ. 450 Ca	11. VI.—17. VI.: 5×170 II + 42,5 MiZ. 450 Ca
Gewichtsschwankung:	3600—3760 g	3820—3810 g
Mittlerer Energiequotient:	102 Ca	102 Ca
Effekt:	+160 g + 32 g pro die	—10 g — 1,4 g pro die
Bemerkungen:	Normaler Stuhl. Gutes Allgemeinbefinden. Glänzende Zunahme.	Normaler Stuhl. Speien. Gewichtsstillstand.

	3. Periode. 6 Tage. Rübenzucker.	4. Periode. 9 Tage. Malzzucker.
Nahrung:	18.—23. VI.: 5×170 II + 42,5 RZ. 450 Ca	24. VI.—2. VII.: 5×170 II + 42,5 MaZ. 450 Ca
Gewichtsschwankung:	3810—3950 g	3990—4060 g
Mittlerer Energiequotient:	102 Ca	101 Ca
Effekt:	+140 g + 23,3 g pro die	+70 g + 7,7 g pro die
Bemerkungen:	Stuhl zuletzt etwas dyspeptisch (Otitis). Speien hält an. Gute Zunahme.	Stühle ziemlich dyspeptisch. Speien dauert an. Zunahme in den ersten Tagen sehr gut, später Stillstand.

Während durch Milchzucker kein Ansatz erzielt wird, geht das Gewicht in 2 Rübenzuckerperioden sehr gut in die Höhe. Bei Malzzucker befriedigt der Ansatz nicht. Der dyspeptische Stuhl, sowie das Speien sind wohl sekundäre Erscheinungen der Otitis. Die Dyspepsie tritt unter Malzzuckerfütterung mehr hervor. Bei späterer Rübenzuckerfütterung werden die Stühle wieder normal, und das Gewicht steigt befriedigend an.

Versuch 11.

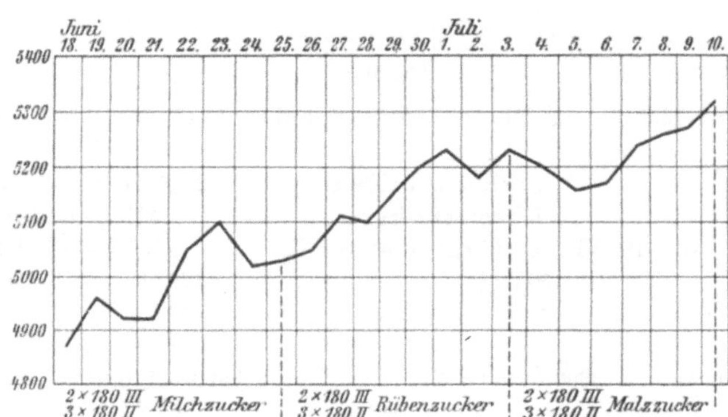

Fig. 11.

Hans M., geb. 22. I. 1912, aufgenommen den 29. I. 1912. Frühgeburt.

	1. Periode. 8 Tage. Milchzucker. 18.—25. VI.:	2. Periode. 8 Tage. Rübenzucker. 26. VI.—3. VII.:
Nahrung:	3×180 II + 39 MiZ. 2×180 III 491,5 Ca	2×180 III + 39 g RZ 3×180 II 491,5 Ca
Gewichtsschwankung:	4870—5020 g	5040—5230 g
Mittlerer Energiequotient:	100 Ca	96 Ca
Effekt:	+150 g + 18,75 g pro die	+190 g + 23,75 g pro die
Bemerkungen:	Stühle 4—5 mal, stark dyspeptisch.	Normale Stühle. Besserer Gewichtsanstieg als in der Vorperiode trotz geringerer Calorienzufuhr.

3. Periode. 7 Tage.
Malzzucker.

Nahrung:	4. VII.—10. VII.:	2×180 III + 39 g MaZ. 3×180 II 491,5 Ca
Gewichtsschwankung:		5200—5320 g
Mittlerer Energiequotient:		93,5 Ca
Effekt:		+120 g + 17 g pro die

Bemerkungen: Normale Stühle. Zunahme geringer als bei MiZ., wesentlich schlechter als bei RZ.

Der Versuch zeigt deutlich die Vorteile des Rübenzuckers gegenüber dem Milchzucker in bezug auf die Gewichtszunahme und die Verdauung. In der Malzzuckerperiode finden sich normale Stühle im Vergleich zu den dyspeptischen während der Milchzuckerfütterung.

Versuch 12.

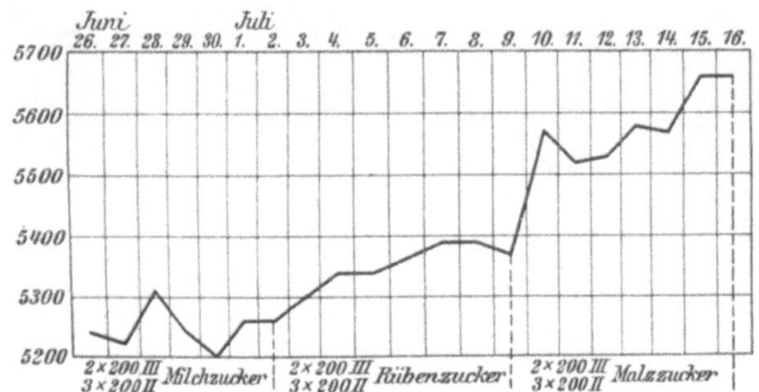

Fig. 12.

Anna H., geb. 18. II. 1912, aufgenommen den 22. II. 1912 wegen „Speien".

	1. Periode. 7 Tage. Milchzucker. 26. VI.—2. VII.:	2. Periode. 7 Tage. Rübenzucker. 3. VII.—9. VII.:
Nahrung:	2 ×200III 3×200 II + 43,5 MiZ. 545,6 Ca	2×200 III + 43,5 g RZ. 3×200 II 545,6 Ca
Gewichtsschwankung:	5240—5260 g	5260—5380 g
Mittlerer Energiequotient:	104 Ca	102 Ca
Effekt:	+20 g + 2,8 g pro die	+120 g + 17,14 g pro die

Bemerkungen:	Mangelhafte Gewichtszunahme. Stühle zeitweilig dyspeptisch.	Günstigerer Gewichtsanstieg. Stuhl normal, 1 mal verstopft

3. Periode. 7 Tage.
Malzzucker.

Nahrung:	10. VII.—16. VII.:	2×200 III + 43,5 Soxhl. verbess. Liebigsuppe 3×200 II 545,6 Ca
Gewichtsschwankung:		5300—5660 g
Mittlerer Energiequotient:		99,6 Ca
Effekt:		+360 g + 51 g pro die

Bemerkungen: Normale Stühle. Glänzende Zunahme.

Der Versuch zeigt deutlich die Vorzüge von Rüben- und Malzzucker gegenüber dem Milchzucker.

Versuch 13.

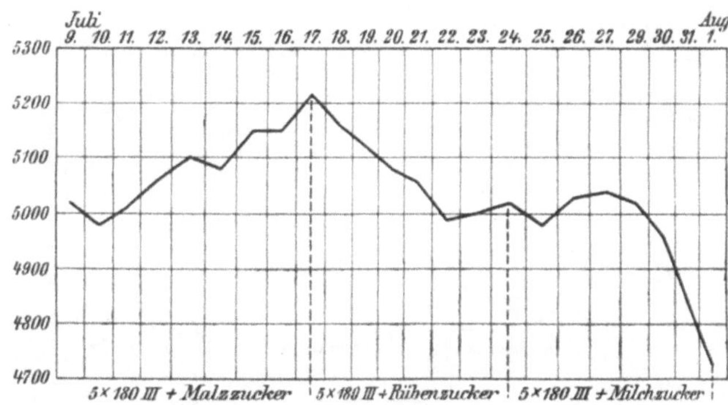

Fig. 13.

Charlotte Sch., geb. 21. III. 1912, aufgenommen den 16. VI. 1912. Dyspepsia levis.

	1. Periode. 8 Tage. Malzzucker. 9.—16. VII.:	2. Periode. 7 Tage. Rübenzucker. 17. VII.—23. VII.:
Nahrung:	5×180 III + 30 g Soxhlets verb. Liebigsuppe. 513 Ca	5×180 III + 30 g RZ. 513 Ca
Gewichtsschwankung:	5010—5220 g	5220—5010 g
Mittlerer Energiequotient:	100 Ca	100 Ca

Effekt:	+210 g + 26,25 g pro die	—210 g — 30 g pro die
Bemerkungen:	Normale Stühle. Gute Zunahme.	Dyspeptische Stühle. Starke Abnahme.

3. Periode. 8 Tage.
Milchzucker.

Nahrung:	24. VII.—31. VII.:	5 × 180 III + 30 MZ. 513 Ca
Gewichtsschwankung:		5010—4730 g
Mittlerer Energiequotient:		101 Ca
Effekt:		—280 g — 35 g pro die

Bemerkungen: Erbrechen. Dyspeptische bis wasserähnliche Stühle. Starker Gewichtssturz.

Überlegenheit des Malzzuckers gegenüber den beiden anderen Zuckerarten.

Die Zahl meiner Versuche ist, bei der Eindeutigkeit ihrer Ergebnisse, groß genug, um über gewisse Punkte Klarheit zu schaffen.

Es ist zweifellos für die Entwicklung des Säuglings nicht gleichgültig, welcher von den verschiedenen Zuckerarten, der Milch-, Rüben- oder Malzzucker[1]) der Nahrung zugesetzt wird.

Die verschiedene Wertigkeit der einzelnen Zuckerarten läßt sich in einwandfreier Weise an der Gewichtskurve nachweisen. Der Milchzucker ist entschieden in bezug auf den Gewichtsanstieg minderwertig. Erheblich höher ist der Rübenzucker zu bewerten, dessen Leistungsfähigkeit gelegentlich noch vom Malzzucker übertroffen wird.

Am deutlichsten macht sich in den Versuchen die Überlegenheit des Rübenzuckers gegenüber dem Milchzucker bemerkbar. Bei 7 Säuglingen unter 11 = 63,64% stieg der tägliche Gewichtszuwachs bei Rübenzuckerverabreichung im Anschluß an eine Milchzuckerperiode mehr oder minder hochgradig an, so daß ein Ansatz um das Doppelte bis Drei- bis Zehnfache und mehr im Tage gegen früher stattfand. In dem einen Fall (13), wo im Anschluß an Malzzucker sowohl bei Rüben- wie bei Milchzuckerfütterung eine erhebliche Abnahme unter diarrhöischen Stühlen erfolgte, war das Kind während der Rübenzuckerperiode immer noch etwas im Vorteil. Bei 3 Kindern (1. 3, 4) läßt sich eine

[1]) Von den Malzzuckerpräparaten ist für die Versuche Soxhlets verbesserte Liebigssuppe verwendet worden.

Überlegenheit des Rübenzuckers nicht nachweisen: die Gewichtsansätze waren während der Rübenzuckerperiode ungefähr die gleichen wie in der Milchzuckerperiode.

Die größere Leistungsfähigkeit des Rübenzuckers für den Ansatz, dokumentiert sich nun nicht allein durch die vermittelst der Wage nachweisbare recht erheblich größere Körpergewichtszunahme während einer Periode, sondern in einzelnen Fällen auch durch den gleichmäßigen stetigen Anstieg der Gewichtskurve. Während bei Milchzuckerzusatz trotz im ganzen steigender Gewichtstendenz die Zunahme öfters durch geringere oder größere Gewichtstürze unterbrochen wird, und dadurch die Gewichtslinie zickzackförmig und unregelmäßig erscheint, geht die Kurve bei Rübenzuckernahrung in einzelnen Fällen fast ohne Unterbrechung gleichmäßig und ziemlich steil in die Höhe, (Fall 4, 5, 11). Dieser besondere Entwicklungsgang prägt sich bei ganz gesunden Kindern, wie ich sie in der Privatpraxis und in der Säuglingsfürsorge beobachte, noch markanter aus, als bei den hier zum Versuch verwendeten Kindern, von denen ein Teil sich in der Rekonvaleszenz nach Ernährungsstörungen bsfand, ein Teil unterernährt war.

Über den Ansatz bei Malzzuckerzusatz zur Säuglingsnahrung liegen 8 Versuche vor. In 6 Fällen d. h. in 75% tritt seine Überlegenheit gegenüber den beiden anderen Zuckerarten deutlich hervor. Und zwar ist sie in höherem Maße dem Milchzucker, aber auch dem Rübenzucker gegenüber noch erkennbar ausgesprochen. Besonders stark tritt sie in Fall 7, 8, 12 und 13 hervor. In zwei Fällen (9 und 11) läßt sich von einer Beeinflussung des Gewichts in günstigem Sinne durch Malzzuckerzusatz nicht sprechen.

Mag nun auch der Milchzucker in seiner Wirkung auf die Gewichtszunahme des wachsenden Kindes wesentlich hinter den Malz- und Rübenzucker zurückstehen, ein Effekt, der auch seiner niedrigen Assimilationsgrenze entspricht, so bleibt er, wenn auch ein minderwertiger, doch immer ein Nahrungsstoff, der als Kraftspender für den Haushalt des Organismus nicht ohne Wert ist. Die Betonung dieser selbstverständlichen Tatsache ist deshalb am Platze, weil Weigert[1]) seinerzeit auf Grund von Beobachtungen in der Säuglingsfürsorge den Satz aufgestellt hat: „Der Zusatz von Milchzucker zu Verdünnungen der Kuhmilch mit Wasser ist ohne Einfluß auf den Verlauf der Gewichtskurve des Säuglings.“ Gegen das Irrtümliche dieser Auffassung ist sehr

[1]) Weigert, vgl. l. c.

bald von verschiedenen Seiten (Schlossmann[1]), Langstein[2])) Einspruch erhoben worden. Ebenso konnte Helbich[3]) nachweisen: „daß bei Kindern, die in Zunahme begriffen waren, eine Reduktion des Milchzuckers in allen Fällen Gewichtsstillstand, aber noch viel häufiger mehr oder weniger erhebliche Abnahme verursachte."

Ich selbst kann durch Beifügung von Kurven und klinischen Daten, herrührend von Ernährungsversuchen (Fall 1—6) aus dem Jahre 1909, den Beweis erbringen, daß bei Säuglingen, die bis dahin mit Milch, der neben Hafermehl Milchzucker zugesetzt war, ernährt worden waren, nach Milchzuckerentziehung ein plötzlicher und erheblicher Gewichtssturz mit zeitweise nicht unerheblichen Gleichgewichtsstörungen des Allgemeinbefindens eintrat. Bisweilen fallen die Kinder in ihrem Äußern hochgradig ab, sie sehen „dekomponiert" aus (Fall 2). Oder sie werden aschfahl im Gesicht, verlieren ihre Munterkeit und sind unnatürlich ruhig (Fall 3).

Vorher monothermische Temperaturen werden subnormal und unregelmäßig. Die Stühle formen sich zu trockenen bröckligen Seifenstühlen (Fall 3), oder sind geformt, hart und werden nur unter starkem Pressen herausbefördert (Fall 4). Oder es findet sich Verstopfung (Fall 2 und 3).

Die Gewichtsstürze bieten in einzelnen Fällen bei der Milchzuckerentziehung geradezu das Bild einer Katastrophe. Sie führen zu einem Verlust von 10,0 g (Fall 1), 15,5 g (Fall 5), 19,3 g (Fall 4), 21,0 g (Fall 3), 28,0 g (Fall 1) bis 92,5 g (Fall 6) in einem Tage.

Setzt man der Säuglingsnahrung wieder Milchzucker zu, so wird erneuter Ansatz, oft mit steiler Gewichtskurve, und Erholung der Kinder erzielt.

Auf die Schädigung des Allgemeinbefindens der Kinder allein durch Milchzuckerreduktion hat auch Helbich aufmerksam gemacht: Er fand, daß „vorzugsweise bei untergewichtigen debilen Kindern durch die starke Verminderung des Gehaltes an Milchzucker nach verhältnismäßig kurzer Zeit offenbar ein tiefgehender Schaden gesetzt wurde, der selbst nach erneuter Zugabe des Milchzuckers wiederholt nur langsam ausgeglichen wurde."

Die Bewertung des Ernährungserfolges bei künstlicher Ernährung hängt aber in erster Linie nicht vom Gewichtsanstieg ab. Es ist viel-

[1]) Schlossmann, Archiv f. Kinderheilk. **53**, 16. 1910.

[2]) Langstein, Monatsschr. f. Kinderheilk. **9**, 332. 1910.

[3]) Helbich, Monatsschr. f. Kinderheilk. **9**, 365. 1910.

mehr dem Kohlehydrat als Zusatz der Vorrang zuzuerkennen, dessen Anwendung die geringste Gefahr für den Säugling in sich schließt. Über diesen Punkt, der ja in direkter Beziehung zu dem Schicksal der Disaccharide im Magendarmkanal steht (Langstein), gehen die Anschauungen, wie ich in der Einleitung durch die Angaben verschiedener Autoren belegen konnte, noch weit auseinander.

Wenn ich mich ganz auf den Boden der klinischen Tatsachen stelle, so zeigen meine Versuche, daß der Rübenzucker am ehesten der Forderung genügt, normale Verhältnisse im Darm (Darmgärung, Säurebildung, Peristaltik) zu schaffen. Bei Rübenzuckerzufuhr wird fast regelmäßig ein gut breiiger normaler Stuhl erzielt, oder er wird normal, wenn er vorher z. B. bei Milchzuckerfütterung dyspeptisch war. Bei Milchzuckerzusatz sind oder werden die Stühle meist dyspeptisch. Die Dyspepsie darf wohl als ein Zeichen abnormer Darmgärung angesprochen werden. Beim Aussetzen des Milchzuckers, bei Verabreichung von Milch ohne Zuckerzusatz, werden die Faeces meist normal oder auch verstopft.

Bei Malzzuckernahrung ist der Stuhl häufig gut, in vereinzelten Fällen (Fall 7 und 8) dyspeptisch oder sogar diarrhöisch; Erbrechen gehört nicht zu den Seltenheiten. Meine Beobachtung stimmt auch mit der Mitteilung Gerstenbergers (zitiert nach Langstein) überein, daß „der gesunde Säugling reine Maltose, für welche eine bedeutend höhere Assimilationsgrenze als für Rüben- und Milchzucker angegeben wird, keineswegs in höherer Konzentration wie Milch- und Rohrzucker verträgt“. Gerstenbergers Versuche schreibt Langstein: „haben mir gezeigt, daß Maltose, die wir in ihrer Symbiose mit Dextrin und Mehl so außerordentlich schätzen, selbst dann nicht ein ideales Kohlehydrat für den Säugling darstellen würde, wenn ihr Preis kein so hoher wäre.“

Man darf also wohl sagen, daß für den normalen Ablauf der Verdauungsvorgänge unter den 3 in Betracht gezogenen Kohlehydraten der Rübenzucker die größten Garantien bietet.

Die Gleichmäßigkeit der Temperatur, die für die Bewertung der Gesundheit des Säuglings eine wesentliche Rolle spielt, zeigt häufiger Sprünge und Unregelmäßigkeiten bei Milchzuckerfütterung, während sie bei Rübenzucker im Gegensatz hierzu bisweilen (Fall 3, 4 und 6) die stabile isotonische Linie aufweist.

Bei der Abwägung des Urteils über den Ernährungserfolg mit den verschiedenen Zuckerarten ist natürlich beim Säugling eine gewisse

Vorsicht geboten. Es handelt sich ja hier gegenüber dem Erwachsenen um ein wachsendes Individuum, das sich noch nicht im Stickstoffgleichgewicht befindet, und bei welchem sich daher mit steigendem Gewichte in verhältnismäßig kurzer Zeit das Bedürfnis für Nahrungsmenge und Nahrungsstoff ändert. Die Versuchsperioden dürfen daher nicht zu lang aber auch nicht zu kurz sein. Beides, allzu große Ausdehnung, ebenso ein schnelles Abbrechen des Versuchs bringt größere oder kleinere Fehler mit sich. Für die Bewertung des Fallens oder Steigens des Gewichts ist es gewiß auch nicht gleichgültig, ob sich die Ernährungsperiode der Zuckerart mit günstigerer Assimilation an die mit schlechterer oder umgekehrt anschließt. Für die Säureentwicklung im Darm, für die Peristaltik und schließlich für die Kotbildung spielen ferner nicht allein die Zuckerart, sondern auch das Fett, die Salze, die Funktion des Darmtraktus und der Zustand des Kindes eine Rolle.

Da diese Fehler gleichmäßig jedem Ernährungsversuch beim jungen Kinde anhaften, im übrigen sich aber in jeder Periode, gleichviel ob es sich um Rüben-, Milch- oder Malzzuckerfütterung handelt, wiederholen, so haben sie auf das Endresultat des Versuchs keinen Einfluß.

Legt man für die Bewertung der einzelnen Zuckerart das klinische Verhalten des Säuglings, mit besonderer Beachtung seines Allgemeinbefindens, der Eigentemperatur, der Darmentleerungen und des Gewichtes, zugrunde, so unterliegt es keinem Zweifel, daß bei Vergleichung von Milch- und Rübenzucker, als Zusatz zur künstlichen Nahrung, der letztere dem ersteren weit überlegen ist. Der Malzzucker dürfte mit Rücksicht auf die Erzielung der günstigsten Gewichtszunahme an erster Stelle stehen. Ich halte es aber trotzdem für richtig, ihn für die Fälle aufzusparen, wo man mit dem Rübenzucker nicht vorwärts kommt, also hauptsächlich für debile und kranke Kinder, allein schon aus dem Grunde, weil er für eine allgemeine Verwendung sich seines außerordentlich hohen Preises wegen nicht eignet.

Wenn im Gegensatz zu den günstigen Erfahrungen mit Rübenzuckerfütterung beim Säugling Sainmont[1]) gegenteilige Beobachtungen an jungen Hunden gemacht hat, die nach Verabreichung von 20 g Rohrzucker pro Körperkilogramm per os fast ausnahmslos binnen wenigen Tagen starben, während die mit Milchzucker gefütterten Tiere nach leichter und bald vorübergehender Beeinträchtigung ihres Befindens sich bald wieder erholten und am Leben blieben, so will dieser

---

[1]) Sainmont, Vergleichende Untersuchungen am Hunde über die Wirkung verschiedener Zuckerarten. Monatsschr. f. Kinderheilk. **10**, 579. 1912.

allerdings auffallende Befund nichts sagen. Denn Tierversuche lassen sich nicht ohne weiteres auf den Menschen übertragen. Außerdem kommt Heim[1]), der die Versuche Sainmonts nachgeprüft hat, zu ganz anderen Ergebnissen. Bei seinen Versuchen entwickelten sich die Hunde in ausgezeichneter Weise, nur einer, der bei Rohrzuckernahrung an Gewicht sehr gut zunahm, blieb bei Milchzuckerfütterung im Gewicht stehen. Bei allen Tieren trat infolge des Zuckers Diarrhöe auf, unter Einfluß des Milchzuckers heftiger als beim Rohrzucker.

Die Ergebnisse Heims am Tiere stimmen demnach im großen und ganzen mit den Erfahrungen überein, wie wir sie bei den verschiedenen Zuckerarten als Zusatz zur Nahrung beim Säugling kennen gelernt haben. In einer neueren Arbeit[2]), von der ich erst bei der Korrektur meines Beitrages zu der aufgeworfenen Frage, Kenntnis erhalte, kommt der Autor zwar zn dem Ergebniß: „Der Milchzucker leistete in allen Fällen dasselbe, wie der Rohr- und der Nährzucker.“ Er fügt aber selbst noch hinzu: „Zu beachten ist allerdings, daß die Stuhlentleerungen der Kinder mehr oder weniger den Charakter alkalischer Seifenstühle aufweiseu. Treten Gährungsstühle auf, so führt ein Milchzuckerzusatz eher zu einer Abflachung, eventuell zu einem Stehenbleiben der Gesichtskurve.“ Bei genauer Prüfung der Kurven ist aber sicherlich das positive Urteil Calvarys einzuschränken, denn die Kurven 3 u. 4 z. B. zeigen mindestens eine Abflachung der Kurven bei Milchzuckerfütternng.

Ist nun demnach die Überlegenheit des Rübenzuckers dem Milchzucker gegenüber bei der Ernährung des Säuglings durch die Klinik festgestellt worden, so müssen hieraus auch für die allgemeine Praxis die Konsequenzen gezogen werden. Man sollte energisch Front machen gegen die fast durchweg bei Ärzten, Hebammen und Pflegerinnen verbreitete Ansicht, daß einzig und allein der „chemisch reine“ Milchzucker als Anreicherungsmittel bei der Verdünnung der Milch als Säuglingsnahrung in Betracht kommt. Im Gegenteil, in Schrift und Wort müßte ausdrücklich betont werden, daß der Milchzucker gegenüber dem Rübenzucker minderwertig ist und nur letzterer als Zusatz zur Säuglingsnahrung für gesunde Kinder in Betracht kommt.

Über die große Bedeutung, welche die Frage des Milchzuckerzusatzes zur Säuglingsnahrung vom wirtschaftlichen Standpunkt aus

---

[1]) Heim, Untersuchungen am Hunde über die Wirkung des Rohr- und Milchzuckers. Monatsschr. f. Kinderheilk. **11**, 134. 1912.

[2]) M. Calvary. Der Nährwert des Milchzuckers. Zeitschr. f. Kinderheilk. 1912. Bd. 4. S. 442.

besitzt, habe ich mich in der Einleitung dieser Mitteilung geäußert. Wird der Milchzucker aus der Milchküche verdrängt und durch den bedeutend billigeren Rohrzucker ersetzt, so wird hierdurch für den Haushalt insbesondere der weniger begüterten und armen Bevölkerung eine nicht zu unterschätzende Ersparnis erzielt.

Mit der Empfehlung des Rohrzuckers braucht man nicht etwa zurückzuhalten, weil er in bezug auf seine Reinheit oder „Keimfreiheit" dem sterilen und chemisch reinen Milchzucker nicht gleich käme. Mir ist von einem der erfahrensten Kenner der Rübenzuckergewinnung, Herrn Professor von Lippmann, Halle, auf eine Anfrage mitgeteilt worden, „daß der sogenannte Krystallzucker oder Granulated, der in guten Geschäften als „Zucker" verkauft wird, an und für sich rein (Polarisation nahe an 100) und völlig trocken ist, auch dauernd trocken haltbar, und daher als Nährboden für Pilze, Bakterien und dergleichen sehr ungeeignet ist. Erfahrungsgemäß hält er sich in trockenen Räumen jahrelang unverändert. Daß er noch sterilisiert werden zu brauchte, glaube ich daher kaum."

Diesem Urteil haben sich verschiedene andere Fachkundige, bei welchen ich weitere Erkundigungen über die chemische Reinheit, sterile Beschaffenheit und Haltbarkeit des frisch gewonnenen Rübenzuckers eingeholt habe, angeschlossen.

Es handelt sich demnach nur darum, den aus dem Betriebe kommenden Krystallzucker bei der Verpackung für den Groß-Versand und später während der Lagerung bis zum Verkauf an das Publikum trocken und rein zu erhalten. Von geringfügigen Beimischungen des Zuckers von Flugstaub, der während seiner Herstellung an stürmischen Tagen gelegentlich einmal z. B. vom nahe gelegenen Bahnhof oder aus Fabrikschornsteinen in die Zuckerlager hineingeweht werden kann, sehe ich wegen ihrer Bedeutungslosigkeit ab. Jede weitere Verunreinigung auf dem Wege des Transportes kann vermieden werden, wenn der Herstellung der Verpackungssäcke und der Auswahl ihrer Rohstoffe eine besondere Sorgfalt zugewendet wird. Übt dann weiter der Zwischenhändler die Vorsicht, den Zucker nach der Herausnahme aus den Säcken, in gute Packung z. B. in Pergamentpapier und Pappkarton, am besten in abgewogenen Mengen (250—500—1000 g), wie sie der Bedarf erfordert, zu verschließen, so sind auch spätere Verunreinigungen ausgeschlossen. In diesen Einzelpackungen, die bei anderen Zuckerarten, wie Milch- und Malzzucker längst gebräuchlich sind, hält der Zucker sich sauber und trocken, bis er vom Kleinhändler an das Publikum abgegeben wird.

Meine Bemühungen, eine Berliner Groß-Firma dafür zu gewinnen, die Herstellung von einwandfreien Rübenzuckerpackungen zu übernehmen und sie in einer Schutzhülle an Apotheken, Drogerien und Geschäfte zum Verkauf weiterzugeben, sind bisher gescheitert. Die Erklärung für die Ablehnung meiner Wünsche liegt auf der Hand. Um den „gewöhnlichen" bisher in der Diätetik des Säuglingsalters hintenangestellten Rübenzucker nunmehr unter der Marke z. B. „reiner Rübenzucker, bester Zusatz zur Säuglingsnahrung" oder dgl. einzuführen und zu empfehlen, bedarf es einer kostspieligen umfangreichen Reklame. Sie wird besonders deshalb notwendig, um dem bisher überschätzten, und ganz allgemein für die Säuglingsnahrung verwendeten Milchzucker eine wirksame Konkurrenz zu bieten und ihm seine bevorzugte Stellung zu nehmen. Die Kosten dieser Reklame dürften anfangs sicherlich in keinem Verhältnis zu dem Gewinn stehen, der dem Grossisten durch den Verkauf des Rübenzuckers erwächst. Der Ausfall würde sich um so mehr bemerkbar machen, als der Preis des Rübenzuckers billig bleiben muß. Wenn aber im Laufe der nächsten Zeit die Kenntnis von der Überlegenheit des Rübenzuckers, in bezug auf Ansatz und Bekömmlichkeit beim Kinde, erst Allgemeingut der Ärzte geworden ist, und als Zusatz zur Säuglingsnahrung so vielfach empfohlen wird, wie bis vor kurzem der Milchzucker, dann werden sich bei der gesteigerten Nachfrage auch Fabriken finden, die die Herstellung von gut verschlossenen Einzelpackungen übernehmen und mit einer passenden Schutzmarke versehen. Bis dahin darf der Rübenzucker getrost so verwendet werden, wie er heute im Handel erhältlich ist. Dieses Vorgehen ist um so eher zu verantworten, wenn der Zucker entweder mit der Verdünnungsflüssigkeit (Wasser oder Schleim) vor der Mischung mit der Milch oder bei Verwendung eines Soxhlet-Apparates zusammen mit ihr aufgekocht wird.

Jedenfalls ist es an der Zeit, von der Verwendung des außerordentlich teuren und nach keiner Seite überlegenen Milchzuckers bei der Herstellung der Nahrung für gesunde Säuglinge abzusehen und an seine Stelle den bedeutend billigeren und nach den verschiedensten Richtungen hin für die Ernährung wertvolleren Rübenzucker zu setzen.

Beitrag zur Beurteilung der Drüsenschwellungen bei Kindern jenseits des Säuglingsalters und ihrer Beziehungen zum Lymphatismus.

Von

Dr. **Arnold Benfey** und Dr. **Hans Bahrdt.**

(Aus der Kinderpoliklinik der Kgl. Charité [Dir. Geheimrat Prof. Dr. Heubner].)

Kinder jenseits des Säuglingsalters, namentlich Kinder im Schulalter, haben außerordentlich oft Drüsenschwellungen am Halse und am Kieferwinkel und meist gleichzeitig Hypertrophie der Tonsillen. Sie werden durchaus nicht immer wegen dieser Schwellungen zum Arzt gebracht, viel öfter wegen anderer Erscheinungen. Aber der Befund am adenoiden System, scheinbar ein Nebenbefund, nimmt bei genauer Untersuchung und namentlich bei zunehmender Erfahrung bald das Hauptinteresse des Arztes in Anspruch. Die lymphatischen Veränderungen scheinen ihm die Beschwerden zu erklären oder doch der sichtbarste Ausdruck der den Beschwerden zugrunde liegenden Veranlagung zu sein.

Hauptsächlich die immer wiederkehrende Beobachtung, weniger die Kenntnis der eigentlichen Krankheitsursachen, ist es, die daher gerade die erfahrensten unserer Ärzte und Kliniker bewog, solche „Drüsenkinder" einem Krankheitsbild zuzurechnen, das seinen Namen von solchen und anderen Störungen im Lymphsystem erhielt, und für das Heubner den Namen Lymphatismus, Czerny den Ausdruck exsudative Diathese wählte. Beide Begriffe haben nahe Beziehungen zu dem nicht ganz damit identischen Status lymphaticus.

Auch wir stützten uns auf die große Erfahrung unseres Lehrers, wenn wir von vornherein die so besonders häufigen Halsdrüsenschwellungen, wie wir sie täglich an den Kindern der Poliklinik sahen, als exsudativ-lymphatische auffaßten und dabei der Erfahrung folgten, daß bei älteren Kindern eine konstitutionell bedingte exsudativlymphatische Diathese anatomisch sich hauptsächlich in den Drüsen- und Tonsillenschwellungen, weniger in Ekzemen äußert.

Es schien uns aber doch nötig, einmal noch mehr Beweise für diese Auffassung beizubringen. Konnte doch mit scheinbar guten Gründen das Bild der Drüsen- und Rachenringhypertrophie immer noch ledig lich aus exogenen Ursachen erklärt werden. Lagen doch, wie so oft bei dem schwer zu fassenden Begriff einer Diathese, auch für den Lymphatismus bei älteren Kindern recht wenig ausführliche Krankengeschichten vor, erklärlicherweise, da für das Studium dieser Zustände weniger die Klinik, vielmehr der Arzt und die Poliklinik zuständig sind. Czerny und seine Schule haben diese Drüsenkinder, die bei ihnen etwas kürzer wegkommen als das Säuglingsekzem, in die exsudative Diathese einbezogen; Czernys Auffassung von der angeborenen konstitutionellen Natur der exsudativen Diathese stützt sich außer auf die familiäre Anlage hauptsächlich auf das außerordentlich frühzeitige Auftreten, insbesondere des sog. Milchschorfes, auf das er hauptsächlich auch die Abgrenzung von der Tuberkulose begründet hat, und man hat sich für diese Formen der exsudativen Diathese im Säuglingsalter Czernys Anschauung wohl allgemein angeschlossen. Für die fast noch häufigeren lymphatischen Erscheinungen älterer Kinder konnte die exogene Entstehung noch nicht als abgetan oder nebensächliches Moment gelten. Mit zunehmendem Alter wächst die Gelegenheit und Wirkungszeit zahlreicher Infektionen und Stoffwechselkrankheiten. Diese sind für ältere Kinder also viel mehr in Betracht zu ziehen, als im frühesten Kindesalter; Tuberkulose, Rachitis, Anämie, allgemeine und banale Infektionen waren hier möglicherweise am Zustandekommen des Krankheitsbildes mehr beteiligt. Dazu kam noch eine Beobachtung, die den Anstoß zu unserer kleinen Studie gab. Daß frühere Ekzemkinder später meist Katarrhe und Drüsenschwellungen bekommen, steht zwar fest. Wir hatten aber oft beobachtet, daß die Kinder mit Drüsenschwellungen und Tonsillenhypertrophie recht oft als Säuglinge gar keinen Milchschorf gehabt hatten, auch häufig später keine Erscheinungen von Ekzem oder Prurigo aufwiesen, und wir konnten uns nicht davon überzeugen, daß das etwa nur auf der Unsicherheit der Angaben seitens der Eltern beruht. Wir fragten uns daher, ob überhaupt alle diese Kinder oder ob ein sehr großer Teil von ihnen einen konstitutionell bedingten Lymphatismus habe.

Nächst dieser pathogenetisch interessanten Frage schien es uns auch praktisch genügend wichtig, einige der zahllosen, immer zitierten Symptome auf ihre Zugehörigkeit zu einem bestimmten Krankheitsbild und auf ihre Brauchbarkeit näher zu studieren und so einen Beitrag zur Klinik des Lymphatismus zu liefern. Daher legten wir besonders Wert auf eine möglichst eingehende Untersuchung; weniger kam es uns darauf an, eine große poliklinisch-statistische Feststellung über die Häufigkeit der älteren lymphatischen Kinder beizubringen. Auch hatten wir die Absicht, das Blutbild bei diesen Kindern zu studieren. Aus diesen Gründen legten wir unserer Arbeit nur 13 Fälle, die aber möglichst genau untersucht wurden, zugrunde. Wir bemerken aber, daß wir die „Drüsenkinder" zu den häufigsten Besuchern der Poliklinik rechnen. Nur stehen sie nicht unter dieser Bezeichnung, auch nicht immer als Lymphatiker, in den Journalen.

Was wir an den hier verwerteten Fällen beobachteten, entspricht im ganzen dem Durchschnitt der Beobachtungen an der viel größeren Zahl von solchen Kindern, die uns im Laufe unserer poliklinischen Tätigkeit begegneten.

Von den hier verwerteten Fällen wurden die Beobachtungen in ein für diesen Zweck angelegtes ausführliches Formular eingetragen und genau ausgezählt. Eine Zusammenfassung hierüber findet sich am Schlusse der Arbeit.

Großer Wert wurde auf die Anamnese gelegt. Besonders für die Beziehungen der untersuchten Krankheits- und Konstitutionsbilder zu anderen mehr oder weniger verwandten Diathesen (Status thymico-lymphaticus, exsudative Diathese, Rachitis, Neuropathie) mußten die Angaben über die Gesundheitsverhältnisse der Eltern und frühere Krankheiten der Untersuchten wichtig sein. Ferner berücksichtigten wir die frühere Ernährung des Kindes, die Art der körperlichen und geistigen Entwicklung und des Wachstums, die allgemeinen hygienischen Verhältnisse. Alle Infektionskrankheiten, besonders solche, die zu Drüsenschwellung führen konnten, namentlich alle Hinweise auf Tuberkulose und Lues, wurden in das ausführliche Schema eingetragen. Besonders interessierte uns von vornherein, ob diese Kinder in jüngeren Jahren den typischen Milchschorf, das Kardinalsymptom der exsudativen Diathese beim Säugling, oder ob sie skrofulöse Ekzeme gehabt hatten. Wie die vorher ausgearbeiteten anamnestischen Fragen im einzelnen lauteten, ist aus der Zusammenstellung der Resultate (S. 154) ersichtlich, die sich in der Form eng an unser Untersuchungsschema anschließt.

Dieselben Hauptgesichtspunkte waren bei der Aufnahme des Status maßgebend. Auch hier hauptsächlich die Feststellung der Vermehrung bzw. Vergrößerung von Drüsen und adenoidem Gewebe, nächstdem die eingehende Untersuchung auf alle übrigen Symptome, welche zum Lymphatismus und zur exsudativen Diathese in nähere oder entferntere Beziehung gebracht worden sind. Dazu kamen dann die Untersuchungen, die etwa andere Diathesen aufdecken konnten, die wichtigsten Messungen, die Untersuchungen, durch die nach Möglichkeit Tuberkulose und Skrofulose abgetrennt werden sollte, und schließlich die Blutuntersuchung nach der Fragestellung, die wir uns gestellt hatten, d. h. Zahl und Art der Leukocyten. Selbstverständlich wurde neben diesen wichtigsten, uns besonders interessierenden Momenten auch der sonstige Befund genau erhoben, nur diejenigen Kinder, welche dem Bild entsprachen, dessen klinische Untersuchung wir uns vorgenommen hatten, bilden das Material dieser Arbeit. So wurden z. B. einige Kinder, welche geringen Milchschorf aufwiesen oder früher solchen hatten, nicht mit verwertet. Die Kenntnis dieser Kinder und ihre Zugehörigkeit zur exsudativen Diathese ist ja gesichert.

Im folgenden sollen nun die Beziehungen zu anderen Krankheiten auf Grund unserer Feststellungen einzeln besprochen werden. Am nächsten liegt es natürlich, bei Drüsenschwellungen an Tuberkulose bzw. Skrofulose zu denken. In der Tat entsprach das Bild der untersuchten Kinder ziemlich dem, was früher und von manchen Ärzten noch jetzt als erethische Form der Skrofulose bezeichnet wird. Die Kinder waren in der Mehrzahl zart und gracil gebaut, Muskulatur und Fettpolster schlecht ausgebildet, die Haut dünn, die Hautgefäße durchscheinend, das Haar oft dünn. Die Affektionen der torpiden Skrofulose fehlten. Daß es sich aber überhaupt nicht um Skrofulose im modernen Sinne oder Tuberkulose handelte, bewies das Fehlen aller Symptome von Bronchialdrüsen-, Lungen-, Haut- oder Knochentuberkulose und vor allem die negative Cutanreaktion. Dazu kommt noch, daß Tuberkulose in der Familie bei diesen Kindern keinesfalls häufig vorgekommen war.

Es lag ja im Plane unserer Untersuchungen, gerade über solche Kinder mit Drüsenschwellungen Untersuchungen anzustellen, die nicht tuberkulös waren. Die von uns beschriebenen Krankheitsbilder erwiesen sich bei dieser Auswahl nicht etwa als selten. Es kam kaum vor, daß Kinder, die klinisch diesem Krankheitsbilde entsprachen, bei näherer Untersuchung und durch die Cutanreaktion nachträglich als tuberkulös ausgeschaltet werden mußten. Vielmehr waren unter dem poliklinischen Material in Berlin solche Drüsenkinder viel häufiger, als sichere Tuberkulosen oder echte Skrofulosen im modernen engeren Sinne. Jeder, der ein großes Material zu sehen Gelegenheit hatte, wird bald zu der gleichen Auffassung gekommen sein, daß der größte Teil von solchen Drüsenkindern nicht tuberkulös ist, wenn auch zweifellos die Häufigkeit echter Skrofulose in verschiedenen Gegenden verschieden ist. Durch unsere Untersuchungen erfährt die relative Seltenheit echter Skrofulose gegenüber den Drüsenkindern eine Bestätigung.

Eine andere Frage ist natürlich, ob solche Fälle mit dem Stadium einer latenten Tuberkulose etwas zu tun haben, d. h. mit einer klinisch und selbst durch die Cutanreaktion noch nicht oder nicht mehr nachweisbaren tuberkulösen Infektion. Eine solche Möglichkeit wird namentlich derjenige nicht leugnen wollen, der, wie Bartel, die lymphatische Konstitution zu einem großen Teile nicht als Ursache, sondern als Folge zahlreicher geringer, bzw. sehr langsam eindringender Infektionen ansieht. Scheint doch auch nach den neuesten bakteriologischen Blutuntersuchungen der Tuberkelbacillus in noch viel größerem Maße sich bei klinisch gesunden Personen zu finden, als man bisher geahnt hat. Für diese Anschauung würden auch die neuen Untersuchungen und Hypothesen von Liebermeister sprechen, der ähnlich, wie vor ihm Behring u. a., ein besonders langes Primärstadium der Tuberkulose annimmt, in dem wahrscheinlich nur solche nicht verkäste und mit den bisherigen Methoden nicht als tuberkulös erkannte Drüsenschwellungen bestehen. Ein solcher Zusammenhang unserer Fälle mit der Tuberkulose ist also durchaus diskutabel. Andererseits spricht doch auch sehr vieles dagegen. Vor allem der Umstand, daß bei den untersuchten und zahlreichen gleichartigen Fällen die tuberkulöse Belastung fehlt oder doch gar nicht zu vergleichen ist mit der Belastung, wie wir sie bei sicherer Tuberkulose oder Skrofulose finden.

Noch ein anderer, wichtiger direkter Zusammenhang mit Tuberkulose könnte bestehen. Man könnte sagen: diese Kinder sind es gerade, die zur Tuberkulose disponiert sind. Sollen doch lymphatische Kinder überhaupt zu Infektionen und besonders zu Tuberkulose disponiert sein. Hier würden besonders die Untersuchungen und Anschauungen von Paltauf, Escherich, Moro und Bartel anzuführen sein. Wir haben deshalb nicht nur auf tuberkulöse Symptome, sondern auf die Stigmata des sog. tuberkulösen Habitus geachtet und in der Tat einiges feststellen können, was häufig teils mit tuberkulöser Erkrankung, teils mit tuberkulöser Disposition bzw. der mit dieser in nahe Beziehung gebrachten hypoplastischen Konstitution in Zusammenhang gebracht wird. Manche Symptome der hypoplastischen Konstitution können nur anatomisch festgestellt werden. Soweit die klinische Untersuchung in Betracht kommt, ist bei unseren Fällen von sog. Anzeichen tuberkulöser Disposition zu finden: die Körperlänge, der zarte, gracile Bau, die dünne Haut, das dünne Haar, die durchscheinenden Venen, öfters die glänzenden Augen und die langen Wimpern, und vor allem eben die Drüsenschwellung und Hyperplasie des adenoiden Gewebes. Ein ausgesprochener Thorax phthisicus wurde allerdings niemals gesehen. Die Frage des tuberkulösen Habitus und der anatomischen Grundlage der tuberkulösen Disposition ist aber noch recht unklar. Wir werden daher auf diese Beziehungen an dieser Stelle nicht näher eingehen.

Wir können also, was die Tuberkulose betrifft, zusammenfassen, daß die Mehrzahl der sog. Drüsenkinder mit einer wirklichen tuberkulösen Erkrankung nichts zu tun hat, auch nicht mit einer inaktiven, nur durch die Cutanreaktion nachweisbaren Tuberkulose, daß es aber unentschieden bleiben muß, ob sie zu dem sog. latenten Stadium der Tuberkelbacilleninvasion Beziehungen haben. Keinesfalls ist die Mehrzahl dieser Drüsenkinder skrofulös in modernem Sinne.

Unter den Beziehungen zu anderen Krankheiten, auf die wir noch besonders geachtet haben, ist weiter zu besprechen die zur Rachitis. Bei dieser findet man ja meist ausgedehnte Lymphdrüsenschwellung. Die floride Rachitis kommt aber für unsere Fälle nicht in Betracht, da es sich fast nur um Kinder handelte, die schon dem Alter nach über dies Stadium hinaus waren. Alte rachitische Veränderungen fanden sich natürlich häufig, aber nicht häufiger, als dem Durchschnitt des poliklinischen Materials entsprechen dürfte. Ob Beziehungen der Rachitis zur lymphatischen Konstitution bestehen, ist unseres Wissens nicht ausdrücklich untersucht worden, wenn auch in neuester Zeit interessante Beziehungen der Rachitis zur lymphocytären Veränderung des Knochenmarks beschrieben wurden (Aschenheim und Benjamin)[1]).

Auch die Anämie und die sog. Anaemia infantum pseudoleukaemica mußte in diesem Zusammenhang von uns berücksichtigt werden, da sie ja enge Beziehungen zu den blutbildenden Organen und wenigstens auch indirekte zum adenoiden Gewebe hat. Außerdem wies uns schon die blasse Hautfarbe der Kinder darauf hin, auf etwaige Beziehungen zu Anämien zu achten.

Die Kinder waren fast alle blaß, oder hatten sogar eine grauweiße

---

1) D. Arch. f. kl. M. **97**, 529. 1909.

Hautfarbe. Aber nur einmal war die Haut wirklich wachsfarben. Die älteren Kinder zeigten zum großen Teil das typische Bild der blassen Großstadtschulkinder. Nur ein Kind bot eine Oligochromämie, bei den anderen lag dagegen nur das bekannte klinische Bild einer blassen Hautfarbe ohne Anämie und ohne wesentliche Hämoglobinverarmung vor. Es sind das dieselben Krankheitsbilder, die zuletzt Erich Müller nach allen Richtungen näher studiert hat. Die Milz war zweimal etwas vergrößert fühlbar, was natürlich nicht Komplikation mit einer Blutkrankheit zu bedeuten braucht, sondern wahrscheinlich nur eine Beteiligung der Milz an der Schwellung des übrigen adenoiden Gewebes darstellt.

Was die eigentlichen Infektionskrankheiten betrifft, so kann nicht von einer besonderen Häufung bei unseren Fällen gesprochen werden; außer den Masern wurde nur zweimal Scharlach, dreimal Keuchhusten, einmal Erysipel, einmal Pneumonie (wiederholt) überstanden. Bartel[1]) hat durch seine statistisch-anatomischen Untersuchungen die hohe Empfindlichkeit der „Lymphatiker" und in noch höherem Maße der „Hypoplastiker" für akute Infektionskrankheiten in der frühen Kindheit mit Ausnahme des Säuglingsalters, die den älteren Klinikern schon bekannt war, bestätigt. Diese Feststellung gründet sich auf den anatomischen Nachweis der Konstitutionsanomalie und die Häufigkeit der akuten Infektionskrankheiten als Todesursache. Auf die Häufigkeit der akuten Infektionskrankheiten während des Lebens kann also hieraus direkt kein Schluß gezogen werden, sondern nur auf die Prognose. Die ungünstige Prognose, die akute Infektionskrankheiten geben, wenn sie lymphatische Individuen befallen, ist ja bekannt. Über die Gefährdung unserer Drüsenkinder bei akuten Infektionen können wir nichts aussagen. Wir besitzen aber immerhin sehr genau erhobene Anamnesen über die Häufigkeit der akuten Infektionen bei ihnen, und danach scheint bei unseren „Drüsenkindern" keine besonders auffallende Empfänglichkeit für die Ansteckung mit akuten Infektionskrankheiten zu bestehen. Empfänglichkeit und Lebensgefährdung können sich übrigens ganz wohl verschieden verhalten.

Als buchstäblich nächstliegende Erkrankung sind nun noch zu besprechen die lokalen Erkrankungen der den Drüsen entsprechenden Regionen, also hauptsächlich die Katarrhe und eitrigen Infektionen der Schleimhäute bzw. der äußeren Haut. Haben diese Erkrankungen

[1]) l. c. S. 62 und 70.

auch praktisch nicht die große Bedeutung wie z. B. die Tuberkulose, so muß vom anatomischen Standpunkt zweifellos an sie in allererster Linie gedacht werden. Sie sind zwar meistens geringfügig, aber sie ersetzen das in ihrer Wirkung auf die Drüsen durch ihre außerordentliche Häufigkeit, besonders im Kindesalter.

Am stärksten betroffen sind nun bei den Drüsenkindern die Drüsen, in deren Zuflußgebiet die Schleimhäute der Nase, des Mundes, Rachens und der Ohren liegen. Sie sind häufiger und stärker geschwollen als z. B. die Achsel- und Inguinaldrüsen (über die Mesentrialdrüsen können wir nichts weiter aussagen, als daß jedenfalls klinisch keine starken Schwellungen vorliegen). Dieser Umstand weist darauf hin, daß für diese Drüsenschwellungen lokale Prozesse wahrscheinlich ebenso als Ursache in Betracht kommen wie solche, die im ganzen Organismus sich geltend machen. Bei einer rein konstitutionellen oder hämatogenen Ursache wäre eher zu erwarten, daß alle Lymphdrüsen des Körpers vergrößert wären, wie man das auch z. B. bei einer Anomalie der inneren Sekretion findet, z. B. bei dem Status thymicolymphaticus, der bei Morbus Addison und Morbus Basedow nebenher besteht, oder wie das bei der Rachitis und Lues der Fall ist. Prüft man die Fälle einzeln, so findet man in der Tat eine Häufung von Katarrhen der Schleimhäute (siebenmal wurden Bronchialkatarrhe, einmal Pneumonie als häufig bezeichnet, Schnupfen, Pharyngitis dürften wohl stets damit verbunden gewesen sein), dagegen sind Affektionen der äußeren Haut selten. Diese Schleimhautaffektionen sind es also wohl, die die besondere Bevorzugung der Drüsen des Halses und des Schlundringes erklären. Mit Ekzemen und anderen Erscheinungen exsudativer Diathese auf der äußeren Haut hängen sie nach unseren Untersuchungen nicht direkt zusammen. Wir untersuchten Kinder, die keine solchen Erscheinungen hatten.

Außer der Verteilung der Drüsenschwellungen nach Stärke und Zahl, der zweifellosen Bevorzugung der Hals- und Nackendrüsen spricht also die anamnestisch festzustellende Häufung von Katarrhen der Nase, des Rachens usw. vollends dafür, daß hier ein direkter Zusammenhang besteht, und zwar derart, daß die Katarrhe zu einem erheblichen Teil die Ursache für die Drüsenschwellungen sind.

Fraglich bleibt nun noch, ob außerdem eine umgekehrte ursächliche Verknüpfung von Drüsenanomalie und Katarrhen im Spiele ist und ob eine erhöhte Krankheitsbereitschaft der Drüsen den Infektionserregern gegenüber vorliegt, ob also eine wirkliche lymphatische Diathese auch bei unseren Fällen anzunehmen ist, bzw. ob eine solche bei den so häufig sich findenden Kindern mit Halsdrüsen die Regel ist, oder nur in einem kleinen Teil der Fälle sich nachweisen läßt. Diese praktisch und besonders therapeutisch nicht unwichtige Frage war der eigentliche Ausgangspunkt unserer Untersuchungen. Wir sagten uns, daß bei einer konstitutionell bedingten lymphatischen Hyperplasie außer den durch lokale Läsionen ausgelösten mehr regionären Drüsenschwellungen auch noch andere derartige Veränderungen sich finden müßten, die als Kennzeichen eines Lymphatismus besonders von den Anatomen sichergestellt wurden. Oder daß sich vielleicht auch koordinierte, andere Symptome einer weiter zu fassenden, allgemeinen Konstitutionsanomalie, z. B. Symptome der hypoplastischen Konstitution, oder vielleicht funktionelle Abweichungen finden würden und schließlich Erscheinungen, die sich, weil sie familiär und vererbt auftreten, als konstitutionell erweisen und die in Beziehung zu einer Diathese stehen konnten.

Zunächst ist zu bemerken, daß auch bei dem allgemein als konstitutionell aufgefaßten Status thymico-lymphaticus (Paltauf) die oft besonders mächtige Entwicklung der Halslymphdrüsen betont wird (Kolisko)[1]). Sie wird aber auch bei diesem gleichfalls so erklärt, daß sie mit eine Folge der häufigen Schädigungen vom Rachen aus sei. Ähnliches gilt von dem verwandten Lymphatismus. Nach Heubner kommt ein Teil des Syndroms des Lymphatismus wohl durch die heftige Reaktion der Lymphdrüsen auf jegliche kleine Infektion zustande[2]). Damit setzt Heubner bereits eine abnorme Krankheitsbereitschaft der Drüsen, also eine Diathese, voraus, zu der dann als weitere Ursache der Schwellung die Infektionen hinzutreten. Heubner identifiziert den von ihm Lymphatismus genannten Zustand mit der exsudativen Diathese Czernys. Auf diese Zustände gehen wir unten noch näher ein.

Auch bei unseren Fällen dürfte dieses Plus an Hyperplasie, das die Halsdrüsen gegenüber den anderen zeigen, kaum durch eine den ganzen Körper treffende Veranlagung oder Schädigung allein erklärt werden können. Dagegen ist der besonders hohe Grad und die große Zahl der Drüsenschwellungen überhaupt durch die Schädigungen der Schleimhäute allein auch nicht erklärt. Die Schwellungen der übrigen Drüsen und all die anderen Symptome einer abnormen Körperbeschaffenheit

[1]) Cit nach Bartel, Status thymico-lymphaticus. Deuticke, 1912 S. 61.
[2]) Heubner, Lehrbuch II. Bd. S. 36. 1911.

fordern noch andere Erklärungen. Nach Heubner ist der Lymphatismus auch nur zum Teil Folge lokaler gehäufter Infektionen. Er ist nach Heubner selbständig, durch eine abnorme Neigung zur Hyperplasie lymphatischen Gewebes gekennzeichnet.

Nach den anatomischen Untersuchungen scheint noch am ehesten eine starke Schwellung des adenoiden Rachenringes für einen konstitutionell bedingten Status lymphaticus bzw. thymico-lymphaticus, eine allgemeine adenoide Hyperplasie zu sprechen. Unter den von Bartel als „Lymphatiker" zusammengestellten anatomisch festgestellten Fällen von Status lymphaticus waren im 1.—10. Lebensjahr 83% aus den Veränderungen an Tonsillen und Zungengrund klinisch kenntlich. Damit ist freilich nicht gesagt, daß nicht auch regionär bedingte Hyperplasien des Rachenringes vorkommen.

Besonders hervorgehoben wird noch von mehreren Autoren, zuletzt wohl besonders von Neußer, Hart und Schridde die diagnostische Bedeutung der vergrößerten Zungengrundfollikel. Wir haben oft eine große Zunge und auch zweimal ausdrücklich vergrößerte Zungengrundfollikel notiert. Allerdings haben wir nicht, wie das Neußer verlangt, mit dem Spiegel untersucht und bei der Palpation den dem Zungengrunde benachbarten Teil des Pharynx besonders abgetastet. Vergrößerte Follikel des Rachens haben wir fünfmal gesehen. Es ist möglich, daß bei noch intensiverer Untersuchung sich noch mehr Fälle mit Zungengrundhyperplasie gefunden hätten. Die Gaumentonsillen waren meistens sehr vergrößert, z. T. sehr stark hypertrophisch, und adenoide Vegetationen waren gleichfalls in den meisten Fällen vorhanden (oder waren früher entfernt worden). Inwieweit die Tonsillenhypertrophie eine Folge von äußeren Schädigungen, lokalen Infektionen usw. ist, wie oft sie konstitutionell bedingt ist, ist nun freilich ebensowenig ausdrücklich untersucht worden, wie die ausschlaggebenden Ursachen der Lymphdrüsenschwellungen am Hals. Auch über die adenoiden Wucherungen sind die Ansichten geteilt. Czerny[1]) hält sie nicht für angeboren. Er unterscheidet zwischen der eigentlichen Hypertrophie und einer entzündlich-katarrhalischen Schwellung. Aber jedenfalls würde bei einzelnen unserer Fälle das nach Klinikern und Anatomen beim Status lymphaticus häufigste und für ihn charakteristischste Symptom, die Zungengrundfollikelhyperplasie, nicht fehlen.

Andere Symptome von adenoider Hyperplasie sind klinisch nicht

[1]) Erdély Jahrb. f. K. **73**, 611. 1911 und Czerny, Mon. f. K, **10**, 162, 1912,

so oft zu finden. Wir haben nur einmal eine leichte Thymushypertrophie vermutungsweise festgestellt, Milzschwellung ganz leichten Grades fand sich ebenfalls nur selten (eben vergrößert fühlbar einmal bei einem 8 jährigen Kinde, einmal bei einem besonders blassen, außerdem rachitischen Kinde von $1^3/_4$ Jahren).

Zusammenfassend können wir also sagen, daß, wenn man lediglich das adenoide System in Betracht zieht, nur die gewöhnliche Gaumentonsillenhypertrophie und die adenoiden Vegetationen bei den Drüsenkindern sich meistens fanden, während Zungengrundtonsillenhyperplasie, Thymushypertrophie, Milzschwellung nur in der Minderzahl der Fälle nachzuweisen waren. Das würde also bedeuten, daß auf Grund der klinischen Befunde am adenoiden System die meisten Kinder mit Halsdrüsenschwellungen nicht notwendig zum eigentlichen Status lymphaticus bzw. thymico-lymphaticus, so wie er namentlich von den Anatomen jetzt definiert wird, zu rechnen sind, da bloße Gaumentonsillenhypertrophie und Drüsenschwellungen allein nicht notwendig einen Status thymico-lymphaticus beweisen. Ein Teil dieser Fälle, namentlich solche mit Zungengrundfollikelhypertrophie, Milzschwellung, ev. Thymushypertrophie hat aber wohl einen Status lymphaticus im Sinne der pathologischen Anatomen. Die Notwendigkeit, eine große Reihe von Fällen mit Lymphdrüsenhyperplasie aus dem relativ seltenen eigentlichen konstitutionellen Status thymico-lymphaticus auszuscheiden, wird von vielen Autoren betont, z. B. von Wiesel[1]).

Noch besonders zu erörtern bleibt nun, inwieweit man den Heubnerschen Begriff des Lymphatismus bzw. der Czernyschen exsudativen Diathese, die beide ja mit dem Status thymico-lymphaticus nicht direkt zu identifizieren sind, zur Erklärung der so häufigen Drüsenschwellung bei Kindern heranziehen muß, insbesondere ob wir bei der Mehrzahl der so zahlreichen Drüsenkinder meist Lymphatismus bzw. exsudative Diathese diagnostizieren dürfen und dementsprechend therapeutisch auch die Behandlung der Diathese, die Beeinflussung der Konstitution in den Vordergrund zu stellen haben.

Czerny und Heubner messen sowohl dem konstitutionellen wie dem irritativ infektiösen Faktor bei der Entstehung der exsudativen Prozesse der genannten Diathese eine Mitwirkung zu. Zweifellos wird es Fälle geben, wo der eine, und solche, wo der andere mehr beteiligt ist. So kann ein Ekzem oder eine Halsdrüsenschwellung bei ausgesprochener Diathese schon durch ganz geringfügige mechanische oder

[1]) Lubarsch-Ostertag Ergebnisse der pathol. Anatomie 1911. p. 768.

toxisch-infektiöse Einwirkung entstehen, andererseits auch ohne exsudative, lymphatische Diathese durch eine entsprechend stärkere exogene Schädigung.

Wie verhalten sich nun in dieser Beziehung unsere Drüsenkinder? Ist überhaupt meistens ein Lymphatismus, eine exsudative Diathese vorhanden? Und lassen sich in der Mehrzahl der Fälle bestimmte Symptome derselben außer den a priori diagnostisch nicht genügend sicheren Schwellungen der Halsdrüsen und Tonsillen finden? Wir lenkten aus diesen Gründen unser Augenmerk besonders auf alles das, was überhaupt auf eine konstitutionelle Anomalie deutete.

Von nicht zum adenoiden System gehörigen Erscheinungen ist beachtenswert, was sich an der Haut darbot. Diese war häufiger dünn und schlaff, oft blaß. Sehr oft waren die Venen durchscheinend. Das sind ganz geläufige, längst bekannte Befunde, bei den mit Drüsenschwellungen behafteten Kindern, namentlich der Großstadt. Wir heben sie hervor, weil dieselben Symptome neben vielen anderen auch häufig als Anzeichen der hypoplastischen Konstitution, von anderen auch als Stigmata einer latenten Tuberkulose oder tuberkulösen Disposition gedeutet worden sind, und alle drei ja verwandte oder ursächliche Beziehungen zum Status thymico-lymphaticus, zur exsudativen Diathese und zum Lymphatismus haben. In demselben Sinne ist auch das oft auffallend dünne Haar, die oft besonders langen Wimpern, Venektasien am Thorax bemerkenswert. Doch diese Beziehungen sind nicht so sichere, und die Befunde bei unseren Kindern nicht so sehr häufig, daß man daraus allein unbedingt auf eine konstitutionelle Grundlage der Drüsenschwellungen bei den Drüsenkindern schließen müßte. Die Anomalien fallen aber immerhin mit ins Gewicht.

Wir haben auch Körpermessungen bei unseren Kindern vorgenommen. Es sind schon von Benecke Anomalien des Wachstums beschrieben worden, die in Beziehung zu einer hypoplastischen Konstitution zu bringen sind. Er sprach von Hyperplasien und Hypoplasien. Speziell die Hypoplasie des Gefäßsystems wird, auch von Virchow, Fräntzel, Quincke u. a. mit einer allgemeinen Hypoplasie in Zusammenhang gebracht, die sich mehr oder weniger auch in einer allgemeinen funktionellen Minderwertigkeit ausdrücken sollte. Sie soll nach Fräntzel und Quincke sowohl bei schwächlichem wie bei kräftigem Körperbau vorkommen. Mit dem Lymphatismus bzw. Status thymico-lymphaticus wird sie von Paltauf, Bartel, Wiesel u. a. in Beziehung gebracht.

Auch der infantilistische Habitus kommt wegen seiner Beziehungen zur hypoplastischen Konstitution hier vielleicht in Betracht. Er kommt sowohl bei kleinem Körper wie bei Riesen vor (Lorrain, Brisseaud). Wir haben auf diese Verhältnisse geachtet.

Was zunächst die Körperlänge betrifft, so waren unsere Kinder fast alle länger, als ihrem Alter nach zu erwarten war. Wir legten, da wir keine Maße Berliner Kinder aus demselben Milieu zur Verfügung hatten, die Durchschnittszahlen, die Heubner nach Untersuchungen von Bowditch, Axel-Key, Schmid-Monnard in seinem Lehrbuch berechnet hat, zugrunde. Nur 3 Kinder hatten eine normale Körperlänge, alle anderen waren 1—12 cm länger, die meisten waren mehr als 5 cm länger. Im Gegensatz hierzu war das Gewicht fast in allen Fällen unternormal, nur in 3 Fällen war es normal, nur einmal wenig übernormal. Hieraus kann zum mindesten bewiesen werden, was sich zum Teil schon dem Auge aufdrängte, daß die meisten Kinder lange, magere Individuen waren. An der Magerkeit nahm nicht nur das Fettpolster, sondern auch die Muskulatur teil, die meist schlecht und schlaff war. Auch der Knochenbau war meist zart. Lordose fand sich nicht oder doch nicht in auffallendem Maße. Einen infantilistischen Habitus, von dem ja nur im bedingten Sinne bei diesen Kindern gesprochen werden kann, haben wir nicht beobachtet.

Was das Herz betrifft, so konnten wir keine mangelhafte Entwicklung, auch kein Tropfenherz feststellen, ebenso nur einmal eine Hypertrophie, wie sie bei angeborener Verengerung der Körperarterien zuweilen vorkommt. Diese Verengerung ist mit Sicherheit am Lebenden allerdings schwer zu diagnostizieren. Wir fanden bei einem $11^1/_2$jährigen Kinde eine mäßige, aber sichere Hypertrophie; das Kind hatte eine Pulsbeschleunigung und dünne Gefäßwände an allen Extremitäten.

Daß die Blässe, die fast alle Kinder aufwiesen, etwa mit einer Gefäßhypoplasie zu erklären wäre, glauben wir nicht. Diese so häufige Blässe wird wohl mit Recht allgemein mit einer ungenügenden Durchblutung der Haut erklärt, die aber nur funktionell bedingt ist. Sie ist das Kennzeichen der meisten Kinder mit sog. Schulanämie, die keine Anämie ist, ist meist gut reparabel und überhaupt so häufig auch bei Kindern ohne weitere Konstitutionsanomalien, daß sie wohl nur ausnahmsweise auf eine angeborene Gefäßverengerung bezogen werden darf. Immerhin ist auch die mangelhafte funktionelle Durchblutung ein Zeichen mehr, das für eine hypoplastische Konstitution im Sinne einer „biologischen funktionellen Minderwertigkeit" (Bartel) herangezogen werden könnte. Wird doch auch bei lymphatischen Kindern von Salle[1]) (Untersuchungen an Kindern aus dem gleichen Milieu und von gleichem Alter wie unsere) ein relativ niedriger Blutdruck gefunden, der mit einer Hypoplasie des chromaffinen Systems, wie sie sich bei Lymphatismus findet (Wiesel), in Beziehung gesetzt werden kann.

Es war noch darauf zu achten, ob die Kinder in ihrer Antecedenz Anzeichen von Drüsenschwellungen, Lymphatismus oder anderen konstitutionellen Krankheiten hatten. In dieser Beziehung ließ sich sehr wenig feststellen, was für die konstitutionelle Natur auf Grund einer Vererbung verwertet werden könnte. Insbesondere fand sich bei den Eltern dieser Kinder kein Hinweis auf Ekzem, Gicht, Steindiathese, Asthma. Darin liegt also ein Gegensatz zu den Kindern mit Milchschorf, bei denen sich entschieden öfter, wenn auch, wie Czerny betont, durchaus nicht immer, ein solcher Zusammenhang feststellen läßt.

Was schließlich den oft betonten Zusammenhang der exsudativ-lymphatischen Diathese mit der Neuropathie betrifft, so war dafür doch ein deutlicher Anhalt auch bei unseren Drüsenkindern vorhanden. Aus den Angaben über die frühere Entwicklung und namentlich aus den Klagen zur Zeit der Untersuchung waren doch entschieden mehr nervöse Symptome zu erheben als das dem Durchschnitt entsprach. Von vielen dieser oft als nervös gedeuteten Symptome bleibt allerdings diskutabel, ob sie nicht auch lokal bedingt sein könnten, z. B. die Appetitlosigkeit, der schlechte Schlaf, die Neigung zu Erbrechen.

Schließlich haben wir auch noch versucht, durch die Untersuchung des Blutes einen Beitrag zu liefern zu der Frage der Zugehörigkeit der Drüsenkinder zum Konstitutionsbild der Lymphatiker. Es lagen bereits Blutuntersuchungen vor, die aber nur ausgesprochene Fälle von Status thymico-lymphaticus oder von Gefäßhypoplasie betrafen. Schon 1886 hat Ehrlich eine Lymphocytose bei einem solchen Falle beschrieben). Bekannt ist die Lymphocytose bei Morbus Basedow), die von Kocher mit der lymphatischen Konstitution in Verbindung gebracht wurde, auch bei Erkrankungen der Schilddrüse, Hypophyse und Nebenniere findet sie sich und wird auch hier auf den

[1]) Jahrb. f. K. 73, 273.

Status lymphaticus bezogen[1]). Beim selbständigen Status lymphaticus hat besonders Borchardt die Lymphocytose, daneben häufig eine Leukopenie festgestellt. Er untersuchte 10 jüngere Individuen, die aber meist über 15 Jahre alt waren. Sie hatten meistens ausgesprochenere Symptome eines Status lymphaticus, oft auch einer hypoplastischen oder infantilen Konstitution (pastöser Habitus, Milz- bzw. Thymusschwellung, Infantilismus der Genitalien). Eine Leukocytose bei adenoiden Vegetationen wurde von Lichtwitz und Sabrazès gefunden

Bei exsudativen Kindern (meist Säuglingen) lagen die Untersuchungen von Rosenstern, Helmholtz und Aschenheim vor, die teils eine Eosinophilie fanden, teils vermißten. Czerny glaubt auch nicht an die Bedeutung der Eosinophilie als Symptom der exsudativen Diathese. Untersuchungen an älteren Kindern mit Lymphatismus (Heubner) sind unseres Wissens nicht angestellt. Solche Kinder jenseits des Säuglingsalters mit Neigung zu Drüsenschwellungen, Adenoiden, Katarrhen, bei denen Milztumor, Hyperplasie der Thymus und der Zungengrundtonsille aber meist fehlte, und die keinen Milch schorf als Säugling gehabt hatten, haben wir nun untersucht. Es interessierte uns nicht nur die Lymphocytose wegen ihrer Bedeutung für die Auffassung des Zustandes als konstitutionell, sondern auch das Verhalten der Eosinophilen wegen der gerade zur Zeit unserer Untersuchungen von Rosenstern und Helmholtz verfochtenen Anschauung, daß die Eosinophilie ein gleichwertiges Symptom der exsudativen Diathese sei. Die Untersuchungen wurden bei allen unseren Fällen vorgenommen, und zwar wurde das Blutbild meist sowohl in dem gefärbten Präparat wie in der Zählkammer (Bürker) und stets in mehreren Zählungen untersucht. Es wurde in nüchternem Zustande, zur selben Tageszeit (öfters auch zu verschiedener Zeit wiederholt) gezählt. Die Resultate finden sich in der Tabelle, auf der in den Kolonnen a unsere Werte, bei b Vergleichszahlen nach Carstanjen[2]), in der Kolonne c Vergleichszahlen nach Gundobin[3]) verzeichnet sind, und zwar jedesmal die für das betreffende Alter geltenden Durchschnittszahlen.

Die Tabelle zeigt, daß die Leukocytenzahl annähernd normal ist, dagegen in den meisten Fällen (10) eine Vermehrung der Lymphocyten deutlich ist, und zwar sowohl im Vergleich mit den Carstanjenschen wie mit den Gundobinschen Zahlen, besonders deutlich den

[1]) Borchardt D. A. f. kl. Med. **106**, 182. 1912, Litt.

[2]) Jahrb. f. Kinderheilk. 52. 1900.

[3]) Die Besonderheiten des Kindesalters. Berlin 1912.

Blutbild bei Kindern mit Drüsenschwellungen.

Nr.	Alter	Leukocyten			Polynucl. Leuk.			Lymphocyten			Eosinophile			Übergangsformen			Mast-zellen	Große Mono-nukl.	Bemerkungen
	Jahre	a)	b)	c)	a)	b)	c)	a)	b)	c)	a)	b)	c)	a)	b)	c)			
1	$9^{1}/_{2}$	—	—	7900	50	56,99	52,5	43	28.43	34	4,1	5,53	6	2,2	8,73	7,5	0,5	—	Viele Blutplättchen
		—	—	—	52	—	—	40	—	—	4	—	—	1,6	—	—	1,2	1,2	
2	$11^{1}/_{2}$	5300	—	7700	68	60,67	59	27,5	28,26	31	1	3,10	3	3	7,54	7,9	0,5	—	
		7540	—	—	56	—	—	41,6	—	—	0,4	—	—	1,2	—	—	0,8	—	
		—	—	—	46,4	—	—	47	—	—	2,7	—	—	1,7	—	—	1	1,3	
3	$1^{3}/_{4}$	8800	—	11400	22,4	41,99	34	71,2	47,0	54,5	1,6	3,04	5	4,8	7,52	6,5	—	—	20—30% Haemogl. 4·500000 Erytrocyten
4	$4^{3}/_{4}$	9100	—	8500	56	60,98	46	37	25,08	43	7	6,3	3	—	7,29	8	—	—	
5	$3^{1}/_{2}$	5600	—	8900	45	52,63	36,5	37	33,2	48,5	15,6	5,74	5	2,3	7,95	8,5	0,3	—	
		6400	—	—	42,3	—	—	42,3	—	—	9,7	—	—	4,3	—	—	0,7	0,7	
6	$4^{1}/_{4}$	7600	—	8500	55	60,98	46	40	25,08	43	2,5	6,3	3	2,5	7,29	8	—	—	
		11530	—	—	45	—	—	48,5	—	—	2,5	—	—	2,5	—	—	—	1,5	
7	$10^{1}/_{2}$	5200	—	7700	50,4	51,86	54	42,8	33,03	33	2,8	7,31	5	2,8	7,36	7,6	1,2	—	Viele Blutplättchen
8	$11^{1}/_{2}$	—	—	7600	57	60,67	59	38,7	28,26	31	1,5	3,1	3	2,7	7,54	7,9	—	—	Viele Blutplättchen
9	$10^{3}/_{4}$	11000	—	7700	46,5	51,86	54	41,5	33,03	33	4,5	7,31	5	3,3	7,36	7,6	—	3,5	
10	5	8300	—	8500	53	58,18	46	39	27,61	43	6,6	6,26	3	—	7,07	8	—	0,3	
11	7	10000	—	8200	46,6	59,35	49	44	29,42	39	3,3	3,51	4,5	4	7,66	7,7	0,7	1,3	
12	$7^{3}/_{4}$	7280	—	7900	39	60,85	52,5	57,6	27,98	34	1,7	3,69	6	0,3	7,29	7,5	0,3	1	
13	8	8600	—	7900	52,9	59,7	52,5	41,1	27,98	34	3,1	4,11	6	1,5	7,4	7,5	0,8	0,6	

ersteren gegenüber. Eine Eosinophilie wurde dagegen nur in 2 Fällen gefunden.

Zusammenfassend können wir also sagen, daß sich bei den meisten „Drüsenkindern" außer den Veränderungen am adenoiden System noch eine ganze Reihe von anderen körperlichen und funktionellen Anomalien finden, die zusammen auf eine konstitutionelle Besonderheit deuten, und daß es sich dabei um die Veränderungen handelt, die mehr oder weniger mit der hypoplastischen Konstitution, dem Status lymphaticus und dem Lymphatismus, bzw. der exsudativen Diathese zusammenfallen. Dadurch wird auch zu der Frage, die wir uns oben stellten, ob das konstitutionelle oder das exogene Moment bei den Drüsenkindern vorwiegt, etwas beigetragen. Wir dürfen vermuten, daß dort, wo sich Symptome der geschilderten Konstitutionsanomalie finden, auch im adenoiden System sich konstitutionelle Anomalien geltend machen werden, daß also eine lymphatische, exsudative Konstitution auch bei der Entstehung der von uns untersuchten Drüsenschwellungen wesentlich beteiligt ist und nicht bloß das exogene Moment und nicht nur (aus äußeren Ursachen) gehäufte und intensive lokale Infektionen.

Noch ein anderes Moment, eine funktionelle und zunächst noch nicht erklärte Eigenschaft der Drüsenkinder kann für die konstitutionelle Natur ev. herangezogen werden, d. i. die große Anfälligkeit den Infektionen und Irritationen der oberen Luftwege gegenüber, die wir auch bei unseren Fällen gefunden und oben erläutert haben. Selbst wenn man, wie das Heubner, Bartel u. a. und auch wir tun, hier einen Circulus vitiosus annimmt, selbst wenn man die zunehmende Empfindlichkeit und Reaktion der Schleimhäute teilweise durch die vorhergegangenen Infektionen und Traumen, durch eine funktionell mangelhafte Restitution der gesetzten Schädigung erklären will, bleibt noch eine Lücke in der Erklärung. Denn zweifellos sind andere Kinder ebensooft den gleichen Schäden ausgesetzt, ohne so oft zu erkranken, ohne mit sekundären Drüsenschwellungen, adenoiden Vegetationen usw. zu reagieren. Die Anfälligkeit der oberen Luftwege ist also nicht bloß die Folge von zufällig gehäuften Infektionen, sondern zugleich der Ausdruck einer Krankheitsbereitschaft, einer Diathese, vornehmlich des adenoiden Systems, die vermutlich schon vor den ersten Infektionen bestand, allerdings aber durch die hinzutretenden Infektionen wiederum gesteigert wird.

Es wird bei der Erklärung von solchen Krankheitsbildern Ähnliches gelten wie bei der von Infektions- und Immunitätsvorgängen: nicht Disposition oder Virulenz, sondern Disposition und Virulenz sind maßgebend (Finkler). Die Notwendigkeit dieser Ideenverbindung von Konstitutionsanomalie und Immunitätsvorgängen betont auch Bartel, obwohl er selbst mit am meisten dazu beigetragen hat, einen großen Teil der anatomischen, scheinbar angeborenen Anomalien des Lymphsystems durch postfötale Noxen (Infektionen mit Alteration der Gewebe ohne spezielles Krankheitsprodukt, Latenz von Infektionskeimen in scheinbar unversehrtem Gewebe usw.) zu erklären. Es ist das auch die Auffassung von Heubner, der den Lymphatismus nur zum Teil als Folge lokaler gehäufter Infektionen ansieht und die Mehrzahl der Drüsenkinder zum Lymphatismus rechnet.

Wir hoffen, durch unsere Beobachtungen an den bis jetzt weniger berücksichtigten älteren Kindern etwas zum tatsächlichen Beweis dieser Auffassung beigebracht und durch die Blutuntersuchung und die Hervorhebung einiger anderer Symptome auch die Diagnose und Beurteilung dieser häufigen Fälle etwas erleichtert zu haben.

Übersicht der Untersuchungsbefunde (außer den Blutbefunden).

Alter (in Jahren). 1¾, 3½, 4¼, 4¾, 5, 7, 7¾, 8, 9½, 10½, 10¾, 11½, 11½.

Geschlecht. 6 Knaben, 7 Mädchen.

Wichtigste bisherige Klagen[1]) (welche meistenteils die Kranken zum Arzt führten). Schwäche 2×, Schwindel oder Übelsein 3×, Blässe 2×, Appetitlosigkeit 2×, häufiges Fieber 2×, Halsschmerzen 1×, Husten 6×, häufige Halsentzündung 1×, häufiges Nasenbluten 2×, Schlafen mit offenem Munde und Schnarchen 6×, Kopfschmerzen 1×.

Häufig waren die Erscheinungen von seiten der Nase und des Rachens die ersten. Fast stets bestanden die Beschwerden seit vielen Jahren; bei den jüngeren Kindern mindestens seit ¼ Jahr.

Familienanamnese. (Es wurde auch nach allen hier in Betracht kommenden, aber nicht besonders aufgeführten Krankheiten bei den Eltern und Geschwistern gefragt.)

Hinweise auf typische, excudative Diathese in der Familie oder auf sogenannten Arthritismus fand sich in keinem einzigen Falle. Kinder mit typischem Milchschorf in der Anamnese waren aber nicht in die untersuchten Fälle aufgenommen worden (nur 1× hatte die Mutter adenoide Vegetationen). Auch Beziehungen zum Vorkommen von Gicht, Steindiathese, wurden nicht notiert.

Tuberkulose in der Familie: 1× ein Bruder, 2× eine Großmutter an Tbc. 1× ein Bruder, 1× ein Onkel, 1× der Vater wahrscheinlich an Tbc. erkrankt.

---

[1]) Klagen z. Zt. der Untersuchung siehe S. 156.

Geburt. 1× Frühgeburt VIII, 1× schwere, 1× Zangengeburt.

Ernährung in den ersten Lebensjahren. 8 Kinder waren reine Flaschenkinder, 5 Kinder waren Brustkinder (2, 6, 8, 11, 12 Monate). 1 Kind erhielt Kuhmilch erst mit einem Jahre, 1 mit 10 Monaten.

Beikost wurde gegeben mit 8, 8, 9, 9, 9—12, 10 Monaten, 6× erst mit einem Jahr, 1× mit $1^1/_2$ Jahren. Fleisch 4× mit einem Jahr, 2× mit ca. $1^1/_2$, 4× im zweiten Jahre. 1 l Milch oder mehr wurde gegeben 1× bis zu einem Jahr, 1× bis $1^1/_2$, 3× bis 2, 5× bis zu 3 oder 4 Jahren. Mehrere Kinder erhielten jahrelang $^5/_4$ oder $1^1/_2$ l Milch.

Spätere Ernährung. Über die spätere Ernährung (reich an Eiweiß?) können genaue und zuverlässige Angaben bei dem poliklinischen Material nicht gemacht werden. Notiert wurde gemischte Kost 8×, davon 1× nur mittags, 1× nur wenig, 1× mit noch $^3/_4$ l Milch, 2× wenig Gemüse, 2× viel Fleisch und Eier bzw. viel Eier und Milch.

Aufenthalt in frischer Luft. War nur 2× gering, sonst reichlich.

Frühere körperliche Entwickelung. Allgemeine: 1× mäßig, 2× zurückgeblieben, 1× sehr schlecht.

Knochen: 1× frühere Rachitis, 3× früher zart.

Muskulatur: 4× mäßig oder schlecht.

Haut: 1× Intertrigo, 1× Furunkulose oder Impetigo, 2× schon früher blaß, 1× schlaff (Pastös?).

Laufen: 4× verspätet.

Leibesumfang: 3× in früheren Jahren dick.

Früherer Ernährungszustand: 5× magere, 5× normale, 2× dicke Kinder, 1× bis zum zweiten Jahre dick, dann eher mager.

Widerstandsfähigkeit: 6 als schwächlich bezeichnete (nach Angabe der Eltern), 4 kräftige, 3 mittelkräftige Kinder, 4 Kinder waren schlechte Esser, 3 starke, die übrigen normal.

Temperament: 8× lebhaft, 2× phlegmatisch, die übrigen normal.

Schlaf: 4× unruhig, 1× infolge der Adenoiden), sonst gut.

Bisherige geistige Entwickelung. Schule in 3 Fällen schlecht vertragen.

Intelligenz (nach Angabe der Eltern): meist gut oder sehr gut, nur 1× mäßig, 2× mittel.

Sprache: 1× erst spät begonnen, 1× später wieder verschlechtert.

Frühere Krankheiten des untersuchten Kindes. Tuberkulose, Skrofulose, Knocheneiterungen: nur 1× wurde angegeben, daß ein $11^1/_2$jähriger Knabe etwas an der Lunge gehabt habe, was aber ausgeheilt sei.

Drüsenschwellungen (soweit schon früher von den Angehörigen beobachtet): 6×, meistens am Hals und meistens schon seit einigen Jahren, in den übrigen Fällen hatten die Angehörigen die Drüsenschwellung nicht beachtet.

Drüsenoperationen: 0×.

Bronchialkatarrh: 7× häufig, 1× selten, in den übrigen Fällen nicht besonders aufgefallen, 1× seit einer Lungenentzündung.

Asthma: 0×.

Ekzeme und andere Hautaffektionen: 1× Bläschen und Krusten am Kopf, an den Augen und Intertrigo (nur im ersten Monat). 1× mit 11 Monaten „Ausschlag", nach der Beschreibung Furunkulose oder Impetigo.

Otorrhöe: 2× vor Jahren, geheilt, beidemal bei älteren Kindern.

Conjunctivitis: 2×, 1× noch bestehend, bei älteren Kindern.

Gaumen- und Rachenmandelaffektionen (soweit von den Eltern beobachtet): im ganzen 7×, 1× Gaumen-Mandelexstirpation, 2× Adenoide, 1× „Nasenpolypen“ entfernt. Mehrmals war über früheren Zustand der Mandeln nichts Sicheres zu erfahren.

Darmkatarrhe: 1× im ersten Jahr, 1× ab und zu.

Obstipation: 1×.

„Blutarmut“: 7× schon früher, davon 5× „schon immer“, 1× seit der Schule.

Lues: 0×.

Rachitis: 5×, davon 3× als gering bezeichnet, 1× nur im ersten Jahr.

Rheumatismus: 0×.

Gicht: 0×.

Herzkrankheiten: 0×.

Spasmophilie: 1× Laryngospasmus im 10. Monat.

Nierenkrankheiten: 0×.

Masern: 11×.

Scharlach: 2×.

Keuchhusten: 3×.

Erysipel: 1×.

Pneumonie: 1× wiederholt.

Jetzige Klagen (d. h. zur Zeit der Untersuchung, zum Teil erst auf ausdrückliches Befragen angegeben). Schwäche: 4×, Appetitlosigkeit: 7× (2× wechselnder Appetit), Schlaf: 5× unruhig, 2× sehr unruhig, Kopfschmerzen: 1×, Schwindel oder Übelsein: 3×, Erbrechen: 4×, 1× häufig, Ohnmacht, Herzklopfen: 0×, Schlingbeschwerden: wurden nicht beobachtet.

Status.

Körperlänge und Gewicht.

Alter (in Jahren):	$1^3/_4$,	$3^1/_2$,	$4^1/_4$,	$4^3/_4$,	5,	7,	$7^3/_4$,	8,	$9^1/_2$,
Länge (in cm):	80,	126,	103,	105,	110,	112,	118,	123	127,
Gewicht (in kg):	10,17,	16,3,	18,15,	15,8,	16,8,	18,65,	20,6,	24,15,	24,3,

Alter (in Jahren):	$10^1/_2$,	$10^3/_4$,	$11^1/_2$,	$11^1/_2$
Länge (in cm):	135,	132,	134,	142
Gewicht (in kg):	26,4,	26,9,	26,45,	31,1.

Körperliche Entwickelung. Knochensystem: 8× unter mittelmäßig entwickelt bzw. schwach, zart, gracil; 3× mittel, 2× gut entwickelt.

Muskulatur: 10× schlecht oder schlaff oder sehr schlaff, 2× mittel, 1× gut.

Fettpolster: 4× gering, 2× sehr gering oder dürftig, 5× mittel, 2× gut oder übernormal.

Haltung und Gang: meist ohne Besonderheiten.

Gesichtsausdruck: 6× adenoider Typus, 1× nervöses Mienenspiel.

Stimmung und Intelligenz: stimmt im allgemeinen mit den Angaben der Eltern überein. 3× schien die Intelligenz etwas zurückgeblieben. Die Stimmung mehrmals wechselnd.

Haut: meistens dünn (8×), normal 3×, dick 2×. Meistens von durchscheinendem Aussehen (16×), öfter schlaff (7×), mehr trocken als feucht aussehend. Die Farbe meistens blaß (5×) oder grauweiß (4×), 1× etwas livide. Nur 1× gebräunt, 1× fast wachsweiß. Zuweilen waren trotz der blassen Hautfarbe die Wangen gerötet. Jedenfalls war die Gesichtsfarbe weniger oft blaß als die übrige Haut. Auffallender Pigmentreichtum der Haut nur in einem Falle.

Einige Male fühlten sich Nase, Hände oder Füße meistens kalt an.

Hautgefäße: Auffallend durchscheinende Venen 8×, Dermographie 3×.

Narben: 2× am Mund oder Kinn (von Ekzemen herrührend?), 4× Narben von Acne oder Furunkel.

Frische Efflorescenzen: nur 2× geringe Acne.

Kopfform: 3—4× wahrscheinlich rachitische Schädelform.

Haar: öfters auffallend dünn (5×).

Gesichtsform: ohne überwiegende Besonderheiten.

Schleimhäute: meistens blaß (9×), auch an den Conjunctiven.

Lippen: meistens blaß, Oberlippe nur 1× etwas dicker.

Zahnfleisch: gleichfalls blaß, 1× etwas entzündet.

Zähne: 1× besondere Caries, 1× geriffelt, 1× gezackt.

Rachenschleimhaut: nur selten blaß, 5× chronischer follikulärer Katarrh.

Mundstellung: 7× offen, 2× angeblich nur nachts.

Zunge: 5× mehr oder weniger belegt. 3× deutlich geschwollene Zungengrundfollikel. 3× große Zunge.

Gaumentonsillen: nur 2× klein, aber sichtbar, 1× mittelgroß, 10× hypertrophisch, zum Teil sehr stark. Nur 1× belegt (leichter grauer Schleier), 1× stark zerklüftet.

Adenoide Vegetationen: 8× deutlich vorhanden, mehrmals stark, 1× vor 3 Jahren entfernt.

Nase: Atmung 7× frei, 6× nicht frei, zum Teil besonders nachts.

Nasenform: öfters verbreitert (5×).

Polypen: nicht vorhanden.

Nasenschleimhaut: 5× blaß, 1× entzündet.

Augen: Conjunctiven, meistens blaß (7×). Skrofulose oder auf solche verdächtige Erscheinungen fehlten (nur 1× geringes Lidekzem), mehrmals „glänzende“ Augen. 8× haloniert, 6× lange Wimpern.

Ohr: 3× Schwellung der Drüsen hinter dem Ohr, 1× Zeichen alter Otitis, 1× schlechte Funktion.

Lymphdrüsen: meistens zahlreich, selten einzeln geschwollen. Am häufigsten waren die Hals- und Leistendrüsen geschwollen. Nächstdem die Kieferwinkel- und Achseldrüsen (je 5×), dann die Claviculardrüsen (4×), die Nackendrüsen (3×), die Cubitaldrüsen (1×).

Größe der geschwollenen Lymphdrüsen: Nur selten unter Erbsengroß, am größten die Kieferwinkel- und Halsdrüsen, die 7× über Kirschgroß waren (zum Teil Wallnußgroß), wiederholt waren die Drüsen perlschnurartig angeordnet, 1—2× fanden sich Drüsenpakete. Die Drüsen waren stets gut verschieblich, nur 1× fand sich eine harte und schmerzhafte wallnußgroße Halsdrüse. Sonst waren die Drüsen stets weich und nicht druckempfindlich.

Von den Halsdrüsen waren in etwa der Hälfte der Fälle sowohl die oberen wie die unteren geschwollen, oft auch die hinteren Halsdrüsen.
Schilddrüse: 2× palpabel.
Thymus: 1× fand sich eine geringe Schallabschwächung über dem oberen Brustbein bei dem jüngsten $1^3/_4$ Jahre alten Kinde.
Wirbelsäule: Lordose 6×, meistens gering, 1× mit Kyphose der Brustwirbelsäule verbunden.
Thorax: 2× flach, 2× rachitisch, 1× auffallend lang, 3× schmal, nur bei dem kyphotischen Kinde kurz und breit.
Emphysem: In keinem Falle.
Habitus phthis: In keinem Falle, 1× auffallend hohe Schultern.
Auffallende Behaarung zwischen den Schulterblättern: 1×.
Venektasien am Thorax: 4×.
Pectus carinatum: 3×.
Elastizität des Thorax: 2× gering, sonst gut.
Rachitische Rippenveränderungen (Einbiegungen): 1×. Rosenkranz: 2×, 1× angedeutet.
Atembewegungen: 3× nicht genügend ausgiebig.
Lungen: Spitzen ohne Befund. Bronchialdrüsen nicht nachweisbar. 2× tracheitische, 1× trockene bronchitische Geräusche.
Husten: 4×. Auswurf: 2× tracheal und Pharynschleim.
Herz: Spitzenstoß 1× im IV. und VI. C.R. verbreitert und deutlich sichtbar, sonst normal. Töne: eher laut als leise, nicht erheblich von der Norm abweichend. Herzaktion: 1× etwas unregelmäßig, 2× in der Frequenz etwas wechselnd und leicht erregbar. Geräusche: fehlen.
Puls: eher etwas erhöht gegen die Norm. 1× auffallend niedrig, 1× bei dem Kinde mit Herzspitzenstoßverbreiterung erhöht.
Bei der Funktionsprüfung zeigte sich mit Ausnahme von einem Falle keine auffallend verzögerte Erholung nach körperlicher Anstrengung. Bei diesem Falle war auch der Blutdruck verringert. Sichere Anzeichen für Tropfenherz und abnorm kleines Herz wurden nicht erhoben, doch wurden keine Röntgenaufnahmen gemacht.
Blutgefäße: ohne häufige auffallende Veränderungen, keine Zeichen für Aortenveränderungen, 1× wurden enge und dünnwandige Arterien notiert.
Abdomen: 3× dick, 1× Resistenz in der Ileocöcalgegend, 3× Obstipation.
Leber: 1× einfingerbreit unter dem Rippenbogen fühlbar.
Milz: 2× etwas vergrößert fühlbar.
Urin: immer eiweißfrei.
Nervensystem: ohne auffallende Besonderheiten.
Extremitäten: meistens schlecht entwickelte, schlaffe Muskulatur. Zuweilen zarte Gelenke oder rachitisch verdickte Gelenke.
Pirquet: immer negativ.
Blut: Siehe bes. Tabelle.

Ein Beitrag zur Symptomatologie und Therapie der Thymus-Hypertrophie.

Von

Dr. **Boissonnas** (Genf).

Mit 1 Tafel.

Es wird wohl allgemein zugegeben, daß bei Kindern mit Thymushypertrophie Erstickungsanfälle vorkommen können, die manchmal leicht sind, manchmal so schwer, daß sie den plötzlichen Tod des Betreffenden hervorrufen. Über das Vorkommen solcher Erkrankungen dürfte kein Zweifel bestehen, mag auch die Erklärung des Zustandes noch strittig sein.

Sehr häufig wird die sichere Diagnose erst an der Leiche gestellt, da in vielen Fällen kein Symptom die Möglichkeit gibt, auch nur einen Verdacht auszusprechen. Das Kind scheint vollkommen gesund, und der erste Erstickungsanfall bewirkt einen plötzlichen und schnellen Tod.

Bei anderen Kindern ist der Anfall nicht tödlich. Die Anamnese und die Untersuchung des Kranken ermöglichen die Diagnose und geben Zeit für eine geeignete Behandlung. Hierher gehören die 3 folgenden Fälle. Bei keinem davon fanden sich Symptome von Syphilis; die Erstickungsanfälle waren niemals durch eine Infektionserkrankung hervorgerufen. In einem 4. Fall wurde die Diagnose der Thymushypertrophie bei einem heredosyphilitischen Kinde erst bei der Sektion gestellt.

Es handelte sich um einen Knaben von 6 Monaten, dessen Mutter und ältere Schwester anscheinend gesund waren. Dies Kind hatte mit 15 Tagen einen papulösen Ausschlag um den After von Kupferfarbe, der nach Kürze von selbst verschwand. Es starb an einer grippalen Bronchopneumonie innerhalb 24 Stunden ohne Symptome von Asthma thymicum.

Bei der Sektion fand sich eine große Thymus, eine Bronchopneumonie und eine sehr große harte Leber. Die mikroskopische und bakteriologische Untersuchung bestätigte die Diagnose der Syphilis.

Nun zu den drei übrigen Fällen von Thymushypertrophie.

1. Am 27. V. 1910 untersuchte ich zum ersten Male ein 2 Monate altes Mädchen, bei dem vorher von einem Laryngologen die vollkommene Gesundheit der oberen Luftwege, besonders auch der Epiglottis festgestellt war. Anamnese farb-

los. Die Eltern gesund und kräftig, Landleute, Vater 34, Mutter 32 Jahre. Das Kind ist das erste, ist mit Zwiemilchernährung aufgezogen, normal entwickelt und bis zum Beginn des jetzigen Zustandes niemals krank gewesen.

Ungefähr vor 3 Wochen bemerkten die Eltern während der Nacht eine geräuschvolle Atmung, die allmählich stärker wurde. Seit etwa 10 Tagen nimmt das Kind weniger Nahrung und bricht manchmal; während der letzten 3 Tage wird die Atmung immer schwieriger und lauter und das Erbrechen häufiger. Status: Normal entwickeltes Kind von außerordentlicher Blässe mit Cyanose der Lippen. Puls 140; kräftig; Temperatur 37,2. Gewicht 4750 g. Die oberflächlichen Drüsen überschreiten nirgends die Größe eines Reiskorns.

Das Kind zeigt eine ausgesprochene Dyspnoe, einen rein inspiratorischen Stridor bei lautloser und unbehinderter Exspiration. Zeitweilig, besonders beim Schreien, kommt es zu rauhem Husten, der etwas an den bei Pseudocroup erinnert. Bei der Einatmung bestehen Einziehungen im Jugulum und Epigastrium, bei der Ausatmung füllt sich die Jugulargrube an, und man bemerkt hier eine leichte Hervorwölbung. Der aufgelegte Finger fühlt hier einen deutlichen Stoß, hervorgerufen durch ein weiches, rundliches Organ, das bei der Einatmung wieder in den Thorax zurücksinkt. Der Stridor wird geringer, wenn das Kind aufgesetzt und der Kopf ein wenig nach vorn gesenkt wird.

Obere Luftwege und Rachen normal, Stimme kräftig, keine Heiserkeit; Thorax gut entwickelt, gewölbt; Lunge und Herz normal. Auf dem oberen Teile des Brustbeins findet sich bei der Perkussion eine Dämpfung, die beiderseits den Knochenrand überschreitet, sie hat die Form eines Viereckes, dessen größte Seite dem oberen Rande des Sternums parallel geht und ungefähr $3^1/_2$ cm mißt; die untere Seite entspricht dem oberen Rand der 2. Rippe und geht in die Herzdämpfung über, sie hat eine Länge von etwa $2^1/_2$ cm.

Im übrigen nichts Bemerkenswertes.

Diagnose: Thymushypertrophie mit Kompression der Luftröhre; Überweisung an die Klinik des Herrn Prof. Kummer. Bei der sofort vorgenommenen Röntgendurchleuchtung sieht man auf dem Schirm einen Schatten, welcher ungefähr der beschriebenen Dämpfung entspricht. Bei der Ankunft in der Klinik waren Atemnot, Stridor und Cyanose so stark, daß man die sofortige Operation erwog, indessen milderten sich die Erscheinungen, so daß der Eingriff auf den nächsten Tag verschoben wurde. Es wurde die vollkommene Thymektomie gemacht, die keine Schwierigkeiten bot. Das herausgenommene Organ wog 20 g, der linke Lappen war 10 cm, der rechte 6 cm lang, die größte Breite maß 4 cm; die größte Dicke 12 bis 15 mm. Oberer Rand abgerundet. Nach Extraktion des Organs wird die Atmung sofort lautlos, aber es findet sich eine sehr weiche und in der Höhe des Manubrium sterni abgeflachte Luftröhre.

Der Verlauf nach der Operation war leider nicht so einfach wie gewöhnlich. Die weiche Luftröhre wurde durch ein kleines Glasdrain verletzt, wodurch am 29. I. V. eine Wiedereröffnung der Wunde erforderlich wurde. Eine Bronchitis komplizierte außerdem die Lage und verursachte solche Anfälle von Atemnot, daß am 2. V. tracheotomiert werden mußte. Indessen besserte sich der Zustand, so daß am 6. V. die Kanüle entfernt werden konnte, und einige Tage hindurch jede Gefahr behoben schien. Leider rezidivierte die Bronchitis und mit ihr die Atemnot; das Kind starb am 15. V., also 18 Tage nach der Operation an Bronchopneumonie.

Der inspiratorische Stridor war in allerdings sehr abgeschwächtem Maße am Tage nach der Operation wieder erschienen, schwächte sich während der Zeit der Besserung ab, aber verschwand niemals ganz, außer, wenn das Kind sehr ruhig war.

Im Frühling 1911 sah ich die jüngere Schwester des Kindes, sie war vollkommen gesund, und die Größe der Thymus war normal.

2. Georges D., geboren am 27. I. 1912. Eltern gesund; ein älterer Bruder mit 2 Wochen an Peritonitis verstorben. Keine Aborte; zweites ausgetragenes Kind, normale Entbindung; Ernährung durch die Mutter.

Seit dem ersten Lebenstage hat das Kind Erstickungsanfälle mit Cyanose des Gesichts und der Extremitäten; sie kommen fast jeden Tag vor und dauern einige Minuten. An manchen Tagen wiederholen sie sich öfters; zwischendurch ist das Kind munter und scheinbar ganz gesund. Am 4. III., als ich das Kind zuerst sah, waren keine Erscheinungen von Atemnot vorhanden, aber es fiel eine tönende Atmung auf. Der Status war der folgende: Kind mittlerer Entwicklung ohne Ekzem und Drüsenschwellungen, ohne Fieber; Atmung ruhig, ex- und inspiratorischer Stridor augenblicklich schwach, in der Rückenlage stärker; keine Einziehung; Thorax gut entwickelt, deutliche Thymusdämpfung, die das Sternum nach rechts und links überschreitet; obere Luft- und Speisewege normal; Hydrocele vaginalis, sonst nichts Besonderes.

Diagnose: Thymushypertrophie. Nach einem starken Anfall von Atemnot wurde das Kind einige Tage später in der chirurgischen Klinik des Herrn Prof. Kummer operiert. Es fand sich eine große Thymus, welche teilweise reseziert wurde. Am 1. V. ist die Atmung normal, die Wunde verheilt; von Zeit zu Zeit kommen noch leichte und kurze Anfälle von Atemnot, die keineswegs mit den früheren verglichen werden können. Nahrungsaufnahme geht nach Angabe der Mutter besser vor sich. Am 31. Oktober 1912 (Gewicht 9235 g, Länge 69 cm) wird angegeben, daß noch 3—4 Monate nach der Operation zuweilen leichte Zustände von Atemnot, oft mit Erbrechen aufgetreten sind, aber seitdem ist alles in Ordnung. Das Kind selbst hat sich gut entwickelt und ist bis auf geringe Zeichen von Rachitis und Anzeichen von adeneiden Vegetationen gesund.

3. Auguste T., geboren am 12. II. 1912, Zwillingskind. Zwillingsschwester ganz gesund. Mutter hat mehrfach Lungenentzündung gehabt, ist jetzt gesund. Zweites Kind, ausgetragen. Bei Geburt 2750 g; bis zum 23. III. an der Brust, seitdem Flasche. Seit der 2. Lebenswoche wird von der Wärterin der Krippe, wo sich das Kind aufhält, bemerkt, daß die Atmung des Kindes zuweilen tönend und der Kopf häufig stark nach hinten gezogen ist. In der Woche vom 6. bis 13. IV. hat das Kind einen kurzen Anfall von Atemnot, der von der Umgebung auf Verschlucken bezogen wurde. Vom 13. IV. bis 3. V. wiederholte sich dieses dreimal und die Anfälle waren länger; seitdem nimmt das Kind schlecht Nahrung, hält den Kopf stark nach hinten gebeugt und hat öfter Anfälle von Cyanose des Gesichts und der Glieder. Die Atmung ist mühsam, tönend, von Einziehungen begleitet und es besteht in- und exspiratorischer Stridor. Hyperextension des Kopfes. Bei Versuch, den Kopf nach vorn zu beugen, vermehrt sich die Atemnot; kein Fieber; übriger Befund ohne Besonderheiten. Bei der Rückenlage ist die Sternaldämpfung vergrößert. Wenn man aber das Kind über sich hält mit dem Gesicht nach unten, findet sich eine vergrößerte Dämpfung, die den Sternalrand nach links

$1^1/_2$—2 cm, nach rechts $^1/_2$—$^3/_4$ cm überschreitet und nach unten in die Herzdämpfung übergeht.

Das Kind wird der Kinderklinik (Prof. d'Espine) überwiesen, wo es bis zum 24. VI. bleibt. Während dieser Zeit keine Anfälle von Atemnot. Der Stridor ist vom 2. oder 3. Tag des Aufenthaltes an verschwunden.

Röntgenbild (Tafel I) bestätigt die Annahme einer Thymushypertrophie. Gegen Ende des Juni beginnen die Atemnotsanfälle wieder; zuerst kurz und selten, später häufiger und von Stridor begleitet, der zwischen den Anfällen verschwindet. Die Cyanose ist zuerst intermittierend, später wird sie konstant, der Appetit verschwindet. Am 26. VI. heftiger Erstickungsanfall, dem das Kind beinahe erlegen wäre. Am 29. VI. zum ersten Male Röntgenbehandlung. Dosis: 2 H. Einheiten. Vom 29. VI. bis 10. VIII. 4 gleiche Sitzungen. Während dieser Zeit häufige, aber weniger heftige Anfälle. Am 18. VIII. Verschwinden der Cyanose. Große Blässe. Von da an verschwinden die Anfälle und das Kind nimmt zu und kräftigt sich. Die Neigung, den Kopf hintenüber zu halten, verschwindet allmählich. Vom 10. VIII. bis 4. IX. noch 3 Röntgenbestrahlungen. Bis zum 27. XI. 1912 keine Erscheinungen mehr, vollkommenes Wohlbefinden. Gewicht 6750 g, Thymusdämpfung nicht vergrößert.

Als Symptome der Thymushypertrophie werden die folgenden angeführt:

Bei den latenten Formen findet sich eine leichte Cyanose des Gesichts und der Glieder, die bald konstant ist, bald nur zeitweise auftritt. d'Oelsnitz erwähnt ein leichtes Ödem der Glieder und in einem Fall einen doppelseitigen, die Anfälle begleitenden Exophthalmus, ferner eine Spannung der Fontanelle. Vielfach erwähnt wird die Erweiterung der oberflächlichen Venen.

Zurückbeugung des Kopfes kann bei Kindern mit Thymushypertrophie Atemnot und selbst Erstickungsanfälle hervorrufen, während im Sitzen bei leicht vorgebeugtem Kopf und Rumpf die Kranken sich am besten fühlen. Indessen haben Weill, Pehu, Jackson Fälle beobachtet, in welchen wagerechte Lage mit starker Rückwärtsbeugung des Kopfes, wie in meinem dritten Falle, beibehalten wurde. In den ausgesprochenen Fällen ist die Cyanose stärker, die Atmung tönend mit in- und exspiratorischem Stridor, der von Einziehungen und Erstickungsanfällen begleitet ist. Abwechselnd damit kommt eine besondere Form der Einziehung vor, die von Barbier beschrieben ist:

Bei jeder Einatmung werden die Bauchorgane durch das Zwerchfell vorwärts gedrängt und der untere Raum des Thorax wird leer, während der transversale Durchmesser sich verkleinert und das Sternum nach vorn gedrängt wird. Die Einziehungen und alle übrigen Symptome werden stärker bei horizontaler Lage und Rückwärtsbeugung des Kopfes, sie verringern sich bei leichter Vorwärtsbeugung des Kopfes beim Sitzen.

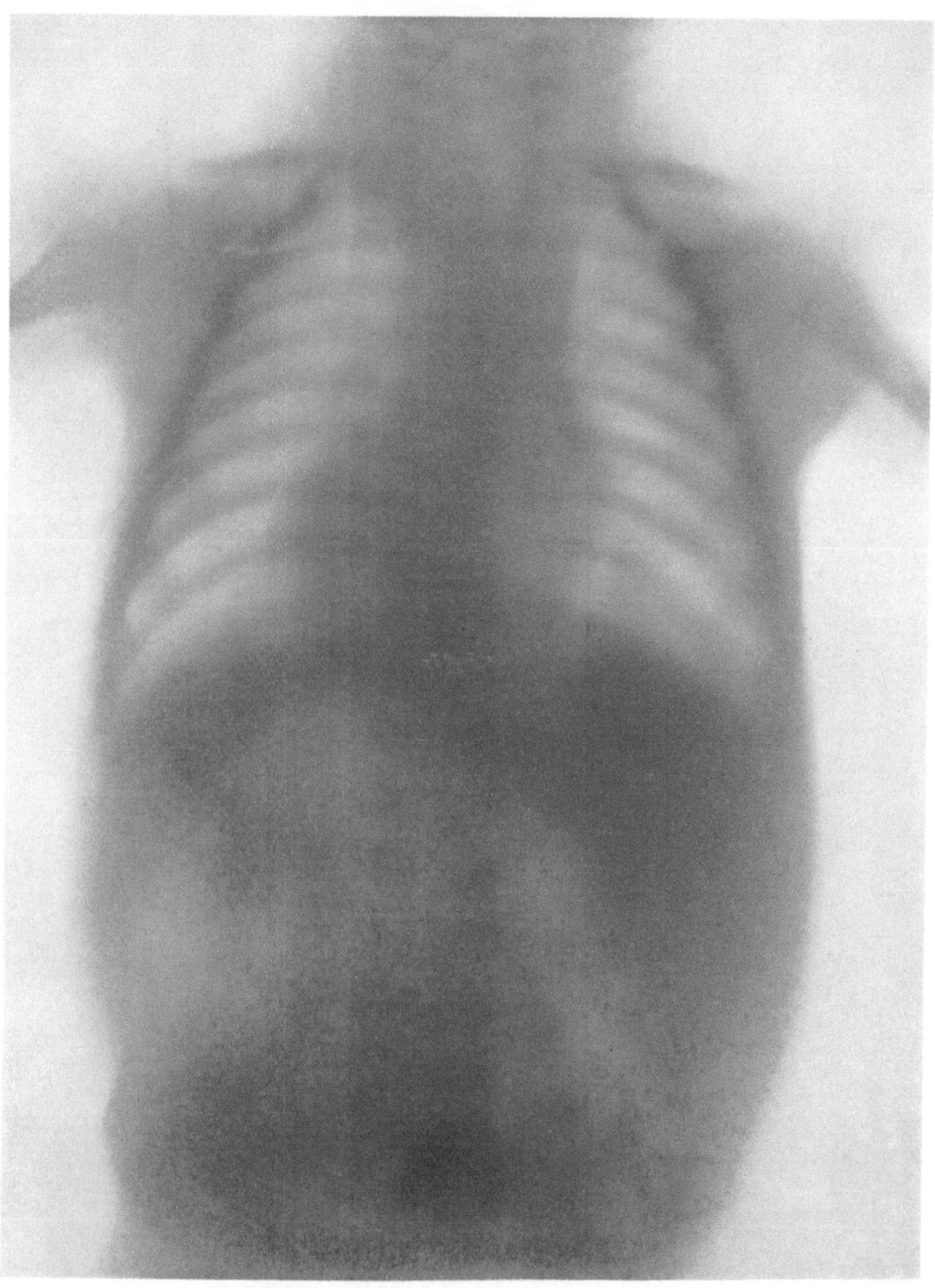

Boissonnas, Thymus-Hypertrophie.

Verlag von Julius Springer in Berlin.

Verschiedentlich wird ein rauher Husten, ähnlich wie bei Pseudo-Croup erwähnt (vgl. Fall 1), d'Oelsnitz glaubt sogar, daß man eine Hypertrophie der Thymus vermuten darf, wenn der Pseudo-Croup sich sehr oft wiederholt und starke Atemnot macht. Wenn dieser Husten durch die Thymushypertrophie bedingt ist, bleibt die Stimme vollkommen klar.

Rehn hat als erster das Erscheinen einer Vorwölbung im Jugulum während der Ausatmung beschrieben, die bei Beginn der Inspiration einer Vertiefung Platz macht. Dieses Phänomen darf nicht mit dem gewöhnlichen der Wölbung und Abplattung dieser Gegend verwechselt werden, das man bei allen Zuständen von Atemnot beobachtet. Es ist erforderlich, daß bei der Ausatmung eine wirkliche Vortreibung entsteht.

Verschiedene Autoren haben während der Exspiration im Jugulum das Anschlagen eines Organs gefühlt, das bei der Inspiration wieder verschwindet. Bei der Operation zeigte sich, daß es sich um die Thymus handelte (vgl. Fall 1).

Die Perkussion der Thymus muß beim Kinde sehr leicht ausgeführt werden, um gute Resultate zu bekommen. Man erhält meistens eine Dämpfung auf dem Manubrium von dreieckiger Form, die bei normalen Kindern von der Herzdämpfung abgegrenzt werden kann. Basch und Rehn haben ein besonderes Perkussionsinstrument für die Abgrenzung der Thymusdämpfung angegeben. Sie auskultieren den Perkussionsstoß mit einem auf das Sternum aufgesetzten Phonendoskop. Ein ähnliches Resultat erreichen sie, wenn sie die Haut in der Thymusgegend mit einem harten Pinsel streichen.

Die auf diese Art erhaltenen Resultate sind laut Vergleich im Sektionsbefunde sehr exakt. Bei Kindern mit Thymushypertrophie findet sich eine Vergrößerung der Dämpfung, die meistens nach der einen Seite größer ist wie nach der anderen und sich mit der Herzdämpfung vereint.

Nach Jakobi perkutiert man am besten, indem der Körper des Kranken vorgeneigt wird, noch besser, indem man das Kind horizontal mit dem Gesicht nach unten über sich halten läßt. Er hat beobachtet, daß die Thymusdämpfung in der Rückenlage vollkommen verschwinden kann (vgl. Fall 3).

Nach Boggs erstreckt sich die Thymusdämpfung bei Hypertrophie nach links über die zwei, seltener über die drei ersten Intercostalräume; nach rechts über den ersten und zuweilen über den zweiten Intercostalraum. Die Thymusdämpfung soll links deutlicher als rechts sein und sich höher und oberflächlicher vorfinden als die Dämpfung durch Bronchialdrüsen. Ebenso wie die Aneurysmen und die Geschwülste sind diese außerdem durch Verwachsung fixiert und geben deshalb eine unverschiebliche Dämpfung, während die Thymusdämpfung verschieblich ist.

Bei der Diagnose geht Boggs folgendermaßen vor: Während der Kranke sitzt und das Kinn der Brust genähert ist, bestimmt man die Dämpfungsgrenze so genau wie möglich. Dann wird der Kopf zurückgebeugt und aufs neue perkutiert. Gehört die Dämpfung der Thymus an, so verschiebt sie sich um ein oder zwei Intercostalräume. Boggs erklärt diese Verschiebung anatomisch durch die Existenz von Aufhängebändern, die von der Thymus zum Unterlappen der Schilddrüse ziehen, die ihrerseits wiederum am Zungenbein und am Unterkiefer befestigt ist. Tatsächlich ist die Thymus ein sehr bewegliches Organ. Ich kann bestätigen, daß sie sich während der Ausatmung nach oben verschieben und während der Einatmung in den Thorax zurückgleiten kann. Andererseits gibt es Fälle, bei denen das Organ ständig oberhalb der oberen Apertur des Thorax angetroffen wird.

So hat d'Oelsnitz einmal bei einer oberen Tracheotomie eine dicke Thymus durchschneiden müssen und bei der Sektion festgestellt, daß das stark hypertrophische Organ die Trachea bis zum Kehlkopf umgab. Es wäre also wohl möglich, daß bei der Hintenüberbeugung des Kopfes die Thymus manchmal nicht in die Thoraxenge hinein, sondern nach oben hinaus aus ihr herausgezogen wird. Dies würde Fälle wie unseren dritten und die von Weill und Pehu usw. verständlich machen.

Die Radioskopie und die Radiographie geben in zweifelhaften Fällen die größte Sicherheit. Der Thymusschatten ragt nach beiden Seiten über das Sternum hinaus; seine Grenzen sind deutlich; nach unten geht er in den Herzschatten über. Die Bronchialdrüsen geben einen Schatten von weniger scharfen Umrissen und unregelmäßigeren Umrandungen, von wechselnder Intensität. In den Fällen mit schwerer Atemnot und drohender Asphyxie kann man natürlich das Röntgenbild nicht erst heranziehen, hier muß sofort zur Operation geschritten werden.

Eine Verwechselung der Thymushypertrophie ist mit folgenden Erkrankungen möglich:

Von angeborenen Erkrankungen kommen in Frage der Stridor vestibularis und die angeborene Verengerung der Luftröhre.

Bei dem ersten ermöglicht zuweilen die Laryngoskopie die Feststellung der eigenartigen Form der Epiglottis. Ist dies unmöglich, so kann man versuchsweise das Kind intubieren. Beim Stridor vestibularis verschwindet das Geräusch, während es beim Stridor thymicus nicht beeinflußt wird.

Die angeborene Verengerung der Luftröhre geht ebenfalls mit Stridor, Cyanose und Einziehungen einher. Hier kann die Radioskopie gute Dienste leisten.

Geschwülste in der Nähe der Trachea können durch Kompression ähnliche Symptome hervorrufen wie die Thymushypertrophie. Dies geschah z. B. bei einem Fall von Angiom (Terrien und Bodolec). Auch Mediastinalabscesse haben Veranlassung zu diagnostischen Irrtümern gegeben. Bell hat einen Fall beschrieben, bei dem eine Mediastinaldämpfung im Verlaufe einer Lungenentzündung entstand gleichzeitig mit inspiratorischem Stridor. Nach einigen Wochen erschien eine Anschwellung unter den Schultern, die eröffnet wurde und reichlich Eiter mit Pneumokokken entleerte. Sofort verschwand der Stridor und die Dämpfung, das Kind genas.

Hotz hat einen ähnlichen Fall beschrieben, wo ein kalter Absceß, der von den Wirbeln ausging, durch Kompression der Trachea zu allen Symptomen einer Thymushypertrophie führte. In solchen Fällen ist die Diagnose sehr schwer zu stellen, wenn man nicht zur Radiographie greift. Die Bronchialdrüsenschwellung ist häufiger als die erwähnten Zustände, sie wird aber selten zu Verwechselungen Anlaß geben, selbst wenn sie mit Tracheostenose und Stridor einhergeht. Dieser Stridor ist rein exspiratorisch (Variot); die Perkussion und die Auskultation der Wirbelsäule nach d'Espine und schließlich die Radiographie ermöglichen mit Sicherheit die Diagnose.

Die Behandlung der Thymushypertrophie ist verschieden je nach der Schwere des Zustandes. Nach d'Oelsnitz sind 3 Formen zu unterscheiden: Formen mit dauernden Beschwerden, Formen mit intermittierenden Beschwerden, latente Formen und Formes frustes. Von diesen bedürfen die beiden ersten keiner nochmaligen Schilderung; die latenten Formen können vollkommen unerkannt verlaufen und plötzlich einen tödlichen Ausgang nehmen; die Formes frustes verraten sich nur durch ganz leichte Erscheinungen, wie etwa geringe Cyanose und Spannung der Fontanelle. Diese beiden Varietäten werden meistens nur durch Zufall erkannt, gelegentlich der Untersuchung aus anderen Gründen; zwischen den drei Gruppen bestehen natürlich Übergänge.

Wenn die Symptome schwer sind und eine Asphyxie droht, muß natürlich schleunigst operiert werden. Die partielle Thymektomie bietet keine Schwierigkeiten und ist ohne Gefahr[1]). Indessen reicht sie nicht in allen Fällen aus. d'Oelsnitz, Pral und Boisseau berichten über ein Kind, bei dem die Beschwerden nach der teilweisen Resektion der Thymus wiederkehrten. Nach der Resektion des Sternums fand sich zwischen den Schlüsselbeinen ein fibröser Strang, der die Ausdehnung der darunterliegenden Organe verhinderte. Nach seiner Durchtrennung verschwanden die Beschwerden. In anderen Fällen kann die Trachealstenose noch einige Zeit nach der Entfernung der Thymus bestehen bleiben, besonders wenn die Trachealringe noch weich sind (vgl. Fall 1). In solchen Fällen wird der Stridor nicht sofort verschwinden, aber dennoch werden sich die Erscheinungen bessern und es allmählich zu Heilung kommen.

Die Tracheotomie muß vermieden werden, da sie die Beschwerden nicht behebt und wenn man später die Thymus exstirpieren muß, so ist die Asepsis nicht durchzuführen. Die Intubation mit einem langen Tubus gibt eine augenblickliche Erleichterung, aber nach Entfernung des Tubus kommen die Beschwerden wieder.

Bei den intermittierenden Formen und den Formes frustes kann man an die Behandlung mit Röntgenstrahlen denken. Friedländer (1907), Myers (1908) haben sie erfolgreich angewandt, neuerdings auch d'Oelsnitz, Weill, Ribadeau - Dumas und andere. Auch in meinem dritten Fall war sie erfolgreich. Indessen haben Regand und Crémiens im Tierversuch beobachtet, daß bei ungenügender Dosierung eine Regeneration des Organs stattfinden kann. Man muß also das erlangte Resultat von Zeit zu Zeit radioskopisch kontrollieren. Außerdem bedingt die Möglichkeit von Verschlimmerungen, daß die Radiotherapie nur bei gut überwachten Kranken durchgeführt werden kann, wo man alles bereit hat, um im Notfall chirurgisch einzugreifen.

In den Fällen auf syphilitischer Basis muß man die spezifische Behandlung anwenden, von der z. B. Marfan Erfolge sah. Marfan empfiehlt auch die sonst gegen lymphatische Hyperplasien wirksamen Maßnahmen — Solbäder, Arsen usw.

Kann man die Kranken nicht dauernd überwachen, so ist die Operation ratsam, die allein vor Rückfällen und schweren, vielleicht tödlichen Attacken schützen kann.

---

[1]) Technik vgl. bei Veau u. Olivier, cf. Bibliographie.

Literaturverzeichnis.

Barbier, Contribution à l'étude pathologique de l'hypertrophie du thymus. — Archives de méd. des enfants, **12**, Novembre **1909**, p. 801.

Basch u. Rohn, Zum physikalischen Nachweise der Thymus. Deutsche med. Wochenschr. 1911. S. 1843.

Boggs, Thomas R., Percussion signs of persistent or enlarged thymus. The Archives of internal medicine **8**, p. 659. 1911. (Ref. Arch. of pediatrics 1912, p. 396).

Bell, Archives of pediatrics **26**, p. 702.

Hotz, Zitiert von Marfan.

Jackson, Zitiert von Blackader et Mucklesten. Archives of pediatrics, Junio 1909, **26**, p. 401.

Jacobi, Archives of pediatrics **26**, p. 623. 1909.

Huismann, Berl. klin. Wochenschr. **45**, 1908.

Marfan, Cornage congénital chronique. Hypertrophie du thymus. Syphilis héréditaire. — Revue mensuelle des maladies de l'enfance février **23**, p. 49. 1905.

— Nouvelle forme de rétrécissement de la traché par hypertrophie du thymus. — Journal de méd. interne **10**, p. 95. 1909.

— Rapport sur la pathologie du thymus. — Comptes rendus de l'association française de pédiatrie 1910, p. 31. Steinheil, Paris.

d'Oelsnitz, Les signes cliniques de l'hypertrophie du thymus. — Presse médicale **29**, 1910.

— L'hypertrophie du thymus et l'adénopathie trachéo-bronchique dans la première enfance. Diagnostic clinique et radiologique. — Bulletins de la Société de pédiatrie de Paris, Juni 1911.

— L'hypertrophie du thymus. Son rôle en pathologie infantile. — Journal méd. français 15. Mars 1912.

— et Simon, Société de pédiatrie. Jan. 1902.

— Prat et Boisseau, Société de pédiatrie März 1910.

Regaud et Crémien, Involution du thymus sous l'influence de la radiothérapie. — Lyon médical 1912. **18**, p. 5.

Rehn, Die Thymusstenose und der Thymustod. — Archiv für klinische Chirurgie **80**, S. 468. 1906.

Weill et Pehu, Deux cas d'hypertrophie du thymus traités avec succès par la radiothérapie. — Lyon méd. **117**, p. 1448. 1911.

Flügge, Über die Bedeutung der Thymusdrüse für die Erklärung plötzlicher Todesfälle. Vierteljahrsschr. f. gerichtl. Medizin **17**, II. F. 1899.

Friedlander, Status lymphaticus and enlargement of the thymus with report of a case etc. Archives of pediatrics **24**, p. 490. 1907.

Myers, Congenital laryngeal stridor apparently due to an enlarged thymus gland. Archives of pediatrics **25**, p. 607. 1908.

Veau et Olivier, Chirurgie du thymus. Archives de médecine des enfants. **12**. Novembre 1909, p. 815.

Veau, Rapport sur la chirurgie du thymus. Comptes rendus de l'Association française de pédiatrie 1910, p. 77. Steinheil, Paris.

Zur Frage der fortgesetzten Intubation bei der Behandlung der diphtherischen Kehlkopfstenose.

Von

Sanitätsrat Dr. **Brückner,**

leitendem Arzt der inneren Abteilung der Kinderheilanstalt in Dresden.

Nachdem von Bókay im Jahre 1908 eine große Monographie über die Intubation hatte erscheinen lassen, ist, abgesehen von der wertvollen Studie Thosts über die Behandlung der Narbenstenosen, keine Arbeit über den Gegenstand erschienen, in welcher prinzipielle Fragen zur Erörterung kommen. Man könnte somit meinen, die Lehre von der Intubation sei mit der Arbeit von Bókays zum Abschluß gekommen. Und doch ist dem nicht so.

Es liegt mir fern, die ganze Lehre von der Intubation zu besprechen. Nur einige praktisch wichtige Punkte möchte ich kurz erörtern.

Im allgemeinen hat die Intubation mehr und mehr an Gebiet gewonnen. Für die gegenteilige Behauptung von Thost, daß sie im Hinblick auf die Intubationsschäden „Terrain, was sie erobert hatte, schon wieder verloren hat", ist mir, in Deutschland wenigstens, ein Beispiel nicht bekannt.

Über die Indikationen der Intubation sowie über die Prophylaxe der Intubationsschäden, insbesondere des Tubendecubitus gehen die Ansichten nicht allzusehr auseinander. Für die Verhütung des Decubitus werden übereinstimmend drei Momente betont: 1. Gutes Instrumentarium. 2. Vorsichtige Auswahl der Fälle. 3. Gute Übung des Operateurs. Den ersten beiden Forderungen kann verhältnismäßig leicht entsprochen werden, nicht allenthalben der dritten. Am ehesten wird ihr Genüge geleistet an den großen Universitätskliniken, wo fast immer ein langjähriger Assistent für den Notfall zur Verfügung steht. Anders in den kleineren Krankenhäusern, wie bei uns, wo namentlich nach Einführung des sogenannten praktischen Jahres die durchschnittliche Dienstzeit erheblich geringer und damit der Assistentenwechsel auch den Stationen ein unerquicklich häufiger geworden ist. Hier müssen oft junge Mediziner zum Intubieren zugelassen werden nach einer vorausgegangenen theoretischen Belehrung und einigen Versuchen am Phantom oder an der Leiche, gewiß nicht zum Vorteil der Patienten. Eine bessere Ausbildung der jungen Mediziner auf der Universität kann da Wandel schaffen, die nach meiner Erfahrung die Intubation zum recht großen Teil eben gerade den Namen nach kennen. Die obligatorische Einführung von Intubationskursen nach dem Vorgange von Trumpp, deren Einfluß ich an mehreren Assistenten sehr wohltätig empfunden habe, wäre dazu am besten geeignet.

In den lehrmäßigen Darstellungen der Intubation werden die Verhältnisse in der Regel so geschildert, daß das Einführungstrauma bei gutem Instrumentarium und guter Technik fast vermeidbar sei und, sofern man von den falschen Wegen absieht, eine gute Prognose gebe. Auf den ursächlichen Zusammenhang zwischen Einführungstraumen auch nur mäßigen Grades und dem Tubendecubitus wird nicht genügend Rücksicht genommen. Aber die Verletzungen der entzündlich veränderten Schleimhaut, wie sie dem Ungeübteren leicht passieren, unterhalten einen längeren Schwellungszustand der Schleimhaut. Davon kann man sich bei Kindern mit erschwerter Extubation und fehlendem Decubitus durch den Spiegel überzeugen. Es wird somit durch die Schleimhautverletzung die Dauer der Tubenlage verlängert und, wie ich meine, der Entstehung eines Decubitus Vorschub geleistet. Ich weiß wohl, daß man vielfach eine Beziehung zwischen Dauer der Tubenlage und Decubitus nicht anerkennt. Gewiß kann sich ein solcher bereits nach kurzer Intubationsdauer bilden. Denn seine Entstehung ist ja nicht lediglich von der Dauer der Tubenlage abhängig, sondern noch von anderen Umständen, vom Charakter der Grundkrankheit, von der Beschaffenheit des Kreislaufs und der Konstitution. Aber daß der Decubitus ceteris paribus bei längerer Tubenlage nicht häufiger ist, als bei kürzerer, erscheint mir einwandfrei nicht bewiesen. Ich glaube es auch nicht. Es wäre ja sonst gar nicht zu begreifen, daß alle Autoren bestrebt sind, die Dauer der Intubation nach Möglichkeit abzukürzen.

Über das einzuschlagende Verfahren bei drohendem oder eingetretenem Decubitus gehen die Ansichten der Autoren diametral auseinander. Die Vertreter der sogenannten doctrine classique, wie Heubner, üben bekanntlich die frühzeitige Tracheotomie, die anderen, voran von Bókay, die fortgesetzte Intubation. Jede Partei suchte den Nachteilen ihrer Methode zu begegnen, die erstere durch frühzeitige methodische Intubation nach der sekundären Tracheotomie, die letztere durch Verwendung der O'Dwyer-Bókayschen Alaungelatineheiltuben. Beide Parteien können für ihr Verhalten gute Gründe ins Feld führen, vor allem günstige Resultate. von Bókay hat die seinigen in seiner Monographie mitgeteilt, Heubner hat eine größere Kasuistik in einer wenig beachteten Dissertation von Eghiaian mitteilen lassen. Die Illusion, daß die souveräne Technik der Amerikaner für die Erfolge der fortgesetzten Intubation in ihrer Heimat ausschlaggebend sei, daß man dort die gefürchtete Folge der Decubitus, die Narbenstenose nicht kenne, hat Roger durch eine mit dankenswerter Offenheit mitgeteilte Kasuistik gründlich zerstört.

Aber zugegeben, daß in großen Kliniken, mit günstigen Assistentenverhältnissen, die fortgesetzte Intubation alles leisten kann, was man billigerweise von ihr erwarten darf, so fragt es sich doch, ob diese Erfahrung auch für kleinere Spitäler, die in dieser Beziehung unter weniger günstigen Verhältnissen arbeiten müssen, Geltung hat, oder ob diese lieber die doctrine classique üben oder zur prinzipiellen Tracheotomie zurückkehren sollen. Die in unserer Anstalt gesammelten Erfahrungen gestatten uns, einen Beitrag zur Beantwortung dieser Frage zu liefern.

Über die ersten mit der Intubation in der Dresdner Kinderheilanstalt gewonnenen Resultate aus der Zeit vom Juli 1897 bis zum November 1900 hat Nößke berichtet. Die Ergebnisse waren günstige. Nößke hatte unter 462 Diphtherien 284 = 61,7% Stenosen, von denen 171 = 60% operiert werden mußten. Bei 94 primär Tracheotomierten betrug die Mortalität 34%, bei 25 sekundär Tracheotomierten 40% und bei 52 lediglich Intubierten nur 9,6%. Die Gesamtsterblichkeit der Operierten stellte sich demnach auf 27,5 %. Nößke ließ der primären Tracheotomie einen weiten Spielraum. Kinder mit schwerer Allgemeinerkrankung oder mit Komplikationen (ausgebreitete Bronchitis, Pneumonie) hielt er nicht für die Intubation geeignet. Er suchte ferner bei den Intubierten den Tubus nur möglichst kurze Zeit liegen zu lassen (24 Stunden hintereinander) und bevorzugte bei erschwerter Extubation die sehr frühzeitige sekundäre Tracheotomie. Über die Häufigkeit des Decubitus macht er keine Angaben. Narbenstenosen hatte er nicht zu beklagen. Ein eigenes Urteil habe ich mir über die Schwere seines Materials nicht verschaffen können, da klinische Krankengeschichten erst seit dem Jahre 1905 vorliegen. Der Charakter der Diphtherie war in der Berichtzeit in Dresden kein sehr schwerer. Es starben 1897—1900 im Durchschnitt 22,5 von 100 000 Einwohnern an Diphtherie gegen 28 in den Jahren 1905—1910. Es muß jedoch hierzu bemerkt werden, daß hieraus nicht ohne weiteres ein Schluß auf die Qualität des Krankenhausmaterials gezogen werden darf. Dieses rekrutiert sich z. T. aus mehr oder minder weit entfernten Vororten mit zeitweise auftretenden örtlichen schweren Epidemien. Die Sterblichkeit betrug im Krankenhause während der Berichtzeit 15,7%, gegen 17,4% in den Jahren 1905—1911, auf welche ich dann zurückkommen werde. Nößke mußte 60% seiner mit Stenose behafteten Kinder operieren, während in der Zeit von 1905—1911 63,8% intubiert oder tracheotomiert werden mußten. Man wird daher wohl annehmen dürfen, daß Nößkes Material etwas leichter war als das später zu besprechende. Über die Jahre 1901—1904 kann ich nichts Ausführlicheres berichten, da aus dieser Zeit, abgesehen von einer Mortalitätsstatistik, Aufzeichnungen nicht vorliegen.

Meine Mitteilungen beziehen sich auf die Zeit vom 1. I. 1905 bis zum 1. V. 1912. Sie umfassen das Material meines frühverstorbenen Vorgängers Fritz Förster (1. I. 1905 bis 1. V. 1907) sowie mein eigenes (1. V. 1907 bis 1. V. 1912). Da aus der ganzen Berichtzeit regelrechte klinische Krankengeschichten vorhanden sind, kann ich auch über das nicht selbst Erlebte Rechenschaft geben.

Förster war ein Anhänger der prinzipiellen und fortgesetzten Intubation. Ich habe im großen und ganzen bis zum 1. V. 1912 nach seinem Vorgange weiter arbeiten lassen, von der Intubation also nur ausgeschlossen Kinder mit hochgradiger Pharynxstenose, ausgebreiteter Lungenerkrankung bei gleichzeitiger hochgradiger Kreislaufschwäche, sowie solche mit Diphtheria gravissima. Die sekundäre Tracheotomie wurde ausgeführt, wenn die Stenose durch die Intubation nicht behoben wurde, zuweilen auch wegen erschwerter Expektoration bei liegender Tube. Bei verzögerter Extubation wurde zur sekundären Tracheotomie erst dann geschritten, wenn häufiges Aushusten die Fortsetzung der Intubation unmöglich machte. Unter der Einwirkung von Serum und Dampf wurde versucht, möglichst ohne Eingriff auszukommen. Die Serumgaben wählte Förster anfänglich niedrig, später, wie ich, höher. Ich gab zunächst 4000, bei ausbleibender Besserung am nächsten oder zweitnächsten Tage nochmals 2000—4000 IE.

Im ganzen wurden in der Berichtszeit 1267 Kinder mit Diphtherie behandelt, 399 von Förster, 868 von mir. Von der ersten Quote starben 15,5%, von der zweiten 18,2%. Die höhere Sterblichkeit meiner Kranken wurde im wesentlichen verursacht durch eine äußerst schwere

Epidemie im Industriedistrikte des sogenannten Plauenschen Grundes während des Sommers und Herbstes 1907. Von 97 vom 1. V. 1907 bis zum 31. XII. 1907 eingelieferten Kranken starben 34 = 35%. 40% der Verstorbenen gingen innerhalb der ersten 3 Tage der Krankenhausaufnahme zugrunde. 81,5% aller Kinder mit Kehlkopfdiphtherie mußten operiert werden. Solche schreckliche Zeiten haben wir bisher nicht wieder erlebt.

Von den gesamten 1267 Kranken hatten 509 = 40% eine Stenose. 323 = 638% der stenotischen Kinder mußten operiert werden. Von ihnen starben 94 = 29,1%, und zwar von 242 nur Intubierten 40=16,5% von 62 Intubierten und sekundär Tracheotomierten 41 = 66%, und von 19 primär Tracheotomierten 11 = 57,8%. Decubitus bekamen 41 = 13% aller intubiert gewesener Kinder, Narbenstenosen 12 = 3,9%. Förster hatte unter seinen Intubierten 17,9% Decubitus und 6,7% Narbenstenose, ich 11,8% bzw. 3,6%. Von den 12 Kindern mit postintubatorischen narbigen Verengerungen des Kehlkopfs waren 11 sekundär tracheotomiert; 1 war nur intubiert gewesen. Decubitus wurde angenommen, wenn nach 5mal 24 Stunden nicht extubiert werden konnte. Sicher erwiesen war der Decubitus an der Leiche 8mal, am Lebenden 23mal. Bei den Kindern mit Decubitus, welche durch fortgesetzte Intubation geheilt werden konnten, lag die Tube

10 mal bis 180 Stunden,
5 ,, ,, 12 × 24 Stunden,
3 ,, ,, 15 × 24 ,,
1 ,, ,, 21 × 24 ,,
1 ,, ,, 25 × 24 ,,
1 ,, ,, 34 × 24 ,,

Sogenannter Maserncroup nötigte 6mal zur Intubation. Von den 6 befallenen Kindern bekamen 2 Decubitus, der 1 mal an der Leiche festgestellt wurde, ein anderes Mal zu einer schweren narbigen Stenose führte.

Von den Kindern Försters mit Narbenstenose wurde 1 geheilt; 1 starb und 3 mußten ungeheilt entlassen werden. Von meinen hier in Betracht kommenden Kindern wurden 3 geheilt, 2 mußten ungeheilt entlassen werden und 2 sind noch in Behandlung.

Vergleiche ich nun die Resultate Nößkes mit denjenigen von Förster und mir, so hatte ersterer eine um $1^1/_2$% niedrigere Operationsmortalität als wir. Das kann in der Art des Materials begründet sein. Die Mortalität der lediglich Intubierten ist bei Nößke erheblich niedriger, als bei uns. Das erklärt sich aus der veränderten Indikationsstellung. Auffällig ist jedoch die geringe Zahl der Decubitusfälle in den Nößkeschen Fällen. Der Autor macht zwar keine ziffernmäßige Angaben. Aus seinen ganzen Ausführungen geht jedoch hervor, daß er dem Decubitus nur selten und in milder Form begegnete. Die Häufigkeit unserer Decubitusfälle erreicht mit 13% nicht ganz die Zahl von Bókays (16%). Vollständig fehlen bei Nößke die Narbenstenosen, welche wir in großer Zahl zu beklagen hatten. Unsere Zahlen werden nur von denjenigen von Grosz und Galatti erreicht beziehentlich übertroffen.

Wenn ich auch in Betracht ziehe, daß Nößke Kinder mit schwerem Allgemeinzustand nicht so häufig intubierte wie wir, unser Material ferner um etwas schwerer war, so hat sich doch am Verfahren, abgesehen von der Stellung zur sekundären Tracheotomie, nicht viel geändert. Denn Nößke arbeitete unter ähnlichen Assistentenverhältnissen und im wesentlichen mit den gleichen Tuben wie wir, nämlich mit O'Dwyerschen Originaltuben. Ebonittuben von Ermold-New York haben wir erst seit diesem Sommer in Gebrauch, nachdem sich solche, auch Empfehlung von autoritativer Seite andersher bezogen, als schlecht gearbeitet erwiesen und im Winter 1911 manchen Schaden mit anrichteten. Alaun-Gelatineheiltuben nach O'Dwyer-Bókay haben wir seit 1910 in Gebrauch. Sie haben uns zweifellos gute Dienste geleistet, die lange fortgesetzte Intubation mit günstigem Ausgang in einer ganzen Reihe von Fällen ermöglicht, gleichwohl die Entwicklung einer Narbenstenose nicht völlig verhüten können.

Die fortgesetzte Intubation hat sich demnach für ein Krankenhaus wie das unsrige nicht bewährt. Gleichwohl haben wir deshalb keine Ursache, auf das ganze Intubationsverfahren zu verzichten. Ich gedenke mich in Zukunft wieder bei erschwerter Extubation mehr der frühzeitigen sekundären Tracheotomie zuzuwenden, ohne mich im Vertrauen auf die offensichtliche günstige Wirkung der Heiltuben an ein ganz bestimmtes Schema zu binden. Wenn uns auch die fortgesetzte Intubation in einer ganzen Reihe von Fällen zum Ziele führte, so wiegt dies nicht im entferntesten die unsägliche Mühe und Sorge, die Unannehmlichkeiten und erheblichen Kosten auf, welche uns durch die Narbenstrikturen verursacht wurden.

Untersuchungen über die Reaktion auf humanes und bovines Tuberkulin in der Kindheit.

Von
Cesare Cattaneo (Parma).

Das Problem faßt verschiedene, noch strittige Punkte in sich. Ein solcher von äußerster Bedeutung ist die Entscheidung, ob Menschen- und Rindertuberkelbacillus identisch oder identischer Herkunft sind, oder unter sich verschieden oder verschiedenen Ursprungs, oder ob es sich um Abkömmlinge eines Stammes handelt, mit der Möglichkeit des Vorkommens von Übergangsformen. Andere Punkte von klinischem und hygienischem Interesse, namentlich für die Pathologie des Kindesalters, betreffen die Frage, ob die Rinderbacillen, mögen sie identisch sein oder nicht, in gleicher Weise die Fähigkeit besitzen, beim Menschen Tuberkulose zu erzeugen und ob zutreffenden Falles die krankhaften Veränderungen klinisch und pathologisch-anatomisch mit den durch den humanen Typus gesetzten übereinstimmen oder von ihnen unterschieden sind. Und schließlich frägt es sich, ob prophylaktische Maßnahmen gegen die Infektion mit Rinderbacillen eine Verminderung der Tuberkulosefrequenz erhoffen lassen.

Es ist unmöglich, hier auf das ganze bereits vorliegende Material einzugehen. Ich verweise in dieser Hinsicht auf das jüngste Sammelreferat von Allaria (Rassegna di Pediatria 1911) und beschränke mich auf einige Andeutungen mit besonderer Berücksichtigung derjenigen Arbeiten, die auf meine Mitteilung Bezug haben.

Die von Pertz und Smith gegenüber Rob. Koch vertretene dualistische Auffassung wurde von Koch im Jahre 1901 angenommen. Von da ab datiert die große Zahl von Arbeiten über diese Frage. Nach Koch und seinen Anhängern unterscheiden sich beide Typen morphologisch, kulturell und durch ihre Virulenz.

Was die morphologischen Unterschiede anlangt, so werden sie im allgemeinen anerkannt, von einigen (Rabinowitsch) abgelehnt, von anderen (Arloing, Fibinger und Jensen, Parodi usw.) unter Hinweis auf Übergangsformen bedingt zugelassen. Dasselbe gilt für die

Kultur. Eine sichere Unterscheidung im Einzelfalle ist mit diesen Kriterien allein wohl kaum durchzuführen. Auch die biologischen Untersuchungen (Präcipitation, Agglutination, Immunisierung, opsonischer Index, Anaphylaxiereaktion, Meiostagminreaktion, Verhalten gegenüber den verschiedenen Tuberkulinen, Ausfall der Cutireaktion) haben zu widersprechenden Ergebnissen geführt, indem ein Teil der Forscher zur Annahme der Dualität, der andere zur Annahme der Identität gelangte.

Die englische Kommission erschloß 1911 aus ihren 10 Jahre lang fortgeführten Erhebungen, daß ein Typus humanus und ein Typus bovinus existiert, die Variationen einer und derselben Spezies darstellen. Woohead und Malm dagegen traten auf dem Kongreß in Rom für das Vorkommen indermediärer Formen ein.

Bezüglich der Virulenz wurde die Behauptung, daß der humane Typus bei Kälbern keine Tuberkulose hervorrufen könne und umgekehrt, von Kassel, Weber und Heuss widerlegt, die bei Kälbern nach Einimpfung menschlicher Bacillen Tuberkulose entstehen sahen und zwar nicht nur lokalisierte, sondern wenigstens in einigen Fällen allgemeine Tuberkulose. Auch Kutscher, Sky, de Jong, Eber, Klebs, Wolff, Fibinger, Schottelius, Arloing, Weber und Titze u. a. konnten Rinder mit menschlicher Tuberkulose infizieren. Weber und Titze fanden sogar bei dem Kalbe einer mit dem Typus humanus infizierten Kuh, das drei Monate alt starb, menschliche Bacillen in einer verkalkten Mesenterialdrüse. Allerdings waren die Veränderungen beim Rinde nicht immer allgemein und in einigen Versuchen gelang die Infektion erst nach Virulenzsteigerung durch Tierpassagen; in den Versuchen Fibingers und Jensens stammten die Bacillen von einer primären Darmtuberkulose eines kleinen Kindes und waren möglicherweise boviner Herkunft. Die verschiedenen Ergebnisse finden übrigens auch durch die Untersuchungen von Behring und Römer über die Bedingungen für die Empfänglichkeit gegen den Tuberkelbacillus ihre Erklärung (Empfänglichkeitsgrad, individuelle Verhältnisse, Virulenz).

Die zweite Behauptung, daß der Bacillus der Rindertuberkulose nicht imstande sei, die Tuberkulose beim Menschen hervorzurufen, darf für die Lungentuberkulose (Hohlfeld) — wenigstens für das primäre Stadium — als zutreffend gelten, nicht aber für andere Formen der Tuberkulose, wie Darm-, Drüsen- und Knochentuberkulose, besonders bei Kindern. Daß durch Milch von tuberkulösen Rindern die Tuberkulose auf den Menschen übertragen werden kann, wird jetzt allgemein zugegeben. Leitete doch Behring sogar, wie bekannt, die ganze Ätiologie der menschlichen Tuberkulose ab von einer Infektion des Verdauungsapparates durch Milch in den ersten Lebensmonaten. Temura gab mit seinen gelungenen Versuchen der Immunisierung von Säuglingen durch Milch von Kühen, die mit tuberkulösem Virus immunisiert waren, die Gegenprobe für die Beziehungen zwischen der Milch tuberkulöser Kühe und der infantilen Tuberkulose. Während aber die „Unicisten" behaupten, daß diese Infektion durch Milch von tuberkulösen Rindern in nichts von der durch menschliche Ansteckung hervorgerufenen Tuberkulose abweicht, behaupten die „Dualisten", daß der Bacillus der Rindertuberkulose nur sehr selten imstande ist, tuberkulöse Ansteckung beim Menschen hervorzurufen, daß gegebenenfalls die Erkrankungen weder schwer noch tödlich sind und in ihren Symptomen einen besonderen Charakter annehmen, d. h. sich in den Drüsen, im Abdomen und an der Peripherie oder in den Knochen lokalisieren und somit klinisch unter den Begriff der Skrofulose fallen. Als Begründung dieser Ansicht sind hauptsächlich epidemiologische Argumente und Untersuchungen über die primäre Abdominaltuberkulose im Kindesalter angeführt worden. Ich erinnere an die sehr zahlreichen Untersuchungen über die Häufigkeit der Rindertuberkulose und über das Vorkommen von Tuberkelbacillen in der Milch sowie an die Forschungen von Biedert, Ganghofner, Dornbluth, v. Stark in Deutschland, von Overland in Norwegen, von Raw in England, von Monsarrat in Frankreich, von Tedeschi und Lorenzi, Jalta, Fiorentini in Italien. Sie wollen eine Beziehung zwischen der Erkrankung der Rinder an Tuberkulose in verschiedenen Gegenden und der Morbidität und Mortalität der Bewohner derselben Gegenden an Tuberkulose aufstellen. Overland und Monsarrat, sowie die anderen, geben übereinstimmend die Tatsache zu, daß der vermehrten Rindertuberkulose keine vermehrte, sondern sogar eine verringerte Tuberkulosemorbidität bei den Bewohnern entspricht. Tedeschi und Lorenzo haben auch festgestellt, daß da, wo starke Rindertuberkulose herrschte (30 bis 40%), auch bei den Einwohnern sehr häufig Formen von Knochen- und Drüsentuberkulose und Kinderskrofulose vorkamen: der Bacillus der Rindertuberkulose würde nach ihnen gerade beim Menschen milde, lokalische Formen annehmen. Zu denselben Folgerungen gelangt Raw.

Über die Häufigkeit der primären Abdominaltuberkulose bei Kindern (Darm- und Drüsentuberkulose) lauten die Angaben sehr verschieden. Lamini hat in meiner Klinik bei zahlreichen Autopsien nicht einen einzigen Fall festgestellt. Albrecht gibt einen Prozentsatz von 0,66%, Scorz nicht ganz 1%, Medin 1%, Ganghofner 2%, Mourad 3,2%, Rothe und Bovaird 3%, Nebelthau 4%, während Harbitz und Wasarow die Zahl von 12%, Lubarsch von 22% und Heller nicht weniger als 37,8% angeben. In jedem Falle haben diese Zahlen für die Frage der mehr oder weniger leichten Infektion des Menschen durch den Bacillus der Rindertuberkulose einen beschränkten Wert; einerseits weil jetzt erwiesen ist, daß die Tuberkelbacillen, die durch die Nahrung in den Organismus gelangen, nicht nur durch die Eingeweide hineindringen, und andererseits weil nicht unbedingt gesagt ist, daß die primäre Abdominaltuberkulose immer durch Kuhmilch und daher durch die Rindertuberkulose verursacht sein muß. Carpenter z. B. berichtet von zwei Fällen von primärer Abdominaltuberkulose bei Brustkindern. Die Frage wäre gelöst durch Fälle, in denen die Bacillen isoliert wären aus den Drüsen — meist den mesenterialen, manchmal den cervicalen, seltener den Knochenherden und am seltensten dem Sputum (Fälle von Beitzke, Duval, Fife und Ravenel, Hoelzinger, De Jong, Lignières, Mohler und Wachheim, Rabinowitsch, De Schweinitz, Dorset und Schroeder, Smith, Parodi, Raw, Sher, die von der englischen und deutschen Kommission für das Studium der Tuberkulose gesammelten Fälle, die von Stirimann, Goerter, Sprussek, Oehlecker, Fibiger und Jennsen, Damman, Mussemeyer, Rothe, Hoffky, im ganzen etwa 60), wenn sie nicht allen Zweifeln über die Möglichkeit, mit Sicherheit den Bacillus der menschlichen Tuberkulose von der Rindertuberkulose zu unterscheiden, unterworfen wären.

Die Königl. englische Kommission stellte schließlich fest, daß in 90% der Todesfälle an Abdominaltuberkulose bei Kindern sich nur die Bacillen der Rindertuberkulose finden und daß in dem größten Teil der Fälle von Halsdrüsentuberkulose bei Kindern und jungen Leuten die Infektion dem Bacillus der Rindertuberkulose zuzuschreiben ist.

Schließlich ist noch ein Faktor in Betracht zu ziehen: die Möglichkeit der Umwandlung des Tuberkelbacillus von einem Typus in den anderen, je nachdem er die Umgebung wechselt. Vor allem studierte man die Veränderungen des Bacillus der menschlichen Tuberkulose nach Übertragung auf Rinder oder andere Tiere. Daß eine Umwandlung stattfinden könne, wurde behauptet von Jong, Hamilton, Joung. Damman und Mussemeyer, Möhler, Karlinski, Nocard, Sorgo und Suess. Auch die Möchlichkeit der Umwandlung des Bacillus der

Rindertuberkulose, bei Übertragung auf den Menschen, wird vertreten von Damman, Rabinowitsch, Görter, Baumgarten; dagegen geleugnet von Weber, Grazia, Kossel, Kaute, Kitze, Oehlecker, Kautstrunk, Weidanz. Wenn eine Verwandlung, sei sie auch langsam und allmählich, in dem neuen Wirtsorganismus stattfindet, so hätten bei Fehlen des Bacillus der Rindertuberkulose in den Abdominaldrüsen, in den Knochen usw. von schon größeren Kindern oder bei Vorkommen des Bacillus der menschlichen Tuberkulose die Unicisten noch weniger Recht, skeptisch zu sein gegenüber der Möglichkeit der Infektion durch Rindertuberkulose in der Kindheit, die schon in einer lange zurückliegenden Zeit stattgefunden haben kann. Dadurch ließe sich auch, wie schon Rabinowitsch und Vivaldi annehmen, die Reaktion auf humaner Tuberkulin bei der Skrofulose erklären. Und wenn sie die Verwandlung nicht zugeben, so schließt das Vorkommen des Bacillus der menschlichen Tuberkulose nicht aus, daß auf eine erste Infektion durch Rindertuberkulose später eine solche durch menschliche Tuberkulose gefolgt ist, die jetzt vorherrscht. Da die Untersuchungen von Weber und Titze gezeigt haben, daß bei den Rindern die menschliche Infektion nur für kurze Zeit eine relative Immunität gegen eine spätere Infektion hervorruft, so können wir uns ähnliches beim Kinde vorstellen, selbst wenn man nicht so weit gehen will, zu denken, daß die erste Infektion durch den heterogenen Tuberkelbacillus den jungen Organismus nicht direkt schädigt, sondern ihn für den homogenen Tuberkelbacillus nur aufnahmefähiger macht.

Angesichts der großen Schwierigkeiten eines direkten Beweises dieser Grundfrage (Nachweis der Natur des Bacillus) zur Beleuchtung dieser fundamentalen und anderer schon erwähnter Fragen, wäre es meiner Ansicht nach von Nutzen, die Untersuchungen durch die gleichzeitig mit Menschen- und Rindertuberkulin ausgeführte Cutireaktion zu erweitern, Untersuchungen, die um so mehr gerechtfertigt sind, als schon Kraus durch Experimente ihren Wert bewiesen und gezeigt hat, daß die mit Tuberkelbacillen verschiedenen Ursprungs infizierten Tiere prompt auf die Tuberkelbacillen derselben Ordnung und nicht oder sehr wenig auf die Tuberkelbacillen anderer Herkunft reagieren.

Detre unterscheidet bei seinen vergleichenden Cutireaktionen erstens bei den Filtraten von Tuberkelbacillenkulturen diejenigen, die auf menschliche Filtrate reagieren (das sind 18 von 20 Erwachsenen), und diejenigen, die auf das Rinderfiltrat reagieren (2 von 20). Weiterhin behauptet dieser Autor, daß die Verschiedenheit der cutanen Reaktion von der Verschiedenheit des Infektionserregers herrührt. Man muß Fälle von menschlieher Infektion, Fälle von Rinderinfektion und solche von gemischter Infektion annehmen; man muß denken, daß diese gemischten Fälle in der Kindheit als Fälle von Infektion mit Rindertuberkulose durch die Nahrung begannen und später dnrch die Infektion mit menschlicher Tuberkulose kompliziert wurden. Das Resultat der Detreschen Statistik ist, daß die Rinderreaktion am häufigsten ist bei den Fällen von chirurgischer Tuberkulose.

Nach Detre haben Heim und John mit derselben Methode (in fast allen Fällen handelte es sich um Kinder) folgende Resultate erhalten: Reaktion nur auf menschliches Tuberkulin 20 Fälle; Überwiegen der menschlichen über die Rinderreaktion 2 Fälle; menschliche und Rinderreaktion von gleicher Stärke 14 Fälle; stärkere Rinderreaktion als menschliche Reaktion 35 Fälle.

Vivaldi hat bei 51 Kindern folgendes beobachtet: Bei 14 waren die beiden Reaktionen von gleicher Stärke; bei 11 war die Cutireaktion auf menschliches Tuberkulin viel deutlicher als die auf Rindertuberkulin. Bei 7 fand nur eine Reaktion auf menschliches Tuberkulin, bei 2 nur auf Rindertuberkulin statt. Im allgemeinen reagieren allein oder stärker auf menschliches als auf Rindertuberkulin die Personen mit erheblichen Erkrankungen der Atmungsorgane und der Knochen; nur auf Rindertuberkulose reagierten die Kinder ohne organische Erkrankungen, aber von lymphatischer Konstitution. Dagegen haben Meisels und Progulski bei 47 gleichzeitig mit menschlichem und Rindertuberkulin ausgeführten Cutireaktionen bei den Tuberkulösen immer übereinstimmende Reaktionen erhalten, so daß sie daraus folgern, daß der Typus des Menschenbacillus und der Typus des Rinderbacillus in bezug auf die biologischen Eigenschaften, die bei den cutanen Reaktionen in Frage kommen, identisch sind.

Während der Periode, in der ich meine Untersuchungen ausführte, ist (im Juni 1912) eine Notiz von Maggiore veröffentlicht worden, in der an denselben Individuen die Reaktion auf menschliches, Rinder-, Vogel-, Reptilien- und Fischtuberkulin und auf das Tuberkulin eines pseudotuberkulösen Stammes von Frau Rabinowitsch untersucht wurde.

Wenn man nur die Reaktion auf menschliches und Rindertuberkulin in Betracht zieht, so erhielt er in 38 Fällen, in denen die Cutireaktion positiv war, 3 mal Reaktionen nur auf menschliches Tuberkulin (in zwei Fällen wird die Reaktion auf Rindertuberkulin als zweifelhaft angegeben); 5 mal stärkere Reaktion auf menschliches als auf Rindertuberkulin; 27 mal Reaktion von gleicher Stärke, 3 mal stärkere Reaktion auf bovines als auf Menschentuberkulin; niemals Reaktion nur auf Rindertuberkulin. Er schließt daraus, daß kein Unterschied in der Wirkung der Tuberkuline besteht bei inneren und chirurgischen Formen (9 von 38 Fällen), daß die Tuberkuloseinfektion beim Menschen, gleichgültig welches ihr Ursprung sei, stets identisch ist, und daß der Pluralismus des Tuberkelbacillus, der noch von einigen angenommen wird, nichts ist als die Frucht einer theoretischen Spitzfindigkeit.

Meine Untersuchungen hatten einerseits zum Teil bei einer möglichst großen Zahl von Kindern, die tuberkuloseverdächtig oder schon an allgemeiner, an Lungen-, Abdominal-, Drüsen- oder Knochentuberkulose erkrankt waren, die Reaktion auf menschliches und Rindertuberkulin zu erproben; andererseits wollte ich dieselben Reaktionen bei Kindern im ersten Lebenshalbjahr prüfen, die künstlich oder mit Muttermilch ernährt waren und keine Anzeichen von Tuberkulose aufwiesen. Ich wählte solche, die nur auf Rindertuberkulin reagierten und verfolgte sie während der ersten drei Lebensjahre, indem ich die Untersuchung der beiden Reaktionen in regelmäßigen Zwischenräumen von einem halben Jahr wiederholte, um festzustellen, ob, wann und unter welchen Lebensbedingungen, in welcher Umgebung usw. sich die Reaktion auf menschliches Tuberkulin mit derjenigen auf Rindertuberkulin vereinigt, über sie vorherrscht und sie verdrängt. Dieser zweite, erst seit kurzer Zeit begonnene Teil der Untersuchungen ist mit großen Schwierigkeiten verknüpft. Man muß eine sehr große Anzahl von Fällen einstellen, um daraus die zur Dauerbeobachtung geeigneten wählen zu können, und unter den geeigneten werden mit der Zeit viele vorzeitig aus der Beobachtung ausscheiden. Über diesen Teil wird bei späterer Gelegenheit berichtet werden.

Die Resultate des ersten Teiles führe ich auf einer Tabelle vor. Die Tuberkuline wurden geliefert vom Serotherapeutischen Institut in Mailand. Die Fälle von 1 bis 45 beziehen sich auf rein oder vorwiegend innere Formen; die Fälle von 46 an auf rein oder vorwiegend chirurgische. Die Fälle mit negativer Reaktion (80) sind weggelassen, ebenso die Daten über Erblichkeit, Ansteckung in der Familie, die Ernährung im ersten Lebensjahre.

Nr.	Name Vorname	Alter	Diagnose	TH	TB
1	Casali, Alceste	7	Tubercolosis pulmonum	+++	+
2	Rossi, Cornelia	7	Bronchopneumonie	++	—
3	Ballini, Sandro	5	Enteritis chronica	+++	+++
4	Terrati, Serapion	6	Tubercolosis pulmonum	+	—
5	Ambrosini, Piero	3	Catarrhus bronchialis	+	—
6	Gualugi, Olga	2	Pleuritis adhaesiva	+	—
7	Bonold, Giuseppe	2	Bronchopneumonie	+++	+++
8	Monerti, Giuseppe	7	Enteritis chronica	+++	+++
9	Bossi, Attilio	6	Typhus levis	—	++
10	Perniera, Luigi	4	Tubercolosis pulmonum	++	+
11	Oldoni, Angelo	3	Bronchitis	—	+
12	Pognarie, Bruno	4	Bronchitis	+	++
13	De Grado, Italo	$2^1/_2$	Bronchiektasie	+++	+
14	Parolini, Ciarla	7	Catarrh. bronchialis	+++	+++
15	Filippozzi, Ignazio	7	Enteritis chronica	+++	+
16	Garterella, Carolina	$5^1/_2$	Meningitis tuberculosa	+	—
17	Corabini, Angela	4	Tuberculosis abdominalis	+++	+++
18	Baribieri, Perina	3	Tuberculosis pulmonum	+++	+++
19	Ferri, Arario	6	Anaemia gravis	—	++
20	Romanoni, Teresa	5	Bronchitis	++	+
21	Rattazzi, Teresa	2	Pleuropneumonie	+	—
22	Faniotto, Serafino	4	Catarrh.bronch.chronicus	+++	+++
23	Tareri, Maria	4	Tubercolosis abdominalis	++	++
24	Riboni, Cesare	4	Nephritis	++	+++
25	Massialetti, Giacomo	$4^1/^2$	Pleuritis sicca	+	+
26	Poreri, Antonio	7	Catarrh. intestinalis	++	++
27	Bricio, Alfredo	7	Pleuritis serosa	+++	+++
28	De Capitani, Attilio	$2^1/_2$	Bronchopneumonie	++	++
29	Baroni, Alessandro	$2^1/_2$	Enteritis chronica	+	—
30	Romanieri, Anita	$3^1/_2$	Bronchopneumonie	—	+
31	Manzo, Adolfo	2	Bronchopneumonie	++	+++
32	Polliani, Osvaldo	3	Perthissis	+	+
33	Meschia, Pietro	5	Bronchitis	+	—
34	Calcagni, Caterina	6	Pleuritis serosa	+	+
35	Romanieri, Armando	$1^1/_2$	Tuberculosis genera-	—	+
36	Ghezzi, Luciano	$6^1/_2$	Bronchitis [lisata	—	+
37	Ferrari, Giulio	$6^1/_2$	Bronchitis	++	+
38	Trecelni, Edvardo	4	Bronch Adenopathia tub.	++	++
39	Bianchi, Piero	3	Tub. glandular abdomi-	—	+
40	Ratti, Giuseppe	7	Pleuritis adhaesiva [nal	+	+
41	Mangiacavalli, O.	—	Catarrh. bronchialis	—	+
42	Silva, Angelo	—	Pleuritis purulenta	+	+
43	Aldrighetti, Walter	2	Pleuropneumonie	—	+
44	Pomiera, Angelo	$3^1/_2$	Tumor cerebri	+++	+++
45	Bossi, Luigi	7	Bronchitis	++	++

Zusammenfassung.

Bei 45 Kindern mit inneren Erkrankungen erhielt ich:

Reaktion nur auf menschliches Tuberkulin 7 mal (15,5%).

Stärkere Reaktion anf menschliches als auf Rindertuberkulin 6 mal (13,3%).

Reaktion von gleicher Stärke 14 mal (31,1%).

Stärkere Reaktion auf Rindertuberkulin als auf menschliches 9 mal (6,6%).

Reaktion nur auf Rindertuberkulin 7 mal (15,5%).

Bei 17 Kindern mit chirurgischen Erkrankungen erhielt ich:

Reaktion nur auf menschliches Tuberkulin: kein Fall (0%).

Stärkere Reaktion auf menschliches Tuberkulin als auf Rindertuberkulin: kein Fall (0%).

Reaktion von gleicher Stärke 6 mal (35,3%).

Stärkere Reaktion auf Rindertuberkulin als auf Menschentuberkulin 3 mal (17,9%).

Reaktion nur auf Rindertuberkulin 8 mal (47%).

Die Resultate bedürfen nicht vieler Kommentare. Ohne vorläufig daraus Schlüsse in unicistischem oder dualistischem Sinne ziehen zu wollen, ist es doch eine Tatsache, daß bei den chirurgischen Formen (Knochen-, Darm-, Drüsen-) bei Tuberkulösen die Vorherrschaft der Rinderreaktion unleugbar ist. Diese Vorherrschaft wird meiner Ansicht nach noch viel augenscheinlicher sein, wenn die künftigen Untersuchungen unter Ausschluß derjenigen chirurgischen Formen gemacht werden, bei denen auch nur der geringste Verdacht von Lungenerkrankung vorliegt. Wenn z. B. Nr. 55, wo ein Katarrh der linken Lungenspitze vorhanden war, ausgeschlossen würde, so würde sich der Prozentsatz der Reaktionen von gleicher Stärke noch vermindern, und der Prozentsatz der Reaktionen auf Rindertuberkulin bei chirurgischen Formen würde sich vergrößern.

Bei dem gegenwärtigen Stand der Dinge ist es nicht gestattet auf Grund des Ausfalles der biologischen Reaktionen die Möglichkeit zu leugnen, daß der Bacillus der Rindertuberkulose beim Kinde vorzugsweise in lokaler und abgeschwächter Form sich äußert, vielmehr sprechen die Erfahrungen für eine solche Möglichkeit.

Literaturverzeichnis.

Behring, Berl. klin. Wochenschr. 1903.
Allaria, Rassegna di Pediatria 1911.
Smith, Journ. of experim. Med. 1898.
Koch, Mitt. aus d. K. Gesundheitsamt 1882. — Intern. Congr. of Med. London 1901.
Rabinowitsch, Zeitschr. f. Tuberkul. 1906. — Tubercolosi 1907. — Berl. klin. Wochenschr. 1907.
Arloing, Revue de la Tuberculose 1908.
Fibinger u. Jennsen, Berl. klin. Wochenschr. 1902. 1904, 1907, 1908.
Eber, Deutsche med. Wochenschr. 1907.
Parodi, Congresso della Soc. it. di Patologia. Modena 1909.
Bouvene, Ibid.
Spengler, Deutsche med. Wochenschr. 1907. — Zeitschr. f. Tuberk. 1911.
Di Cristina, Biochemica e Terapia sperimentale 1911.
Baumgarten, Verhandl. deut. pathol. Gesellschaft 1904.
Klemperer, Zeitschr. f. klin. Medizin 1908.
Much, Münch. med. Wochenschr. 1908.
Valillo, Biochemica e Terapia sperimentale 1911.
Carapelle, Ibid.
Valagussa, Congresso Soc. italiana di Pediatria. Palermo 1911.
Detre, Wiener klin. Wochenschr. 1908.
Vivaldi, R. Accademia medica di Padova 1910.
Woohead, Congresso internaz. della Tubercolosi. Roma 1912.
Malm, Ibid.
Kossel, Congrès international d'hygiène. Bruxelles 1903.
Weber, Münch. med. Wochenschr. 1907.
Karlinsky, Österr. Monatschr. f. Tierheilk. 1901.
De Jong, Annales de med. veterinaire 1902.
Delepine, The veterinary journal 1901.
Kleky u. Rieval, Deutsche tierärztl. Wochenschr. 1902.
Wolff, Deutsche med. Wochenschr. 1902.
Prettner, Zeitschr. f. Tiermed. 1902.
Schottelius, Beiträge z. pathol. Anatomie 1903.
Weber u. Titze, Réf. Revue d'hygiène 1912.
Behring u. Römer, Cit. nach Heubner. Handb. d. Kinderheilk.
Hohlfeld, Versammlung deutsch. Naturf. 1909.
Jemma, Congresso della Soc. ital. de Pediatria. Roma 1909.
Biedert, Berl. klin. Wochenschr. 1901.
Ganghofner, Versammlung deutsch. Naturf. 1903.
Dornbluth, Jahrb. f. Kinderheilk. 1893.
v. Hark, Monatschr. f. Kinderheilk. 1904.
Overland, Lancet 1908.
Raw, Brit. med. Associat. Swansea 1903. — Brit. med. Journ. 1906.
Monsarrat, Echo médical du Nord 1903.
Tedeschi e Lorenzi, La Pediatria 1909.

Jatta, Congresso della Soc. it. di Patologia. Modena 1909.
Fiorentini, Cit. da Cornetti. Igieme del bambino.
Lomieri, La Pédiatrie 1907.
Albrecht, Wiener klin. Wochenschr. 1909.
Grosz, Gejermekorvos 1909.
Medin, Tuberculosis 1907.
Monrad, Ref. in Monatsschr. f. Kinderheilk. 1903.
Rothe, Deutsche med. Wochenschr. 1911.
Bovaird, Archives of Pediatricy 1909.
Nebelthau, Münch. med. Wochenschr. 1903.
Harbitz, Videnskabe Selskabety Schrifter. Kristiania 1909.
Nasarow, Zeitschr. f. Tuberkul. 1907.
Lubarsch, Fortschritte d. Medizin 1904.
Heller, Berl. klin. Wochenschr. 1904.
Hoelzinger, Inaug.-Diss. Gießen 1907.
Mohler a. Washburn, Annual Report Bureau 1908.
De Schweinitz a. Dorset, V. S. Depart. of Agric. Bureau 1905.
Schroeder, Münch. med. Wochenschr. 1908.
Goerter, Inaug.-Diss. Leyden 1907.
Weber, Kossel, Taute, Oehlecker, Titze, Kautstrunk, Weidanz, Mitt. aus d. K. Gesundheitsamt 1907.
Gaffky, Cit. bei Rothe.
Nocard, Recueil de méd. veterinaire 1900.
Sorgo u. Seress, Zentralbl. f. Bakteriol. 1909.
Grazia, Congrès international d'hygiène. Bruxelles 1903.
Kraus, Verein f. innere Med. u. Kinderheilk. 1910.
Heim u. John, Wiener klin. Wochenschr. 1908.
Meisels - Progalski, Przgl. lekareska 1908.
Maggiore, Pathologica 1912.

Die pharmakologische Prüfung des vegetativen Nervensystems im Kindesalter.

Von

Stabsarzt Dr. **Eckert,**

Privatdozent, Assistent der Universitäts-Kinderklinik der kgl. Charité.

In ihrer klinischen Studie über Vagotonie geben Eppinger und Heß der Meinung Ausdruck, daß der von Czerny für das Kind angenommene Begriff der exsudativen Diathese vielleicht noch am nächsten der von ihnen aufgestellten Konstitutionsanomalie der Vagotonie kommt. Die eigentliche Ursache der Vagotonie suchen sie in Störungen der inneren Sekretion.

Es ist den Autoren ferner keine Frage, daß das autonome Nervensystem bei seiner innigen Beziehung zu den Drüsen mit innerer Sekretion in erster Linie zum Pankreas und zur Schilddrüse, auch in den Mechanismus des Stoffwechsels beherrschend eingreift.

Diese Sätze enthalten eine Reihe von Fragen, deren Beantwortung für den Kinderarzt bedeutsam ist. Die nachfolgenden Studien, die eine pharmakologische Prüfung des vegetativen Nervensystems in Anlehung an die von Eppinger und Heß befolgte Methode zum Gegenstand haben, entspringen der eigenen Initiative Heubners.

Technik.

Von den Fasern des vegetativen Nervensystems bilden diejenigen eine anatomische Einheit, die aus dem mittleren Teil des Brustmarkes und dem oberen Lumbalmark stammen und vereint den Grenzstrang des Sympathicus bilden. Die hierhergehörigen Nerven werden kurz als sympathische bezeichnet.

Die zweite anatomische Einheit entnimmt ihre Fasern dem Gehirn, der Medulla, dem Sakralmark. Nach dem Ursprunge unterscheidet man hier einen kranialen, bulbären (N. vagus), sakralen Ast (N. pelvicus). Die Gesamtheit dieser Fasern stellt das autonome System dar.

Die nervöse Versorgung der vegetativen Organe geschieht durch beide Systeme. Eine Ausnahme machen Schweißdrüsen, Haarmuskeln,

Gefäßmuskeln der Eingeweide, die dem anatomischen Befunde nach nur durch sympathische Fasern versorgt werden.

Der normale Ablauf aller visceralen Organfunktionen setzt nach Eppinger und Heß ein geregeltes Ineinandergreifen autonomer und sympathischer Impulse voraus. Ein Zuviel oder Zuwenig muß sich in motorischer oder sekretorischer Hemmung oder Erregung an den Erfolgsorganen äußern. Dieses Plus oder Minus betrachten sie als Ausdruck einer „Tonussteigerung“ oder „Herabsetzung“, und sie nehmen die Möglichkeit des Bestehens eines derartigen Zustandes an, ohne daß er geradezu als Krankheit imponiert.

Für die Feststellung des Tonus im vegetativen Nervensystem können bestimmte Pharmaka benutzt werden.

Im Adrenalin besitzen wir ein Mittel, das elektiv die sympathischen Nerven reizt, ein sie lähmendes, sicher wirkendes Medikament fehlt uns noch. Atropin „macht vielfach Effekte unwirksam, die durch autonome Reize erzeugt wurden“. Durch Pilocarpin können Effekte wie nach Reizung autonomer Nerven beobachtet werden.

Die Technik der Untersuchung wurde in der gleichen Weise fortgesetzt, wie sie bereits bei den von Viereck in der pädiatrischen Sektion des Vereins für Innere Medizin vom 22. I. 1912 gegebenen Fällen angewandt wurde.[1])

Zur Prüfung wurden alle 3 Mittel, das Atropin, Pilocarpin und das Adrenalin herangezogen. Bei den Kindern von 1—3 Jahren wurde $^1/_2$ mg, bei den älteren Kindern 1 mg injiziert. Nach allen Injektionen wurden bei viertelstündigen Pausen Pulszählungen vorgenommen, es wurde die Pupille und ihre Reaktion kontrolliert, weiterhin das Verhalten der Haut, ob sie sich warm anfühlte, feucht wurde, ob Schweiß auftrat oder Rötungen. Es ist hierbei wichtig zu wissen, daß Pilocarpin nur wenig auf den Puls einwirkt. Bei der Adrenalininjektion wurde außerdem in halbstündigen Intervallen die Messung des Blutdrucks mit dem Recklinghausenschen Tonometer an der Arteria brachialis vorgenommen und Maximal- und Minimaldruck sowie ihre Differenz, die Blutdruckamplitude, notiert. Bei den kleineren Kindern mußte diese Messung aus äußeren Gründen aufgegeben werden, da die Resultate bei der Unruhe der Patienten schwankende und unsichere waren. Für die Adrenalinprüfung kam schließlich die Beobachtung der Kohlehydrattoleranz in Betracht. Bei den Kindern von 1—3 Jahren wurden zu diesem Zwecke am Tage vorher 10 g Milchzucker, bei den älteren Kindern

[1]) Vgl, Deutsche Med. Wochenschr. 1912, S. 481.

50 g Kochzucker verabfolgt und sodann mit dem Urin die Nylanderprobe angestellt. Fand sich Zucker, so wurde am 2. Tage eine geringere Menge gegeben, bis eine Zuckerausscheidung eben nicht mehr stattfand. Zwei Stunden vor der Adrenalininjektion wurde dann diese keine Glykosurie mehr erzeugende Zuckermenge gegeben, und darauf erneut der Urin mittels Nylander untersucht. Die gefundenen Zahlen wurden in einer Kurve vereinigt. Bei einigen Fällen konnte auch das Aschnersche Phänomen geprüft werden. Bei Druck auf beide Bulbi tritt gegebenenfalls eine Pulsverlangsamung ein, von der wir uns stets durch ein Sphygmogramm einwandfrei überzeugten. Eppinger und Heß (S. 29) betrachten das Aschnersche Phänomen ebenfalls als ein Symptom der Vagotonie.

Ich stelle meinen Ausführungen zunächst 3 Beobachtungen voran an Kindern, die in ihrer Entwicklung aufs schwerste geschädigt sind und bei denen wir, die Richtigkeit der Eppinger-Heßschen Anschauungen vorausgesetzt, einen deutlichen Ausschlag von vornherein erwarten dürfen. Fall 1 und 2 wurden von mir in der Charité-Gesellschaft vom 4. VII. 1912 kurz demonstriert.[1])

Fall 1. Helene L., geboren 14. VIII. 1900, $9^1/_2$ Jahr, intestinaler Infantilismus (Herter), schwere Verdauungsinsuffizienz (Heubner).

Anamnese: Vater war lungenkrank, Mutter nervenkrank. 2 Geschwister (Zwillinge), jetzt 4 Jahre alt, sind gesund. Die ökonomischen Verhältnisse sind äußerst dürftig. Die Geburt erfolgte zur rechten Zeit, Kind bekam 1 Jahr die Brust, von da an gemischte Kost und entwickelte sich zunächst recht gut. Mit 3 Jahren litt es an einem schweren, 9 Monate dauernden Keuchhusten, seitdem blieb das Kind in der körperlichen Entwicklung zurück. Mit 8 Jahren verlernte Helene allmählich das Laufen, die Füße wurden ihr schwer, schmerzten sie beim Gehen. Gleichzeitig hiermit traten Durchfälle auf. Der Appetit wurde schlecht, allmählich wurde der Leib vorgetrieben, das Gehen immer schlechter. Das Kind magerte zusehends ab und wurde mit $9^1/_2$ Jahren am 1. IV. 1910 in die Klinik aufgenommen.

Befund: Temperatur, Puls, Atmung waren normal, das Körpergewicht betrug 15,500 kg, die Länge 103 cm. Ein äußerst abgemagertes, schwächliches, blasses Kind, in seiner Gesamtentwicklung stark zurückgeblieben, so daß es höchstens den Eindruck eines 3—4jährigen Kindes macht. Das Sensorium ist frei, die geistige Entwicklung läßt nichts zu wünschen übrig. Die Haut ist welk, trocken und im allgemeinen leicht bräunlich pigmentiert. Das Haupthaar ist spärlich, trocken, die einzelnen Haare dünn und weich. Die Lidspalten sind weit, Lidschlag sehr selten. Drüsenschwellungen nicht vorhanden. Lungen und Herz ohne besonderen Befund. Der Leib ist schlaff, in seiner oberen Partie eingesunken, vom Nabel an nach abwärts vorgetrieben. Starke Diastase der Musc. recti. Leber und Milz nicht palpabel.

---

[1]) Berl. Klin. Wochenschr. 1912. Nr. 34.

Knochensystem: Am Thorax, der Wirbelsäule, den langen Röhrenknochen enorm starke Zeichen der Rachitis.

Während der Beobachtung auf der Klinik zeigen die Stühle des Kindes die Charakteristika der Gährungsdyspepsie, sie sind außerordentlich voluminös, dickbreiig, schaumig, sauerriechend.

Im Verlauf der Beobachtung fällt die Pirquetsche Cutanimpfung wie die Wassermannsche Reaktion mehrfach negativ aus. In der Behandlung werden alle erdenklichen diätetischen und medikamentösen Mittel angewandt, zunächst ohne besonderen Erfolg. Die Gährungsdyspepsie weicht nur ganz vorübergehend. Trotz auffallend guten Appetits magert das Kind weiter ab.

Am 21. VII. 1910 wiegt Helene nur noch 13,900 kg.

Mehrfach wiederholte Untersuchungen des Stuhles auf Fermente im Juli bis September 1910 ergeben nur eine Spur Trypsin, keine Lipase, keine Diastase, mithin eine starke Herabsetzung der Sekretion des Pankreas, kein Erepsin, keine Maltase, also auch eine Achylie bzw. Hypochylie des Darmes.

Die Untersuchungsergebnisse vom September 1910 und Januar 1911 zeigen ein Ansteigen der Fermente vor allem des Pepsins, und damit korrespondierend eine Besserung des Allgemeinzustandes. Das Kind, das bei der Aufnahme nur unter Schmerzen einige Schritte gehen konnte, beginnt jetzt auf Stühle zu steigen.

Am 25. I. 1911 wiegt Helene 16,800 kg. Das Wachstum bleibt allerdings dauernd zurück, am 14. II. 1911 mißt sie immer noch nur 103,5 cm.

Schon im Frühjahr 1911 setzt unter erneuten Diarrhöen wieder eine Verschlimmerung ein. Das Kind verlernt das Gehen, die Schmerzen in den schwer rachitischen Knochen nehmen zu. Nach vorübergehenden Besserungen stürzt z. B. unter dem Einfluß einer Angina das Gewicht um 500 g ab. Das Kind verhält sich nach dieser Richtung wie ein schwer ernährungsgestörter Säugling. Die rachitischen Erscheinungen verschlimmern sich allmählich bedeutend. Die Wirbelsäule krümmt sich stärker. Kind kann weder lange sitzen noch gehen. Da das durch die Pankreasinsuffizienz indizierte Pankreon sowohl wie Pankreatin versagten, wurde am

12. VI. 1912 zwecks Anregung des gesamten Stoffwechsels eine Kur mit Thyreoidin eingeleitet. Kind bekam erst täglich, dann jeden 2. Tag je $^1/_2$ Tablette = 0,05 Schilddrüsensubstanz. Kurz auf den Beginn dieser Kur, 18.—22. VII, folgte die pharmakologische Prüfung. Sie fiel demnach in die Zeit des allerschwersten Darniederliegens der Verdauungsfunktion.

Ihr Ergebnis ist folgendes:

Fall 1.

Atropin 1,0 mg, Puls steigt von 92 auf 152, die Pupillen sind weit, das Gesicht stark gerötet. Für die tabellarische Übersicht bezeichne ich dies als Atropin +++.

Pilocarpin 1,0 mg, Puls leicht unregelmäßig 108—88, Haut trocken, Pilocarpin +.

Adrenalin 1,0 mg mit 30,0 g Kochzucker, Nylander +.

Der maximale Blutdruck hebt sich kaum (130—150 mm, Recklinghausen), Adrenalin +.

Das Sphygmogramm ergibt bei Druck auf beide Bulbi Aschner negativ, Pulsus irregularis respiratorius.

Seit der Thyreoidinmedikation — ob post oder propter bleibt dahingestellt — bessert sich das Befinden zusehends. Die Stühle kommen in Ordnung. Kind lernt wieder laufen und wird am 7. VIII. 12 geheilt entlassen.

Bei der Wiedervorstellung im Januar 1913 ist sie wohl, spielt mit den andern Kindern ohne Beschwerden. Im Röntgenbild keine frische Rachitis mehr, nur noch Knochenatrophie.

Fall 2. Ilse E., geboren am 17. II. 1908, aufgenommen am 14. II. 1911, 3 Jahre alt; noch jetzt in Beobachtung.

Diagnose: Intestinaler Infantilismus (Herter), schwere Ernährungsinsuffizienz (Heubner).

Anamnese: Vater des Kindes gesund, Mutter sehr nervös. Keine Lungen- oder Nervenkrankheiten in der Familie. Das erste Kind der Eltern lebt und ist gesund, sodann wurden Zwillinge geboren, die beide an Lungenentzündung bzw. Lebensschwäche starben. Die nächste Geburt waren wieder Zwillinge, davon das eine Kind tot geboren, das zweite unser Patient.

Das Kind war ausgetragen, wurde spontan geboren, hatte ein Anfangsgewicht von $2^1/_2$ kg.

Entwicklung: 8 Tage Brust, dabei häufiges Erbrechen, dann 3—4 Monate lang $^1/_3$ Milch mit Haferschleim und etwas Zucker, wobei das Kind wenig zunahm. Allmählich ging man zu Halbmilch über, mit $1^1/_2$ Jahren bekam das Kind Vollmilch, und zwar rohe Ziegenmilch. Sehr bald wurde auch zur Vollmilch etwas Gemüse und Fleisch zugegeben. Erste Zähne mit $1^1/_4$ Jahr, Laufen und Stehen bei der Aufnahme mit 3 Jahren noch nicht möglich, Kind spricht nur Mama, Papa. Mit 1 Jahr ist es mit Erfolg geimpft worden.

Frühere Krankheiten: Die Entwicklung im 1. Lebensjahr war eine langsame, wurde hier und da durch Durchfälle mit Erbrechen gestört, war aber im allgemeinen doch zufriedenstellend. 1909 hatte das Kind Masern, im Februar 1910 Windpocken. September bis Dezember 1910 waren vorübergehend Füße, Hände und Gesicht geschwollen, der Leib etwas aufgetrieben.

Jetzige Erkrankung: Ihr Beginn fällt in den März 1909, als das Kind 13 Monate alt war. Sie setzte ein mit der Impfung. Das Kind wurde ohne erkennbare Ursache blaß und matt und nahm nicht mehr zu, doch kamen auch jetzt zwischendurch Perioden der Besserung. Seit März 1909 war der Stuhl auffallend voluminös. Die Mutter meint, der Kot sei reichlicher gewesen als die Nahrungsaufnahme. Der Stuhl war fest, trocken, man konnte ihn aus der Windel schütteln, dabei war er säuerlich stinkend. Auf diese festen Stühle folgten dann zeitweise Durchfälle, wohl auch Erbrechen. Am Urin fiel gelegentlich ein Geruch nach Salmiak auf. Seitens der Respirationsorgane fand sich nur im Februar 1911 vorübergehend ein leichter Husten. Seitens des Nervensystems stellte sich im Frühjahr 1909 ein Stimmritzenkrampf ein, und seit Anfang 1910 klagte das Kind zeitweise über Kopfschmerzen. Im Dezember 1910 soll es einmal für kurze Zeit bewußtlos gewesen sein. Seit Dezember 1909 wurden bei dem Kind profuse Schweißausbrüche beobachtet. Seitens der Motilität fiel auf, daß sich seit dem Frühjahr 1909 das Kind kaum bewegte. Das Wachstum des Kindes blieb anscheinend vollkommen stehen. Der Haarwuchs war im Gegensatz zu der gesamten übrigen Familie äußerst spärlich.

Befund: Bei der Aufnahme am 14. II. 1911 hat das Kind ein Gewicht von

7,050 kg, eine Körperlänge von 73 cm. Temperatur, Puls, Atmung sind in Ordnung. Das Kind ist außerordentlich dürftig und jämmerlich entwickelt, Fettpolster fehlt fast ganz, die Haut umgibt schlotternd die Knochen und die spärlich entwickelte Muskulatur. Der Gesichtsausdruck des Kindes ist gealtert. Die Haut ist feucht, zu Schweißen neigend, im allgemeinen blaß, besonders das Gesicht, die Ohren wachsbleich, keine Pigmentationen, Drüsenschwellungen sind nicht vorhanden. Das Sensorium ist frei, das Kind aber verdrießlich, matt und äußerst ängstlich. Der Umfang des Schädels beträgt 48 cm, des Thorax 43,5 cm, des Abdomens 48 cm. Das Kopfhaar ist sehr spärlich, strohig, trocken. Lidspalten der Augen eng, häufiger Lidschlag. Herz und Lungen in Ordnung. Der Leib ist weich, aber vorgetrieben, Milz und Leber sind nicht palpabel. Es wird ein fester, trockner Kalkseifenstuhl entleert. Der Urin ist trübe, im Bodensatz ein wenig Eiter. Albumen schwach positiv, Saccharum negativ.

Die langen Röhrenknochen äußerst zart, schlank gebaut, die Diaphysen nicht gekrümmt, die Gelenkenden verdickt, sehr geringe Kypho-Skoliose der Lendenwirbelsäule, auch geringe Zeichen der Rachitis am Thorax. Das Kind kann sitzen, kann zwar nicht stehen, stemmt sich aber leidlich mit den Beinen auf. Es fällt die große Schlaffheit der Muskulatur auf.

In einem nunmehr 2 jährigen Aufenthalt in der Klinik, der nur einmal für kurze Zeit unterbrochen wurde, wurden im wesentlichen die folgenden klinischen Beobachtungen erhoben. Die Pirquetsche Cutanimpfung sowohl wie die Stichreaktion mit Tuberkulin fallen mehrfach negativ aus, ebenso die Wassermannsche Reaktion mit dem Blutserum der Eltern und des Kindes.

Die Therapie sucht zunächst diätetisch und medikamentös gegen die zugrunde liegende Verdauungsstörung vorzugehen.

Der Erfolg ist ein wechselnder, auf Perioden guter Stühle und hiermit parallel gehender Besserung des Allgemeinbefindens, folgen Zeiten mit Durchfällen, bei denen die Stühle voluminös, schaumig, sauer riechend sind. Jedesmal sind diese Durchfälle von rapidem, manchmal geradezu katastrophalem Gewichtsabsturz und allgemeiner Verschlechterung des Befindens begleitet. Der Appetit des Kindes ist dabei stets außerordentlich stark.

Am 4. Juli 1911 beträgt das Gewicht nur noch 6,170 kg, die Muskulatur ist hypertonisch. Pfötchenstellung der Hände, Equino-varus-Stellung der Füße, stark erhöhte galvanische Erregbarkeit, positives Chvosteksches, Erbsches Phänomen haben sich als Zeichen einer schweren Tetanie eingestellt.

Da alle Versuche einer diätetischen und medikamentösen Behandlung immer nur vorübergehende Erfolge bringen, so wird schließlich analog zu Fall 1 am 1. IV. 1912 eine Organtherapie eingeleitet. Zum Zwecke der Anregung des gesamten Stoffwechsels erhält das Kind jeden 2. Tag 0,05 Schilddrüsensubstanz. Das Befinden hebt sich, ob post oder propter möge auch hier dahingestellt bleiben.

Kind stellt sich bald auf, versucht sogar die Beine vorwärts zu setzen. Besonders wird die Stimmung besser und gleichmäßiger. Es spielt und scherzt mit andern Kindern. Eigentümlich ist es, daß das nunmehr 5 Jahre alte Kind immer noch kaum über mehr Worte als Papa, Mama, ja, nein verfügt, dabei aber alles versteht, der Unterhaltung mit offenkundigem Verständnis folgt, durch Handbewegungen und Mimik zu scherzen sucht, in seiner Intelligenz also durchaus nicht gelitten hat.

Das Körpergewicht steigt langsam an, das Längenwachstum ebenfalls. Kind mißt jetzt 83 cm. Wenn so auch jetzt eine deutliche dauernde Vorwärtsentwicklung des Kindes zu beobachten ist, so wird sie doch gelegentlich durch ganz geringe Infektionen wie Bronchitis, Angina immer wieder unterbrochen und es erfolgen dann wie im Fall 1 plötzliche, oft enorme Gewichtsstürze, wie wir sie sonst bei schwer ernährungsgestörten Säuglingen zu sehen gewohnt sind. Dauernd bleibt die Temperatur des Kindes flatternd und äußerst labil, sie schwankt am Tage zwischen 37 und 37,9°. Die Neigung zu profusen Schweißen bleibt bestehen. Das Haupthaar, das dünn und trocken war, zeigt jetzt eine natürliche Fettigkeit und Elastizität. Die Muskulatur sowohl wie die Haut des Kindes haben einen bei weitem besseren Turgor als früher. Gehversuche sind freilich noch nicht vorwärts gekommen. Im Röntgenbild zeigen sich keine eigentlichen Erscheinungen von florider Rachitis, nur starke Atrophie der Knochen. Die Corticalis ist papierdünn, die Knochenbälkchen sind spärlich und schmal. Anamnese, Verlauf, Symptome lassen auch hier wie im Fall 1 die Diagnose einer Herter-Heubnerschen schwersten Ernährungsinsuffizienz gerechtfertigt erscheinen.

Die Prüfung des vegetativen Nervensystems ergibt folgendes:

1. Versuch vom 18.—20. VII. 1912 in der Zeit beginnender Reparation unter Thyreoidin.

Atropin 1,0 mg, Puls 120—180, Pupillen weit, starke Rötung des Gesichts, Atropin +++.

Pilocarpin 1,0 mg, Puls 120—90, Körper trocken, Pilocarpin +.

Adrenalin 1,0 mg mit 30 g Kochzucker, Blutdruck maximal, 110—145 mm, Nylander +, Adrenalin ++.

Sphygmogramm ergibt bei Druck auf beide Bulbi Aschner negativ. Eine Pulsverlangsamung oder ein Aussetzen wird nicht beobachtet, dagegen eine deutliche Abflachung der einzelnen Ausschläge.

2. Versuch vom 18.—21. I. 1913. Zeit fortgeschrittener Besserung.

Atropin 1,0 mg, Puls 120—180. Pupillen sehr weit, starke Rötung des Gesichts und Körpers, Atropin +++.

Pilocarpin 1,0 mg, Puls 120—98, Pilocarpin ±.

Adrenalin 1,0 mg mit 50 g Zucker. Puls schwankt zwischen 112—152, Blutdruck 118—122, Nylander +, Adrenalin +.

Der Ausfall des 2. Versuches zeigt insofern eine für den Ablauf des Stoffwechsels sicher bedeutsame Änderung, als es gelingt, statt 30 g jetzt 50 g Kochzucker ohne Glycosurie zu geben und der Anstieg des Blutdruckes ein geringerer ist.

Ich stelle die einzelnen Daten beider Fälle, soweit sie für das vorliegende Thema in Betracht kommen, hier noch einmal zusammen.

Anamnestisch findet sich bei Fall 1 Abstammung von gesundheitlich nicht vollwertigen Eltern, eine Zwillingsgeburt ging voraus. Im Fall 2 ging ebenfalls eine Zwillingsgeburt voraus. Ilse selbst ist Zwilling, 3 von diesen Kindern starben oder wurden totgeboren. Es ist naheliegend, hier den Begriff der Erschöpfungs-(Exhaustion)Kinder heranzuziehen, den englische Autoren zunächst auf Sprößlinge zu alter Eltern angewandt haben, um ihre funktionelle Minderwertigkeit zu kennzeichnen.

Beide Kinder 1 und 2 gedeihen im Säuglingsalter gut, die Erkrankung setzt erst im 3. bzw. 2. Lebensjahre ein, beide Male im Anschluß an eine Infektion, Keuchhusten bzw. Impfung. Bei beiden sehen wir trotz regen Appetits, bei gutem Intellekt eine Hemmung, ja einen Stillstand der körperlichen Entwicklung in unmittelbarer Abhängigkeit von einer sich als Gärungsdyspepsie kennzeichnenden Verdauungsstörung. Bei beiden wird jede neue Darmerkrankung von geradezu katastrophalen Gewichtsabstürzen begleitet, wie wir sie sonst bei den schwersten Ernährungsstörungen im Säuglingsalter erleben.

Im Fall I finden wir ferner eine hochgradige Rachitis, die im Fall 2 fast völlig fehlt, während hier vorübergehend die Tetanie, dauernd die von Eppinger und Heß als Zeichen eines erhöhten Vagustonus angesprochenen profusen Schweiße im Vordergrunde stehen. Der Schwellenwert für den zur Rachitis bzw. Tetanie führenden Reiz (S. Langstein in der Kassowitz-Festschrift) ist demnach bei beiden verschieden hoch. Wir sehen ferner im Fall 1 in der braunen Hautpigmentierung, dem seltenen Lidschlag der Augen Symptome, die von Eppinger und Heß für den vagotonischen Komplex in Anspruch genommen werden und die wieder im Fall 2 fehlen.

Das vagotonische Aschnersche Phänomen fehlt bei beiden. Obwohl demnach bei beiden Kindern Symptome der Vagotonie klinisch nachweisbar sind, ergibt die pharmakologische Prüfung erhöhten Tonus im Sympathicusgebiet.

Sehr gut stimmt das Ergebnis der pharmakologischen Prüfung mit der durch die Untersuchung der Darmfermente festgestellten Tatsache einer funktionellen Insuffizienz des Pankreas überein, da vermutet wird, daß hier autonome Reize, das noch hypothetische „Autonomin“, gebildet werden.

Die Feststellung einer Abweichung im Tonus des vegetativen Nervensystems bietet schließlich einen weiteren Anhalt für die Richtigkeit der Heubnerschen Auffassung, daß die Ursache des intestinalen Infantilismus nicht in der Persistenz der dem Säuglingsalter eigenen, grampositiven Bakterienflora des Darms, der „blauen Bacillose“, sondern tiefer in den Vorgängen des intermediären Stoffwechsels zu suchen ist.

Anschließend an diese beiden dem Symptomenkomplex der Herter-Heubnerschen schweren Ernährungsstörung ohne weiteres anzureihenden Fälle gebe ich einen dritten, der in seinem klinischen Bilde wesentliche Ähnlichkeit mit den beiden eben genannten aufweist.

Fall 3. Marie M., 6 Jahre alt, stammt aus einer kinderreichen Familie mit auffälliger Polyletalität. Von 11 Geschwistern leben nur 5 und sind gesund, 6 sind tot. Die Ursache ihres Todes kann die Mutter nicht angeben, alle aber starben in dem 1. Lebensjahr. Marie ist das vorletzte Kind. Tuberkulose und Geisteskrankheiten sind angeblich in der Familie nicht vorgekommen. Das Kind ist ausgetragen, bekam wie alle anderen Geschwister bis zum 13. Monat die Brust und dann gemischte Kost und Kuhmilch. Dabei entwickelte sich das Kind gut, hatte aber im Laufe des 2. Lebensjahres eine schwere Rachitis durchzumachen. Mit 5 Jahren erkrankte es an einer Blennorhöe, ebenfalls mit 5 Jahren im Februar 1911 stellte sich ein hartnäckiges Ekzem am ganzen Körper ein. Seit September 1911 magert das Kind ab ohne ersichtlichen Grund, abgesehen davon, daß die Ernährung bei den dürftigen ökonomischen Verhältnissen stets eine mäßige war. Appetit und Stuhlgang blieben dabei in Ordnung. Die Stimmung des Kindes war eine leidlich gute, jede Vorwärtsentwicklung aber fehlte.

Aufgenommen am 21. XI. 1912.

Befund: Temperatur leicht gesteigert, 38,2°, Puls 128, Gewicht 9000 g, Körperlänge 79,5 cm. Das Kind ist außerordentlich dürftig entwickelt, zeigt ein mangelhaftes Fettpolster. Die Muskulatur ist atrophisch, mit seinen 6 Jahren macht das Kind den Eindruck eines 4jährigen. Die rachitischen Veränderungen an den langen Röhrenknochen sowohl wie am Thorax sind außergewöhnlich starke. An der Haut des gesamten Körpers ein trocknes, hier und da Borken bildendes Ekzem. Die Behaarung des Kopfes ist eine schwache, die einzelnen Haare dünn. Herz in Ordnung. Über den Lungen rechts unten eine umschriebene, von einer pleuritischen Schwarte herrührende Dämpfung. Die 10. Rippe fluktuierend. Milz und Leber nicht fühlbar. Die Tuberkulinreaktion nach Pirquet, sowohl wie die Kochsche Subcutanreaktion mehrfach negativ. Während der Beobachtung ist die Temperatur des Kindes dauernd eine flatternde und bewegt sich, abgesehen von einer interkurrierenden Bronchitis, zwischen 36 und 38°. Appetit und Stuhl bleiben dauernd in Ordnung, das Gewicht steigt unter geeigneter Pflege an bis auf 10,400 kg am 15. I. 13.

Eine dem Zurückbleiben in der Entwicklung zugrunde liegende Verdauungsstörung wie in Fall 1 und 2 liegt hier nicht vor.

Die Untersuchung ergibt folgendes:

Atropin 1,0 mg, Puls 96—156, Atropin +.

Pilocarpin 1,0 mg, Puls 120—128, Pilocarpin —.

Adrenalin 1,0 mg mit 50 g Zucker, maximaler Blutdruck 125—150, Nylander —, Adrenalin —.

Ich vereinige das Resultat der Fälle 1—3 in einer Tabelle:

Tabelle I.

Fall Nr.	Alter	Diagnose	Pharmakol. Prüfung			Aschner
			Atropin	Pilocarpin	Adrenalin	
1	12. J.	Intestin. Infantil.	+++	—	+	—(Puls. irreg. respirat.)
2a	4. J.	do.	+++	±	++	—
2b	5. J.	do.	+++	?	+	
3	6. J.	Mangelhafte Entwicklung	+	—	—	

Ein Blick auf diese Tabelle lehrt, daß die beiden Fälle 1 und 2 mit Herter-Heubnerscher Ernährungsstörung in bezug auf den Tonus ihres vegetativen Nervensystems zueinander gehören und von Fall 3 abweichen. Im Fall 3, der im Gegensatz zu Fall 1 und 2 keine Zeichen einer Darmstörung darbietet, vor allem keine Insuffizienz des Pankreas, fehlt das Überwiegen des Sympathicustonus. Es liegt nahe, die pharmakologische Prüfung des vegetativen Nervensystems als Hilfsmittel für die klinische Abgrenzung derartiger Entwicklungshemmungen zu benutzen. Wieweit wir so, wie Heubner hofft, zu therapeutisch verwertbaren Ergebnissen kommen werden, das läßt sich noch nicht übersehen. Die Wirkung der von uns angewandten Thyreoidinmedikation bei Herter-Heubnerscher Ernährungsstörung, so auffallend sie in den Fällen 1 und 2 war, bedarf der Nachprüfung.

Die nunmehr folgende Reihe von Beobachtungen dient zunächst der Prüfung der in den Eppinger-Heßschen Ausführungen gestellten Frage nach der Identität der Vagotonie und der exsudativen Diathese bzw. des Lymphatismus. Abgesehen von 2 Fällen, Nr. 15 und 16, schien es uns nicht ratsam, die Untersuchung auch auf Säuglinge auszudehnen. Vielmehr handelt es sich um Kinder des 2. bis 3. Lebensjahres, die zum größten Teil Erscheinungen von Entwicklungsstörungen, Wachstumskrankheiten oder Symptome auf Grund einer konstitutionellen Anomalie darboten. Ich gebe zunächst die Belege, stelle die Diagnose voran und füge hier den einzelnen Fällen klinische Notizen über die Anamnese und den Verlauf bei, soweit sie für die Fragestellung wichtig sind. Für die Bezeichnung des Ausfalles der Prüfung werden folgende Abkürzungen gewählt: Ergibt die Injektion von 0,5 mg Atropin eine deutliche Pulsbeschleunigung, so werden die Pulszahlen vor dem Versuch und auf der Höhe der Reaktion notiert. Pupillenerweiterung oder Phänomene seitens der Haut werden besonders vermerkt und das Endurteil als positiv und negativ schließlich zusammenfassend bezeichnet. In gleicher Weise geschieht es beim Pilocarpin. Bei Adrenalininjektionen wird die Menge des Milchzuckers angegeben, bei der eine Glykosurie nicht beobachtet wurde, schließlich wird die Zuckerausscheidung durch die Nylandersche Probe festgestellt.

Beläge.

Kinder von 1—3 Jahren.

Fall 4. Frieda R., 1 Jahr 10 Monate, Rachitis. Lymphatismus.
Atropin 0,5 mg, Puls 132—164, Pupillen etwas erweitert, Atropin +.
Pilocarpin 0,5 mg, Puls 108—124, Pilocarpin —.

Adrenalin 0,5 mg mit 20 g Milchzucker, Puls 120—160, Nylander ++, Adrenalin ++.

Fall 5. Alex G., $1^1/_2$ Jahr, Rachitis.

Atropin 0,5 mg, Puls 132—148, Atropin —.

Pilocarpin 0,5 mg, Puls 100—148, Pilocarpin —.

Adrenalin 0,5 mg mit 20 g Milchzucker, Puls 108—158 nach $1^1/_2$ Stunde, Nylander spurweis, Adrenalin ±.

Fall 6. Willi K., $1^3/_4$ Jahr, Rachitis.

Atropin 0,5 mg, Puls 120—158, stark wechselnd. Fliegende Rötung des Gesichts, des ganzen Körpers 3 Stunden hindurch, Pupillenerweiterung, Atropin +++.

Pilocarpin 0,5 mg, Puls 120—164, stark wechselnd, Pilocarpin ±.

Adrenalin 0,5 mg mit 30 g Zucker, Puls 120—140, Nylander —, Adrenalin —.

Fall 7. Alfred K., 1 Jahr 2 Monate, Rachitis.

Atropin 0,5 mg, Puls 112—144, leichte Rötung des Gesichts und der Handflächen, Atropin ++.

Pilocarpin 0,5 mg. Puls schwankt zwischen 88 und 152, Pilocarpin +.

Adrenalin 0,5 mg mit 10 g Milchzucker, Puls 124—160, Nylander —, Adrenalin ±.

Fall 8. Karl K., 1 Jahr 11 Monate, Rachitis. Sehr starke Schweißsekretion, die auf Atropin sich bessert.

Atropin 0,5 mg, Puls 112—142, starke Rötung der Haut des Körpers, Atropin ++.

Pilocarpin 0,5 mg, Puls schwankt zwischen 100 und 152, Pilocarpin ±.

Adrenalin 0,5 mg mit 30 g Milchzucker, Puls 100—120, Nylander —, Adrenalin —.

Fall 9. Gertrud J., $1^1/_2$ Jahr, Rachitis. Kind hatte mit 1 Jahre Krämpfe ca. 7 mal an einem Tage. Zur Zeit der Untersuchung sind Zeichen der Spasmophilie nicht mehr nachweisbar.

Atropin 0,5 mg, Puls 120—168, Pupillen wenig erweitert, Rötung des gesamten Körpers, Mund- und Nasendreieck frei, Atropin +++.

Pilocarpin 0,5 mg, Puls 124—108, starke Rötung des ganzen Körpers, Pilocarpin ++.

Fall 10. Otto G., 2 Jahre, Anämie, Rachitis. Rasche Besserung unter Phosphorlebertran, Magen-Darmspülungen, gemischter Kost ohne Milch, dagegen mit frischem Gemüse und Obst.

Atropin 0,5 mg, Puls 120—168, Atropin +.

Pilocarpin 0,5 mg, Puls 136—112, Pilocarpin —.

Adrenalin 0,5 mg mit 10,0 g Milchzucker, Blutdruck 140—164 nach $^3/_4$ Stunden, Nylander —, Adrenalin ? .

Fall 11. Alfred W., 2 Jahre, chronisches Ekzem. Rachitisches, pastöses Kind.

Atropin 0,5 mg, Puls 112—172. Starke, langdauernde Rötung der Hände und Füße, Atropin +++.

Pilocarpin 0,5 mg, Puls 100—132, Pilocarpin —.

Adrenalin 0,5 mg mit 20 g Milchzucker, Puls 120—160, Nylander +, Adrenalin ++.

Fall 12. Gertrud S., 2 Jahre, chronisches Ekzem, Lues congenita.

Atropin 0,5 mg, Puls 124—132, Rötung des Gesichts, Pupillen wenig vergrößert, Atropin +.

Pilocarpin 0,5 mg, Puls 120—108, Pilocarpin —.

Adrenalin 0,5 mg mit 30 g Milchzucker, Puls 124—164, Nylander +, Adrenalin ++.

Fall 13. Edith M. 1 Jahr 2 Monate. Chronisches Ekzem, leichte Rachitis.

Atropin 0,5 mg, Puls 126—160, Pupillen weit, Gesicht blaß, Atropin ++.

Pilocarpin 0,5 mg, Puls 120—140, Fußsohlen feucht, Pilocarpin ? .

Adrenalin 0,5 mg mit 5 g Milchzucker, Puls 132—140, Nylander +, Adrenalin +.

Fall 14. Margarete L. $1^1/_2$ Jahre, starkes chronisches Ekzem. Kräftig, gut entwickelt.

Atropin 0,5 mg, 120—152, Pupillen weit, Atropin ++.

Pilocarpin 0,5 mg, Puls 128—144, Schweiß am Handteller, Pilocarpin ±.

Adrenalin 0,5 mg mit 2,0 g Milchzucker, Puls 124—136, Nylander —, Adrenalin —.

Fall 15. Elfriede J., 10 Monate, Spasmophilie.

Atropin 0,5 mg, Puls 92, Rötung des Gesichts, Vergrößerung der Pupillen, Atropin ++.

Pilocarpin 0,5 mg, Puls 100—84, auf dem Rücken Schweißperlen, Pilocarpin +.

Adrenalin nicht geprüft.

Fall 16. Waldemar P. $^1/_2$ Jahr, Spasmophilie.

Atropin 0,5 mg, Puls 120—152, Atropin ±.

Pilocarpin 0,5 mg, Puls schwankt zwischen 120 und 140, fleckenhafte Rötung im Gesicht, Pilocarpin +.

Adrenalin 0,5 mg ohne Zucker, weil Säugling; Puls 120—144, Nylander —, Adrenalin —.

Fall 17. Erich K. $1^3/_4$ Jahre, Spasmophilie.

Atropin 0,5 mg, Puls 110—160, Pupillen weit, Gesicht, Atropin +++.

Pilocarpin 0,5 mg, Puls 124—136, Schweißausbruch, Pilocarpin +.

Adrenalin 0,5 mg mit 2 g Milchzucker, Puls 120—152, Nylander negativ, Adrenalin —.

Fall 18. Gerhard D., $1^3/_4$ Jahre, akute Poliomyelitis.

Atropin 0,5 mg, Puls 128—164, Atropin +.

Pilocarpin 0,5 mg, Puls 124—168, starker Schweiß, Pilocarpin +.

Adrenalin 0,5 mg mit 10,0 g Milchzucker, Puls 120—144, Nylander —, Adrenalin —.

Fall 19. Leonid T., 1 Jahr 8 Monate, akute Poliomyelitis.

Atropin 0,5 mg, Puls 128—140, Atropin —.

Pilocarpin 0,5 mg, Puls 132—100, Pilocarpin ±.

Adrenalin 0,5 mg mit 30 g Zucker, Nylander +, Adrenalin +.

Fall 20. Gertrud N., 1 Jahr 8 Monate, Poliomyelitis acuta.

Atropin 0,5 mg, Puls 120—164, Atropin ±.

Pilocarpin 0,5 mg, Puls 124—168, starkes Schwitzen der Hände, Pilocarpin ++.

Adrenalin 0,5 mg mit 10 g Milchzucker, Blutdruck 120—148 nach $^1/_4$ Stunde, Nylander —, Adrenalin —.

Fall 21. Irmgard H., $2^1/_2$ Jahr, Poliomyelitis acuta, zur Zeit der Untersuchung abgeheilt.

Atropin 0,5 mg, Puls 100—128, Pupillen erweitert, sehr starke Rötung des Gesichtes, Atropin +++.

Pilocarpin 0,5 mg, Puls 104—108, Rücken und Füße feucht, Pilocarpin +.

Adrenalin 0,5 mg mit 20,0 g Milchzucker, Puls und Blutdruck unverändert, Nylander —, Adrenalin —.

Fall 22. Lotte M., 1 Jahr 4 Monate, Absceß des Mediastinums, Pericarditis obliterans. In der Anamnese Ekzem.

Atropin 0,5 mg, Puls 120—158, Pupillen stark vergrößert, Atropin +.

Pilocarpin 0,5 mg, Puls 144—80, Pilocarpin +.

Adrenalin 0,5 mg mit 10 g Milchzucker, Puls 148—156, Nylander —, Adrenalin —.

Fall 23. Helmut F., $1^1/_2$ Jahr, Stomatitis aphtosa.

Atropin 0,5 mg, Puls 136—120, schwankend, Atropin schwach —.

Pilocarpin 0,5 mg, Puls 136—120, Pilocarpin —.

Adrenalin 0,5 mg mit 20 g Milchzucker, Puls 128—144, Nylander +, Adrenalin +.

Fall 24. Fritz M., 1 Jahr 9 Monate, Elephantiasis congenita.

Atropin 0,5 mg, Puls 100—108, Atropin —.

Pilocarpin 0,5 mg, Puls 80—100, geringe Feuchtigkeit der Haut, Pilocarpin ±.

Adrenalin 0,5 mg mit 20 g Milchzucker, Puls 100—140, Nylander —, Adrenalin ±.

Tabelle II vereinigt die Ergebnisse in übersichtlicher Weise (siehe folgende Seite).

Die Fälle 18—24 zeigen klinisch keine Erscheinungen einer konstitutionellen Anomalie. Im Fall 24 läßt die pharmakologische Prüfung auf ein Gleichgewicht im Tonus des vegetativen Nervensystems schließen.

Im Fall 22 bei einem septischen Kind besteht Pilocarpinwirkung.

Im Fall 23 ist der Tonus im sympathischen System anscheinend erhöht (Adrenalin). Die Regellosigkeit dieser Beobachtungen läßt eine Deutung nicht zu.

Die Patienten 18—21 leiden an epidemischer Kinderlähmung. Bei 18, 19 und 20 besteht übereinstimmend eine stark gesteigerte Empfänglichkeit des autonomen Systems für Pilocarpin. Wir erzielten deutliche Ausschläge mit 0,001 Pilocarpin, d. h. mit einer zehnfach geringeren Dosis, als sie Eppinger und Heß anwandten.

Tabelle II. Kinder von 1—3 Jahren.

Fall Nr.	Alter	Diagnostik	Ergebnis der pharmakologischen Prüfung				Bemerkungen
			Atropin 0,5 mg	Pilocarpin 0,5 mg	Adrenalin 0,5 mg		
					Milchzucker in g	Ausfall	
4	1 J. 10 Mon.	Rachitis und Lymphatismus	+	–	20,0	++	
5	$1^{1}/_{2}$ J.	Rachitis	–	–	20,0	±	
6	$1^{3}/_{4}$ J.	„	+++	–	30,0	±	
7	1 J. 2 Mon.	„	++	±	10,0	–	
8	1 J. 11 Mon.	„	++	±	30,0	±	Starke Schweißsekretion durch Atropin gebessert
9	$1^{1}/_{2}$ J.	„	+++	++	—	–	Krämpfe in der Anamnese
10	2 J.	do. und Anämie	+	–	10,0	?	
11	2 J.	Chron. Ekzem	+++	–	20,0	++	
12	2 J.	do. u. Lues congenita	+	–	30,0	++	
13	1 J. 2 Mon.	Chron. Ekzem	++	?	5,0	+	
14	$1^{1}/_{2}$ J.	„	++	±	2,0	–	
15	10 Mon.	Spasmophilie	++	+	—	–	Gut entwickelter Säugling
16	6 Mon.	„	±	+	–	–	Säugling
17	$1^{3}/_{4}$ J.	„	+++	+	2,0	–	
18	$1^{3}/_{4}$ J.	Poliomyelitis acuta	+	+	10,0	–	
19	1 J. 8 Mon.	„	–	+	30,0	+	
20	1 J. 8 Mon.	„	±	++	10,0	–	
21	$2^{1}/_{2}$ J.	„	+++	±	20,0	–	
22	$1^{1}/_{4}$ J.	Mediastinalabsceß	+	+	10,0	–	
23	$1^{1}/_{2}$ J.	Stomat. apht.	–	–	20,0	+	
24	$1^{3}/_{4}$ J.	Elephant. congen.	–	±	20,0	±	

Im Falle 21 ist die Pilocarpinwirkung kaum erkennbar, dafür tritt die Atropinwirkung für die der Beobachtung unterworfenen Gebiete der autonomen Innervation stark hervor. Da der Fall 21 akute Erscheinungen zur Zeit der Untersuchung nicht mehr aufwies, so legt die Tatsache einer sehr starken Pilocarpinwirkung in den 3 frischen Fällen die Vermutung nahe, daß wir es hier mit einem Symptom der akuten Poliomyelitis zu tun haben.

Bei dem Rest der Kinder, Fall 4—17, handelt es sich um Erkrankungen, bei denen ein konstitutionelles Moment wesentlich mitspricht.

In analoger Weise, wie dies für die Fälle 1 und 2 gezeigt wurde, tritt bei ihnen mit Ausnahme der Fälle 5 und 16 die Atropinwirkung, d. h. die leichte Lähmung autonomer Impulse in den Vordergrund, gleichgültig ob sich die konstitutionelle Abartung in den Symptomen einer Rachitis, eines chronischen Ekzems, einer Spasmophilie äußert. Fall 4, 11 und 12 reagieren auch auf Adrenalinzufuhr stärker. Fall 11 und 12 leiden an chronischem Ekzem. Fall 4 außer an Rachitis auch an Symptomen des Lymphatismus. Es besteht demnach bei 3 Fällen von Ekzem bzw. Lymphatismus eine Erhöhung des Sympathicustonus. Es erscheint hiernach immerhin aussichtsreich, den Zusammenhängen zwischen exsudativer Diathese und Lymphatismus auch auf diesem Wege einer pharmakologischen Prüfung des vegetativen Nervensystems nachzugehen. Viereck beobachtete bereits (l. c.) eine Erhöhung des Sympathicustonus bei exsudativer Diathese.

Abgesehen von diesen Fällen 4, 11, 12 reagieren die übrigen trotz teilweise beträchtlicher Kohlehydratzufuhr auf Adrenalingaben nicht mit Glykosurie.

Eine Pilocarpinwirkung tritt deutlich in die Erscheinung bei den Fällen 15, 16, 17, die sämtlich die Symptome einer spasmophilen Diathese darboten. Es scheint, als sei eine erhöhte Empfänglichkeit für Pilocarpin hier geradezu pathognomonisch, besonders wenn die geringe Dosis von 0,5 mg in Betracht gezogen wird. Unter den übrigen Fällen, die bei der pharmakologischen Prüfung nur Zeichen der Rachitis boten, reagiert nur Fall 9 deutlich auf Pilocarpin. Es ist wohl kein Zufall, daß wir bei diesem Kinde Krämpfe in der Anamnese vermerkt finden. Wieweit diese Eigentümlichkeit erhöhter Pilocarpinempfänglichkeit oder, um mit Eppinger und Heß zu reden, der Vagotonie etwa für die schwierige Differentialdiagnose zwischen Epilepsie und Spasmophilie nutzbar gemacht werden kann, müssen weitere Untersuchungen lehren.

Aus den bisherigen Beobachtungen an Kindern von 1—3 Jahren läßt sich mit der gebotenen Vorsicht das folgende Ergebnis ableiten:

1. Annähernd alle Patienten mit den Erscheinungen einer funktionellen Minderwertigkeit (Fall 4—17), sei es Rachitis, chronisches Ekzem, Spasmophilie zeigen erhöhte Empfindlichkeit des vegetativen Nervensystems für Atropin.

2. Eine gesteigerte Empfindlichkeit für Pilocarpin besteht in den Fällen mit Symptomen der Spasmophilie (15—17) und in einem Fall (9) in dessen Anamnese Krämpfe verzeichnet sind.

3. Eine gesteigerte Empfindlichkeit für Adrenalin findet sich bei einigen Kindern mit chronischem Ekzem (Fall 11—13) und mit Symptomen des Lymphatismus (Fall 4).

4. Kinder mit akuter Poliomyelitis wiesen eine gesteigerte Empfindlichkeit für Pilocarpin auf.

Die nunmehr folgende 3. Reihe von Beobachtungen betrifft Kinder von 3—15 Jahren. An diesen Fällen soll der Einfluß einzelner Erkrankungen auf den Tonus des vegetativen Nervensystems untersucht werden. Durch die Mitteilungen von Eppinger und Heß wissen wir, daß Änderungen des Tonus bei postdiphtherischen Lähmungen, postinfektiösen Bradykardien, bei Asthma, Pylorospasmus, der Urticaria, der Serumkrankheit gefunden worden sind.

Beläge.

Fall 25. Harry B., 7 Jahre, Urticaria. Mäßig kräftiges Kind. Die Untersuchung wurde nach Abheilen der Urticaria vorgenommen.

Atropin 1,0 mg, Puls 96—136, Pupillen erweitert, Atropin ++.

Pilocarpin 1,0 mg, Puls 100—88, Haut warm, trocken, Pilocarpin —.

Adrenalin 1,0 mg, mit 50,0 g Zucker, Puls 88—100, Blutdruck 140—152, Amplitude unverändert. Nylander +, Adrenalin +.

Fall 26. Paul S., 7 Jahre, Nephritis. Keine erbliche Belastung, über 2 Jahre Brust. Kräftiger Junge.

Atropin 1,0 mg Puls 100—144, Pupillen erweitert, Atropin +.

Pilocarpin 1,0 mg, Puls schwankt zwischen 92 und 112, Hände und Füße feucht, Pilocarpin +.

Adrenalin 1,0 mg, Puls 98—128, Blutdruck 152—162, Amplitude unverändert, Nylander +, Adrenalin ++.

Aschner stark positiv.

Fall 27. Klara W., 9 Jahre, Nephritis. Seltener Lidschlag, lebhafte Herzaktion.

Atropin 1,0 mg, Puls 84—136, Pupillen erweitert, Atropin +.

Pilocarpin 1,0 mg, Puls schwankt zwischen 72 + 100, Haut trocken und warm, Pilocarpin —.

Adrenalin 1,0 mg, mit 50 g Zucker, Puls schwankt zwischen 92 + 108, Blutdruck 132—150, Amplitude unverändert, Nylander —, Adrenalin —.

Aschner stark positiv.

Fall 28. Margarete W., 11 Jahre, Bandwurm. Anamnestisch nichts Sicheres zu erfahren. Mäßig kräftiges Kind mit leicht pigmentierter Haut.

Atropin 1,0 mg, Puls 112—128, Pupillen unverändert, Atropin +.

Pilocarpin 1,0 mg, Puls schwankt zwischen 112 und 100, Haut trocken, Pilocarpin —.

Adrenalin 1,0 mg, Puls 100—120, Blutdruck 120—168, Nylander —, Adrenalin +.

Fall 29. Hans G., 6 Jahre, Bronchiektasien, Asthma. 3 Geschwister gesund, 3 Geschwister im 1. Lebensjahre an Krämpfen gestorben. Hans ist Zwilling. Der 2. Zwilling, ein Mädchen, ist gesund, größer als unser Patient. Niemals Ekzem, Beginn der Erkrankung im Anschluß an Pneumonie. Asthma-Anfall in der Klinik beobachtet.

Atropin 1,0 mg, Puls 120—152, unregelmäßig, Pupillen erweitert, Atropin +.

Pilcarpin 1,0 mg, Puls 120—100, Haut trocken. Pilocarpin —. Adrenalin 1,0 mg, Puls 120—146, Blutdruck 132, Blutdruckamplitude vergrößert, Nylander +, Adrenalin ++.

Aschner negativ.

Fall 30. Erika A., 11 Jahre, Asthma. Als Säugling ein wenig Milchschorf, später starke adenoide Vegetationen, mit $1^3/_4$ Jahren Masern, im Anschluß daran Asthma. In der Klinik wurde ein Asthma-Anfall beobachtet.

Atropin 1,0 mg, Puls 92—136, Atropin +.

Pilocarpin 1,0 mg, schwankt zwischen 100 und 108, Haut trocken, Pilocarpin —.

Adrenalin 1,0 mg, mit 50 g Zucker, Blutdruck 140—190, Blutdruckamplitude wenig vergrößert, Nylander —, Adrenalin ±.

Aschner negativ.

Fall 31. Margarete J., 7 Jahre, Schulkrankheit.

Atropin 1,0 mg, Puls 100—148, Rötung des Gesichts, Pupillen erweitert, Atropin ++.

Pilocarpin 1,0 mg, Puls 104—98, Körper trocken, Pilocarpin —.

Adrenalin 1,0 mg mit 50 g Zucker, Puls 92—140, Blutdruck 120—164, Blutdruckamplitude stark vergrößert, Nylander —, Adrenalin +.

Fall 32. Erna K., $12^1/_2$ Jahr, Schulkrankheit.

Atropin 1,0 mg, Puls 92—144, Atropin +.

Pilocarpin 1,0 mg, Puls 100—116, Rötung des Gesichts, Schweiß im Gesicht, Pilocarpin ++.

Adrenalin 1,0 mg mit 50 g Zucker, Puls schwankend zwischen 96—92, Blutdruck 138. Amplitude unverändert, Nylander —, Adrenalin —.

Aschner positiv.

Fall 33. Erich R., 10 Jahre, Pleuritis. Pirquet positiv. Keine erbliche Belastung, Ende des 1. Lebensjahres Rachitis. Schlecht entwickeltes Kind, Thyreoidea deutlich fühlbar, aber nicht vergrößert.

Atropin 1,0 mg, Puls 80—136, Gesicht stark gerötet, Pupillen weit, Atropin +++.

Pilocarpin 1,0 mg, Puls schwankt zwischen 120 und 76, Hände feucht, Pilocarpin +.

Adrenalin 1,0 mg mit 50 g Zucker, Puls 88—100, Blutdruck 128—160, Nylander —, Adrenalin +.

Aschner sehr stark positiv.

Fall 34. Else M., 10 Jahre, Lungenspitzenkatarrh. Von 6 Gechwistern starben 2 an unbekannter Ursache, die 4 lebenden sind alle schwächlich und leiden an Rachitis und Anämie. Befund: Schwächliches, mageres Kind.

Atropin 1,0 mg, Puls 92—132, unregelmäßig, Atropin +.

Pilocarpin 1,0 mg, Puls 92—76 schwankend, Hände und Füße etwas feucht, Pilocarpin ±.

Adrenalin 1,0 mg mit 50 g Zucker, Blutdruck 120—132, Amplitude unverändert, Nylander —, Adrenalin —.

Fall 35. Hans W., 11 Jahr, Bronchialdrüsentuberkulose.

Atropin 1,0 mg, Puls 72—120, Pupillen erweitert, Atropin +.

Pilocarpin 1,0 mg, Puls schwankt zwischen 72 und 88, Füße etwas feucht, Pilocarpin ±.

Adrenalin 1,0 mg mit 50 g Zucker, Puls schwankt zwischen 72 und 108, Blutdruck 110—132, Amplitude kaum vergrößert, Nylander —, Adrenalin —.

Aschner negativ.

Fall 36. Frieda K., $3^3/_4$ Jahr, Darmtuberkulose. Vater an Schwindsucht gestorben, Kind hatte Ekzem mit $1^1/_2$ Jahren und außerordentlich starke Rachitis.

Atropin 1,0 mg, Puls 120—136, Pupillen unverändert, Atropin —.

Pilocarpin 1,0 mg, Puls 120—116, Haut bietet nichts Besonderes, Pilocarpin —.

Adrenalin 1,0 mg, Puls schwankt zwischen 120—116, Blutdruck 132—140, Nylander +, Adrenalin +.

Fall 37. Frieda H., 6 Jahre, Mesenterialdrüsentuberkulose. Schwere Rachitis im 1. Lebensjahre.

Atropin 1,0 mg, Puls 112—140, Pupillen kaum erweitert, Atropin ±.

Pilocarpin 1,0 mg, Puls 100—108, Füße feucht, Pilocarpin ±.

Adrenalin 1,0 mg, Puls schwankend 76—112, Blutdruck 130—152, Nylander +, Adrenalin ++.

Aschner negativ.

Anmerkung. Die Untersuchung wurde vorgenommen während einer Tuberkulinkur.

Fall 38. Erich M., 6 Jahr, tuberkulöse Peritonitis, akute tuberkulöse Meningitis. Pastöses Kind mit geringen Zeichen ausgeheilter Rachitis. Die Untersuchung erfolgte vor Ausbruch der Meningitis tuberculosa.

Atropin 1,0 mg, Puls 110—158, Pupillen erweitert, Atropin +.

Pilocarpin 1,0 mg, Puls 120—136, Haut trocken, Pilocarpin —.

Adrenalin 1,0 mg, Puls schwankt zwischen 108 und 136, Blutdruck nicht vermehrt, Nylander +, Adrenalin +.

Fall 39. Frieda H., 4 Jahre, postdiphtherische Lähmung. Kind überstand ca. 6 Wochen vor der Untersuchung Diphtherie.

Atropin 1,0 mg, Puls 100—144, Pupillen wenig erweitert, Atropin +.

Pilocarpin 1,0 mg, Puls 104—92, Füße ein wenig feucht, Pilocarpin ±.

Adrenalin 1,0 mg mit 50 g Zucker, Puls 104—116, Blutdruck 132—150, Blutdruckamplitude vergrößert, Nylander +, Adrenalin ++.

Fall 40. Helmut K., 6 Jahre, postdiphtherische Lähmung. Sehr nervöses, ängstliches Kind.

Atropin 1,0 mg, Puls 104—152, Pupillen vergrößert, Atropin +.

Pilocarpin 1,0 mg, Puls 120—92, Haut trocken, Pilocarpin ±.

Adrenalin 1,0 mg, Blutdruck 132—150, Amplitude wenig vergrößert, Nylander +, Adrenalin +.

Aschner schwach positiv.

Fall 41. Hermann S., 3 Jahre, Poliomyelitis. Zur Zeit der Untersuchung bestanden starke Schweiße, Stuhlverstopfung, Rachialgie.

Atropin 1,0 mg, Puls 72—158, Rötung des Gesichts und des ganzen Körpers, Atropin +++.

Pilocarpin 1,0 mg, Puls schwankt zwischen 92 und 108, Hände und Füße feucht, Pilocarpin +.

Adrenalin 1,0 mg mit 50 g Zucker, Puls 108—128, Blutdruck 132—152, Nylander +, Adrenalin ++.

Aschner negativ.

Fall 42. Werner B., 6 Jahre, Poliomyelitis. Großvater, Vater und mehrere Verwandte an Lungenschwindsucht gestorben. Kind hatte oft Schnupfen und Halsentzündungen. Zur Zeit der Untersuchung bestehen noch die Symptome des akuten Stadiums der Poliomyelitis, im besonderen auch leichtes Nachröten der Haut.

Atropin 1,0 mg, Puls 92—136, Pupillen erweitert, Atropin +.

Pilocarpin 1,0 mg, Puls 88—104, Haut warm, trocken, Pilocarpin —.

Adrenalin 1,0 mg, Puls schwankt zwischen 92 und 104, Blutdruck 92—132, Vergrößerung der Blutdruckamplitude, Nylander +, Adrenalin ++.

Fall 43. Reinhold S., 9 Jahre, Tetanus. Äußerst kräftiger Knabe. Der Tetanus befand sich während der Untersuchung in Abheilung.

Atropin 1,0 mg, Puls 92—132, Pupillen erweitert, Atropin +.

Pilocarpin 1,0 mg, Puls 92—100, Füße ein wenig feucht, Pilocarpin +.

Adrenalin 1,0 mg mit 50 g Zucker, Puls 92—112, Blutdruck 145—150, Blutdruckamplitude vergrößert, Nylander +, Adrenalin +.

Fall 44. Lucian F., 7 Jahre, Typhus. Kräftiges Kind. Der Typhus war zur Zeit der Untersuchung bereits abgeheilt.

Atropin 1,0 mg, Puls 96—144, Pupillen erweitert, Atropin +.

Pilocarpin 1,0 mg, Puls 112—84, Füße feucht, Pilocarpin +.

Adrenalin 1,0 mg mit 50 g Zucker, Puls 120—128, keine Blutdrucksteigerung, Nylander —, Adrenalin —.

Fall 45. Helene S., 10 Jahre, Typhus. Vater an Schwindsucht gestorben. Die Untersuchung wurde nach Ablauf des Typhus vorgenommen.

Atropin 1,0 mg, Puls 108—144, Pupillen erweitert, Atropin +.

Pilocarpin 1,0 mg, Puls 100—112, Rötung des Gesichts, Hände und Füße feucht, Pilocarpin ++.

Adrenalin 1,0 mg, Puls 100—120, Blutdruck 140, Nylander —, Adrenalin —.

Fall 46. Margarete K., 12 Jahre, akuter Gelenkrheumatismus, Vitium cordis.

Atropin 1,0 mg, Puls 92—136, Pupillen ein wenig erweitert, Atropin +.

Pilocarpin 1,0 mg, Puls schwankt zwischen 72 und 108, Füße feucht, Pilocarpin ±.

Adrenalin 1,0 mg mit 50 g Zucker, Puls schwankt zwischen 98 und 120, unregelmäßig, Blutdruck 136—156, Nylander —, Adrenalin —.

Aschner negativ.

Fall 47. Erwin G., 12 Jahre, Chorea. Großvater an Lungenschwindsucht gestorben. Mit 11 Jahren Tonsillotomie wegen chronischer Mittelohreiterung. Kräftiger Junge. Die Untersuchung wurde vorgenommen, als die Chorea 1 Monat bestand.

Atropin 1,0 mg, Puls 92—120, Pupillen erweitert, Atropin +.

Pilocarpin 1,0 mg, Puls schwankt zwischen 76—98, Füße wenig feucht, Pilocarpin ±.

Adrenalin 1,0 mg, Puls schwankt zwischen 92 und 112, Blutdruck 135 bis 145, Amplitude wenig vergrößert, Nylander +, Adrenalin +.

Aschner schwach positiv.

Fall 48. Margarete K., 10 Jahre, Chorea. Über erbliche Belastung nichts zu erfahren. Im 2. Lebensjahre Rachitis. Die Chorea besteht zur Zeit der Untersuchung bereits 2 Monate. Leidlich kräftiges Kind mit gutem Knochenbau, psychisch sehr labil.

Atropin 1,0 mg, Puls 104—144, Pupillen erweitert, Atropin ++.

Pilocarpin 1,0 mg, Puls 72—92, Haut trocken, warm, Pilocarpin —.

Adrenalin 1,0 mg, Puls 94—120, Blutdruck 132—158, Blutdruckamplitude vergrößert, Nylander schwach +, Adrenalin +.

Fall 49. Walli S., 9 Jahre, Chorea.

Atropin 1,0 mg, Puls 92—144, Atropin +.

Pilocarpin 1,0 mg, Puls 76—88, Hände und Füße feucht, Pilocarpin ±.

Adrenalin 1,0 mg, Puls 80—120, Blutdruck nicht erhöht, Nylander —, Adrenalin —.

Fall 50. Georg K , $4^3/_4$ Jahr, Chorea, Endokarditis, Perikarditis. Als Säugling Ekzem, etwa $^1/_2$ Jahr vor der Untersuchung Urticaria. Die Untersuchung wird vorgenommen nach abgelaufener Perikarditis und etwa 3 monatigem Bestehen der Chorea.

Atropin 1,0 mg, Puls 100—132, Atropin ±.

Pilocarpin 1,0 mg, Puls 92—104, Hände etwas feucht, Pilocarpin ±.

Adrenalin 1,0 mg mit 50,0 g Zucker, Puls 100—140, Blutdruck 132—188, sehr starke Zunahme der Blutdruckamplitude, Nylander —, Adrenalin +.

Fall 51. Rudolf S., 4 Jahre, Debilität, psychopathische Konstitution. 1 Jahr die Brust, bald darauf Tod der Mutter an Lungenschwindsucht, von nun an außerordentlich schlechte Pflege. Kind hat Keuchhusten und Masern durchgemacht, wurde wegen Bettnässens öfters hart gezüchtigt und wird in stark verwahrlostem Zustand in die Klinik eingeliefert.

Atropin 1,0 mg, Puls 80—164, Pupillen wenig erweitert, Atropin +.

Pilocarpin 1,0 mg, Puls 80—92, Pilocarpin —.

Adrenalin 1,0 mg, Puls 98—138, Blutdruck 132—164, Blutdruckamplitude stark vergrößert, Nyander +, Adrenalin ++.

Aschner schwach positiv.

Fall 52. Willi H., 4 Jahre, epileptiforme Krämpfe. Kind Frühgeburt im 8. Monat, Flaschenkind. Litt einmal an Pseudocroup. Kind war stets verstopft.

Atropin 1,0 mg, Puls 92—128, Pupillen erweitert, Atropin ++.

Pilocarpin 1,0 mg, Puls 100—88, Hände feucht, Pilocarpin —.

Adrenalin 1,0 mg mit 50,0 g Zucker, Puls 84—108, Blutdruck 124—158. Blutdruckamplitude wenig vergrößert, Nylander +, Adrenalin ++.

Fall 53. Paula F., 7 Jahr, Hysterie.

Atropin 1,0 mg, Puls 72—148, Pupillen erweitert, Rötung des Gesichts, Atropin +++.

Pilocarpin 1,0 mg, Puls schwankt zwischen 92 und 96, Hände und Füße etwas feucht, Pilocarpin ±.

Adrenalin 1,0 mg mit 50 g Zucker, Puls schwankt zwischen 88 und 100, maximaler Blutdruck 122—130, Nylander —, Adrenalin —.

Aschner stark positiv.

Fall 54. Walter K., 8 Jahre, Hysterie. Keine erbliche Belastung, 1 Jahr Brust. Mit 2 Jahren Ekzem. Mittelkräftiges Kind.

Atropin 1,0 mg, Puls 84—156, Pupillen weit, Atropin ++.

Pilocarpin 1,0 mg, Puls 108—120, Hände und Füße feucht, Pilocarpin ±.

Adrenalin nicht untersucht.

Fall 55. Alfred M., 6 Jahre, Hysterie, Harnträufeln.

Atropin 1,0 mg, Puls 92—156, Pupillen erweitert, Atropin ++.

Pilocarpin 1,0 mg, Puls schwankt zwischen 110 und 80, Pilocarpin ±.

Adrenalin 1,0 mg mit 50 g Zucker, Puls schwankt zwischen 92 und 120, Blutdruck 140—166, Nylander +, Adrenalin +.

Aschner stark positiv.

Fall 56. Lilli P., 11 Jahre, periodisches Erbrechen. Poliletalität in der Familie. Mutter hatte 3 Fehlgeburten, von den 14 Kindern leben nur noch 6. 8 starben an Brechdurchfall, Unterleibstuberkulose, Lungentuberkulose, Krämpfen, Diphtherie. Kind war stets schwächlich, hatte als Säugling Krämpfe und öfters juckende Hautausschläge.

Atropin 1,0 mg, Puls 120—152, Atropin +.

Pilocarpin 1,0 mg, Hände feucht, Puls 108—120, schwankend, Pilocarpin ±.

Adrenalin 1,0 mg mit 50 g Zucker, Puls 100—120, Blutdruck 120, Nylander —, Adrenalin —.

Fall 57. Grete F., 7 Jahre, Gliom der Pons cerebri. Sehr kräftiges Kind. Die Untersuchung wurde 4 Wochen ante exitum vorgenommen.

Atropin 1,0 mg, Puls 108—120, Atropin ±.

Pilocarpin 1,0 mg, Puls 72—84, unregelmäßig, Pilocarpin +.

Adrenalin 1,0 mg mit 50 g Zucker, Puls 72—88, Blutdruck 100—112, Nylander +, Adrenalin +.

Fall 58. Helmut Sch., 7 Jahre, Tumor cerebelli.

Atropin 1,0 mg, Puls 120—160, Pupillen weit, Atropin +.

Pilocarpin 1,0 mg, Puls 92, regelmäßig, Pilocarpin —.

Adrenalin 1,0 mg mit 50 g Zucker, Puls unregelmäßig, Blutdruck 145—160, Amplitude kaum vergrößert, Nylander —, Adrenalin ±.

Fall 59. Erwin E., $4^1/_2$ Jahr, Tumor cerebri.

Atropin 1,0 mg, Puls 108—160, Pupillen weit, Gesicht gerötet, Atropin +++.

Pilocarpin 1,0 mg, Puls schwankt zwischen 96 und 108, Pilocarpin —.

Adrenalin 1,0 mg mit 30 g Zucker, Puls schwankt zwischen 108 und 124, Blutdruck 120, Amplitude nicht vergrößert, Nylander —, Adrenalin —.

Aschner stark positiv.

Fall 60. Hans F., 8 Jahre, Hydrocephalus.

Atropin 1,0 mg, Puls 88—120, Pupillen nicht wesentlich erweitert, Atropin +.

Pilocarpin 1,0 mg, Puls schwankt zwischen 96 und 80, Haut trocken, Pilocarpin —.

Adrenalin 1,0 mg mit 50 g Zucker, Puls unregelmäßig, Blutdruck 115—130, Amplitude unverändert, Nylander +, Adrenalin ++.

Fall 61. Emma K. 15 Jahre, Lues congenita tarda, Tabes dorsalis. Kind in der ganzen Entwicklung zurückgeblieben. Pupillendifferenz, Pupillenstarre, fehlende Patellarreflexe.

Atropin 1,0 mg, Puls 72—136, Pupillen weit, Atropin +.

Pilocarpin 1,0 mg, Puls 72—90, Pilocarpin —.

Adrenalin 1,0 mg mit 50 g Zucker, Puls 72—92, Blutdruck 125—162, Amplitude vergrößert, Nylander schwach +, Adrenalin +.

Der von Eppinger und Heß angenommene Antagonismus zwischen sympathischem und autonomem System wird durch die vorstehenden Untersuchungen nur im allgemeinen bestätigt. Eine Ausnahme machen die Fälle 41 und 57, die beide gleichzeitig Adrenalin- und Pilocarpinwirkung ergaben. Eppinger und Heß erhoben derartige Befunde bei psychisch erregten Geisteskranken. Auch in den Fällen 41 und 57 handelt es sich um Erkrankungen des Zentralnervensystems, Poliomyelitis bzw. Hirntumor. Beide Fälle zeigen die Möglichkeit eines gleichzeitigen Bestehens einer Pilocarpin- und Adrenalinemfindlichkeit. Bauer[1]) findet eine gleichzeitige Pilocarpin- und Adrenalinwirkung bei sehr vielen Individuen.

Sowohl ein Fall von Urticaria (Fall 25) wie 2 Fälle von Asthma (Fall 29 und 30) lassen die vagatonische Disposition vermissen und haben im Gegenteil eine erhöhte Empfänglichkeit für Adrenalin. Es widerspricht dies den Angaben von Eppinger und Heß.

Von zwei mit den Erscheinungen der Schulkrankheit eingelieferten Mädchen zeigte das erste (31) mehr sympathicotonische, das zweite (32) mehr vagotonische Disposition.

Der Einfluß der tuberkulösen Infektion soll durch die Fälle 33—38 veranschaulicht werden. Eppinger und Heß werfen die begründete Frage auf, ob nicht das Gift der Tuberkulose in elektiver Weise das chromaffine System zu schädigen vermag. Für die Fälle 33—35 scheint dies zuzutreffen. Hier tritt die Pilocarpinwirkung trotz der angewandten minimalen Dosen stärker hervor als die des Adrenalins, aber gerade bei den beiden schwersten Fällen, Nr. 37 und 38, überwiegt die Adrenalinwirkung, und es müßte demnach eher der Tonus im sympathischen System erhöht sein.

[1]) Bauer: Zur Funktionsprüfung des vegetativen Nervensystems. Deutsch. Archiv f. klin. Med, Bd. 107, S, 39.

Tabelle 3. Kinder von 3—15 Jahren.

Nr.	Knaben (K) oder Mädchen (M)		Alter in Jahren	Krankheit	Ergebnis der pharmakologischen Prüfung mit			Aschners Phänomen	Bemerkungen
	K	M			Atropin	Pilocarpin	Adrenalin		
25	K		7	Urticaria	++	—	+		
26	K		7	Nephritis	+	±	++	++	
27		M	9	do.	+	—	—	++	
28		M	11	Bandwurm	±	—	+		
29	K		6	Bronchiektasie, Asthma	+	—	++	—	
30		M	11	Asthma	±	—	±	—	
31		M	7	Schulkrankheit	++	—	+		
32		M	$12^{1}/_{2}$	do.	+	++	—	+	
33	K		10	Pleuritis	+++	+	±	++	Pirquet +
34		M	10	Lungenspitzenkat.	±	±	—		
35	K		11	Bronchialdrüsentuberkulose	+	±	—	—	
36		M	$3^{3}/_{4}$	Darmtuberkulose	—	—	+		
37		M	6	Mesenterialdrüsentuberkulose	±	±	++	—	
38	K		6	Peritonitis tubercul.	+	—	+		
39		M	4	Postdiphtherische Lähmung	+	±	++		
40	K		6	do.	+	±	+	+ (schwach)	
41	K		3	Poliomyelitis acuta	+++	+	++	—	
42	K		6	do.	+	—	++		
43	K		9	Tetanus	+	±	+		
44	K		7	Typhus	+	+	—		
45		M	10	do.	+	++	—		
46		M	12	Gelenkrheumatismus	+	±	—	—	
47	K		12	Chorea	+	±	+	+ (schwach)	
48		M	10	do.	++	—	+		
49		M	9	do.	+	±	—		
50	K		$4^{3}/_{4}$	do.	±	±	+		
51	K		4	Psychopathische Konstitution	+	—	++	+ (schwach)	
52	K		4	Epileptiforme Krämpfe	++	—	++		
53		M	7	Hysterie	+++	±	—	++	
54	K		8	do.	++	±	?		
55	K		6	do.	++	±	+	++	
56		M	11	Nervöses Erbrechen	+	±	—		
57		M	7	Gliom der Pons	±	+	+		
58	K		7	Tumor cerebelli	+	—	±		
59	K		$4^{1}/_{2}$	Tumor cerebri	+++	—	—	++	
60	K		8	Hydrocephalus	+	—	++		
61		M	15	Lues congen. Tabes dors.	+	—	+		

Zwei Fälle von postdiphtherischer Lähmung (Nr. 39 und 40) wurden durch Adrenalin teilweise stark beeinflußt. Es widerspricht dies der Annahme von Eppinger und Heß, daß eine Vagotonie hierbei zur Beobachtung kommt. Die schädigende Wirkung des Diphtherietoxins auf das chromaffine System ist bekannt und man müßte demnach, die Hypothese eines Antagonismus beider Systeme als erwiesen vorausgesetzt, das Bestehen eines erhöhten Vagustonus annehmen können. Trotzdem hat die doch schon recht ausgiebige Verwendung des Adrenalins zur Bekämpfung postdiphtherischer Blutdrucksenkungen recht oft Gelegenheit zur Beobachtung von Glykosurien gegeben;[1]) pharmakologisch besteht demnach in bestimmten Fällen ein gesteigerter Tonus des Sympathicus, wenigstens soweit er für den Kohlehydratstoffwechsel in Betracht kommt. Diese Tatsache allein müßte schon die Eppinger-Heßsche Annahme einer vagotonischen Disposition bei postdiphtherischer Lähmung als zweifelhaft erscheinen lassen.

Auffallend ist das Verhalten zweier Kinder (Nr. 41 und 42) mit akuter Poliomyelitis. Sie reagieren stark auf Adrenalin im Gegensatz zu den im 2. Teil beigebrachten Beobachtungen an jüngeren Kindern. (Fall 18—21.) Fall 41 weist die oben schon besprochene gleichzeitige Pilocarpinwirkung auf, wenn auch nur schwach.

Zwei Typhusfälle (Nr. 44, 45) zeigen ausgesprochene vagatonische Disposition, d. h. Reaktion auf Pilocarpin.

Die rheumatische Infektion, ein Fall von Gelenkrheumatismus, 4 Fälle von Chorea (Nr. 46—50), lassen eine Gesetzmäßigkeit in dem Ausfall der pharmakologischen Prüfung nicht erkennen.

Zwei Psychopathen (Nr. 51 und 52), von denen der eine an epileptiformen Krämpfen litt, zeigen erhöhte Adrenalinwirkung.

Bei 3 Kindern mit Erscheinungen der Hysterie (Nr. 53—55) ist durch Atropin eine starke Wirkung zu erzielen, nur im Fall 55 tritt gleichzeitig bei Adrenalinzufuhr Glykosurie auf. Ähnlich fällt die Prüfung bei einem Kinde (Nr. 56) mit nervösem Erbrechen aus. Auf die Unmöglichkeit einer Einteilung der zentralen Neurosen nach pharmakologischen Gesichtspunkten weist bereits Lewandowsky hin[2]).

Im Fall 57—60 handelt es sich um anatomische Läsionen des Gehirns. Auch hier läßt die pharmakologische Prüfung eine Gesetz-

[1]) Vgl. Eckert, Über die subkutane Anwendung großer Adrenalindosen in der Therapie diphtheritischer Blutdrucksenkung. Therap. Monatsh. 1909.

[2]) Lewandowsky, Die neuere Entwicklung unserer Kenntnis vom sympathischen Nervensystem. Neurolog. Zentralbl. 1913. Nr. 1, S. 74, und Zeitschr. f. d. ges. Neur. u. Psych. **14**, 281. 1913.

mäßigkeit nicht erkennen. Bei einem Gliom der Pons zeigte sich erhöhte Pilocarpinwirkung, bei einem Hydrocephalus erhöhte Adrenalinwirkung. Ein Fall von juveniler Tabes läßt eine vagotonische Reaktion vermissen.

Das Aschnersche Phänomen der Pulsverlangsamung bei Druck auf die beiden Augäpfel wurde in einigen der Fälle studiert und wie erwähnt, jedesmal durch den Sphygmographen kontrolliert. Wie dieser Reflex zustande kommt, ist keineswegs befriedigend geklärt. Eppinger und Heß nehmen ihn jedenfalls als Symptom erhöhten Vagustonus in Anspruch. Bei 16 Untersuchungen fiel er 10 mal positiv aus. Bei diesen 10 Kindern finden wir zweimal (Nr. 32, 33) ausgeprägte Pilocarpinreaktion. In 4 weiteren Fällen (Nr. 26, 40, 47, 53) ist diese positiv aber nur sehr gering. Von den übrigen 4 Fällen bleiben bei 27, 55, 59 Pilocarpin und Adrenalin unwirksam. Nur Fall 51 mit erhöhter Adrenalinreaktion hat einen schwach positiven Aschner, d. h. einige Pulswellen waren ein wenig verlängert. 6 mal fiel Aschner negativ aus. Davon bestand bei 3 Fällen (Nr. 29, 37, 41) starke Adrenalinreaktion, und bei Fall 30 war sie angedeutet. Die Fälle 35 und 46 mit negativem Aschner gaben bei der pharmakologischen Prüfung keinen deutlichen Ausschlag. In Anbetracht der geringen Pilocarpindosen (0,001) kann demnach gesagt werden, daß der Ausfall des Aschnerschen Phänomens dem Ausfall der pharmakologischen Prüfung des vegetativen Nervensystems im wesentlichen parallel geht und besonders bei erhöhter Erregbarkeit des autonomen Nervensystems gefunden wird.

Die 3. Versuchsreihe an älteren Kindern läßt bei der pharmakologischen Prüfung des vegetativen Nervensystems Gesetzmäßigkeiten im Ausfall höchstens bei 2 typhuskranken und 2 Kindern mit psychopathischer Konstitution erkennen, doch bedürfen diese beiden Befunde noch dringend weiterer Untersuchung.

Dieses im ganzen negative Ergebnis der 3. Versuchsreihe, das ja, wie oben erwähnt, mit den Ergebnissen anderer Forscher übereinstimmt, steht in einem gewissen Gegensatz zu dem positiven der 1. (Nr. 1—3) und 2. (Nr. 4—24) Reihe. Wie mir scheint mit gutem Grunde. Die Begriffe der Vagotonie und Sympathicotonie stellen keine anatomischen, sondern nur pharmakologisch begrenzte, gewissermaßen funktionelle Einheiten dar. Ihre Beziehungen zu dem System der Drüsen mit innerer Sekretion (Nebennieren, Pankreas, Schilddrüse) ist bekannt. Gesetzmäßige funktionelle Abartungen werden wir deshalb am vegetativen Nervensystem am ehesten dann erwarten können, wenn es sich um Störungen des Stoffwechsels, um Hemmungen der Entwicklung handelt, wie sie in den ersten beiden Tabellen zusammengestellt sind.

Wenn auch die Methodik der pharmakologischen Prüfung des vegetativen Nervensystems noch des weiteren Ausbaues bedarf und der Antagonismus zwischen autonomem und sympathischem System, wie gezeigt wurde, keineswegs immer vorhanden ist, so scheinen doch die von Eppinger und Heß gegebenen Anregungen für die Erforschung zumindest der Ernährungs- und Entwicklungsstörungen des frühen Kindesalters von großem Werte zu sein. Wir können von ihrer Weiterführung und Vertiefung wohl nützliche Aufschlüsse über Pathogenese wie Therapie erwarten, auch dann, wenn wir den Begriff der Vagotonie in suspenso lassen und uns darauf beschränken, an einem größeren Material die Gesetze der Wirkung verschiedener Pharmaka auf das vegetative Nervensystem zu erforschen.

Die Eingangspforte der Tuberkelbacillen.*

Von

Leonard Findlay.

(Aus der physiologischen Abteilung der Universität Glasgow [Direktor Professor Noël Paton].)

In seinem Lehrbuch der Kinderkrankheiten sagt Professor Heubner[1]): „Die Phthisis incipiens sitzt beim Kinde in den Bronchialdrüsen", und weiterhin: „wie die Tuberkelbacillen dahin gelangten, darüber schien gar kein Zweifel zu bestehen." Heubner meint, daß der Bacillus mit der eingeatmeten Luft durch die Alveolen der Lunge eintritt, das unverletzte Epithel passiert, in die Lymphwege gelangt und schließlich in den Bronchialdrüsen abgelagert wird, wo er eine unbestimmte Zeit lang im Schlummerzustand verbleiben kann.

Diese Meinung wird, wie bekannt, nicht überall geteilt. Viele Autoren sind der Ansicht, daß, soweit das Kind in Frage kommt und wahrscheinlich auch in den meisten Fällen von Erwachsenen, die Lungentuberkulose verursacht wird durch Bacillen, welche mit der Nahrung oder dem Speichel verschluckt werden und die Lunge auf dem Wege über die Mesenterialdrüsen und den Ductus thoracicus erreichen. Ausgedehnte klinische, bakteriologische und experimentelle Untersuchungen haben über jeden Zweifel bewiesen, daß ein solcher Weg möglich ist; aber ob in der Tat beim Kind der Verdauungskanal die Haupteingangspforte für den Kochschen Bacillus darstellt, ist dennoch sehr fraglich. Alle Forscher, welche den Verdauungskanal für den Hauptweg der Infektion ansehen, meinen, daß die Mikroben durch die unverletzte Schleimhaut hindurchgehen können, ebenso wie Nahrungsbestandteile, und einige, wie z. B. Cautley[2]) haben gezeigt, daß man sowohl in den Bronchial- wie in den Mesenterialdrüsen gar nicht selten lebende Bakterien finden kann. Indessen muß man sich hierbei erinnern, wie leicht die Gewebe nach dem Tode von den normalen Darmbewohnern invadiert werden können, und Cautleys Untersuchungen beziehen sich durchaus auf Leichen. Ich glaube, daß, wenn tatsächlich die Darmschleimhaut so durchgängig für Mikroben wäre, wie viele glauben, Infektionen

*) Ausgeführt mit einer Beihilfe des Carnegie-Instituts.

durch den Kolibacillus viel häufiger sein müßten, und man müßte viel häufiger die entzündlichen und eitrigen Prozesse finden, die dieser Mikroorganismus außerhalb des Darms in den Geweben erzeugt.

Es ist unmöglich, an dieser Stelle die ausgedehnte Literatur über diesen Gegenstand zu erörtern; nur einige der Hauptgesichtspunkte sollen erwähnt werden.

Chauveau[3]) scheint der erste gewesen zu sein (1868), der annahm, daß der Verdauungskanal häufiger den Eintrittsort der Tuberkulose bildet als die Luftwege, aber seine Ansichten fanden wenig Beachtung und die Anschauung von der aerogenen Natur der Infektion hielt sich bis zum Jahre 1903, wenn von Behring[4]) wiederum die Aufmerksamkeit auf diese Frage lenkte. In seinem Vortrag in Kassel führte er aus, daß die Tuberkulose im Säuglings- und Kindesalter erworben werde durch den Genuß infizierter Milch und infizierter Nahrung, und daß die Bacillen jahrelang, sogar bis ins spätere Alter latent bleiben, aber ebensowohl jederzeit eine Lungenschwindsucht oder eine andere Form der Tuberkulose erzeugen können.

Im Jahre 1905 versuchten Calmette[5]) und seine Schüler dieses Problem experimentell zu lösen, und ihre Resultate gaben der Theorie von der intestinalen Eingangspforte eine große Stütze. Diese Untersucher fanden, daß die Tuberkelbacillen die unversehrte Darmschleimhaut durchdringen können, und daß die Grenze für das Vordringen der Bakterien vom Alter der Tiere abhängt. Bei erwachsenen Tieren waren die Mesenterialdrüsen durchgängig, die Bacillen gelangten direkt in die Lunge und verursachten dort pathologische Veränderungen, während bei jungen Tieren eine Erkrankung der Mesenterialdrüsen, später eine solche der Bronchialdrüsen und schließlich der Lunge entstand.

Diese Arbeiten der Schule von Lille gaben Anlaß zu einer großen Anzahl von Nachprüfungen, von denen die einen bestätigend, die anderen widersprechend lauteten. Jindel[6]) zeigte 1907, daß es viel leichter sei, Tiere von den Luftwegen aus zu infizieren, als vom Verdauungskanal aus, und daß beim Hunde durch Injektion von Bacillen in die Harnblase ebenfalls Lungentuberkulose erzeugt werden könne.

Cobbett und Griffith führten gleichzeitig einige Versuche für die British Royal Commission für Tuberkulose aus, deren letzter Bericht im Jahre 1911 erschien[7]). Diese Kommission neigt der Ansicht zu, daß der alimentäre Weg nicht selten ist, aber Cobbett[8]) bezweifelt in einer unabhängigen Publikation, daß seine und Griffiths Ergebnisse zu diesem Schlusse berechtigten und hat, wie Jindel, gezeigt um wieviel leichter es ist, Meerschweinchen von den Atmungswegen zu infizieren als vom Verdauungskanal aus. Vansteenberghe[9]), ein Schüler Calmettes berichtete im Jahre 1910, daß er den Durchtritt der Tuberkelbacillen durch die ganze Darmschleimhaut verfolgt hätte.

Calmette und seine Nachfolger haben auch versucht, ihre Anschauungen durch die Ergebnisse experimenteller Untersuchungen über Lungenanthrakose zu stützen, die nach ihrer Meinung viel leichter erzeugt werden kann durch Fütterung von Tieren mit Lösungen von chinesischer Tusche, als durch Inhalation von verstaubtem Ruß. Aber spätere Autoren — Cobbett[8]), Findlay[10]) und Montgomery[11]) — zeigten mit Sicherheit, daß die Entstehungsweise der Lungenanthrakose keine Stütze für die Anschauung abgebe, daß die Tuberkelbacillen vom Darm aus eindringen.

Angesichts dieser widersprechenden Resultate und angesichts des Umstandes, daß viele Autoren sich auf die Beobachtungen bei der Entstehung der Lungenanthrakose berufen, ferner auch, weil viele der Experimente in ihrer Technik viel zu wünschen übrig lassen — ganz abgesehen von der Bedeutung der Frage für die Pthisiogenese überhaupt — schien mir die Sammlung weiteren Materiales von Wert zu sein.

Ich beabsichtigte zunächst die relative Infektiosität des Typus humanus für die Atmungs- und Verdauungswege beim Kaninchen festzustellen.

Infektion durch Einatmung. Für diese Inhalationsversuche wurden 3—4 Wochen alte Kulturen verwendet. Es wurde eine Emulsion von bekannter Konzentration hergestellt und verschiedene Mengen davon in einem geschlossenen Behälter versprayt, in dem sich die Tiere befanden. Bevor die Tiere in den Behälter gebracht wurden, wurden sie in einen am Halse zugebundenen Sack gesteckt; unmittelbar nach der Inhalation wurden Hals und Kopf mit einer 2proz. Lysollösung sorgfältig gewaschen. Auf diese Weise glaubte ich die Möglichkeit ausschließen zu können, daß die Tiere auf alimentärem Wege infiziert würden, indem sie sich selbst beleckten. Übrigens durfte mit Rücksicht auf die Ergebnisse der Fütterungsversuche für eine solche Vorsichtsmaßregel keine Notwendigkeit vorliegen. Jedes Tier wurde nur ein einziges Mal zum Versuch verwendet, danach verschieden lange Zeit am Leben gelassen. Die Behälter, mit denen die Inhalation vorgenommen war, wurden am Ende jedes Versuches vernichtet, um die Möglichkeit einer anderen Infektionsweise möglichst auszuschalten.

Tabelle I.

Inhalations-Experimente am humanen Tuberkelbacillus.

Nr.	Dosis	Dauer des Versuches in Tagen	Resultat
1	1200 Mill.	43	+ Tuberkelknötchen in den Lungen.
2	480 „	38	— Keine Tuberkulose.
3	480 „	38	+ Vereinzelte Knötchen in den Lungen.
4	240 „	42	+ Ein Knötchen in der Lunge.
5	720 „	46	— Keine Tuberkulose.
6	960 „	47	+ Zwei tuberkulöse Knoten in der rechten Lunge.
7	1200 „	43	+ Ein großer Knoten in der Lunge.
8	800 „	54	— Keine Tuberkulose.
9	1200 „	54	+ Spärliche Tuberkel in der Lunge.
10	1600 „	35	— Keine Tuberkulose.

In diesen Versuchen (Tabelle I) erkrankten nur 60% an Tuberkulose. Der hohe Prozentsatz negativer Resultate erklärt sich wahrscheinlich durch die geringe Pathogenität dieses Bacillentypus für Kaninchen.

Fütterungsexperimente. Die gleichen Aufschwemmungen wurden den Kaninchen vermittels Magenschlauch eingegossen und die Tiere nachher verschiedene Zeit am Leben gelassen. In einigen Fällen ging dem Versuch eine Hungerperiode voraus, und in allen Fällen wurden die Bacillen in Milch dargereicht. In zwei der langfristigen Experimente wurde mehr als einmal gefüttert, aber es muß daran erinnert werden, daß die Möglichkeit einer Insufflation um so größer ist, je öfter der Magenschlauch eingeführt wird. Bei den kurzfristigen Experimenten wurden Ausstriche von den Mesenterialdrüsen hergestellt und auf Tuberkelbacillen untersucht.

Tabelle II.

Aufschwemmung humaner Tuberkelbacillen mit Magensonde verabreicht nach 24stündigem Hunger (kurzfristige Versuche).

Nr.	Dosis	Zahl der Dosen	Dauer des Versuchs	Resultat
1	600 Mill.	1	4 Tage	Keine Tuberkelbacillen im Ausstrich aus den Mesenterialdrüsen.
2	600 „	1	6 „	do.
3	1600 „	1	2 „	do.
4	1600 „	1	3 „	do.
5	2400 „	1	2 „	do.
6	720 „	1	3 Stunden	do.

In den langfristigen Experimenten wurden ebenfalls Ausstriche aus der Lunge und den Mesenterialdrüsen hergestellt, obgleich genügend lange Zeit verstrichen war, um eine makroskopische Tuberkulose zur Entwicklung kommen zu lassen.

Tabelle III.
Emulsion von humanen Tuberkelbacillen, mit Magensonde nach 24stündigem Hunger eingegossen (langfristige Versuche).

Nr.	Dosis	Zahl der Dosen	Dauer des Versuches in Tagen	Resultat
1	480 Mill.	1	43	negativ
2	240 „	3	50	„
3	840 „	1	41	„
4	480 „	7	49	„
5	840 „	1	46	„
6	1200 „	1	49	„
7	1200 „	1	45	„
8	2400 „	1	46	„
9	2400 „	1	43	„

Man sieht, daß auch in keiner dieser Serien ein einziges positives Resultat erreicht wurde.

Tabelle IV.
Menschliches Sputum, mit Magenschlauch eingegossen.

Nr.	Menge i. Unzen	Zahl der Eingießung.	Dauer des Versuches in Tagen	Resultat
1	1	6	50	Keine Tuberkulose in den Mesenterialdrüsen. Tuberkel in den Lungen (Insufflation?).
2	1	3	46	Nirgends Tuberkulose.
3	1	6	50	„ „
4	1/2	5	48	Tuberkelbacillen im Ausstrich der Mesenterialdrüsen.
5	1/2	5	48	Tuberkulose in den Lungen (Insufflation?). Tuberkelbacillen in den Mesenterialdrüsen.
6	1	3	49	Nirgends Tuberkulose.
7	1	1	54	„ „
8	1	3	18	„ „
9	1	3	56	Tuberkulose der Lungen (Insufflation?). Keine Tuberkelbacillen in den Mesenterialdrüsen.

Es wurden auch einige Versuche angestellt mit Eingießung menschlichen bacillenreichen Sputums durch den Magenschlauch. Mit einer Ausnahme wurden mehr als eine Dosis verabreicht, und dies erklärt wahrscheinlich die Häufigkeit, mit der eine Insufflationstuberkulose beobachtet wurde. Die Tiere blieben lange genug am Leben, um eine Entwicklung der Krankheit zu ermöglichen. In 5 von 9 Fällen fand sich überhaupt keine Tuberkulose; in 3 (33%) war die Lunge infiziert, aber augenscheinlich durch Insufflation; in zweien (einer mit und einer ohne Lungenerkrankung) wurden Tuberkelbacillen in Ausstrichen aus den Mesenterialdrüsen nachgewiesen, aber niemals fand sich eine makroskopische Tuberkulose des Abdomens.

Da bei Einführung des Magenschlauchs immer die Möglichkeit einer Insufflation vorhanden ist, wurde bei einer Anzahl von Tieren eine Gastropexie gemacht in der Hoffnung, daß hierdurch diese Fehlerquelle ausgeschaltet werden könne. Wenn nach etwa 3 oder 4 Wochen die Narbe zwischen Magen und Bauchwand genügend fest erschien und die Bauchhöhle abgeschlossen war, wurde die Emulsion direkt mit einer Spritze in den Magen verbracht. Bei den meisten Tieren wurde wiederholt injiziert, aber es zeigte sich (Tabelle 5), daß das Bauchfell ziemlich häufig infiziert wurde, so daß auch diese Methode nicht empfohlen werden kann. Immerhin ergibt sich aus diesen Versuchen eine interessante Tatsache: wenn das Bauchfell infiziert war, blieb die Lunge frei (6 Fälle) und wenn das Bauchfell frei war, war die Lunge erkrankt (5 Fälle), während in 3 Fällen weder Lunge noch Bauchfell Tuberkulose zeigten.

Diese Befunde sind sehr interessant, aber schwierig zu erklären. Es scheint mir nicht unwahrscheinlich, daß das unterschiedliche Verhalten von der Zahl der Bacillen im Bauchfell abhängt. Findet sich nur eine kleine Zahl, so werden sie aufgesaugt und gelangen durch die Lymphgefäße in die Lunge; sind sie sehr zahlreich, so kommt es zu einer örtlichen Infektion, die die Lymphgefäße unwegsam macht und eine Verschleppung verhindert. Die histologischen Untersuchungen der Lunge ergaben indessen keinen Anhalt für die Entscheidung, ob die Veränderungen von den Lymphgefäßen ausgegangen waren oder nicht, da die Krankheit zur Zeit der Tötung der Tiere bereits zu weit vorgeschritten war.

Während also bei den Inhalationsversuchen mit menschlichen Tuberkelbacillen 60% positiver Ergebnisse erzielt wurden, fand sich bei den Fütterungsexperimenten, wenn man von der Serie mit Gastropexie absieht, keine einzige Tuberkuloseerkrankung, der mit Sicherheit der Aufnahme von Bacillen vom Verdauungskanal aus zugeschrieben werden konnte. In 2 Fällen (8.3%) wurden nach häufiger Fütterung mit tuberkulösem Material Tuberkelbacillen in den Mesenterialdrüsen nachgewiesen.

Tabelle V.

Aufschwemmung humaner Tuberkelbacillen, direkt nach Gastropexie in den Magen eingebracht.

Nr.	Dosis	Anzahl der Dosen	Dauer des Versuchs in Tagen	Resultat
1	80 Millionen	6	65	Tuberkulose der Lungen.
	200 „	4		Peritoneum und Mesenterialdrüsen frei.
2	80 „	6	65	Tuberkulose der Lungen.
	200 „	4		Peritoneum und Mesenterialdrüsen frei.
3	80 „	6	27	Tuberkulose des Peritoneums. Lungen und Mesenterialdrüsen frei
4	80 „	2	57	Allgemeine Infektion des Peritoneum.
	200 „	4		Lungen frei.
5	80 „	2	57	Tuberkulose der Lungen.
	200 „	4		Peritoneum frei.
6	80 „	2	57	Peritoneum erkrankt.
	200 „	4		Lungen frei.
7	600 „	1	43	Ein Knoten im Oberlappen der linken
	200 „	3		Lunge. Peritoneum frei.
8	200 „	4	43	Keine Tuberkulose der Lungen, des Peritoneums und der Mesenterialdrüsen.
9	200 „	4	43	Keine Tuberkulose der Lungen, des Peritoneums und der Mesenterialdrüsen.
10	200 „	1	28	Keine Tuberkulose.
	600 „	1		
11	200 „	1	27	Beide Lungen stark erkrankt.
	600 „	1		Peritoneum und Mesenterialdrüsen frei.

Obgleich diese Fütterungsexperimente mit dem humanen Typus in besonderer Weise dem entsprechen, was beim Menschen vorausgesetzt werden muß, schien es doch ratsam, dieselben Versuche mit dem bovinen Typus anzustellen, gegen den die Kaninchen sehr empfindlich sind. Diese besondere Empfindlichkeit des Kaninchens gegenüber diesem Typ muß bei diesem Teil der Arbeit immer im Auge behalten werden.

Inhalations - Experimente. Die Inhalationsversuche mit einer virulenten Kultur des bovinen Typus wurden in der oben geschilderten

Weise ausgeführt. Insgesamt wurden 31 Tiere so behandelt; mit positivem Ergebnis bei 30 (96,8%). In keinem Falle fand sich eine Tuberkulose der Bauchhöhle.

Tabelle VI.

Inhalations-Experimente mit bovinen Tuberkelbacillen (einmalige Gabe).

Nr.	Dosis	Dauer der Beobachtung (Tage)	Resultat
1	1040 Mill. Bacillen	26	Ausgedehnte Tuberkulose der Lungen
2	1040 „ „	31	do.
3	2080 „ „	32	do.
4	2080 „ „	32	do.
5	520 „ „	31	do.
6	520 „ „	20	do.
7	520 „ „	20	do.
8	520 „ „	41	do.
9	520 „ „	41	do.
10	1040 „ „	41	do.
11	1040 „ „	41	do.
12	1560 „ „	41	do.
13	1560 „ „	41	do.
14	300 „ „	21	do.
15	300 „ „	24	do.
16	300 „ „	19	do.
17	200 „ „	17	do.
18	400 „ „	41	do.
19	400 „ „	41	do.
20	400 „ „	16	do.
21	400 „ „	55	do.
22	400 „ „	16	do.
23	400 „ „	18	do.
24	400 „ „	25	do.
25	400 „ „	16	Keine Tuberkulose.
26	400 „ „	18	Ausgedehnte Tuberkulose der Lungen
27	200 „ „	43	do.
28	200 „ „	43	do.
29	200 „ „	43	do.
30	200 „ „	43	do.
31	200 „ „	43	do.

Fütterungs-Versuche. Die Fütterungsversuche wurden in verschiedener Weise ausgeführt. In einer Serie (Tabelle 7) wurde die Emulsion mit dem Magenschlauch eingegossen, aber da hierbei immer die Gefahr der Insufflation vorliegt, nahm ich schließlich von dieser

Tabelle VII. Emulsion von bovinen Tuberkelbacillen durch Magenschlauch eingegossen.

Nr.	Alter der Tiere	Dosis	Dauer des Versuchs in Tagen	Methode der Diagnose	Dauer der Beobacht. in Tagen	Resultat
1	jung. Kaninchen	2000 Mill. Bacillen	7	Meerschweinchen, mit Lungenemulsion geimpft	52	negativ
				„ „ Mesenterialdrüsenemulsion geimpft	?	negativ
2	„ „	2000 „ „	7	„ „ „ „	?	negativ
3	altes „	2000 „ „	7	„ „ „ „	41	negativ
4	„ „	3000 „ „	7	„ „ „ „	2	negativ
				Lungen zeigen zahlreiche kleine Knötchen		
5	„ „	2000 „ „	7	Meerschweinchen, mit Mesenterialdrüsenemulsion geimpft	30	negativ
				„ „ Lungenemulsion „	2	negativ
6	„ „	2000 „ „	7	„ „ Mesenterialdrüsenemulsion „	25	negativ
				„ „ Lungenemulsion „	2	negativ
7	„ „	2000 „ „	9	Kaninchen „ Mesenterialdrüsenemulsion „	58	positiv
				Lungen mit Insufflationstuberkulose		
8	„ „	2000 „ „	9	Keine Tuberkulose in der Lunge		
				Kaninchen, mit Mesenterialdrüsenemulsion geimpft	16	negativ
9	jung. „	2000 „ „	9	„ „ „ „	56	positiv
				Lungen zeigen Insufflationstuberkulose		generalis. Tuberkul. der Leber, Mesenterialdrüsen, Lunge
10	„ „	2000 „ „	29	Mit bloßem Auge keine Tuberkulose		negativ
11	„ „	2000 „ „	14	„ „ „ „ „		negativ
				Ausstriche aus den Mesenterialdrüsen negativ		
12	„ „	2000 „ „	30	Keine Tuberkulose in den Lungen		negativ
				Ausstriche aus den Mesenterialdrüsen negativ		
13	„ „	2000 „ „	30	Keine Tuberkulose in den Lungen und Mesenterialdrüsenausstriche negativ		negativ
14	„ „	1000 „ „	15	Lungen mit Tuberkulose (Insufflation?)		
				Mesenterialdrüsen negativ		
15	„ „	1000 „ „	31	Keine Tuberkulose in den Lungen und Mesenterialdrüsen		negativ
16	„ „	2000 „ „	31	„ „ „ „ „ „ „		negativ
17	„ „	2000 „ „	29	„ „ „ „ „ „ „		negativ
18	„ „	2000 „ „	31	„ „ „ „ „ „ „		negativ
19	„ „	1040 „ „	10	Lungen mit Tuberkulose (Insufflation?)		
				Tuberkuluse in Mesenterialdrüsen		

Methode Abstand. Bei den Tieren, welche nicht genügend lange lebten, um die Entwicklung einer Tuberkulose zu ermöglichen, wurden Aufschwemmungen von Mesenterialdrüsen und Lungen gemacht und Meerschweinchen und Kaninchen eingespritzt. In einem Falle, in welchem eine Insufflationstuberkulose entstanden war, erzeugte die Aufschwemmung von Mesenterialdrüsen eine Erkrankung beim Kaninchen, in keinem Falle aber, wo die Lunge sicher frei war, wurden lebende Bacillen in den Drüsen gefunden (Tabelle 7).

Bei einigen Tieren wurde das Peritoneum eröffnet, der Magen freigelegt und die Aufschwemmung direkt mit einer sterilen Nadel in den Magen gespritzt. Die Einstichstelle wurde eingestülpt und übernäht, so wie es beim Stumpf des Appendix nach Appendektomie zu geschehen pflegt. Trotzdem fand sich bei einem Tiere, als es 60 Tage nach der Operation getötet wurde, eine Infektion der Lunge und des Bauchfells, so daß man auch bei dieser Methode ebenso wie bei der früher erwähnten Gastropexie vor der Wundinfektion des Peritoneums usw. nicht sicher sein kann. Zu bemerken ist, daß hier die peritoneale Infektion im Gegensatz zu den Gastropexieversuchen die Erkrankung der Lunge nicht verhinderte — aber in der früheren Serie wurde mit dem humanen Typus, in dieser mit dem bovinen Typus gearbeitet, der ja immer eine generalisierte Infektion zu erzeugen bestrebt ist. Bei den Tieren, die so früh getötet wurden, daß die Krankheit sich nicht entwickeln konnte, wurden Aufschwemmungen aus Lunge und Mesenterialdrüsen hergestellt und an Meerschweinchen verimpft. Die mit dieser Methode ausgeführten Versuche ergaben kein positives Resultat, aber leider starben einige der Meerschweinchen kurz nach der Injektion, so daß ich für solche sekundären Impfungen in Zukunft Kaninchen empfehlen möchte (Tabelle 8).

In einer dritten Serie von 11 erwachsenen Kaninchen (Tabelle 9) wurden die Kulturen mit Öl in eine Gelatinekapsel gefüllt, diese in das Auge eines Magenschlauchs geklemmt und im Magen durch einen Wasserstrahl herausgedrückt. Ich glaubte, auf diese Weise eine Insufflation vermeiden zu können; die betr. Kultur war außerordentlich virulent (3 Wochen alt) und jede Kapsel enthielt 5 milligr. (entsprechend 5 Billionen Bacillen); 2 der Tiere wurden nach 4 Tagen, 3 nach 6 Tagen, 3 nach 8 Tagen und 3 nach 10 Tagen getötet, und Verreibungen einer Lunge und von Mesenterialdrüsen von allen Tieren interperitoneal bei Kaninchen eingeführt. Diese Tiere wurden für die sekundäre Impfung gebraucht, weil, wie oben erwähnt, Meerschweinchen nicht selten nach

Tabelle VIII.

Emulsion von bovinen Tuberkelbacillen durch Gastrotomieöffnung nach 18stündigem Hunger eingebracht.

No.	Dosis	Dauer des Versuchs in Tagen	Methode der Diagnose	Dauer der sekundär. Experimente in Tagen	Resultat
1	4000 Mill. Bacillen	1	Meerschweinchen geimpft mit Emulsion von Lunge	22	negativ
			„ „ „ „ „ Mesenterialdrüsen	26	negativ
2	4000 „ „	2	„ „ „ „ „ Lunge	5	Ausstriche vom Impfmaterial negativ
			„ „ „ „ „ Mesenterialdrüsen	5	Ausstriche vom Impfmaterial negativ
3	4000 „ „	2	„ „ „ „ „ Lunge	25	negativ
			„ „ „ „ „ Mesenterialdrüsen	65	negativ
4	4000 „ „	2	„ „ „ „ „ Lunge	50	negativ
			„ „ „ „ „ Mesenterialdrüsen	50	negativ
5	4000 „ „	2	„ „ „ „ „ „	28	negativ
6	4000 „ „	2	Keine Tuberkelbacillen in Ausschnitten aus Lunge u. Mesenterialdrüsen		negativ
7	4000 „ „	4	Meerschweinchen geimpft mit Emulsion auf Lunge	60	negativ
			„ „ „ „ „ Mesenterialdrüsen	50	negativ
8	4000 „ „	4	„ „ „ „ „ Lunge	19	negativ
			„ „ „ „ „ Mesenterialdrüsen	5	Ausstriche vom Impfmaterial negativ
9	4000 „ „	4	„ „ „ „ „ Lunge	3	Ausstriche vom Impfmaterial negativ
			„ „ „ „ „ Mesenterialdrüsen	19	negativ
10	4000 „ „	60	Tuberkulose der Lunge und des Peritoneum		

Tabelle IX. Bovine Tuberkelbacillen in Gelatinekapseln, vermittelst Magenschlauchs eingeführt.

No.	Dosis	Dauer des Versuches in Tagen	Methode der Diagnose	Dauer d. sekund. Impfung i. Tagen	Resultat
1	5 Mgs.*)	4	Kaninchen, intraperitoneal mit Emulsion von Lunge geimpft	55	negativ
			" " " " Mesenterialdrüsen "	55	do.
2	5 "	4	" " " " Lunge "	55	do.
			" " " " Mesenterialdrüsen "	19	do.
3	5 "	6	" " " " Lunge "	53	do.
			" " " " Mesenterialdrüsen "	53	geringe Peritonitis und wenige Knötchen in der Lunge. Diese enthalten sehr spärliche Tuberkelbacillen.
4	5 "	6	" " " " Lunge "	53	negativ
			" " " " Mesenterialdrüsen "	53	geringe Peritonitis und zahlreiche Knötchen in Pleura und Lunge. Sehr spärliche Tuberkel-Bacillen.
5	5 "	6	" " " " Lunge "	53	negativ.
			" " " " Mesenterialdrüsen "	53	do.
6	5 "	8	" " " " " "	17	do.
7	5 "	8	" " " " Lunge "	51	do.
			" " " " Mesenterialdrüsen "	51	do.
8	5 "	8	" " " " Lunge "	51	do.
			" " " " Mesenterialdrüsen "	51	do.
9	5 "	10	" " " " Lunge "	10	do.
			" " " " Mesenterialdrüsen "	49	do.
10	5 "	10	" " " " Lunge "	49	do.
			" " " " Mesenterialdrüsen "	20	do.
11	5 "	10	" " " " Lunge "	2	Septische Peritonitis
			" " " " Mesenterialdrüsen "	20	negativ

*) Ungefähr 500 000 Millionen Bacillen.

der Injektion sterben und weil die Kaninchen wegen ihrer größeren Empfindlichkeit gegen den bovinen Typus als bessere Testtiere anzusehen sind.

Zwei von den Tieren, die mit Lungenaufschwemmung geimpft waren, starben zu früh, als daß krankhafte Veränderungen sich hätten entwickeln können, aber bei allen anderen war Zeit genug vorhanden. Zwei von den Tieren, die mit Mesenterialdrüsen geimpft waren, zeigten Tuberkulose, ein Beweis, daß in 18% der Fütterungsexperimente lebende Tuberkelbacillen in die Mesenterialdrüsen eingewandert waren, aber in keinem Falle konnten durch das Tierexperiment Bacillen in der Lunge nachgewiesen werden. Zwei der infizierten Tiere hatten 53 Tage gelebt, und trotzdem war die Krankheit unbedeutend: es fanden sich nur kleine Tuberkel hauptsächlich im Netz, aber auch im Mesenterium und Zwerchfell und, offenbar durch die Lymphwege verschleppt, hatte die Erkrankung die Pleurahöhle ergriffen in Form einiger subpleuraler Knötchen. Ausstriche dieser Knötchen zeigten spärliche Tuberkelbacillen. Eine solche Art von Tuberkulose durch den bovinen Typus nach einer so langen Zeit ist etwas Ungewöhnliches. Bei einem Kaninchen, das intraperitoneal mit einer sehr kleinen Dosis derselben Kultur, die zum primären Versuch verwendet worden war, geimpft wurde, erfolgte der Tod am Ende des dritten Tages. Das Bauchfell war übersät mit kleinen Tuberkeln, die reichlich Tuberkelbacillen enthielten, und ferner war bei den Inhalationsversuchen mit demselben Typus von einer anderen Kultur die Lunge nach 30 Tagen vollkommen infiltriert.

Dieses sehr verschiedene Verhalten scheint darauf hinzuweisen, daß die Tuberkelbacillen bei ihrem Durchtritt durch die Darmschleimhaut sehr an Virulenz einbüßen. Ob dies dem Magensaft zuzuschreiben ist oder dem Darmsaft oder einem anderen Faktor, muß unentschieden bleiben; die Tatsache ist trotzdem sehr interessant, und obwohl man nach diesen Versuchen und den Arbeiten früherer Beobachter zugeben muß, daß lebende Tuberkelbacillen die Darmwand durchdringen können, spricht sie sehr gegen die Auffassung, daß viele Fälle von menschlicher Tuberkulose durch das Verschlucken von bovinen Tuberkelbacillen erzeugt werden. Dieser Typus des Tuberkelbacillus hat an sich einen geringen Grad von Pathogenität für den Menschen, und seine Virulenz wird nach meinen Versuchen wahrscheinlich noch weiter vermindert, wenn er durch den Darm in den Körper gelangt. Dies gibt eine gute Erklärung für die Gutartigkeit der primären Abdominaltuberkulose. Man kann natürlich vermuten, daß diese Unterschiede auch von der geringen Zahl der Bakterien abhängen, die die Darmwand durchdringen, aber sicherlich würde, falls die Virulenz erhalten bliebe, auch unter diesen Umständen eine schwerere Läsion erzeugt werden.

Ich glaube nicht, daß alle Fütterungsversuche mit dem bovinen Typus als gleichartig werden können und so ist keine zuverlässige Unterlage vorhanden, um die Ergebnisse in Prozenten auszudrücken. Immerhin ergibt sich ganz sicher, daß lebende Tuberkelbacillen die unveränderte Darmschleimhaut passieren und in die Mesenterialdrüsen eindringen können, aber dieses Ereignis ist keineswegs häufig. Meine Ergebnisse stehen somit im vollkommenen Widerspruch zu der Meinung, daß entsprechend der Anschauung von Calmette und seiner Schule die Infektion der Lunge auf diesem Wege entstehen könne.

Schlußsätze:

1. Bei Kaninchen kann im Experiment durch Inhalation tuberkelbacillenhaltiger Luft sehr leicht Lungentuberkulose erzeugt werden.

2. Bei Verfütterung tuberkulösen Materials hingegen gelingt die Erzeugung der Infektion außerordentlich schwer, vorausgesetzt, daß bei der Fütterung eine Einbringung von Bacillen in die Luftwege vermieden wird.

3. Bei Fütterung mit tuberkelbacillenhaltigen Mischungen und bei Einverleibung der Bacillen mit Magensonde liegt die Gefahr dieser Insufflation sehr nahe; deswegen sind diese Methoden bei experimentellen Untersuchungen über die Eingangspforten der Tuberkulose nicht verwendbar.

4. Bei jeder operativen Eröffnung der Bauchhöhle (Gastrostomie, Gastropexie) kommt es sehr leicht zur Infektion des Peritoneum; deshalb können auch diese Methoden zur Einbringung der Bacillen in den Magen nicht empfohlen werden.

5. Für weitere Versuche erscheint es ratsam, die Bacillen in Gelatinekapseln eingeschlossen mit einer Sonde in den Magen zu bringen; nur auf diese Weise ist eine direkte Infektion der Verdauungsorgane und des Bauchfells vermeidbar.

6. Meerschweinchen sterben häufig kurz nach der Injektion von Verreibungen von Kaninchenorganen (Lunge, Mesenterialdrüsen); sie sind also für sekundäre Inokulation nicht brauchbar und es werden besser Kaninchen genommen.

7. Die Anschauung, daß die tuberkulöse Infektion häufig durch die unverletzte Intestinalschleimhaut hindurch erfolgt, wird durch die Tierexperimente nur wenig gestützt.

Literaturverzeichnis.

1. Heubner, Lehrb. d. Kinderkrankh. **2**, 293. Leipzig 1906.
2. Cautley, Local Government Reports 1893—1894, S. 515 u. 521.
3. Chauveau, Zit. by Calmette and Guerin. Ann. de l'Inst. Pasteur 1905, S. 612.
4. v. Behring, Lancet **2**, 1199. 1903.
5. Calmette, ibid.
6. Jindel, Zeitschr. f. Hyg. u. Infektionskrankh. **57**, H. 1. 1907.
7. Royal Commission on Tuberculosis. London 1911.
8. Cobbett, Journ. of Pathol. u. Bacteriol. **14**, 563. 1910.
9. Vansteenberghe, Ann. de l'Inst. Pasteur, April 25. 1910.
10. Findlay, Zeitschr. f. Kinderheilk. **2**, 293. 1911.
11. Montgomery, Journ. Med. Research, August 1910, S. 111.

Zur Einteilung der Ernährungsstörungen des Säuglings.

Von
H. Finkelstein (Berlin).

In seinem Lehrbuch der Kinderheilkunde hebt Heubner hervor, welche Schwierigkeiten „die lehrmäßige Darstellung so verwickelter und ineinandergreifender Vorgänge, wie es die Verdauungs- und Ernährungsstörungen der Säuglinge sind," darbietet, und Jeder, der lehrend oder lernend die Materie durchzuarbeiten bemüht war, wird diesem Ausspruch beistimmen. Das Haupthindernis liegt dabei gegenwärtig wohl weniger auf dem Gebiete der Ätiologie und der Pathogenese der hierhergehörigen Erkrankungen; denn hier ist, soviel auch noch zu erforschen bleibt, wenigstens in großen Umrissen eine ziemliche Einheitlichkeit der Auffassungen oder zum mindetsten der Fragestellungen erreicht. Auch für die Beurteilung der Vorgänge im Einzelfalle bietet die genaue klinische Beobachtung unter Heranziehung des vorhandenen wissenschaftlichen Tatsachenmaterials schon einen einigermaßen festen Boden. Auf große Schwierigkeiten dagegen stößt das Unternehmen, die Einzelheiten systematisch zusammenzufassen und letzten Endes eine einwandfreie Einteilung des großen Gebietes zu finden, die den natürlichen Verhältnissen entspricht und gleichzeitig den Bedürfnissen des Klinikers und Praktikers gerecht wird. Diese Aufgabe harrt noch einer befriedigenden Erledigung. Unter allen Umständen ist sie, wie Heubner treffend bemerkt, ohne einen gewissen Schematismus nicht durchführbar. Aber selbst unter diesem Zugeständnis hat von den bisherigen Versuchen zu ihrer Lösung noch keiner sich allgemeiner Zustimmung erfreuen können.

Die Unvollkommenheit des gegenwärtigen Zustandes springt bei Durchsicht der Literatur in recht drastischer Weise in die Augen. Das eine Lehrbuch bedient sich dieser, das andere jener, das dritte wiederum einer anderen Klassifikation. An der einen Stelle wird als wertlos und unbrauchbar abgelehnt, was an der anderen als ein klärender Fortschritt und ein willkommener Behelf zur Orientierung begrüßt wird. Der eine Autor sucht in vermittelnder Stellung den verschiedenen Auffassungen ihr Recht zu geben, während der andere die Unterschiede mit möglichster Schroffheit hervorhebt und eine Vereinigung für undenkbar erklärt. Ein unbeteiligter Beurteiler braucht indessen diese zuweilen etwas scharf klingenden Dissonanzen nicht allzu tragisch zu nehmen. Denn bei näherem Zusehen erweist sich, daß die Hauptgesichtspunkte und Ideengänge der einzelnen Bearbeiter einander doch recht nahe stehen, und die Unterschiede — soweit sie in Wirklichkeit bestehen und nicht durch Mißverständnisse vorgetäuscht werden — mehr nebensächlich und zum Teil künstlich vergrößert sind. Unter diesen Umständen läßt sich erhoffen, daß auch diese Frage einmal zu einem befriedigenden Abschluß wird gebracht werden können, sobald Personen und Dinge sich so weit abgeklärt haben, daß eine objektive Diskussion günstigere Voraussetzungen findet, als das gegenwärtig der Fall ist.

Als Urheber eines von der Parteien Gunst und Haß verfolgten Einteilungsversuches der Ernährungsstörungen, über dessen Unvollkommenheit ich mir selbst keinen Augenblick im unklaren war, habe ich besondere Veranlassung gehabt, mich mit einschlägigen Erwägungen zu beschäftigen und möchte heute einige Ausführungen zur Sache machen. Ich bin mir dabei bewußt, daß Auseinandersetzungen über ein derartiges Thema nicht gerade als ein verdienstliches Unternehmen angesehen zu werden pflegen und dem Schreiber nicht viel Dank einbringen. Dennoch halte ich Bestrebungen in dieser Richtung für notwendig, denn erst mit der Schaffung wirklich klarer und allgemein anerkannter Begriffe wird es möglich werden, im Unterricht und in der klinischen Praxis sich ungehemmt auf sicherem Boden zu bewegen. Es gereicht mir bei meinen Ausführungen, insoweit sie kritischer Art sind, zum Vorteil, daß ich um so freier sprechen kann, als mir nicht erinnerlich ist, daß die Bekämpfer meines Klassifikationsversuches sich irgendwelche Gene auferlegt hätten.

Bevor man daran gehen kann, eine Gliederung der „Ernährungsstörungen“ in Untergruppen vorzunehmen, müssen Umfang und Abgrenzung dieses Gebietes als Ganzes bestimmt werden. Hier stößt man auf die erste Schwierigkeit und die erste Quelle abweichender Auffassungen. Es war gewiß ein bedeutsamer Fortschritt, als an Stelle des Begriffes der „Magendarmkrankheiten“ oder „Verdauungsstörungen“ der allgemeinere der „Ernährungsstörung“ gesetzt wurde. Nicht nur, daß damit gewisse krankhafte Zustände ihren gebührenden

Platz erhielten, die vordem im System vernachlässigt waren, weil sie ohne oder mit sehr unauffälligen Magendarmsymptomen verlaufen — es kam nunmehr auch für die bisherigen „Verdauungsstörungen" schon in der Namengebung zum Ausdruck, daß es sich nicht um bloß örtliche Krankheiten handelt, sondern um Schädigungen, die sich an sämtlichen Funktionen und Organen bemerkbar machen, auch da, wo die örtliche Insuffizienz den Ausgang des Übels bildet und es unterhält. Aber diesem Gewinne stand ein Nachteil gegenüber, die Gefahr der allzu weiten Ausdehnung des Gebietes und des Zerfließens seiner Umrisse. Bedeutet doch „Ernährungsstörung" zunächst nicht weniger als Störung der stofflichen Beschaffenheit der Zelle, des Organes, des Gesamtorganismus infolge jeder beliebigen Alteration des Stoffwechsels, ohne Präjudiz auf Art, Ursache und Entstehungsweise dieser Alteration und ihre Folgen. Man erinnere sich an die entsprechende Verwendung des Begriffes in der pathologischen Anatomie und pathologischen Biologie. Bei Einführung des vielsagenden Ausdruckes in die Klinik des Kindesalters wurde unterlassen, die Krankheitsformen zu bezeichnen, die durch ihn gedeckt werden sollten. Von vornherein war die Möglichkeit gegeben, die allerverschiedenartigsten Zustände hierherzuziehen, insofern sie nur mit einer Verschlechterung der Körperbeschaffenheit oder der Art und Größe des Anwuchses oder mit Magendarmstörungen und ähnlichen Erscheinungen einhergehen. In der Tat werden in der Literatur und noch mehr in der Praxis die heterogensten Dinge als „Ernährungsstörungen" bezeichnet. – Infektiöse, toxische, alimentäre und durch andere äußere Faktoren bedingte Schädigungen ebenso wie Minderwertigkeiten auf Grund innerer Wachstums- und Konstitutionsanomalien. Einen derartigen Sammelbegriff kann die Klinik gewiß nicht annehmen. Die Schaffung von Distinktionen, die ihren Anforderungen besser entsprechen, ist vielmehr eine Notwendigkeit.

Auf welcher Grundlage kann das geschehen?

Die Symptomatologie als oberstes Kriterium zu wählen, ist bei der oft außerordentlich großen Ähnlichkeit von Störungen verschiedenen Ursprungs nicht angängig. Ein Kind beispielsweise, das durch falsche Ernährung in einen schlechten Ernährungszustand geraten ist, ein ungenügendes Fettpolster, einen schlechten Turgor und eine Blässe der Haut neben Schlaffheit der Muskulatur aufweist, kann durchaus einem anderen gleichen, dessen Minderwertigkeit die Folge einer angeborenen inneren Veranlagung ist, wie das für viele sogenannte „Neuropathen" zutrifft. Ein Kind, das als Effekt chronischer Unterernährung oder ungenügender Zufuhr eines wichtigen Nährstoffes nicht nur ein unternormales Gewicht hat, sondern auch im Wachstum stark zurückgeblieben ist, ist oft nicht zu unterscheiden von einem Hypotrophen, dessen abnorm geringe Längen- und Massenentwicklung als Ausdruck der hypotrophischen Konstitution zu gelten hat. Viele Kranke mit Durchfällen infolge enteraler Infektion gleichen nach Allgemeinzustand und Stuhlbefund vollkommen gewissen alimentären Dyspeptikern. Hier und in den zahlreichen ähnlichen Lagen gibt nur die Bezugnahme auf die Entstehungsweise des krankhaften Zustandes die Möglichkeit der Orientierung und a fortiori muß diese und nicht die durch sie hervorgerufene Körperveränderung, die „Ernährungsstörung", die Zuteilung zu dieser oder jener Krankheitsgruppe bestimmen. Wie wir als „Infektionskrankheiten" alles zusammenfassen, was durch das Eindringen pathogener Mikroorganismen hervorgerufen wird, als „Konstitutionskrankheiten" alles, was sich aus primären, inneren krankhaften Abartungen der Zelltätigkeit herleitet, so sollte man für klinische Zwecke aus dem großen Sammelbegriff der „Ernährungsstörungen" als besondere, scharf charakterisierte Gruppe diejenigen Zustände herausschneiden, die auf einer qualitativ oder quantitativ dem Körper nicht entsprechenden Ernährungsweise beruhen. Damit wäre eine Definition und Abgrenzung gegeben, wie sie einfacher, praktisch brauchbarer und meines Erachtens natürlicher nicht gefunden werden kann. In zweckmäßiger und Mißverständnisse verhindernder Weise werden die hierher gehörigen Erkrankungen statt als „Ernährungsstörungen" als Ernährungs-(Alimentations-)Krankheiten oder alimentäre Störungen bezeichnet, wobei nach Analogie der Infektionskrankheiten dem Worte „Ernährung" ein ätiologischer Sinn beiwohnt.

Hervorgerufen durch einen äußeren Faktor, treten diese „Ernährungskrankheiten" in den Kreis der exogenen Störungen des normalen Lebensablaufs und finden ihren Platz neben den Infektionskrankheiten, den Vergiftungen, den zum Teil noch wenig erforschten Störungen der vegetativen Funktionen durch ungünstige äußere Daseinsbedingungen (Hitze, Kälte, Mangel an Körperbewegung, Luft und Licht). In vollem Gegensatz zu ihnen stehen die in primären inneren Ursachen wurzelnden endogenen Störungen, auf der einen Seite die „essentiellen Entwicklungs- oder Wachstumsstörungen", auf der anderen die „Konstitutionskrankheiten". Unter den ersten sind zu verstehen alle allgemeinen Abweichungen von der normalen Körperentwicklung, die aus einer krankhaften, von äußeren Faktoren unabhängigen Über-

oder Unterfunktion des „Wachstumstriebes" hervorgehen, also die Hypotrophie[1]) Variots, der Gigantismus, die Entwicklungshemmungen bei Abkömmlingen kranker Eltern, und die so häufigen und oft so schweren Störungen der gleichen Art bei Kindern mit Idiotie und anderen angeborenen diffusen Erkrankungen des Zentralnervensystems, dazu wohl auch die Hypo- und Hyperplasien, die durch Anomalien der inneren Sekretion bedingt sind. Die Konstitutionskrankheiten ihrerseits setzen sich zusammen aus denjenigen Störungen endogener Natur, die ihren Ausdruck finden in abnormer Beschaffenheit des Organismus ohne oder mit erst sekundärer und symptomatischer Störungen des Wachstumstriebes oder der Entwicklung. Hierher gehören beispielsweise die sogenannte „neuropathische" Konstitutionsanomalie mit ihren hypo- und hypertrophischen Symptomen, die ptotische oder asthenische Konstitution, der vasomotorische Symptomenkomplex, die Rachitis und die Spasmophilie, der Lymphatismus und die exsudative Diathese.

Zu den „Ernährungsstörungen" s. str. oder „Ernährungskrankheiten" würden sonach gehören zunächst diejenigen krankhaften Zustände, die durch eine absolut unzweckmäßige Ernährungsweise erzeugt sind. Als Beispiel seien genannt Inanition, Barlowsche Krankheit. Ferner sind hierherzuzählen die Störungen des Körperaufbaues, bei denen nur eine relative Unzweckmäßigkeit der Ernährungsweise vorliegt. Solches ist der Fall bei denjenigen Individuen, die infolge konstitutioneller Anomalien bei einer an sich einwandfreien Kost nicht normal gedeihen, bei einer anderen Kost aber befriedigend vorwärts kommen. Als Beispiel mögen die trotz genügender Zufuhr nicht gedeihenden Brustkinder gelten, die durch Zulage einiger Gramm eines Eiweißpräparats auf das günstigste beeinflußt werden. An dritter Stelle endlich reihen sich hier an die zahlreichen alimentären Störungen bei Kindern, deren Verdauungskraft und Stoffwechselenergie durch eine anderweitige Erkrankung stark herabgedrückt ist. Das bekannteste Beispiel hierfür sind die alimentären Störungen bei Infektionskrankheiten[2]).

---

[1]) Diese von Czerny auch in die deutsche Literatur übernommene Bezeichnung ist irreführend und darum wenig glücklich gewählt. Haben doch gerade diese Zustände mit der „Trophe" gar nichts zu tun, sondern nur mit der verminderten Energie der „Plasis".

[2]) Die schweren Verdauungsinsuffizienzen, Heubners — Herters intestinaler Infantilismus — können nicht zu den Alimentationskrankheiten gerechnet werden, da weder ihre Entstehung Anhaltspunkte für eine Beteiligung der Nahrung gibt, noch eine alimentäre Beeinflussung des Zustandes möglich ist, es sei denn, daß

Der Gewinn, den die Klinik aus der Zulassung der obigen Definition der „Ernährungsstörung" ziehen würde, liegt vor Augen. Man kommt so nicht nur zu einer reinlicheren Scheidung der verschiedenartigen Zustände im allgemeinen, sondern auch für den Einzelfall ergibt sich die Möglichkeit der richtigen Einreihung. Durch den Erfolg unserer diätetischen Maßnahmen werden wir entscheiden können, ob beispielsweise ein Zurückbleiben des Längenwachstums auf einer essentiellen Störung des Wachstumstriebes beruht, oder auf Hemmung einer an sich normalen Wachstumstendenz durch alimentäre Verfehlungen. Es gibt scheinbar „hypotrophische" Kinder, die auf eine entsprechende Nahrungsänderung hin in wenigen Wochen nicht nur an Gewicht, sondern auch an Länge rapide zunehmen, während der echte Hypotrophiker auf diese Weise nicht zu beeinflussen ist. Ebenso läßt sich die der Masse und Qualität nach minderwertige Körperbeschaffenheit des konstitutionell abnormen Kindes durch das Fehlen der alimentären Beeinflußbarkeit von dem gleichen Zustand des falsch oder schlecht Genährten ohne weiteres unterscheiden.

Auch innerhalb der mit Durchfällen einhergehenden Krankheitsform erlaubt das Vorhandensein oder Fehlen von Beziehungen zwischen Stuhlbeschaffenheit und Nahrung eine sichere Orientierung. Die durch die Ernährungsweise unterhaltenen Diarrhöen werden einer geeigneten Ernährungstherapie prompt weichen, während die durch die Ansiedlung pathogener Keime in der Darmwand bedingten Reizzustände unbeeinflußt bleiben. Ähnliches gilt für die Beurteilung von Fieber und toxischen Symptomen. Mancher therapeutische Mißgriff wird durch die Gewöhnung an eine solche Auffassung vermieden werden.

Freilich kann verschiedenes eingeworfen werden. Man könnte z. B. darauf hinweisen, daß die Verquickung exogener Störungen anderer Art mit alimentären Symptomen so eng und so häufig ist, daß die Trennung etwas Künstliches habe. Ebenso kommen bei gewissen Konstitutionsfehlern alimentäre Symptome so häufig vor, daß auch hier dasselbe gelten müsse. Ein gesundes klinisches Taktgefühl wird über diese Schwierigkeit hinweghelfen. Niemand wird wohl ein an einer leichten Infektion erkranktes Kind als ein ernährungsgestörtes bezeichnen, weil es infolge mangelnden Appetits und Fieberkosnumption abnimmt und niemand wird

---

wie so häufig, eine sekundäre alimentäre Störung sich in dem schwachen Darm einnistet. Wahrscheinlich handelt es sich um eine konstitutionelle Erkrankung mit sekundärer Hemmung des Wachstums infolge ungenügender Aufnahme von Baumaterial.

die Ernährungsstörung an erste Stelle setzen, wenn ein bislang gesundes Kind anläßlich einer schweren infektiösen Erkrankung unter Intoxikationserscheinungen und jähem Gewichtsverlust zugrunde geht. Umgekehrt wird die Diagnose: Ernährungsstörung gestellt werden, wenn an eine leichte infektiöse Erkrankung unerwarteterweise Symptome einer ernsten alimentären Schädigung anschhließen — etwa an die Impfung, an eine unbedeutende Pharyngitis. Natürlich gibt es auch Fälle zweifelhafter Natur. In praxi werden auch diese nicht zu Verlegenheiten Anlaß geben, wenn nur die Begriffe feststehen. Schließlich erinnere man sich an die erwähnten Worte Heubners, daß ohne einen gewissen Schematismus das Problem der Einteilung der Ernährungsstörungen nicht zu lösen ist.

Schwerwiegender vielleicht erscheint ein anderes Bedenken. Es könnte gesagt werden, daß speziell bei den konstitutionellen Erkrankungen unser Einblick in die Verhältnisse gegenwärtig noch viel zu beschränkt ist, um den Kreis der alimentären Erkrankungen zu schließen, und daß mancher Zustand, der heute noch alimentär unangreifbar erscheint, mit fortschreitender Erkenntnis sich in dieser Hinsicht ganz anders darstellen könnte. Dies als möglich zugegeben, so würde dennoch einmal die unzweifelhaft primäre und zumeist kongenitale Grundlage a fortiori der Konstitutionsanomalie den Vorrang sichern und zweitens würde es sich jedenfalls um so spezifische und feine Beziehungen zur Ernährung handeln, daß der übergeordneten Bedeutung der Konstitution weit eher eine Stütze gegeben als genommen werden würde.

Auch diejenigen Symptomenkomplexe, deren Zusammenhang mit der Ernährung heute schon sicher steht, dürfen nicht schematisch in Bausch und Bogen als Ernährungskrankheiten bezeichnet werden. Das ist meines Erachtens nur zulässig für die Zustände, die entweder primär alimentär sind, oder falls sie sekundäre alimentäre Störungen darsellen, keinerlei spezifischen Charakter tragen. Sobald das Gegenteil der Fall ist, ist die Entscheidung anders zu treffen. Das gilt trotz ihrer alimentären Beeinflußbarkeit z. B. für die laryngospastischen und eklamptischen Anfälle und die ihnen zugrunde liegende Spasmophilie, für die Rachitis, für das Ekzem. Ebensowenig wie man daran denkt, Krankheiten, wie Diabetes, Epilepsie, Basedow und andere mit der Ernährung in Beziehung zu bringen, weil innerhalb engerer oder weiterer Grenzen eine Einwirkung diätetischer Maßnahmen auf ihre Symptome feststellbar ist, ebensowenig darf das für die genannten und einige andere Zustände bei Kindern geschehen. Die Ernährung allein ohne primäre, angeborene Veranlagung — auf diesem Standpunkt dürfte wohl zur Zeit jeder Pädiater stehen — ist nicht imstande, derartige spezifische Störungen zu erzeugen. Deswegen bleiben auch diese Störungen außerhalb der Ernährungskrankheiten als Konstitutionsanomalien, unter deren Kennzeichen gewisse, alimentäre beeinflußbare Symptomenkomplexe eine Rolle spielen.

Es umfaßt somit das Gebiet der Ernährungsstörungen s. str. in erster Linie die banalen, durch absolut oder relativ ungeeignete Ernährungsweise primär oder sekundär bei anderweitig akut oder chronisch Kranken oder konstitutionell disponierten Kindern entstandenen pathologischen Zustände, mögen sie mit oder ohne Magendarmsymptome einhergehen. In zweiter Linie könnten hierher gerechnet werden die primär alimentären Erkrankungen, die durch spezifische Symptome ausgezeichnet sind — Barlow gewisse alimentäre Anämien und von der Pädiatrie fernerliegenden Störungen Beri-Beri, Pellagra — wenn man es nicht vorzieht, sie nach den hervorstechendsten Symptomen anderen Krankheitsgruppen — dem Skorbut, den Anämien, den Nervenkrankheiten usw. anzureihen.

Die folgenden Ausführungen erstrecken sich nur auf die erste Krankheitsgruppe.

Nach welchen Grundsätzen soll nun die Einteilung der Ernährungsstörungen in Untergruppen erfolgen? Soll man, wie dies zuletzt von Czerny und Keller geschehen ist, die Ätiologie als oberste Instanz betrachten oder sollen in erster Linie klinische Gesichtspunkte maßgebend sein?

Ich habe schon in meinem Lehrbuch die Bedenken angedeutet, welche dem Versuch einer ätiologischen Gruppierung entgegenstehen. Unsere Kenntnis der ursächlichen Faktoren ist noch lückenhaft, und im Einzelfalle ihre Feststellung mit zuweilen unüberwindlichen Schwierigkeiten verknüpft und in der Praxis oft nicht durchführbar. Meist ist zudem der Zustand der Kranken durch ein Zusammenwirken mehrerer Ursachen erzeugt. Ernährung, Infektion, Hunger, vielleicht auch Hitzeschädigung haben gleichzeitig oder nacheinander auf daselbe Individuum eingewirkt. Endlich und namentlich ist trotz Verschiedenheit des auslösenden Moments das klinische Bild innerhalb weiter Grenzen das gleiche.

Auch Czerny und Keller, die bekanntlich Ernährungsstörungen ex alimentatione, ex infectione und ex constitutione unterscheiden, sagen, daß ein Kind selbstverständlich gleichzeitig Störungen aufweisen kann, welche in verschiedene Gruppen hineingehören, glauben aber, daß auch unter diesen Umständen ihre Einteilung für praktische Zwecke ausreicht. Daß dieses letzte zutrifft, soll nicht bestritten werden, wie denn schließlich jede Ordnung verwendbar ist, wenn der, der sich an sie gewöhnt hat, die Materie sachlich genügend berherrscht. Eine andere Frage ist, ob tatsächlich diese Einteilung so Vollkommenes bietet, daß es „für die Pädiatrie einen großen Schaden bedeuten würde, wenn sie verlassen würde". (Heim und John.) Mir scheint vielmehr, daß die von Heubner betonte Verwicklung und das Ineinandergreifen von Ernährung, Infektion, Konstitution und gelegentlich noch anderer, von Czerny und Keller bei ihrer Einteilung nicht berücksichtigter Momente (Hitze u. a.) ein so inniges ist, daß wirklich reine Erkrankungen auf einer Grundlage nur verhältnismäßig selten zu finden sind und somit eine Zuweisung der Fälle an die verschiedenen obengenannten Ursachen nur ausnahmsweise ohne einen gewissen Zwang oder ohne Zurücksetzung des einen Faktors gegen den anderen durchführbar ist.

Dies trifft sehr häufig schon zu für den einfachsten Fall, die Ernährungsstörung ex alimentatione, beispielsweise für den typischen, mit trockenen Fettseifenstühlen und mangelhaftem Gedeihen einhergehenden „Milchnährschaden". Wenn man nur kalorisch genügend ernährte Kinder betrachtet, bei denen also sicher nicht, wie häufig der Fall, ein Milchnährschaden nur vorgetäuscht wird, während in der Tat nur Unterernährung vorliegt, und wenn man ferner jene ursächlich komplizierteren, später noch zu erwähnenden Fälle ausscheidet, bei denen der Zustand sich im Anschluß an eine überstandene Infektionskrankheit einstellte, so finden sich, wie schon Oppenheimer und Funkenstein (Jahrb. f. Kinderheilk. 73 Erg.) hervorgehoben haben, typische Fälle verhältnismäßig selten. Von den zahlreichen Kindern, die lange Zeit nur Milch bekommen haben, erkrankt also nur ein gewisser, nicht sehr großer Bruchteil. Da muß doch wohl neben der Ernährung noch ein konstitutioneller Faktor im Spiele sein, also die Störung ex alimentatione gleichzeitig eine ex constitutione darstellen. Ich möchte annehmen, daß nur Kinder erkranken, deren Organismus zur normalen Entwicklung einer größeren Kohlehydratzufuhr bedarf. Dies scheint aus den Erfahrungen mit Eiweißmilch hervorzugehen. Während die Mehrzahl junger Säuglinge bei einer Zulage von 3% Kohlehydrat zu dieser Nahrung gut vorwärtskommen, bieten andere dabei die Erscheinungen des Milchnährschadens und fangen erst an, es den anderen gleichzutun, wenn man die Kohlenhydratmenge auf 5% und darüber erhöht. Der Milchnährschaden an der

Brust kommt auch nach Czerny und Keller überhaupt nur bei Kindern mit abnormer Konstitution vor. Besonders schlagend für das Hineinspielen konstitutioneller Momente bei der Entstehung des Milchnährschadens, sind auch diejenigen Fälle, bei denen die Störung hauptsächlich in Gestalt der alimentären Anämie auftritt. Es wird allgemein zugegeben, daß diese Anämien sich nur bei Kindern mit einer angeborenen Disposition zu vorfindet.

Auch in anderer Hinsicht ergeben sich bei der Einreihung in die Ernährungsstörungen ex alimentatione Verlegenheiten. Es gibt Säuglinge, die bei Milch gut gedeihen.bis sie eine Infektion bekommen. Sie überstehen diese, aber nun zeigt sich, daß sie — ohne daß etwa während der Infektion eine irgend schwerere Störung des Allgemeinzustandes stattgefunden hatte — bei der früher bekömmlichen Nahrung nicht mehr vorwärtskommen. Es entwickelt sich unter Umständen das volle Bild des Milchnährschadens und es bedarf zur Behebung der Symptome derselben Behandlung. Auch bei Brustkindern kommt ähnliches vor. Wie ist so etwas zu rubrizieren? Gewiß ist ein alimentärer Faktor dabei, da durch Nahrungsänderung Besserung erzeugt wird — aber von Milchnährschaden kann man doch nicht sprechen, da nicht die Milch den Schaden gesetzt hat, sondern die Infektion. Also eher eine Störung ex infectione!

Noch schwierigere Verhältnisse ergeben sich bei der Betrachtung der Ernährungsstörungen ex infectione. Schon ihre Grenze gegen die Störungen ex alimentatione kann verschieden gezogen werden. Czerny und Keller rechnen zu ihnen außer den enteralen und parenteralen Infektionen auch die Erkrankungen, die durch Genuß bakteriell zersetzter Nahrung und besonders auch durch Zersetzung der Nahrung innerhalb des Darmes hervorgerufen werden. Da es sich dabei um eine chemische Alteration handelt, deckt der Ausdruck „Infektion" die Sache nicht. Es muß ferner im Auge behalten werden, daß das Aufkommen solcher Gärungen in hohem Maße von der Art der Nahrung abhängt. Wissen wir doch, daß sie um so leichter zustande kommen, je zucker- und molkenreicher diese ist und können wir doch bei garantiert steriler Nahrung durch Beigabe größerer Zuckermengen nahezu mit Sicherheit hierhergehörige Zustände hervorrufen. Es kann kein Grund angeführt werden, der verbieten könnte, solche Erkrankungen als „Zuckernährschäden" den Störungen ex alimentatione anzureihen, anstatt sie auf Grund der sekundären bakteriellen Zersetzungen den Störungen ex infectione zuzuteilen. Wenn ferner ein Kind bei Darreichung größerer

Mengen von Kochsalz mit Fieber, Durchfall und Gewichtsabnahme reagiert, so ist von einer Störung ex infectione nicht zu sprechen. Wollte man diesen Verhältnissen gerecht werden, so könnte das nur geschehen durch Herauslösung dieser Fälle aus den Störungen ex infectione. Man würde für sie eine Sondergruppe — etwa von Störungen ex fermentatione verlangen dürfen, oder auch wegen der Abhängigkeit von der Ernährungsweise für eine Angliederung an die Störungen ex alimentatione eintreten können, die dann aus „Nährschäden" und „Gärschäden" bestehen würden. Die Erkrankungen nach Salzdarreichungen würden allerdings auch so nicht untergebracht sein, haben aber praktisch weniger Bedeutung.

Schwierigkeiten bei der Betrachtung der Ernährungsstörungen ex infectione ergeben sich aber noch in anderer Hinsicht. Nach Czerny und Keller umfassen diese „alle Krankheiten", die durch Bakterien selbst oder durch Produkte ihrer Lebenstätigkeit zustande kommen", also, wenn man von den „Gärschäden" absieht, die Gesamtheit aller enteralen und parenteralen Infektionen. Ein Typhus, eine Dysenterie, ist also ebensowohl eine Ernährungsstörung wie eine Pneumonie, ein Tetanus oder eine Osteomyelitis, und zwar deswegen, weil jede infektiöse Erkrankung „einen Einfluß auf den gesamten Ernährungszustand nimmt". Hier zeigt sich meines Erachtens ganz besonders das Mißliche des diffusen Begriffes „Ernährungsstörung". In weiterer Konsequenz würde man dazu kommen, auch die malignen Geschwülste, und schließlich nahezu jede Krankheit als Ernährungsstörung zu bezeichnen. Ich für meinen Teil kann mich hierzu nicht entschließen. Ich halte es doch für näherliegend, von Infektionskrankheiten zu sprechen, zu deren Wesen und Symptomatologie eine gewisse Störung des Ernährungsvorganges und Ernährungszustandes infolge Inanition oder toxischer Schädigung ebenso gehört wie eine Störung des Wärmehaushaltes. Die Ernährungsstörung — oder klarer gesagt, alimentäre Störung ex infectione im klinischen Sinne möchte ich, wie bereits früher kurz berührt, erst dann beginnen lassen, wenn im Verlaufe oder nach Ablauf eines Infektes Krankheitserscheinungen hervortreten, die durch die Art und die Schwere des Infektes selbst nicht erklärt sind, also als Komplikationen oder Nachkrankheiten von einer gewissen Selbständigkeit imponieren und durch ihre Eigenheit und den Nachweis der Abhängigkeit von der Ernährungsweise sich als sekundäre alimentäre Schädigungen zu erkennen geben. Derartiges ist bekanntlich im Gegensatz zu später beim jungen Kinde sehr häufig der Fall und gibt der Pathologie der Infektionskrankheiten in diesem Alter eine besondere Note. Wesen und Symptomatologie dieser sekundären alimentären Störungen sind – mit Ausnahme einiger durch die bestehende Infektion begründeten Besonderheiten — vollkommen gleich mit denen der „Gärschäden" und nur darin besteht ein Unterschied, daß bei diesen eine primäre alimentäre Schädigung im Spiele ist, während die sekundären Erkrankungen erst auf der Basis einer Herabsetzung der Verdauungs- und Assimilationsenergie durch die Infektion möglich werden. Ähnliches gilt auch für die Entstehung der alimentären Störungen im Gefolge der Sommerhitze, soweit hier nicht verdorbene Nahrung in Frage kommt.

Für die Entstehung dieser sekundären alimentären Störungen wie überhaupt für jede Störung des gesamten Ernährungszustandes, die über das mit dem Infekt unvermeidlicherweise verknüpfte Maß hinausgeht, ist nun die Unterordnung unter die Infektion als einzige Ätiologie kaum jemals zulässig. Wie überall auf dem Gebiete der Ernährungskrankheiten wirken auch hier Konstitution und Alimentation gleichzeitig mit. Daß für eine stärkere Schädigung des Organismus durch die Infektion, ja sogar schon für das Haften der Infektion die Konstitution ein ausschlaggebender Faktor ist, ist unbestritten und wird gerade in der Pädiatrie neuerdings mit besonderem Nachdruck immer wieder hervorgehoben. Ebenso wichtig ist die Teilnahme der Ernährungsform Unter im übrigen gleichen Bedingungen stehen Häufigkeit und Schwere der Ernährungsstörung zu ihr in bindender Beziehung. Brusternährung, in geringerem Maße auch gewisse künstliche Nahrungen verleihen eine größere Immunität als andere. Krankhafte Zustände, die bei der einen Nahrung entstanden sind, können häufig trotz fortbestehender Infektion durch den Übergang zu anderer Kost beseitigt werden, genau so wie sie ohne Nahrungswechsel abheilen können, wenn die Infektion erlischt. Nicht zum wenigsten beruhen die verbesserten Ergebnisse unserer Säuglingsstationen darauf, daß wir gelernt haben, die alimentäre Komponente bei den Ernährungsstörungen im Verlaufe von Infektionen erfolgreicher zu bekämpfen. Wird dazu noch berücksichtigt, wie oft erst eine Ernährungsstörung ex alimentatione die Disposition zum Haften der Infektion schafft, so wird man zugeben müssen, daß auch hier wieder die enge Verknüpfung der Vorgänge die Zuteilung an diese einzige Ursache ohne einen gelinden Zwang undurchführbar macht.

Zu ähnlichen Ergebnissen führt die Prüfung der Ernährungsstörungen ex constitutione. Auch diese sind in inniger Verbindung mit alimentären,

z. T. auch mit infektiösen Momenten. Um nur ein Beispiel anzuführen: Mangelhaftes Gedeihen und Verschlimmerung der Symptome der Konstitutionsanomalie bei einseitiger Milchernährung gelten als Kennzeichen der exsudativen Diathese und wohl auch der Neuropathie. Manche Autoren halten es sogar für erlaubt, jedes an der Brust oder bei kohlehydratarmer Milchmischung nicht gedeihende Neugeborene als exsudativ-diathetisch zu bezeichnen, auch wenn andere Anzeichen dieser Anomalie fehlen. Ändert man die Ernährung, so bessert sich der Ernährungszustand und gleichzeitig mildern sich die Symptome der Diathese. Da sind doch wohl Alimentation und Konstitution in gleicher Weise beteiligt, und es liegt die Frage nahe: Wie unterscheiden sich so von Grund aus, daß sie getrennt voneinander in zwei Hauptabteilungen eines Systems untergebracht werden müssen, der Typus der Ernährungsstörungen ex alimentatione, der Milchnährschaden, und die Ernährungsstörung ex constitutione des exsudativen Kindes, das bei einseitiger Milchkost nicht vorwärts kommt und typische Fettseifenstühle entleert?

Erwägungen vorstehender Natur im Vereine mit der Tatsache, daß am Zustand eines irgend längere Zeit kranken Kindes neben und nacheinander so viele Faktoren schuldig sind, daß die Zusprechung der Urheberschaft an der exceptio plurium scheitert, mögen es begründen, warum eine ätiologische Klassifizierung der „Ernährungsstörungen" meiner Erachtens nicht zweckmäßig ist und warum der Versuch einer klinischen Einteilung gemacht werden muß. Daß ich mit dieser Meinung nicht allein stehe, beweist wohl der Umstand, daß meines Wissens keines der neueren Lehrbücher sich die ätiologische Gruppierung zu eigen gemacht hat. Im übrigen dürften in der Ablehnnng der Ätiologie als oberste Instanz für die Klassifizierung, sowie mit der Ausscheidung der unkomplizierten, enteralen und parenteralen Infektionen die Hauptunterschiede der Anschauungen erschöpft sein. Die Unterabteilungen entsprechen sich im wesentlichen. Ändert man die Rangordnung, setzt man die klinische Umgrenzung als erste, die ätiologische als determinierend und ergänzend an zweite Stelle, so besteht, wie bereits eingangs erwähnt, eine weitgehende Annäherung aller Systeme.

Die klinische Beobachtung ermöglicht ohne Zwang die Scheidung der alimentären Erkrankungen in zwei Klassen, die sich so scharf von einander abheben, daß sie von vornherein als natürliche abgegrenzt angesehen werden dürfen. Die eine dieser Klassen ist im wesentlichen gekennzeichnet durch eine von der Ernährungsweise abhängige, abnorme Beschaffenheit des Organismus, sei es, daß, wie zumeist, eine qualitative und gleichzeitig quantitative Minderwertigkeit vorhanden ist, wie bei den häufigen Fällen von Verkümmerung bei unzweckmäßiger Kost, sei es, daß eine vorzugsweise qualitative Schädigung festzustellen ist, wie beispielsweise bei der alimentären Anämie. Zeichen abnormer Gärungen im Darme fehlen, vor allem fehlen — wenn man von den Zuständen stärkerer Unterernährung absieht irgendwelche Hinweise auf regressive Vorgänge.

Ganz anders die zweite Klasse. Sie leitet sich mit wenigen Ausnahmen ein und ist dauernd verbunden mit Symptomen gestörter Magendarmfunktion, und die Reaktion des Verdauungsorganes auf die abnormen Vorgänge in seinem Inneren läßt erkennen, daß diese von Anfang aggressiver Natur sind. Dazu treten in Bälde als wichtigste und beherrschende Merkmale Erscheinungen, die auf einen Erfolg dieses von der Nahrung ausgehenden Angriffes im Sinne zunächst einer Schwächung der den Anwuchs vermittelnden und den Bestand erhaltenden Vorgänge, und weiterhin einer Destruktion wirken. Daher am Anfang die häufigen und beträchtlichen Gewichtsschwankungen bei zunächst noch horizontaler oder ansteigender Kurve, dann der nicht organisierte, locker gebundene Ansatz, der auf geringen Anstoß hin in jähem Sturze wieder verloren geht (kaschierte Dekomposition, Reversion von Schloß) zuletzt der wirkliche und fortschreitende Zerfall. Bei allen neueren Autoren kehrt diese Zweiteilung wieder. Verschieden sind nur die Namen – hier Nährschäden und Toxikosen, dort Nährschäden und Katastrophen, an drittem Orte Bilanzstörung und Dekomposition und Intoxikation. Und in der Tat besteht diese Trennung zu Recht — klinisch, ätiologisch, stoffwechselpathologisch — von welcher Seite sie auch betrachtet wird. In der ersten Gruppe nur nach Größe und Art unternormaler Aufbau, bedingt durch zu viel oder zu wenig oder den Anforderungen des Organismus in irgendeiner Richtung nicht entsprechende Nahrung, ohne jeden von der Nahrung ausgehenden Angriff auf die Integrität des Bestandes, im Stoffwechsel kaum eine andere Anomalie, als unternormale Retention der mineralischen Bausteine — in der zweiten Gruppe abnorme bakterielle Vergärung der Nahrung und dadurch oder durch physikalische Schädigung (Salzdypepsie) erzeugte Läsion des Darmes und der Darmvorgänge, danach zunehmende Destruktion, die im Stoffwechsel in Gestalt schwerer Resorptionsstörungen und erheblicher Unterbilanzen zutage tritt.

Daß eine Kombination beider Klassen vorkommen kann und häufig vorkommt, daß z. B. ein bei Milch schlecht gedeihendes Kind gelegentlich eines Nahrungswechsels, einer Infektion, einer Hitzeschädigung an Darmgärungen und deren Folgen erkrankt, daß im Darme eines mit Mehl überfütterten Kindes saure Zersetzungen Platz greifen, ist selbstverständlich. An der grundsätzlichen Trennungsnotwendigkeit und Trennbarkeit beider Klassen wird dadurch nichts geändert.

Wenn zugegeben wird, daß hier zwei klare und gut unterscheidbare Krankheitsbegriffe vorliegen, und man sich über deren Inhalt allgemein einigte, so wäre es im Grunde ziemlich gleich, ob man diesen oder jenen Namen für sie wählt. Immerhin kann auch darüber einiges Für und Wider vorgebracht werden. Es liegt nahe für die erste Gruppe an die Czerny-Kellerschen „Nährschäden" zu denken. Man muß sich dabei bewußt sein, daß dieser Ausdruck nach der einen Richtung zu weit und nach der anderen zu eng sein würde, und daß deshalb erst ein Übereinkommen statthaben muß, was man ihm unterordnet und was nicht. Zu eng, weil im Prinzip auch alle „Gärschäden" unbedingt von der Nahrung abhängen und deshalb ebenfalls als Nährschäden gelten können — man erinnere sich nur an die Zuckerschäden. Zu weit, weil die oben erwähnten, postinfektiösen, chronischen, der ersten Gruppe zugehörigen bei einseitiger Milchernährung vorhanden Ansatzstörungen nicht einfach in dem Begriff des „Nährschadens" aufgehen. Ferner ist wohl nicht zu leugnen, daß auch ohne Zusätze von Nahrung, ohne einleitenden Infekt und bei steriler Milch nicht immer das typische Bild des Milchnährschadens sondern oft gleich von Anfang an ein dyspeptischer Zustand entsteht — ein Nährschaden also, der einmal in die erste und das andere Mal in die zweite Gruppe gehört. Der von mir seinerzeit gebrauchte Ausdruck „Bilanzstörung" ist, wie ich gern zugebe, etwas farblos. Ohne zu glauben, damit die beste Lösung gefunden zu haben, meine ich, daß hier die altehrwürdige Bezeichnung „Dystrophie" aus der Verlegenheit helfen könnte, die ja wohl sagt, was gesagt sein soll, nämlich daß eine schlechte Körperbeschaffenheit infolge eines Ernährungsfehlers vorliegt. —

Als Bezeichnung der zweiten Klasse, der aggressiven und destruierenden alimentären Störungen könnte man einfach den „Dystrophien" eine Gruppe der „Katatrophien" entgegenstellen. Neue Termini aber stoßen bekanntlich vielenorts auf grundsätzlichen Widerstand und mancher ergreift die günstige Gelegenheit mit dem Namen auch die Sache zu stürzen, selbst wenn sich für beide mancherlei mildernde Umstände anführen ließen. „Verdauungsstörungen" scheidet aus, da die bedeutsamen Allgemeinerscheinungen dabei nicht zu ihrem Rechte kommen, „Gärschaden" zum Teil aus dem gleichen Grund, zum Teil deshalb, weil gewisse hierherfallende Zustände, wie die Salzschädigungen, mit Gärung nichts zu tun haben, sondern auf andere Weise entstehen[1]). Ferner ist wohl auch bei den Dystrophien ein abnormer Chemismus des Darminhaltes von Bedeutung, wenn die entstandenen Produkte auch keinen aggressiven Charakter haben. Die „Katastrophen" Heubners sind etwas körperlos und wenig passend für die Formen, wo die Destruktion eine ganz allmähliche ist oder über die ersten Vorläufer nicht herauskommt. Die „alimentäre Toxikose" deckt den Begriff am besten, wenn als „Gift" auch die Salze und Gärungssäuren aufgefaßt werden, deren Wirkung auf die Darmschleimhaut und die Darmvorgänge nach jetzigen Vorstellungen eine wichtige Rolle bei der Krankheitsentstehung spielt. Mißlich ist nur, daß der Ausdruck „Toxikose" die Gedanken zu sehr auf die Formen mit schweren allgemeinen Vergiftungssymptomen richtet und die Zugehörigkeit der leichten, dyspeptischen Zustände und ihre Vorläufer leicht vergessen macht. Wird dieses Bedenken ausgeschaltet, so steht der Verwendung der Bezeichnung nichts im Wege.

Für die speziellere Gliederung der Hauptgruppen bieten teils ätiologische, teils klinische Merkmale gute Handhaben.

Die Dystrophien werden zweckmäßig geschieden in

a) rein alimentäre Dystrophien = chronische Nährschäden in dem oben begründeten konventionellen Sinne = typische Bilanzstörungen;

b) rein alimentäre Dystrophien mit spezifischen Läsionen (Barlow, alimentäre Anämie usw.);

c) postinfektiöse Dystrophien (= postinfektiöse Bilanzstörung);

d) Inanitionszustände allgemeiner oder partieller Art.

---

[1]) Bei ungenügender Wasserzufuhr und dabei reichlicher Zufuhr fester Nahrung kann, wie einige Erfahrungen bei konzentrierter Ernährung sowie das „Durstfieber" Erich Müller gelehrt haben, das typische Bild der alimentären Intoxikation bei vollkommen normalem Stuhlgang auftreten. Von Gärschaden ist hier keine Rede, übrigens beweist auch dieser Fall, wie mißlich eine ätiologische Gruppierung wäre. Hier läge eine Störung ex alimentatione mit den Symptomen der als Störung ex infektione bezeichneten Toxikose vor.

Eine etwas verwickeltere Aufgabe ist die Ordnung der alimentären Toxikosen. Ätiologisch kann man die rein alimentären Fälle von denjenigen abtrennen, die im Anschluß an eine Infektion oder eine Hitzeeinwirkung oder eine andere exogene Schädigung entstanden sind oder während ihres Bestehens sich mit einer solchen komplizierten. Da die beiden letztgenannten Möglichkeiten wohl gleich häufig eintreten und die Symptomatologie beidemale dieselbe ist, spricht man besser nicht ätiologisch denkend von Toxikosen ex infectione, ex calore, sondern rein deskriptiv von Toxikosen gemischter (alimentärer und infektiöser usw.) Grundlage, oder je nach der Lage des Falles von Infektion mit Toxikose, Infektion bei Toxikose oder Toxikose mit Infektion. Diese Trennung der Fälle rein alimentärer und gemischter Grundlage ist auch dadurch begründet, daß der Angriff von zwei Seiten, der bei der zweiten Gruppe statthat, ihr gegenüber der ersten eine Besonderheit auch bezüglich der klinischen Erscheinungsform verleiht. Die rein alimentären Toxikosen — wie übrigens auch die nach Abheilung einer Infektes zurückgebliebenen — stellen prognostisch und therapeutisch sehr dankbare Objekte dar, da wir ja die Beseitigung der Ursache vollkommen in der Hand haben. Bei den Toxikosen gemischter Grundlage entzieht sich, wenigstens soweit die Infektion im Spiele ist, die eine Komponente unserem Willen. Die Erschwerung der Lage durch die Infektion entspringt einer doppelgearteten Beeinflussung des Kranken. Es besteht einmal nachgewiesenermaßen eine Herabsetzung der sekretorischen und fermentativen Leistungen der Verdauungsorgane, die das Aufkommen abnormer Gärungen begünstigt und oft so hochgradig zu sein scheint, daß selbst bei Unterernährung ein normaler Chemismus nicht zu erzwingen ist. Auf der anderen Seite greift die Infektion im inneren Stoffwechsel an auf eine Art, die darauf schließen läßt, daß gewisse, mit dem Kohlehydrat- und Salzstoffwechsel in Beziehung stehende Kolloide krankhaft alteriert oder an Menge verringert werden, wodurch der Wasser- und Salzbestand des Organismus bedroht wird. Ich glaube, daß man nicht zu sehr irrt, wenn man sich vorstellt, daß die Infektion die Neubindung von Wasser und fixen Stoffen zu festem Verbande zuerst erschwert und bei stärkerer Einwirkung auch die bereits früher eingegangenen Bindungen löst, so daß die Gefahr besteht, daß bei einem geringfügigen neuen Anlaß — ein verstärkter Durchfall, ein Hungertag — die gelockerten festen Bausteine mitsamt dem Wasser den Körper katastrophenartig verlassen. Daher die im Vergleich zu rein alimentären Störungen so viel größere und oft verhängnisvolle

Neigung zu akuten Gewichtsstürzen und die gesteigerte Schwierigkeit hier prophylaktisch oder therapeutisch einzuwirken, die eine kennzeichnende und zur klinischen Unterscheidung wohl verwertbare Eigenheit der Toxikosen gemischter Grundlage bildet. Inwieweit das auch für die Toxikosen bei Hitzeschädigung gilt, ist übrigens bei der noch mangelhaften Kenntnis gerade dieser Zustände noch nicht zu sagen.

Von jeher haben die Kliniker und Praktiker innerhalb der alimentären Toxikosen — unbeschadet der fließenden Übergänge — einzelne charakteristische Phasen unterscheiden zu können geglaubt und diese mit besonderen Namen — Dyspepsie, Enterokatarrh — belegt. Bei meinem Einteilungsversuch bin ich diesem Beispiel gefolgt und habe — z. T. allerdings mit anderer, der veränderten Auffassung des Wesens der Vorgänge angepaßter Bezeichnung — diese Typen beibehalten. Auch dagegen haben sich einige meiner Kritiker ausgesprochen, dabei allerdings vergessen hinzuzufügen, daß sie nicht nur mein Vorgehen, sondern auch das aller früheren Schilderer der Ernährungsstörungen verwerfen. Trotz des Widerspruches halte ich es indessen auch heute noch für zweckmäßiger, den historischen Brauch beizubehalten, als jede schärfere Scheidung zu unterlassen oder allenfalls nur von leichter und schwerer Toxikose zu reden. Das hat nicht nur didaktische Vorteile, sondern kommt unstreitbar auch unseren therapeutischen Indikationen zugute. Diese Phasen stimmen symptomatologisch bei beiden Kategorien der Toxikosen in den wesentlichen Zügen überein. Ein Unterschied besteht nur insoweit, als bei gemischter Grundlage die andersartige Erkrankung das klinische Bild mannigfaltiger macht und die Entscheidung erschwert, was alimentären und was nicht alimentären Ursprungs ist. Bei beiden Kategorien gibt es demnach eine Dyspepsie, zu der als Vorläufer auch jene nur durch flachen oder horizontalen Verlauf der Gewichtskurve und etwas vermehrte weiche Stühle gekennzeichneten Formen gehören, die ich früher als Übergänge zwischen Bilanzstörung und Dyspepsie bezeichnet habe. Dieser leichte Grad kann durch stärkeres Hervortreten von Erscheinungen der Destruktion in die schweren übergehen. Geschieht das in akuter Weise, so pflegt sich das Bild der Intoxikation zu entwickeln, geschieht es langsamer, ohne oder mit nur angedeuteten toxischen Symptomen oder in einem Wechsel zwischen subakutem und katastrophalem Verlaufe, so entwickelt sich jener Zustand der Abzehrung und des Marasmus, für den ich anstatt der alten Bezeichnung als Atrophie oder Athrepsie die Bezeichnung Dekomposition empfohlen habe. Über diese und über den vielgeschmähten Namen noch einige Worte.

Es handelt sich um jenen im Verlauf von Toxikosen bald sehr früh, bald später eintretenden Erschöpfungszustand, aus dem eine Wiedererstehung deshalb so schwierig ist, weil der Kranke nicht ohne erneute Verschlimmerung soviel Nahrung verträgt, daß er der Inanition entgehen kann, während die Inanition ihn wiederum in paradox gesteigerter Weise konsumiert. Dieser Zustand ist im Einzelfalle nicht ohne weiteres zu diagnostizieren. Denn wenn er auch gewöhnlich das Resultat längerer Erkrankung dargestellt und als solches gewöhnlich mit einem hohen Grade von Abmagerung einhergeht, so ist das doch keineswegs allgemein zutreffend und manche Kinder — junge oder solche mit besonders auffälliger Konstitution — fallen ihm verhältnismäßig früh und bei noch verhältnismäßig gutem Ernährungszustand anheim. Anderseits gibt es extreme Abmagerungszustände durch einfachen Hunger, bei denen die Ernährbarkeit nur wenig gelitten hat. Unter diesen Umständen ist es sehr wünschenswert, im Besitze diagnostischer Merkmale zu sein, die die schnelle und sichere Erkennung der Lage ermöglichen. Ich bin dafür eingetreten, daß solche zur Verfügung gestellt werden durch die Beobachtung der Reaktion auf äußere Einflüsse. Diese erscheint „paradox“, und zwar gegen die des normalen oder leicht kranken Kindes derart im Sinne einer Überempfindlichkeit umgestaltet, daß eine funktionelle Erschöpfung oder eine „Toleranzschwäche“ erschlossen werden kann. Diese Schwäche macht sich sehr verschiedenartigen äußeren Einwirkungen gegenüber geltend. Sie äußert sich in schweren, oft tödlichen Kollapsen im Anschluß an vorübergehende Nahrungsentziehung, in der Empfindlichkeit gegen unbedeutende Nahrungsänderungen, die nur allzu oft schwere akute Verschlimmerungen mit Gewichtsstürzen oder intoxikationsartigen Symptomenbilder auslösen, sie wird auch offenbar in der gleichen, paradox gesteigerten Einflußnahme an und für sich ganz harmloser Infektionen. Die so gekennzeichnete funktionelle Erschöpfung muß als Substrat eine stoffliche Erschöpfung haben, d. h. eine Zusammensetzungsänderung des Organismus in nachteiligem Sinne (lat. Dekompositio). Diese Überlegung veranlaßte mich, die Bezeichnung Dekomposition für solche Zustände vorzuschlagen. Die Dekomposition ist wohl immer die Folge oder Begleiterscheinung einer Toxikose gemischter Grundlage und findet sich deshalb zumeist bei Kindern, die viel an Infektionen gelitten haben. Sie kann aber auch das Endergebnis einer schweren Erkrankung sein, die rein alimentär begonnen hat. Aber auch hier liegt in letzter Instanz wohl stets eine Schädigung gemischter Art vor, da sich bei schwer alimentär gestörten Kindern fast immer Infektionen finden. So ist, gleichgültig, ob eine alimentäre oder nicht alimentäre Schädigung den ersten Anstoß zur Krankheit gab, die Dekomposition der einheitliche Endzustand jedweder konsumierenden alimentären Störung.

Die der Dekomposition zufallenden Zustände decken sich im wesentlichen mit denen, die bisher als Atrophie oder Athrepsie bezeichnet wurden. Deswegen war zu erwarten, daß der Name von vielen zugleich mit seiner Begründung als überflüssig verworfen wurde. Indessen ist mir nicht bekannt, daß irgendwo vorher die gleiche scharfe funktionelle Charakteristik des Zustandes und seine Kennzeichnung als Zustand von Überempfindlichkeit infolge stofflicher Erschöpfung gegeben worden ist, und ich bin noch jetzt der Meinung, daß der neue Name hier vielsagender ist als der verschwommene Ausdruck „Atrophie"[1]). Ganz unverständlich aber erscheint mir, warum hier und dort die Heranziehung funktioneller Merkmale zur Charakterisierung einer doch rein funktionellen Störung und die Verwendung der anspruchslosen Begriffe Toleranz und Toleranzschwäche abgelehnt wurde. Als ob diese mehr bedeuten wollten als das, was jeder Praktiker im Sinne hat, wenn er sagt, daß dieses und jenes Kind schwer krank und schwer in die Höhe zu bringen ist, „weil es nichts verträgt". Ich muß dementgegen dabei verharren, daß auf keine Art leichter und einfacher Klarheit über die hier in Rede stehenden Fälle zu erlangen ist, als durch Heranziehung der funktionellen Betrachtungsweise und des Toleranzbegriffs. Auch der Name scheint mir sachentsprechend und gebrauchswürdig, so lange nicht ein praktischerer an seine Stelle gesetzt wird, besser jedenfalls als der Name „Atrophie", mit dem bei der jetzigen umfassenden Verwendung kaum ein bestimmter Begriff zu verbinden ist. Will man sich doch für ihn entscheiden, so müßte man ihn scharf umgrenzen und zum mindesten alle endogenen Störungen aus ihm ebenso ausschließen, wie zurzeit die unbedenklich einbezogenen Zustände von Magerkeit und mangelhafter Entwicklung, die nicht das Endresultat eines regressiven Vorganges, sondern das Ergebnis bloßer langdauernder Dystrophien darstellen.

---

[1]) In Frankreich bedeutet Dekomposition: Fäulnis. Dies wäre ein Grund, der mit Recht gegen die Beibehaltung meines Ausdrucks geltend gemacht werden könnte.

Ernährungsstörungen der Brustkinder und Konstitution.

(Eine Studie über Organminderwertigkeit.)

Von

Josef K. Friedjung (Wien).

Den Anstoß zu den folgenden Untersuchungen gab mir vorerst die Einsicht, daß die moderne Pädiatrie der Bedeutung der Konstitution für die Ernährung und das Gedeihen des Säuglings noch nicht genug gerecht wird, dann aber auch eine bedeutsame, zu wenig beachtete Studie des Wiener Arztes Alfred Adler[1]), deren Inhalt auf die allgemeinste Formel gebracht, etwa lauten würde: Das Leben bringt die vererbten Konstitutionsanomalien in Erscheinung. Für Adler besteht die Heredität im allgemeinen in der Vererbung eines oder mehrerer minderwertiger Organe, und diese Minderwertigkeit kann sich in der Descendenz an den verschiedensten Stellen des Organs äußern. Seine gedankenreiche Arbeit gab mir die Anregung, die Erscheinungen der Kinderklinik von seinem neuartigen Standpunkte zu betrachten, um einerseits diesen Standpunkt auf seine Tragkraft zu prüfen, andererseits etwa unserer Disziplin zu dienen. Die folgenden gedrängten Ausführungen sind das erste Ergebnis dieses Versuchs.

Bei der Aufgabe, hereditären Verhältnissen in ihrem Einflusse auf Funktionsanomalien des kindlichen Darmes nachzugehen, war es notwendig, im übrigen möglichst einfache, eindeutige „Versuchs"-Bedingungen zu wählen. Sowohl ältere Kinder als auch unnatürlich genährte Säuglinge waren dazu ungeeignet, da es hier schwer fiel, bei etwaigen Funktionsstörungen „ektogene" Schädlichkeiten mit Sicherheit auszuschließen. Ich wählte also ausgetragene, auf Lues und Tuberkulose unverdächtige gesunde Brustkinder zu meinen Feststellungen, deren Ernährung geregelt und deren Nährerin, Mutter oder Amme, gute Gesundheit (im landläufigen Sinne) und eine geeignete milchreiche Brust darbot. Wenn bei diesem „einzigen wirklich normalen

[1]) Adler, Studie über Minderwertigkeit von Organen. Urban & Schwarzenberg, Wien 1907.

Nahrungsmittel des Säuglings" (Heubner)[1]) bei so strengen Kautelen ein gestörter Ablauf der Ernährung zutage trat, so mochten wohl konstitutionelle Momente im Spiele sein. Hier mußten sich Erscheinungen hereditärer Organminderwertigkeit, wofern sie überhaupt eine Rolle spielten, feststellen lassen.

Wer häufig Gelegenheit hat, die natürliche Ernährung eines Neugeborenen einzuleiten und zu überwachen, der kann — alle meine Angaben beziehen sich nur auf die Wiener Bevölkerung — zunächst feststellen, daß fast alle Mütter die Fähigkeit zum Stillen besitzen. Zugleich aber wird er die Beobachtung machen, daß die ersten Lebenswochen der natürlich genährten Säuglinge überaus häufig von Ernährungsschwierigkeiten heimgesucht sind. Schon Epstein[2]) und Gregor[3]) haben darauf aufmerksam gemacht, wie relativ selten die sogenannten idealen gelben, salbenartigen Stühle der Brustkinder sich selbst an einem größeren Materiale demonstrieren lassen. Das trifft um so mehr zu, je jünger die beobachteten Säuglinge sind. Aber es handelt sich dabei nicht nur um qualitativ veränderte Entleerungen, sondern oft steigt auch ihre Zahl, meist sind diese Kinder dauernd oder zeitweilig sehr unruhig, die Intertrigo ad nates tritt leicht hinzu, und die Fortschritte der Kinder sind oft Wochen hindurch recht bescheiden, Zunahmen von 100—150 g oder weniger pro Woche recht häufig. In nicht wenigen Fällen allerdings ist ihre Entwickelung kaum gestört, während andererseits einzelne dieser Säuglinge trotz aller Umsicht nicht vorwärtskommen, ja zuweilen nach einiger Zeit das Zustandsbild des Atrophikers darbieten, mit dem Unterschiede freilich, daß auch diese wie Brustkinder überhaupt sich meist einer hohen natürlichen Immunität erfreuen und nicht so leicht Sekundärinfektionen zum Opfer fallen wie die unnatürlich genährten Dekomponierten. Ähnliche Ernährungserfolge, wie ich sie hier in allen Abstufungen angedeutet habe, sehen wir auch an solchen jungen Säuglingen, die an habituellem Erbrechen leiden, von dem es fließende Übergänge gibt bis zu den schweren Fällen von Pylorospasmus, die sich mit ihrer lebhaften Magenperistaltik und Obstipation (Hungerstuhl) als besonderes Krankheitsbild abgrenzen lassen. In den leichteren Fällen dieses Syndroms fehlen „dyspeptische" Stühle fast niemals. Eigentümlich

---

[1]) Heubner bei Pentzoldt u. Stintzing. Handb. d. Therap. 2, 315. 1909.

[2]) Die Verdauungsstörungen im Säuglingsalter. Handb. d. prakt. Med. Ebstein-Schwalbe, 1899.

[3]) Volkmann, Sammlg. klin. Vortr., N. F., Nr. 302. 1901.

ist nun allen diesen Zuständen, wenn wir von den schwersten Formen absehen, daß sie allmählich abzuklingen pflegen und im Durchschnitte etwa am Ende des 3. Monates einem ziemlich ungestörten Wohlbefinden Platz machen. Es bessern sich die Zunahmen und auch die Entleerungen gewinnen oft zu dieser Zeit die Beschaffenheit, die in den Lehrbüchern als Norm bezeichnet wird. Wir haben es hier mit einem Anpassungsvorgange zu tun, der beinahe als Regel gelten kann, und der uns, getreu den Lehren Heubners[1]) gerade in dieser Richtung, als Therapeuten zu geduldiger Besonnenheit mahnt: fast alle diese Kinder entwickeln sich, wenn wir nur zu Beginn, in den schweren Zeiten die Zuversicht der Mutter zu stützen verstehen, bei derselben Brust weiterhin tadellos. Daß jene flüchtig gezeichneten pathologischen Erscheinungen in den ersten Lebenstagen meistens fehlen, scheint mir mit den geringen Nahrungsmengen dieser Tage erklärt; sowie aber die Nahrungsaufnahme größer wird, erweisen sich die Verdauungsorgane als unzulänglieh, und erst allmählich macht ihre Disfunktion einer normalen Platz. Wo gleich nach der Geburt eine Amme an die Stelle der Mutter tritt, stellen sich Insuffizienzerscheinungen der kindlichen Verdauung oft schon in den ersten Lebenstagen ein, vielleicht weil hier sehr bald größere Nahrungsmengen aufgenommen werden. Ein Ammenwechsel fruchtet in der Regel zunächst nichts; nur wenn der Säugling indes älter geworden ist, bringt dann ein etwa vierter oder fünfter Wechsel endlich die „richtige" Amme, genau so, wie das letzte Keuchhustenmittel immer das „erfolgreichste" ist. Zu dieser Zeit hätte sich auch die Mutter oder die erste Amme ebenso wohl bewährt. Gegenüber diesen Fällen sind die einer ungestörten, mühelosen Entwicklnng des Brustkindes vom Anfang an bei meinem Matèrial entschieden in der Minderzahl. Ob man diese dann noch als die Norm bezeichnen kann? — Ich meine mit ebenso gutem Rechte, wie man die regelmäßige spontane Stuhlentleerung der Frau als die Norm ansehen darf, trotzdem in manchen Schichten der Frauenbevölkerung die habituelle Obstipation die Regel bildet.

Wenn alle die geschilderten Verdauungs- und Ernährungsstörungen einer minderwertigen Anlage des Verdauungstraktes im Sinne Adlers entsprechen, durfte ich erwarten, daß die Ascendenz der Kinder in den analogen Organen Störungen und in ihrer Folge Todesfälle aufweisen werde, und der Erforschung solcher ziemlich primitiver Be-

---

[1]) Lehrb. d. Kinderheilk. I, 210. 1904.

ziehungen galt meine Arbeit. Dabei mußte ich mir schon vor dem Beginne meiner Erhebungen selbst einen Einwand machen. In Familien mit zwei oder mehreren Kindern traf es sich zumeist so, daß die Ernährungsfunktionen der Neugeborenen an der Brust in gleicher Weise abliefen, d. h. es verhielten sich alle normal oder alle zeigten einen gestörten Ablauf des Ernährungsprozesses. Manchmal traf es sich aber doch, daß ein Kind unter schweren Störungen litt, während ein anderes sich normal verhielt (Beob. Prot. Nr. 19) oder nur eine leichte Störung verzeichnen ließ (Beob. Prot. Nr. 25). Wie konnte für so divergierende klinische Bilder die gleiche Heredität bestimmend sein? Ich durfte mir sagen, daß solche Fälle a priori viel öfter hätten erwartet werden können, als sie tatsächlich vorkamen. Denn schon die Zahl der nächsten 6 Ascendenten (2 Eltern, 4 Großeltern), auf die sich meine Erkundungen zumeist beschränkten, ließ zahlreiche Kombinationen zu: und doch war ja meine Grenze absichtlich eng gezogen. Und noch eines konnte mich von meinen Untersuchungen abschrecken: Störungen am Verdauungstrakte sind in unserer Bevölkerung so überaus häufig, daß die Erhebung hereditärer Einflüsse auf diesem Gebiete ebenso mißlich schien, wie etwa bei der Rachitis. Dennoch wollte mir der Versuch nicht ganz wertlos scheinen.

Meine Erhebungen erstrecken sich bis jetzt auf 76 Kinder, die 58 Elternpaaren entstammten. Es ist mir in dem hier gesteckten Rahmen nicht möglich, auf die Einzelheiten dieser Feststellungen einzugehen. Ich habe vielmehr, um einen allgemeinen Überblick zu ermöglichen, 3 Tabellen angelegt, von denen die erste 21 in ihren Ernährungsfunktionen klassisch normale Brustkinder, die zweite 41 leicht-, die dritte 14 schwergestörte betrifft, eingeteilt nach den oben erörterten Kriterien. Fall 10 (Prot. Nr. 41) in Tab. III fand hier seinen Platz wegen einer Melaena neonat. und nach der Genesung einsetzender Ernährungsschwierigkeiten (schlechtes Trinken bei guter Brust, dyspeptische Erscheinungen, schlechte Zunahme). Zum Materiale sei bemerkt, daß es zum größeren Teile meiner Privatklientel, zum kleineren (18 Fälle) meiner Abteilung im I. öff. Kinderkrankeninstitut in Wien entstammt. Bei zweifelhaften oder unsicheren Angaben setzte ich Fragezeichen hinzu, wenn ich die Fälle nicht gänzlich ausschied. Die Nachforschungen richteten sich namentlich auf folgende Daten über die Ascendenten: Nahrungsaufnahme, Magen-Darmfunktionen, Todesursachen, Erkrankungen der Leber, des Pankreas (Diabetes), Fettsucht (Überkompensation im Sinne Adlers), Hernien, Appendix-Entzündungen.

Tabelle I. Gesunde Kinder.

Fortlauf u. Protokoll-Nr. Geschlecht	Mutter	Vater	Mutter $_M$	Vater $_M$	Mutter $_V$	Vater $_V$	Andere Verwandte
1. K. (7)	0	0	0	Leichte Obstipation	Obstipat.	0	Bruder obstipiert
2. M. (9)	Cholelithias	0	0	0	0	0	
3. K. (10)	0	0	0	0	0	0	
4. K. (11)	0	0	0	0	0	0	
5. K. (14)	0	0	0	0	0?	0?	
6. M. 7. K. 8. M. (16)	0	0	0	0	0	0?	0
9. K. (17)	0	Hämorrhoid.	0	0	0	0	0
10. M.[1] (19)	0	Obstip. mit Diarrhöe wechselnd	0	0	0	+ Diabetes	
11. M. (23)	Appendix oper.	0	0	0	0	0	
12. K. (24)		0	0	?	0	0	
13. M. 14. M. (29)	0	0	Obstipiert	0	0	0	Bruder und Schwester $_M$ obstip.
15. M. (30)	Leicht obstip.	0	0	0?	0	?	
16. K. (37)	0	0	0	0	0	0	
17. M.[2] (54)	Obstip. Nerv Erbrechen	„Sodbrennen"	Leichte Obstip.	+ Typhus	Früher schwacher Magen. Jetzt 0	+ Diabetes	
18. K. (55)	Leichte Obstip.	0	0	Obstipat.	0	Öfter Darmkatarrh.	
19. M. (58)	0	0	0	0	0	Appendicit. 1mal nicht oper.	2 Neffen $_V$ Appendicit. nicht oper.
20. K. 21. M. (20)	Kurze Zeit obstip.	0	0	0	Ulcus ventric. oper.	0	

[1]) Schwester von Nr. 4 auf Tabelle III.
[2]) Schwester von Nr. 35 auf Tabelle II.
Abkürzungen: K. = Knabe, M. = Mädchen. Index $_M$ = der Mutter, Index $_V$ = der Vaters. 0 = Verdauung ungestört. + = gestorben an.

Die zwei ersten Tabellen geben vor allem einen guten Überblick über den Verlauf der natürlichen Ernährung bei der Wiener Bevölkerung. In der Tat ist ihr ungestörtes Gelingen der seltenere Fall, weit

Tabelle II. Leichtgestörte Kinder.

Fortlauf. u. Protokoll-Nr. Geschlecht	Mutter	Vater	Mutter $_M$	Vater $_M$	Mutter $_V$	Vater $_V$	Andere Verwandte
1. K. (2)	Leicht obstip.	Obstip. wechselt mit Durchfällen	Früher öfter Blut im Stuhl	0	Obstip.	Vor 8 Jahren Bauchoperation?	
2. M. (5)	Obstip.	Obstip.	Obstip. + an Bauchfellentzündung	0	Geschwüre? im Bauch	+ Ca recti	
3. M. (8)	Obstip. u. Diarrhoeen	Obstip.	+ Diabet.	0	Obstip.	+ Diabet.	
4. K. 5. K. (15)	Obstip. 1mal Prolaps. recti	Schwacher Esser	Magenneurose, Enterit. membran.	Oboesitas	Obstip. und Diarrhoee	+ Tbc intestini?	8 Schwestern $_V$ + Ca intestini
6. M. 7. K. (18)	0	Längere Zeit magenleidend	Obstip.	0	0	Obstip.	
8. K. (21)	0	Opstip. u. Diarrhoeen	0	Oft Durchfall	Oboesitas	Obstip.	
9. K. (22)	0	Empfindl. Magen	0	0	0	Potator	
10. M.¹) (25)	0	Ikterus, Cholelith? Perityphl., Hämorrhoid.	0	Oboesitas	Haemorrhoid. Obstip.	Ca intest.?	
11. M. 12. K. (26)	Oboesit. Appendicit	Ulcus ventric. Oboesitas	+ Ca ventric.	+ Ca intestini	Oboesitas. Aufstoßen	Oboesitas	Oheim $_M$: Appendicit oper.
13. K. (28)	Früher habit. Erbrechen, Oboesitas	Obstip. Hämorrhoid.	0	Empfindl. Darm, Diabet.	Obstip. Diabetes	0	Oheim $_M$: Appendicit oper.
14. K. (32)	Empfindl. Magen. Obstip.	0	Obstip.	Meteorism. Oboesit.	Obstip.	0	
15. M. (34)	0	0	0	0	0	0	Bruder Appendic.oper. 4 Geschw. gleiche Dyspepsie
16. K. 17. M. (35)	Obstip.	Oft Diarrh.	0	0	0	0	
18. K. 19. M. 20. M. (38)	Appendic. oper., Obstipat.	Empfindl. Darm Obstipt.	Diabetes, leichte Obstip.	0	0	+ Diabet. Empfindl. Darm	8 Cousinen Appendicit.
21. M. 22. K. (39)	0	0	Magenleiden, Obstip.	+ Bauchfellentzündung	0	0	
23. M. (40)	Obstip.	Magen-Darm-neurose	0	Arthritis	0	Magenleiden	

¹) Schwester von Nr. 5 auf Tabelle III.

Tabelle II (Fortsetzung).

Fortlauf. u. Protokoll-Nr. Geschlecht	Mutter	Vater	Mutter $_M$	Vater $_M$	Mutter $_V$	Vater $_V$	Andere Verwandte
24. K. (42)	Obstip.	Obstip.	Empfindl. Magen und Darm	0	Cholelith. Empfindl. Magen	Potator	
25. M. (43)	Obstip.	Empfindl. Magen. Append. oper.	Obstip.	Obstip.	Empfindl. Magen	Empfindl. Magen	
26. M. (44)	Obstip.	Appetitlos	0	0	0	0	
27. M. (46)	Obstip. Appendicit. oper.	Obstip.	Obstip.	0	Empfindl. Darm	Obstip.	
28. K. (47)	Obstip. Magenleidend	Obstip. Appendicit.	Obstip.	0	+ Ca ventric.	Oboesitas.	
29. K. 30. M. (48)	0	0	Obstip. Oboesit. Arthrit.	Empfindl. Darm	0	Öfters Durchfall	
31. K. (49)	Obstip. Magenneurose	0	Empfindl. Darm	0	0	0	
32. M. 33. K. (50)	Magendrücken, Cholelithiasis	Obstip. Hern. inguin. oper. Schwacher Magen	Neigung zu Durchfall	+ Ca ventriculi	?	+ Geschwür im Unterleib	
34. K. (52)	Obstip., Appendicit.?, Cholelithiasis	Starker Esser, Neigg. zu Durchfall	0	Ulcus ventriculi oper.	+ Diabet.	?	
35. M.[1] (54)	Obstip. Nerv. Erbrechen	„Sodbrennen"	Leicht Obstip.	+ Typhus	Früher schwacher Magen. Jetzt 0	+ Diabet.	
36. K. (56)	Obstip., Hämorrhoid.	Obstip., Hämorrhoid.	Obstip., Gallenstein	0	0	?	
37. M. 38. K. (59)	Obstip. früher, jetzt Diarrhoeen, Appendicit.	Neigg. zu Darmkatarrh	Obstip., Cholelithias.	0	Neigg. zu Darmkatarrh	Pylorusstén. nach Ulc. rotund.	
39. K. (61)	Krämpfe im Bauch, zuweilen mit Durchfall	0	0	Obstip. Nabelhernie	Schenkelhernie	Magenleidend	
40. K. (12)	Obstip.	0	0	+ Diabet.? 0	0	0	
41. K. (13)	Oboesitas 0	0	0	0	0	0	

[1]) Schwester von Nr. 17 auf Tabelle I.

häufiger gibt es kleinere und größere Schwierigkeiten zu überwinden. In der Tab. III habe ich die schwierigeren Fälle absichtsvoll gehäuft, so daß sie in Wahrheit einen kleineren Anteil ausmachen, als nach meiner Zusammenstellung scheinen könnte. Ferner möchte ich die Aufmerksamkeit auf die Verteilung der Geschlechter lenken: Auf

Tabelle III. Schwergestörte Kinder.

Fortlauf. u. Protokoll-Nr. Geschlecht	Mutter	Vater	Mutter $_M$	Vater $_M$	Mutter $_V$	Vater $_V$	Andere Verwandte
1. M. (1)	Leichte Obstipat.	0	0	0	0?	+ Ca hepatis	
2. K. (4)	0	Magenleiden u. Diarrhöen	+ Magengeschwulst	Ulcus rotund. oper.	0	0	
3. M. (6)	Obstipat.	Obstip., „Erbübel"	0	Schwacher Magen	Obstip.	Obstip.	Schwester $_M$ obstip. Ihr Kind bei Brust nicht gediehen
4. K.[1] (19)	0	Obstip. u. Diarrhöe wechselnd	0	0	0	+ Diabet.	
5. K.[2] (25)	0	Icterus, Cholelith.?, Appendicit., Hämorrhoid		Oboesitas 0	Hämorrhoid. Obstip.	+ Ca intest.?	
6. K. 7. K. (27)	} Obstip.	0	Empfindl. Magen, Obstip.	+ Lebercirrhose	0	0	
8. K. (33)	Obstip.	0	0	+ Magen- u. Leberkrankh.	0	0?	
9. M. (36)	Obstip. Intra Grav. Diabet.	Alkoholik. 0	Obstip.	0	Leichte Obstip. Oboesitas	+ Diabet.	
10. K. (41)	Magenbeschw. Obstip.	0	Obstip. Fissura ani, große Nabelhernie	Obstip.	0	0	Bruder $_V$ Cholelith.
11. K. (45)	Obstip.	0	Obstip., Leberkrankh.	0	Oboesit. 0	Öfters Diarrhoe	
12. K. (51)	Obstip., Cholelithias.?	0	Obstip., Angiom d. Lippe	0	0	+ Ca intestini	Schwester Invagin. op.
13. M. (53)	Magenbeschw., Appendicit., Obstip.	Hernia inguin. oper.	0	Magenbeschw., Darmblutg.	Hern. incarc. oper.	0	Bruder $_M$ Magenbeschw. Schwester $_V$ Appendicit. oper.
14. K. (60)	0	0	Obstip., + Diabet.	Schwacher Magen	+ Ca d. Pankreas u. Leber	Oft Darmkatarrh.	

[1]) Bruder von Nr. 10 auf Tabelle I.
[2]) Bruder von Nr. 10 auf Tabelle II.

Tab. I 10 Knaben, 11 Mädchen, auf Tab. II 23 Knaben, 18 Mädchen, auf Tab. III 10 Knaben, 4 Mädchen! Unter den durchaus normalen überwiegen die Mädchen; je schlechter der Ernährungserfolg, desto mehr Knaben! Das ist vielleicht doch kein bloßer Zufall. Bekanntlich überwiegen in den meisten darauf beobachteten Ländern die männlichen Geburten vor den weiblichen, aber die Knaben zeigen schon im ersten Jahre eine größere Morbidität und Mortalität, insbesondere auch an Ernährungsstörungen. Das gilt auch für Österreich (Prinzing,

Handb. d. mediz. Statistik. Fischer, Jena 1906), und für diese bisher unerklärte Tatsache könnte vielleicht auf dem von mir eingeschlagenen Wege eine befriedigende Erklärung gefunden werden.

Gehen wir nun zu einer vergleichenden Betrachtung der Erblichkeitsverhältnisse über, wobei mir im Sinne Adlers die Anwesenheit eines Stigmas oder ihre Häufung grundsätzlich wichtiger sein muß als ihre Schwere, so fällt an der Tab. I schon im allgemeinen neben den anderen zwei Tabellen die große Zahl der negativen Felder auf: von 102 Rubriken enthalten nur 21 belastende Momente, 75 sind sicher negativ, 6 sind fraglich. Vergleichen wir damit z. B. die Tab. III, so enthält sie bei 78 Ascendenten 43 positive, 33 negative Angaben. Das heißt: Die Wahrscheinlichkeit, bei Brustkindern von ungestörtem Wohlbefinden eine Belastung mit minderwertigen Verdauungsorganen von den nächsten 6 Vorfahren nachweisen zu können, beträgt $^1/_4$, bei schwer gestörten etwa $^4/_7$, und auf Tab. II — 114 positive Angaben unter 186 Vorfahren — läßt sich ein noch ungünstigeres Verhältnis errechnen. Indes, diese allgemeine Orientierung führt nicht weiter, und ich möchte mich deshalb gleich den speziellen Daten zuwenden und zunächst die Eltern gesondert betrachten.

Von 34 Elternpersonen der Tab. I (normal) sind 9 belastend, und zwar 6 Mütter und 3 Väter, 25 sind frei von auffälligen belastenden Momenten. Die Tab. II (leicht gestört) berichtet über 62 Väter und Mütter: 47, und zwar 24 Mütter und 23 Väter zeigen positive, nur 15 negative Angaben[1]). Auf Tab. III (schwer gestört) ist unter 26 Eltern das Verhältnis der belastenden zu den freien 15 (9 Mütter, 6 Väter) zu 11. Daraus ergibt sich folgendes: Unter den Eltern ungestört gedeihender Brustkinder ist die überwiegende Mehrzahl mit gut entwickelten und funktionierenden Verdauungsorganen ausgestattet. Unter den Eltern der Brustkinder, die trotz strenger Kautelen an Ernährungsstörungen leiden, zeigt umgekehrt die überwiegende Mehrzahl selbst Störungen der Entwicklung oder Funktion des Verdauungsapparates oder seiner Adnexe. Dabei sind die Mütter an solchen Störungen häufiger beteiligt als die Väter (39 : 32); Schuld daran trägt die bei Frauen überaus verbreitete habituelle Obstipation.

Auf im allgemeinen wohl weniger zuverlässige Angaben, deren Unsicherheit aber allerdings alle drei Kindergruppen gleichmäßig betrifft, sind wir bei der Beurteilung der Großeltern angewiesen. Auf Tab. I

[1]) Zweifelhafte Angaben zähle ich nicht mit; ihre Zahl ist nur gering und ändert nichts an den groben Resultaten. Potatorium gilt mir nicht als Stigma.

lauten die Angaben über die Eltern der Mütter 3 mal positiv, 27 mal negativ, über die des Vaters 7 mal positiv, 23 mal negativ. Auf Tab. II stehen bei den mütterlichen Großeltern 33 positiven Anamnesen 28 negativ, bei den väterlichen 36 positiven 23 negative gegenüber. Und auch auf der Tab. III finden sich neben 15 positiven 11 negative Angaben bei den Eltern der Mutter, bei denen des Vaters 13 sicher vorgebrachte positive neben 10 negativen. Wieder läßt sich also sagen: Anamnestische Erhebungen über die Großeltern ungestört gedeihender Brustkinder ergeben für die überwiegende Mehrzahl (etwa 80%) ungestörte Gestaltung und Funktion des Verdauungstraktes. Leiden Brustkinder ohne greifbare Ursache an Ernährungsstörungen, so lassen sich auch bei ihren Großeltern in einer großen Zahl (mehr als 55%) Mißbildungen, Disfunktionen oder Erkrankungen des Darmtraktes nachweisen. Ein auffälliger Unterschied zwischen dem Verhalten der mütterlichen und väterlichen Eltern war nicht festzustellen, ebenso wenig zwischen Vätern und Müttern derselben Seite. Die Tab. II und III stimmen in ihren Ergebnissen fast überein; so zeigt sich auch an den beobachteten Säuglingen gemäß dem Postulate Adlers, daß die Schwere der Fehlfunktion für diese biologische Betrachtungsweise von geringer Bedeutung ist.

Meine mit Vorsicht und ohne Voreingenommenheit erhobenen Feststellungen scheinen die Thesen oder Hypothesen Adlers recht nachdrücklich zu bestätigen. Der zur Erklärung der Ernährungsstörungen gut gehaltener Brustkinder herangezogene vage Begriff der Konstitution ließe sich danach im weiten Umfange mit dem klareren Begriffe der Heredität ersetzen, und unter dieser wäre wieder im engeren Sinne die Vererbung der Organminderwertigkeit zu verstehen. Daß daneben in meines Erachtens nur seltenen Fällen auch die Qualität der Milch (Epsteins bekannter Austauschversuch) die Causa peccans sein kann oder andere uns noch unbekannte Faktoren sei ohne weiteres eingeräumt! Lassen sich meine Feststellungen, deren erste Ergebnisse ich hier in knapper Form mitgeteilt habe, auch weiterhin bestätigen, so könnten daraus für unser ärztliches Handeln überaus wichtige Fingerzeige gewonnen werden. Vielleicht lassen sich dann auch für das noch weit schwierigere Gebiet der künstlichen Säuglingsernährung wertvolle Gesichtspunkte gewinnen. Die nächste Aufgabe ist, weiteres verläßliches Material zu sammeln; über die weiteren Ergebnisse hoffe ich ein andermal Rechenschaft ablegen zu können.

Der Darm bei foudroyant verlaufender Genickstarre.

Ein Beitrag zur Lehre vom Status lymphaticus, zur Lehre Wolfgang Heubners von den Capillargiften und zur Erklärung der parenteral bedingten Durchfälle.

Von

Prof. **F. Göppert** (Göttingen).

Mit 1 Tafel.

Die Darmbefunde, die bei foudroyanter Genickstarre durch die Sektion aufgedeckt werden, haben auf die Dauer die Aufmerksamkeit nicht gefunden, die sie mir zu verdienen scheinen. Zum Teil liegt es wohl daran, daß die Fälle, die in den ersten 3 Krankheitstagen zugrunde gehen, selbst zu Zeiten von Epidemien nicht gerade häufig sind, ja daß es große und schwere Epidemien gibt, bei denen sie kaum beobachtet werden. So sehen wir sie eigentlich nur in der ersten oberschlesischen Genickstarreepidemie in wirklich gehäufter Weise auftreten. In der Regel wird aber auch in diesen Fällen der Befund einfach mit dem des Status lymphaticus identifiziert. In der Tat sind die Befunde des sogenannten Status lymphaticus die in die Augen springendste Veränderung gegenüber der Erscheinung am Gefäßsystem der Darmoberfläche und Veränderung in den Drüsen entzündlicher Natur. Ich glaube aber, daß es von Wichtigkeit ist, sich noch einmal das vorliegende Material vor Augen zu stellen und getrennt die nichtentzündlichen hyperplastischen Veränderungen, die man als Teilerscheinung des Status lymphaticus auffaßt, von den übrigen Veränderungen zu betrachten.

I.

Es ist kein Zweifel, daß das, was man Status lymphaticus nennt, ganz außerordentlich häufig bei Genickstarre gefunden wird, und zwar um so häufiger, je frischer die Erkrankung ist. Ich gebe kurz einige Tabellen aus meinen früheren Arbeiten[10][11]) wieder, die dieses Verhalten demonstrieren. Auffällige Befunden zeigen uns die Mesenterialdrüsen, die lymphatischen Apparate des Darms und die Thymus, während wir an den übrigen lymphatischen Organen, abgesehen von den wechselnden Veränderungen der regionär erkrankten Jugular- und Nackendrüsen, keineswegs besondere Befunde erheben können. Höchstens bei den Bronchialdrüsen sind in gewissen Fällen die Befunde imponierender, namentlich aber, wie ich mit Busse übereinstimmend vertrete, sind besondere Hyperplasien an Mandel und Adenoiden nicht zu finden (s. Tabelle 2). Es reduzierten sich also bei Genickstarre die pathologischen Befunde des „Status lymphaticus" im wesentlichen auf die drei erstgenannten Organe. Von diesen fällt nun die Thymus wenigstens zum Teil noch weg. Dürfte doch heutzutage es als sicher stehend bezeichnet werden müssen, daß die Thymus viel größer und noch im Leben des Erwachsenen bedeutender entwickelt ist, als man bisher annahm, und immer wieder bei Sektion plötzlich Gestorbener anzunehmen geneigt ist, weil wir die Größenverhältnisse an längerer Krankheit Gestorbener vor Augen haben. Wie diese Verhältnisse sich im Leichenbefund von Genickstarrekranken wiederfinden, ist aus dem Vergleich der in der ersten Krankheitswoche Gestorbenen mit den übrigen leicht ersichtlich (s. Tabelle 3). So bleibt von allen Stigmata des Status lymphaticus nur die Veränderung in den Peyerschen Plaques, Solitärfollikeln und Mesenterialdrüsen übrig, und auch dieser Befund ist um so ausgesprochener, je früher die Kinder der Krankheit erlegen sind. Halten wir zum Vergleich hierzu uns die Tatsache vor Augen, daß der gleiche Befund außerordentlich häufig bei allen plötzlich Gestorbenen ist, so käme zuerst der landläufige Gedanke zu seinem Rechte, daß eben diese pathologisch-anatomischen Befunde die Zeichen einer Konstitutionsanomalie wären, die den plötzlichen Tod verschuldet. Da wir aber diesen Befund sehr häufig auch bei durch eine Verletzung Gestorbenen, ja nach Bartel[4]) auch bei jugendlichen Selbstmördern finden, so verliert diese Annahme sehr viel an Sicherheit. Wir kommen immer mehr zu der Anschauung, daß diese Veränderung der lymphatischen Apparate des Darmes und seiner Drüsen ein viel zu häufiger Befund — vergleichbar mit den Fällen von leichter Hypertrophie der Nasenrachenmandel — ist, um weitgehende Schlüsse über die Konstitution des Menschen zu erlauben.

Im Einklang mit allen übrigen Erfahrungen weisen auch unsere Zahlen (Tabelle 4) darauf hin, daß wir bei Kindern, die nach längerem Kranksein gestorben sind, die charakteristischen Befunde des sog. Status lymphaticus deswegen nicht finden, weil mit dem Mastzustand nicht nicht nur die Thymus, sondern auch diese lymphatischen Gewebe einem Schwunde anheimfallen (s. Tabelle 4). Diese negative Abhängigkeit vom Ernährungszustand läßt auch einen positiven Zusammenhang wahrscheinlich erscheinen, wie es von den meisten, wiewohl in verschiedenem Sinn, angenommen wird. Ob die Größe der Drüse durch Infiltration mit Lymphzellen unter der akuten Infektion akut zunehmen kann, wie Busse meint, erscheint noch unbewiesen. Wir sind also noch weit entfernt davon, diesen grob anatomischen Befund heutzutage richtig einschätzen zu können.

Unter den besprochenen Veränderungen dürfen wir aber nur solche verstehen, die wirklich nichts weiter als die Erscheinungen einer Infiltration mit Lymphzellen zeigen.

Die lymphatischen Apparate im Darme sind eher blaß, zeigen im mikroskopischen Bilde entweder ungestörte Keimzentren oder Verdeckung derselben durch starke Infiltration der Lymphzellen. Ebenso sind die Lymphsinus und die Gewebsinterstitien wesentlich mit den gleichen Zellen infiltriert.

Die Lymphdrüsen zeigen auf dem Schnitt eine weißliche Farbe, quellen noch unbedeutend über die Schnittfläche vor und sind von mittelweicher, mitunter auch härterer Konsistenz. Eine leichte Rosafärbung darf als pathologisch nicht angesprochen werden.

Mikroskopisch findet man durch die Infiltration feinere Zeichnung mehr oder weniger vollkommen verschwunden.

Nur diese Befunde darf man als einen Ausdruck des Status lymphaticus bezeichnen. Wie wir aber gleich sehen werden, ist dieser reine Typus durchaus nicht die Regel. Wir dürfen daher nicht markige Schwellung und lymphoide Infiltration einfach als homologe Ausdrucksweise betrachten oder gar große Peyersche Plaques und große Lymphdrüsen kurz mit der Bezeichnung „Status lymphaticus" abtun.

Tabelle I.

Bei je 130	Jugulardrüsen		Nackendrüsen		Hypertroph.
	geschwollen %	eben palpabel %	geschwollen %	eben palpabel %	Mandeln %
Bei Gesunden	92	7	79	21	12
Bei Kranken	40	60	50	50	9

Tabelle II (nach Meyer). Größe der Nasenrachenmandel*).

	Bei 94 Kranken %	52 nichtgefährdeten Gesunden %	70 gefährdeten Gesunden %	24 Geschwistern von Kranken %
Normale	34	17	30	25
Leicht	21	31	23	33
Mittelst. und stark	45	52	47	42

*) Die Zahlen sind nach Busse[14]) umgerechnet.

Unter 52 eigenen Sektionen aus allen Stadien waren nur dreimal Adenoide, die den oberen Choanenrand um mehr als 2—3 mm überragten.

Tabelle III*).

Thymus	Groß	Mittelgroß	Klein
Bei den in den ersten 7 Tagen der Krankheit Gestorbenen	8	2	5
Nach längerer Krankheit Gestorbenen	—	3	22

Tabelle IV*). Verhalten der Mesenterialdrüsen.

	Vergrößert stark	gering	gar nicht
Bei Fällen der 1. Woche	14	3	1
Ältere Fälle	6	3	19
Peyersche Plaques oder Solitärfollikel.			
Bei Fällen der 1. Woche	12	1	5 = 28%
Bei älteren Fällen	1	10	15 = 56%

*) Abgesehen von Tabelle II eigenes Sektionsmaterial des Verfassers[10].)

II.

Wenn man sorgfältig die Befunde, die von den verschiedenen Autoren erhoben sind, durchgeht, zeigt es sich sehr bald, daß häufig andere Befunde sich unter der Vergrößerung der Lymphdrüsen verbergen bzw. nebenher im Darme sich finden. Da die Frage strittig ist, ist notwendig, das vorliegende Material zusammenzustellen.

Es muß hervorgehoben werden, daß bei dem größeren Teil der Fälle, auch bei meinen eigenen Befunden, nicht immer mit der nötigen Schärfe auf derartige Erscheinungen geachtet worden ist, so daß die Liste durchaus nicht als vollständig angesprochen werden kann.

Von 21 Fällen fand ich in folgenden Fällen derartige Erscheinungen[1]).

Fall 2. Mesenterialdrüsen teils hart, weiß, teils blutreich und weich, im Darm vereinzelte punktförmige Blutungen.

Fall 5. Peyersche Plaques gerötet, mäßig geschwollen. Brunnersche Drüsen stark hervortretend.

Fall 7. Gekrösedrüsen bis haselnußgroß, Rinde blutreich, überquellend und teilweise in der Mitte so weich, daß sie im ersten Moment als eiterig imponieren. Im Magen und Jejunum massenhaft punktförmige Blutungen.

Fall 9. Der ganze untere Teil des Jejunums stark entzündet, Schleimhaut sammetartig, noch im konservierten Präparate als außerordentlich dick imponierend. Das konservierte Stück ungefähr 50 cm lang.

[1]) Genaues Protokoll siehe S. 262.

Fall 10. Mesenterialdrüsen bis zu $^1/_2$ cm lang und 1 cm breit, zum Teil rötlich mit injizierter Rinde und ziemlich weich, zum Teil weiß und hart.

Fall 12. In der Gegend der Bauhinischen Klappe eine einzige bohnengroße, stark gerötete Drüse.

Fall 15. Der Rand der Bauhinischen Klappe so dicht von Blutungen eingenommen, daß er hahnenkammförmig erscheint.

Fall 18. Mesenterialdrüsen injiziert erbsen- bis bohnengroß, im Dickdarm nur vereinzelte Rötung der Schleimhaut in der Gegend des Coecums, Rötung der Peyerschen Plaques.

Fall 20. Am Dickdarm eine fußlange Stelle mit reichlichen punktförmigen Blutungen und fleckigen Hyperämien.

Fall 21. Die Lymphdrüsen in der Nähe der Bauhinischen Klappe bohnengroß, teils blaß, teils etwas gerötet. Im oberen Abschnitt des Jejunums hyperämische Schleimhaut, stellenweise mit punktförmigen Hämorrhagien. Die Peyerschen Plaques meist stark gerötet, aber auch sonst im Ileum hyperämische Flecke. Die Solitärfollikel des Dickdarms durchgängig gequollen, die Höhe der Schleimhautfalten des Mastdarms stärker injiziert.

Fall 22. Die Mesenterialdrüsen, die zum untersten Abschnitte des Dünndarms gehören, sind mäßig gerötet und gequollen. Im unteren Teile des Jejunums spärliche flächenförmige hyperämische Stellen, teilweise mit punktförmigen Hämorrhagien besetzt. Dieselbe Erscheinung, stärker ausgesprochen im Ileum und Dickdarm.

Fall 23. Die Mesenterialdrüsen nur unbedeutend geschwollen, aber zum Teil stark hyperämisch. Vom Magen an langsam nach unten zunehmend punktförmige Blutungen, der untere Teil des Ileums und Anfangsteil des Dickdarms diffus gerötet.

Hierzu kommen noch 2 später sezierte foudroyante Fälle.

Fall 1. Schleimhaut vom oberen Duodenum an stark gerötet mit prominenten Brunnerschen Drüsen. Die Rötung erstreckt sich durch das ganze Duodenum und nimmt im Ileum etwas ab, ohne ganz zu verschwinden. Die Peyerschen Plaques vielleicht ein wenig mehr gerötet. (Über die Lymphdrüsen besitze ich keine Aufzeichnung mehr.) Fall 2 s. S. 262.

Unter meinen 19 Fällen habe ich daher in 11 Fällen und mit Hinzurechnung der zwei neuen von 21 Fällen in 13 Fällen wesentliche andersartige Abweichungen in Darm- und Mesenterialdrüsen gefunden.

Hierzu gesellen sich noch von 12 Fällen Westenhoeffers folgende hinzu [Westenhoeffer[9])]:

Fall 9. Peyersche Haufen und Einzelknötchen des Darmes stark geschwollen, an der Klappe zum Teil schiefrig gefärbt, aber auch im Bereich der pigmentierten Stellen Rötung der Schleimhaut.

Fall 11. Die Peyerschen Haufen oberhalb der Klappe geschwollen und gerötet.

Fall 13. Darmschleimhaut gerötet.

Fall 19. Lymphdrüsen des Gekröses an der Leberpforte und an der kleinen Kurvatur des Magens geschwollen und gerötet, desgleichen an der Teilungsstelle der Aorta geschwollen und stark gerötet. Schleimhaut des Mastdarms etwas geschwollen.

Fall 22. Die retroperitonealen Lymphdrüsen bilden längs der Bauchschlagader eine Kette von durchschnittlich über linsengroßen blauroten Drüsen.

Fall 24. Die Schleimhaut des Dünndarms oberhalb der Klappe etwas gerötet.

Fall 29. Die zur Ileocoecalgegend gehörigen Lymphdrüsen sind zum Teil auf dem Durchschnitt von grau-rötlicher Beschaffenheit.

Gegenüber dieser etwas spärlicheren Auslese finden sich nun Urteile anderer Autoren, die ohne Mitteilung der Einzelbefunde ihre Ansichten aussprechen. Schon Klebs bzw. Mannkopf [6]) beschreibt eine diffuse Rötung des aufsteigenden Teiles des Kolons. Hirsch (zit. nach Busse) gibt nach den Zusammenstellungen aus älterer Literatur an, daß die Dünndarmschleimhaut gerötet und ecchymosiert sei. Radmann [7]) kommt zu folgendem Urteile, das sich auf reichliche eigene Sektionen stützt.

„In der ganzen Ausdehnung des Dickdarms fanden sich in Abständen von 8—10 cm flächenförmige, unscharf in die umgebende Schleimhaut übergehende längsgerichtete Hyperämien von elliptischer Form. Häufig waren diese Partien von kleineren und größeren Petechien durchsetzt. Manchmal bestanden sie aus vollständigen kleineren Petechien. In frischen Fällen war die Dickdarmschleimhaut, besonders im Mastdarm und S. romanum, in ihrer ganzen Ausdehnung hyperämisch aufgequollen und trübe. Einige Male war die entzündliche Schwellung am Dünndarm besonders auffallend. Die Solitärfollikel des Dickdarms waren deutlich vergrößert. In den unteren Abschnitten des Jejenums fanden sich ähnliche fleckige Rötungen und Petechien, besonders häufig in der Nachbarschaft der geschwollenen Peyerschen Plaques. In den oberen Abschnitten des Dünndarms fanden sich entzündliche Veränderungen seltener. In einem frischen Falle war die ganze Magenschleimhaut gequollen und von Hämorrhagien durchsetzt. Die Mesenterialdrüsen waren durchweg geschwollen, vor allem in den dem Ileum entsprechenden Teilen des Gekröses und besonders in der Nähe des Blinddarms mehr oder weniger stark hyperämisch."

Etwas anders, wenn auch in vielen Punkten übereinstimmend, lauten die Ansichten Busses [14]).

Nach Besprechung der akuten Schwellung der Hals- und Nackendrüsen und der häufigen Schwellung der Hilusdrüsen der Lunge fährt er fort: „Insonderheit fällt ungemein oft die hochgradige Rötung und Schwellung der gesamten Mesenterialdrüsen auf. Ich habe diese entzündliche Hyperämie fast bei allen akuten Fällen notiert und wurde durch den Sektionsbefund lebhaft an ähnliche Verhältnisse erinnert, die man ja bei Diphtherie und Scharlach so oft antrifft. Hier wie dort bildet die frische Schwellung und lebhafte Rötung der Mesenterialdrüsen einen Befund, der zum vollkommenen Bilde der Krankheit geradezu hinzugehört."

Nach Hervorhebung der Peyerschen Plaques und Solitärfollikel, die er wohl auch als durch die Krankheit bedingte akute Hyperplasie und nicht als Entzündung auffaßt, fährt er fort: „Ich selbst habe nur etwa bei dem vierten oder fünften Teil der akuten Fälle Rötungen und Blutungen und katarrhalische Veränderungen der Darmschleimhaut, insbesondere der Dünndarmschleimhaut, gefunden.“ Im weiteren Verlauf faßt er die Lymphdrüsenveränderung als Hyperplasie auf und sieht in den „Hyperämien und Hyperplasien der Lymphdrüsen“ keine regionären Erkrankungen, sondern einen Ausdruck der Allgemeininfektion des Körpers.

Gegenüber diesen makroskopischen Befunden vermissen wir mikroskopische Untersuchungen dieser bisher als Entzündung gedeuteten Erscheinungen. Ja Berdach[12]) glaubt in seinem recht typisch erscheinenden Falle die erheblichen Veränderungen des Darms überhaupt nicht als Folge der Genickstarre, sondern als Kalomelwirkung auffassen zu sollen.

Mir stehen zur Untersuchung des Darmbefundes 2 Därme zur Verfügung, deren Krankengeschichte hier kurz rekapituliert werden soll. Beide hatten kein Abführmittel erhalten. In beiden Fällen sind im Kgl. hyg. Institut Beuthen (Prof. Lingelsheim) Meningokokken nachgewiesen.

1. Johann K. (Hüttenlazarett Hohenlohehütte.) 50 Jahre. Kräftiger Mann. Seit gestern verwirrt. Pupillen reagieren. Delirien. Beugung des Kopfes außerordentlich schmerzhaft. Puls 84, kräftig. Tod in derselben Nacht.

Sektion: Gehirn: Stufenförmig längs der Gefäße Eiter an der Konvexität; an der Basis an den üblichen Stellen. Die Ventrikel ein wenig erweitert, mit ziemlich dickem, in Flocken geronnenem Eiter gefüllt. Der ganze untere Teil des Jejunums stark „entzündet“, auch noch im gehärteten Präparat die Schleimhaut des konservierten etwa 50 cm langen Stückes stark verdickt und gerötet (Kayserling). Keine Schwellung der Peyerschen Plaques. Kein besonderer Drüsenbefund. Zwei anhängende kleine Lymphdrüschen im Querschnitt braunrot (siehe mikroskopischen Befund).

2. $2^1/_2$jähriges Kind vor 18 Stunden anscheinend leicht mit Erbrechen und Kopfschmerz erkrankt. Plötzlich sank es mit einem Schmerzensschrei zurück und starb (keine ärztliche Behandlung).

Sektion ergab außer nicht sehr entwickelten Zeichen der Meningitis eine Apoplexie in die Kleinhirnmandel, die dieselbe um das Doppelte vergrößert hatte.

Im Darm zeigt sich die Schleimhaut des ganzen unteren Ileums sicher mehr als 50 cm lang intensiv gerötet und im konservierten Präparat braunrot; geringer ist die Veränderung im Dickdarm.

Keine erhebliche Schwellung der Lymphfollikel.

Leider ist das genannte Protokoll verloren, so daß ich, um nichts aus der Erinnerung hinzuzufügen, mich an das halte, was aus den konservierten Präparaten hervorgeht.

Die mikroskopische Untersuchung ergibt in beiden Fällen das gleiche Resultat:

Die Submucosa und Mucosa des Darms ist durchsetzt von mächtigen blutführenden Räumen, die nur durch eine dünne Zellage abgegrenzt sind. Im auffälligen Gegensatz zu dieser Blutüberfüllung ist das Gewebe nicht ödematös verändert, sondern erscheint fast normal. Tafel II gibt die Verhältnisse des Falles 1 wieder. Im Falle 2 sind die Erweiterungen noch mächtiger, ja an einzelnen Stellen der Submucosa erscheinen fast cavernomähnliche Bildungen. Wo ein Follikel in der Darmwand liegt, steigen die Blutgefäße zwischen den einzelnen Zentren hindurch, dieselben trennend, und so die Gesamtfläche des Lymphgebildes verbreiternd.

Das Wesentliche dieser Darmveränderung ist also:

Extremste Erweiterung capillärer Bluträume ohne entzündliches Ödem und ohne Infiltration mit Leucocyten.

Dieser Befund aber erklärt uns auch ein äußerst auffälliges Bild, das von Radmann und mir besonders beobachtet wurde:

Nämlich die dichte Besetzung hyperämischer Stellen mit Petechien. So zum Beispiel jene dichte Besetzung der Bauhinischen Klappe mit feinsten dunkelroten Pünktchen, die dem freien Rande derselben Ähnlichkeit mit der Blüte des Hahnenkammes gab. Es spielt dabei keine Rolle, ob, wie Westenhoeffer meint, mitunter eine Hyperämie für ein Extravasat gehalten wurde. [Vgl. Radmann[1]) und meine Fälle 7, 15, 22, 23.]

Weniger gutes Material steht mir leider für die Untersuchung der entzündlich erscheinenden Veränderung der Lymphdrüsen zur Verfügung. Es besteht in Lymphdrüsen eines Falles, in dem der Darm, der makroskopisch nur extreme Ausbildung der lymphatischen Apparate, dagegen keine Rötung zeigte, und bei dem die Mesenterialdrüsen enorm vergrößert, jedoch zum größten Teile ohne entzündliche Erscheinung waren, und in einer einzigen Lymphdrüse, die zu dem eben zitierten Fall 1 mit stark gerötetem Darm gehörte.

Die Drüsen des ersteren Falles, soweit sie sehr groß sind, zeigen die übliche Infiltration mit Lymphzellen, die alle feinere Zeichnung vollständig verdeckt, vielleicht nur, daß die Blutgefäße am Hilus und den umgebenden Geweben auffällig weit erscheinen. Anders die kleinen, nicht viel über erbsengroßen. Hier finden wir neben Stellen, deren Zeichnung durch Lymphzelleninfiltration verwaschen ist, stellenweise erweiterte Sinus, die mit abgestoßenen epitheloiden Zellen, deren Protoplasma sich mit Eosin leicht rosa färbt, vereinzelten Leukocyten und stellenweise ziemlich reichlich mit roten Blutkörperchen erfüllt sind. Wo ein Keimzentrum nicht durch die lymphoiden Zellen verdeckt wird, da finden wir die Erscheinung eines geringgradigen, aber noch deutlichen Kernzerfalles und Leukocyteneinwanderung.

Im zweiten Falle ist die Lymphdrüse außerordentlich blutreich, wie schon makroskopisch sich zeigte, die Keimzentren nicht sichtbar. In den Sinus stellenweise recht reichlich abgestoßene epitheloide Zellen, Leukocyten und sehr spärliche rote Blutkörperchen. Im ganzen also mit Ausnahme der Blutfülle kein sehr markanter Befund.

Bei diesen nicht sehr erheblichen Befunden müssen wir wieder auf das makroskopische Bild recurrieren und können zum mindesten behaupten, daß erhebliche Hyperämien in den mesenterialen Lymphdrüsen häufig vorkommen, und daß an freilich numerisch unzureichendem Material auch Erscheinungen von Sinusitis gefunden wurden. Der Bau der hyperplastischen Lymphdrüsen läßt nicht erwarten, daß hier so leicht feinere Veränderungen nachzuweisen sein werden, da die ganze Struktur der Lymphdrüse vielfach durch die lymphoide Infiltration verdeckt wird. Man wird daher künftig wesentlich sich der Untersuchung nicht hyperplastischer Drüsen zuwenden müssen.

Sehen wir uns nach Vergleichen in der Pathologie um, so fällt zunächst die Ähnlichkeit mit der Darmveränderung bei Capillargiften auf, wie sie Wolfgang Heubner[19]) ausführlich beschrieben hat. Nicht bloß diesem Autor fiel die Gleichheit des Bildes sofort auf, sondern auch die Zeichnerin der beigegebenen Abbildung, die vor einigen Jahren Därme von Arsenvergiftung gezeichnet hatte, fragte mich, ob das nicht eine Arsenvergiftung wäre. Ich habe mir durch Vermittlung von Heubner die Organe von zwei Hunden verschafft, deren einer mit Arsenik, der andere mit einem sepsinartigen Stoffe, einem durch Faust und Heubner näher charakterisierten Capillargifte, vergiftet waren.

Die mikroskopische Untersuchung ergibt in der Tat weitgehende Ähnlichkeit.

Charakteristisch ist vor allen Dingen, daß die Auflokkerung des Gewebes in gar keinem Verhältnis zu der riesigen Gefäßerweiterung steht, so daß der Erweiterung der Capillaren eine selbständige Rolle, nicht nur die Rolle einer Teilerscheinung von Entzündung zuzuerkennen ist.

Wir finden aber außer der Veränderung im Darme auch eine starke Schwellung der Lymphdrüsen, die auf dem Querschnitt stark gerötet und vorquellend erscheinen. Bei mikroskopischer Untersuchung der vorliegenden Präparate fand ich folgende Veränderung:

1. Arsenhund: Die Lymphdrüsen, die bis über bohnengroß geschwollen waren, zeigten stark erweiterte Sinus, die erfüllt waren mit abgestoßenen epitheloiden Zellen und sehr vereinzelten Leukocyten. In einzelnen Stellen finden sich

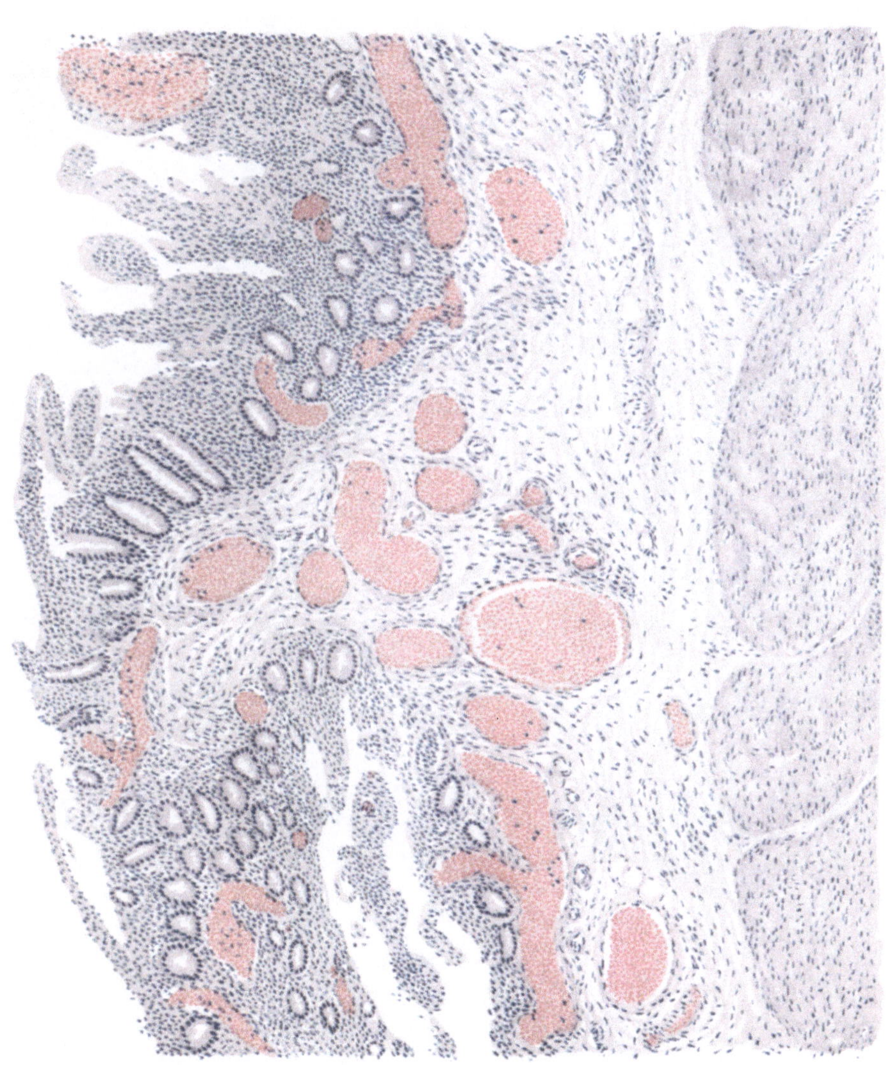

Göppert. Darm bei Genickstarre.

Verlag von Julius Springer in Berlin.

oft in Phagocyten gelegen rote Blutkörperchen, doch nirgends in sehr reichlicher Menge. Ja sie fehlen in einzelnen Gesichtsfeldern überhaupt.

2. Sepsinhund: Die Drüsen waren hier größer, eine sogar bis knackmandelgroß. Hier sind die Sinus sehr viel reichlicher mit Blut gefüllt, so daß dies den übrigen Inhalt überwiegt, wenn auch zahlreiche abgestoßene Epithelzellen den Sinuskatarrh dokumentieren. In beiden Präparaten sind die Keimzentren nicht immer, aber vielfach durch Einwanderung von Leukocyten und beginnenden Kernzerfall als pathologisch gekennzeichnet.

Wir finden also bei diesen Fällen von typischer Capillarvergiftung Veränderungen an mesenterialen Lymphdrüsen, – und zwar wenn wir nach dem makroskopischen Befund urteilen dürfen, wesentlich an diesen Lymphdrüsen — die nicht nur einfach als Zeichen der Blutresorption gedeutet werden dürfen. Namentlich die Lymphdrüse von dem Arsenhund zeigt die Unabhängigkeit des Sinuskatarrhs von der Blutresorption. Es ist daher in diesen Lymphdrüsen, wenn ich auf die Veränderung der Keimzentren keinen zu großen Wert lege, neben der von den Veränderungen des Darms wohl abhängigen Sinusfüllung mit roten Blutkörperchen eine vom Darm unabhängige Entzündung zu finden. Und diese Entzündung ist, soweit mein spärliches Material in dieser Beziehung einen Schluß gestattet, dieselbe, wie wir sie in den Lymphdrüsen der beiden Genickstarrefälle, wenn auch in relativ geringem Grade gefunden haben.

Immerhin können sich Bedenken erheben, eine derartige massive Veränderung, wie sie Sepsin und Arsenik im Darme hervorruft, mit den Veränderungen bei Genickstarre zu vergleichen. Die Bedenken werden freilich geringer, wenn wir hören [Heubner[19]) und Erben[20])], daß auch bei tötlichen Arsenikvergiftungen akutester Art die Veränderungen im Darme nur stellenweise bzw. geringgradiger ausgesprochen sein können, ja daß sie ganz fehlen können, daß also selbst bei diesen wohl charakterisierten Giften nicht immer das gleiche Capillargebiet in gleicher Weise getroffen zu sein braucht.

Überdies zeigten mir Versuche mit Abrin, die ich zu einem anderen Zwecke vornahm, ein recht ähnlich schwankendes Bild der Darm- und Drüsenveränderung wie die Genickstarresektionen. Ich gebe hier einige charakteristische Protokolle wieder:

1. 12. VI. Injektion von 0,5 mg, Tod 15. VII. Diffuse Enteritis ohne Drüsenschwellung. Der Darm, namentlich in der Nähe der Peyerschen Plaques, zeigt starke Erweiterung dünnwandig begrenzter Bluträume.

2. 16./VII. Junges Meerschwein. Injektion von 1 mg Abrin; Tod in 14 Stunden, keine Veränderung in Drüsen und Darm.

3. Bruder des vorigen. Injektion von 0,5 mg am 16. VII. Tot gefunden

am 18. Stark gerötete und geschwollene Peyersche Plaques, weniger die Follikel, des Blinddarms, stark geschwollene Mesenterialdrüsen, mikroskopisch die Sinus gegenüber den Kontrollpräparaten stark erweitert mit geronnener Lymphe verhältnismäßig weniger abgestoßenen Zellen gefüllt, rote Blutkörperchen nicht vorhanden, dagegen ziemlich zahlreiche Leukocyten. Die Keimzentren mit Leukocyten reichlich durchsetzt, kein Kernzerfall nachweisbar.

4. Erwachsenes Meerschweinchen. Injektion von 0,8 mg am 5. I. 6. I. tot gefunden. Dickdarm schon ziemlich verdaut, drei große geschwollene Mesenterialdrüsen, die Größe erbsengroß, im Dickdarm drei stark gerötete Solitärfollikeln.

5. Desgl. 5 mg Abrin. Verlauf derselbe. Im Dickdarm 11 zum Teil bis 3 mm im Durchmesser betragende intensiv gerötete Follikeln. Die Peyerschen Plaques stark gerötet; am Blinddarm zwei gerstenkorngroße stark infizierte Lymphdrüsen, an der Wurzel des Gekröses drei ebensolche Lymphdrüsen, von denen zwei erbsengroß, die dritte etwas kleiner ist.

6. Junges Meerschwein 2,5 mg Abrin. Tod nach wenigen Stunden. Im Peritoneum etwas dünne Flüssigkeit. Am Lungenhilus gerstenkorngroße geschwollene Lymphdrüsen, die Lymphdrüsen an der Gekrösewurzel und am Blinddarm ebenso groß wie im vorigen Falle, die Peyerschen Plaques scheinen durch den Dünndarm außen als dunkelrote Flecken hindurch, zum Teil ist die Zeichnung leicht gegittert. Die Schleimhaut ist an dieser Stelle entschieden auch außerhalb der Peyerschen Plaques verdickt, während die dunkelroten Peyerschen Plaques anscheinend in Länge und Breite auch vergrößert deutlich promenieren. Im Dickdarm besteht eine fünfpfennigstückgroße, stark gerötete Stelle in der Schleimhaut.

7. 6. I. Injektion von 2,5 mg. Getötet nach 19 Stunden. Im Mesenterium drei zum Teil bohnengroße Lymphdrüsen. Ziemlich blutreich, stark unter Formalin schrumpfend, so daß sie nur noch erbsen- bis schwach bohnengroß sind. Zwei kleinere Lymphdrüsen gleichfalls gerötet am Wurmfortsatz. Dünndarmschleimhaut entschieden verdickt, gerötet und succulent. Drei auffällig große gerötete Peyersche Plaques und fünf mäßig infizierte Solitärfollikel im Dickdarm. An den übrigen Lymphdrüsen, so weit sie beachtet wurden, wurde in keinem Falle makroskopische Veränderung gefunden.

Der mikroskopische Befund ergibt in den Fällen von starker Schleimhautrötung die gleiche, doch meist nicht so hochgradige Erweiterung der Gefäße dünnwandiger Art, wie bei Genickstarre beschrieben ist. Bei den geröteten Peyerschen Plaques steigen diese Gefäße zwischen den einzelnen Follikeln auf; von hier und von der Seite aus verbreiten sie sich dann über dieselben, soweit das Epithel hier nicht zugrunde gegangen ist. Hierdurch erklärt sich die gitterförmige Zeichnung mancher Fälle. Bei den Lymphdrüsen finden wir im Falle 2 die Schwellung bedingt durch die erweiterten Lymphsinus, die hier mit geronnener Lymphe, abgestoßenen Epithelzellen und ziemlich zahlreichen Leukocyten gefüllt sind. In anderen Fällen finden wir, ohne daß im Darme Blutungen nachzuweisen wären, außer einem ziemlich großen Gefäßreichtum den ausgesprochensten Sinuskatarrh, aber mit starker Füllung durch rote Blutkörperchen, also mehr in der Art wie beim Sepsinhund. Die Keimzentren zeigen in wechselnder Weise teils normales Verhalten oder Verdeckung durch Lymphocyten, teils Kernzerfall mit Einwanderung von Leukocyten. Hervorzuheben wäre noch, daß in manchen Präparaten reichlich mit Pigment beladene Zellen in dem Sinus anzutreffen sind.

Wir finden also unter der Einwirkung eines den bakteriellen Giften in mancher Beziehung nahestehenden Stoffes die mannigfachste graduelle Abstufung einer Darmveränderung und einer durchaus nicht parallel laufenden Drüsenveränderung, wie wir sie bei den Capillargiften kennen gelernt haben.

Ergibt sich nun aus diesen Betrachtungen, daß Darm- und Mesenterialdrüsen in einer ganz vorzugsweisen Stärke auf die verschiedensten Gifte in etwa gleicher Weise reagieren, so erhebt sich nun die Frage, ob bei anderen Krankheiten oder Krankheitsgiften nicht ähnliche Reaktion gefunden wird. Zunächst drängt sich der Vergleich mit dem anaphylaktischen Darmkatarrh, wie ihn Schittenhelm und Weichardt beschrieben haben, auf, und es wäre die Frage, ob wir vielleicht auch in diesen Fällen ähnliche Drüsenveränderungen finden. Dann zeigen auch bei Poliomyelitis die akut zum foudroyanten Tode führenden Fälle ähnliche Veränderungen. So beschreibt z. B. Müller[21]) folgenden Fall:

Fall 4. Im Duodenum Brunnersche Drüsen geschwollen, Jejunum fleckweise gerötet. Im Dickdarm ausgeprägte Schwellung der Follikel und diffuse Rötung der Schleimhaut. In den geschwollenen Mesenteriallymphdrüsen starke Entwicklung der Keimzentren mit ungemein hochgradig verzerrten und zerfallenen Wanderzellkernen und starke Ausfüllung der Lymphbahn mit Leukocyten.

Auch Wickmann[22]) spricht von der geschwollenen und geröteten Mucosa.

Peabody, Draper und Dochez[8]) beschreiben außer nicht besonders charakteristischen mikroskopischen Veränderungen der Peyerschen Plaques die Erscheinung des Kernzerfalls in den Keimzentren der geschwollenen Lymphdrüsen und fahren dann fort:

„In the lymph sinuses there are also large numbers of the same phagocytic endothelial cells. Many of them are of great size and contain necrotic fragments of nuclei, whole lymphocytes, or numbers of red blood corpuscles. In the lymph sinuses, there is extensive proliferation of the endothelial cells, as is evidenced by the frequency with which mitotic figures are found. Numbers of necrotic cells are met with in the lymph sinuses, but, in general, necrosis is a more prominent feature in the centers of the lymphatic nodules, and proliferation in the lymph sinuses."

Es sind dies also Veränderungen, wie wir sie in den Lymphdrüsen des Arsenhundes gefunden haben. Über die Natur der geröteten Darmstellen habe ich mikroskopische Angaben nicht gefunden.

Bei anderen foudroyant verlaufenden Infektionskrankheiten wird es nötig sein, genauer auf dieselben Verhältnisse zu achten und namentlich die Veränderung an den Lymphdrüsen genauer zu studieren, wobei freilich diejenigen Lymphdrüsen, bei denen Sinus- und Keimzentren durch die so resistenten Lymphzellen verdeckt sind, ungeeignete Objekte zum Studium bieten.

Aus dem Angeführten ist ersichtlich, daß bei aller Vorsicht, die namentlich das spärliche Material an Lymphdrüsen bedingt, der Gedanke nicht fernliegt, daß bei Genickstarre, wenn sie als Vergiftung, nicht als lokale Krankheit verläuft, Veränderungen auftreten, die wir denen nach Capillarvergiftung gleichsetzen können, und zwar würden wir ebenso wie bei diesen letzteren eine Capillarlähmung des Darmes und eine Veränderung der Lymphdrüsen annehmen, bei der nur die Erscheinung der Blutresorption im direkten Zusammenhang mit den Darmveränderungen steht, während die Sinusitis eine selbständige Parallelerscheinung darstellt. Suchen wir nun nach anderen Zeichen der Capillarvergiftung bei Genickstarre, so finden wir bei froudoyanter Meningitis jene diffuse Rötung der Schleimhäute, unterhalb der Stimmbänder beginnend, bis in die feinsten Bronchien hinein. Die mikroskopische Untersuchung eines solchen, in wenigen Stunden gestorbenen Falles zeigte mir aber deutliche Lockerung und Durchtränkung des submucösen Bindegewebes, gegen die die Injektion der Blutgefäße weit zurücktrat. In dem vorliegenden Falle handelte es sich also zweifellos um Entzündung.

Beachtenswert ist dagegen der klinische Verlauf foudroyanter Genickstarrefälle, den wir am häufigsten beobachtet haben:

Am häufigsten tritt nach einem schnellen Fieberanstieg ein eklamptischer Anfall auf, nach dem das Kind in klonisch-tonischen Krämpfen ohne Bewußtsein verbleibt. Der ganze Körper ist stark cyanotisch und hebt sich von den weißen Betten dunkel ab. Dabei ist die Haut eiskalt und so geht der Kranke unbeeinflußbar durch analeptische Mittel in 2—3 Tagen zugrunde.

Sehen wir hier geradezu ein Paradigma für Capillarvergiftung, so würde auch die vierte von mir angeführte Form von foudroyanter Meningitis nach Erben zum mindesten nicht unähnlich mancher Arsenvergiftung sein.

Hier wechselt Wachen oft mehrmals in der Stunde mit tiefem Sopor ab. Während des Wachens sind die Kinder entweder bei leidlich klarem Bewußtsein oder stehen unter dem Einfluß von Halluzinationen.

Sehen wir aber von den letzteren Fällen ab, so finden wir genau dieselben Erscheinungen des Zugrundegehens bei Scharlachfällen, die vor oder unmittelbar nach Ausbruch des Ausschlages zugrunde gehen. Die

Erscheinungen sind so vollständig gleich, daß eine Unterscheidung auch dem nicht möglich ist, der, wie wir in Oberschlesien, reichlich Gelegenheit hat, beide Formen wiederholt zu beobachten.

So kommen wir zu der Annahme, daß bei den foudroyanten Fällen von Genickstarre es eine Art von Zugrundegehen gibt, die mit den lokalen Gehirnerkrankungen nichts zu tun hat, und bei der wenigstens in einer Reihe von Fällen ein Gift entsteht, das mit den Capillargiften die weitgehendste Ähnlichkeit hat und, wie wir es auch bei diesen und bei Abrin sehen, die verschiedenen Gefäßbezirke in wechselndem Grade trifft. Diese Form ist nicht für Genickstarre spezifisch und scheint klinisch wenigstens bei Scharlach in gleicher Weise vorzukommen. Dann gibt es eine andere Form foudroyanter Meningokokkenvergiftung, die klinisch für diese Infektion spezifisch erscheint, d. h. wohl in einem spezifischen Gifte ihre Ursache findet. Doch zeigt uns das Beispiel der Arsenvergiftung, daß auch ein Capillargift ähnliche Krankheitszustände hervorrufen kann. Die dritte Form der Meningokokkeninfektion ist die lokale Erkrankung von Gehirn und Rückenmark.

Es liegt heutzutage nahe, etwa in der Art wie es Neufeld und Dold [18]) im Anschluß an die bekannten Untersuchungen Friedbergers, Friedemanns usw. tun, in dem ersten Gifte ein Anaphylatoxin unspezifischer Art oder von nicht nicht streng spezifischer Wirkung zu suchen, im zweiten ein spezifisches Gift der Meningokokken. Die Untersuchungen Schittenhelms und Weichardts, die die Wirkung von Anaphylatoxin auf die Gefäße des Darmes nachgewiesen haben, würden einen solchen Schluß erleichtern.

III.

Uns Kinderärzte interessiert dann weiterhin noch eine Frage, nämlich, welche Beziehung die anatomischen Befunde zu der Erscheinung haben könnten, die wir als parenteral bedingten Durchfall bezeichnen. Es ist zunächst festzustellen, daß bei einem gewissen Prozentsatz von Genickstarrekranken als Initialerscheinung Durchfälle auftreten können. Gewiß hat Busse recht, wenn er das regelmäßige Auftreten derselben bestreitet. In diesem Punkte hat er mich mißverstanden. Ich fand unter 45 Pat. nur $^1/_9$ hieran erkrankt, aber bei Brustkindern sieht man diese vermehrten, schleimig gallertigen Stühle häufiger. Einmal entleerte sich beim Temperaturmessen auf dem Untersuchungstisch des Sprechzimmers unmittelbar nach einem guten Stuhl ein Eßlöffel eitriger Schleim aus dem Anus, obgleich das Kind weder durch Klystiere noch durch Abführmittel behandelt worden war. Dr. Spyra (Königshütte) wurde wiederholt durch initiale, länger dauernde Durchfälle auch bei älteren Kindern in diagnostische Zweifel versetzt. Er sah diese Erscheinung etwa in einem Viertel bis Fünftel seiner Fälle. Radmann erwähnt den Anfang mit Darmerscheinungen. Auch Flexner[10]) fand bei einer Epidemie häufiger ruhrartige Erkrankungen. Wir finden also im allgemeinen in Häufigkeit und Art der Erscheinung die Charakteristica des parenteral bedingten Darmkatarrhs, den wir stets nur bei einem geringen Teil der Patienten finden. Als bemerkenswerte Parallele mag hierbei die Tatsache gelten, daß zu gleicher Zeit die Poliomyelitisfälle in Hessen-Nassau mit Erscheinungen an den Atemwegen, in Westfalen mit Darmerscheinungen einhergingen.

Die Untersuchungen Radmanns und auch meine Funde an Patienten, die erst nach ausgesprochener Lokalerkrankung zugrunde gingen, rechtfertigen den Schluß, daß die gleichen anatomischen Veränderungen auch bei nicht foudroyant verlaufenden Fällen sich zeigen, daß mit anderen Worten das nichtspezifische hypothetische aus dem Zusammenwirken von Genickstarrekokken und Serum entstandene Gift auch seine Wirksamkeit bei den gewöhnlichen Fällen von Genickstarre in vielen Fällen auf den Darm ausüben kann. Dann hätten wir in der Veränderung des Darmes die Grundlage des parenteralen Durchfalls zu sehen. Die Schädigung, die hierdurch die Darmfunktion erfährt, sei es durch etwas vermehrte Peristaltik und Absonderung von Schleim in das Lumen, sei es durch Störung des Chemismus, genügt, um bei labiler Verdauung oder besonders geeigneter Nahrung, wie z. B. Brusternährung, Durchfälle hervorzurufen.

Namentlich die von Radmann urgierte Veränderung im Mastdarm würde das anatomische Substrat einer solchen Entleerung von Schleim und Eiter bilden, wie wir oben beschrieben haben.

Bei zu fester Kotbildung führender Ernährung braucht es bei den relativ geringen Veränderungen ebensowenig zum Durchfall zu kommen, wie bei den Abrin-Meerschweinchen. Der Schluß ist daher nicht fernliegend, daß die gleiche Darmveränderung wie bei Genickstarre durch ein gleiches oder ähnliches Gift bei allen möglichen Infektionskrankheiten hervorgerufen werden kann, und daß dann bei hierzu disponierten Kindern

und disponierender Ernährung die parenteralen Durchfälle auftreten.

Ich bin mir wohl bewußt, daß es sich vielfach in meiner Arbeit um Hypothesen, die auf Analogieschlüssen aufgebaut sind, handelt und auch nur handeln konnte, doch hoffe ich, namentlich, was die Deutung der foudroyanten Genickstarrefälle betrifft, der Wahrheit nahegekommen zu sein.

Literaturverzeichnis.

1. Eduard Müller, Die spinale Kinderlähmung. Springer, Berlin 1910.
2. Ivar Winckmann, Beiträge zur Kenntnis der Heine-Medinschen Krankheit. Karger, Berlin 1905 u. 1907.
3. Römer, Experimentelle Poliomyelitis. Ergebnisse d. inn. Med. u. Kinderheilk. **8**. 1912.
4. Bartel, zit. nach Kaufmann, Lehrbuch der speziellen Anatomie 1911, S. 330.
5. Abu, E. M., Discussions on Cerebrospinalmeningitis. Brit. med. Journ. 1906, S. 1334.
6. S. Mannkopf, Über Meningitis cerebrospinalis epidemica. Vieweg & Sohn, Braunschweig 1866.
7. Radmann, Weitere Bemerkungen über Genickstarre. Deutsche med. Wochenschrift 1905, S. 1020.
8. Peabody, Draper, Dochez, A Clinical Study of acute Poliomyelitis. Rockefeller Institute. Monographie 1912.
9. Westenhoeffer, Ergebnisse der Oberschlesischen Genickstarre-Epidemie 1905. Klin. Jahrb. **15**. 1906.
10. F. Göppert, Zur Kenntnis der Meningitis cerebrospinalis epidemica usw. Ebenda.
11. — Über Genickstarre. Ergebnisse d. inn. Med. u. Kinderheilk. **4**.
12. Berdach, Bericht über die Meningitisepidemie in Trifeil im Jahre 1898. Deutsches Archiv f. klin. Med. **65**, 449.
13. Flexner, Simon u. Lewelly, Amer. Journ. of med. Sc. **7**, H. 2, S. 155. 1894.
14. Busse, Die übertragbare Genickstarre. Klin. Jahrb. **23**. 1910.
15. Meyer, Edmund, Bericht über rhinolaryngologische Beobachtungen bei der Genickstarre-Epidemie 1905. Klin. Jahrb. **15**. 1906.
16. Schittenhelm u. Weichardt, Über die Rolle der Überempfindlichkeit bei der Infektion und Immunität. Münch. med. Wochenschr. 1910, S. 1769.
17. Ritz u. Sachs, Über das Anaphylatoxin. Berl. klin. Wochenschr. 1911, S. 992.
18. Neufeld u. Dold, Über Entstehung und Bedeutung des Bakterienanaphylatoxin. Ibid. S. 1069.
19. Heubner, Wolfgang, Über Vergiftung der Blutcapillaren. Archiv f. experim. Pathol. u. Pharmakol. **56**, 370. 1907.
20. Erben, Vergiftungen. Klin. Teil, 1. Hälfte, S. 271.
21. Müller, Eduard, Die spinale Kinderlähmung. Springer, Berlin 1910.

Über die klinische Bedeutung der Cubitaldrüsenschwellungen.

Von

Dr. **Götzky**,

früherer Assistent der Poliklinik.

(Aus der Kinderpoliklinik der Königl. Charité [Direktor: Geh. Med.-Rat Prof. Dr. Heubner].)

Mit 5 Tafeln.

Auf den Befund von Cubitaldrüsenschwellungen bei hereditärer Syphilis machte als erster Heubner[1]) im Jahre 1896 aufmerksam, er fand sie ziemlich regelmäßig als erbsengroße, harte Knötchen und dachte schon damals an eine spezifische syphilitische Ursache. Auch bei älteren Kindern mit Syphilis tarda konnte er „mehrfach ganz zweifellose, starke Anschwellungen der Cubitaldrüsen nachweisen". In seinem Lehrbuch[2]) hat Heubner die gleichen Erfahrungen niedergelegt, ohne jedoch dabei auf die Frage der spezifischen Ursache näher einzugehen. Den Zusammenhang zwischen Cubitaldrüsenschwellungen und spezifischen Erkrankungen im regionären Quellgebiet betont zum ersten Male Hochsinger[3])[4]). Er behauptet, daß man bei luetischen Säuglingen in der Regel ein oder zwei linsen- bis erbsengroße Lymphknötchen oberhalb des Epicondylus internus finde, die fast ausschließlich auf Lues beruhen. Die Anschwellung soll auf die fast nie fehlende Osteochondritis am unteren Humerusende zu beziehen sein. Eine röntgenologische Aufklärung gab Reyher[5]), der in allen Fällen, in denen er röntgenographisch hereditär syphilitische Knochenveränderungen an den oberen Extremitäten nachweisen konnte, auch die Cubital-

---

[1]) Gerhardtsches Handbuch der Kinderkrankheiten: Kapitel Heubner, Die Syphilis im Kindesalter.

[2]) Heubner, Lehrbuch der Kinderheilkunde. 3. Aufl., Bd. 1. 1912.

[3]) Pfaundler und Schloßmann, Handbuch der Kinderheilkunde, Bd. 1, 2.

[4]) Hochsinger, Über tastbare Cubitaldrüsen usw. im Säuglingsalter. Jahrb. f. Kinderheilk. (3. Folge) **16**, H. 4.

[5]) Bibliothek der physikalisch-medizinischen Techniken. Von Heinz Bauer. Bd. 4: Das Röntgenverfahren in der Kinderheilkunde von Reyher. 1912.

drüsen in entsprechender Weise geschwollen fand, so daß nach seiner Erfahrung die luetischen Erkrankungen bei weitem die häufigste Veranlassung zu den Cubitaldrüsenschwellungen sind. Finkelstein[1]) konzediert sehr vorsichtig nur größeren Cubitaldrüsenschwellungen neben anderen suspekten Symptomen einen differentialdiagnostischen Wert. Zu einer ähnlichen Einschränkung kommt auch Reiche[2]), der seiner Statistik 235 Fälle zugrunde gelegt hat, darunter 13 mit sicherer Lues und 10 mit Luesverdacht. Unterden 13 Luetikern fand er 9 mal, unter den 10 Verdächtigen keinmal tastbare Cubitaldrüsen. Unter den 230 Säuglingen aber, die angeblich nicht luetisch waren, befanden sich 184 lebensschwache oder ernährungsgestörte, und von diesen wiesen 40 palpable Cubitaldrüsen auf. Auf welche Weise Lues ausgeschlossen worden ist, wird nicht erwähnt. Jedenfalls darf man nach dem jetzigen Standpunkt beispielsweise bei einem Säugling mit doppelseitigen Cubitaldrüsenschwellungen und einer Onychie den Verdacht auf Lues nicht lediglich auf Grund der Tatsache fallen lassen, daß die Onychie spontan abheilte und selbst nach Monaten luetische Symptome sich nicht einstellten. Dazu berechtigen erst die röntgenologische und serologische Kontrolle.

Großer und Dessauer[3]) haben an der Hand von 1897 Krankengeschichten die Bedeutung fühlbarer Cubitaldrüsen nachgeprüft und kommen zu dem überraschenden Resultat, daß das Auftreten von Cubitaldrüsen sowohl im Säuglings- als auch im späteren Kindesalter keine spezifische Bedeutung hat, weil im ersten Lebensjahre sich Lues und Rachitis und in den späteren noch die Tuberkulose in die Ätiologie teilen. Nach meiner Überzeugung kann man eine solche Frage nicht aus Krankenblättern lösen, sondern muß die Kinder eigens darauf untersuchen. Außerdem muß zur Erklärung hinzugefügt werden, daß in der großen Zahl von Fällen sich nur 29 Luetiker befanden. Eine umfangreichere Statistik kann ganz andere Werte ergeben, wie Goldreich[4]) beweist. Er hat 212 Fälle von kongenitaler Syphilis untersucht und hat unter 82 Fällen rezenter Lues 47 mal, d. h. in 90%, und zwar

[1]) Finkelstein, Lehrbuch der Säuglingskrankheiten, 1. Teil.

[2]) Reiche, Über den diagnostischen Wert tastbarer Cubitaldrüsen bei Säuglingen. Monatsschr. f. Kinderheilk. **6**, Nr. 10.

[3]) Großer und Dessauer, Über die diagnostische Bedeutung fühlbarer Cubitaldrüsen bei Kindern. Münch. med. Wochenschr. **21**, 1130. 1911.

[4]) Goldreich, Zur klinischen Diagnostik der latenten Lues hereditaria (mit besonderer Berücksichtigung der Cubitaldrüsen). Zeitschr. f. Kinderheilk. **4**, 5. Heft.

60 mal beiderseitig und unter 130 Fällen latenter Lues 104 mal, d. h. in 80% deutlich tastbare Cubitaldrüsen nachgewiesen. Ferner erstrecken sich seine Untersuchungen auf 321 nicht luetische Säuglinge, meistens rachitische, von denen 55 tastbare Cubitaldrüsen hatten, und zwar 19 beiderseitig und 36 einseitig. Von 430 nicht luetischen Kindern über 1 Jahr hatten 91 tastbare Cubitaldrüsen und zwar 36 beiderseitig und 55 einseitig; die überwiegende Mehrzahl von diesen war rachitisch. Goldreich schließt aus seinen Untersuchungen, daß die Cubitaldrüsen im Verein mit den anderen Stigmen ein brauchbares Hilfsmittel in der Diagnostik der latenten hereditären Lues bleiben, und zwar sowohl bei Säuglingen als auch bei älteren Kindern der ersten 5—6 Lebensjahre.

Im Laufe der Jahre, d. h. je weiter die Infektion zurückliegt, soll dieses Kennzeichen der hereditären Lues für die Diagnostik an Bedeutung verlieren, weil jenseit des 6. Lebensjahres bei latent luetischen Kindern die Cubitaldrüsen angeblich häufig wieder verschwinden und mit dem Alter des Kindes die möglichen Varianten irritativer Prozesse im Quellgebiet immer zahlreicher werden.

Die in den Ansichten der Autoren enthaltenen, schroffen Gegensätze regten mich zu einer Nachprüfung an[1]); mein Untersuchungsgang weicht jedoch von den bisher eingeschlagenen etwas ab. In einem gewissen Zeitabschnitt untersuchte ich auf meiner Abteilung[2]) sämtliche neuaufgenommenen Kinder[3]) auf Cubitaldrüsenschwellungen. Bei den damit behafteten wurde auf das Sorgfältigste nach Tuberkulose, Lues, Rachitis, Ekzemen, Verletzungen, kurz nach allen Erkrankungen gefahndet, die ätiologisch verantwortlich gemacht werden können. Für die Diagnose der Lues benützte ich das Röntgenverfahren, die Wassermannsche Reaktion, Anamnese und Status, bei dem ich alle verwertbaren Stigmen berücksichtigte. Auf diesem Wege konnte ich auch in der Poliklinik die latenten Formen der hereditären Lues entlarven.

Bevor ich aber meine Resultate mitteile, möchte ich noch einmal kurz an die anatomischen Verhältnisse[4]), die für die Cubitaldrüsen in Betracht kommen, erinnern.

---

[1]) Den ersten anregenden Gedanken gab Dr. Reyher.

[2]) Kinderpoliklinik der Königlichen Charité. Dir.: Geh. Med.-Rat Prof. Dr. Heubner.

[3]) Diese Einschränkung machte ich, um das Material überhaupt bewältigen zu können.

[4]) Paul Bartels, Das Lymphgefäßsystem. Jena 1909.

Die Lymphgefäße des Unterarmes laufen in zwei verschiedenen Schichten; die oberflächlichen liegen im subcutanen Bindegewebe auf der Fascia antibrachii und begleiten die großen Hautvenen; ein Teil von ihnen folgt der Vena basilica. Dort, wo diese unter die Fascia brachii tritt, dicht neben und über dem Epicondylus medialis, sind 1—3 Drüsen eingeschaltet. Die tieferen ziehen mit den großen Arterien und gehen teilweise mit der Arteria brachialis in den Sulcus bicipitalis medialis. Ihre Drüsen liegen zum Teil unter dem Lacertus fibrosus, zum Teil im Sulcus, hier bisweilen in einer Kette. Oberflächliche und tiefe Drüsen anastomosieren miteinander. Aus der anatomischen Lage geht hervor, daß die tiefen Drüsen unter Umständen sehr schwer zu palpieren sind und daß es im allgemeinen kaum möglich sein dürfte, sie von den oberflächlicheren zu unterscheiden. Als Quellgebiet kommen für die tiefer gelegenen Drüsen hauptsächlich die Muskeln und Knochen, für die oberflächlichen die Haut in Frage. Bei einem Reizzustande in der Wurzel können die nächsten regionären Drüsen manchmal übergangen werden, es schwellen dann entferntere an. Daran muß man bei der Untersuchung auf Cubitaldrüsen denken und stets auch die untere Hälfte der inneren Humerusseite abtasten. Es ist also nicht vollständig, nur von Cubitaldrüsen zu sprechen, auch die Humeraldrüsen kommen dabei als distale Glieder derselben Drüsenkette mit in Betracht.

Die Palpation der Cubitaldrüsen ist eine gewisse Kunst, zu der Übung und Erfahrung gehören. Den Beweis dafür kann gelegentlich sogar ein Geübter erleben, wenn er nach einer bereits früher gefühlten Drüse später wieder suchen muß. Ich erwähne diese Momente, weil sie mir maßgebend genug sind, eine Statistik über Cubitaldrüsenschwellungen nur auf Grund eigens darauf untersuchter Fälle zu erheben.

Diesem Grundsatz bin ich bei meiner Arbeit gefolgt. Der dabei leitende Gedanke zwang mich natürlich auch, zu der Frage Stellung zu nehmen, ob nicht tastbare Cubitaldrüsen etwas Physiologisches sein können. Da man bei gesunden Säuglingen Cubitaldrüsen nicht findet, muß man annehmen, daß nachweisbare bei ihnen pathologisch sind. Ich glaube, man darf dies ohne weiteres auf die älteren Kinder übertragen; denn Cubitaldrüsen von tastbarer Größe müßten sich als physiologische Anlage schon in der ersten Lebenszeit zeigen, sie könnten sich nicht erst in späteren Jahren entwickeln. Nun besteht aber noch die Alternative: sind die Cubitaldrüsenschwellungen nur eine Reaktion auf einen lokalen Reizzustand im zugehörigen Quellgebiet oder sind die Cubitaldrüsen als Teil des lymphatischen Apparates vielleicht auch an einer Allgemeinaffektion desselben, z. B. an der Aufnahme irgendeiner Noxe auf dem Blutwege mitbeteiligt? Für ein regionäres Verhalten der Cubitaldrüsen gibt es direkte Beweise, wie z. B. Fall 7 lehrt.

Gertrud H. zeigte bei der ersten Vorstellung schwere luetische Erscheinungen, die die Unterarme klinisch wenigstens verschont hatten; Cubitaldrüsenschwellungen waren nicht vorhanden. 10 Tage später bei der 4. Vorstellung waren fast sämtliche Grundphalangen beider Hände spindelförmig angeschwollen, und nun fanden sich auch doppelseitige, erbsengroße Cubitaldrüsen. Das Röntgenbild ergab Osteochondritis und multiple Phalangitis. Zweifellos sind hier die Drüsenschwellungen die Folge der Knochenerkrankungen. Auf die 2. Frage komme ich nachher zurück. —

Meine Untersuchungen haben nun folgende interessanten Resultate ergeben:

Von 647 Kindern insgesamt, die jeden Abschnitt des Kindesalters vertraten, haben 113 fühlbare Cubitaldrüsen aufgewiesen, und zwar 86 doppelseitig und 27 einseitig; 534 waren frei davon; unter diesen befanden sich 21 teils mäßig schwere, teils leichte Rachitiker, 5 tuberkulöse und 72 mit allgemeinen Drüsenschwellungen, von denen wiederum 16 in ausgesprochener Weise das klinische Bild des Lymphatismus repräsentierten. Cubitaldrüsenschwellungen haben also mit dem Lymphatismus nichts gemein. Von den 86 Kindern nun mit doppelseitigen Cubitaldrüsenschwellungen haben 55 neben anderen luetischen Symptomen[1]) einen stark positiven Wassermann[2]) gehabt. Zu dieser Kategorie gehören 10 Säuglinge, 8 Kinder im Alter von 1—5 Jahren und 37 im Alter von 6—14 Jahren.

Ein nicht unbeträchtlicher Teil dieser Schulkinder hatte, abgesehen von der mehr oder weniger belastenden Anamnese, nur doppelseitige Cubitaldrüsenschwellungen und einen sehr stark positiven Wassermann; in diesen Fällen handelte es sich fast ausnahmslos um schwere Neuropathen, die in der körperlichen Entwicklung erheblich zurückgeblieben waren, resp. um Kinder, die bisher in der Schule ganz gut vorwärts gekommen waren, dann aber mit einem Male einen deutlichen Rückgang erkennen ließen. Zu der Gruppe mit doppelseitigen Cubitaldrüsenschwellungen und positivem Wassermann gehören eigentlich noch 8 Kinder, meist in schulpflichtigem Alter, bei denen aber die Wassermannsche Reaktion nur mittelstark oder schwach positiv ausgefallen war,

[1]) Siehe Krankengeschichten.

[2]) Sehr häufig zur Kontrolle zweimal angestellt; ein verschiedener Ausfall ist besonders vermerkt.

die aber sicher luetisch waren. Nur 23 Kinder mit doppelseitigen Cubitaldrüsenschwellungen hatten einen negativen Wassermann; die Zahl der luesfreien Kinder ist aber noch kleiner, denn 4 von ihnen sind ebenfalls klinisch einwandsfreie Luetiker gewesen, was teilweise allein schon das Röntgenbild[1]) beweist. — Unter den 86 Kindern mit doppelseitigen Cubitaldrüsenschwellungen sind demgemäß 67 Luetiker gewesen. Dieses Verhältnis sagt mir nun nicht etwa, daß 78% aller Kinder mit doppelseitigen Cubitaldrüsenschwellungen Syphilis haben, dazu spielt der Zufall der Materialzusammensetzung eine zu große Rolle, wohl aber darf behauptet werden, daß unter den Kindern mit doppelseitigen Cubitaldrüsenschwellungen ein hoher Prozentsatz an Syphilis leidet, und zwar handelt es sich bei den älteren Kindern in der überwiegenden Mehrzahl um die latente Form. Unter den 19 luesfreien Kindern mit doppelseitigen Cubitaldrüsenschwellungen sind 11 Tuberkulöse, 5 schwere Rachitiker und 3 mit exsudativen Ekzemen gewesen. Die Rachitis stellt also für die doppelseitigen Cubitaldrüsenschwellungen nur ein sehr kleines unbedeutendes Kontingent, die Tuberkulose ein etwas größeres. Daß eine schwere Rachitis mit ihren intensiven Knochenveränderungen — seien es Frakturen, Infraktionen oder Knochendurchbiegungen mit sekundären periostalen Versteifungen — Reizzustände schafft, die zu Cubitaldrüsenschwellungen führen können, wird niemand bestreiten; in den leichteren Fällen habe ich sie nicht beobachtet. Anders sind die Cubitaldrüsenschwellungen bei der Tuberkulose zu beurteilen. Bei 11 Kindern, die außer einer tuberkulösen Herderkrankung noch Zeichen der tuberkulösen Diathese darboten, habe ich neben allgemeinen Drüsenschwellungen auch solche der Cubitaldrüsen konstatiert, ohne daß sich an den Unterarmen tuberkulöse Knochenerkrankungen vorfanden, die sich ja durch die Neigung zur Destruktion schon klinisch verraten hätten; in keinem Falle lag anamnestisch irgend ein Anhaltspunkt für ein ursächliches Moment vor. Nach meiner Überzeugung rühren in solchen Fällen die Cubitaldrüsenschwellungen nicht von einer lokalen Erkrankung im tributären Organ her; vielleicht sind sie Teilerscheinungen einer Allgemeinaffektion des gesamten lymphatischen Apparates eben durch die Tuberkulose.

Die Tatsache, daß ich bei 5 stark tuberkuloseverdächtigen Kindern keine Cubitaldrüsenschwellungen gefunden habe, ist für mich kein Grund, jene Annahme fallen zu lassen. — 3 tuberkulose- und luesfreie

[1]) Über meine röntgenologischen Erfahrungen dabei spreche ich im Zusammenhang am Schluß.

Kinder mit sehr schweren chronischen Ekzemen an beiden Armen hatten doppelseitige Cubitaldrüsenschwellungen, die wohl dadurch erklärt sind. Bei einseitigen Cubitaldrüsenschwellungen forscht man meistens vergebens nach der Ätiologie. Unter 27 hierher gehörigen Fällen befanden sich 6 luetische Kinder. Bei der Lues kommen ja einseitige Periostitiden vor, wenn auch seltener; jedenfalls habe ich in diesen 6 Fällen hereditärer Lues sie 4 mal gefunden; einmal war außerdem eine doppelseitige Osteochondritis, allerdings nur leichten Grades, vorhanden. Diese scheint also keinen Reiz ausgeübt zu haben. Bei den 4 übrigen Lueskindern fand ich für die einseitige Drüsenschwellung keine Erklärung; man muß berücksichtigen, daß eine Osteochondritis nur bis zum vierten Monat nachweisbar ist und daß Drüsenschwellungen gelegentlich wieder verschwinden, daß also eine doppelseitige ursprünglich bestanden haben kann. In 4 anderen Fällen glaube ich die Ursache für die einseitige Cubitaldrüsenschwellung in einem Trauma am Unterarm annehmen zu dürfen. 2 Kinder hatten sich den linken resp. den rechten Unterarm gebrochen und wiesen dementsprechende Cubitaldrüsenschwellungen auf; ein anderes hatte tiefgehende Furunkel, die hatten incidiert werden müssen, am linken Unterarm und linksseitige Cubitaldrüsenschwellung; bei dem letzten bestand am linken Unterarm eine ausgedehnte Hautnarbe infolge einer Verbrennung und linksseitige Cubitaldrüsenschwellung. In der überwiegenden Mehrzahl aller Fälle einseitiger Cubitaldrüsenschwellung blieb mir die Ätiologie völlig dunkel, Lues und Tuberkulose kamen nicht in Betracht.

Um mich nun davon zu überzeugen, wie oft Knochenprozesse für die Cubitaldrüsenschwellungen verantwortlich gemacht werden müssen, habe ich von sämtlichen damit behafteten Kindern — es waren im ganzen 113 — röntgenographische Aufnahmen gemacht.

Von vornherein war ich auf Schwierigkeiten bei der Beurteilung der Bilder gefaßt; denn es galt hier, nicht nur frische Periostitiden oder Osteochondritiden zu diagnostizieren, sondern zum großen Teil alte abgeheilte Periostitiden noch als solche zu erkennen und sie von nicht luetischen Veränderungen zu differenzieren bzw. gegen das Normale abzugrenzen.

Und da kam gleich das erste große Fragezeichen: Was ist normal? Bis jetzt gibt es meines Wissens noch keinen Atlas, in dem die kindlichen Unterarmknochen mit ihren verschiedenen normalen Varianten dargestellt sind. Einige als normal bezeichneten Bilder weisen feine Veränderungen auf, die nach meinen jetzigen Erfahrungen nicht normal sind, andere als Periostitis aufgefaßte Veränderungen gehören nach meiner Meinung zum Normalen.

Um ein Urteil darüber fällen zu können, machte ich Aufnahmen von einer Reihe gesunder Kinder und vom Skelett. —

So einfache röntgenologische Strukturzeichnungen wie z. B. beim Femurschaft — 2 schmale gleichmäßig breite, kompakte, nach außen und innen scharf abgegrenzte Randschatten fassen zwischen sich eine breitere, feingefelderte Zone — darf man bei den Unterarmknochen nicht erwarten; es ist klar, daß die normalerweise stets vorhandenen, nur in ihrer Ausbildung variierenden, rauhen, plattenförmigen Vorsprünge an den Innenflächen von Radius und Ulna, die der Membrana interossea zum Ansatz dienen, röntgenologisch die Innenseiten der Knochen modifizieren müssen. In welcher Weise, das lehrt Tafel III, Fig. 1/2, eine Skelettaufnahme normaler Unterarmknochen, die darstellen soll, welchen Anteil an der Zeichnung der Crista interossea zuzuschreiben ist. Das Bild zeigt deutlich, wie an der Innenfläche beider Knochen etwa in der Mitte die Corticalis mehr oder weniger stark aufgeblättert und spindelförmig verbreitert ist. Die Knochensilhouette verläuft in einem nach außen konvexen Bogen; sie kann vollständig verwaschen sein; in extremo weist die Corticalis eine so geringe Schattenintensität und Strukturzeichnung auf, daß man an der betreffenden Stelle nur einen gleichmäßig diffusen, matten Schatten sieht. So hochgradig aber brauchen die Veränderungen garnicht zu sein, um schon abgeheilte periostitische Auflagerungen vortäuschen zu können. Vor diesem diagnostischen Irrtum möchte ich hiermit warnen. Reyher bringt in seinem kürzlich erschienenen Werke ,,Das Röntgenverfahren in der Kinderheilkunde“ auf der Tafel IV unter Nr. 47 eine Abbildung, auf der eben diese Veränderungen sichtbar sind und deutet sie als Residuen periostaler Auflagerungen. Im allgemeinen dürfte es ratsam sein, mit der Diagnose alter periostitischer, Auflagerungen an den Innenflächen der Unterarmknochen, wenigstens bei älteren Kindern, bei denen die Crista schon gut ausgebildet ist, sehr vorsichtig zu sein. An den Außenkanten dagegen sind derartige Befunde fast immer Reste früherer Herde. Tafel III, Fig. 3/4 stellt die Unterarmknochen eines gesunden 8jährigen Mädchens dar; die am Radius interessierende Stelle ist charakteristisch für eine gut ausgebildete Crista, während an der Ulna sich nur ein ganz schmaler linearer matter Schattenstreifen zeigt. Auf der Tafel III, Fig. 5 ist die Crista an beiden Knochen nur angedeutet. Zwischen diesen beiden Graden findet man nun zahlreiche Übergänge.

Sehr wichtig ist es, die rachitischen Veränderungen zu erkennen. Es handelt sich bei den Kindern im Spiel- und Schulalter meistenteils nicht um floride Prozesse, sondern um Abheilungen und Rückbildungen, die teilweise an das Normale grenzen. Man muß sie kennen, um sie richtig zu beurteilen. — Bei der Rachitis sieht man häufig in der Spongiosa an Stelle der distinkten Bälkchenzeichnung herdweise Rarefikationen, die konfluieren können und dann schließlich nichts mehr von einer Struktur der Spongiosa erkennen lassen, so wie es das Bild Tafel IV, Fig. 1/2 zeigt, wo am Radius des rechten Armes die Spongiosa nur ein homogener verwaschener Schatten ist. Die Corticalis zeichnet sich an diesem Knochen innen nur sehr matt ab, um so deutlicher, wenigstens streckenweise an der Außenseite, und zwar am meisten an der Stelle der stärksten Biegung. Solche ein- oder doppelseitigen, verschieden intensiven Corticalisschatten sind charakteristisch für die abgeheilte Rachitis und bedeuten als corticale Versteifungen eine Selbsthilfe der Natur. Bei der Diagnose muß man das gesamte Knochenbild in Betracht ziehen, freilich mit Sicherheit ist Lues nicht immer auszuschließen; denn Lues kann sich sehr wohl mit Rachitis kombinieren und tut dies auch gar nicht so selten. Ein analoger Befund ist an dem Unterschenkel (Tafel V, Fig. 1) zu sehen. Schwere Verbiegungen mit doppelseitigen periostalen und corticalen Versteifungen und ausgedehnten Rarefikationen der Spongiosa. Am unteren Ende der Tibia sieht man auch rachitische periostale Auflagerungen, die für gewöhnlich keinen so intensiven Schatten geben wie die luetischen, allerdings verwischen sich mit der Zeit diese Unterschiede und gelten nur für das frische Stadium. Luetische Prozesse weisen bei einer oberflächlichen Ähnlichkeit doch charakteristische Unterschiede auf. Ausgehen will ich von einer akuten luetischen Periostitis und Osteitis am Schienbein eines schwer luetischen Knaben im Alter von 8 Jahren (s. Krankengeschichte Nr. 50). Tafel V, Fig. 2 gibt darüber Auskunft. Beide Corticalisschatten der Tibia sind verbreitert, dabei ziemlich intensiv und gehen verwaschen in die Spongiosa über, die ihre distinkte Zeichnung etwas verloren hat, ohne deutliche Rarefikationen aufzuweisen. Etwas unterhalb der Mitte der Tibia fließen die Corticalisschatten sogar ineinander ganz auf Kosten der Spongiosa, von der kaum noch etwas sichtbar ist. Vergleicht man die beiden Corticalisschatten, dann wird man feine Unterschiede gewahr. Im Bereich der vorderen Corticalis sieht man in dem verwaschenen Schatten intensivere längsverlaufende Schattenstreifen, Spongiosabälkchen; im Bereich der hin-

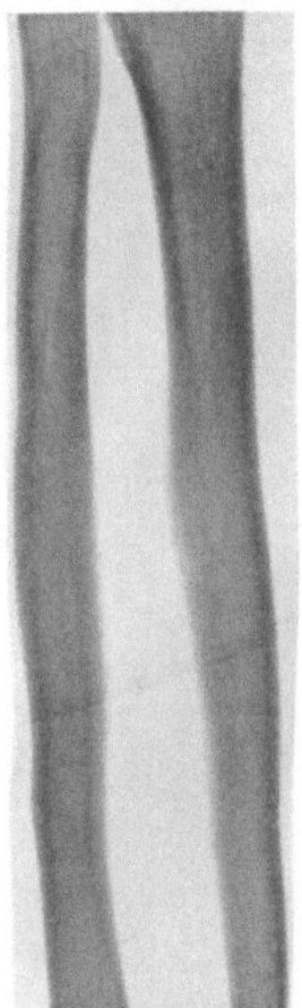

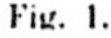
Fig. 1.

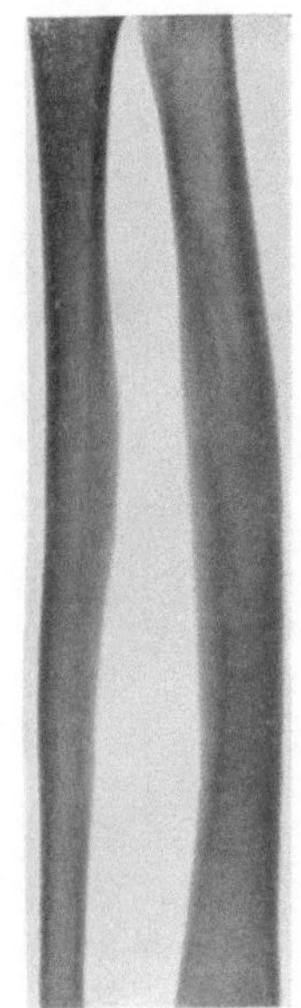
Fig. 2.

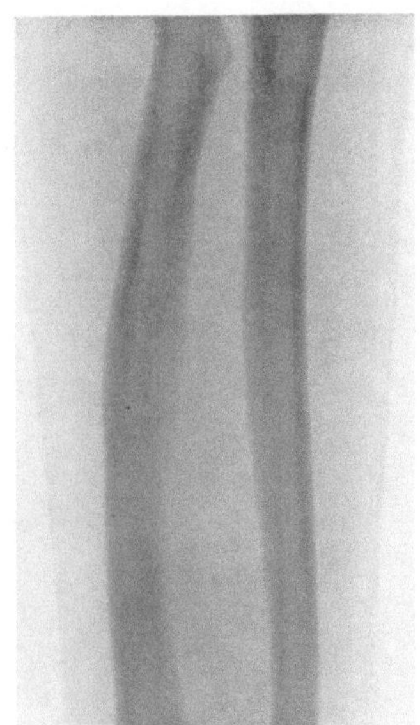
Fig. 3.

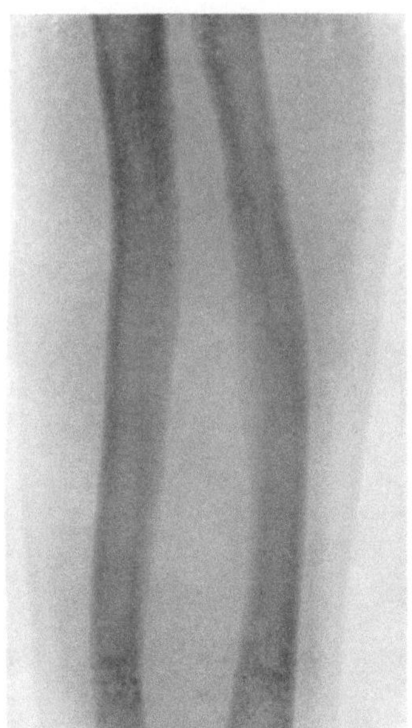
Fig. 4.

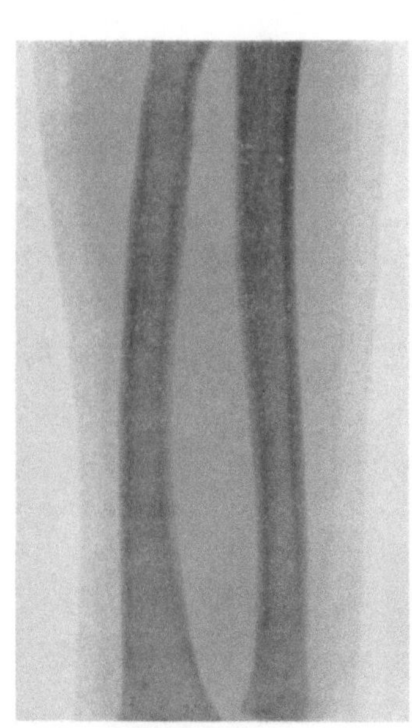
Fig. 5.

Verlag von Julius Springer in Berlin.

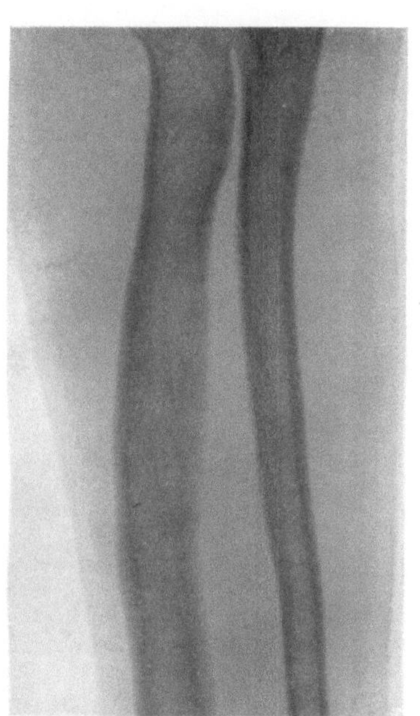

Fig. 1.

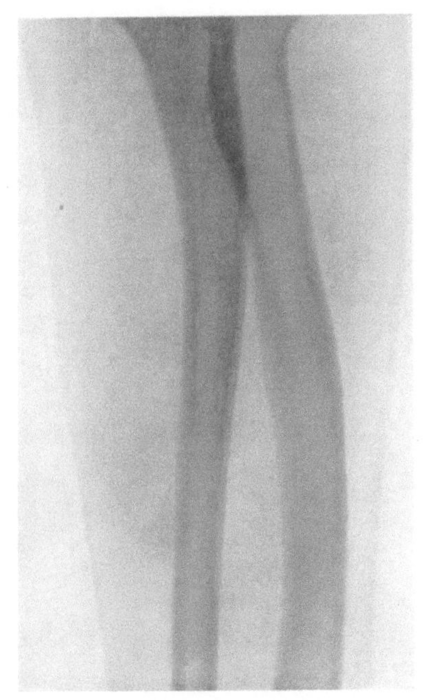

Fig. 2.

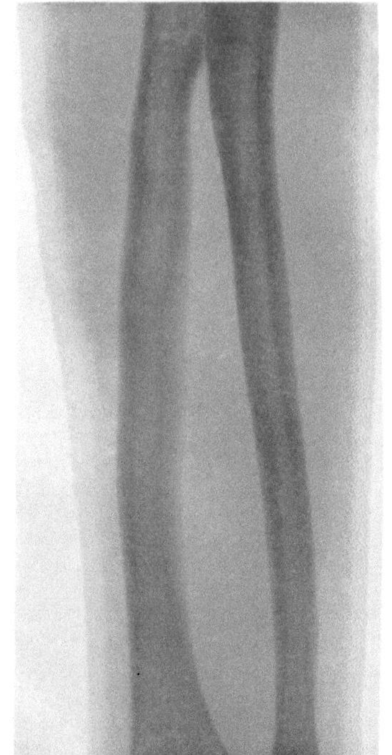

Fig. 3.

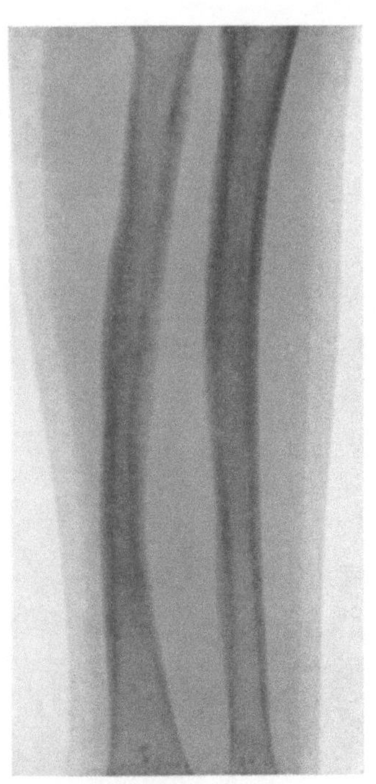

Fig. 4.

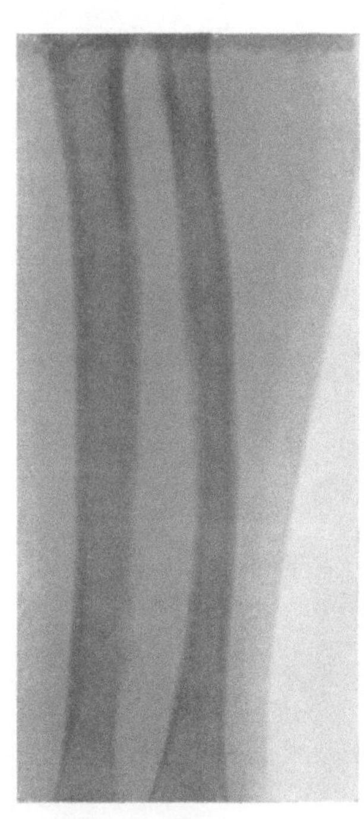

Fig. 5.

Verlag von Julius Springer in Berlin.

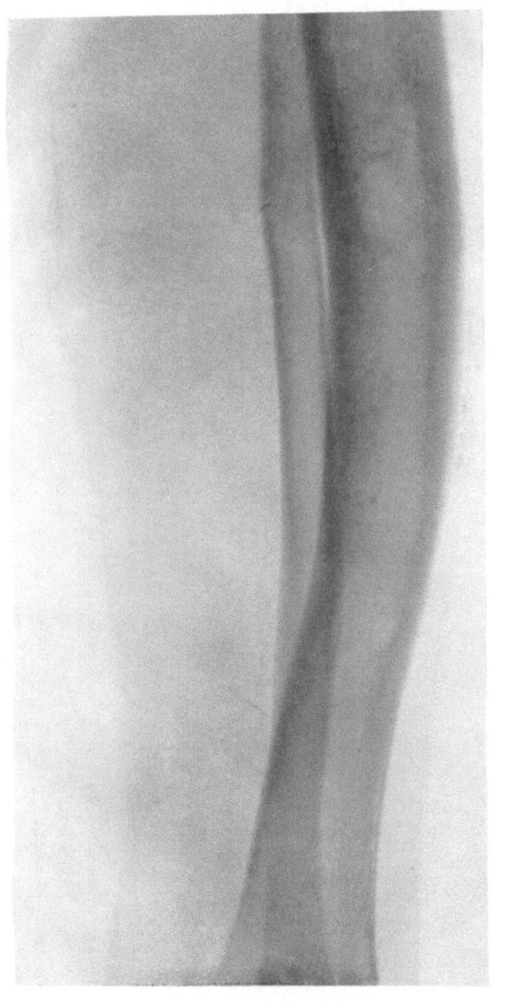

Fig. 1.

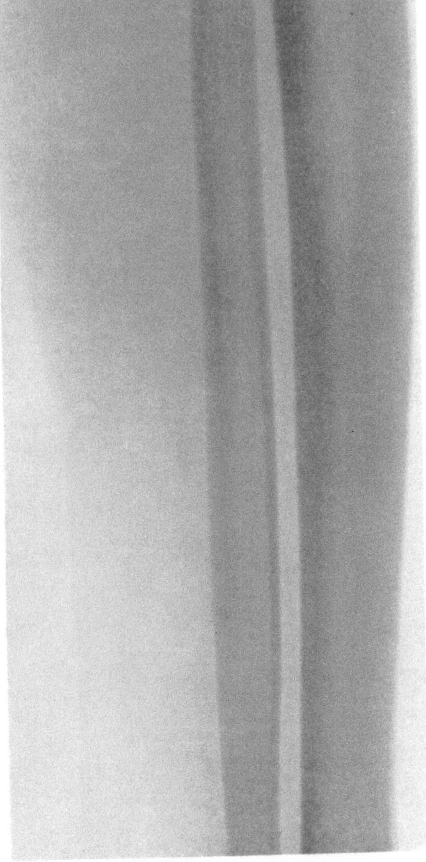

Fig. 2.

Verlag von Julius Springer in Berlin.

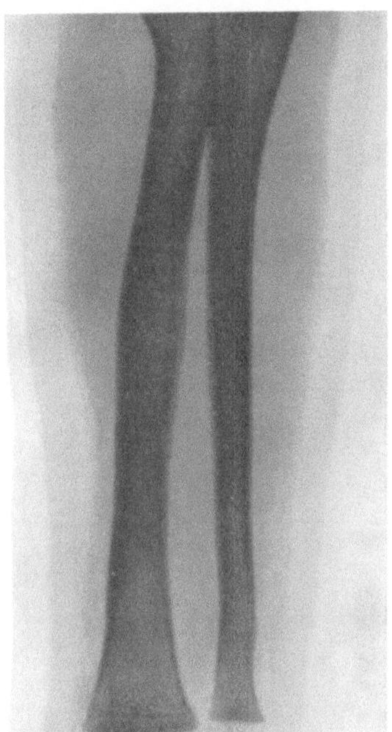

Fig. 1.

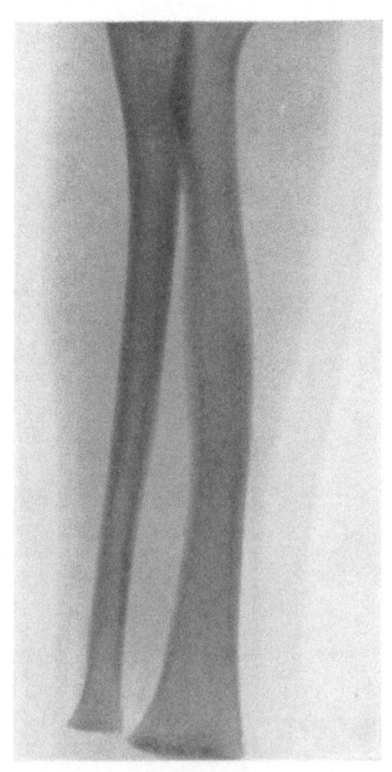

Fig. 2.

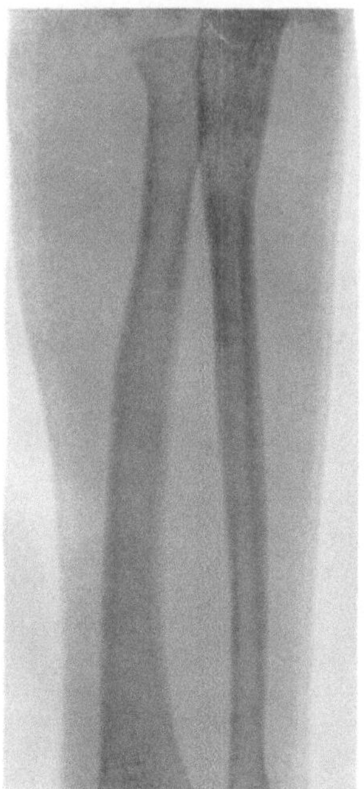

Fig. 3.

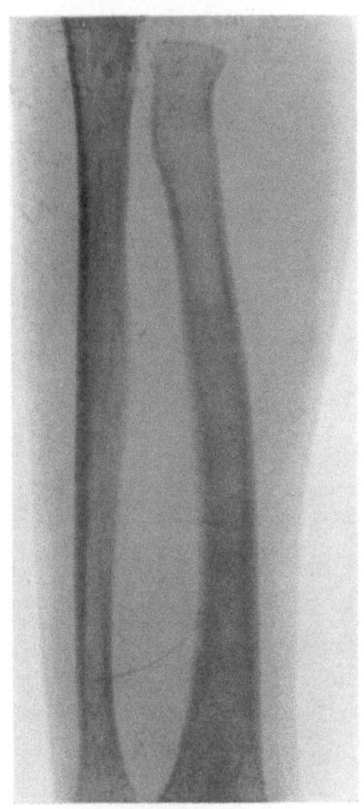

Fig. 4.

Verlag von Julius Springer in Berlin.

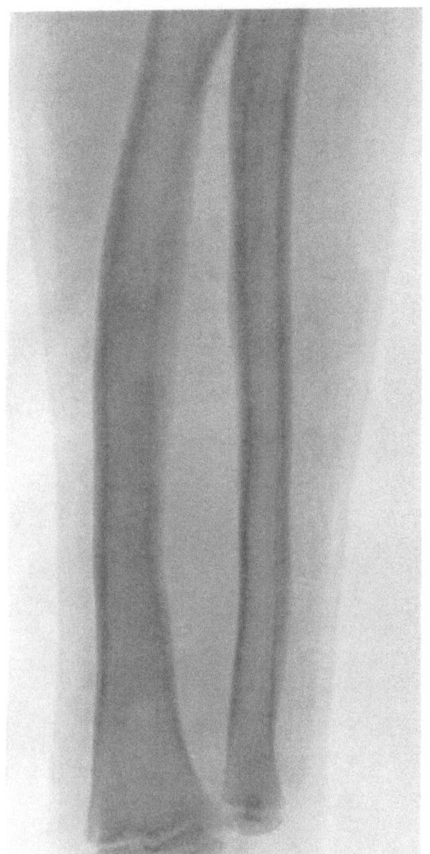

Fig. 1.

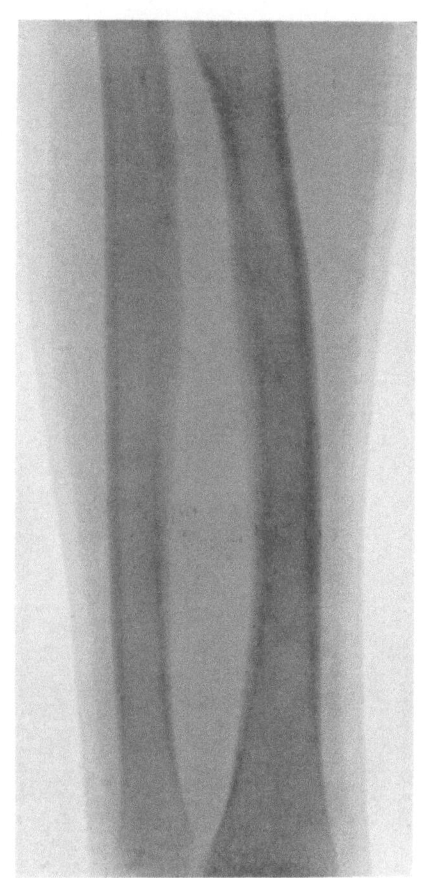

Fig. 2.

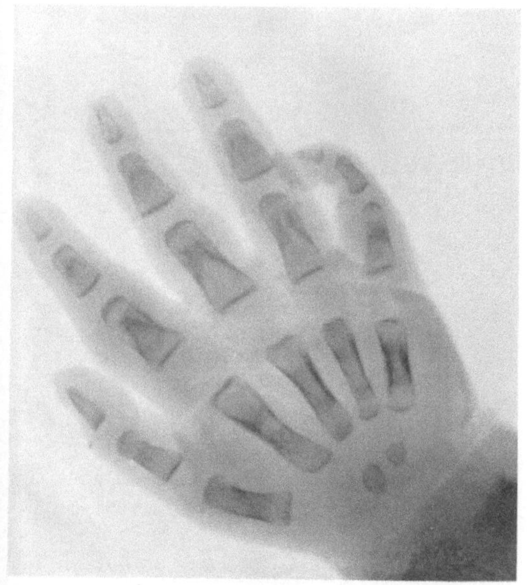

Fig. 3.

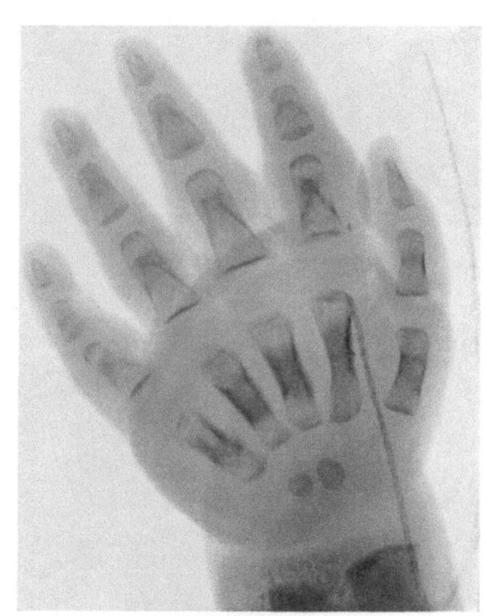

Fig. 4.

Götzky, Cubitaldrüsenschwellungen.

Verlag von Julius Springer in Berlin.

teren ist nur ein intensiver homogener Schatten ohne Zeichnung sichtbar, der an den einzelnen Stellen verschieden weit in die Spongiosa hineingreift. Die vordere Silhouette ist verschwommen. An der Fibula bestehen genau entsprechende Veränderungen, nur zarter angedeutet. Später gehen diese Erscheinungen mehr oder weniger zurück, verlieren sich aber meistens nicht ganz. Man stelle sich nun zwischen diesen beiden Prozessen fließende Übergänge vor, und man hat die einzelnen Stadien abgeheilter luetischer Entzündungen an den Unterarmknochen älterer Kinder, nur sind sie hier natürlich detaillierter. Recht klar bringt die entsprechenden Verhältnisse am Unterarm das Bild (Tafel IV, Fig. 3) zur Anschauung, das von demselben Knaben stammt (Krankengeschichte Nr. 50). Man sieht an der Ulna schwere doppelseitige Periostitis; daher wohl auch das Reißen im Unterarm.

Die Tafel IV, Fig. 4/5 und Tafel VI, Fig. 1/2 geben nun die wichtigsten luetischen Veränderungen wieder, so wie ich sie bei älteren Kindern mit doppelseitigen Cubitaldrüsenschwellungen gefunden habe.

Tafel IV, Fig. 4/5. (Krankengeschichte 20) 8jähriger Knabe.

Deutliche, teilweise recht schwere luetische Periostitiden an sämtlichen Unterarmknochen. Besonders aufmerksam machen möchte ich auf die periostitischen Auflagerungen an den Ulnen, und zwar am distalen Ende der Innenkanten. Diese Schatten rühren nicht von der Crista her. —

Tafel V, Fig. 1/2. (Krankengeschichte 13.) 4jähriger Knabe. Leichte Periostitis ulnae beiderseits, besonders deutlich links außen am distalen Ende.

Tafel VI, Fig. 3/4 und Tafel VII, Fig. 1/2 geben einseitige Befunde von Kindern mit einseitigen Cubitaldrüsenschwellungen wieder.

Tafel VI, Fig. 3/4. (Krankengeschichte 83.) 7jähriges Mädchen. Linksseitige Cubitaldrüse, linksseitige Periostitis ulnae.

Tafel VII, Fig. 1/2. (Krankengeschichte 81.) 13jähriger Knabe. Linksseitige Cubitaldrüsenschwellungen. Periostitis an der Außenkante der linken Ulna.

Tafel VII, Fig. 3/4. (Krankengeschichte 7.) Zeigt die multiplen Phalangitiden, die unter meinen Augen zu Cubitaldrüsenschwellungen führten.

Für die Diagnose habe ich zunächst nur die Negative benutzt; bei den Abzügen spricht etwas der Grad des Kupierens mit.

Die wenigen Bilder genügen natürlich nicht, um die Resultate eines größeren Materials zur Anschauung zu bringen. Sie sollen auch nur als Unterlage dafür gelten, welche Veränderungen an den Unterarmknochen ich auf Grund zahlreicher vergleichender Untersuchungen als pathologisch bezeichnet habe. Die Beurteilung der Bilder ist oft schwer, bisweilen ist eine definitive Entscheidung nicht möglich. In meinen Fällen hat der Röntgenbefund das klinische Bild öfters treffend ergänzt. Diese Tatsache stützt mein endgültiges Urteil.

Die Möglichkeit diagnostischer Irrtümer, wie sie in einer Poliklinik trotz gewissenhaftester Arbeit nicht auszuschließen sind, hier und da zugegeben, glaube ich meine Erfahrungen dahin zusammenfassen zu dürfen:

Cubitaldrüsenschwellungen findet man bei Kindern jeder Altersstufe bis in die Pubertät hinein; sie sind in der Mehrzahl doppelseitig und dann meistens luetischer Natur. Die Rachitis beteiligt sich nur in sehr geringem Grade daran, etwas mehr die Tuberkulose. Bei Säuglingen sind sie fast pathognomonisch für Lues, bei älteren Kindern sehr suspekt und bisweilen nur das einzige klinische Symptom der Lues latens. Mit Lymphatismus haben sie nichts gemein. Einseitige Cubitaldrüsenschwellungen sind meistens nicht luetisch. Das Röntgenbild bei Kindern im Spiel- und Schulalter ist hinsichtlich alter Periostitiden mit Vorsicht und Reserve zu beurteilen, gibt aber nicht selten eine ätiologische Aufklärung.

Krankengeschichten.

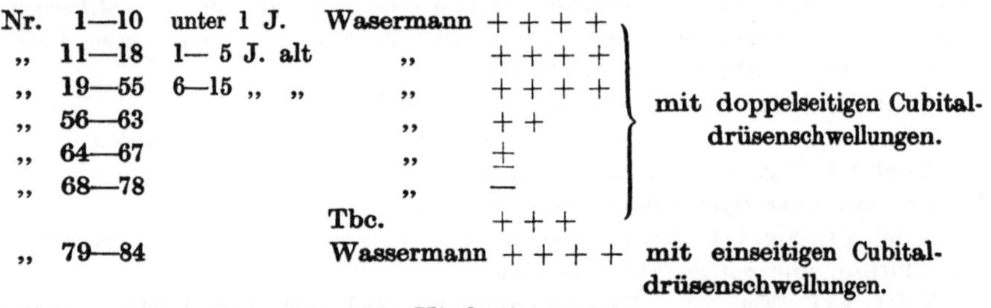

Nr.	1—10	unter 1 J.	Wasermann	+ + + +	mit doppelseitigen Cubitaldrüsenschwellungen.
„	11—18	1— 5 J. alt	„	+ + + +	
„	19—55	6—15 „ „	„	+ + + +	
„	56—63		„	+ +	
„	64—67		„	±	
„	68—78		„	—	
			Tbc.	+ + +	
„	79—84		Wassermann	+ + + +	mit einseitigen Cubitaldrüsenschwellungen.

647 Kinder insgesamt.

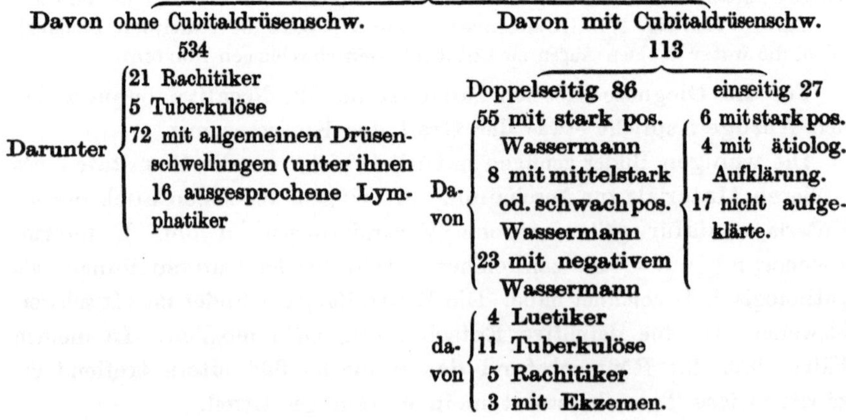

Davon ohne Cubitaldrüsenschw. 534

Darunter:
- 21 Rachitiker
- 5 Tuberkulöse
- 72 mit allgemeinen Drüsenschwellungen (unter ihnen 16 ausgesprochene Lymphatiker

Davon mit Cubitaldrüsenschw. 113

Doppelseitig 86

Davon:
- 55 mit stark pos. Wassermann
- 8 mit mittelstark od. schwach pos. Wassermann
- 23 mit negativem Wassermann

davon:
- 4 Luetiker
- 11 Tuberkulöse
- 5 Rachitiker
- 3 mit Ekzemen.

einseitig 27
- 6 mit stark pos.
- 4 mit ätiolog. Aufklärung.
- 17 nicht aufgeklärte.

1. Paula K., $1^1/_2$ Jahre, leidet an Krämpfen.
Die Mutter hat eine Schmierkur durchgemacht. Drei Aborte, 2 Frühgeburten — bald gestorben — die nächsten 3 Kinder im 1. Lebensjahre gestorben.
Doppelseitige Cubitaldrüsen, klein, erbsengroß, große Milz und Leber.
Röntgenbefund: schwere doppelseitige Periostitiden. Wassermann + + + +

2. Rosa Str., 10 Monate, kommt wegen Husten.
Mutter hat geschmiert, 1 Kind mit Ausschlag geboren.
Schniefen, doppelseitige Cubitaldrüsen, große Milz.
Röntgenbefund: Periostitis beiderseits. Wassermann + + + +.

3. Grete L., 3 Monate, erbricht immer.
5 Fehlgeburten, Pat. Siebenmonatskind.
Doppelseitige Cubitaldrüsen, Schniefen.
Röntgenbefund: Periostitis beiderseits. Wassermann + + + +.

4. Erna K., 3 Monate. Leidet an Ausschlag.
1 Fehlgeburt, 6 Kinder tot im 1. Lebensjahr an Darmkatarrh.
Doppelseitige Cubitaldrüsen, Rhagaden an den Lippen, große Milz.
Röntgenbild: Periostitis und Osteochondritis beiderseits, Wassermann + + + +.

6. Erna St. Kommt wegen Ausschlag.
1 Abort.
Olympierstirn, Sattelnase, Schniefen, doppelseitige Cubitaldrüsen, schwere Periostitiden, große Milz und Leber. Wassermann + + + +.

7. Gertrud H., 6 Wochen.
Vater Syphilis zugegeben.
Ikterus, Hydrocephalus, maculo-papulöses Syphilid an der Stirn, Sattelnase, Schniefen, Parrotsche Pseudoparalyse, sehr große Leber und Milz. 10 Tage später doppelseitige Cubitaldrüsen.
Röntgenbefund: Phalangitiden an beiden Fingern. Wassermann + + + +. (Siehe Tafel VII, Fig. 3/4.)

8. Rudolf K., 5 Monate. Anamnese o. B.
Sattelnase, Schniefen, Rhagaden, Papeln am After, sehr große Milz, doppelseitige haselnußkerngroße Cubitaldrüsen, sehr schwere Periostitiden. Wassermann + + + +.

9. Dorchen N., 8 Monate. Leidet an Brechdurchfall.
Eltern lungenkrank. 1 Fehlgeburt.
Sattelnase, Schniefen, Milzschwellung, bohnengroße doppelseitige Cubitaldrüsen, schwere doppelseitige Periostitiden. Wassermann + + +.

10. Wilhelm Br., 8 Monate. Dyspepsie.
3 Fehlgeburten.
Schniefen, Leberschwellung, doppelseitige Cubitaldrüsen, doppelseitige Periostitiden. Wassermann + + + +.

11. Alfons Sp., $2^1/_4$ Jahre. Appetitlos.

1 Abort, dann Zwillinge.

Hydrocephalus, doppelseitige Keratitis parenchymatosa, ausgedehnte typische Zahncaries, Sattelnase, doppelseitige Cubitaldrüsen, Periostitis beiderseits. Wassermann + + +.

12. Karl N., 3 Jahre. Keuchhusten.

3 Fehlgeburten.

Caput natiforme, Sattelnase, Schniefen, große Milz, doppelseitige Cubitaldrüsen, Periostitis beiderseits. Wassermann + + + +.

13. Max Kl., 4 Jahre. Durchfall.

Mutter an Tuberkulose gestorben. 7 Fehlgeburten.

Der Vater hat weichen Schanker gehabt.

Anämisch, Milzschwellung, doppelseitige Cubitaldrüsen. Periostitis beiderseits. Wassermann + + + +. (Tafel VI, Fig. 1/2.)

14. Charlotte H., $4^1/_2$ Jahre. Hustet.

Vater leidet seit 1 Jahr an Augenmuskellähmungen.

Frühgeburt. Milzschwellung, doppelseitige Cubitaldrüsenschwellungen, Periostitiden beiderseits. Wassermann + + + +.

15. Dorothea Chr., $2^1/_4$ Jahre. Idiotisch.

Anamnese o. B.

Milz deutlich palpabel, links erbsengroße Cubitaldrüsen, rechts linsengroße Humeraldrüsen, leichte Periostitiden beiderseits. Wassermann + + + +. Auf spezifische Behandlung Besserung

16. Else B., 3 Jahre. Pharyngitis.

Anamnese o. B.

Caput natiforme. Sattelnase, palpable Milz, doppelseitige Cubitaldrüsen, Periostitis beiderseits. Wassermann + + + +.

17. Margarete N., 5 Jahre. Fluor.

3 Fehlgeburten.

Große Milz, links erbsengroße Cubitaldrüsen, rechts eine ganze Reihe Cubitaldrüsen.

Röntgenbefund: Periostitis rechts. Wassermann + + + +.

18. Else M., 5 Jahre.

3 Fehlgeburten. Vater an Lues behandelt.

Doppelseitige erbsengroße Cubitaldrüsen. Wassermann + + + +.

19. Eugen L., 7 Jahre. Achtmonatskind gewesen. Körperlich zurückgeblieben.

Olympische Stirn, doppelseitige Cubitaldrüsen. Wassermann + + + +.

20. Werner L., 8 Jahre. Neuropath.

Leichte Schwellung der Milz, doppelseitige Humeraldrüsen. Wassermann + + + +. Doppelseitiger Röntgenbefund. (Tafel IV, Fig. 4/5.)

21. Elfriede H., 12 Jahre. Polyarthritis.

2 Fehlgeburten nach 4 normalen Geburten.

Anämie, Sattelnase, palpable Milz, doppelseitige Humeraldrüsen. Wassermann + + + +.

22. Otto K., 8 Jahre. Bronchitis. Körperlich sehr zurück.
Anämisch, doppelseitige Cubitaldrüsen. Wassermann + + + +. Positiver Röntgenbefund.

23. Hermann L., 9 Jahre. Bronchitis.
Vater oft geschlechtskrank gewesen.
Asthenisch, anämisch, große Milz, doppelseitige Cubitaldrüsen. Wassermann + + + +.

24. Helmuth F., 10 Jahre.
1 Frühgeburt.
Anämie. Milzschwellung, doppelseit. Cubitaldrüsen. Wassermann + + + +.

25. Franz K., 8 Jahre. Vagotonie.
Vater beginnender Tabiker. 1 Fehlgeburt.
Olympische Stirn, Milzschwellung, doppelseitige Cubitaldrüsen. Wassermann + + + +. Positiver Röntgenbefund.

26. Herbert St., $10^1/_2$ Jahre. Neuropath.
1 Fehlgeburt, 1 Frühgeburt.
Körperlich sehr zurück, doppelseitige Cupitaldrüsen. Wassermann + + + +.

27. Kurt B., $12^1/_4$ Jahre.
Vater als Soldat Syphilis gehabt.
Anämie, palpable Milz, doppelseitige Cubitaldrüsen. Wassermann + + + +.

28. Bruno Sch., 9 Jahre. Schwerer Neuropath.
Vater hat sehr ausschweifend gelebt. 4 Fehlgeburten.
Körperlich zurück, doppelseitige Cubitaldrüsen. Wassermann + + + +. Positiver Röntgenbefund.

29. Charlotte R., $7^1/_2$ Jahre.
2 Fehlgeburten.
Anaemie, Hutchinsonsche Zähne, palpable Milz, Säbelscheidenform beider Tibien, doppelseitige Cubitaldrüsen. Wassermann + + + +. Positiver Röntgenbefund.

30. Erna Sch., $9^1/_2$ Jahre. Schwerer Neuropath.
7 Fehlgeburten, 2 Frühgeburten. Vater nervenkrank.
Körperlich zurück, Anämie, olympische Stirn, doppelseitige Cubitaldrüsen. Wassermann + + + +. Positiver Röntgenbefund.

31. Albert H., 12 Jahre. Nächtliche Kopfschmerzen.
1 Frühgeburt — gestorben.
Alte radiäre Lippennarben, große Milz, doppelseitige Cubitaldrüsen. Wassermann + + + +.

32. Edith H., 7 Jahre
Vater geisteskrank. Einziges Kind, keine Aborte.
Klassischer Fall von Lues hereditaria: Olympische Stirn, Sattelnase, typische Hutchinsonsche Schneidezähne, doppelseitige Hornhauttrübungen, schwerhörig (Trommelfell o. B.), Milzschwellung, Säbelscheidenform beider Tibien, doppelseitige Cubitaldrüsen. Wassermann + + + +. Positiver Röntgenbefund.

33. Erwin Tr., $6^1/_2$ Jahre. Somnambule.

2 Fehlgeburten.

Schwächlich, nächtliche Kopfschmerzen, doppelseitige Cubitaldrüsen. Wassermann positiv. Nach spezifischer Behandlung Besserung.

34. Otto H., $7^3/_4$ Jahre. Chorea.

Beide Eltern mehrere Schmierkuren durchgemacht. 3 Fehlgeburten.

Sehr schwächlich, keine Schneidezähne, große Milz, doppelseitige Cubitaldrüsen. Wassermann + + + +. Doppelseitige Periostitis.

35. Elli D., $5^1/_4$ Jahre. Appetitlos.

Vater im Alter von 33 Jahren am Schlag gestorben.

Einziges Kind, Frühgeburt gewesen, doppelseitige Cubitaldrüsen. Wassermann + + + +.

36. Erich K., 9 Jahre. Neuropath.

2 Frühgeburten.

Kind läßt seit 1 Jahr in der Schule auffällig nach, körperlich schwach, luetisches Gesicht, Milz und Leber palpabel, links erbsengroße Cubitaldrüsen, rechts am unteren Humerusende Drüsenkette. Wassermann + + + +. Positiver Röntgenbefund.

37. Hans M., 7 Jahre. Masernrekonvaleszent.

5 Fehlgeburten und 2 Frühgeburten.

Anämie, doppelseitige bohnengroße Cubitaldrüsen. Wassermann + + + (+).

38. Johanne Dr., 9 Jahre. Schulanämie.

Milz vergrößert, doppelseitige Cubitaldrüsen. Wassermann ++++. Positiver Röntgenbefund.

39. Marta W., 7 Jahre. Debil.

Schwere Zahncaries sämtlicher Schneidezähne, Milz vergrößert, doppelseitige Cubitaldrüsen. Wassermann sehr stark positiv.

40. Hermann Sch., 7 Jahre.

2 Fehlgeburten, dann Zwillinge im 7. Monat. Wird nach Ansicht der Mutter immer „dummer".

Anämie, palpable Milz, doppelseitige Cubitaldrüsen. Wassermann ++++.

41. Gertrud K., 6 Jahre. Unehelich. Mit Ausschlag geboren.

Sattelnase, Narben an den Lippen, doppelseitige Cubitaldrüsen. Wassermann ++++. Positiver Röntgenbefund.

42. Erna F., 11 Jahre. Kopfschmerzen.

4 Fehlgeburten.

Caput quadratum, hoher Gaumen, Narben an den Lippen, Säbelscheidentibien, doppelseitige Cubitaldrüsen. Wassermann ++++.

43. Else P., 7 Jahre. Neuropath.

1 Abort, 1 Fehlgeburt, mit $6^1/_2$ Monaten Frucht verwest.

Anämisch, schwächlich, olympische Stirn, doppelseitige haselnußkerngroße Cubitaldrüsen. Wassermann sehr stark positiv.

44. Margarete B., 12 Jahre. Chorea.

4 Fehlgeburten.

Sehr verdächtige Schneidezähne, hört schwer, Trommelfell o. B., Periostitiden an beiden Tibien, doppelseitige erbsengroße Cubitaldrüsen. Wassermann ++++.

45. Erich M., 6 Jahre. Bronchitis.

Vater hat 8 Jahre vor seiner Ehe Syphilis gehabt, ist behandelt worden, hat nie Hauterscheinungen an sich bemerkt.

Einziges Kind, Siebenmonatskind. Hydrocephal leichten Grades, doppelseitige Cubitaldrüsen. Wassermann ++++. Positiver Röntgenbefund.

46. Emil Sch., 13 Jahre, Bruder der Erna Sch. (Nr. 30).

1. Kind, nach ihm 7 Fehlgeburten und 2 Frühgeburten. Vater nervenkrank. Groß und kräftig, äußerlich gesund, doppelseitige Cubitaldrüsen. Wassermann ++++. Positiver Röntgenbefund.

47. Paul R., 12 Jahre. Hysterisch.

Beide Eltern luetisch, haben Schmierkuren durchgemacht. Ein älterer und ein jüngerer Bruder sind wegen Augenerkrankungen mit Hata gespritzt.

3 Fehlgeburten, 1 Frühgeburt.

Kräftiger Knabe, doppelseitige Cubitaldrüsen, fühlbare periostitische, schmerzhafte Verdickungen an beiden Tibien, Milz vergrößert. Wassermann ++++.

48. Gerhard R., $6^3/_4$ Jahre. Dauernd appetitlos.

2 Fehlgeburten.

Anämie, doppelseitige Cubitaldrüsen. Wassermann ++++. Besserung nach spezifischer Behandlung.

49. Hans B., $11^1/_4$ Jahre. Schnupfen.

Sattelnase, palpable Milz, doppelseitige Cubitaldrüsen. Wassermann ++++. Positiver Röntgenbefund.

50. Kurt Pr., 8 Jahre.

Vater nach Aussage der Mutter luetisch. 1 Fehlgeburt nach 2 normalen. Sattelnase, Hutchinsonsche Zähne, große Milz, doppelseitige erbsengroße Cubitaldrüsen, Reißen in beiden Unterarmen, akute Periostitiden an beiden Tibien, die unter Abheilung zur Schädelscheidenform führten; leichte Periostitiden an beiden Unterarmknochen. Wassermann ++++. (Tafel V, Fig. 2 u. Tafel IV, Fig. 3.)

Der Bruder weist nur doppelseitige Cubitaldrüsen und stark positiven Wassermann auf.

51. Bruno Kr., 7 Jahre. Neuropath.

Großvater an Gehirnerweichung gestorben.

Doppelseitige Periostitis, doppelseitige Cubitaldrüsen. Wassermann ++++.

52. Hellmuth Kr., 11 Jahre. Neuropath.

3 Fehlgeburten.

Anämie, hauchförmige Trübung beider Corneae, doppelseitige Cubitaldrüsen. Wassermann ++++.

53. Charlotte B., 10 Jahre.

Vater ist mehrfach geschlechtskrank gewesen.

Einziges Kind, doppelseitige Cubitaldrüsen. Sehr stark positiver Wassermann.

54. Willi K., 10 Jahre. Neuropath.

3 Fehlgeburten.

Blässe, Asthenie, doppelseitige Cubitaldrüsen. Wassermann ++++.

55. Hilda H., $10^1/_2$ Jahre.

1 Frühgeburt von 8 Monaten, gestorben. Vater luetisch.

Doppelseitige Cubitaldrüsen. Wassermann +++(+). Positiver Röntgenbefund.

56. Frieda L., 9 Jahre.

2 Fehlgeburten. Mutter mit positivem Wassermann.

Palpable Milz, doppelseitige Cubitaldrüsen. Wassermann ++(+).

57. Erna S., $7^1/_4$ Jahre.

2 Aborte, 2 Frühgeburten.

Sattelnase, große Milz, doppelseitige Cubitaldrüsen. Wassermann 1. Mal ++, 2. Mal ++(+). Positiver Röntgenbefund.

58. Fritz K., 10 Jahre.

1 Fehlgeburt, 1 Frühgeburt. 4 Kinder im ersten Lebensjahre an allgemeiner Schwäche gestorben.

Körperlich sehr schwach, blaß, doppelseitige Cubitaldrüsen. Wassermann +++. Positiver Röntgenbefund.

59. Charlotte Sch.

7 Fehlgeburten. Der Vater ist vor 12 Jahren und jetzt vor 3 Jahren antiluetisch behandelt worden.

Anämie, große Milz, doppelseitige Cubitaldrüsen. Wassermann ++.

61. Rudolf H., $8^1/_2$ Jahre.

1 Abort, 1 Hydrocephalus, totgeboren.

Sattelnase, Hutchinsonsche Schneidezähne?, große Milz, doppelseitige Cubitaldrüsen. Wassermann ++. Positiver Röntgenbefund.

62. Bruno Br., $4^1/_2$ Jahre.

1 Fehlgeburt. Vater Luetiker.

Sattelnase, stark behinderte Nasenatmung, große Milz, doppelseitige Cubitaldrüsen, doppelseitige Periostitis. Wassermann ++(+).

63. Karl H., $6^1/_2$ Jahre.

4 Fehlgeburten.

Sehr zart gebaut, Hydrocephalus, Milz vergrößert, doppelseitige Cubitaldrüsen. Wassermann 1. Mal ±, 2. Mal ++(+).

64. Kurt E., 3 Monate. Bilanzstörung.

21 Geburten im ganzen, davon 7 Aborte, 3 Frühgeburten, tot, 7 Kinder an Lebensschwäche gestorben.

Blass, Schniefen, große Milz, doppelseitige Cubitaldrüsen, Ostechondritis und Periostitis beiderseits. Wassermann ±.

65. Heinz L., 11 Monate.

Einziges Kind, Frühgeburt. Große Milz, Schniefen, doppelseitige Cubitaldrüsen. Wassermann +(+).

66. Erwin R., $2^1/_4$ Jahre.

Nach 7 Fehlgeburten einziges Kind.

Blaß, nicht rachitisch, mäßiger Hydrocephalus, große Milz, doppelseitige Cubitaldrüsen. Wassermann negativ.

67. Kurt W., 3 Monate. Ernährungsstörung.

Vater Tabiker. 1 Fehlgeburt.

Atrophisch, große Milz, doppelseitige Cubitaldrüsen, Ostechondritis beiderseits. Wassermann negativ.

68. Käthe H., $7^3/_4$ Jahre. Hustet.

Vater an Lungenphthise gestorben.

Abmagerung, nächtliche Schweiße, allgemeine Drüsenhypertrophie, Bronchitis, über der rechten Spitze feines Rasseln, röntgenologisch Herd dort, doppelseitige Cubitaldrüsen. Wassermann negativ. Pirquet ++.

69. Lucie M., 4 Jahre. Hustet.

Vater in der Lungenheilstätte.

Dicke Oberlippe, Conjunctivitis phlyktänulosa links, chronische Blepharitis, feuchte Bronchitis. Herd nicht nachweisbar. Pirquet +++. Allgemeine Drüsenschwellungen inkl. Cubitaldrüsen. Wassermann ±.

70. Josef N., 2 Jahre. In Pflege gegeben.

Mutter lungenkrank. Ihre Geschwister an Phthise gestorben.

Linksseitige parasternale Dämpfung, röntgengenologisch deutliche Hilusschatten links, Bronchitis. Pirquet +++. Allgemeine Drüsenschwellungen, doppelseitige Cubitaldrüsen. Wassermann negativ.

71. Marta S., 7 Jahre.

1 Schwester an Tuberkulose-Meningitis gestorben, alle Geschwister des Vaters an Tuberkulose gestorben, Vater selbst angeblich gesund.

Tuberkulöse Peritonitis. Pirquet ++++. Allgemeine Drüsenschwellungen inkl. Cubitaldrüsen. Wassermann negativ.

72. Hugo H., 7 Jahre.

Magerer blasser Knabe. Thorax flach und schmal, rechte Spitze: Schallverkürzung, verlängertes Exspirium, feines Knistern, rechtsseitige exsudative Pleuritis, allgemeine Drüsenschwellungen, doppelseitige Cubitaldrüsen. Pirquet sehr stark positiv. Wassermann 2mal negativ.

73. Arthur Sch., $13^1/_4$ Jahre.

Nächtliche Schweiße, Abmagerung, Appetitlosigkeit, chronische Durchfälle, Milz vergrößert. Röntgenologisch: in beiden Ober- und Unterlappen kleine circumscripte Schatten. Pirquet?. Cervical-, Inguinal- und Cubitaldrüsen doppelseitig. Wassermann negativ.

74.. Frieda H., 11 Jahre.

Beide Großeltern an Tuberkulose gestorben.

Typische Skrofulose. 3 mal Drüsenvereiterung am Halse gehabt, allgemeine Drüsenschwellungen, auch der Cubitaldrüsen. Pirquet ++. Wassermann negativ.

75. Georg R., 9 Jahre. Hustet.

Vater lungenkrank, eine 4jährige Schwester in der Klinik an tuberkulöser Meningitis gestorben.

Thorax lang und schmal, in den oberen Aperturen sehr eng, allgemeine Drüsenschwellungen, doppelseitige Cubitaldrüsen, alte pleuritische Schwarte links. Wassermann negativ. Pirquet sehr stark positiv.

76. Charlotte Sch., $7^1/_2$ Jahre.

Mutter lungenkrank, deswegen künstlicher Abort. Hat oft Augenentzündungen gehabt.

Skrofulös, allgemeine Drüsenschwellungen, Doppelseitige Cubitaldrüsen. Wasmann $\pm$. Pirquet $+++$.

77. Herta H., 4 Jahre.

Vater an Tuberkulose gestorben. 2 Brüder des Vaters ebenfalls.

Krank seit Maserninfektion, hustet und magert ab, klinisch und röntgenologisch schwere Tuberkulose beider Lungen, allgemeine Drüsenschwellungen, doppelseitige Cubitaldrüsen. Pirquet und Wassermann negativ.

78. Emmi Kl. Anamnese o. B.

Am linken Auge abheilende Conjunctivitis phlyctänulosa, Ekzem an den Ohren und Mundwinkeln, Caries der Zähne, lokalisiert auf den Hals, allgemeine Drüsenschwellungen, doppelseitige Cubitaldrüsen. Pirquet $+++$. Wassermann negativ.

79. Rudolf Tsch., 14 Jahre.

Vater gesteht syphilitische Infektion zu. Mehrmals behandelt. Keine Aborte. Einziges Kind.

Blaß, deutlich tastbare Milz, rechts erbsengroße Cubitaldrüsen. Wassermann sehr stark positiv.

80. Ilse Gr., 6 Wochen.

Frische Lues beider Eltern. 1 Fehlgeburt.

8 Monatskind. Schniefen, palpable Milz, links kleinlinsengroße Cubitaldrüsen. Röntgenologisch: beiderseits Ostechondritis, links Periostitis. Wassermann $++++$.

81. Walter Gr., $13^1/_4$ Jahre.

3 Fehlgeburten.

Seit dem 10. Lekensjahr in der Schule nicht mehr versetzt. Schwächlich, Caput natiforme, Hutchinsonsche Schneidezähne?, Periostitiden an den Tibien, rechts erbsengroße Cubitaldrüsen. Wassermann $++++$. Röntgenbild: alte Periostitis rechts. (Tafel VII, Fig. 1/2.)

82. Alfred P., 4 Jahre.

Vater lungenkrank. Mutter mit positivem Wassermann. 2 Fehlgeburten, 2 normale.

Sehr zart, leichter Hydrocephalus, Milz und Leber palpabel, rechts linsengroße Cubitaldrüsen. Röntgenbild o. B. Wassermann stark positiv.

83. Erna E., 7 Jahre.

Eltern angeblich gesund. 3 Fehlgeburten, 2 normale.

Sehr schwächlich, ziemlich große Milz, rechts großerbsengroße Humeraldrüsen. Röntgenbild: alte Periostitis rechts. Wassermann $++++$. (Tafel VI, Fig. 3/4.)

84. Adolf D., 10 Jahre. Gelbsucht.

Vater angeblich weichen Schanker gehabt. 2 Frühgeburten, beide gestorben.

Schwächlich, olympische Stirn, gelb seit 4 Monaten, große Leber, große Milz, rechts gut erbsengroße Cubitaldrüse. Röntgenbild: rechtsseitige Periostitis. Wassermann $+++(+)$.

Toxinbefunde im Blute diphtheriekranker Kinder.

Von

Stabsarzt Dr. **Harriehausen** und Stabsarzt Dr. **J. Wirth.**

Assistent der Klinik.

(Aus der Kgl. Universitäts-Kinderklinik der Charité zu Berlin [Direktor: Geheimrat Dr. Heubner].)

Mit Hilfe der von Römer[1]) (Marburg) angegebenen Methode sind sehr geringe Mengen von Diphtherietoxin durch intracutane Injektion am Meerschweinchen nachweisbar. Aaser[2]) benützte diese Methode zum Nachweis von Diphtherietoxin im Blute von Diphtheriekranken. In seiner Arbeit finden sich auch Literaturangaben über den Toxinnachweis bei Diphtheriekranken mit Hilfe anderer Methoden. In einer kürzlich erschienen Arbeit bestreitet Beyer[3]) die Möglichkeit, das Diphtheriegift im Blute direkt nachzuweisen. Erst seine angekündigte ausführliche Veröffentlichung wird entscheiden lassen, ob nicht eine veränderte Versuchsanordnung andere Resultate ermöglicht hätte.

Im Herbst 1911 stellten wir mit Hilfe der Römerschen Methode Studien an über den Nachweis des Diphtherietoxins im Blute diphtheriekranker Kinder. Dabei stießen wir auf derart viele die Resultate beeinträchtigende Vorfragen, daß die Arbeit auf eine breitere Basis gestellt werden mußte. Die Fragen sind auch jetzt nur zu einem Teil gelöst. Da aber auf dem beschrittenen Wege vielleicht für unsere Anschauungen über das Wesen der Diphtherie, insbesondere aber für unser therapeutisches Handeln, eine bessere Erkenntnis zu erreichen ist, so möchten wir, trotzdem die Arbeit nicht als abgeschlossen zu betrachten ist, doch die Untersuchungen veröffentlichen, vielleicht regen sie zu weiterer Arbeit und Nachprüfung an.

Die Fragestellung von der wir ausgingen war: Läßt sich im Blute diphtheriekranker Kinder Diphtherietoxin nachweisen? Wenn ja, wie lange im Laufe der Erkrankung?

Für unsere Versuche bedienten wir uns der Römerschen Methode, an die wir uns streng hielten. Die Methode beruht auf der Tatsache, daß Diphtherietoxin bis zu einer Minimalmenge einem Meerschweinchen intracutan injiziert stets eine Hautnekrose zur Folge hat.

Ein ausgewertetes Toxin (Toxin Marburg, Ballon 7) wurde uns von Professor Römer in liebenswürdiger Weise zur Verfügung gestellt und diente uns zur Einübung der Methode. Die Meerschweinchen entstammten der Zucht der Klinik und wurden während des Winters im geheizten Raume aufbewahrt. Die Stellen zur intracutanen Injektion wurden vorbereitet durch Auszupfen der Haare. Nach der Blutentnahme aus einer Armvene wurde das Blut bis zur Gerinnung im Eisschrank aufbewahrt, dann zentrifugiert und das klare Serum abpipettiert. Zur Injektion wurden jeweils 0,1; 0,08; 0,06; 0,04 ccm Serum verwendet, die letzteren drei Dosen mit 0,85 proz. Kochsalzlösung auf 0,1 aufgefüllt und gut gemischt. Die intracutane Injektion von je 0,1 ccm Flüssigkeit erfolgte 1 bis 24 Stunden, in einigen Fällen auch 2 mal 24 Stunden nach der Entnahme. Die zu injizierenden Sera wurden mehrfach auf Sterilität geprüft, sie waren steril. Die Kontrolle der Impfstellen erfolgte nach 1, 2, 3, 4 mal 24 Stunden und nach 8 mal, späterhin 6 mal 24 Stunden. Zur Beurteilung der Impfstellen ist eine größere Übung erforderlich, da bei Injektion von Toxin, verdünnt mit Serum, die Nekrosen anfangs nicht immer so groß ausfallen, wie bei Verwendung von Toxin in der Verdünnung mit physiologischer Kochsalzlösung. Bei einiger Übung gelingt es aber bald, zu unterscheiden, ob eine am ersten Tage nach der Injektion auftretende tiefblaurote Stelle sich bis zum nächsten Tage zur Nekrose entwickeln wird oder nicht. Die Meerschweinchen wurden im Verlauf der Versuche mehrfach zur intracutanen Injektion benützt, was nach Römer zulässig ist, jedoch lag der letzte Versuch bei demselben Tier stets mindestens 3 Wochen zurück. Mehr als zwei- oder dreimal wurde kein Tier benutzt. Die mehrfache Injektion von Humanserum rief zwar eine Überempfindlichkeit hervor, so daß lokal eine intensive Rötung entstand, die sich über die ganze Haut des Tieres verbreiten kann, und ein mehr oder weniger großes lokales Ödem; niemals aber eine Nekrose. Dies ergaben besondere Versuche. Die Nekrosen unserer folgenden Versuche sind also sicher nicht durch Überempfindlichkeit der Meerschweinchen gegen Humanserum entstanden.

Wir konnten das Blut von zwölf frisch an Diphtherie erkrankten Kindern untersuchen. In allen zwölf Fällen erhielten wir mit dem am Aufnahmetage vor der therapeutischen Seruminjektion entnommenem Blutserum Nekrosen in der Meerschweinchenhaut.

Sind nun diese Nekrosen durch die Anwesenheit von Diphtherietoxin in dem verwandten Serum oder durch andere Stoffe bedingt? War das Serum tatsächlich toxinhaltig, so mußte es die charakteristischen Eigenschaften des Diphtherietoxins erkennen lassen, nämlich die Inaktivierbarkeit durch einen halbstündigen Aufenthalt bei 56°

und ferner Neutralisierbarkeit durch Zusatz von Antitoxin. Als Versuchsbeispiel diene der später erwähnte Fall XX.*) Injektionen von 0,08 ccm Serum + 0,02 ccm Wasser bewirkte eine Nekrose von 5 mm Durchmesser schon am ersten Tage; dagegen erzielte die Injektion eines Gemisches von 0,08 ccm Serum + 0,02 ccm Antitoxin und die Injektion von 0,1 ccm Serum, das eine halbe Stunde bei 56° gestanden hatte, keine Nekrose. Zwei weitere Versuche mit dem Serum von frisch an Diphtherie erkrankten Kindern hatten dasselbe Ergebnis.

Wir schließen daraus: Die Nekrosemachende Eigenschaft des Serums diphtheriekranker Kinder beruht in der Tat auf der Anwesenheit von Diphtherietoxin im Blute.

Es war danach schon als ausgeschlossen zu betrachten, daß humanes Serum an und für sich in der Meerschweinchenhaut Nekrose macht. Immerhin stellten wir noch zahlreiche Untersuchungen mit dem Serum von acht gesunden Erwachsenen, bzw. Kindern an, das bei den einzelnen Personen zu verschiedenen Zeiten entnommen wurde und erzielten nie eine Nekrose. Ferner wurden Sera von zehn nicht an Diphtherie erkrankten Kindern geprüft, so bei Masern, Scharlach, Keuchhusten, Tuberkulose, Chorea, Poliomyelitis, exsudativer Diathese: keines dieser Sera verursachte eine Nekrose. Nur bei Varicellen fanden wir in drei untersuchten Fällen jedesmal eine Nekrose, und ferner noch bei einem Kinde mit Meningitis cerebrospinalis epidemica**). Humanes Serum machte also an und für sich keine Nekrose in der Meerschweinchenhaut. Bei den untersuchten zwölf diphtheriekranken Kindern lag keine Komplikation mit Varicellen oder Meningitis cerebrospinalis vor. Wir schließen also in den folgenden Versuchen aus dem Auftreten von Nekrosen auf die Anwesenheit von Diphtherietoxin in dem Blute dieser Kranken. Darauf, daß die Nekrosemachenden Sera nicht diphtheriekranker Kinder besondere Eigenschaften haben, gehen wir noch später ein (siehe Seite 313).

Wie schon erwähnt erhielten wir mit dem Serum von zwölf an frischer Diphtherie erkrankten Kindern, entnommen am Tage der Aufnahme vor der Heilseruminjektion — es war der 2—6., einmal der 10. Krankheitstag — stets Nekrosen, konnten also stets die Anwesenheit von Diphtherietoxin im Blut nachweisen. Es fragte sich nun, wie der Toxinnachweis im weiteren Verlauf der Erkrankung nach der Injektion von

*) Siehe Tabelle IV am Schluß mit Versuchsergebnissen und der bemerkenswerten Krankheitsgeschichte.

**) Es sei erwähnt, daß die Lumbalflüssigkeit keine Nekrose verursachte.

Heilserum sich gestaltete, ob nach reichlicher Antitoxinzufuhr, die in zehn Fällen intravenös und sonst intramuskulär erfolgte, das Toxin verschwand, und wie lange Antitoxin im Blute vorhanden war. Nach den Anschauungen von Ehrlich und Morgenroth[2]) ist der Reaktionsverlauf zwischen Diphtherietoxin und Antitoxin in vitro und in der Blutbahn, nachdem anfangs schnell eine lockere Bindung eintritt, weiterhin ein langsamer. Da beim Diphtheriekranken fortwährend neues Toxin gebildet werden kann, so ist anzunehmen, daß im Blut verschiedene Stadien der Bindung von Toxin und Antitoxin nebeneinander existieren können, also neben freiem Toxin locker und fest an Antitoxin gebundenes Toxin. Nach den Versuchen von Römer und Somogyi[3]) macht es für die intracutane Wirkung eines Toxin-Antitoxingemisches einen wesentlichen Unterschied, ob das Gemisch sofort oder nach einem zweistündigen Aufenthalt im Brutschrank von 37° injiziert wird: Bei entsprechendem Mengenverhältnis kommt es im ersteren Falle zur Nekrose, im zweiten nicht, weil durch den Aufenthalt bei 37° eine feste Bindung zwischen Toxin und Antitoxin erfolgt ist. Die beschleunigende katalytische Wirkung der Subcutis auf den Reaktionsverlauf, die nach Morgenroth[4]) besteht, ist bei intracutaner Injektion offenbar nicht vorhanden, denn sonst müßte bei Injektion auch unmittelbar nach der Mischung die endgültige Vereinigung eintreten und keine Nekrose entstehen. Es lag daher nahe, das vom Diphteriekranken entnommene Serum einmal sofort, das andere Mal nach zweistündigem Brutschrankaufenthalt zu injizieren. Es mußte dann bei sofortiger Injektion etwa vorhandenes freies Toxin — oder vielleicht auch ganz locker gebundenes frei werden, — an die Cutiszellen herangehen und eine Nekrose verursachen, auch bei Gegenwart genügender Mengen Antitoxins; erfolgte aber nach Brutschrankaufenthalt keine Nekrose, so war daraus zu schließen, daß das in genügender Menge vorhandene Antitoxin durch die stattgehabte Bindungszeit nunmehr das Toxin neutralisiert hatte. Dies wäre als ein indirekter Beweis für die Anwesenheit von Antitoxin anzusehen. Im folgenden sind die Versuche mit sofortiger Injektion als A-Versuche, die nach zweistündiger Bindungszeit im Brutschrank angestellten als B-Versuche bezeichnet.

Bevor wir diese Versuche wiedergeben müssen wir noch eine Beobachtung erwähnen. Es stellte sich nämlich heraus, daß Sera, die sowohl im A-, wie im B-Versuch eine Nekrose erzeugt hatten, bei einer Nachprüfung nach mehreren Tagen Aufenthalts im Eisschrank dieses nicht mehr taten. Auch eine Mischung von Diphtherietoxin (Marburg,

Ballon 7) mit Serum von Gesunden büßte schließlich die Nekrosemachende Eigenschaft ein. Für diesen Verlust war es gleichgültig, ob das zugesetzte Serum Antitoxin enthielt oder nicht. Für uns kam es darauf an, in welcher Zeit die Toxine unwirksam wurden, um uns vor Versuchsfehlern zu schützen. Es ergab sich aus besonderen Versuchen, daß ein Aufenthalt toxinhaltigen Serums während ein- bis zweimal 24 Stunden im Eisschrank keine Änderung der Nekrosemachenden Eigenschaft bewirkte. Trat demnach in B-Versuchen eine Abschwächung oder Aufhebung der Nekrosen ein, so betrachten wir das als durch die Anwesenheit von Antitoxin bedingt.

Es mögen nun zunächst die Versuchsresultate folgen. Aus den Protokollen geben wir im folgenden ein Beispiel für einen A-Versuch.

Frieda, S. Blutentnahme 1^{30}. Injektion 6^{30}.

Ort der Injektion	Serum ccm	NaCl-Lösung cc	1×24 Std.	2×24 Std.	3×24 Std.	4×24 Std.	8×24 Std.
l. vorn	0,1	—	i. r. N.	i. R. N.	i. R. N.	I. R. s.	I. R. S.
l. hinten	0,08	0,02	i. r. n.	i. r. N.	i. r. N.	i. r. s.	i. r. S.
r. hinten	0,06	0,04	i. r. n.	i. r. n.	i. r. s.	i. r. s.	i. s.
r. vorn	0,04	0,06	i. r.	i. r.	i. r.	r	0

I = große, i = kleine Infiltration; R = große, r = kleine Rötung; N = große, n = kleine Nekrose; S = großer, s = kleiner Schorf.

Zwecks leichterer Übersicht der Versuchsresultate haben wir von der ausführlichen Veröffentlichung der Protokolle Abstand genommen und bringen in nachstehenden Tabellen die Krankheitsgeschichten mit den Resultaten des Toxinnachweises so, daß nur der Befund einer Nekrose bei der geringsten der injizierten Serummengen zugleich mit dem Zeitpunkt ihres Auftretens ersichtlich ist und Angaben über Rötung und Infiltration der Impfstelle fortfallen.

Vorstehende Protokolltabelle lautet demnach gekürzt: 0,06 n in 1 × 24 Stunden.

Die Tabelle mit Krankheitsgeschichten und Versuchsresultaten befindet sich am Ende der Arbeit (Tabelle III u. IV). Eine knappe Zusammenstellung daraus folgt hierunter als Tabelle I.

Wie schon erwähnt, war am Aufnahmetag stets Toxin im Blut nachzuweisen (A-Versuche). Die Nekrose trat fast immer schon innerhalb ein bis zweimal 24 Stunden nach der Injektion auf. Bei Fall XII, der nach zwei Tagen starb, waren die Nekrosen ganz besonders schwer und groß.

In sieben Fällen wurde im weiteren Verlauf der Erkrankung nach der

Tabelle I. Aufnahmebefund. Blutentnahme vor der Heilseruminjektion.

Patient Nr.	I	II	III	IV	V	VI	VII	VIII	IX	X	XI	XII
Krankheitstag bei der Aufnahme und Schwere der Erkrankung	5 schwer	10 mittel	2 mittel	3 schwer	5 leicht	4 mittel	5 schwer	6 schwer	2 schwer	3 mittel	2 leicht	5 schwer
A-Versuche. Tag des Auftretens der Nekrose und Serummenge	1·0,08	1·0,08	2·0,1	4·0,08	2·0,1	1·0,04	2·0,06	1·0,06	1·0,1	2·0,1	2·0,06	1·0,04
B-Versuche. 1. Tag des Auftretens der Nekrose u. Serummenge 2. also A. T. vorhanden?			0 +	0 +	0 +	2·0,1 etwas	0 +	0 +	2·0,06 0		1·0,08 0	1·0,1 etwas
Verlauf. Blutentnahme nach ein- oder mehrmaliger Heilseruminjektion.												
Heilserumdosierung im ganzen, I. E.	12000	4000	4000	12000	4000	8000	16000	16000	16000	16000	4000	16000
Urteil über den klinischen Verlauf	schwer	leicht	leicht	leicht	leicht	mittel	mittel	schwer	schwer	leicht	leicht	exitus
A-Versuche. Toxine bleiben bis ... Krankheitstag					0	18. Tag +	0	am 8. und 22. Tag +	bis 23. Tag + 32. Tag –	bis 18. Tag +	bis 35. Tag +	exitus
B-Versuche. A. T. vorhanden?						+			11. Tag – 21. Tag + 23. Tag –	6. Tag +	bis 35. Tag 0	
Toxine bei Entlassung						0	0			+	+	
Toxine nach 1 Jahr								0	0		0	
Antitoxine bei Entlassung										etwas	0	
Bacillenträger b. Entlassung	–				–	+	+	+	+	+	+	
Bacillenträger nach 1 Jahr								+	–		–	
Nachkrankheit							Gaumensegellähmung 16. Tag	sehr langsame Erholung		?	42. Tag schwere Lähmung	

Einverleibung von Heilserum meist mehrere Male auf Toxine untersucht. Nach der reichlichen Zufuhr von Antitoxin wäre zu erwarten gewesen, daß der Nachweis nicht gelang. Wir fanden aber in fünf Fällen (VI, VIII, IX, X, XI) bis zum 18. 22., 23. bis längstens zum 35. Tag — bei zwei Patienten war dies der Tag an dem sie als klinisch geheilt entlassen wurden — noch Toxine im Blut.

B-Versuche wurden mit dem vòr der Heilseruminjektion entnommenem Blut bei neun Patienten gemacht, viermal entstand eine Nekrose, fünfmal nicht. In den Fällen III, IV, V, VII, VIII, bei denen im Gegensatz zum A-Versuch keine Nekrose auftrat, ist nach unserer Anschauung durch den Aufenthalt des Serums im Brutschrank das Toxin infolge Anwesenheit einer genügenden Menge Antitoxin fest gebunden worden; die Nekrose im A-Versuch war nicht bedingt durch einen Überschuß an freiem Toxin, sondern dadurch daß im Blut Toxin und Antitoxin gleichzeitig nebeneinander frei oder in sehr lockerer Bindung vorhanden waren. Es ist also anzunehmen, daß bei diesen Patienten schon eine aktive Immunisierung im Gang war. Die vorhandene Antitoxinmenge genügte zur völligen Neutralisation im Versuch. Dabei war nur bei Patient V die Erkrankung nach dem klinischen Eindruck leicht, bei IV, VII, VIII jedoch schwer. In Fall III, IV, V, VII war nach der Seruminjektion der weitere Krankheitsverlauf ein leichter (bei VII trat eine vorübergehende Nephritis und Gaumensegellähmung auf). Toxine waren durch A-Versuch bei den daraufhin untersuchten Fällen V und VII im weiteren Verlauf nicht mehr nachzuweisen, wohl aber bei dem schweren Fall VIII bis zur Entlassung als klinisch geheilt. Bei dessen Nachuntersuchung nach einem Jahr waren sie nicht mehr vorhanden. Der Krankheitsverlauf war hier ein schwerer, erst nach der zweiten Seruminjektion trat eine Besserung ein. Die weitere Erholung war eine sehr langsame.

Bei Fall VI, IX, XI, XII trat bei dem vor der Heilseruminjektion entnommenen Blut sowohl im A- wie im B-Versuch Nekrose auf und zwar bei Fall IX und XI in gleicher Stärke, woraus wir auf die Abwesenheit von Antitoxin schließen; bei Fall VI und XII so, daß aus dem B-Versuch auf eine geringe Abnahme des Toxins zu schließen ist, also etwas Antitoxin vorhanden war. Fall VI verlief leicht, hatte 14 Tage nach der Heilseruminjektion noch Toxine neben Antitoxin im Blut und bei der Entlassung als geheilt keine Toxine mehr. Fall XII verlief dagegen äußerst schwer und starb nach zwei Tagen. Fall IX und XI hatten im weiteren Verlauf, der bei IX als sehr schwer, bei XI als leicht anzusehen war, Toxine im Blut, die bei IX bis zur Entlassung verschwanden, bei XI nicht. Die B-Versuche ließen bei IX am 11. und 23. Tag nicht auf Anwesenheit von Antitoxin schließen, wohl aber am 21. Tag. Bei Fall XI war bis 15 Tage nach der Entlassung als geheilt kein Antitoxin nachweisbar, wohl aber Toxin. Sieben Tage später setzte eine schwere Lähmung ein. Nach einem Jahre war das Kind blühend und hatte keine Toxine im Blut. Fall X hatte ebenfalls bis zum Entlassungstage als geheilt Toxine im Blut, zwei Tage nach der Injektion von 16 000 I. E. war Antitoxin vorhanden, am Entlassungstage nur so viel um eine deutliche Abschwächung der Nekrose des B-Versuches gegenüber der des A-Versuches zu bewirken.

Wir möchten hiernach mit der durch die geringe Zahl der Versuche gebotenen Vorsicht folgendes aus den Versuchen herauslesen:

Allem Anschein nach ist bei den Fällen, wo vor der Seruminjektion eine aktive Immunisierung im Gang war und bei denen nach der Seruminjektion das Toxin schnell verschwand, der Verlauf der Erkrankung leicht. (Fall V, VII und wohl auch III und IV.)

Die Feststellung von freiem Toxin ohne Antitoxin bedingt noch keine zweifelhafte Prognose (Fall XI und IX). Immerhin ist die lange Anwesenheit von Toxinen im Blut nach der Injektion großer Heilserumdosen etwas Auffallendes. Vielleicht war im Verlauf der Erkrankung der Nachschub an Toxin sehr reichlich. —

Alle Patienten erhielten Diphterieheilserum, die Dosen sind in der Tabelle I eingetragen. Eine Beziehung zwischen Größe der Dosis und Abnahme der Nekrose, also des Toxins, ist nicht festzustellen.

Bei vier Patienten VI, VIII, IX, XI trat Serumkrankheit auf. Ein Einfluß auf den nachweisbaren Toxingehalt des Blutes war nicht zu erkennen.

Einer kurzen Besprechung wert scheinen noch die Befunde bei dem gestorbenen Kinde (Fall XII). Die Hautnekrose beim Meerschweinchen trat schon bei 0,04 ccm Serum nach 24 Stunden ungewöhnlich groß auf. Im B-Versuch vor der Injektion von Heilserum, war etwas Antitoxin nachweisbar. Nach Injektion von 16 000 I. E. ergibt der A-Versuch mit dem Serum des post mortem entnommenen Herzblutes schwere Nekrosen; das Versuchstier geht am zweiten Tage nach der Injektion ein. Der Sektionsbefund war typisch für Diphtherie: Hyperämie des Nebennierenmarkes, Dilatation der rechten Herzkammer, Anämie der Lungen. Sepsis lag nicht vor. Im Experimente konnten wir zwar mehrfach bei Meerschweinchen nach intracutaner Injektion größerer Dosen

Toxins schwere Lähmungen mit tödlichem Ausgang beobachten, niemals aber einen Tod nach zwei Tagen.

Sehr viele Patienten mußten als Bacillenträger auf Wunsch der Eltern entlassen werden, oder auch um bei der beschränkten Bettenzahl Schwerkranken Platz zu machen. Die zwei Patienten, die bei der Entlassung noch Toxin im Blut hatten (X und XI) waren Bacillenträger und man könnte hier an einen ursächlichen Zusammenhang denken. Die Zusammenstellung des Toxinbefundes bei Bacillenträgern am Entlassungstage oder später (Tabelle I) ergibt jedoch, daß bei Patient VI, VII, IX keine Toxine, bei Patient X, XI solche vorhanden waren.

Antitoxin war bei Fall XI bei der Entlassung nicht vorhanden, wohl aber bei Fall X. Fall XX (Tabelle II) hatte Toxin, jedoch kein Antitoxin. Ein anderer Bacillenträger, 8 Wochen nach überstandener Diphtherie untersucht, und ein Keuchhustenkind mit Diphtheriebacillen ohne Diphtherieanamnese hatten keine Diphtherietoxine im Blut. Aus dem Umstand, daß jemand Bacillenträger ist, läßt sich kein Schluß auf die An- oder Abwesenheit von Toxin oder Antitoxin machen [vgl. Hahn[5])].

Wir untersuchten noch das Blut von Patienten, die wegen postdiphtherischer Lähmung in die Klinik aufgenommen wurden.

Bei dem schon vorher erwähnten Fall VII und XI setzte am 16. bzw. am 42. Krankheitstag eine postdiphtherische Lähmung ein, bei den andern Kindern, soweit bekannt wurde, nicht. Die folgende Tabelle II enthält eine kurze Übersicht des Versuchsergebnisses bei acht Patienten, die mit postdiphtherischer Lähmung aufgenommen wurden; ausführlicheres enthält Tabelle IV am Schluß der Arbeit.

Wir konnten demnach in zehn Fällen von postdiphtherischer Lähmung fünfmal die Anwesenheit von Toxin nachweisen, wobei es keinen Unterschied machte, ob der Betreffende Bacillenträger war oder nicht, oder ob seine frische Diphtherieerkrankung mit Heilserum behandelt war oder nicht. Nach weiterer Behandlung der postdiphtherischen Lähmung mit Heilserum und in einem Falle ausschließlich mit Strychnin, verschwanden in vier daraufhin untersuchten Fällen, die Toxine. Bei den anderen fünf Fällen war kein Toxin nachweisbar, drei davon hatten nie Heilserum erhalten.

Die Menge der durch den B-Versuch nachgewiesenen Antikörper ist von uns bei keinem Versuche ausgewertet worden. Untersuchungen in dieser Richtung liegen vor von Karasava und Schick[6]) sowie von Beyer[3]). Ersteren gelang der Nachweis nur einmal bei 34 Patienten. Sie führten den Nachweis durch Zusatz einer geringen Toxinmenge

Tabelle II. **Postdiphtherische Lähmung.**

Nr.	Lähmung am ? Krankheitstag	Diphth.-Bacillen ?	Vorher ? Heilserum I.E.	A-Versuch. Toxinnachweis	B-Versuch. A-Toxinnachweis	Behandelt mit ? I.E.	A-Versuch. Toxinnachweis	Ausgang
VII.	16	+	16000	0		?		
XI.	42	+	4000	35. Tag +	0	?	nach 1 Jahr 0	Geheilt
XIII.	15	–	4000	51. Tag +	+	16000		53. Tag Tod an Schluckpneumonie
XIV.	27	+	?	57. Tag +	+	Strychnin		89. Tag geheilt
XV.	etwa 30	–	1500			7500	59. Tag 0 84 Tag 0	89. Tag geheilt
XVI.	22	–	1500			Strychnin	50. Tag + 75. Tag –	88. Tag geheilt
XVII.	1—30	+	–			24000	36. Tag 0 39. Tag 0	47. Tag geheilt
XVIII.	22	+	–	22. Tag 0		24000		44. Tag gebessert entlassen
XIX.	8—20	+	–	71. Tag 0		16000		101. Tag geheilt
XX.	1—14	+	–	20. Tag +	0	Strychnin 1500	121. Tag 0	45. Tag geheilt

zum Serum und intracutaner Injektion nach Aufenthalt des Gemisches im Brutschrank. Dabei ist aber unberücksichtigt gelassen, ob nicht das Blut von vornherein schon Toxin enthielt, und es ist daher nicht auszuschließen, daß doch bei einer größeren Zahl der Patienten Antitoxin im Blute vorhanden war, freilich in so geringer Menge, daß die infolge der Erkrankung im Blute kreisenden Toxine zusammen mit dem zugefügten Toxin hinreichten, das vorhandene Antitoxin abzusättigen. Beyer ist der Nachweis von Antitoxin mit Hilfe obiger Methode in vielen Fällen gelungen, allerdings bei keinem der daraufhin untersuchten Diphtheriekranken am Aufnahmetage. Ob nicht doch hier im Blut Toxine vorhanden waren, die im Verein mit dem zugesetzten Prüfungstoxin das vorhandene Antitoxin verdeckten, erscheint nach unseren Versuchen durchaus möglich. Nimmt man hinzu, daß Beyer in allen Fällen von gewöhnlicher Angina Antitoxin fand, dann wird der negative Ausfall seiner Untersuchungen bei Diphtheriekranken noch auffallender. Eingeführtes Heilserum konnte Beyer in jedem Falle fast in ganzer Menge an den der Injektion folgenden Tagen nachweisen. Er schließt auf einen außerordentlich geringen Verbrauch von Antitoxin. Bei seinen Berechnungen fragt es sich nur, ob wir berechtigt sind $^1/_{15}$ des Körpergewichts als Serum-(= Plasma-)Menge anzunehmen? $^1/_{15}$ ist doch erst die Blutmenge und 50—60 % etwa hiervon ist Plasma. Oder sollen die restierenden 40—50 % in den Lymphbahnen gesucht werden? Dann müßte aber verlangt werden, daß auch hier erst Antitoxin in gleicher Menge nachgewiesen wird. Andernfalls müßte man auch in den Fällen Beyers mit einem wesentlichen Verbrauch von Antitoxin rechnen.

Im folgenden bringen wir einige Berechnungen, die allerdings auf Genauigkeit wenig Anspruch haben, die aber doch eines gewissen Interesses nicht entbehren. Wir möchten versuchen, einen zahlenmäßigen Aufschluß darüber zu bekommen, mit welcher Giftmenge zu einer bestimmten Zeit im Krankheitsfalle gerechnet werden muß. Wir fragten uns: Wieviel Diphtheriegift kreist im Körper eines Patienten, dessen Serum z. B. in 0,08 ccm eine Nekrosedosis Toxin enthält und wieviel Antitoxin ist hier zur Neutralisation nötig?

In den folgenden Berechnungen haben wir angenommen, daß das die Nekrose erzeugende Diphtheriegift gleiche Giftwertigkeit besitzt, wie das uns aus Experimenten näher bekannte Gift Marburg, Ballon 7. Von diesem Gift kennen wir folgendes (vgl. Römer): Bei intracutaner Prüfung beträgt:

I. Die Nekrose erzeugende Minimalmenge Ln $\frac{1}{12000}$ ml = 0,000 0833

II. 0,002 Gift + $^1/_{50}$ DAE (Diphtherie-Antitoxin-Einheiten) = Ln, d. h. durch Zufügen von $^1/_{50}$ AE wird von 0,002 ml Gift so viel entgiftet, daß nur noch die Ln überbleibt.

III. 1 ml Gift = 60 000 + M (tödliche Minimaldosis für 60 000 g Lebendgewicht Meerschweinchen bzw. 000 5 ml tödliche Dosis für 1 Meerschweinchen von 300 g.

Wenn also in unseren Versuchen mit Blutseren diphtheriekranker Kinder eine Nekrose entstand, so nehmen wir an, daß mindestens in der jeweiligen Serummenge eine Giftmenge enthalten war, gleichwertig der Ln des Ballon 7 = 0,0000 833; ob und wie viel mehr darin war wissen wir nicht. Wir können nur noch in einzelnen Fällen sagen: Die Giftdosis war enthalten z. B. in 0,08 ml Serum, in der nächsten Verdünnung 0,06 ml nicht mehr. Sicher aber ist in 0,08 ml enthalten die Nekrosedosis = 0,000 833 ml Gift. Auf den ganzen Körper eines Kindes von 11,7 kg Gewicht (in Fall 4) berechnet, ergibt sich approximativ:

Blutmenge = $^1/_{13}$ des Körpergewichtes = 900 g.

Menge Serum = etwa 50 % der Blutmenge = 450 g = etwa 450 ml

$$\frac{450 \cdot 0{,}000083}{0{,}08} = \text{Menge Gift im ganzen Körper} = 0{,}468 \text{ ml.}$$

Diese Menge ist die tödliche Minimaldosis für etwa 30 kg Lebend-Meerschweinchengewicht (s. o.).

Zur Entgiftung der Menge von 0,468 ml des Toxins Ballon 7 sind notwendig 4,4 Antitoxineinheiten. Es handelt sich mithin um relativ geringe Antitoxinmengen, verglichen wenigstens mit den von uns gewöhnlich injizierten Heildosen.

Es darf dabei aber nicht vergessen werden, daß während der Erkrankung fortwährend neues Gift gebildet wird. Nach den Versuchen Beyers könnte man vielleicht einen geringen Verbrauch von Antitoxin und damit auch geringe Vermehrung des Toxins annehmen. Unsere Versuche lassen dagegen in einzelnen Fällen eine rapide Vermehrung des Giftes vermuten. Sind doch in Fall VIII trotz Injektion von 16000 I.E. anscheinend noch immer Toxine im Überschuß vorhanden. Für unser therapeutisches Handeln muß aber nicht allein ein Überschuß von Toxin maßgebend sein, sondern überhaupt die Anwesenheit frei kreisender Toxine. So lange Toxine frei kreisen, sind sie imstande ihre schädigenden Eigenschaften auf die Körperzellen auszuüben, trotz gleichzeitiger Anwesenheit von Antitoxin. Die Nekrotisierung der Hautepithelien der Meerschweinchen im A-Versuch bei negativem B-Versuch zeigt diese Möglichkeit. Unser Bestreben muß daher darauf gerichtet sein, möglichst schnell alles kreisende Toxin abzufangen. Den Weg hierzu weisen uns die Versuche Morgenroths[4]), die den Wert hoher Serumdosen auf den schnelleren Ablauf der Bindung Toxin-Antitoxin beweisen.

Der Befund freien Antitoxins auch in scheinbar relativ großen Dosen (Beyer) scheint uns daher noch kein zwingender Grund, die Verabfolgung großer Serumdosen zugunsten kleinerer in der Folge zu unterlassen.

Die Ergebnisse der bisherigen Versuche fassen wir folgendermaßen zusammen:

1. Mit der Römerschen Methode der Intracutanimpfung gelang uns der Nachweis von Diphtherietoxin im Blute diphtheriekranker Kinder.

2. Dieselbe Methode gestattet auch den Nachweis von Antitoxin im Blut bei gleichzeitiger Anwesenheit von Toxin.

3. Bei der quantitativen Bestimmung von Antitoxin im Blut durch zugesetztes Toxin muß man darauf Rücksicht nehmen, daß eventuell das Blut schon Toxin enthält.

4. Der Wert großer Heilserumdosen für die Therapie könnte vielleicht in den Ergebnissen unserer Arbeit eine Stütze finden.

5. Außer bei Diphtherie erhielten wir mit Intracutanimpfung auch Nekrosen bei Varicellen und bei Meningitis cerebrospinalis epidemica.

Tabelle III.

Krankheitstag	Krankheitsverlauf	Blutentnahme	Versuch A oder B	Nekrose nach intracutaner Injektion von mindestens ... ccm Serum nach x × 24 Stunden
	I. Jenny E. $1^1/_2$ Jahr. 8,4 kg.			
1.	Schnupfen, Fieber. Keuchhusten seit 8 Wochen.			
4.	Heiserkeit, Atemnot, Erbrechen.			
5.	Aufnahme. 37,8°. Tonsillen, Rachen gerötet; schmutzige Beläge auf der hinteren Rachenwand. Diphtheriebazillen —. Halsdrüsen mäßig geschwollen. Heftige Keuchhustenanfälle; Stenoseatmung, Einziehungen.	I	A	0,08 n 1 × 24
	8000 I. E. intramuskulär.			
6.	Diphtheriebacillen +. 4000 I.E. intramuskulär. Stenose geringer.			
8.	Atmung noch stenotisch.			
12.	Atmung frei; noch heiser.			
13.	Gaumensegellähmung. Appetit gut.			
24.	Stimme frei. Diphtheriebacillen —.			
26.	Geheilt entlassen. Noch wenige Hustenanfälle.			
	II. Kurt K. 4 Jahre. 16 kg.			
	Seit 8 Tagen Schnupfen.			
9.	Geringe Nasenblutung.			
10.	Aufnahme. 37,8°. Schnupfen. Tonsillen stark belegt. Diphtheriebacillen +. Geringe Drüsenschwellung. Puls regelmäßig, albumen 0.	I	A	0,08 n 1 × 24
	4000 I.E. intravenös.			
11.	Nasenbluten. Beläge abgestoßen.			
17.	Geheilt entlassen.			
	III. Wilhelm D. 11 Jahr. 27,5 kg.			
2.	Aufnahme. 39°. Tonsillen stark belegt. Diphtheriebacillen —. Geringe Drüsenschwellung. Puls regelmäßig albumen —.	I	A	0,1 n 2 × 24
	4000 I.E. intravenös.		B	0,1 o
4.	Beläge verschwunden.			
6.	Diphtheriebacillen +.			
18.	Diphtheriebacillen +.			
22.	Geheilt entlassen.			

Krankheitstag	Krankheitsverlauf	Blutentnahme	Versuch A oder B	Nekrose nach intracutaner Injektion von mindestens ... ccm Serum nach x × 24 Stunden
	IV. Walter S. 2 Jahr. 11,7 kg.			
2.	Heiserkeit, Erstickungsanfälle.			
3.	Aufnahme. 39°. Tonsillen und Rachen gerötet und geschwollen, ohne Beläge. Diphtheriebacillen +. Völlige Heiserkeit, inspiratorischer Stridor. Mäßige Drüsenschwellung. Puls regelmäßig albumen 0.	I	A	0,08 n 4 × 24
	8000 I.E. intravenös.		B	0,1 o
4.	Stimme fast frei. 4000 I.E. intramuskulär			
11.	Serumexanthem.			
12.	Geheilt entlassen.			
	V. Erwin B. 6 Jahr. 14,2 kg.			
1.	Schnupfen, Halsschmerz.			
5.	Belag im Hals bemerkt.			
	Aufnahme. 38,1°. Schwächlich. Tonsillen stark vergrößert, mäßig belegt. Diphtheriebacillen +. Im Nasenrachenraum reichlich Schleim und Eiter. Puls regelmäßig, albumen 0.	I	A	0,1 n 2 × 24
	4000 I.E. intravenös.		B	0,1 o
7.	Fieberfrei.			
10.	Beläge verschwunden. Diphtheriebacillen —.			
14.	Geheilt entlassen.	II	A	0,1 o
			B	0,1 o
	VI. Else L. 3 Jahr. 14,7 kg.			
1.	Schnupfen, appetitlos.			
3.	Halsschmerzen. Beläge im Hals.			
4.	Aufnahme. 37,8°. Tonsillen, Uvula, Rachen belegt. Diphtheriebacillen +. Geringe Drüsenschwellung. Albumen 0.			
	8000 IE.. intravenös.	I	A	0,04 N 1 × 24
6.	Beläge zum Teil abgestoßen.		B	0,1 n 2 × 24
9.	Beläge verschwunden.			
16.	Serumexanthem.			
18.	Serumexanthem verschwunden.	II	A	0,06 n 2 × 24
			B	0,1 o
28.	Als Bacillenträger geheilt entlassen.	III	A	0,1 o

Krankheitstag	Krankheitsverlauf	Blutentnahme	Versuch A oder B	Nekrose nach intracutaner Injektion von mindestens ... ccm Serum nach x × 24 Stunden
	VII. Erna N. 7 Jahr. 17 kg.			
1.	Unwohl, appetitlos, Kopfschmerz.			
3.	Halsschmerz. Heiserkeit.			
5.	Aufnahme. 38,5°. Tonsillen, Gaumen und Rachen stark belegt. Diphtheriebacillen +. Starke Drüsenschwellung mit Ödem. Puls regelmäßig. Albumen 0.	I	A	0,1 n 1 × 24 0,06 n 2 × 24
	8000 I.E. intravenös.		B	0,1 o
7.	Beläge zum Teil abgestoßen. 8000 I.E.	II	A	0,1 o
	intramuskulär.		B	0,1 o
11.	Rachen frei. Albumen +, granulierte Cylinder.			
16.	Näselnde Spra he und Verschlucken.	III	A	0,1 o
25.	Als Bacillenträger geheilt entlassen.			
	Nachuntersuchung:			
38.	Nasale Sprache und Verschlucken. Albumen —.	IV	A	0,1 o
			B	0,1 o
	VIII. Frieda St. 8 Jahr. 22,5 kg.			
1.	Erbrechen; appetitlos.			
5.	Halsschmerz; Beläge.			
6.	Aufnahme. 38°. Tonsillen, weicher Gaumen und Rachen stark belegt. Diphtheriebacillen +. Starke Drüsenschwellung mit Ödem. Heiser, in- und expiratorischer Stridor. Puls regelmäßig. Albumen 0.	I	A	0,06 n 1 × 24
	8000 I.E. intravenös.		B	0,1 o
7.	Periglanduläres Ödem hat zugenommen. 8000 I.E. intramuskulär.			
8.	Beläge stärker.	II	A	0,06 n 1 × 24
10.	Beläge geringer. Appetit gut.			
12.	Beläge verschwunden. Puls etwas unregelmäßig.			
17.	Serumexanthem.			
22.	Steht auf.	III	A	0,08 n 2 × 24
30.	Als Bacillenträger geheilt entlassen.			

Krankheitstag	Krankheitsverlauf	Blutentnahme	Versuch A oder B	Nekrose nach intracutaner Injektion von mindestens ... ccm Serum nach x × 24 Stunden
	Frieda St. (Fortsetzung).			
1 Jahr später	Katamnese: keine Lähmungen. Kind war nur mehrere Wochen auffallend schlaff, spielte nicht, hatte schlechten Appetit. Erst seit einigen Monaten Besserung, Gewichtszunahme. Bacillenträger.	IV	A	0,1 o
	IX. Agnes W. 6 Jahr. 17,2 kg.			
2.	Aufnahme. 39°. Tonsillen, Gaumen, Rachen grauweiß belegt. Diphtheriebacillen +. Halsdrüsen geschwollen, geringes periglanduläres Ödem. Puls regelmäßig. Albumen 0.	I	A	0,1 **n** 1 × 24
	8000 I.E. intravenös.		B	0,06 **n** 2 × 24
3.	Zunahme der Beläge und des periglandulären Ödems. 38°. 8000 I.E. intramuskulär.			
5.	Tonsillen ohne Belag. 37,5°.			
7.	Rachen frei vom Belag.			
10.	Sprache näselnd. Puls regelmäßig.			
11.	Sprache näselnd. Puls regelmäßig.	II	A	0,08 **n** 1 × 24
			B	0,08 **n** 1 × 24
14.	39,1°.			
16.	40°. Serumexanthem. Sprache näselnd.			
18.	38,6°. Exanthem verschwunden. Albumen 0.			
21.	37,7°	III	A	0,04 **n** 1 × 24
			B	{ 0,1 nicht injiz. 0,08 o
23.	37,2°.	IV	A	0,08 **n** 1 × 24
			B	0,08 **n** 1 × 24
24.	Sprache wird besser.			
29.	Steht auf.			
32.		V	A	0,1 o
40.	Als Bacillenträger geheilt entlassen.			
1 Jahr später	Keine Lähmungen. Gesund gewesen. Diphtheriebacillen —.	VI	A	0,1 o
	X. Alex M. 3 Jahr. 10,8 kg.			
	Aufnahme. 39°. Tonsillen, Gaumen, Rachen stark belegt. Diphtheriebacillen +. Halsdrüsen mäßig geschwollen.			

Krankheitstag	Krankheitsverlauf	Blutentnahme	Versuch A oder B	Nekrose nach intracutaner Injektion von mindestens ... ccm Serum nach x × 24 Stunden
	Alex M. (Fortsetzung).			
	Herztätigkeit beschleunigt, regelmäßig. Albumen 0.	I	A	0,1 n 2 × 24
	8000 I.E. intravenös.			
4.	11[00] 8000 I.E. intramuskulär.	II 6[30]	A	0,08 n 2 × 24
6.	Beläge geringer. Befinden gut. 37,4°.	III	A	0,1 N 1 × 24
			B	0,1 o
8.	Beläge verschwunden.			
9.	Befinden gut.	IV	A	0,08 n 1 × 24
14.	Befinden gut.	V	A	0,08 n 1 × 24
18.	Geheilt entlassen als Bacillenträger.	VI	A	0,04 N 1 × 24
	11,7 kg. Keine Lähmungen.		B	0,1 N 1 × 24
	XI. Rosa E. 3 Jahr. 13,7 kg.			
	Vor 4 Monaten erste Diphtherieerkrankung. Nicht behandelt.			
2.	Aufnahme. 39,4°. Tonsillen und Rachen mäßig belegt. Diphtheriebacillen +. Albumen 0.	I	A	0,06 n 2 × 24
	4000 I.E. intramuskulär.		B	0,08 n 1 × 24
3.	Puls unregelmäßig.			(0,06 und 0,04
4.	Fieberfrei.			nicht injiciert)
6.	Etwas Nasenbluten.			
7.	Beläge geschwunden. Puls regelmäßig.			
8.	Leichte Schwellung aller Drüsen.	II	A	0,1 n 1 × 24
			B	0,1 n 2 × 24
9.	Serumexanthem. 39,4°.			
10.	Exanthem und Drüsenschwellung verschwunden. Rachen etwas gerötet. 38,5°. Wohlbefinden. Entlassen als Bacillenträgerin.	III	A	0,1 n 2 × 24
35.	Gesund, Nachuntersuchung.	IV	A	0,1 n 2 × 24
42.	Komplette Lähmung der Bein- und Rumpfmuskulatur (außerhalb behandelt). Dauer etwa 4—6 Wochen (Angabe der Mutter).		B	0,1 n 2 × 24
1 Jahr später	Kind blühend, kräftig. Diphtheriebacillen —.	V	A	0,1 o
	XII. Pracksizwa B. 11 Jahr. 27,5 kg.			
1.	Erkrankt mit Erbrechen, Fieber.			
2.	Schluckbeschwerden, keine Beläge, Erbrechen nach jeder Nahrung.			

Krankheitstag	Krankheitsverlauf	Blutentnahme	Versuch A oder B	Nekrose nach intracutaner Injektion von mindestens ... ccm Serum nach x × 24 Stunden
	XII. Pracksizwa B. (Fortsetzung).			
5.	Aufnahme. 40°. Tonsillen, weicher Gaumen und Rachenwand stark belegt. Starke Drüsenschwellung mit periglandulärem Ödem. Elendes, blasses Aussehen, völlig heiser, Stridor. Puls klein, regelmäßig. Hautblutungen, Durchfälle. Albumen +. Diphtheriebacillen +.	I	A	0,04 **N** 1 × 24
	8000 I.E. intravenös.		B	0,1 **n** 1 × 24
	8000 I. E. intramuskulär.			
6.	Herzschwäche.			
7.	Exitus.			
	Obduktion: Diphtherie des Rachens, der Trachea und großen Bronchien. Trübung des Myokards, der Leber und Nieren.			
	Herzblut 11 Stunden post mortem.	II	A	0,04 **n** 1 × 24 (Tier † nach 2 × 24 Std.)
			B	0,1 **o**

Tabelle IV Postdiphtherische Lähmungen.

Krankheitstag	Krankheitsverlauf	Blutentnahme	Versuch A oder B	Nekrose nach intracutaner Injektion von mindestens ... ccm Serum nach x × 24 Stunden
	XIII. Hildegard Kl. $3^1/_2$ Jahr.			
1.	Plötzlich Angina.			
9.	Zum Arzt. Injektion von etwa 4000 I.E.			
15.	Lähmung des Gaumensegels und beider Beine.			
47.	Stark verschleimt, schwaches Abhusten.			
51.	Aufnahme. Lähmung des Gaumensegels, beider Nerv. abduc., starke Ataxie der Beine, Patellarreflexe erloschen. 38°. Bronchopneumonie. Diphtheriebacillen nicht nachweißbar.	I	A	0,08 **n** 3 × 24
	8000 I.E. intravenös.		B	**o**
52.	8000 I.E. intramuskulär.			
53.	Exitus. Sektion: ausgedehnte Schluckpneumonie.			

Krankheitstag	Krankheitsverlauf	Blutentnahme	Versuch A oder B	Nekrose nach intracutaner Injektion von mindestens ... ccm Serum nach x × 24 Stunden
	XIV. Paul P. 12 Jahre.			
1.	Diphtherie.			
27.	Nach mittelschwerem Verlauf näselnde Sprache und Verschlucken.			
32.	Steht auf.			
36.	Verschlucken gebessert; linker Mundwinkel hängt. Doppeltsehen.			
57.	Aufnahme. Kein Fieber. Rachen frei. Geringe Facialis und Abducensparese links. Patellarreflex fehlt.			
	Blutentnahme. — 1 mg Strychnin täglich.	I	A	0,1 n 3 × 24
60.	Ist Bacillenträger.		B	0,1 o
66.	Verschlucken und Doppelbilder geschwunden.			
89.	Entlassen. Frei von Diphtheriebacillen. Patellarreflexe fehlen, sonst geheilt.			
	XV. Louise E. 9 Jahr. 20,8 kg.			
1.	Plötzliche Erkrankung an Diphtherie.			
4.	1500 I.E. injiziert.			
19.	Steht auf.			
etwa 30.	Näselnde Sprache, Schwäche in den Beinen.			
39.	Aufnahme wegen postdiphtherischer Lähmung. 37,2°. Rachen usw. frei von Belägen. Diphtheriebacillen—. Gaumensegel unbeweglich; Ataxie der Beine, Patellarreflex nicht auslösbar, Herzschwäche, sehr blaß und abgemagert. — 500 I.E. intravenös, Campher, Adrenalin, Strychnin.			
42.	7000 I.E. intravenös.			
44.	Serumkrankheit.			
57.	Sprache plötzlich ganz klar.			
59.	Blutentnahme. Patellarreflex noch erloschen.	I	A	0,1 o
84.	Blutentnahme.	II	A	0,1 o
88.	Patellarreflex fehlt, Gang noch leicht paretisch.			
89.	Geheilt entlassen. 22,7 kg.			

Krankheitstag	Krankheitsverlauf	Blutentnahme	Versuch A oder B	Nekrose nach intracutaner Injektion von mindestens ... ccm Serum nach x × 24 Stunden
	XVI. Margarethe E. 10 Jahr.			
1.	Plötzliche Erkrankung an Diphtherie.			
2.	1500 I.E. injiziert.			
11.	Steht auf. Sehstörung.			
22.	Näselnde Sprache.			
36.	Sprache sehr undeutlich.			
38.	Aufnahme wegen postdiphtherischer Lähmung. 37,8°. Rachen usw. frei, Diphtheriebacillen —. Gaumensegel kaum beweglich, hochgradige Sehstörung, einzelne Hautblutungen. Reflexe positiv. Strychnin, Faradisation.			
45.	Sprache klarer. Sehstörung unverändert.			
50.	Blutentnahme.	I.	A	0,1 n 1 × 24
58.	Sprache klar.			
75.	Blutentnahme.	II.	A	0,1 o
88.	Geheilt entlassen.			
	XVII. Richard M. 6 Jahr.			
	Akute Krankheit nicht beobachtet.			
1. bis 30.	Schlaffer Husten, Schwäche der Beine, später der Rumpfmuskulatur, Verstopfung, Abmagerung.			
33.	Aufnahme. Befund entsprechend Anamnese. Diphtheriebacillen in Nase und Rachen in Reinkultur.			
33. bis 35.	An 3 aufeinanderfolgenden Tagen Injektion von je 8000 I.E.			
36.	Blutentnahme.	I.	A	0,1 o
39.	Blutentnahme.	II.	A	0,1 o
47.	Geheilt entlassen. Gewichtszunahme 2 kg.			
	XVIII. Rudolph Chr. 1 Jahr 8 Monate.			
1.	Halsschmerzen, leichte Atemnot. Nicht behandelt.			
22.	Gewichtsabnahme. Taumelt beim Stehen, kann nicht mehr sitzen.			

Krankheitstag	Krankheitsverlauf	Blutentnahme	Versuch A oder B	Nekrose nach intracutanter Injektion von mindestens ... ccm Serum nach x × 24 Stunden
	XVIII. Rudolf Chr. (Fortsetzung). Aufnahme. Schlaffer Husten, Verschlucken. Vollkommene Ataxie der Beine und des Rumpfes; Gaumensegellähmung, fehlende Patellarreflexe. Diphtheriebacillen +, Albumen +.	I	A	0,1 o
22.	8000 I.E.			
24.	8000 I.E.			
32.	8000 I.E.			
33.	Serumkrank.			
44.	Gebessert auf Wunsch der Eltern entlassen. Diphtheriebacillen —.			
	XIX. Hellmut Kn. 6 Jahr.			
1.	Rachendiphtherie nicht behandelt.			
8.	Gaumensegellähmung.			
etwa 20.	Taumeln, Stolpern.			
71.	Aufnahme. Gaumensegel gelähmt. Gang schwankend. Patellarreflexe schwer auslösbar. Diphtheriebacillen +. 8000 I.E. Faradisation. Strychnin.	I	A	0,1 o
72.	8000 I.E.			
80.	Serumkrank.			
101.	Geheilt entlassen.			

XX. Else R., 5 Jahr, aufgenommen: 30. IX. 1912, genauere Anamnese fehlt. Hustet seit 14 Tagen, und zwar auffallend „schlapp“, verschluckt sich beim Trinken, so daß sie jedesmal heftigen Husten bekommt. Keuchhustenverdacht. Von einer vorausgegangenen akuten Erkrankung ist nichts bekannt. Für sein Alter kleines Kind, untersetzt, kräftige Muskulatur, reichliches schlaffes Fettpolster, skrofuloser Habitus. Geringer Schnupfen, geröteter und geschwellter Racheneingang. Keine Beläge. Gaumensegel schlaff, hebt sich nicht beim Anlauten. Stimme belegt, rauh näselnd; Husten reichlich in Anfällen, bes. nach jedem Trinken, auffallend schlaff, Exspirationsstöße ohne Kraft. Kind verschluckt sich beim Trinken, Flüssigkeit fließt durch die Nase ab. Lungen: wenig Giemen, sonst ohne Besonderheiten, desgleichen innere Organe. Reflexe nicht geändert; Patellarreflexe schwach vorhanden. Im Nasensekret wie von den Mandeln werden Reinkulturen von Diphtheriebacillen gezüchtet. Pirquet negativ (späterhin positiv).

Am 5. Tage nach der Aufnahme wird Blut entnommen (Diphtherie-Heilserum war nicht gegeben worden).

Die intracutane Injektion von Serum bei einem frischen Meerschweinchen ergibt:

Else R. 5 Jahr. Diphtherische Lähmung. Blutentnahme 11 Uhr vormittags Injektion A 2. X. 12. 6 Uhr nachmittags.

Ort	Dose Serum	Zusatz	3. X.	4. X.	5. X.	6. X.	8. X.	Bemerkungen
R Hinten	0,08	0,02 H_2O	blaurot	I.R. n	n	Schorf	Schorf	
R Vorn	0,08	0,02 Antitoxin	blaurot	i. r	i. r	—	—	+ Antitoxin

Injektion B 3. X. 10 Uhr vormittags.

Ort	Dose Serum	Zusatz	4. X.	5. X.	6. X.	7. X.	9. X.	Bemerkungen
L Vorn	0,1		blaurot n ?	n	n	Knötchen	Knötchen	
L hinten	0,08	0,02 Antitoxin	r	—	—	—	—	+ Antitoxin
Mitte	0,1		r	i. R	i. R	i	—	inaktiviert.

Ohne Seruminjektion bessert sich der Befund bei dem Kinde allein mit Strychnininjektion und Faradisation, allerdings nur sehr langsam. Es bestanden aber noch wahrnehmbare Lähmungen, als am 12. XI. unter Fieberanstieg (bis 38,5°) eine Angina entstand, die klinisch einer diphtherischen glich. Der Di-Bacillenbefund blieb positiv. Die Kultur war eine Reinkultur, frei von Strepto- oder Staphylokokken (Rückfall ?). 1500 I. E. intramuskulär. Am nächsten Abend 37,9°, am Tage darauf 37,6. Angina verschwunden. Wohlbefinden. Die Lähmungen verschwinden jetzt sehr schnell. Das Kind bleibt Bacillenträger. — Eine Nachuntersuchung 15. I. 1913 ergibt: Di-Bac. +. Keine Lähmungen. Das Blutserum ergibt bei intracutaner Injektion folgendes Protokoll:

Else R. 5 Jahr. Blutentnahme 11 Uhr vormittags. Injektion 6 Uhr nachmittags. A-Versuch.

Ort	Serum	Mischung	1×24	2×24	3×24	4×24	6×24
L vorn	0,1		i. R	i. r	i. r	—	—
L hinten	0,08	0,02 Wasser	i. R	i. r	—	—	—
R hinten	0,08	0,02 Antitoxin	i. R	i. r	—	—	—

Ein nekrosemachendes Serum lag mithin nicht mehr vor.

Auf Seite 293 war gesagt, daß wir auf die nekrosemachende Eigenschaften des Serums von Kranken mit Varicellen und auch in einem Falle mit Meningitis cerebrospinalis epidemica noch näher eingehen würden. Wie folgendes Protokoll beweist, haben diese nekrosemachenden Sera nicht diphtheriekranker Kinder charakteristische Eigenschaften, die eine Unterscheidung von Seren diphteriekranker Kinder ermöglichen.

Kind, $4^1/_2$ Jahr, Varicelleneruption seit drei Tagen, auf der Höhe der Entwicklung.

Erna A. Varicellen. $4^1/_2$ Jahr. Blutentnahme 10 Uhr vormittags

A-Versuch 6 Uhr nachmittags.

Ort	Dose Serum	Zusatz	16. X.	17. X.	18. X.	19. X.	21. X.	Bemerkungen
R Vorn	0,1		blaurot n	n	n	n	Sn	
R Hinten	0,08	0,02 Antitoxin	blaurot n	n	n	n	Sn	Antitoxin

B-Versuch 11 Uhr vormittags.

Ort	Dose Serum	17. X.	18. X.	19. X.	20. X.	22. X.	
L Hinten	0,1	blaurot n	n	n	n	n S	
L Vorn	0,1	I. R.	i. r.	—	—	—	inaktiviert

Es ergibt sich also: 1. die Ergebnisse der A- und B-Versuche sind gleich. 2. Zusatz von Diphtherie-Antitoxin an Stelle von Wasser erzeugt keine Änderung. 3. Nur Inaktivierung vernichtet die nekrosemachende Eigenschaft.

Literaturverzeichnis.

1. Römer, Über den Nachweis sehr kleiner Mengen des Diphtheriegiftes. Zentralbl. f. Immunitätsforschung **3**, 208. 1909.

Römer u. Sames, Zur Bestimmung sehr kleiner Mengen Diphtherieantitoxins, ebenda **3**, 344. 1909.

Römer u. Somogyi, Eine einfache Methode der Diphtherieserumbewertung, ebenda **3**, 433. 1909.

. Römer, Die Bewertung des Diphtheriegiftes und des Diphtherieantitoxins, in Behring: Einführung in die Lehre der Infektionskrankheiten. S. 119.

2. Aaser, Über den Nachweis des Diphtheriegiftes im Blute Diphtheriekranker. Berl. klin. Wochenschr. 1911, S. 2162.

3. Beyer, Antitoxinuntersuchungen bei Diphtheriekranken, die mit Heilserum behandelt wurden. Deutsche med. Wochenschr. **38**, 2353. 1912.

4. Morgenroth, Über Diphtherietoxin und Antitoxin. Therap. Monatshefte **23**, 6. 1909.

— Untersuchungen über die Bindung von Diphtherietoxin und Antitoxin. Zentralbl. f. Hygiene **48**, 177. 1904 und Berl. klin. Wochenschr. 1904, Nr. 20.

Morgenroth - Ascher, Zur Kenntnis der Beziehungen zwischen Toxin und Antitoxin Centralbl. f. Bakt., I. Orig., **59**, 510. 1911.

5. Hahn, Über Diphtherie-Durchsuchung und Diphtherie-Immunität. Deutsche med. Wochenschr. **38**, 1366. 1912.

6. Karasawa - Schick, Über den Gehalt des Serums diphtherie- und masernkranker Kinder an Schutzkörpern gegen Diphtherietoxin. Journ. f. Kinderheilk. **72**, 400. 1910.

Calcium und Phosphor beim Wachstum am Ende der Kindheit.

Von

Dr. O. Herbst.

(Aus dem Großen Friedrichs-Waisenhause der Stadt Berlin in Berlin-Rummelsburg. [Leitender Arzt: Prof. Dr. Erich Müller].)

Im vorigen Jahre habe ich von einer Stoffwechseluntersuchung an mehreren Knaben des Schulalters berichtet, bei der es mir besonders darauf ankam, das Verhalten einiger Aschebestandteile kennen zu lernen. Auf diesem Gebiete, das fast noch gar nicht erforscht ist, sollte jener Versuch zunächst nur eine Orientierung geben und erst bei der Bearbeitung der Sache selbst, so hoffte ich, sollten sich die Wege zeigen, auf denen man weiter würde vordringen können.

Schon damals stand die Frage im Vordergrunde des Interesses, wie sich die Mineralstoffe, besonders Calcium und Phosphor, beim Wachstum der älteren Kinder verhalten würden, und ob die durch das Wachstum bedingte Retention dieser Elemente in relativ kurzdauernden Versuchen zum Ausdruck kommen würde.

Ganz allgemein genommen zeigte sich nun, daß die dabei in Betracht kommenden Stoffmengen groß genug sind, um bei der Bilanzaufstellung die Fehlergrenzen des Versuchs weit übersteigende Ausschläge erkennen zu lassen. Eine eingehendere Beschäftigung mit dem Gegenstand erschien also durchaus aussichtsreich.

Was nun die speziellen Verhältnisse des damaligen Versuches[1]) betrifft, so konnte bei Berücksichtigung aller Bedingungen, unter denen die Kinder gelebt hatten, aus der Zusammensetzung der retinierten Substanz geschlossen werden, daß sich die Kinder in einer Periode guten Wachsums befunden hatten, und daß der größte Teil der im Körper zurückbehaltenen Mengen zu einem wirklichen Anwuchs gebraucht worden war.

Aber ich sage nur „der größte Teil" und kann nicht sagen, „die ganze Menge". Denn die Kinder bekamen mit ihrer gemischten Nahrung einmal gerade von den Stoffen, die besonders wichtig erschienen, Calcium

[1]) Jahrb. f. Kinderheilk. 76, Ergänzungsheft. 1912.

und Phosphor, reichlich zugeführt, was durch die als Getränk und zur Speisenbereitung benutzte Milch bewirkt wurde, und zweitens war auch die Calorienaufnahme ziemlich groß, woran der Fettreichtum der Kost schuld war.

Demnach ließ sich nicht ausschließen, daß ein Teil der retinierten Stoffe auch in Form eines Ansatzes im Körper geblieben war, der an sich nichts mit dem Wachstum zu tun hat. Bei der außerordentlichen Schwierigkeit, ja Unmöglichkeit, in manchen Fällen beim wachsenden Organismus eine Grenze zwischen Wachstum und Ansatz zu ziehen, konnte man aber nicht sicher sagen, wieviel zu diesem zu rechnen sei oder zu jenem.

Hier mußte ein neuer Versuch einsezten; diese Unvollkommenheiten in der Anlage des ersten mußten vermieden werden: Dann waren noch klarere Ergebnisse bezüglich des reinen Wachstumsansatzes zu erhoffen.

Zwei Punkte waren also hauptsächlich zu beachten. Erstens durfte die Zufuhr von Calcium und Phosphor nicht erheblich die theoretisch ermittelte notwendige Menge überschreiten, und zweitens mußten wir verhindern, daß irgendein Ansatz, der nicht Wachstum sei, zustande käme.

Der ersten Forderung konnte leicht Genüge geleistet werden, indem die Milchzufuhr auf ein sehr geringes Maß beschränkt wurde. Wie sich dabei die Ernährung gestaltete, werde ich weiter unten ausführlich berichten. Die zweite Forderung wurde dadurch erfüllt, daß die Versuchspersonen zu einer starken energetischen Leistung gebracht wurden. Durch tägliche größere Fußmärsche konnte das erreicht werden. Es wäre technisch einfacher und bequemer für uns gewesen, die mechanische Arbeit hier in der Anstalt, etwa an einem Ergostaten verrichten zu lassen. Aber die Knaben werden bei einer Tätigkeit, die sie langweilt, leicht mißmutig, während es doch gerade darauf ankam, sie während des Versuches in einer recht guten Stimmung zu erhalten. Nichts sollte fehlen, was auf ihre ganze Entwicklung günstig wirken könnte.

Endlich schien es mir sehr erwünscht, auch die Dauer des Versuchs zu vergrößern, sogar zu verdoppeln. Ließ sich das ermöglichen, so dachte ich den Zeitraum in zwei Perioden zu teilen bei derselben gemischten Nahrung, aber bei verschiedener energetischer Leistung. Auf die Periode der Märsche wollte ich eine Periode gewöhnlicher nur durchschnittlicher Betätigung folgen lassen. Einen etwa neben dem Wachstum einhergehenden Ansatz, etwa von N, wollte ich also in dieser zweiten Periode weder hervorrufen, noch verhindern. Würde er eintreten, so versprach das wechselseitige Verhalten von Ca und P einerseits und von N andrerseits interessante Aufschlüsse. Nachdem ich mir so klar gemacht hatte, welche Gesichtspunkte bei der Anlage des Versuchs in erster Linie maßgebend sein sollten, konnte ich an die Auswahl der Versuchspersonen gehen. Ich wollte dazu zwei gleichaltrige ältere Knaben nehmen, um die Versuchsresultate bei den beiden direkt vergleichen zu können, und es war mir sehr willkommen, daß ich unter den Zöglingen der Anstalt zwei geeignete Knaben fand, von denen der eine kurz vor, der andere kurz nach der Vollendung des vierzehnten Lebensjahres stand. War doch von einem Stoffwechselversuch gerade dieses Lebensjahres zu hoffen, daß er die starken Wachstumsvorgänge zum Ausdruck bringen würde. Die Knaben waren:

1. Willy Engling, 14 Jahre 3 Mon. alt, 143,5 cm lang und 36,5 kg schwer[1]) [Mittel nach Heubner[2]) 149,5 cm und 44,7 kg]. Ein gut entwickelter kräftiger Junge, der, wenn auch etwas klein, doch von vorzüglichem Körperbau und sehr gut proportioniert war. Muskulatur gut, durchschnittliches Fettpolster, gesunde innere Organe. Er war von lebhaftem Temperament und immer lustig; Schlaf und Appetit waren sehr gut. Er befand sich im Beginn der Pubertätsentwicklung, zeigte aber im Frühjahr 1912, wie der Augenschein schon lehrte, nur ein mittleres Längenwachstum. Genaueres ist aus nebenstehender Zusammenstellung zu ersehen. Der Junge nimmt im 1. Beobachtungsmonat einen halben Zentimeter zu, also eher etwas unter dem Durschchnitt, wie es auch sonst seiner Körpergröße entspricht. Erst vom Sommer ab wird die Längenzunahme stärker, und erreicht ungefähr den Durchschnitt des 15. Lebensjahres. Das Gewicht steht im allgemeinen während der Frühjahrs- und ersten Sommermonate still, um erst dann intensiver anzusteigen, ein Verhalten, wie es ja nach den Beobachtungen von Malling-Hansen[3]) häufig vorkommt. Die Gewichtszunahme in den 5 Monaten, in denen sie beobachtet wurde, ist ungefähr die durchschnittliche des 14. Lebensjahres (4—5 kg). Engling war schon 7 Monate in der Anstalt, hatte sich also vollkommen an die Lebens- und Ernährungsweise hier gewöhnt.

Datum	Gewicht kg	Länge cm
28. IV.		143,0
29. u. 30. IV. (Mittel)	36,81	
8. V. (Versuchsbeginn)	36,36	143,0
9. V.		143,0
20. V. (Versuchsende)	36,99	143,5
7. VII.	36,50	143,8
27. IX.	39,02	146,0
10. XI.		147,6

[1]) Mittelmaße von den 12 Versuchstagen.

[2]) Lehrbuch I, S. 7—9. 1903.

[3]) Cit. nach Heubner, Lehrbuch.

2. Alwin Burzlaff, 13 Jahre 10 Mon. alt, 155,3 cm lang und 42,1 kg schwer [Mittel nach Heubner 146,5 cm und 41,9 kg, nach Schmid-Monnard[1]) 146,5 cm und 37,3 kg]. Er befand sich schon 1 Jahr lang in der Anstalt, und ich sah ihn oft, weil er wegen einer chronischen Mittelohrentzündung regelmäßig zur Vorstellung kam. Dabei war mir in der letzten Zeit aufgefallen, daß der Junge sehr stark zu wachsen anfing, und ich beschloß deshalb, ihn mit zum Stoffwechselversuch zu nehmen. Der Knabe war groß, von starkem Knochenbau, mittlerer Muskulatur und mittlerem Fettpolster, die inneren Organe zeigten keine Abweichung. Das Temperament war ruhig, der Appetit sehr gut, der Schlaf gut. Was schon die einfache Beobachtung des Jungen zeigte, das bestätigen die Messungen: Das Längenwachstum ist schon in den Frühjahrsmonaten sehr stark, und erreicht in dem Versuchshalbjahr den überdurchschnittlichen Wert von 5,4 cm. Das Gewicht scheint auch hier im April und Mai nicht zugenommen zu haben; die ersten Gewichte waren mir nicht ganz sicher, weshalb ich sie nicht mit angeführt habe. Im Spätsommer setzt dann aber ein sehr starker Gewichtsanstieg ein (3,76 kg in $4^2/_3$ Monaten), so daß sicher die mittlere Gewichtszunahme des 14. Lebensjahres noch übertroffen wird. Das Längenwachstum hat sogar schon in dem beobachteten *Halbjahr* mit 5,4 cm fast die Größe von dem des *ganzen* 14. Lebensjahres (5,9 cm nach v. Lange[2])] erreicht, wird aber wohl auch für das volle 14. Lebensjahr des Knaben den Durchschnitt weit übertreffen, denn es ist nicht anzunehmen, daß vom September bis März ein völliger Stillstand eintritt. Jedenfalls ist der Junge in der Versuchszeit doppelt so schnell gewachsen, wie es dem gewöhnlichen jährlichen Mittel seines Alters entspricht.

Datum	Gewicht kg	Länge cm
27. III.		153,2
17. IV.		154,5
8. V. (Versuchsbeginn)	43,00	155,2
20. V. (Versuchsende)	42,64	155,4
7. VII.	44,70	156,3
27. IX.	46,76	158,6

Ich habe eine ausführlichere Beschreibung der Versuchspersonen deshalb gegeben, weil es mir wichtig erscheint, den Unterschied in der Intensität des Wachstums der beiden zur Zeit unserer Untersuchungen deutlich zum Ausdruck zu bringen.

Die Knaben bewohnten große luftige Räume allein. Sie waren ständig unter Aufsicht, die außer mir noch eine erfahrene Pflegerin und ein in solchen Dingen geübter Heilgehilfe auszuüben hatte.

In der ersten, der M-Periode, wurden an allen sechs Tagen Fußwanderungen unternommen, und zwar begannen wir mit ca. 16 Kilo-

[1]) Jahrb. f. Kinderheilk. **53**. 1901.

[2]) Jahrb. f. Kinderheilk. **57**. 1903.

metern und gingen bald auf etwas mehr als 20 km über. Dabei wurden nicht einförmige Landstraßenmärsche gemacht, sondern besonders schöne Wälder und interessante Stellen der Mark durchstreift. Wir hätten die Jungen leicht zu größeren Marschleistungen bringen können, aber das war technisch unmöglich. Durch die Vorbereitungen, das Abwägen der mitzunehmenden Nahrung usw., ferner durch die langen Eisenbahnfahrten ging viel Zeit verloren; auch mußten wir schon am Spätnachmittag wieder daheim sein. Denn die warme Hauptmahlzeit war an den meisten Marschtagen auf den Abend verlegt worden. Alles, was draußen gegessen werden sollte, mußte vorher gewogen sein und, sorgfältig verpackt und bezeichnet, in Rucksäcken mitgeführt werden. Dieses mitgenommene Essen bestand in der Hauptsache aus Semmel mit Butter und Schinken oder kaltem Braten. Da nur analysiertes Trinkwasser benutzt werden durfte, mußte auch dieses in Thermosflaschen kalt mitgenommen werden. Es wurde draußen mit Meßzylinder verteilt und rein oder mit etwas Himbeersaft getrunken.

Die Jungen hatten an den täglichen Ausflügen, die für uns selbst ziemlich mühevoll waren und eine sehr sorgfältige Disposition erforderten natürlich große Freude und waren bei vorzüglicher Stimmung. Etwas ermüdet waren sie wohl, wenn sie am Spätnachmittag zurückkehrten, denn sie waren ja gar nicht trainiert, hatten auch die wenn auch nur leicht bepackten Rucksäcke zu tragen. Eine gewisse Anstrengung der Kinder lag aber auch in meiner Absicht.

In der zweiten — R-—Periode, unterschied sich die Lebensweise unserer Kinder nicht von der, wie sie gewöhnlich von älteren Jungen in Ferienzeiten geführt wird: Sie spielten viel im Park, beschäftigten sich ab und zu auch im Zimmer, lasen, zeichneten usw.

Wir müssen nun noch die Ernährung der Versuchspersonen kennen lernen und die Art und Weise, wie die Speisen für die Analyse vorbreitet wurden. Die Kost sollte ganz gemischt sein, durfte nicht wesentlich von der gewöhnlichen Anstaltskost abweichen, denn ich wollte verhindern, daß irgendein Nährstoff in erheblich größerer oder geringerer Menge gegeben würde, wie sonst.

Als tägliches Brot wurde eine gröbere, in einer städtischen Anstalt gebackene Semmel benutzt, von der jeden Tag 2 Stück zur weiteren Untersuchung zurückbehalten wurden. Von der Butter wurde eine größere Menge im Eisschrank und bedeckt aufbewahrt; sie hielt sich 12 Tage lang gut und reichte aus zur Nahrung und zur Analyse. Als Trinkwasser wurde das Berliner Leitungswasser gebraucht. Seine Analyse ergab ganz ähnliche Werte, wie vor drei Jahren.

Von diesen drei Nahrungsstoffen, Weißbrot, Butter und Wasser, konnten also die Kinder essen, soviel sie wollten. Es brauchte nur abgewogen bzw. abgemessen zu werden.

Größere Schwierigkeiten gab es bei den übrigen Speisen. Hätte ich die fertigen Gerichte untersucht, so wäre die Zahl der Analysen außerordentlich groß geworden, und hätte ich die zu den einzelnen Gerichten verwendeten ursprünglichen Substanzen analysiert, so wäre, wenn nicht die Kost recht einförmig werden sollte, derselbe Nachteil eingetreten. Ich fand nun folgenden Ausweg: Alles, was außer Brot, Butter und Wasser gegessen wurde, teilte ich in zwei Gruppen ein. Zur einen Gruppe kamen die Fleischgerichte, einmal auch etwas Ei, zur anderen sämtliche anderen Speisen, also z. B. Suppe, Kompott, Kartoffeln usw. Wieviel nun immer eine Junge von einer Speise aß, jedesmal wurde die Hälfte[1]) davon noch einmal abgewogen und in eine große Porzellanreibschale getan. Es stand also jeden Tag eine Schale für Fleischspeisen in der Nähe des Eßtisches und eine Reibschale für die anderen Speisen. Z. B. enthielt die erstere am VIII. Versuchstage: 50 g Braten, die andere: 275 g Mehlsuppe, 200 g Spinatgemüse, 125 g Kartoffeln, 25 g Sauce 50 g schwarzen Kaffee, 250 g Flammerie, 125 g Apfelmus.

Auf diese Weise konnte ich alles, was aus der Küche kam — natürlich nach eingehender Besprechung der Art und Zubereitung —, gut unterbringen. Die einzige Forderung an die Speisen war die einer gewissen Homogenität. Beim Fleisch war es also notwendig, nur mageres zu geben, bei dem Gemüse usw. mußte z. B. rohes Obst, das sich ja nicht gleichmäßig teilen läßt, vermieden werden. Es wurde immer gekochtes und verrührtes Obst verwendet. An jedem Abend kam nun das „Gemüsegemisch“ in das Laboratorium, wurde zerrieben und gemischt, auf dem Wasserbade unter vielem Rühren getrocknet, in kleine Stücke geschnitten und im Trockenschrank weiter getrocknet. Die Stücke aller 6 Tage einer Periode wurden dann sehr fein pulverisiert und gemischt. Es resultierte ein schönes, bräunliches gleichmäßiges Pulver, das direkt zur Analyse benutzt wurde. Ähnlich wurde mit dem Fleisch verfahren.

---

[1]) Ich habe nur die Hälfte dessen, was gegessen wurde, zur Analyse abgewogen, weil sonst zu große Massen zu verarbeiten gewesen wären. Noch kleinere Bruchteile zu nehmen, z. B. $^1/_{10}$, wie man es wohl beim Urin tat, schien mir nicht ratsam. Es handelte sich meistens um feste und breiige Substanzen, die doch nicht so gleichmäßig teilbar sind, wie Flüssigkeiten.

Ich hatte mich durch Vorversuche überzeugt, daß ein so gewonnenes Pulver wirklich gleichmäßig war, daß die N-Analysen von kleinen, an beliebigen Stellen der Büchse entnommenen Mengen (ca. 1 g) gute Übereinstimmung zeigten.

Diese Methode hat sich mir ausgezeichnet bewärt, und ich kann sie, für Versuche, bei denen vollständig gemischte und abwechslungsreiche Kost verlangt wird, sehr empfehlen.

Da ich von Anfang an sah, daß die beiden Knaben ungefähr gleichen Appetit hatten, so gab ich beiden von allen den Speisen, die in der oben beschriebenen Art als Fleisch- und Gemüsegemisch analysiert werden sollten, gleichviel. Gewöhnlich verlangten beide Jungen auch gleichviel von den Speisen. Waren ihre Wünsche einmal verschieden, so wurde die kleinere verlangte Menge genommen und der, der mehr verlangt hatte, bekam dann je nach Appetit noch etwas Semmel oder Semmel und Butter. Auf diese Weise sparte ich eine große Reihe von Analysen.

Daß die Ernährung wirklich eine gemischte und sehr abwechslungsreiche war, geht aus dem in Tabelle I aufgeführten Speisezettel[1]) hervor. Die Milch, die zu den Speisen und als Getränk benutzt wurde, war, wie erwähnt, auf eine geringe Menge beschränkt worden, nur 120 g am Tage. Das ist eine Menge, wie sie auch in einem kleinbürgerlichen Haushalt die Familienmitglieder bekommen, als Zusatz zu Kaffee und zur Bereitung mancher Speisen. Ich hätte vielleicht die Milch auch ganz weglassen können, aber das schien mir nicht angängig, weil auch in der Anstalt sonst die Kinder im Sommer die genannte Milchmenge bekommen. (Im Winter mehr.) Weniger Ca und P als in den letzten Wochen vor dem Versuch, wollte ich aber nicht geben.

Trotz der abwechslungsreichen Kost waren doch schließlich nur folgende Substanzen zu analysieren:

Wasser	Gemüsegemisch M
Butter	Gemüsegemisch R
Semmel M[2])	Fleischgemisch M
Semmel R	Fleischgemisch R .

[1]) Der Raumersparnis halber ist nur der von Engling angeführt. Der von Burzlaff weicht nur wenig und auch nur in der Menge der Semmel, der Butter und des Wassers davon ab. Alles andere ist gleich.

[2]) Die erste Periode von 6 Tagen, in der die Märsche gemacht wurden, ist immer mit „M“ bezeichnet, die zweite 6tägige Periode, in der die Knaben keine besonderen Marschleistungen zu verrichten hatten, mit „R“ (Ruhe).

Tabelle I. Speisezettel von Engling. Periode M.

	1. Tag		2. Tag		3. Tag	
1. Frühstück	Semmel	112,7	Semmel	110	Semmel	110,8
	Mehlsuppe	407	Mehlsuppe	750	Mehlsuppe	550
2. Frühstück	Wasser	100	Semmel	108,7	Semmel	116,1
	Semmel	111,4	Butter	29	Butter	23,9
	Butter	23,9	Wasser	300	Wasser	100
Mittagessen	Makkaroni	324	Kartoffeln	200	Semmel	108,7
	Sauce	70	Sauce	31	Butter	18,0
	Braten	56	Braten	66	Fleisch	34,0
	Apfelmus	50	Graupen	285		
	Wasser	100	Apfelmus	50		
Vesper	Semmel	55	Wasser	100	Semmel	117,9
	Butter	12	Semmel	55	Butter	20,3
	Wasser	100	Butter	11,1	Wasser	300
Abendbrot	Semmel	117	Semmel	161,8	Spinat	404
	Butter	21,8	Butter	34,4	Kartoffeln	191
	Fleisch	22,7	Ei	50	Sauce	40
	Mehlsuppe	200	Milchkaffee (aa)	100	Braten	43
	Wasser	200	Wasser	100		
	4. Tag		**5. Tag**		**6. Tag**	
1. Frühstück	Semmel	105,7	Semmel	109,3	Semmel	108,0
	Mehlsuppe	750	Milch	200,0	Suppe	550
			Kaffee	200,0		
2. Frühstück	Semmel	110,8	Butter	25,8	Semmel	109
	Butter	25,6	Semmel	109,8	Butter	25
	Wasser	100			Fleisch	13,5
Mittagessen	Semmel	105,7	Semmel	107,1	Semmel	110,5
	Butter	28	Butter	27,8	Butter	25
	Fleisch	15,4	Schinken	32	Schinken	32
	Wasser	160	Wasser	300	Wasser	296
Vesper	Semmel	110,6	Semmel	15	Semmel	111,5
	Butter	26	Wasser	600	Butter	27
	Milch	100	Himbeersaft	40	Wasser	274
	Wasser	300			Himbeersaft	40
Abendbrot	Semmel	52	Kartoffelmus	30	Milchreis	600
	Butter	12	Fleisch, gebr.	70	Zucker u. Zimmt	50
	Fleisch	10	Sauce	10	Wasser	100
	Apfelmus	600	Apfelmus	200		
	Wasser	100	Wasser	300		

Tabelle I. Speisezettel von Engling. Periode R.

	7. Tag		8. Tag		9. Tag	
1. Frühstück	Zwieback	36,2	Mehlsuppe	550	Semmel	116,5
	Heidelbeer-kompott	300	Semmel	111,4	Milchkaffee	400
2. Frühstück	Semmel	111,5	Semmel	110,9		
	Butter	22,5	Butter	21,5		
			Wasser	300		
Mittagessen	Bouillon-kartoffeln	700	Spinatgemüse	400	Kartoffelmus	500
			Kartoffeln	250	Braten	100
	Fleisch	58	Braten	100	Sauce	50
	Apfelmus	100	Sauce	50	Apfelmus	200
Vesper	Semmel	112,3	Semmel	106,2	Kuchen	93
	Butter	25,3	Butter	22,5	Kaffee	300
	Wasser	200	Kaffee	100	Semmel	57,7
	Himbersaft	20			Butter	13,4
Abendbrot	Semmel	107,2	Flammerie	500	Semmel	171
	Butter	25,9	Apfelmus	250	Butter	34,4
	Schinken	40			Schinken	65
	Wasser	200			Wasser	200

	10. Tag		11. Tag		12. Tag	
1. Frühstück	Semmel	102,5	Semmel	114,0	Semmel	113,7
	Milchkaffee	550	Mehlsuppe	550	Butter	10,7
					Milchkaffee	420
2: Frühstück	Semmel	107,5	Semmel	110,4		
	Butter	26,3	Butter	21,8		
	Wasser	500	Wasser	300		
Mittagessen	Möhrengemüse	300	Makkaroni	400	Salzkartoffeln	450
	Kartoffeln	200	Zucker u. Zimmt	30	Braten	133
	Fleisch	70	Fleisch	52	Sauce	120
	Apfelmus	200	Apfelmus	100		
Vesper	Semmel	111,2	Semmel	110	Kuchen	145
	Butter	28,8	Butter	24,3	Kaffee	300
	Kuchen	86			Wasser	300
Abendbrot	Semmel	109	Semmel	111,5	Semmel	167,9
	Butter	28,5	Butter	16,2	Butter	28,5
	Schinken	64	Fleisch	40	Fleisch	50
	Wasser	200	Wasser	500	Wasser	700

Die Ergebnisse der Analyse sind am Schlusse in Tabelle II verzeichnet. Aus dieser Tabelle und der Tabelle I läßt sich die Tabelle III finden, in der für Engling die Zufuhr aller analytisch bestimmten und (bei den Kohlehydraten) berechneten Nährstoffe zusammengestellt ist. Tabelle IV sagt dasselbe für Burzlaff.

Tabelle II. Zusammensetzung der Nahrungsmittel (in Gramm)

	Menge	Wasser	Trockensubstanz	N	Fett	Asche	CaO	P_2O_5
Trinkwasser	10000 ccm	9997,4	2,6	—	—	2,0678	0,8922	0,0054
Butter, frisch	100 g	13,5	86,5	0,1582	83,643	1,5717	0,0282	0,0960
Semmel M „	100 „	32,4	67,6	1,5647	0,077	1,4997	0,0491	0,2228
Semmel R „	100 „	33,8	66,2	1,5770	0,047	1,5891	0,0504	0,2474
Gemüsemischung M lufttrocken, pulverisiert	100 „	4,0	96,0	1,4140	10,782	5,8615	0,2764	0,4831
Gemüsemischung R lufttrocken, pulverisiert	100 „	8,0	92,0	1,4069	11,553	4,7020	0,2344	0,4824
Fleischmischung M lufttrocken, pulverisiert	100 „	6,9	93,1	10,7943	17,544	9,6808	0,1131	1,1329
Fleischmischung R lufttrocken, pulverisiert	100 „	4,2	95,8	10,8011	19,862	9,8213	0,1114	0,9784

Tabelle III. Engling. Einnahme. (Gramm.)

	Ursprüngliche Substanz	Trockensubstanz	Wasser	N	Fett	Kohlekydrate	Asche	CaO	P_2O_5
				Periode M.					
Semmel	2550,3	1724,0	826,3	39,9045	1,96	1409	38,2468	1,2522	5,6821
Butter	416,4	360,2	56,2	0,6589	348,28	2	6,5446	0,1174	0,3997
Wasser	4430,0	1,1	4428,8	—	—	—	0,9160	0,3953	0,0024
Gemüsegemisch	7602,0	1035,2	6566,8	15,2472	116,26	760	63,2045	2,9804	5,2093
Fleischgemisch .	441,7	158,1	283,6	18,3287	29,79	1	16,4380	0,1920	1,9237
Summa:	15440,4	3278,6	12161,7	74,1393	496,29	2172	125,3499	4,9373	13,2172
				Periode R.					
Semmel	2162,4	1431,5	730,9	34,1010	1,02	1162	34,3627	1,0898	5,3498
Butter	350,6	303,3	47,3	0,5548	239,24	2	5,5104	0,0989	0,3366
Wasser	3400,0	0,9	3399,1	—	—	—	0,7030	0,3034	0,0018
Gemüsegemisch .	8449,2	1433,7	7015,5	21,9251	180,04	1043	73,2760	3,6529	7,5177
Fleischgemisch .	722,0	275,1	446,9	31,0208	57,04	2	28,2068	0,3199	2,8100
Summa:	15084,2	3444,4	11639,7	87,6017	531,35	2209	142,0589	5,4649	16,0159

Tabelle IV. Buzlaff. Einnahme (Gramm)

	Ursprüngliche Substanz	Trockensubstanz	Wasser	N	Fett	Kohlehydrate	Asche	CaO	P_2O_5
				Periode M.					
Semmel	2594,7	1754,0	840,7	40,5993	2,00	1433	38,9127	1,2740	5,7810
Butter	442,5	382,8	59,7	0,7003	370,11	2	6,9548	0,1248	0,4248
Wasser.	4520,0	1,2	4518,8	—	—	—	0,9346	0,4033	0,0024
Gemüsegemisch .	7602,0	1035,2	6566,8	15,2472	116,26	760	63,2045	2,9804	5,2093
Fleischgemisch .	441,7	158,1	283,6	18,3287	29,79	1	16,4380	0,1920	1,9237
Summe	15600,9	3331,3	12269,6	74,8755	518,15	2196	126,4446	4,9745	13,3412
				Periode R.					
Semmel	2495,0	1651,7	843,3	39,3461	1,18	1342	39,6480	1,2575	6,1726
Butter	472,9	409,1	63,8	0,7484	395,53	2	7,4326	0,1334	0,4540
Wasser.	4000,0	1,0	3999,0	—	—	—	0,8271	0,3569	0,0022
Gemüsegemisch .	8449,2	1433,7	7015,5	21,9251	180,04	1043	73,2760	3,6529	7,5177
Fleischgemisch .	722,0	275,1	446,9	31,0208	57,04	2	28,2068	0,3199	2,8100
Summe	16139,1	3770,6	12368,5	93,0404	633,79	2389	149,3905	5,7206	16,9565

Was nun die Ausscheidungen betrifft, so hielt ich es für notwendig, diesmal auch den *Schweiß*stickstoff annähernd zu ermitteln, wenigstens in der Marschperiode, bei der mir eine genaue Kenntnis der N-Bilanz wichtig erschien. Es wurden zu dem Zweck zwei Hemden und ein Paar Strümpfe 6—7 mal mit destilliertem Wasser ausgewaschen, so daß das letzte Spülwasser nur Spuren von N enthielt, dann getrocknet. Je ein Hemd wurde von Burzlaff an zwei von Engling an einem Marschtage getragen; die Strümpfe trug Engling einen Tag lang. Dann wurden die Stücke mit kaltem und warmem Wasser wieder mindestens sechsmal gewaschen, das Waschwasser angesäuert, eingedampft, im Meßkolben aufgefüllt und analysiert. Aus dem Hemd von Engling ließ sich so 0,1940 g N gewinnen, aus dem von Burzlaff 0,2226 g. Das ergibt für die 6tägige M-Periode bei Ersteren 1,1640, bei Letzteren 0,6678 g N[1]).

Die Urine wurden direkt in Gläser entleert, die mit $^3/_4$ g grobem Thymolpulver beschickt waren. Auf den Ausflügen wurden Flaschen mit Gummiverschluß und Glastrichter mitgeführt. Als erster zum Ver-

[1]) Um aus diesen Zahlen den mit dem Schweiß ausgeschiedenen Stickstoff des ganzen Körpers zu finden, habe ich die Beobachtungen Cramers (Archiv für Hygiene 10. 1890) über die Schweißsecretion benutzt. Danach muß der Hemdschweiß mit 3,07 multipliziert werden, um den des Körpers exklussive Kopf zu finden. Für den Kopf habe ich noch soviel, wie einem Fuß oder einer Hand entspricht (0,4 des Handschweißes) hinzugefügt, also sicher eher zu wenig, als zuviel. Die Zahlen sind in der Bilanztabelle angeführt.

such gehöriger Urin wurde der nach dem 1. Frühstück des 1. Versuchstages gelassene betrachtet, nachdem vor dem Frühstück die Blase entleert war. Am 5. Tage der M-Periode gingen ca. 300 g Urin von Engling verloren. Gerade an diesem Tage war der Urin, wie aus der Menge und den Stickstoffzahlen hervorgeht, sehr konzentriert. Ich glaube nun, daß die verloren gegangene Menge, die annähernd bekannt war, dieselbe Konzentration gehabt habe, wie der Rest des Urins von diesem Tage, was ja auch sehr wahrscheinlich ist, und habe die verlorene Menge bei der Berechnung mit eingestellt. Selbst wenn ich diese Menge gar nicht mit in Betracht gezogen, sondern ganz weggelassen hätte, würde doch die Veränderung in den Urinausfuhrzahlen der einzelnen Stoffe ihre Bilanzen nicht wesentlich verändert haben, wie sich leicht berechnen läßt.

Beim Kot benutzte ich zur Abgrenzung Heidelbeerkompott, das sich mir auch diesmal wieder gut bewährt hat. Es wurde als letzte Mahlzeit am Abend vor Versuchsbeginn und als erste am Morgen nach Versuchsende gegeben; außerdem bestand daraus das 1. Frühstück des 7. Tages als Beginn der R-Periode. Die Stühle waren gut, bei Burzlaff meist sehr trocken, bei Engling viel feuchter, aber meist auch geformt. Auf den Märschen wurden, falls es notwendig würde, Stuhlgänge aufzufangen, Aluminiumdosen mitgeführt. Sie wurden nicht gebraucht.

Bei den Urinen wurde täglich ein Zehntel zur N-Bestimmung abgenommen; Asche $P_2 O_2 O_5$ und CaO wurden im Mischurin je einer Periode bestimmt. Der Kot wurde nach der Wägung erst auf dem Wasserbade, dann im Trockenschrank getrocknet, von je einer Periode gemischt und fein pulverisiert. Die lufttrockene Substanz diente zur Analyse.

Stickstoff wurde nach Kjeldahl bestimmt, die Phosphorsäure nach feuchter Veraschung der Substanz (erst mit Säuregemisch, dann mit Salpetersäure) und nach Ausfällung des Phosphors mit Ammoniummolybdat titrimetrisch. Zur Darstellung des Calciumoxyds wählte ich die trockene Veraschung. Aus der Asche wurde eine Chloridlösung hergestellt und aus dieser nach Ausfällung der Phosphate mit Eisenchlorid und Ammoniumacetat das Calcium mit Ammoniumoxalat gefällt, geglüht und als Oxyd gewogen[1]). Zur Herstellung der Asche auf trockenem Wege wurden vom Trinkwasser 10 l, von den Urinen 500 ccm eingedampft. Bei den übrigen Substanzen wurden die lufttrockenen Pulver zur Verbrennung verwendet. Die Butter konnte ich auf folgende Weise

[1]) Die betreffenden Zahlen im Texte und in den Tabellen dieser Arbeit bedeuten also immer CaO, Calcium*oxyd* und $P_2 O_5$, Phosphor*pentoxyd*.

veraschen. Die abgewogene Menge wurde im Trockenschrank mehrere Tage scharf getrocknet, bis ich — nach Vorversuchen — annehmen konnte, daß kein Wasser mehr vorhanden war. Dann legte ich einen aus etwas aschefreiem Filtrierpapier gebildeten Docht in das flüssige, noch warme, aber nicht etwa von unten erhitzte Butterfett und verbrannte dieses wie in einer Öllampe. Erst muß das langsam und vorsichtig geschehen, bis man sicher ist, daß kein Wasser mehr im Öl ist und kein Spritzen erfolgt, dann aber kann man die Verbrennung schnell vor sich gehen lassen. Zur Fettbestimmung wurden die Substanzen 24 Stunden mit Äther extrahiert, das Extrakt mit Petroläther aufgenommen und filtriert.

Die chemischen Arbeiten führte ich selbst im Laboratorium unserer Anstalt aus. Stickstoff- und Phosphorsäurebestimmungen machte ich mindestens dreimal. Auch die Veraschung wurde bei jeder Substanz mindestens zweimal ausgeführt und von jeder Chloridlösung die Kalkbestimmung auch wieder wenigstens zweimal.

Die Zusammensetzung der Urine und Kote und die Berechnung der Ausfuhr ist in den Tabellen V—VIII enthalten.

Tabelle V. Menge und Zusammensetzung der Urine von Engling.

Versuchstag	Menge	N	Asche	CaO	P_2O_5
		Periode M.			
1.	587	7,7437			
2.	1140	9,5680			
3.	716	9,9146			
4.	1026	10,8292			
5.	540*)	9,7000			
6.	975	12,4827			
Summe	4984	60,2382	102,5169	1,5065	7,3211
		Periode R.			
7.	868	9,7020			
8.	920	11,8965			
9.	1318	11,4818			
10.	870	11,7250			
11.	1000	10,8990			
12.	1200	10,8570			
Summe	6176	66,5613	108,7750	1,4991	8,6364

*) teilweise geschätzt.

Tabelle VI. Menge und Zusammensetzung der Urine von Burzlaff.

Versuchstag	Menge	N	Asche	CaO	P_2O_5
		Periode M.			
1,	733	9,4430			
2.	935	11,4590			
3.	1030	13,0861			
4.	1003	12,1660			
5.	838	12,2290			
6.	877	14,5880			
Summe	5456	72,9711	115,2538	0,7276	10,0838
		Periode R.			
7.	850	12,8275			
8.	1170	13,7674			
9.	975	12,8730			
10.	1000	13,6850			
11.	1190	11,9700			
12.	1029	12,3238			
Summe	6214	77,4457	118,2509	1,2875	10,7266

Tabelle VII. Menge und Zusammensetzung des lufttrockenen Kotes.

	Menge	Trockensubstanz	Wasser	N	Fett*)	Asche	CaO	P_2O_5
Engling M	105,25	87,5	12,5	6,7104	12,254	8,9149	1,6596	2,4858
Engling R	170,95	88,1	11,9	6,3164	14,209	8,7144	1,7803	2,5222
Berzlaff M	74,6	89,6	10,4	6,5106	19,889	8,9328	1,6194	3,0183
Berzlaff R	118,1	90,4	9,6	6,1783	22,276	8,5894	1,7091	2,8442

*) Unter Fett ist hier das Extrakt des mit Salzsäure und Alkohol behandelten Kotpulvers zu verstehen.

Tabelle VIII. Kotausscheidung in 6 Tagen. (Gramm.)

	Trockensubstanz	Wasser	N	Fett	Asche	CaO	P_2O_5
Engling M	92,1	412,5	7,0627	12,897	9,3829	1,7467	2,6163
Engling R	150,6	668,7	10,7979	24,290	14,8973	3,0434	4,3117
Burzlaff M	66,9	151,2	4,8634	14,857	6,6728	1,2097	2,2547
Burzlaff R	106,8	237,2	7,2966	26,308	10,1441	2,0184	3,3590

Nachdem ich nun eine ausführliche Schilderung der ganzen Versuchsanordnung gegeben und auch auseinandergesetzt habe, worauf es mir dabei besonders ankam, kann ich jetzt die Befunde mitteilen und ihre Deutung alsdann anschließen. Es erscheint mir dabei zweckmäßig, nicht die einzelnen Nährstoffe getrennt, sondern gleich die ganze Stoffbilanz, soweit sie untersucht wurde, von je einer Periode zusammen zu besprechen.

Engling. Periode M

Das mittlere Gewicht — früh nüchtern bestimmt — des Jungen betrug in dieser Periode 36,39 kg. Er nahm im Mittel mit der Nahrung auf

täglich (in g)	77,2 Eiweiß;	82,7 Fett;	359,7 Kohlehydrate;
tägl. u. auf 1 kg Körp.-Gew.	2,1 „	2,3 „	9,9 „

und hatte damit einen Energiequotienten von 70,6 Calorien[1]).

Dabei waren die Körpergewichte an den 6 einzelnen Versuchstagen folgende:

8. V. 36,360	11. V. 36,630	14. V. 36,335.
9. V. 36,400	12. V. 36,570	
10. V. 36,200	13. V. 36,230	

Man kann also, wenn man daran denkt, daß bei älteren Kindern große tägliche Gewichtsschwankungen normalerweise vorkommen, sagen, daß das Gewicht in der Marschperiode im wesentlichen gleich geblieben ist.

Die Stoffbilanz ist aus folgender Zusammenstellung zu ersehen, die absolute Zahlen für die ganze sechstägige Periode in Grammen gibt:

	Einnahme	Ausgabe				Retention
		Urin	Kot	Schweiß	Summe	
N	74,1393	60,2382	7,0627	4,038	71,3389	2,8004
Asche	125,3499	102,5169	9,3829	nicht bestimmt	111,8998	schwach positiv
CaO	4,9373	1,5065	1,7467	—	3,2532	1,6841
P_2O_5	13,2172	7,3211	2,6163	—	9,9374	3,2798

Was zunächst den Stickstoff anbetrifft, so ist die hier gefundene Retentionszahl keine absolut sichere Größe, weil man den Schweiß-N nicht ganz genau bestimmen kann. Aber nahekommen dürfte der Befund der Wirklichkeit. 2,8 g Stickstoff in sechs Tagen entsprechen ungefähr einem jährlichen Anwuchs von 5 kg. Das ist etwas weniger, als dem 15. Lebensjahre durchschnittlich zukommt, paßt aber zu dem Grade der Entwicklung unseres Versuchsjungen, die mehr die des 14. Lebensjahres ist. Jedenfalls kann man annehmen, daß diese N-Retention nur durch das Wachstum bedingt gewesen ist[2]), und weder ihre

[1]) Unter Energiequotienten ist, wie Heubner angegeben hat, die pro Kilogramm Körper täglich aufgenommene Menge von großen Calorien zu verstehen.

[2]) Man könnte mir hier einwenden, daß ja der Junge, wie oben beschrieben worden ist, im Frühjahr des Versuchsjahres, also zur Zeit der Stoffwechseluntersuchung, überhaupt nicht deutlich an Gewicht zugenommen hat. Aber er ist doch gewachsen und länger geworden, und mit den Knochen müssen Muskeln,

Größe, noch die physiologischen Bedingungen, unter denen sie zustande gekommen ist, nämlich die starke energetische Leistung des Körpers, sprechen dafür, daß irgendein andersartiger Ansatz vorliegt. Wenn sich auch die zugehörige Gewichtszunahme nicht zeigt, kann sie doch dagewesen sein, denn sie kann durch die normalen täglichen Gewichtsschwankungen, die viel größer sind, als diese kleine Summe, verdeckt worden sein. Man kann aber auch annehmen, daß ein kleiner Teil des Körperfettes in den sechs Marschtagen verbrannt worden und deshalb die Gewichtszunahme durch die Eiweißanreicherung nicht zum Ausdruck gekommen ist. Wie dem auch sei, es läßt sich sagen, daß die pro Kilogramm aufgenommenen 70,6 Calorien, mit oder ohne die vielleicht durch Verbrennung von etwas Körperfett gewonnenen Calorien genügt haben, um den erheblichen Energieverbrauch in der Marschperiode zu decken, so daß auch ein Eiweißanwuchs zustande kommen konnte, der ungefähr dem durchschnittlichen des 14. Lebensjahres entsprach.

So haben wir schon in groben Umrissen ein Bild von den Stoffwechselvorgängen im Körper des Knaben während der 1. Periode bekommen und können uns nun dem Verhalten des Kalkstoffwechsels zuwenden. Wir sehen, daß auch hier die Bilanz positiv ist; 0,2807 g CaO sind täglich zurückbehalten worden. Nun drängt sich sofort die Frage auf, wie groß diese Menge im Vergleich zu der ist, die wir theoretisch, soweit es möglich ist, für ein normales Knochenwachstum im 14. Lebensjahre berechnen können. In meiner oben erwähnten Arbeit habe ich angeführt, wie man auf verschiedene Art und Weise solche Berechnungen anstellen kann, und ich darf wohl deshalb hier darauf verweisen. Man findet so 0,08 bis 0,15 g CaO-Ansatz täglich für 2000 g jährliche Massenzunahme. Man käme also für 4,5 kg jährlichen Anwuchs, den man bei unserem Jungen (nach einer Beobachtungsdauer von 5 Monaten) annehmen müßte, und der auch ungefähr der durchschnittliche des 14. Lebensjahres ist, auf 0,18—0,34 täglichen Kalkansatz[1]). Die hier gefundene Zahl für die täg-

Sehnen und Bänder zunehmen, auch die Haut. Wie sich die inneren Organe dabei verhalten, wissen wir nicht. Sicher kann aber aus dem zeitweiligen Ausbleiben einer Gewichtszunahme, wie häufig im Frühjahr, nicht geschlossen werden, daß in dieser Zeit keine Eiweißmehrung im Körper einträte. Der Gewichtsstillstand kann ebensogut durch Verringerung des Fettbestandes bedingt sein.

[1]) Es ist dabei eins zu beachten. Die theoretischen Berechnungen können nicht von der Länge, sondern müssen von der Masse des Körpers ausgehen, nehmen also auch für das spätere Kindesalter nicht das Längenwachstum, sondern den Massenanwuchs zum Ausgangspunkt. Dieser geht aber oft in den einzelnen Jahreszeiten

liche Kalkretention, 0,2807 liegt also vollkommen innerhalb der theoretisch ermittelten Grenzen. Halten wir diese Tatsache zusammen mit der, daß die Kalkzufuhr knapp war, daß auch von Stickstoff nicht mehr zurückbehalten wurde, wie einem wirklichen Anwuchs entspricht, daß endlich der Körper eine stark energetische Leistung zu verrichten hatte, so erscheint es ganz ausgeschlossen, daß eine nicht durch Wachstum hervorgerufene Kalkretention hier zustande gekommen ist. Und daß bei dem wachsenden Körper der allergrößte Teil des zurückbehaltenen Kalkes auf das wachsende Knochensystem zu rechnen ist, und nur wenig auf die Weichteile, ist ja bekannt.

Unterstützt wird unsere Ansicht von der Solidität des in der Marschperiode gefundenen Kalkansatzes durch die Verhältnisse des Phosphorsäurestoffwechsels, dem wir uns nun zuwenden wollen.

Auch die Phosphorsäure gibt eine positive Bilanz, 3,2798 in sechs Tagen und 0,5466 g täglich. Um ein Urteil über diese Zahl zu gewinnen, ist es notwendig, die P_2O_5 in der gewöhnlichen Weise auf „Fleisch und Knochen" zu berechnen. Wir ziehen dabei zuerst die zum Kalk gehörige Menge in Betracht, weil im Knochen kaum Kalk ohne die zugehörige Phosphorsäure angesetzt werden kann, während sich ja beim Stickstoff auch eine Retention ohne Phosphor denken läßt. Wir erhalten also

P_2O_5 für Kalk: 1,6841 · 0,73	= 1,2294	3,2798
„ für N: 2,8004 · 0,137	= 0,3837	—1,6131
P_2O_5 für „Fleisch u. Knochen"	= 1,6131	Rest 1,6667.

Also hat die zurückbehaltene Phosphorsäure vollkommen ausgereicht, um mit dem Kalk die Phosphate des Knochens und mit dem Stickstoff die phosphorhaltigen Eiweißkörper zu bilden, was auch Bedingung ist,

nicht gleichmäßig vor sich und es ist, wenn man ein Kind nicht das ganze Jahr, sondern nur einige Monate lang beobachtet hat, nicht erlaubt, von dieser beobachteten Massenzunahme *allein* auf die endgültige des ganzen Lebensjahres zu schließen. Vielmehr muß man versuchen, sich aus dem Entwicklungsstatus und aus dem beobachteten Längen- und Massenwachstum *zusammen* ein Bild von der jährlichen Entwicklung des betreffenden Kindes zu machen, und die nach den Statistiken durchschnittliche Massenzunahme dann zum Ausgangspunkt für die Berechnung nehmen. Stimmt dann, wie in unserem Falle, die beobachtete Gewichtszunahme gut zu dem Gesamtbild, so sind wir unserer Sache um so sicherer. Es braucht eben in kleineren Zeiträumen nicht ein bestimmter Prozentsatz der Massenzunahme von der Massenzunahme des Skeletts gebildet zu werden, und der Anteil des wachsenden Skeletts an der Gewichtszunahme wird verschieden sein zu verschiedenen Zeiten.

wenn wir annehmen wollen, daß es sich hier um Wachstumsansatz handelt. Und selbst darüber hinaus ist noch etwas P_2O_5, sogenannte „organische Phosphorsäure", zurückbehalten worden, 1,6667 g in sechs Tagen. Wir wissen nicht, ob das eine gewöhnliche Erscheinung beim Wachstum dieses Lebensalters ist. Es ist sehr wahrscheinlich, aber wenn es so ist, wenn die Retention von etwas mehr Phosphorsäure, als die „Fleisch- und Knochenphosphorsäure" ausmacht, zum normalen Anwuchs gehört, so wissen wir wieder nicht, ob die hier gefundene Menge — täglich 0,28 g — wirklich die physiologische und notwendige ist. Man könnte auch daran denken, daß hier vielleicht die starke Muskelanstrengung mit im Spiele ist. Jedenfalls haben wir für die Retention dieser kleinen Menge „organischer" Phosphorsäure keine ganz sichere Erklärung

Noch einige Worte über die Aschenbilanz. Sie ist mit 13,4501 g in sechs Tagen positiv, wenn man den Schweiß nicht berücksichtigt. Zieht man davon die Summe der CaO- und P_2O_5-Retention ab, so blieben 8,4862 g übrig. Diese Menge kann aber sehr wohl schon durch das mit dem Schweiß ausgeschiedene Kochsalz gebildet werden (s. meine zit. Arbeit, S. 98). Wollen wir also aus dem Vergleich der Phosphorsäure- und Kalkbilanz und der Aschenbilanz einen Rückschluß auf die der Alkalien machen, so läßt sich sagen, daß der Alkalibestand des Körpers entweder gleich geblieben sein oder nur eine geringfügige Vermehrung oder Verminderung erfahren haben wird, wie nach dem bisher Gesagten auch zu erwarten war.

Alles in allem: Man gewinnt die Überzeugung, daß in den Stoffwechselverhältnissen der wenigen untersuchten Substanzen in der Marschperiode bei Engling wirkliche Wachstumsvorgänge zum Ausdruck kommen. Eine gewisse Unsicherheit besteht nur bei einem kleinen Teil der Phosphorsäureretention.

Engling. Periode R

Das mittlere Gewicht war 36,64 kg. Die Nahrungsaufnahme betrug im Mittel täglich (g): 91,3 Eiweiß; 88,5 Fett; 361,2 Kohlehydrate
tägl. u. auf 1 kg berech. 2,5 „ 2,4 „ 9,9 „

Der Energiequotient war also 73,2 Calorien. Die täglichen Gewichte waren am

14. V. 36,335	17. V. 36,390	20. V. 36,990
15. V. 36,345	18. V. 36,815	
16. V. 36,730	19. V. 36,860	

Man sieht, daß der Knabe in dieser Periode einer verhältnismäßig ruhigen Lebensweise mehr gegessen hat als während der Märsche. Das ist auch leicht verständlich. In der Marschperiode mußte die Hauptmahlzeit, die in ihrer Beschaffenheit nicht von dem gewöhnlichen Mittagessen abwich, auf den Abend verlegt werden. Da aßen nun die Jungen, die doch etwas ermüdet waren, wenn sie am Spätnachmittag zurückkehrten, nicht soviel, wie sonst mittags. Ferner ist ja bekannt, daß nach einer Zeit anstrengender Wanderungen starker Appetit sich oft erst an den darauffolgenden Rasttagen einstellt. Diese Wirkungen der Ruheperiode zeigen sich am Gewicht, das während der sechs Tage fast konstant ansteigt. Wenn wir, um sicher zu gehen, nicht Anfangs- und Endgewicht, sondern das Mittelgewicht der beiden ersten und der beiden letzten Tage nehmen, so liegt das zweite 585 g über dem ersten.

	Einnahme	Ausgabe				Retention
		Urin	Kot	Schweiß	Summe	
N	87,6017	66,5613	10,7979	1,3 (geschätzt)	ca. 77,7	ca. 9,9
Asche	142,0589	108,7750	14,8973	nicht bestimmt	123,6723	positiv
CaO	5,4649	1,4991	3,0434	—	4,5425	0,9224
P_2O_5	16,0159	8,6364	4,3117	—	12,9481	3,0678

Die Tabelle gibt wieder die absoluten Zahlen für die ganze sechstägige Periode. Die Stickstoffausscheidung mit dem Schweiß ist nicht bestimmt worden. Ich habe sie auf ein Drittel der von Periode M geschätzt. Wir erhalten so eine N-Retention von fast 10 g in sechs Tagen, welche die einem durchschnittlichen Wachstum entsprechende weit übertrifft. Man muß aber wohl annehmen, daß hier außer dem Wachstumsansatz des Stickstoffs noch ein andersartiger vorhanden gewesen ist[1])

[1]) Hier könnte jemand sagen: Der Junge ist vielleicht wirklich in dieser Zeit stärker gewachsen, er hat vielleicht durch die starke Bewegung in reiner Luft und freier Natur bei fröhlicher Stimmung einen mächtigen Anreiz zu einer Beschleunigung des Wachstums bekommen. In der Tat hat Roeder (Roeder und Wienecke, Jugendwanderung und Jugendkraft, Berlin 1912) beobachtet, daß Berliner Schüler im Präpubertätsalter schon durch 6tägige Wanderungen den Anstoß zu einer besonders beschleunigten Längen- und Gewichtszunahme bekamen, wie durch Kontrolle an Nichtwanderern festgestellt wurde. Hier handelte es sich aber um Großstadtkinder, von denen sicher wenigstens die meisten unter Bedingungen gelebt hatten, die für die Entfaltung ihres ursprünglichen Wachstumstriebes nichts die optimalen waren. Unsere Jungen jedoch lebten schon monatelang in der Anstalt mit ihrem weiten Park, bei reichlicher Ernährung, außerhalb des Weichbildes der Stadt. Es ist aber fraglich, ob dann, wenn vorher keine Hemmungen da waren, durch die genannten günstigen Momente eine Anregung zu einer zeit-

So wird wohl ein vom Wachstum unabhängiger Ansatz in den ersten Tagen dieser Periode durch die vermehrte Eiweißzufuhr hervorgerufen worden sein. Außerdem wäre noch an eine durch die Marschleistungen der vorhergehenden Periode bedingte Arbeitshypertrophie der Muskulatur mit Volumzunahme der Muskelfasern und Protoplasmaanreicherung in den ersten Tagen der Ruhe und der reichlicheren Ernährung zu denken. Durch diese beiden Faktoren und den Wachstumsansatz wäre die starke N-Retention leicht erklärt. Daß der Stickstoff in Form phosphorhaltiger Eiweißkörper angesetzt worden ist, kann angenommen werden, weil die Menge der zurückbehaltenen Phosphorsäure sowohl dafür als auch für die Bildung der Calciumphosphate im Knochen ausreicht. Endlich zeigt auch die stetige Gewichtszunahme einen ausreichenden Wasseransatz an, und es steht somit nichts der Annahme entgegen, daß der Stickstoff in vollwertigem Eiweiß zum Ansatz gekommen ist.

Der größeren Stickstoffretention geht die Kalkretention nicht parallel. Sie ist sogar erheblich kleiner als die der Marschperiode, nämlich nur 0,1537 g täglich, und reicht nicht ganz an das oben für das Knochenwachstum berechnete Mittel (0,18) heran. Dieses Verhalten, das wir übrigens, wenn auch weniger ausgeprägt bei Burzlaff finden werden, ist nicht ohne weiteres verständlich. Daß die Verschiedenheit der Größe der Kalkretention in den beiden Perioden etwas mit den Märschen der ersten sechs Tage zu tun hat, ist möglich, aber wir wissen es nicht. Aber eins ist sicher, und das ist wichtig: Die Größe der Kalkretention ist nicht parallel der Größe der Kalkzufuhr gegangen, und obgleich in anderen Geweben des Körpers in der R-Periode doch wohl sicher ein Ansatz zustande kam, ist eine verstärkte Kalkretention nicht eingetreten.

---

weiligen Beschleunigung des Wachstums möglich ist. Rubner sagt (Das Problem der Lebensdauer usw., S. 81): „Es gibt kein Mittel, die Wachstumseigentümlichkeiten zu verändern, jedenfalls kann die Ernährung nichts anderes erzielen, als dem individuellen Wachstumstrieb freie Bahn zu lassen.“ Man muß daran festhalten, daß unter physiologischen Bedingungen, das Endresultat des Wachstums nach oben hin nicht verändert werden kann. Denkbar wäre nur, da auch normalerweise Perioden verschiedener Intensität des Wachstums schon innerhalb eines Jahres vorkommen, daß durch besonders günstige äußere Momente, durch besondere Anregung, eine geringfügige Einwirkung auf diese Periodizität hervorgerufen, vielleicht einmal ein etwas früheres Eintreten einer Periode stärkeren Wachstums erreicht werden könne, auch wenn die Verhältnisse, unter denen das Kind bis dahin lebte, gut waren.

Von der zurückbehaltenen Phosphorsäure bleibt nach Abzug des für Calcium und Eiweißverbindungen verrechneten Anteils noch eine kleine Menge, 1,0379 g in sechs Tagen, übrig, fast genau soviel, wie in der M-Periode. Es ist wie gesagt möglich, daß diese sogenannte organische Phosphorsäure zum normalen Wachstum gehört. Auch die Phosphorsäureretention hat sich, wie die des Kalkes, unabhängig von der Mehrzufuhr gezeigt.

Aus der Aschenbilanz läßt sich mit Berücksichtigung des NaCl-Verlustes durch den Schweiß und der CaO und P_2O_5-Retention schließen, daß eine erhebliche Menge von Alkalien zurückbehalten wurde. Das ist verständlich, denn es sind mehr Alkalien eingenommen worden, und es ist auch sonst ein Ansatz zustande gekommen. Vielleicht ist auch noch ein kleiner Kochsalzverlust aus den Marschtagen zu decken gewesen.

Ich glaube sicher, daß in der R-Periode auch Fett angesetzt worden ist, denn sie brachte nicht nur eine Erhöhung des Energiequotienten, sondern auch eine Verminderung der energetischen Leistung.

Wir kommen nun zur Beschreibung der Versuchsergebnisse bei Burzlaff und betrachten wieder die beiden Perioden getrennt.

Burzlaff. Periode M.

Das mittlere Gewicht betrug 42,01 kg. Die Nahrungsaufnahme war

täglich in g:	78,0 Eiweiß;	86,3 Fett;	366,0 Kohlehydrate
tägl. u. auf 1 kg berechnet:	1,9 ,,	2,1 ,,	8,7 ,,

der Energiequotient somit 63 Calorien.

Die täglich früh nüchtern bestimmten Körpergewichte zeigen eine, wenn auch durch mäßige Schwankungen unterbrochene, doch im ganzen konstante, recht erhebliche *Abnahme* an.

8. V. 43,005	11. V. 42,040	14. V. 41,740
9. V. 42,080	12. V. 41,915	
10. V. 42,000	13. V. 41,305	

Dabei fand sich nun folgende Stoffbilanz, bei der auch die N-Ausscheidung mit dem Schweiß berücksichtigt ist (absolute Zahlen der sechstägigen Periode).

	Einnahme	Ausgabe				Retention
		Urin	Kot	Schweiß	Summe	
N	74,8755	72,9711	4,8634	2,317	80,1515	— 5,2760
Asche	126,4446	115,2538	6,6728	nicht bestimmt	121,9266	negativ
CaO	4,9745	0,7276	1,2097	—	1,9373	3,0372
P_2O_5	13,3412	10,0838	2,2547	—	12,3385	1,0027

Die Eiweißzufuhr von 1,9 g pro Kilogramm Körpergewicht ist nicht gerade reichlich, aber sie würde wohl bei gewöhnlicher Lebensweise ausgereicht haben, um über den Ersatz der Abnutzungsquote hinaus auch noch den zum Wachstum notwendigen Stickstoff herzugeben. So hatte der fast gleichaltrige und gleichschwere Knabe (Lemke) in meinem früheren Versuch mit nur wenig mehr Eiweiß, 2,1 g pro Kilo und einem Energiequotienten von 65 (gegen 63 bei Burzlaff) unter reichlicher Bewegung im Freien doch eine starke N-Retention. Hier aber bei Burzlaff ist ein Stickstoffverlust eingetreten. Trotzdem der Knabe in einer Zeit starken Wachstums war, ist ein Eiweißanwuchs verhindert worden. Ohne zwingende Gründe kann das nicht geschehen sein. Wenn wir annehmen, daß der Junge in den Marschtagen etwas weniger gegessen hat als vorher — es ist nicht sicher — so kann beim Übergang auf die geringere Eiweißzufuhr bis zur Wiedereinstellung auf das N-Gleichgewicht ein kleiner Verlust von N stattgefunden haben. Weiter muß bei der Arbeitsleistung der Fußmärsche eine Steigerung des Eiweißumsatzes in der Muskulatur eingetreten sein, die aber auch nur gering ist[1]). Es ist deshalb fraglich, ob diese beiden Ursachen, von denen die erste nicht einmal feststeht, genügt haben, um einen N-Verlust von 5 g in sechs Tagen zustande kommen zu lassen. Der Stickstoffverlust ist wahrscheinlich auch dadurch mit bedingt gewesen, daß die Menge der N-freien Nährstoffe nicht ganz ausgereicht hat, um den starken Mehrverbrauch an Energie während der Märsche zu decken, so daß neben viel Körperfett auch etwas Eiweiß zu dynamischen Zwecken herangezogen werden mußte. Es ist zu bedenken, daß die Knaben nicht trainiert waren, daß sie auch etwas Gepäck zu tragen hatten. Wir werden annehmen müssen, daß der Überschuß an Eiweiß, der bei reichlicher Eiweißernährung, wie angenommen wird, sei es im Blute, sei es als ein Zelleinschluß sich findet, verbrannt worden ist. Jedenfalls ist die Menge des verlorenen Eiweißes recht klein gegenüber der starken Gewichtsabnahme von 1265 g, die also in der Hauptsache durch Wasser-

[1]) Vgl. Rubner, Sitzungsber. d. K. Preuß. Akad. d. Wissensch. **20**. 1911.

und Fettverlust bedingt sein muß. Der Junge befand sich in gutem Ernährungszustande und Fett war genügend vorhanden.

Also in dieser Periode hatte ich durch die Versuchsanordnung nicht nur das erreicht, was ich wollte, nämlich die Verhinderung jedes andersartigen, nicht durch Wachstum bedingten Ansatzes, sondern sogar eine Abgabe von Körpersubstanz, meistens Fett, zu dynamischen Zwecken.

Um so mehr interessiert uns unter diesen Umständen das Verhalten des Kalkes. Wir wissen ja aus der klinischen Beobachtung, daß der Knabe sich im Versuchsjahr in einer Periode besonders starken Knochenwachstums befand. Nun, das Ergebnis der Untersuchung ist sehr klar: Wir haben eine stark positive Kalkbilanz von 3,0372 g in sechs und im Mittel 0,5062 in einem Tage. Also unabhängig von den durch die energetische Mehrleistung des Körpers bedingten Veränderungen ist die Kalkassimilation des wachsenden Skelettsystems weitergegangen, und deutlich ist die mächtige Kalkanziehung des neugebildeten Knochengewebes zum Ausdruck gekommen[1]). Denn es wäre geradezu widersinnig, hier bei einer mäßigen Kalkzufuhr und bei einer calorisch wohl nicht einmal ganz ausreichenden Kost, bei Abgabe erheblicher Mengen verschiedener Körpersubstanzen behaupten zu wollen, daß eine passive Aufstapelung, eine nicht durch Wachstum bedingte Anhäufung von Kalk eingetreten sei. Überdies befindet sich ja unser Befund im Einklang sowohl mit klinischer Beobachtung, die uns ein Knochenwachstum bei solchen Krankheiten, die im übrigen eine Unterernährung hervorrufen, erkennen ließ, als auch mit dem physiologischen Experiment. Besonders bemerkenswert ist die Übereinstimmung meiner Versuchsresultate mit dem, was Aron[2]) kürzlich vorgetragen. Aron studierte die Wirkung zweitweiliger Unterernährung durch Nah-

[1]) Die Frage, die hier jemand aufwerfen könnte, ob die Kalkassimilation ohne weiteres als Ausdruck des Knochen*wachstums* angesehen werden darf, kann man wohl bejahen. Wenn vorher kein Kalkmangel dagewesen ist, wenn physiologische Bedingungen vorliegen, und wenn es sich um gesunde, jugendliche Knaben handelt, so kann man sich nicht gut vorstellen, daß eine starke Kalkanziehung des Knochengewebes vorkommt ohne Wachstum. Abgesehen natürlich von der Kalkassimilation zum Ersatz der Abnutzungsquote, die auch beim ausgewachsenen Knaben vorhanden sein muß.

[2]) H. Aron, Weitere Untersuchung über die Beeinflussung des Wachstums durch die Ernährung. Verhandl. d. Gesellsch. f. Kinderheilk. in Münster, 1912. Nach dem Referat in der Monatsschr. f. Kinderheilk. **11**. 1912.

rungsbeschränkung an wachsenden Ratten. Trotz Gewichtsstillstandes ging das Längenwachstum zunächst deutlich weiter und selbst bei Gewichtsabnahme ergab die Analyse noch eine Vermehrung des absoluten Mineralstoffbestandes!

Wenn wir hier einen Kalkansatz bekommen haben, der nur durch das Wachstum bedingt sein kann, so müssen uns die gefundenen Retentionswerte auch guten Aufschluß darüber geben, wieviel in der Zeit des größten Knochenwachstums vom Menschen an Kalk gebraucht wird. Auch müssen wir zusehen, wie sich die im Versuch wirklich zustande gekommene Kalkretention zu der verhält, die man nach der theoretischen Berechnung erwarten kann. Aus der oben gegebenen Beschreibung des Versuchsjungen Burzlaff geht hervor, daß er zur Zeit des Versuches in einer Periode des „Aufschießens" war, und daß er im Beobachtungshalbjahr das nicht nur für das 14. Lebensjahr, sondern auch für die anderen Pubertätsjahre überdurchschnittliche Längenwachstum von 5,4 cm hatte, zu dem auch, etwas verzögert, die entsprechend große Gewichtszunahme von $3^3/_4$ kg in 4 Monaten kam. Ich habe oben schon gesagt, daß die Berechnungen des Kalkbedarfs vom Massenwachstum ausgehen müssen. Nehmen wir für dieses hier rund 10 kg für das Versuchsjahr an, wie das der Längenzunahme, der beobachteten Gewichtszunahme und der klinischen Beobachtung seiner Entwicklung ungefähr entspricht, so finden wir den zugehörigen täglichen Kalkbedarf mit 0,4—0,7 g. Man sieht, daß die gefundene Zahl für die mittlere tägliche Retention ,0,5062, innerhalb der berechneten Grenzen liegt, aber näher der unteren, wie der oberen

Gehen wir zur Betrachtung des Phosphorsäurestoffwechsels über, so sehen wir, daß auch hier die Bilanz positiv ist, aber es scheint zunächst, als wäre die zurückbehaltene Menge zu klein im Verhältnis zu der des Kalkes. Denn 1,0027 g P_2O_5 in sechs Tagen würden nur für 1,3736 g CaO ausreichen und 1,6636 g von diesem wären, wenn ich so sagen darf, noch unversorgt. Wo sind nun die hierfür notwendigen 1,2144 g P_2O_5, da wir uns doch nicht vorstellen können, daß beim Knochenwachstum Kalk ohne Phosphorsäure angesetzt wird? Es sind in der M-Periode ca. 5,2 g Stickstoff vom Körper abgegeben worden. Wir kennen die Art der Eiweißsubstanzen nicht genauer, die dabei zerstört worden sind. Waren sie phosphorhaltig, so wäre bei ihrer Verbrennung auch Phosphorsäure frei geworden, die bei der Bilanzaufstellung nicht zu erkennen ist, die aber in der Rechnung für einen Teil der fehlenden „Kalkphosphorsäure" sehr wohl in Betracht kommt. Genau dasselbe gilt für diejenige

Phosphorsäure, die aus anderen Verbindungen frei geworden sein kann. Jedenfalls können wir uns leicht vorstellen, daß in dieser Periode, in der eine so beträchtliche Menge Körpersubstanz abgegeben worden ist, auch eine kleine Menge Phosphorsäure frei wurde, und wir haben einen naheliegenden Grund für die Annahme, daß die zum Knochenwachstum notwendige P_2O_5 vorhanden gewesen ist, daß sie nur nicht in den Zahlen der Bilanzaufstellung zum Ausdruck kommt.

Noch einige Worte über die Aschenbilanz in dieser Periode. Ich habe sie nicht ausgerechnet, weil die Kochsalzasusscheidung mit dem Schweiß nicht bestimmt wurde, die doch recht beträchtlich ist. Rechnet man die Bilanz doch aus mit Vernachlässigung des Schweißkochsalzes, so erhält man + 4,5 g. Diese Menge entspricht ungefähr der Summe der CaO und P_2O_5-Retention. Durch den Kochsalzverlust mit dem Schweiß, der gegen 10 g betragen kann, wird die Aschenbilanz dann stark negativ. Das muß aber auch nach allem bisher Gesagten erwartet werden. Bei der erheblichen Gewichtsabnahme, bei der Abgabe von Körpersubstanz, muß auch eine erhebliche Alkaliabgabe stattgefunden haben, denn es liegt gar kein Grund vor, eine Konzentration der Säfte während dieser Periode anzunehmen.

Eine Bemerkung allgemeiner Art will ich noch an die Besprechung der Marschperiode anschließen. Wenn hier gefunden wurde, daß zwar das Knochensystem ohne Störung weiter gewachsen ist, wenigstens der Kalkassimilationsprozeß wie gewöhnlich vonstatten gegangen ist, daß aber andererseits der sonstige Wachstumsanwuchs nicht zustande kommen konnte, weil doch eine N-Abgabe erfolgte, schließt das, wie ich meine, trotzdem nicht aus, daß auch außerhalb des Knochensystems der Wachstumstrieb eine Zellvermehrung hervorgerufen hat. Der Ernährungszustand der Versuchsperson war gut, der beobachtete Zeitraum nur klein, der N-Verlust nicht groß. In diesen 6 Tagen konnten die alten, gerade nicht in der Teilung begriffenen Zellen leicht einen minimalen Bruchteil ihres Eiweißes hergeben; alle jungen Zellen freilich konnten in diesen Tagen ihren Eiweißbestand nicht auf das Optimum bringen. Aber wirkliche Wachstumshemmung kann wohl in einer so kurzen Zeit und bei einer immerhin noch so reichlichen Ernährung, wie sie hier geboten wurde, noch nicht auftreten.

Burzlaff. Periode R.

Das mittlere Gewicht betrug 42,19 kg. Die Nahrungsaufnahme (g) war

in 6 Tagen:	96,8 Eiweiß;	105,7 Fett;	395,7 Kohlehydrate
auf 1 Tag u. 1 kg berechnet	2,3 ,,	2,5 ,,	9,4 ,,

der Energiequotient also 71,2 Calorien.

Die täglichen Gewichte waren am

14. V. 41,740 17. V. 41,920 20. V. 42,640
15. V. 41,700 18. V. 42,690
16. V. 42,170 19. V. 42,450

Die Strapazen der Marschperiode waren überwunden. In gewohnter Regelmäßigkeit folgten sich wieder die Mahlzeiten. Die Jungen waren ausgeruht und hatten den tüchtigen Appetit, wie er für diese Altersklasse typisch ist. Wir sehen, daß die Nahrungsaufnahme größer war, wie in der M-Periode: Der Energiequotient stieg um 8,2 Calorien (13%) an. Das Körpergewicht zeigt, abgesehen von den gewöhnlichen Schwankungen und Sprüngen, eine starke Tendenz zum Ansteigen. Also vermehrte Zufuhr und verminderte energetische Leistung: Die Tage der R-Periode waren ganz besonders geeignet zu einer Regeneration. Was während der Märsche verloren gegangen war, konnte mit Leichtigkeit nun wieder ersetzt werden.

	Einnahme	Ausgabe				Retention
		Urin	Kot	Schweiß	Summe	
N	93,0404	77,4467	7,2966	0,8 (geschätzt)	ca. 85,5	ca. 7,5
Asche	149,3905	118,2509	10,1441	nicht bestimmt	128,3950	positiv
CaO	5,7206	1,2875	2,0184	—	3,3059	2,4147
P_2O_5	16,9565	10,7276	3,3509	—	14,0785	2,8780

Sehr schön sieht man das gleiche beim Eiweiß: Nicht nur die verlorenen 5,2 g Stickstoff sind wiedergewonnen, sondern darüber hinaus auch noch rund 2,3 g zurückbehalten worden. Es ist zwar hier die N-Ausscheidung mit dem Schweiß nicht bestimmt; ich habe sie auf $^1/_3$ der von der Marschperiode geschätzt, und so kann die N-Retention in Wahrheit vielleicht um 1 g anders gewesen sein. Das ändert aber nichts an der Sache. Die 2,3 g Stickstoff, die außer dem Wiederersatz des Verlustes noch retiniert worden sind, würden noch nicht dem aus der jährlichen großen Gewichtszunahme von 10 kg berechneten sechstägigen Mittel (0,54) entsprechen. Das wäre verständlich: In den 6 Tagen der R-Periode war nicht nur ein Defizit zu decken, sondern es kam auch noch die Steigerung des Eiweißumsatzes durch die vermehrte Eiweißzufuhr dazu, die sich deutlich in der Zahl für den Urinstickstoff zeigt. Auch haben wir gesehen, daß zur Zeit der Untersuchung der Knabe wohl die sehr starke Längen-, aber noch nicht die entsprechende Massenzunahme hatte, die erst in den späten Sommermonaten nachfolgte.

Der Kalkstoffwechsel geht auch hier wieder seine eigenen Wege. Die CaO-Bilanz ist wieder stark positiv; aber trotzdem die Zufuhr die der Marschperiode um fast 1 g übertrifft, ist die Retention nicht größer, sondern sogar etwas kleiner, 2,4 g in 6 Tagen. Dieses Verhalten spricht wiederum dafür, daß in der für die Kalkretention gefundenen Zahl wirklich das Knochenwachstum zum Ausdruck kommt, das unabhängig von der Größe der Zufuhr weitergegangen ist. Die zurückbehaltene Menge von 0,4 g täglich entspricht auch hier noch derjenigen, die wir nach der theoretischen Berechnung für das starke Knochenwachstum des Knaben fanden, und zwar genau der kleinsten berechneten Menge. Stellen wir uns vor, daß von dem zurückbehaltenen Kalk ein geringer Bruchteil von den Weichteilen beansprucht worden ist, so würde die für das Knochenwachstum disponible Menge sogar ein wenig unter dem berechneten Minimum liegen.

Die Verhältnisse des Phosphorsäurestoffwechsels fügen sich vollkommen in das Bild ein, das wir uns nach der Betrachtung der N- und CaO-Bilanz von der R-Periode machen konnten. Ihre Menge reicht aus, um mit dem Kalk im Knochen und mit dem Stickstoff in den Eiweißverbindungen sich zu vereinigen, selbst wenn man annimmt — wie wahrscheinlich ist —, daß aller Stickstoff in Form phosphorhaltigen Eiweißes zum Ansatz kam. Der kleine Phosphorsäureüberschuß von 0,088 g in 6 Tagen liegt vielleicht noch innerhalb der Fehlergrenzen des Versuches, vielleicht zeigt er auch die Retention einer geringen Menge „organischer Phosphorsäure" an. Es scheint ja nach meinen bisherigen Versuchsergebnissen, als ob bei reichlicher Ernährung und lebhaftem Wachstum gewöhnlich etwas mehr P_2O_5 zurückbehalten wird, als auf „Fleisch und Knochen" verrechnet werden kann.

Für die Aschenbilanz läßt sich eine genaue Zahl nicht ausrechnen, weil die Untersuchung des Schweißes fehlt. Nehmen wir den Kochsalzverlust durch den Schweiß mit ca. 5—7 g an, so würde die Retention von Alkalichloriden in der R-Periode ca. 8—10 g betragen. Ungefähr würde der Verlust, den wir für die Marschperiode berechneten, nun wieder ersetzt worden sein. Die erhebliche Körpergewichtszunahme (900 g) läßt auf die zugehörige Wasserretention schließen.

Nach dieser Darstellung vom Verlauf der Stoffwechselvorgänge bei beiden Knaben habe ich mich zunächst zu fragen: Ist denn nun das, was ich bei der ersten Periode dieses Versuches haben wollte, wirklich erreicht worden, nämlich erstens knappe Calorienzufuhr und zweitens Vermeidung eines nicht zum Wachstum gehörigen Ansatzes?

Wir können das bejahen. Was die Nahrungszufuhr anbelangt, so ist ihr calorischer Gehalt insofern glücklich getroffen worden, als er bei dem größeren Knaben Burzlaff nicht mehr ganz ausreichte, bei dem kleineren Engling aber eben genügt hat. So kam es bei jenem zum Verlust von Körpersubstanz, und ein nicht zum Wachstum gehöriger Ansatz kann ausgeschlossen werden, bei diesem aber betrug der Anwuchs nicht mehr, als dem durchschnittlichen Wachstum entsprach, und auch hier ist, besonders wenn man die starke energetische Leistung des Körpers in Betracht zieht, ein derartiger Ansatz höchst unwahrscheinlich, wohl auch ausgeschlossen.

Auch die Kalkzufuhr kann mit rund 5 g in der ersten und $5^1/_2$ g in der zweiten Periode eher knapp als reichlich genannt werden; bei einem gleichaltrigen Knaben aus meinem früheren Versuch betrug sie 8,3 g. Besonders auffällig ist der geringe Kalkgehalt des Kotes — 1,61 bis 1,77% der lufttrockenen Substanz —, auf den doch der Hauptanteil der Kalkausscheidung kommt; und als ich den ersten Kotkalk im Tiegel hatte, glaubte ich an einen Analysenfehler, so verwundert war ich über die geringe Menge. Die Gesamtkalkausscheidung war besonders gering bei Burzlaff in Periode M, nur 39% der Einnahme, und ich glaube nicht, daß dieser Prozentsatz noch kleiner werden kann. Alle diese Umstände deuten doch gewiß darauf hin, daß die Kalkzufuhr in der Marschperiode bei beiden Knaben knapp war.

Also ist der Stoffwechselversuch wirklich unter den Bedingungen, die ich nach den Ergebnissen meiner vorigen Arbeit über diesen Gegenstand für besonders wünschenswert halten mußte, vonstatten gegangen. Es erhebt sich nun die weitere Frage, was denn bei der so präziser gestalteten Versuchsanordnung in der Hauptsache herausgekommen ist. Darüber können wir uns jetzt, wo beide Perioden bei beiden Knaben besprochen worden sind, ein Urteil bilden. Da glaube ich nun, daß wohl die meisten Leser, die mit mir die Ergebnisse des Versuchs kritisch betrachtet haben, auch mit mir den Eindruck gewinnen müssen, daß diese Ergebnisse in erfreulicher Weise einfach, klar und fast alle leicht zu deuten sind. Es haben sich keine Unwahrscheinlichkeiten gezeigt. Das ist mehr, als ich erwartet hatte. Ich hatte immer noch eine gewisse Angst, daß sich Widersprüche finden und mein Wunsch, in dem noch so dunklen Gebiete des Mineralstoffwechsels im späteren Kindesalter etwas vorzudringen, als unerfüllbar sich erweisen würde.

Die Kalkanziehung des wachsenden Knochengewebes muß ein Prozeß von großer Selbständigkeit sein. Unbeeinflußt davon, daß andere Gewebe des Körpers eine Einbuße erlitten, ging er weiter; er wurde nicht intensiver, als in anderen Geweben ein Ansatz zustande kam, und als sogar die Kalkzufuhr noch gesteigert war. Und es bestätigen sich so schön im physiologischen Versuch am Menschen ältere Beobachtungen, die Heubner[1]) treffend in die Worte zusammenfaßt: „Gewisse Erfahrungen deuten darauf hin, daß sie (d. h. die Wachstumsenergie der Muskeln und Knochen) unter Umständen in den Stoffwechsel souverän einzugreifen imstande ist."

Auch in meinem früheren Versuche hatte sich mir beim Vergleich des Stoffwechsels der sechs Kinder ein ähnlicher Schluß aufgedrängt. Das gilt aber zunächst nur für so kleine Zeiträume, wie sie meine Untersuchungen umfassen und schließt die Existenz von Veränderungen des Knochenwachstums in größeren Perioden aus endogenen Ursachen nicht aus.

Weiter zeigt sich deutlich, und zwar in beiden Perioden, daß Burzlaff eine erheblich größere Retention von Kalk gehabt hat als Engling. Das kann mit Berücksichtigung aller Versuchsbedingungen wohl kaum anders gedeutet werden, als daß bei dem ersteren der größere Kalk*bedarf* zu Tage tritt, denn jener Junge war zur Versuchszeit, wie Messungen und der bloße Augenschein lehrten, in einem besonders starken Knochenwachstum, während der andere Junge höchstens eine durchschnittliche Entwicklung hatte.

Halten wir das alles zusammen, knappe Kalkzufuhr bei Vermeidung eines nicht zum Wachstum gehörigen Ansatzes, Übereinstimmung der bei den beiden Knaben gefundenen Retentionszahlen mit den rein klinischen Beobachtungen über ihre Entwicklung und ihr Knochenwachstum, endlich — wie oben näher ausgeführt wurde — die theoretisch große Wahrscheinlichkeit der Zahlen, so kann angenommen werden, daß hier wirklich die für die betreffende Altersklasse und für die betreffende Epoche des Knochenwachstums physiologischen Werte des Kalkbedarfes[2]) gefunden worden sind.

Eigentümlich ist freilich der bei beiden Knaben erhobene Befund, daß in der Ruheperiode die Kalkretention geringer ist als in der Marsch-

[1]) Lehrbuch I, S. 10. 1903.

[2]) Unter Kalkbedarf ist hier derjenige der Gewebe zu verstehen, nicht der in der Nahrung. Die Menge des Nahrungskalkes muß nach unseren bisherigen Kenntnissen 2—3 mal größer sein.

periode. Daß dadurch, wie oben ausgeführt, die Unabhängigkeit der Kalkretention von der vergrößerten Zufuhr und ihre Selbständigkeit gegenüber einem Ansatz in anderen Geweben um so deutlicher bewiesen wird, ist sicher. Aber es macht Schwierigkeiten, wenigstens bei Engling, zu sagen, welche von den beiden Retentionszahlen nun die durchschnittliche ist. In der Zusammenfassung am Schlusse habe ich das Mittel von beiden Perioden genommen, doch bleibt die Schwierigkeit der Deutung — wohl die einzige im ganzen Versuch — bestehen. Man könnte sich vielleicht vorstellen, daß durch die starke Inanspruchnahme des Knochensystems gerade bei der Arbeit des Marschierens ein stärkerer Reiz zur Kalkassimilation gegeben sei. Demgegenüber ist aber andrerseits beim Marschieren wohl auch die Abnutzungsquote des Kalkes größer, wie J. Munk[1]) beim Erwachsenen fand[2]).

Auch der Phosphorsäurestoffwechsel macht im ganzen den Eindruck ruhiger Gleichmäßigkeit. Wenn man annehmen muß, daß ein großer Teil der P_2O_5 beim reinen Wachstumsansatz in Calciumverbindungen des Knochens zurückgehalten wird, so läßt sich ein solches Gesetz auch in unserem relativ kurzdauernden Versuch deutlich erkennen. So ist in Periode M bei Burzlaff trotz negativer N-Bilanz und Verlust anderer Substanzen die P_2O_5-Bilanz doch positiv. Ferner scheint sich im Versuch an Engling — der von Burzlaff ist zum Studium dieser Frage nicht geeignet — zu bestätigen, was ich schon in meiner vorigen Arbeit vermutete, daß auch bei dem nur durch Wachstum bedingten Ansatz etwas mehr P_2O_5 im Körper zurückbleibt, als auf die Eiweiß- und die Kalkverbindungen gerechnet werden kann.

Soweit sich aus den Aschenanalysen Schlüsse auf das Verhalten der

---

1) Nach Zuntz und Schumburg, Studien zu einer Physiologie des Marsches. Berlin 1901.

2) Da die kleineren Kalkretentionszahlen in den Ruheperioden *hauptsächlich* durch die größeren Werte für die *Kot*kalkausscheidung bedingt werden, und diese wieder durch die größere Menge des Trockenkotes selbst, könnte jemand meinen, daß diese Kotkalkausscheidung die *primäre* Ursache der verminderten Retention sei. Dann müßte man freilich annehmen, daß für die Kotbildung ein bestimmter Prozentgehalt an Kalk im Minimum notwendig ist, und daß im Versuch dieser niedrigste notwendige Prozentgehalt erreicht wurde. Eine solche aktive Entziehung von Kalk durch den Kot bei starkem Kalkbedürfnis der Gewebe ist, normale Beschaffenheit des Kotes, wie sie hier vorlag, vorausgesetzt, schon sehr unwahrscheinlich. Auch wäre dann nicht verständlich, warum die hier an sich schon hohe absolute Kalkausscheidung durch den Urin (Abweichung von den Befunden in meinem früheren Versuch!), in der zweiten Periode nicht nur ebenso groß (Engling), sondern sogar vermehrt (Burzlaff) gegenüber der ersten war.

Alkalien machen lassen, hat sich auch hier wieder gezeigt, daß ihre Bilanz bei kurzdauernden Versuchen hauptsächlich von ihrer Eigenschaft als Regulatoren der Säftekonzentration abhängig ist.

Gewiß könnte man nun noch manche Verhältnisse der Stoffe untereinander berechnen und sie dann mit früher gefundenen vergleichen. Ich denke das vielleicht noch nachzuholen. Hier kam es mir darauf an, die Hauptergebnisse des Versuchs möglichst kurz darzustellen und das Bild nicht durch eine Menge von weniger wichtigen Berechnungen zu verwischen.

Das eine geht wohl aus der Darstellung hervor: Dadurch, daß bei diesem Versuch die Bedingungen noch besser gestellt wurden, noch günstiger für die Beantwortung unserer speziellen Frage nach dem Verhalten einiger Stoffe beim reinen Wachstum älterer Kinder, ist erreicht worden, daß auch die Resultate sicherer geworden sind. Und so hoffe ich mit diesen Untersuchungen die Stoffwechselphysiologie des späteren Kindesalters einen Schritt weiter gebracht zu haben.

Die Hauptergebnisse dieser Arbeit lassen sich etwa in folgenden Sätzen zusammenfassen:

Es ist der Calcium- und Phosphorstoffwechsel, auch der des Stickstoffs bei zwei Knaben am Ende der Kindheit unter vollkommen gemischter und freigewählter Kost 12 Tage lang untersucht worden.

Die dabei gefundenen Resultate sind klar und fast alle leicht zu deuten. Sie lassen die weitere Untersuchung des Mineralstoffwechsels auch für diese Altersklasse aussichtsreich erscheinen.

Für sechstägige Perioden hat sich die Selbständigkeit des Kalkassimilationsprozesses im wachsenden Knochen gegenüber anderen Stoffwechselvorgängen des Körpers gezeigt, gegenüber einem Abbau und gegenüber einem Ansatz. Der größere Kalkbedarf eines in einem besonders starken Knochenwachstum der Pubertätszeit befindlichen Knaben gegenüber dem geringeren Kalkbedarf eines zur Zeit nicht so stark wachsenden Knaben ist in den Bilanzzahlen deutlich zum Ausdruck gekommen.

Im 12tägigen Versuch wurde gefunden:

bei dem Knaben, der in das besonders starke Knochenwachstum eingetreten und in $3^1/_4$ Monat 3 cm an Länge und dann in 4 Monaten $3^3/_4$ kg an Masse zugenommen hatte (jährlich

10,8 cm und 11 kg, entsprechend maximalen Verhältnissen des 15. und 16. Lebensjahres), eine CaO-Retention von täglich 0,4543 g (jährlich 165,8 g);

bei dem Knaben, der zur Zeit des Versuches nicht ganz das durchschnittliche Wachstum seines Lebensjahres zeigte, nur 0,8 cm in $2^1/_3$ Monaten (entsprechend ungefähr den Verhältnissen des 13. Lebensjahres), einige Monate später aber das durchschnittliche Wachstum des 14. Lebensjahres erreichte, eine mittlere tägliche Kalkretention von 0,2172 g (jährlich 79,5 g).

Diese Werte liegen in den Grenzen derjenigen, die sich durch theoretische Berechnung finden lassen.

Die Phosphorsäureretention war beim reinen Wachstum im wesentlichen bestimmt durch das Verhalten des Kalkes, beim Ansatz außerdem durch die Retention des Stickstoffes. Sie war nicht abhängig von der Größe der Zufuhr. Es scheint zum gewöhnlichen, allein durch das Wachstum bedingten Ansatz nicht nur die Menge Phosphorsäure zu gehören, die sich auf die betreffende Menge Stickstoff und Kalk verrechnen läßt, sondern etwas mehr.

Über die Wirkung des Dampfes von Campher und Camphen.

Von

Wolfgang Heubner (Göttingen).

Mit 5 Textfiguren.

Im Jahre 1870 veröffentlichte Otto Heubner eine Arbeit „Über die Wirkung des Camphers auf die Leistung des Froschherzens"[1]). Sie stellt die erste Experimentaluntersuchung über die therapeutisch so wichtige Herzwirkung des Camphers dar und bietet auch methodisches Interesse: zum Studium der Giftwirkung wurde u. a. das isolierte Froschherz unter vergleichender Durchströmung von Normal- und Giftlösung verwendet, während Pulszahl und Minutenvolumen zur Beurteilung der Herztätigkeit dienten. Die Methode ist in der experimentellen Pharmakologie geradezu klassisch geworden, besonders seit sie Williams[2]) und andere Schüler Schmiedebergs mit verschiedenen technischen Verbesserungen ausstatteten.

Die Resultate, die Otto Heubner über die Campherwirkung erhielt, sind die gleichen, wie sie spätere Untersucher immer von neuem bestätigt haben: größere Dosen (Milli- bis Zentigramme intravenös am Frosch) bewirken eine Verlangsamung der Pulszahl, gleichzeitig aber oft eine Verstärkung der einzelnen Kontraktionen. In Durchströmungsversuchen erwies sich für eine Konzentration von 0,067% die Verstärkung als so beträchtlich, daß die Verlangsamung überkompensiert und das in der Zeiteinheit geförderte Flüssigkeitsvolumen größer wurde; die Konzentration von 0,133 % verringerte jedoch auch das Pulsvolumen, deprimierte also die Herzleistung als Ganzes. — Kleine Campherdosen (0,15—0,25 mg intravenös am Frosch) riefen keine Verlangsamung des Pulsschlages hervor, sondern eher eine Beschleunigung.

Heute steht fest, daß die exzitierende Wirkung des Camphers weit deutlicher am geschädigten (kranken, narkotisierten, ermüdeten,

---

[1]) Otto Heubner, Archiv d. Heilk. **11**, 334.

[2]) Williams, Archiv f. exp. Pathol. u. Pharmakol. **13**, 1. 1881.

„flimmernden") Herzen zum Ausdruck kommt, als am normalen. Trotzdem ist — auch für die praktische Therapie — nicht zu vergessen, daß diesem Excitans auch deprimierende Wirkungen zukommen, sobald die Dosis entsprechend gesteigert ist. Die Dosierung ist nun aber gerade bei der üblichen subcutanen Einspritzung von Campheröl eine recht unsichere. Ein Teil der injizierten Camphermenge wird bereits vor der Berührung mit dem Herzen in die unwirksame Camphoglykuronsäure übergeführt und als solche aus dem Körper eliminiert. In besonderen Fällen, wo die Bildung von Glykuronsäure daniederliegt (Hunger, Kachexie, Diabetes, Eklampsie usw.), kommt man daher zuweilen zu einer gefährlichen Überdosierung des Camphers, worauf besonders Happich[1]) hingewiesen hat.

Wie gering die Dosen sind, die ein Warmblüterherz vergiften können, wird man erst gewahr, wenn man den Campher in der Weise zum Herzen führt, daß er unverändert sofort ganz zur Wirkung kommt. Das geschieht z. B., wenn Campher in Dampfform in die Lungen eingeatmet wird, dort die günstigsten Bedingungen zur Aufnahme im Blut findet und mit ihm auf kürzestem Wege zum rechten Herzen eilt. Ich habe mich am Campher selbst, sowie an dem ihm nahestehenden Kohlenwasserstoff Camphen von dem Unterschied der Wirkungsintensität überzeugt, je nachdem man Inhalation oder sonst eine Applikationsweise verwendet.

Beide Präparate verdanke ich der Chemischen Fabrik auf Aktien (vorm. E. Schering), Berlin. Der Campher hatte einen konstanten Siedepunkt von 203°, das Camphen von 156° bei Atmosphärendruck; das Camphen bildete eine weiße, etwas durchscheinende wachsartige Masse (welche Strukturformel ihm zukommt, ist nicht mit Bestimmtheit auszusagen, zumal das Fabrikprodukt wahrscheinlich mehrere Isomere enthielt; die Zusammensetzung entspricht $C_{10}H_{16}$).

Vor Beginn der Tierexperimente suchte ich ein Urteil über das Verhältnis der Flüchtigkeit der beiden genannten Substanzen bei niederen Temperaturen zu gewinnen; schon der Siedepunkt zeigt ja, daß Camphen flüchtiger ist. Bimssteinstücke von etwa Erbsengröße wurden mit geschmolzenem Campher oder Camphen durchtränkt und (nach dem Erstarren) in 2 ca. 20 cm hohe, ca. 1 cm lichte U-Rohre gefüllt. Die gefüllten Rohre wurden auf Zentigramme genau gewogen, danach in ein Wasserbad mit konstanter Temperatur versenkt und hier einem ebenda

[1]) Happich, Centralbl. f. Gynäkol. 1905; Mitteil. aus den Hamburgischen Staatskrankenanstalten 8. 1908; Münch. med. Wochenschr. **59**, 641, 1273. 1912.

vorgewärmten, gut getrockneten und gemessenen Luftstrom ausgesetzt. (Gebläse → Gasuhr → Schwefelsäure → Chlorcalcium → Schlangenrohr → U-Rohr). Nach der Durchblasung wurde von neuem gewogen. Der Gewichtsverlust auf die Einheit des Luftvolumens umgerechnet ergab den Faktor der Flüchtigkeit. Die folgende Tabelle gibt eine Übersicht der gefundenen Werte:

Tabelle I.

Substanz	Temperatur °C	Zeit der Durchblasung in Min.	Durchgeblasene Luftmenge in Litern	Gewicht des U-Rohrs vor der Durchblasung in g	Gewicht des U-Rohrs nach der Durchblasung in g	Differenz	Strömungsgeschwindigkeit der Luft in Litern pro Minute	Verdampfte Substanzmenge pro Liter Luft in mg
Campher	60°	42	40,0	68,88	68,05	0,83	0,95	21
Camphen	60°	7	6,6	68,64	67,33	1,31	0,94	198
Campher	38,5°	36	40,0	69,12	68,88	0,24	0,90	6
Camphen	38,5°	14	12,0	69,53	68,66	0,87	0,86	73
Campher	18°	53,5	87,5	67,11	66,98	0,13	1,64	1,5
Campher	18°	57	100,0	67,33	67,21	0,12	1,75	1,2
Campher	18°	57,5	100,0	67,21	67,11	0,10	1,74	1
Camphen	18°	53	100,0	70,60	68,67	1,93	1,89	19
Camphen	18°	70	125,0	68,67	66,36	2,31	1,79	19

Die Dampfdruckkurven nach der Temperatur verlaufen also für Campher und Camphen recht ähnlich, nur daß die absoluten Werte für Camphen um das 10—15fache höher sind.

Für exakte physikalische Feststellungen war die angewandte Methode zu unvollkommen. Immerhin gewährt es Interesse, in welchem Grade die erhaltenen Werte zur Ermittlung der absoluten Dampfdruckwerte brauchbar sind. Für Campher sind diese nach prinzipiell analoger Methode durch R. W. Allen[1]) bestimmt worden. Die von ihm verwandte Formel zur Berechnung lautet:

$$D = \frac{g \cdot T}{m \cdot v} \cdot 62290\,,$$

worin D den Dampfdruck in Millimetern Hg, g die verdampfte Substanzmenge in Gramm, T die absolute Temperatur, m das Molekulargewicht der Substanz, v das durchgeblasene Luftvolumen in Kubikzentimetern bedeutet. Die aus der Kurve seiner Durchschnittswerte sich ergebenden Zahlen sind in Kolumne 1 der Tabelle II zusammengestellt. Setzt man diese Werte in obige Gleichung ein, indem man v aus der Tabelle I entnimmt, so ergeben sich für die Unbekannte g die in Kolumne 2 der Tabelle II aufgeführten berechneten Zahlen, neben die in Kolumne 3 nochmals die gefundenen gestellt sind.

[1]) R. W. Allen, Journ. of the Chem. Soc., Transactions 77, 413. 1900.

Tabelle II.

Temperatur	1 Campher Dampfdruck in mm Hg nach Allen	2 Verdampfte Camphermenge in den Versuchen der Tabelle I berechnet	3 gefunden	4 Camphen Dampfdruck in mm Hg (in erster Annäherung!)
60°	2,55	0,75	0,83	30,3
38,5°	0,56	0,18	0,24	10,3
18°	0,14	0,11	0,13	2,5
		0,12	0,12	
		0,12	0,10	

In Ansehung der Methodik ist die Übereinstimmung befriedigend. Daher darf wohl auch der Dampfdruck des Camphens angegeben werden, wie er sich — ganz approximativ — aus den Zahlen der Tabelle I nach der Formel berechnen läßt (Kolumne 4 der Tabelle II); dabei dürfte noch relativ am zuverlässigsten die für Zimmertemperatur ermittelte Zahl sein.

Die Wirkungen des Dampfes von Campher und Camphen wurden an Mäusen und Kaninchen studiert. Die Tiere befanden sich in einem abgeschlossenen Raum (z. B. unter einer Glasglocke), in den an entgegengesetzten Polen ein Zu- und ein Ableitungsrohr mündeten. Eine Wasserstrahlpumpe sog Luft durch diesen Raum, deren Menge an einer vorgelegten Gasuhr abgelesen werden konnte. Zwischen Gasuhr und Versuchskammer war ein doppelter Weg eingeschaltet: je nach der Stellung eines Dreiwegehahns gelangte der Luftstrom direkt in den Versuchsraum oder passierte vorher ein Kölbchen, das im erwärmten Paraffinbade stand und geschmolzenen Campher oder Camphen enthielt; das aus dem Kölbchen führende Rohr war weit, nur stumpfwinklig gebogen und ausschließlich aufsteigend gerichtet, um Verstopfungen durch sublimierenden Campher zu vermeiden (s. Fig. 1). — Wägung des Röhrchens und des aufsteigenden Rohrs vor und nach dem Versuch erlaubte die verdampfte Substanzmenge wenigstens grob-annähernd zu schätzen.

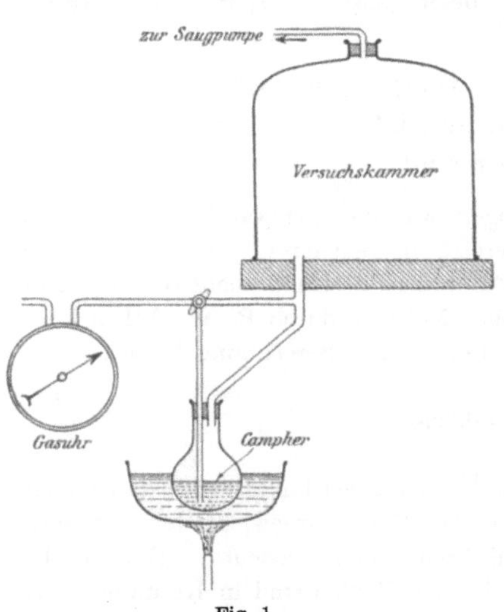

Fig. 1.

Für Mäuse wurde natürlich eine wesentlich kleinere Versuchskammer gewählt als für Kaninchen; die Größenverhältnisse waren 0,4 und 19 l. Daher dauerte es in den Mäuseversuchen weit kürzere Zeit, bis die Atemluft der Tiere das Maximum der Konzentration erreicht hatte, und die Vergiftung verlief viel rapider; dafür erlaubten die Kaninchenversuche die charakteristischen Symptome deutlicher zu beobachten.

Mäuse gingen nach Umschaltung auf Campher- so gut wie auf Camphendampf stets binnen wenigen (5—10) Minuten zugrunde. Als Vergiftungssymptome stellten sich aufeinanderfolgend ein: Unruhe, dyspnoische Atmung, Taumeln, krampfhafte Sprünge, Bewußtlosigkeit und heftige Krampfanfälle. In einem Krampf erfolgte gewöhnlich der Atemstillstand.

Die gleichen Erscheinungen lassen sich übrigens — allerdings nicht mit solcher Sicherheit — hervorrufen, wenn man die Tiere einfach unter eine mit Campher oder Camphen ausgegossene Glasglocke bringt. Der Verlauf ist stets langsamer (20—30 Minuten bis zum Tode), dabei tritt bereits schwere Dyspnoe, schnappende Atmung auffälliger in den Vordergrund. Noch viel mehr gilt das für die Kaninchenversuche, deren einer in extenso wiedergegeben sei.

Versuch 1. Kaninchen von 2 kg Gewicht kommt in die Versuchskammer, durch die dauernd ein Luftstrom von 0,1—0,2 l pro Minute strömt (der vermehrte Widerstand bei der Passage durch das Kölbchen wird durch stärkeres Saugen ausgeglichen).

Im Kölbchen befindet sich Camphen; sein Bruttogewicht beträgt 69,65 g; das Paraffinbad steht auf 145—150° C.

11 Uhr 55 Min.: Umschaltung auf Camphendampf bei Gasuhrstand 95,8 l.

11 Uhr 59 Min. bis 12 Uhr 5 Min.: Das Tier gibt Zeichen der Unruhe zu erkennen, bewegt intensiv die Nasenflügel, schlägt mit den Pfoten.

12 Uhr 14—16 Min.: Andauernde lebhafte Unruhe des Tiers. Dyspnoe. Atmung zeitweilig krampfhaft.

12 Uhr 37 Min.: Das Tier sitzt mit emporgerichtetem Kopf, „schnappt" nach Luft. — Schnauze ist stark gerötet, ab und zu fällt ein Speicheltropfen.

12 Uhr 42—44 Min.: Mehrmals mehrere krampfhafte Atemstöße nacheinander; bewußte Reaktionsfähigkeit anscheinend erhalten.

1 Uhr 5 Min.: Das Tier taumelt.

2 Uhr 10 Min.: Das Tier ist zusammengesunken, bewußtlos, atmet.

2 Uhr 32 Min.: Status idem.

3 Uhr 2 Min.: Typischer Krampfanfall, gefolgt von krampfhaftem Schreien und Masseterkrämpfen.

3 Uhr 15—27 Min.: Versuch unterbrochen bei Gasuhrstand 134,4 l. Versuchskammer inzwischen abgeschlossen. Camphenkölbchen wiegt 60,55 g. — Darauf Fortsetzung des Versuchs genau wie vorher.

4 Uhr 18 Min.: Das Tier ist andauernd bewußtlos, wie in Narkose.

4 Uhr 22 Min.: } Plötzliche kurze Krampfstöße.
4 Uhr 35 Min.: }

5 Uhr 27 Min.: Versuch abgebrochen bei Gasuhrstand 147,9. Camphenkölbchen wiegt 55,80 g. Das zur Versuchskammer aufsteigende Glasrohr wird gewogen und nach Weglösen des sublimierten Camphens durch Äther zurückgewogen: die Differenz ergibt 5,12 g Camphen. Im ganzen Versuch sind also 8,73 g Camphen während 320 Minuten verdampft; gleichzeitig passierten 52,1 l Luft die Versuchskammer. Die maximale Konzentration der Luft an Camphen betrug somit 0,017 %.

Nachdem das Tier an die Luft gebracht worden war, verbesserte sich die Atmung, doch hielt die Bewußtlosigkeit noch lange an. Zunächst kehrte der anfangs fehlende Cornealreflex wieder, eine Stunde später hob das Tier den Kopf, während die Extremitäten noch immer platt am Boden ausgestreckt blieben. Allgemeine Krampfanfälle traten zuweilen auf, Masseterkrämpfe und krampfhafte Bewegungen der Halsmuskulatur dauerten unaufhörlich stundenlang.

12 Uhr nachts lag das Tier mit Ausnahme des Cornealreflexes reflexlos platt auf dem Bauch unter andauernden Zuckungen der Kopfmuskeln. Am nächsten Morgen wurde es tot gefunden.

Die Sektion ergab etwas injizierte Trachealschleimhaut, stark hyperämische, doch nicht ödematöse Lungen; in beiden Lungen mehrere hämorrhagische Infarkte von Stecknadelkopf- bis Erbsengröße.

Die Versuche zeigten bei bloßer Betrachtung einen mehrfachen Effekt des Camphendampfes. Zunächst war deutlich sensible Reizung zu bemerken, sowohl an den Abwehräußerungen der Tiere, wie an der Hyperämie der Atemwege am lebenden (gerötete Schnauze, Speichelfluß!) und toten Tier (Lungenhyperämie und -hämorrhagien). Ferner war die erregende und lähmende Wirkung am Zentralnervensystem ausgesprochen, wobei die sehr unvollkommene Reversibilität des Vergiftungsprozesses, etwa im Vergleich zu Narkoticis, auffallend war: Nach Überführung in eine giftfreie Atmosphäre trat kein oder nur eine geringfügige Erholung ein, die in ein weiteres terminales Lähmungsstadium überführte. Freilich entscheidet der äußere Anblick nicht darüber, wieweit bei den zentralen Störungen die Schädigung der Zirkulation beteiligt ist. Daß auch diese bei längerem Bestehen sehr schwer reversibel ist, haben mich nachträglich verschiedene von meinem Schüler Hermann Schwalb gesammelte Erfahrungen gelehrt.

Mir kam es vor allem auf einen sicheren Nachweis einer solchen Zirkulationsstörung an; die Beobachtung am intakten Tier zeigte ja als drittes Symptom — das bereits vor jeder zentralen Vergiftung in Erscheinung trat — eine entschiedene Dyspnoe. Man hätte daran denken können, daß etwa die sensible Reizung der Atemwege einen

Bronchialkrampf (und Bronchialsekretion)[1]) hervorriefe und diese die Ursache der Dyspnoe sein, jedoch war Röcheln nie zu vernehmen. Jedenfalls war die zweite Möglichkeit zu prüfen, daß nämlich eine verminderte Herzfunktion die Ursache für Sauerstoffmangel und Kohlensäureüberladung sei.

Die Aufgabe war also, die Herzfunktion bei erhaltenem Lungenkreislauf — und natürlich künstlicher Atmung — isoliert zu registrieren. Dies gelingt leicht mit Hilfe der Methode von Joh. Bock[2]). In einem damit ausgeführten Versuche schaltete ich in den Strom der künstlichen Atmung Gasuhr und Camphenkölbchen in gleicher Anordnung wie in den früheren Versuchen; nur mündete das Endrohr statt in die Versuchskammer direkt an der Trachealkanüle. Der Versuch erwies eine erhebliche Wirkung des eingeatmeten Dampfes auf die Herzfunktion, die sich vor allem in Drucksenkung und Irregularitäten äußerte. Über eine Periode von Pulsus bigeminus kam es zu langsamen, doch relativ kräftigen Pulsschlägen, die wieder durch raschere, doch bedeutend schwächere abgelöst wurden; übrigens war auch an den langsamen Pulsen ein bi- und trigeminus angedeutet (vgl. Kurvenabschnitt IV auf Fig. 2.) Zahlenmäßige Angaben bietet der folgende Auszug des Protokolls.

Versuch 2 (s. auch die Kurve Fig. 2). Kaninchen von 3,4 kg Gewicht erhält 1 Uhr 30 Min. nachmittags 4,5 g Urethan. Isolierung des Herzens nach der Bockschen Methode, unter Injektion von Hirudin nach Beendigung der Präparation. — Camphenkölbchen wiegt 105,4 g; Paraffinbad steht auf 120—125°. — Die Stromgeschwindigkeit der Luft beträgt 0,8—0,9 l pro Minute. — Die Ausmessung der aufgenommenen Blutdruckkurve ergibt für

	Pulszahl pro Minute	Pulshöhe in mm	Mittlerer Blutdruck in mm Hg
4 Uhr 30 Min. normal	133	$3^1/_3$	98
4 Uhr 31 Min.: Umschaltung auf Camphendampf.			
4 Uhr 38 Min	137	$2^1/_4$	98
4 Uhr 43 Min.: bigeminus . . .	72 (144)	$3^1/_2$	89
4 Uhr 50 Min..	76	5	77
4 Uhr 50—55 Min.: Unregelmäßigkeiten			
5 Uhr 0 Min.	124	2	43
5 Uhr 9 Min.	112	2	38

[1]) Vgl. z. B. die Beobachtung von W. Koch: Laryngospasmus nach intranasaler Coryfinanwendung beim Säugling. Münch. med. Wochenschr. 57, 1950. 1910.

[2]) Archiv f. exp. Pathol. u. Pharmakol. 41, 160—169. 1898.

Nach dem Versuch wiegt das Camphenkölbchen 91,1 g; Rückwägung des aufsteigenden Glasrohrs ergibt 7,7 g sublimiertes Camphen. In Summa sind also verdampft 6,6 g. Die maximale Konzentration der Atemluft betrug somit 0,02%.

Hatte der Versuch auch das sichere Resultat ergeben, daß eine Depression der Herzfunktion bei Einatmung eines Terpendampfes eintrat, so genügte doch die Methodik noch nicht allen Ansprüchen. Besonders erwies sich ein unvermeidlicher toter Raum in Gestalt des etwa 10 cm langen Rohres von der letzten Gabelung der Zuleitung bis

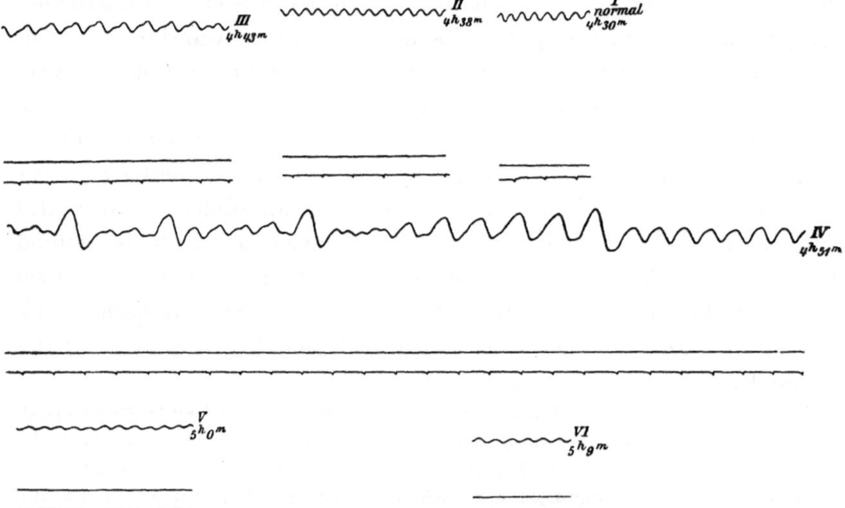

Fig. 2. Versuch 2. Isolierter Herzlungenkreislauf am Kaninchen (Methode von Bock); Registrierung des Drucks im künstlichen Gefäßsystem mit Quecksilbermanometer. Umschaltung auf Camphen: 4 Uhr 31 Min. — Die Kurve ist von rechts nach links zu lesen. — Unterste Kurve: Zeit in Sekunden; mittlere Kurve: Nullinie des Manometers.

zur Trachealkanüle als störend, insofern bei Umschaltung des Dreiwegehahns längere Zeit verging, bis der Dampf die Atemwege erreichte, und bei Rückschaltung wiederum nicht sofort frische Luft zugeführt wurde, um so mehr als inzwischen etwas Camphensublimat in jenem toten Raum niedergeschlagen war. Um nun näher an die Trachea heranzukommen, verließ ich die Bocksche Methode, die am Halse viel Raum für das künstliche Gefäßsystem beansprucht, und wandte mich der von Starling ausgearbeiteten Methode (in ihrer ersten Form)[1]) zu. Dabei wird durch eine Schlauchleitung der künstliche

[1]) Jerusalem u. Starling, Journ. of Physiol. **40**, 279. 1910. — Inzwischen habe ich mich davon überzeugen können, daß die Methode in ihrer neueren Modifikation (Knowlton u. Starling, Journ. of Physiol. **44**, 206, 1912) noch eleganter und praktischer ist.

Kreislauf vom Halse weggeführt, während die Herzexkursionen (unabhängig von der Blutdruckkurve) unter Luftübertragung auf einen einfachen Volumenschreiber plethysmographisch aufgenommen werden. Nur war ich zu der unwesentlichen Modifikation gezwungen, für die Zu- und Abfuhr des Blutes nicht im Thorax gelegene Gefäße, sondern Carotis und Jugularis einer (und zwar der linken) Halsseite zu benutzen. Sonst wäre wieder die Raumbeengung zu groß gewesen. Zum Ansatz an die Trachealkanüle ließ ich ein gläsernes Ansatzstück von folgender Form herstellen:

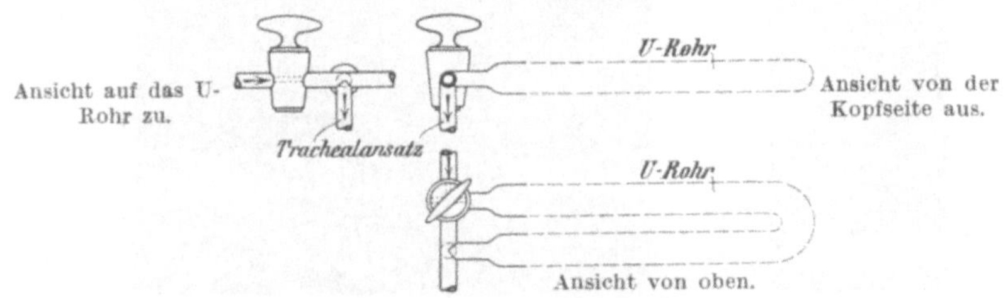

Die ↓↓ geben die Richtung der künstlichen Atmung an.

Fig. 3. Ansatzstück für die Trachealkanüle zur Inhalation flüchtiger Substanzen.

Von einem Dreiwegehahn mit weiter Bohrung führt ein Glasrohr von 7 mm Lumen unter einmaliger rechtwinkliger Biegung zur äußeren Öffnung der Trachealkanüle; der gesamte Weg ist nicht länger als 5 cm. Senkrecht zu der durch die Biegung gegebenen Ebene gehen zwei weitere Rohre parallel seitlich ab, das eine in Höhe des Dreiwegehahns, das andere in Höhe des Trachealansatzes. Dicht nach ihrem Abgang erweitern sie sich bis zu einem Lumen von 13 mm, mit dem sie nach etwa anderthalb weiteren Zentimetern enden; die Länge der weiten Ansätze ist eben genügend, um einen gerade passenden Schlauch festzuhalten. Der Abstand und die Weite der beiden Rohransätze ist so gewählt, daß dazu angefertigte U-Rohre durch Schlauchverbindungen bequem und sicher daranzufügen sind. Ist dies geschehen, so gelangt der rhythmisch unterbrochene Luftstrom der künstlichen Atmung entweder direkt in die Trachealkanüle oder auf dem Umwege durch das U-Rohr. Das freie Rohrende dient in bekannter Weise zur Regulierung des In- und Exspirationsdruckes. — Die U-Rohre können mit Bimssteinstücken nach ihrer Durchtränkung mit beliebigen festen oder flüssigen (flüchtigen) Materialien gefüllt und bequem und genau gewogen werden.

Das gemeinsame Stück des giftfreien und gifthaltigen Luftweges betrug bei dieser Anordnung knapp 2 cm bis zum Beginn der Trachealkanüle.

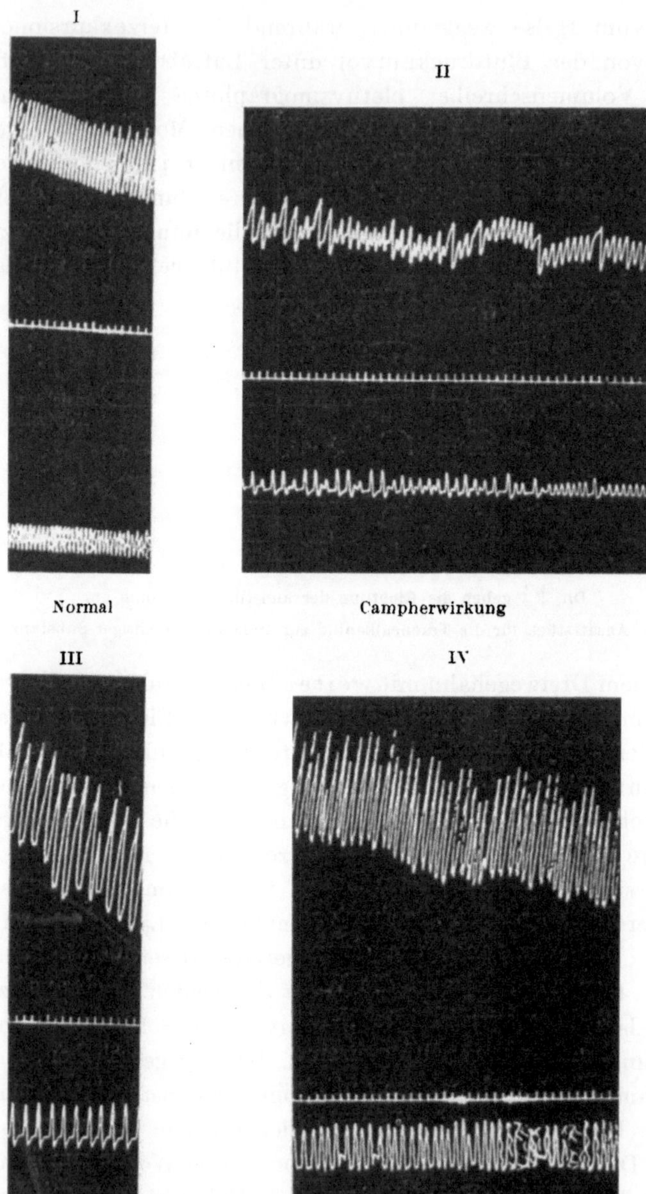

Fig. 4. Campher-Versuch (Kaninchen von 2,6 kg). Oberste Kurve: Herzplethysmogramm (das Absinken einiger Kurven ist durch Undichtheit des Plethysmographen bedingt und ohne Bedeutung). — Mittlere Kurve: Sekundenuhr. — Unterste Kurve: Blutdruck (mehrfach willkürlich verstellt). Die Kurve ist von links nach rechts zu lesen.

V

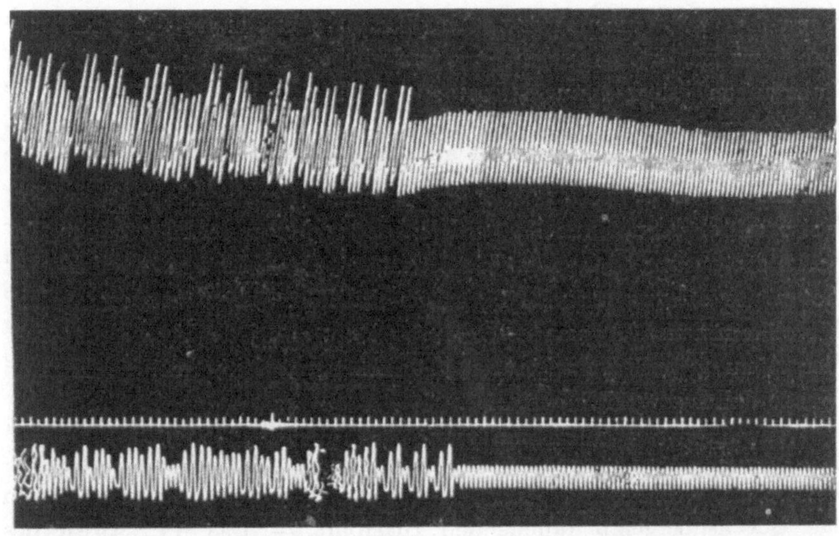

Unter erneuter Camphereinwirkung: Die noch immer unregelmäßige Herzaktion verbessert sich zunächst.

VI

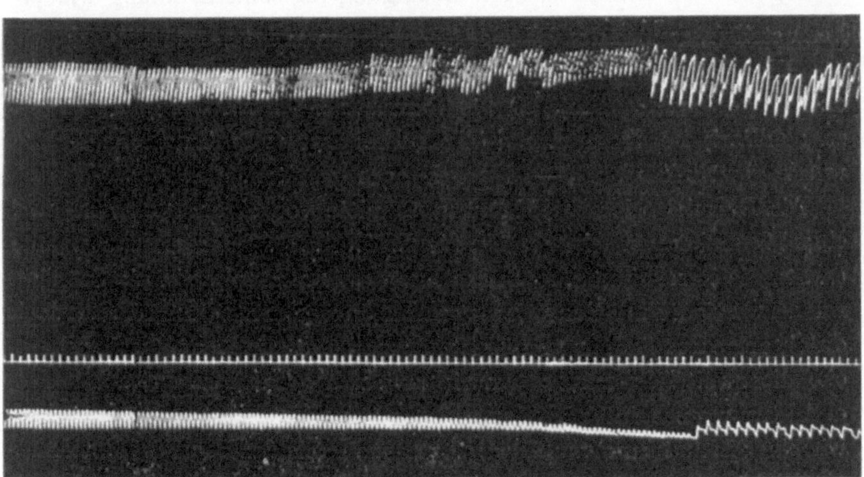

Weiteres Stadium der zweiten Vergiftung mit Campher.

Fig. 4. Campher - Versuch (Kaninchen von 2,6 kg). Oberste Kurve: Herzplethysmogramm (das Absinken einiger Kurven ist durch Undichtheit des Plethysmographen bedingt und ohne Bedeutung). — Mittlere Kurve: Sekundenuhr. — Unterste Kurve: Blutdruck (mehrfach willkürlich verstellt). Die Kurve ist von links nach rechts zu lesen.

Die geschilderte Methode bewährte sich gut und diente zu mehreren Versuchen mit Campher und Camphen an Kaninchen. Es stellte sich dabei heraus, daß es gar nicht erforderlich ist, den Dampfdruck dieser Substanzen durch Erwärmen zu erhöhen, sondern daß schon die bei Zimmertemperatur zu erreichende Dampfkonzentration genügt, um ein Herz binnen kurzer Zeit akut zu vergiften. Zwar mußten eine Anzahl der Versuche bei ihrer technischen Schwierigkeit notwendigerweise mißglücken, doch ließ sich in den gelungenen Fällen jene Tatsache stets mit voller Sicherheit konstatieren. — Irrtumsmöglichkeiten boten vor allem Unregelmäßigkeiten der künstlichen Atmung (infolge unvollkommenen Apparates), da das Herz auf jede Verschlechterung der Atmung mit verminderter Funktion reagiert; auf die Atmung wurde daher sorgfältig geachtet.

War ein Herz vergiftet, so wurde der (künstliche) arterielle Blutdruck gewöhnlich erniedrigt, bis es sich einigermaßen erholt hatte: bei der Starlingschen Versuchsanordnung gelingt dies leicht durch Verstellen des in das Quecksilbergefäß tauchenden Glasrohrs. — Das Versagen des Herzens machte sich stets durch seine Unfähigkeit bemerkbar, höhere Drucke zu überwinden; damit stellte es aber trotz reichlicher Füllung seiner Höhle natürlich auch seine eigene Ernährung durch die Kranzgefäße ab. Um diese erste Bedingung für seine Erholung wiederherzustellen, mußte der Druck temporär erniedrigt werden.

Die Konzentrationen der Atmungsluft betrugen (entprechend der oben angeführten Tabelle I) für Campher 1—2, für Camphen 25—35 zu 1 Million; die Stromgeschwindigkeit bei der Passage durch das U-Rohr wurde gewöhnlich auf 5—6 l pro Minute gehalten.

Als Beispiel seien die Kurvenabschnitte von einem Campher- und einem Camphenversuch angeführt (vgl. Fig. 4 u. 5). Interessant ist in dem ersten die Erscheinung, daß das Herz durch Campher in ein Stadium minderwertiger Funktion versetzt wurde, in diesem Stadium selbst jedoch durch erneute Zufuhr von Campher zunächst zur Restitution kam, ehe die zweite depressive Giftwirkung sich geltend machte. Die Beobachtung erscheint nicht unwichtig für die Theorie der Campherwirkung; in Anlehnung an Straubs Statuierung des Begriffs „Potentialgift“[1]) könnte man versucht sein, die exzitierende Campherwirkung dem eindringenden Gifte zuzuschreiben, die depressive dagegen dem eingedrungenen.

---

[1]) Straub, Archiv f. d. ges. Physiol. **119**, 117. 1907.

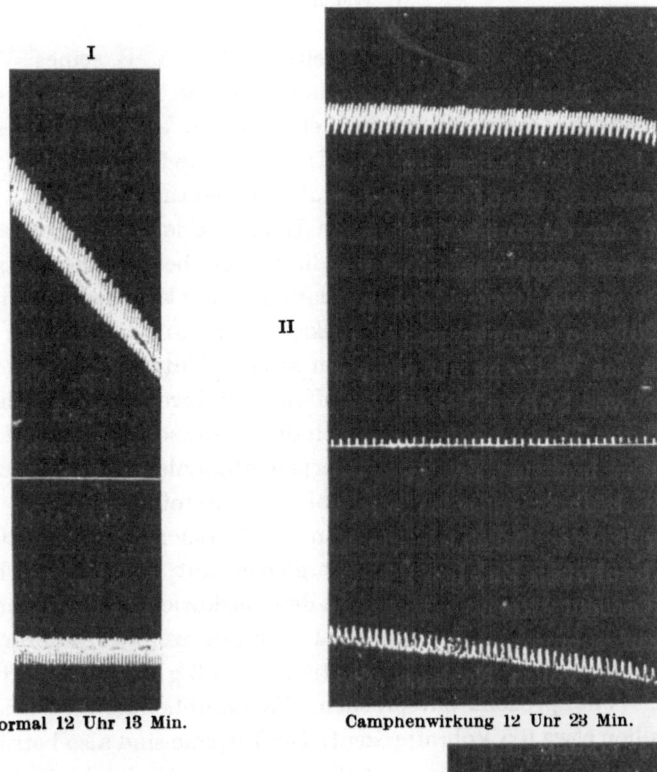

Normal 12 Uhr 13 Min. Camphenwirkung 12 Uhr 28 Min.

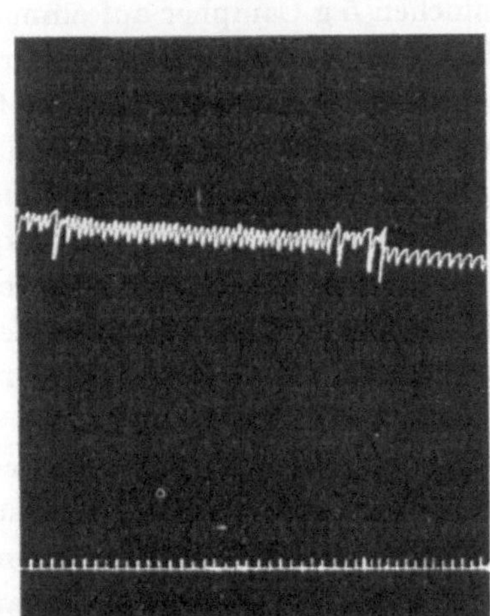

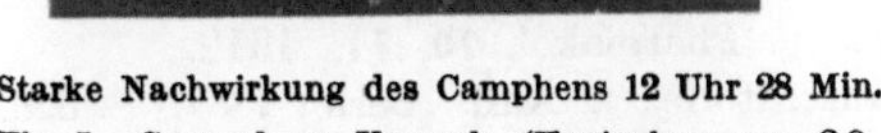

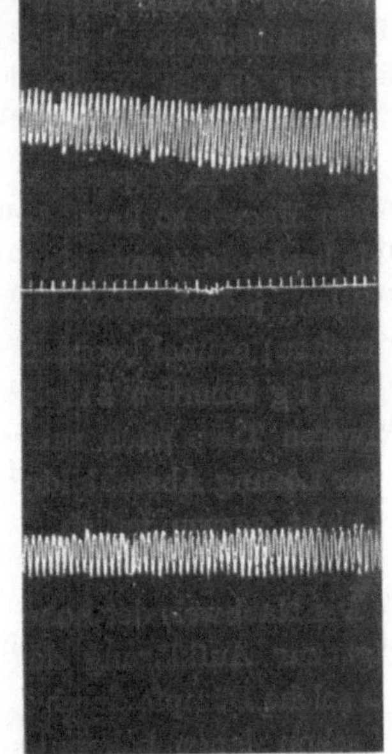

Starke Nachwirkung des Camphens 12 Uhr 28 Min. Erholung 12 Uhr 30 Min.

Fig. 5. Camphen-Versuch (Kaninchen von 2,9 kg). Camphendampf eingeschaltet: 12 Uhr 15 Min. — ausgeschaltet: 12 Uhr 24 Min. Oberste Kurve: Herzplethysmogramm (das Absinken bei I durch Undichtheit des Plethysmographen bedingt — ohne Bedeutung). Mittlere Kurve: Sekundenuhr. Unterste Kurve: Blutdruck (war bei III unter den Trommelrand gesunken! Die Kurve ist von links nach rechts zu lesen.

Für eine Bewertung des Giftigkeitsgrades, z. B. seines Verhältnisses zwischen Campher und Camphen, sind die Versuche zu diffizil. Ich habe beide Substanzen auch nacheinander an einunddemselben Herzen verwandt, ohne jedoch sichere Unterschiede feststellen zu können. Innerhalb der Genauigkeitsgrenzen, die die Methodik zuläßt, wirken campher- und camphengeschwängerte Luft ceteris paribus etwa gleich stark. Da jedoch unter gleichen Bedingungen bei Zimmertemperatur die 15—20fache Camphenmenge verdampft wie Campher, so ist dieser gewiß um das Vielfache stärker wirksam wie Camphen. Nach Untersuchungen von Schwalb[1]) scheint ein solcher Unterschied allgemein zwischen den Terpenkohlenwasserstoffen und ihren sauerstoffhaltigen Derivaten zu bestehen, und zwar durch den Unterschied ihrer Wasserlöslichkeit bedingt zu sein: die Terpen-Alkohole und -Ketone sind durchweg leichter löslich als die Kohlenwasserstoffe.

Die absoluten Zahlen für die in den Versuchen zur Wirkung gelangten Konzentrationen erlauben Vergleiche mit anderen durch Einatmen aufgenommenen Giften, z. B. den Narkoticis. Von Chloroformdampf ist zur vollen Narkose etwa 1 Volumprozent erforderlich, von Äther etwa 4; die Campherkonzentration von 1,3 g pro cbm Luft würde etwa 0,02 Volumprozent entsprechen, die Camphenkonzentration von 30 zu 1 Million etwa 0,5 Volumprozent. Die Terpene sind also beträchtlich giftiger als die Narkotica; speziell wirkt Campher weit über 50 mal stärker auf das Herz als Chloroform, sofern er eingeatmet wird.

Bringt man dagegen z. B. einem Kaninchen 5 g Campher auf einmal in den Magen, so kann das ohne jede Symptome vorübergehen; andere Male beabachtet man ein stundenlanges Erregungsstadium mit Krampfanfällen, jedoch niemals bedrohliche Symptome. Gleiches gilt für Camphen; einmal beobachtete ich an einem 1,8 kg schweren Kaninchen nach 11 g innerlich 2tägigen Durchfall, ein andermal an einem 1,65 kg schweren Tiere nach subcutaner Injektion von 3,3 g in 40prozentiger öliger Lösung Absceßbildung, die nach 7 Tagen zum Tode führte; beides ist nicht verwunderlich. Herzerscheinungen waren nie zu bemerken.

Der Nachweis der hohen Giftigkeit von Terpendämpfen für das Herz trägt zur Aufklärung der Vergiftungsart bei. Die Tatsache selbst, daß solche Dämpfe durch Einatmen schädlich, ja tödlich wirken können, ist schon lange bekannt. Nach Husemann-Hilger[2]) wußte man

[1]) Schwalb, Archiv f. exp. Pathol. u. Pharmakol. **70**, 71. 1912.

[2]) Husemann-Hilger, Die Pflanzenstoffe. 2. Aufl. Berlin 1882. S. 556.

bereits im 18. Jahrhundert, daß z. B. Sperlinge ebenso durch Campherdampf getötet werden können, wie Insekten. Liersch[1]) beobachtete an Kaninchen und Katzen, die er in einen frisch mit Terpentinöl ausgestrichenen Kasten einsperrte, genau die gleichen Erscheinungen, wie ich sie an Mäusen und Kaninchen im Campher- und Camphendampf sah; auch ihm fiel die tiefe und schwere Respiration auf; von seinen acht Versuchstieren kamen zwei zu Tode. Ebenso stellte Kobert[2]) die tödliche Wirkung der Inhalation von Terpentinöl fest. K. B. Lehmann[3]) erhob an Hunden und Katzen den quantitativen Befund, daß sie bereits in einer Atmosphäre von 4—6 pro 1 Million Terpentinöl leichte Lähmungssymptome von seiten des Zentralnervensystems zeigten.

Auch an Menschen sind zweifellos gelegentlich leichtere und schwerere, selbst tödliche Vergiftungen durch Terpendämpfe vorgekommen. So schreiben z. B. Husemann - Hilger[4]) unter Belegung durch drei Literaturstellen: „Durch Einatmung von Campherdämpfen sollen Intoxikationen, charakterisiert durch Koma und Dyspnoe, bedingt werden können.“ Auch Lewin[5]) führt einen solchen tödlich verlaufenen Fall an. Nach allem, was bekannt ist, darf man wohl kaum daran zweifeln, daß auch geringere Konzentrationen bei längerer Einwirkung Funktionsstörungen — und wohl am ersten am Herzen — hervorrufen können; man darf daher wohl den vielfachen Berichten über Beeinträchtigung des Wohlbefindens, z. B. nach Schlaf in terpentindunstigen Räumen u. dgl. Glauben schenken. Sogar das hübsche Märchen, wie es Freiligraths Gedicht „Der Blumen Rache“ erzählt, mag ein Körnchen Wahrheit enthalten, besonders wenn man sich die überall anzutreffenden Empfindlichkeitsdifferenzen verschiedener Individuen (Idiosynkrasien) vorhält[6]).

Praktische Folgerungen ergeben sich nach verschiedenen Richtungen: Einmal ist es notwendig, in technischen Betrieben auf die Möglichkeit einer Herzgefährdung durch Terpendämpfe zu achten und geeignete Maßregeln dagegen zu treffen, eventuell auch Personen mit untüchtigen

[1]) Liersch, Zur Vergiftung durch Terpentindunst. Vierteljahrsschr. f. gerichtl. Medizin **22**, 232. 1862.

[2]) Kobert, Zeitschr. f. d. ges. Naturwissensch. f. Sachsen u. Thüringen **49**, 27. 1877; Beiträge zur Terpentinölwirkung. Inaug.-Diss. Halle 1877.

[3]) K. B. Lehmann, Archiv f. Hyg. **34**, 321. 1899.

[4]) Husemann - Hilger, Die Pflanzenstoffe. 2. Aufl. Berlin 1882. S. 559.

[5]) Lewin, Obergutachten über Unfallvergiftungen. Leipzig 1912. S. 313.

[6]) Vgl. Orfila, Lehrbuch der Toxikologie. Übersetzt v. Krupp. 1854. **2**, 570.

Herzen in besonderem Grade zu schützen. Ferner mag in manchen Fällen, wo ohne sachverständige Aufsicht Terpentinöl und ähnliche Substanzen zu therapeutischen Zwecken inhaliert werden, ein unerwünschter Effekt auf das Herz die Folge sein. Umgekehrt könnte man fragen, ob nicht die Campherbehandlung des Herzens durch vorsichtige Inhalation erweitert, eventuell verbessert werden könnte; die stimulierende Konzentration liegt ja wohl unterhalb der deletären; zweifellos ließe sich eine Wirkung sehr rasch erzielen und die Dosierung besser kontrollieren, als bei subcutaner Ölinjektion. Störend ist nur die Reizwirkung des Camphers in den Luftwegen, die gerade in den Fällen erst recht unbequem wird, wo man den Campher anzuwenden pflegt. Immerhin sind ja Campherinhalationen in der Medizin nicht ganz unbekannt[1]): vielleicht ist es nur eine Frage sorgfältiger Dosierung, also der Einatmungstechnik, daß auch die Herzwirkung des Camphers bei dieser Applikationsweise am sichersten erzielt werde.

Endlich sei noch einer Beziehung gedacht, die mir möglich erscheint, obwohl sie erst durch weitere Untersuchungen zu erweisen wäre. P. Schrumpf[2]) glaubt aus Beobachtungen an seiner Klientel den Schluß ziehen zu müssen, daß bei gewissen Herzbeschwerden der Raucher, besonders Arhythmien, neben oder sogar vor dem Nicotin Parfümstoffe des orientalischen Tabaks ursächlich in Betracht kommen. Gewiß zählen diese zum Teil zu den Terpenen und es wäre somit daran zu denken, ob minimale Wirkungen der gleichen Qualität, wie sie durch größere Dosen Terpendampf sinnfälliger zum Ausdruck kommen, in allmählicher Summation jene funktionellen Schädigungen setzen.

Zusammenfassung: Campherdämpfe von der Konzentration 1 : 1 000 000 bewirken bei der Einatmung in kurzer Zeit schwere Schädigung der Herzfunktion, desgleichen Camphendämpfe der 20 bis 30fachen Konzentration.

---

[1]) Vgl. Raspail, Bulletin de Thérapie **15**, 312; zit. nach Schmidts Jahrbüchern der ges. Medizin **22**, 282. 1839. Viele Lehrbücher der Arzneiverordnung führen Campherinhalationen auf, so z. B. noch Ewald - Heffter, 14. Aufl., 1911.

[2]) P. Schrumpf, Zeitschr. f. Balneol. **5**, 230. 1912.

Hitze und Säuglingssterblichkeit in ihrer Beziehung zu Fürsorgemaßnahmen.

von

Dr. **Alfred Japha.**

(Aus der Säuglingsfürsorgestelle I der Stadt Berlin.)

Seit dem Vortrage von Finkelstein im Jahre 1909 (Deutsche med. Wochenschr. 1909, Nr. 32), der auf das genaue Parallelgehen der sommerlichen Sterbeziffer der Säuglinge mit den Tagestemperaturen hinwies, und den Versuchen Rietschels (Ergebnisse der inneren Medizin und Kinderheilkunde, **6**), die bewiesen, daß hohe Umgebungstemperaturen bei Säuglingen im Zustande leichter Ernährungsstörung Fieber und häufig auch dyspeptische Erscheinungen hervorrufen, sind die Angaben, die amerikanische Ärzte und in Deutschland Meinert über die direkte Schädigung der Säuglinge durch hohe Außentemperaturen gemacht hatten, die aber bis dahin teils angegriffen, teils weniger beachtet worden waren, für eine größere Anzahl von Ärzten wahrscheinlich geworden, und damit sind die Bestrebungen zur Minderung der Sommersterblichkeit der Säuglinge in ein neues Fahrwasser gelenkt worden. Verf. hat seit Jahren schon zu den Ärzten gehört, die einen solchen Zusammenhang für gegeben erachten. Bestimmend war da einmal die Beobachtung einer Anzahl von hitzschlagähnlichen, mit Durchfall einhergehenden Erkrankungen bei Säuglingen an heißen Sommertagen, so namentlich nach längeren Eisenbahnfahrten, und das auch bei kräftigen Brustkindern, der erste dieser Fälle schon 1901 beobachtet. Ferner kamen nach einigen übermäßig heißen Tagen des Jahres 1906 mehrere Kinder im 1. und 2. Lebensjahr zur Beobachtung, die nach Angabe der Mutter leichte Krankheitserscheinungen, wie Mattigkeit, schlechten Schlaf, Unruhe zeigten, bei denen sich aber außer Temperatursteigerung bis um 1° objektiv keine organischen Störungen feststellen ließen, so daß bei der Häufung der Fälle der Verdacht auftrat, die Erscheinungen möchten nur durch die Hitze veranlaßt sein, um so mehr, als gleichzeitig ein in bester Fürsorge befindlicher Säugling der ersten Lebenswochen an schwerer Ernährungsstörung erkrankte. Eine Nachprüfung in der Poliklinik stellte fest, daß an besonders heißen Tagen fast sämtliche Säuglinge, auch gesunde Brustkinder, eine Temperatursteigerung von 0,5 bis 1,0 aufwiesen. Übrigens kann man an solchen Tagen bei den meisten Säuglingen auch ein mehr oder weniger starkes Erythem feststellen, das im Verein mit der Temperatursteigerung und der Mattigkeit des Kindes gelegentlich den Verdacht auf Masern erweckt hat, in Wirklichkeit aber auf die Überhitzung und den dadurch bedingten Schweißausbruch zurückzuführen ist. Eine Anzahl typischer Hitzschläge, wie sie in früheren Jahren meist mit der Bezeichnung Krämpfe in den Totenscheinen geführt wurden, hat weiter Neumann im Jahre 1905 in der Poliklinik beobachtet und die Überhitzung der betreffenden Wohnungen durch Augenschein festgestellt. Gelegentlich unseres Berichtes über die Säuglingsfürsorgestelle 1906 haben wir unsere diesbezüglichen Erfahrungen mitgeteilt; wir zogen aus unseren Beobachtungen den Schluß, daß „durch starke Hitze der ganze Organismus des Kindes und damit auch der Verdauungstrakt in seiner Funktion geschädigt wird, so daß eine schon vorher insuffiziente Verdauung unter Umständen vollkommen Schiffbruch leiden kann". Einen solchen Einfluß der Hitze kann man übrigens auch bei Erwachsenen beobachten; es gibt eine ganze Anzahl von Personen, die bei Märschen in der Sonnenglut ohne weitere Diätfehler Durchfälle bekommen.

Nachdem die erwähnten Arbeiten und systematische Temperaturmessungen in den Wohnungen der Ärmsten, wie sie von Liefmann, Rietschel und anderen ausgeführt wurden (siehe auch Liefmann und Lindemann, Deutsche Vierteljahrsschrift f. öffentl. Gesundheitspfl., **43**, Heft 1 und 2), die Überhitzung der Wohnungen mindestens als eine sehr wesentliche Ursache der Sommersterblichkeit der Säuglinge erwiesen haben, hat die öffentliche Säuglingsfürsorge diesen Anschauungen Rechnung zu tragen. Daß dies in genügender Weise geschieht, bezweifeln in einer neuerdings erschienenen Arbeit Liefmann und Lindemann (Med. Klin. 1912, Nr. 26—28) und betonen, daß „die wenigen Besuche der Fürsorgeschwester in den Wohnungen, welche zudem nur die Ausführung der ärztlichen Anordnungen überwachen" für die jetzigen Zwecke wohl kaum genügten. Es ist nicht anzunehmen, daß diese Kritik ganz zutrifft. Tatsächlich werden jetzt wohl meist die besprochenen Dinge beachtet, in der Säuglingsfürsorgestelle I der Stadt Berlin aber werden schon seit dem Jahre 1905 an den warmen Tagen die Frauen alltäglich mehrmals im Wartesaal durch Ansprachen darüber belehrt, die Wohnungen gut zu lüften, die Kinder möglichst kühl zu halten, locker zu kleiden, eventuell nackt liegen zu lassen und sie öfter kühl zu waschen. Dieselbe Methode übt Verf. seit ebenso langer Zeit im Kinderschutzverein, wie er auch 1908 in einem Beitrag zu Zuelzers physik. und diät. Therapie darauf hingewiesen hat, wie mangelhaft bei Säuglingen auch die Temperaturregulation nach oben sei, und wie man dadurch bedingten Schädigungen vorbeugen müsse.

Allerdings ist der Umfang der Anteilnahme der direkten Wärmewirkung an der Säuglingssterblichkeit noch nicht festgestellt. Die Beteiligung der infektiösen Darmkrankheiten, früher sehr hoch eingeschätzt, auf Säuglingsstationen in früheren Jahren sicher mit Recht, kann unter verbesserten Verhältnissen auch dort nur gering sein, in der freien Fürsorge hat man nur wenig damit zu rechnen. Dies bekräftigen auch die Untersuchungen, die Rimpau am Material unserer Anstalt angestellt hat. (Arb. aus d. Kaiserl. Gesundheitsamt, **38**, Heft 3, 1911.) Von 136 Kindern, die er untersuchte, waren 122 darmkrank, nur bei 10 der letzteren wurden pathogene Bakterien gefunden, und zwar in einem Fall der Ruhrbazillus (Typus Flexner), in 9 Fällen Bazillen der Paratyphus-Gärtner-Gruppe, im ganzen also in 8% der Fälle. Die Fälle verliefen sämtlich leicht, 6 von ihnen waren auch klinisch als Ruhr bezeichnet worden, mehrfach war Ansteckung durch Familienangehörige wahrscheinlich.

Sehr gering wird neuerdings der Einfluß der Milchverderbnis bewertet, die früher als Hauptursache der Darmerkrankungen angesehen wurde. So könnte es manchem als eine Gefahr erscheinen, daß durch die neue Errungenschaft die Aufmerksamkeit von anderen, nicht weniger wichtigen Dingen abgelenkt wird.

Aus diesem Grund erschien es wichtig, festzustellen, wie sich in den abnorm heißen Sommermonaten des Jahres 1911 die Morbidität und Mortalität von Säuglingen, die mit von der Säuglingsfürsorgestelle gelieferter Säuglingsmilch ernährt wurden, im Vergleiche zu früheren Jahren gestellt hat. Um ein vergleichsfähiges Material zu erhalten, sind die Fälle ausgeschieden worden, die erst in heißer Zeit eintraten, und nur die Kinder verwertet worden, die schon im Juni des betreffenden Jahres in Behandlung standen. Zum Vergleiche wurden die Jahre 1909 und 1910 herangezogen. In allen Jahren wird die fast gleiche Zahl der mit Säuglingsmilch genährten Kinder auffallen. Das ist dadurch bedingt, daß bei annähernd gleicher Zusammensetzung des Materials die Säuglingsmilch nur an die ganz Armen verabfolgt wird.

Tabelle I.

	Mit Milch der SFSt. ernährte Kinder	Zu früh der Behandlung entzogen	Bleiben	Im Sommer gestorben a. Ernähr.-störung (anderw.)	Erkrankt mit unbekanntem Ausgang (Genesung zweifelhaft)		Erkrankt und wieder gesund	Gesund geblieben
1909	172	37	**135**	2 (1)	9	(3)	31	93
				1,5%	6,6%	(2,2%)	22,9%	68,8%
1910	169	37	**132**	0	6	(5)	46	80
					4,6%	(3,7%)	34,9%	61%
1911	168	37	**131**	12(2)	12	(4)	44	63
				9,2%	9,2%	(3%)	33,6%	48%

Man sieht also, daß im Jahre 1911 auch bei Lieferung bester Milch der Prozentsatz der während des Sommers gesund gebliebenen Kinder geringer ist wie früher, wobei allerdings auch die leichteste Dyspepsie, sofern sie nur eine oft sofort wieder ausgeglichene Abnahme des Kindes verursachte, mitgerechnet wurde. Besonders aber fällt die enorme Vermehrung der Todesfälle auf. Während nämlich in den Vorjahren entsprechend früher (Japha und Neumann, Säuglingsfürsorgestelle I, 1906) gemachten Angaben bei diesen Kindern höchstens 1% Todesfälle an Ernährungsstörungen zu konstatieren waren, betrug im Jahre 1911 die Mortalität 9,2%, wovon allerdings 1,5% nicht direkt auf eine Ernährungsstörung zu beziehen sind, nämlich 2 Todesfälle an Pneumonie (einer von ihnen im Anschluß an Morbilli). Dazu kommt noch, daß 9,2% der Kinder im Verlauf Darmerkrankung aus der Behandlung fortblieben, von denen einige einer allerdings sehr leicht erkrankt waren, 3% aber einen übeln Ausgang vermuten ließen. Das entspricht einer Mortalität von 12% in den 3 Monaten. Diese Zahlen zeigen, daß durch Darreichung einer ausgezeichneten Nahrung die üble Einwirkung abnorm hoher Temperaturen in diesem Jahre nicht aufgehoben wurde.

Ein Gegenstück zu diesem Resultate lieferte ein unabsichtliches Experiment im Berliner Kinderschutzverein. Gerade im Jahre 1911 nämlich wurde von der Lieferung besonderer Säuglingsmilch abgesehen, weil nach Erfahrungen des vorangegangenen Jahres angenommen wurde, daß die großstädtischen Milchverhältnisse sich gebessert hätten. Empfohlen wurde den Pflegefrauen Milch aus Berliner Kuhställen, die sich freiwillig einer bestimmten Kontrolle unterziehen, wobei übrigens keine besondere Nachforschung angestellt wurde, ob die Pflegefrau nicht doch die Milch aus anderer Quelle bezog. Allerdings brachte das Jahr nun wieder 2 Todesfälle an Darmkatarrh resp. an Krämpfen, die in die vorhin erwähnte Kategorie gehören, je einen im Juli und im August. Der Einfluß der Hitze ist also nachgewiesen, da 1907, 1908 und 1910 keine Todesfälle aus diesen Ursachen in der warmen Zeit beobachtet worden sind, trotzdem ist das Resultat noch vorzüglich. Es sind nämlich in den Monaten Juni bis September 48 Kinder verpflegt worden, die am 1. Juni noch nicht $^3/_4$ Jahr alt waren. Wenn man die beiden Todesfälle auf diese Kinder verrechnet, so bedeutet das einen Prozentsatz von wenig mehr als 4%. Überhaupt ist die Sterblichkeit unter den Vereinskindern in diesem Jahre außerordentlich gering gewesen, kaum höher als in den kühlen Vorjahren. Es starben nämlich von 94 Kindern im ersten Lebensjahre 3, d. h. 3,2% (im Vorjahr 3%). Die Hitzeperiode hat also den Vereinskindern, trotzdem sie nicht gerade Vorzugsmilch erhielten, wenig Schaden gebracht.

Es ist jetzt nötig, die Ursachen der großen Differenz in dem Resultat der Säuglingsfürsorgestelle und des Kinderschutzvereins festzustellen. Man könnte daran denken, daß das Alter der Kinder vielleicht in beiden Gruppen verschieden war. Das ist nun nicht der Fall. Von den 48 Kindern vom Kinderschutzverein, auf welche die beiden „Hitze"-Todesfälle zu beziehen sind, waren am 1. Juni 50% noch nicht $^1/_2$ Jahr alt, 35% unter $^1/_4$ Jahr. Dagegen waren auch unter den Todesfällen der SFSt. eine ganze Reihe älterer Säuglinge. Der Grund kann, da die Kinder des Kinderschutzvereins höchstens eine schlechtere Milch bekommen haben, nur an den pflegerischen Verhältnissen liegen. Zwar ist das Milieu im ganzen dasselbe, denn die Pflegeeltern entstammen demselben Stande wie die richtigen Eltern, auch konnte bezüglich der Wohnungen keine absolute Auswahl getroffen werden: Die Mehrzahl der Pflegeeltern wohnt in den höchsten Stockwerken, also relativ heiß. Aber es wird doch immer dafür Sorge getragen, daß die materiellen Verhältnisse geordnet sind. Wesentlich erscheint ferner, daß viele der Pflegemütter schon eine langjährige, vom Arzt kontrollierte Erfahrung in der Säuglingsaufzucht haben; an diesen Ursachen liegt es wohl, daß im Verein in den letzten Jahren gelegentlich die Sterblichkeit der ehelichen Säuglinge größer war, als die der unehelichen. Dazu kommt, daß die Pflegemütter sich im ganzen auch besser den Anordnungen fügen als die richtigen Mütter, zum Teil haben sie vielleicht auch mehr Verständnis dafür, denn die wirtschaftlich Schwachen sind ja oft auch die geistig Schwachen.

Bei diesen immerhin vorhandenen Verschiedenheiten des Milieus war es von Wichtigkeit festzustellen, wie sich unter Kindern der SFSt. die mit gewöhnlicher Kuhmilch ernährten der sommerlichen Hitze des Jahres 1911 gegenüber verhielten. Im Juni wurden 319 mit selbst gekaufter Kuhmilch ernährte Kinder in der SFSt. behandelt, von diesen waren 199 nur einmal oder wenige Male dort, über 4 Wochen wurden 120 Kinder beobachtet, über das Resultat gibt folgende Tabelle Aufschluß:

Tabelle II.

	Überhaupt	Zu kurz in Behandlung	Bleiben	Gestorben (nicht an Darmkrankheit)	Krank mit unbekanntem Ausgang (darunter Genesung zweifelhaft)		Krank und wieder gesund	Gesund geblieben
Bei Säuglingsmilch . . .	168	37 22%	**131** (78%)	12 (2) 9,2%	12 9,2%	(4) (3%)	44 33,6%	63 48%
Bei gewöhnl. Kuhmilch	298	192 64,4%	**106** (35,9%)	10 (2) 9,4%	26 25,1%	(9) (8,5%)	31 29,2%	39 36,9%

Es ergibt sich also zunächst, daß der Prozentsatz der Todesfälle anscheind nicht höher war, als bei den mit gelieferter Milch ernährten Kindern, nämlich 9,4% (gegenüber 9,2%). Allerdings sind bei weitem mehr Kinder als in der anderen Gruppe der Behandlung entzogen worden, so daß die Todesfälle wohl noch eine Vermehrung erfahren dürften, sie dürften höchstens bis 18% betragen gegenüber 12% der Vorzugsmilch-Kinder. Auch ist der Prozentsatz der gesund gebliebenen Kinder bei mit gelieferter Milch Ernährten höher (48% gegenüber 36,9%). Doch sind die Zahlen nicht ganz vergleichbar. Kinder, die Säuglingsmilch von der Fürsorgestelle erhalten, blieben, wie auch die Tabelle zeigt, zum größten Teil in Behandlung, so lange sie unterstützt wurden, von den nicht Unterstützten verlieren wir die Mehrzahl ganz aus den Augen, wir wissen natürlich nicht genau, wie sich die Übrigbleibenden zusammensetzen, und ob nicht gerade die Erkrankung die Ursache ist, daß sie uns wieder einmal zugeführt werden. Unter dieser Voraussehung würden auch im Material der SFSt. die mit gelieferter Milch ernährten Kinder nicht sehr erheblich günstiger abgeschnitten haben als die andern. Auch unter den mit Vorzugsmilch ernährten Kindern starben 1911 unter den schwersten Erscheinungen seitens der Verdauungsorgane 5, und zwar an denselben Tagen, an denen überhaupt eine Häufung von Todesfällen an Darmerkrankungen bemerkt wurden, nämlich vom 3. bis 5. Juli, und dann am 18., 19. und 24. August. Auffallend ist, daß auch in den folgenden Monaten die Mortalität der Säuglingsmilchkinder größer war, als in früheren Jahren, aber die größte Zahl dieser Todesfälle ist nicht Ernährungsstörungen zuzuschreiben, und die meisten dieser Kinder haben erst nach Ablauf der heißen Zeit die Säuglingsmilch erhalten. Bei der Beurteilung der Resultate kommt allerdings weiterhin noch der Umstand in Betracht, daß die Säuglingsmilch nur dann verabfolgt wurde, wenn die materiellen und pflegerischen Verhältnisse ganz besonders ungünstig waren, und daß gerade unter diesen Kindern eine besonders große Anzahl sind, die sich schon beim Eintritt in die SFSt. eine Bilanzstörung zugezogen hatten. Bei näherem Eingehen kommt also doch noch ein besseres Resultat bei den mit gelieferter Milch versorgten Säuglingen heraus, wenn die Differenz auch nicht so groß ist wie in früheren Jahren.

Wenn es also Tatsache ist, daß die ungewöhnliche Hitze den Einfluß der Lieferung guter Milch sehr beeinträchtigt, und andererseits im Kinderschutzverein gute Resultate bei gewöhnlicher Milch erzielt werden konnten, so könnte man vielleicht weiterhin aus dieser Erfahrung den Schluß ziehen, daß die Beschaffenheit der Milch überhaupt kaum von Einfluß auf die Resultate sei. Dieser Schluß dürfte in gleicher Weise gefährlich und falsch sein. Zwar ist der Einfluß verdorbener Milch auf die Morbidität und Mortalität der Säuglinge in früher Zeit erheblich überschätzt worden, auch liegen nicht gerade viele exakte Versuche in dieser Beziehung vor. Bei Tieren haben zwar Bahrdt und Bamberg (Zeitschr. f. Kinderheilk., **3**, Heft 3) einen übeln Einfluß niederer Fettsäuren festgestellt, und Klotz (Jahrb. f. Kinderheilk., **70**) ist zum Resultat gekommen, daß kleine Dosen Milchsäure bei Säuglingen den Stoffwechsel in günstigem Sinne beeinflussen, mit steigender Gabe aber pathologische Zustände eintreten, die in erster Linie den Fett- und Mineralstoffwechsel betreffen, doch sind auch die in zersetzter Milch vorhandenen Fettsäuremengen unterhalb der schädlichen Dosis (Bahrdt, Verhandl. d. Ges. f. Kinderheilk. 1910 u. 1911). Viel eher können im Magen der Kinder aus der Kuhmilch sich größere Fettsäuremengen entwickeln.

Weitere Versuche hat Rietschel angestellt: Milch, die einfach abgekocht wurde und dann 24 Stunden im warmen Zimmer gestanden hatte, also sehr bakterienreich war, hat zwar keine besondere Schädigung der Kinder zur Folge gehabt, außer vielleicht dyspeptischen Stühlen, doch möchte Rietschel daraus selbst nicht den Schluß der Unschädlichkeit solcher Milch ziehen und sie als gelegentliche Hilfsursache für den Eintritt der Hitzeschädigung ansehen. Tatsächlich wird dem Arzt doch öfter von Durchfällen berichtet nach dem Genusse von Milch, die sich dann als gesäuert erwies, dies gilt auch von zu stark gesäuerter Buttermilch. Es können da doch noch andere Dinge als die Fettsäuren mitsprechen. Es sei die Notwendigkeit einer ernsteren Kontrolle dieser Verhältnisse zugegeben, aber man kann die früheren Beobachtungen doch nicht vernachlässigen. Hier müssen auch die häufig angezogenen Beobachtungen Neumanns im Berliner Kinderschutzverein erwähnt werden (Med. Reform 1905 Nr. 49,), nach denen bei Lieferung einer einwandfreien Milch die Morbidität sofort erheblich abnahm und die Letalität fast ganz erlosch. Sobald man aber den Bezug der Milch in das Ermessen der Haltefrauen stellen mußte, erkrankten die Säuglinge in der heißen Jahreszeit in der aus früheren Jahren bekannten Häufigkeit, während in den Jahren, wo wiederum gute Milch aus bestimmter Quelle geliefert werden konnte, ein Rückgang der Darmkrankheiten stattfand. Diese Feststellungen haben, da es sich um ein gleichartiges Material handelt, den Wert eines Experiments. Man sollte also den Wert einwandfreier Milch nicht über anderen wichtigen Momenten vergessen. Es werden dadurch die Bestrebungen, der Bevölkerung zuverlässige Milch zu schaffen, gefährdet, denn die Einrichtungen, die zu diesem Ziele führen, sind mühevoll und kostspielig. Wenn, wie die Erfahrung des Jahres 1911 im Berliner Kinderschutzverein gezeigt hat, man jetzt auch mit gewöhnlicher Milch Gutes erreichen kann, so liegt das eben daran, daß diese Bestrebungen zu einer Besserung der großstädtischen Milchverhältnisse geführt haben; es muß aber betont werden, daß das früher anders war und vielleicht an andern Orten noch anders ist. Nach einer Angabe von Neumann berichtete Drigalski (Halle) auf der Konferenz über Haltewesen der Preuß. Zentr. f. S.-Fürsorge: 95 Kinder aller Stände im Sommer 1911 (6 Monate) mit einwandfreier Milch von der Stadt aus ernährt, ,,kamen alle anstandslos durch, 169 kürzere oder längere Zeit mit dieser Milch ernährt hatten 8,3% Todesfälle, 678 eheliche Kinder, die nun überwacht wurden, hatten 48% (!) Sommermortalität (24% Jahresmortalität).

Es wurden auch noch weitere Beobachtungen berichtet, nach denen sich die Lieferung guter Milch als ein zuverlässiges Mittel zur Besserung der Mortalität der Säuglinge erwies. Hier können die Schriften von N. Strauß, dem bekannten Philanthropen, erwähnt werden. Ähnliches haben aus den ersten Betriebsjahren der Säuglingsfürsorgestelle Neumann und Verf. berichten können. Berücksichtigten wir nur die über 4 Wochen in Behandlung gebliebenen künstlich ernährten Kinder, so daß die akuten Krankheiten, die den Eintritt zum Teil veranlaßt hatten, abgeklungen waren, so ergab sich folgendes: Bei gewöhnlicher Kuhmilch hatten wir nur 242 Säuglinge gelassen, weil ihre körperlichen und pflegerischen Verhältnisse günstig erschienen, von ihnen starben 24 = 9,8%, hiervon die Hälfte an Darmkatarrh. Hingegen hatten 546 Säuglinge bei der Ernährung mit unserer Säuglingsmilch nur eine Mortalität von wenig mehr als 1%. Dasselbe Resultat könnte man aus der Tabelle der Todesfälle (Tabelle III) entnehmen, die ebenfalls eine äußerst geringe Sterblichkeit der mit Vorzugsmilch ernährten Säuglinge ergibt.

Tabelle III. Todesfälle der Säuglingsfürsorgestelle.

	Brust			Gewöhnliche Kuhmilch: Ernährungsstörungen			Gewöhnliche Kuhmilch: Andere Krankheiten			Säuglingsmilch: Ernährungsstörungen			Säuglingsmilch: Andere Krankheiten			Milchküche			Andere Nahrung			Gesamt		
	1909/10	1910/11	1911/12	1909/10	1910/11	1911/12	1909/10	1910/11	1911/12	1909/10	1910/11	1911/12	1909/10	1910/11	1911/12	1909/10	1910/11	1911/12	1909/10	1910/11	1911/12	1909/10	1910/11	1911/12
April		7	5	1	10	3	1	5	3				1		1							3	22	12
Mai	1	7	5		7	7	2	1	4			3					1					3	16	19
Juni	1	5	4	3	15	3			2			1			2		2					4	22	12
Juli	4	2	4	3	13	3			3		2	5			1		1	1				7	18	18
August	5	7	3	5	17	30	2		4	1	1	7		1			2				1	13	28	45
Septbr.	4	4	6	12	15	12	3		3	1		2					1	1	1	1		21	27	26
Oktober	9	2	7	11	12	5	2	4	4		1										1	22	19	16
November	3	5	9	8	2	3		2	2	1					1		1					12	10	15
Dezember	2	4	8	1	1	5		3	4	3		1			5							6	8	25
Januar	7	4	7	1	5	2	1		3		1	1	3		2		2	2			2	12	12	15
Februar	3	6	3	3	2	3	1	2				1		1	1							7	11	8
März	4	4	2	3	4	1	2	4	1	3						2		1			1	14	12	5
	43	57	63	51	103	77	14	21	33	9	5	21	4	2	13	2	10	5	1	1	5	124	204	207

Doch beweisen alle diese Erfahrungen immer mit Ausnahme der absolut beweisenden Beobachtung im Kinderschutzverein — im Grunde genommen wenig für den Wert einer guten Milch, sie in diesem Sinne zu verwerten, wie das oft geschieht, ist nicht angängig. Es kommen da zu viel andere Momente mit in Betracht. Die Kinder werden infolge der Unterstützung häufiger der Beobachtung zugeführt, infolgedessen besser überwacht, und auf die Mütter ein größerer hygienischer Einfluß gewonnen. Der Überfütterung wird vorgebeugt und nicht weniger dem Belassen der Kinder bei gänzlich unzureichender Nahrung, wie es bei großer Armut leider noch immer vorkommt. In wieviel höherem Maße die unterstützten Mütter der Säuglingsfürsorgestelle treu bleiben, zeigt Tabelle II, es verblieben der längeren Behandlung 78% gegenüber 35,6% bei den nicht unterstützten Kindern.

Ganz abgesehen also von der Frage, inwieweit gesäuerte Milch die Morbidität beeinflußt, wird Lieferung von Milch praktisch von großem Nutzen sein. Da es sich aber gezeigt hat, daß man auch mit gewöhnlicher Milch in Berlin jetzt Gutes erreichen kann, bedarf die Frage des weiteren Studiums, ob es sich lohnt, für die Gewinnung der Milch sehr luxuriöse Einrichtungen zu schaffen. Vielleicht ist es damit ebenso wie mit der Milchküche, von der Verf. betont hat (Jahrb. f. Kinderheilk. 42), daß sie nur aus besonderen Gründen, nämlich bei kranken Kindern, die einer besonderen Nahrung bedürfen, und bei besonders ungünstigen äußeren Verhältnissen in Aktion treten soll, weil sonst ihre Kosten durchaus nicht in richtigem Verhältnis zum erreichten Nutzen stehen würden. Aber die Erfahrungen des Hitzejahres 1911 können nicht dazu verwandt werden, als gut erkannte Einrichtungen zu diskreditieren. Allerdings zeigen unsere Todestabellen die schon längst bekannte Tatsache, daß Brustkinder von der erhöhten Sommersterblichkeit so gut wie gar nicht betroffen werden. Dagegen sieht man gleichzeitig, daß sie sich doch mit über 25% an den zur Beobachtung gekommenen Todesfällen des Jahres beteiligen. Natürlich liegt das zum Teil daran, daß ganz junge Kinder, die das Hauptkontingent zu diesen Fällen stellen, eben meist noch Brust erhalten. Aber man darf doch andererseits nicht übersehen, daß auch von den älteren Flaschenkindern viele nicht an Ernährungsstörungen zugrunde gegangen sind, und daß, falls bei uns die Kinder länger gestillt würden, unter proletarischen Verhältnissen die Beteiligung der Brustkinder an den Todesfällen noch höher sein würde. Zudem gehen in der SFSt. noch eine ganze Anzahl Brustkinder an Ernährungsstörungen zugrunde oder sind nur mit größter Kunst zu erhalten. Würde es allerdings gelingen, die Ernährungsstörungen der Flaschenkinder dadurch zu beseitigen, daß man jedem Säugling für ein Jahr die Ernährung an der Brust gewährleistet, so würde die Säuglingssterblichkeit nach unseren Tabellen um beinahe 50% herabgedrückt werden. Da dies aber vorläufig noch ein frommer Wunsch bleiben muß, so soll man die Säuglingsfürsorge nicht lediglich auf die Stillpropaganda beschränken. Es stehen neben der Wohnungsfürsorge da noch verschiedene Mittel zur Verfügung, von denen die Lieferung guter Milch noch immer zweckmäßig zu sein scheint, wenn nicht ganz abnorme Temperaturverhältnisse den Zweck zum größten Teil vereiteln. Ferner bildet ein wesentliches Moment die eingehende wohlwollende und persönliche Belehrung.

Man soll ja die Erfolge von Fürsorgebestrebungen sicher nicht überschätzen; aber man darf sie auch nicht unterschätzen, so scheint mir z. B. Kruse in seiner sehr lesenswerten Arbeit (Zentralbl. f. allg. Gesundheitspfl., Jahrg. 31) etwas zu skeptisch zu sein. Er hat natürlich recht, wenn er sagt: „Man kann nicht ohne weiteres den Schluß ziehen, überall da, wo die Säuglingssterblichkeit sich erheblich vermindert habe, sei das eine Folge der im letzten Jahrzehnt kräftig entwickelten Säuglingsfürsorge.“ Aber wenn er den Einfluß hauptsächlich in einer Besserung der sozialen Verhältnisse sieht, die sehr wesentlich unterstützt wird durch den Rückgang der Geburtenzahl, so liegt darin vielleicht doch eine Überschätzung eines einzelnen Moments. Der Rückgang der Geburtenzahl betrifft ja die wohlhabenden Kreise, die überhaupt nur eine ganz geringe Säuglingssterblichkeit haben, viel mehr als die proletarischen mit ihrer erschreckenden Säuglingsmortalität. Man muß da eine mehr induktive Methode benutzen. Wenn z. B. im Berliner Kinderschutzverein die Mortalität der ehelichen Kinder im ersten Lebensjahr von 30,2 in den Jahren 1880—89 auf 15,8 in den Jahren 1905—09 und der unehelichen in demselben Zeitraum von 43,2% auf 17% zurückgegangen ist, und selbst in dem heißen Jahr 1911 die Gesamtmortalität nur 3,2% betrug, so bedeutet das einen ungeheuren Fortschritt. Die Aufwendungen eines einzelnen Vereins bilden nur einen Tropfen auf einen heißen Stein, aber es gibt doch mehr solche Einrichtungen, und auch die ehelichen Kinder werden davon betroffen. In früheren Jahren waren nicht nur die Säuglingsstationen der Krankenhäuser, sondern auch die Krippen, die manches eheliche Kind aufnehmen, Herde von Säuglingserkrankungen, wie man in der Säuglingsfürsorgestelle leider oft bemerken konnte. In den letzten Jahren ist das alles aber besser geworden. So wünschenswert also die Hebung der sozialen Lage und die Besserung der Wohnungsverhältnisse ist, so soll man daneben auch andere Gesichtspunkte nicht vergessen. Weitere Erfolge werden dann sicher nicht ausbleiben.

Über die Wirkung des auf den Lymphwegen den Drüsen zugeführten Tuberkulins.

Von

Hans Koeppe.

Bei der Kontrolle der Lymphdrüsen der Achselhöhle vor und nach der Pirquet-Probe war von mir öfters bemerkt worden, daß die vor der Probe deutlich geschwollenen Drüsen der Achselhöhle nach der Cutanprobe sich verkleinerten. Genauere Beobachtung lehrte weiter, daß diese Verkleinerung geschwollener Lymphdrüsen nur bei den Achseldrüsen der Seite auftrat, auf welcher die Pirquet-Probe gemacht worden war. Es lag also der Gedanke nahe, daß hier eine Tuberkulinwirkung vorläge. Bei der Verletzung der Epidermis durch den Impfbohrer werden die Lymphspalten zugänglich gemacht, Tuberkulin dringt ein und wird von der Lymphe den Lymphdrüsen zugeführt. Es würde auf diese Weise die heilende und wirksame Potenz des Tuberkulins direkt und unmittelbar in jedenfalls hoher Dosis dem erkrankten Organ zugeführt. Von allen auf diese Überlegungen hin vorgenommenen Untersuchungen und Versuchen erscheint mir folgender Fall am lehrreichsten und überzeugendsten.

Das Kind Heinrich A. wurde $3^3/_4$ Jahre alt am 13. April 1907 zum ersten Male in die Poliklinik gebracht wegen eines Kopfekzems, das bald geheilt wurde. Der Knabe wog damals 14,17 kg, war $1^1/_2$ Jahr gestillt worden, die Organe waren gesund, besondere Klagen waren nicht da. Irgendwelcher Vermerk über schlechtes Aussehen, mangelnden Appetit oder dgl. findet sich nicht in der Krankengeschichte. Im Jahre darauf nun, am 15. Februar 1908, wurde das Kind wieder vorgestellt und bot ein ganz anderes Bild dar. Es war ein sehr abgemagerter, höchst blasser, kachektisch aussehender Junge, mit matten Augen, zusammengesunkener Haltung. Das Gewicht war 15,85 kg. Der Thorax war flach, die Schulterblätter abstehend. Die Atmung war oberflächlich, aber auf den Lungen konnte keine Schallveränderung festgestellt werden, überall war reines vesiculäres Atmen. Die Herztöne waren rein, Abdomen ohne Besonderheiten. Neben dem allgemeinen schlechten Aussehen und der grauen welken Haut fielen nun besonders Drüsenschwellungen auf, die über dem rechten Arm aus der Achselhöhle heraus als ein kleinfaustgroßes Paket hervortraten in starkem Kontrast zu der Abmagerung. Ebenso waren die Lymphdrüsen des Halses am M. sterno-cleido-mastoideus geschwollen, besonders die der rechten Seite, so daß der Kopf nach rechts geneigt gehalten wurde, und die Drüsen kirschengroß die Haut vorwölbten. Bei der Palpation erwiesen sich alle Drüsen hart, leicht verschieblich, mäßig druckempfindlich, keine Spur von Fluktuation. Die am rechten Unterarm vorgenommene Pirquet-Probe zeigte am nächsten Tage starke Reaktion, eine erhabene rote Quaddel von 7 und 10 mm Durchmesser.

Fieber hat angeblich auch früher nicht bestanden, am 16. Februar abends sind 37,2° gemessen worden. Auf erneutes Befragen ist unter Eltern, Großeltern und Geschwistern kein Fall von Tuberkulose oder Verdacht auf Tuberkulose zu ermitteln, wohl aber stellt sich heraus, daß bis etwa zum 4. Lebensjahre des Knaben eine Kusine sich mit dem Kind viel abgab, die im vergangenen Jahre, 15 Jahre alt, an Schwindsucht gestorben ist.

Am 19. Februar, also 4 Tage nach der Vornahme der Pirquet-Probe, glich die Reaktion der Probe einer eingetrockneten Impfpustel, im Zentrum war eine glatte braune Kruste, um diese herum ein Wall kleiner gelber Bläschen auf rotem Grunde. Wohl war die starke Reaktion uns damals eine sehr auffallende, aber mehr noch verwunderte uns der Wechsel im Befinden des Kindes. Die Gesichtsfarbe war frischer, das war zu Hause schon aufgefallen, der Appetit, der monatelang daniedergelegen hatte, fing an sich zu heben. Das wurde uns berichtet, mit der Frage, ob das mit der Impfung zusammenhänge? Dabei konnte entschieden eine Verkleinerung des Drüsenpakets in der rechten Achselhöhle festgestellt werden. Unsere anfängliche Absicht, die Drüsen excidieren zu lassen, wurde deshalb aufgegeben. Das Aussehen besserte sich weiter, die Drüsen der Achselhöhle verkleinerten sich mehr, das Körpergewicht nahm zu, bis 13. März also in 4 Wochen um 1000 g auf 16 850 g. Diese Gewichtszunahme und Besserung des Allgemeinbefindens glaubten wir nicht auf die vom 19. II. ab erfolgte Verordnung von Kreosot sowie Jodeisenleberthran allein beziehen zu dürfen, brachten sie vielmehr mit einer Aufnahme von Tuberkulin durch die Pirquet-Probe in Zusammenhang. Deshalb wurde, als die Verkleinerung der Drüsen in der Achselhöhle keine Fortschritte mehr machte, am 30. IV. 1908 eine neue Pirquetisierung vorgenommen, und in der Tat war in der nächsten Zeit der Rückgang der Drüsenschwellung wieder deutlich. Das Körpergewicht, das von Anfang März ab auf 17 000 g stehengeblieben war, hob sich bis Mitte Juli auf 17 500 g und betrug Mitte August

18 200 g. Am 18. VIII. 08 waren die Drüsen in der rechten Achselhöhle so weit zurückgegangen, daß man sie nur noch als zwei etwa bohnengroße Gebilde fühlen konnte. Auffallend war nun, daß die Drüsen am Halse unter dem rechten M. sterno-cleido-mastoideus sich zwar auch etwas verkleinert hatten, aber durchaus nicht in demselben Maße, vielmehr imponierten sie und unter ihnen besonders eine von Kirschengröße, immer noch als Geschwulst. Dieses Verhalten war auffallend und verlangte eine Erklärung. Wenn die Lymphdrüsen der rechten Achselhöhle in der Tat durch das bei der Pirquetisierung aufgenommene Tuberkulin beeinflußt und verkleinert worden waren, dann war wohl anzunehmen, daß zu den tuberkulösen Drüsen das Tuberkulin oder ein Bestandteil desselben auf den Lymphwegen direkt in die Drüsen gebracht worden ist und hier unmittelbar wirkte. Die entfernteren Drüsen am Halse dagegen kamen nicht unter diesen direkten Tuberkulineinfluß oder in ganz verschwindend geringerem Grade, und infolgedessen war ihre Verkleinerung nur sehr mäßig. Könnte man diese Drüsen auch der direkten Tuberkulinwirkung auf dem Lymphwege unterwerfen, dann müßte auch hier eine schnelle und deutliche Verkleinerung der Drüsen eintreten. Nun gehen von der Gegend hinter dem Ohr Lymphbahnen nach den Drüsen unter dem M. sterno-cleido-mastoideus und es war also möglich, die Richtigkeit unserer Schlußfolgerung zu prüfen. Am 18. VIII. wurde eine neue Pirquetisierung, diesmal hinterm rechten Ohr vorgenommen. Die Reaktion war sehr stark, 8 mm große Papeln bedeckt mit kleinen Bläschen. Leider blieb die Mutter mit dem Kinde dann aus bis 12. XII. 08, weil das Befinden des Jungen ausgezeichnet war. Die Schnelligkeit des Rückgangs der Halsdrüsenschwellung konnten wir also nicht verfolgen, aber am 12. XII. war nun auch die Drüsenschwellung am Halse nicht mehr zu sehen, und auch durch genaue Palpation ließ sich nur die Anwesenheit einer kleinen erbsen- bis bohnengroßen Drüse unter dem rechten M. sterno-cleido-mastoideus feststellen, in der rechten Achselhöhle waren die beiden kleinen etwa noch bohnengroßen Drüsen zu fühlen. Es waren also auch die Drüsen unter dem M. sterno-cleido-mastoideus durch die direkte Zufuhr von Tuberkulin auf den Lymphwegen prompt zurückgegangen. Das Körpergewicht des Kindes war auf 19 450 g gestiegen, also in 8 Wochen um 4 Pfund. — Alles in allem vom 15. II. bis 12. XII., also innerhalb 10 Monaten, eine Zunahme von 7 Pfd. 100 g. Und dies durchaus in den seitherigen Verhältnissen, also derselben Wohnung, derselben Pflege, derselben Kost. Aus dem schwerkranken, fast

kachektischen Kinde war ein frischer, blühender Junge geworden. Wenn anfangs, den Erfolg auch der Kreosottherapie zuzuschreiben, eine gewisse Berechtigung gehabt hätte, so blieb kein Zweifel mehr an der Beteiligung des Tuberkulins an der Heilung nach dem Rückgang der Halsdrüsen infolge der Pirquetisierung hinterm Ohr, und es dürfte umgekehrt dem Kreosot nur ein fördernder Einfluß zuzugestehen sein, nachdem in der Folge auch ohne Kreosot in einer Reihe von Fällen die gleiche günstige Wirkung der Pirquetisierung mit Alt-Tuberkulin Kochii auf geschwollene tuberkulöse Lymphdrüsen beobachtet wurde. Der Beweis für die Tuberkulinwirkung trat nur nicht so augenfällig wie in dem beschriebenen Falle zutage. Was nun unsern Fall Heinrich A. anbelangt, so ist noch weiter anzuführen, daß in der Folgezeit dauernd Wohlbefinden bestand. Er wurde vorgestellt am 11. II. 09 mit 19 050 g Gewicht und bei voller Gesundheit. Am 1. VII. 09, Gewicht 19 650 g, Drüsen kaum noch zu fühlen. Am 25. IV. 10, Gewicht 21 550 g, geht zur Schule, hat keinen Tag die Schule versäumt, ist stark gewachsen, Allgemeinbefinden sehr gut, eine neue vierte Pirquet-Probe ist stark positiv. Im Juli 1910 leichte Otitis externa infolge Ohrschmalzpfropfes. 15. IV. 11 Vorstellung bei bestem Befinden, Gewicht 23 900 g, kräftiger, kein allerdings magerer Junge, war in der Zwischenzeit nie krank, bekam Kreosot mehr. Juni 1911 Mandelabsceß links, der vom Arzt des Heimatsortes behandelt wird. Am 5. I. 12 Vorstellung, Gewicht 25500 g andauerndes Wohlbefinden; das jetzt also durch 4 Jahre hindurch angehalten hat.

Es ist vielleicht nicht überflüssig, zu erwähnen, daß es sich in diesem Falle zwar vorzugsweise um eine unmittelbare und direkte Wirkung des auf den Lymphwegen den Drüsen zugeführten Tuberkulins handelt, daß aber eine Allgemeinwirkung wohl außerdem noch in Betracht kommt.

Infolge dieser günstigen Erfahrungen wurden nun in allen geeignet erscheinenden Fällen solche kurative Pirquetisierungen vorgenommen; die meisten betrafen Fälle von Lymphdrüsenschwellungen des Halses. In allen Fällen, bei denen eine starke Reaktion der Probe auftrat, bei denen die Drüsen hart waren und kein Fieber bestand, konnte prompter und relativ schneller Rückgang der Drüsenschwellung beobachtet werden, und es trat auch keine neue Schwellung im Laufe der nächsten 3—4 Jahre ein. Durchweg gewann man den Eindruck einer direkten Heilwirkung, und es besteht danach die Hoffnung, daß sich aus diesen Beobachtungen und Versuchen noch eine bequeme und erfolgreiche Methode ausbauen läßt, die den Vorteil bietet, von den Eltern gern erlaubt zu werden und die Kinder so gut wie gar nicht belästigt.

Welche Aufgaben stellen die Infektionen im Säuglingsalter der Diätetik?

Ein Beitrag zur Kenntnis der Beziehungen zwischen Infektion und Ernährung mit besonderer Berücksichtigung der Säuglingstuberkulose.

Von

Leo Langstein.

(Aus dem Kaiserin Auguste Victoria-Haus zur Bekämpfung der Säuglingssterblichkeit im Deutschen Reiche.)

Mit 5 Textfiguren.

Fast täglich kommt dem ein größeres Krankenmaterial übersehenden Arzte die große Bedeutung zum Bewußtsein, welche die Beziehungen zwischen Infektion und Ernährung für die Praxis haben. Und ein je größerer Anteil davon im Säuglingsalter und frühesten Kindesalter steht, um so elementarer erhebt sich für ihn die Forderung, die therapeutischen Aufgaben zu lösen, die durch den großen Einfluß der Infektion auf den Ablauf des Ernährungsvorganges gegeben sind. In allererster Linie sind die Leiter von Säuglingsspitälern und Säuglingsheimen an der Lösung des Problems interessiert, dessen Bedeutung Otto Heubner im Jahre 1897 in seiner grundlegenden Studie „Säuglingsernährung und Säuglingsspitäler"[1]) klar erkannte. Der auf den Gedanken dieses Buches aufbauenden Forschung ist es zu danken, daß der geheimnisvolle Schleier, der den Begriff des Hospitalismus in Säuglingsspitälern einhüllte, zerrissen ist. Durch sie wurde klar, daß er fast ganz in dem der Gefährdung in der geschlossenen Anstalt untergebrachter Säuglinge durch Infektionen mit ihrem unheilvollen Einfluß auf den Ablauf des Ernährungsvorganges aufgeht. Mit dieser Erkenntnis ist der Weg gegeben, die Erfolge der geschlossenen Fürsorge zu wirklich befriedigenden zu machen.

Von 2 ganz verschiedenen Seiten aus wird die Lösung des Problems möglich. Unmittelbar an der Wurzel des Übels setzen jene Bestrebungen an, die darauf hinzielen, die Infektionen von Bett zu Bett zu verhindern.

---

[1]) Berlin 1897.

Und auch hier war es in Deutschland Heubner, der für den Betrieb in Säuglingsspitälern besonders auf diesen Punkt Rücksicht genommen wissen wollte. Ihm ist ja auch die Einführung des Boxensystems bei uns zu danken, dessen Leistungsfähigkeit heute feststeht und dessen Ausbau, wie wir ihn insbesondere in Frankreich sehen, die Säuglingsversorgung in geschlossenen Anstalten nachhaltig verbessern dürfte. Aber auch auf indirektem Wege läßt sich die Schädigung, welche die Säuglinge durch große und „kleine" Infektionen in ihrem Ernährungszustand erleiden, bekämpfen: durch Ernährungsmaßnahmen, welche die Immunität des Kindes gegenüber Infektionen erhöhen und den durch den Einfluß des Infektes auf den Ernährungsvorgang hervorgerufenen Zwischenfällen und Katastrophen vorbeugen bezw. ihre Gefahr eindämmen. Letztere Aufgabe ist von besonderer Wichtigkeit.

Denn häufiger als die Infektion trägt die durch den Infekt hervorgerufene Störung im Ablauf des Ernährungsvorganges schuld am langwierigen Verlauf oder sogar letalem Ausgang. Hier ist ein unheilvoller Circulus vitiosus gegeben. Eine vorhandene Ernährungsstörung ex alimentatione disponiert zum Eintritt einer Infektion. Diese wiederum unterhält oder verschlimmert jene Ernährungsstörung, auf die sie sich aufgepfropft hat.

Die folgenden Ausführungen machen nicht die Beziehungen zwischen Art der Ernährung bezw. Ernährungszustand und Empfänglichkeit gegenüber Infektionen zum Gegenstand der Besprechung: ein Teilgebiet des Problems, bezüglich dessen klinische und experimentelle Forschung erst ganz im Anfang steht. Ich werde vielmehr klarzulegen versuchen, daß infolge der je nach Konstitution, Ernährungszustand, Art der Ernährung und Art des Infektes verschiedenen Beeinflussung des Ernährungsvorganges durch Infektionen der diätetischen Behandlung infektionskranker Säuglinge bestimmte Aufgaben erwachsen.

Jede diätetische Maßnahme während einer Erkrankung sollte begründet sein durch die Veränderungen, welche die Stoffwechselvorgänge durch sie erfahren haben. Die Stoffwechselvorgänge während eines Infektes, gleiche Konstitution, gleichen Ernährungszustand und gleiche Art der Ernährung während seines Eintritts und Verlaufs vorausgesetzt, sind aber höchst mangelhaft erforscht, und wir befinden uns heute kaum in einer glücklicheren Lage als zur Zeit, da Czerny sich in seinem Handbuch zu dem Stand der Frage mit den Worten äußerte: „Wir sind gezwungen, darauf hinzuweisen, wie unvollkommen bekannt die Stoffwechselvorgänge während des Bestandes von Infektionen sind, denn es ergibt sich daraus, daß wir vorläufig keine strengen Indikationen für die Art der Ernährung aufstellen können[1])." Allerdings hat Schkarin[2]) Stoffwechselversuche bei parenteralen Infektionen, Pharyngitis und Pneumonie, angestellt und gefunden, daß die Resorption nicht gelitten hat, dagegen Störungen der Retention bis zu negativen Bilanzen vorkommen; für den Kalk speziell scheint das sogar die Regel zu sein. Trotzdem sich diese Untersuchungen, die bei einer Ernährung mit kohlehydratreichen Milchmischungen angestellt sind, nicht weitgehend zu Richtlinien in der Diätetik der Infektionskrankheiten verwerten lassen, erlauben sie doch den Schluß, daß eine Nahrung, bei welcher es zu einer Störung in der Retention eines biologisch so wichtigen Mineralstoffes kommt, kaum als geeignet anzusehen ist.

Betrachten wir zunächst die akuten Infektionen und als ihren wichtigsten weil häufigsten Vertreter die Grippe mit dem entweder ganz kurzdauernden Verlauf einer eintägigen Pharyngitis oder dem bedeutend langwierigeren und schwereren, wenn es zur Otitis, Bronchitis, Pneumonie kommt. Ihr Einfluß auf den Ablauf des Ernährungsvorganges richtet sich, — dieses Urteil erlaubt die Sichtung des großen, wohl jedem Säuglingsheim und Säuglingsspital unfreiwilligerweise zur Verfügung stehenden an dieser Affektion erkrankenden Materials, — weniger nach der Art des Erregers, wenn sich hier natürlich auch Unterschiede herausstellen mögen, als nach dem Ernährungszustande des Kindes, vor allem auch nach der Art der Ernährung während des Eintritts der Infektion. Diese Tatsachen sind zu bekannt, als daß sie hier mit Beispielen belegt werden müßten. Jedermann weiß, wie wenig das gesunde, gut konstituierte Brustkind in seiner Ernährungssphäre durch den Infekt beeinflußt wird, wie die Grippe kaum eine nennenswerte Wirkung auf die Gewichtslinie ausübt, wie die Verdauungsvorgänge ohne irgendeine Störung in ihrem normalen Ablauf weiter verharren können, kurz das Gedeihen des Kindes durch die interkurrente Infektion einen Aufschub nicht erfährt. Und auf der anderen Seite kennt jeder Arzt den unheilvollen Einfluß dieser selben Infektion für den schwer atrophischen Säugling, bei dem es zu Durchfall, schwerstem Gewichtssturz und toxischen Erscheinungen, nicht zu selten auch zum exitus kommt. Eine

[1]) Des Kindes Ernährung, Ernährungsstörungen und Ernährungstherapie. Abteilung 6, 2. Hälfte, S. 217.

[2]) Beiträge zur Kenntnis des Stoffwechsels bei Infektionskrankheiten. Archiv f. Kinderheilk. **41**, 81. 1905.

der Aufgaben, die aus diesen Tatsachen der Diätetik erwachsen, besteht ganz allgemein gesprochen darin, zur Ernährung kranker Säuglinge Nährgemische zu verwenden, welche ihre Reparation möglichst sicher und schnell bewirken, damit es nicht durch einen interkurrenten Infekt zur Katastrophe komme. Diese Forderung ist in erster Linie für Anstalten wichtig, in denen die Säuglingsanhäufung stets mit durch Grippeninfektionen bedingten störenden Zwischenfällen rechnen lassen muß. So besteht heute ebenso wie damals, als Heubner die Prinzipien der Säuglingsversorgung in geschlossenen Anstalten klarlegte, die Forderung nach der Ernährung mit Frauenmilch zurecht, trotz der diätetischen Fortschritte, die uns in der Handhabung künstlicher Ernährungsmethoden sicherer gestellt haben; wenn manche Ärzte infolge der Fortschritte in der Diätetik heute schon auf die von der Natur gelieferte Idealnahrung verzichten zu können glauben, so ist das eine durch die Tatsachen noch nicht gerechtfertigte Überhebung. Jeder Tag der Frauenmilchernährung mehr festigt die Immunität des ernährungskranken Säuglings durch Besserung seines Ernährungszustandes. Die natürliche Nahrung ist auch nach Eintritt der Infektion die beste Wehr gegen die ominösen durch Gewichtssturz, Durchfall, den Eintritt toxischer Symptome charakterisierten Zwischenfälle. Die Frauenmilch leistet also mit Rücksicht auf die Infektionen zwei Aufgaben, die wir getrennt betrachten können. Jene, welche in der Verhütung der akuten Zwischenfälle, Durchfall und Gewichtssturz, besteht, bedarf hier einer ausführlichen Besprechung.

Die Erfahrung lehrt, daß Gewichtssturz und Durchfall während eines Infektes ceteris paribus, d. h. gleiche Konstitution, gleichen Ernährungszustand und gleiche Schwere des Infektes vorausgesetzt, um so eher eintreten, je kohlehydrat- und molkenreicher auf der einen Seite, je eiweißärmer auf der anderen Seite die während des Infektes gereichte Nahrung ist. In dieser Beziehung sind Säuglinge, die zur Zeit der Infektion mit kohlehydrat- und molkenreichen Mischungen, z. B. Buttermilch, Malzsuppe usw. ernährt werden, besonders gefährdet. Die Pathogenese des während kohlehydratreicher Ernährung bei parenteralen Infektionen zustande kommenden Gewichtssturzes ist noch hypothetisch. Der Infekt bewirkt wahrscheinlich eine Schädigung der Darmschleimhaut, er übt einen störenden Einfluß auf den Verdauungschemismus aus, wodurch es zu einer gesteigerten Tätigkeit der Gärungserreger kommt, die ja in dem reichlichen Kohlehydratgehalt der Nahrung einen guten Angriffspunkt haben und wohl durch die Anwesenheit reichlicher

Mengen von Molkensalzen eine weitere Förderung ihrer Tätigkeit finden. Doch die Beeinflussung des Magendarmchemismus durch Schädigung der Darmzelle dürfte für den Eintritt der akuten Zufälle nicht allein ausschlaggebend sein; es scheint vielmehr, daß auch die Organzelle durch den Infekt beeinflußt wird, daß speziell ihre Fähigkeit der Wasserbindung leidet. Diese Beeinträchtigung der wasserbindenden Kraft, die Sprengung besonders einer lockeren Wasserbindung, mag an dem Gewichtssturz, an der Ausschwemmung von Wasser und Salzen aus dem Organismus mit schuld tragen. Durch diese Hypothese würde uns auch verständlicher, warum gerade bei kohlehydrat- und molkenreicher Ernährung Gewichtskatastrophen besonders häufig sind, während sie uns bei der Ernährung mit Frauenmilch nur selten überraschen. Kohlehydratreiche Nährgemische führen nämlich häufig nur zu einem Scheinansatz, der oft nichts weiter ist als reteniertes, an die Zelle locker gebundenes Wasser; die lockere Wasserbindung wird aber unter dem Einfluß der schädigenden Wirkung des Infektes leicht gelöst. Der Gewichtszuwachs bei Frauenmilchernährung hingegen ist echter durch feste Wasserbindung ausgezeichneter Gewebsansatz, auf den der Infekt seine zerstörende Kraft nicht so leicht üben kann — mag auf der anderen Seite auch die Frauenmilch infolge ihres großen Kohlehydratreichtums an und für sich einem Übermaß der gefährlichen Gärungsvorgänge Vorschub leisten. Allerdings wirkt diesen offenbar die einem normalen Ablauf der Verdauungsvorgänge günstige Wirkung der Frauenmilchmolke entgegen.

Dort, wo Frauenmilch nicht zur Hand ist, ergibt sich aus der Fülle der Beobachtungen der zwingende Schluß, in der Anwendung kohlehydratreicher und molkenreicher Nährgemische während eines Infektes vorsichtig zu sein und einer schädigenden Wirkung der aus den Kohlehydraten durch Gärung entstehenden Säuren durch Zugabe von die Fäulnisvorgänge im Darm begünstigendem Eiweiß zur Nahrung entgegenzuwirken. Unter diesem Gesichtspunkte heraus kommt der Finkelstein-Meyerschen Eiweißmilch eine große Bedeutung für die Ernährung bei parenteralen Infektionen zu. Wir können durch die Eiweißmilchnahrung sicherlich nicht die Widerstandsfähigkeit des Organismus in der gleichen Weise heben, wie durch Ernährung mit Frauenmilch — so hat Benfey[1]) bei seinen Ernährungsversuchen Neugeborener mit Eiweißmilch einen recht großen Prozentsatz der Kinder an Infektionen erkranken sehen —,

[1]) Benfey, Zur Ernährung Neugeborener mit Eiweißmilch. Jahrb. f. Kinderheilk. **25**, III, 75.

wir können aber, und das ist für den Praktiker von der allergrößten Wichtigkeit, Katastrophen während einer Infektion auf ein Minimum einschränken. So genügt die Eiweißmilch der wichtigsten Anforderung, die wir an eine Nahrung während einer parenteralen Infektion zu stellen haben. Dazu kommt, daß sie auch sonst für einen großen Teil jener Kinder, die durch einen Infekt in die Gefahr einer Katastrophe kommen, leichter oder schwerer atrophische, an chronischem Durchfall leidende Kinder zur Hebung des Ernährungszustandes indiziert ist. So kann dieses Nährgemisch als Diätetikum bei einer großen Reihe durch parenterale Infektionen gefährdeter Säuglinge von mehreren Gesichtspunkten aus empfohlen werden. Denn sie bessert den Ernährungszustand und gibt dadurch dem Organismus selbst die Fähigkeit, die Infektion zu überwinden, sie verkürzt auch das Reparationsstadium durch Vermeidung der störenden Zwischenfälle, die wir mit sämtlichen künstlichen Ernährungsmethoden, vor allem bei der Anwendung der kohlehydratreichen Gemische, viel häufiger sehen. Über die Anwendungsweise der Eiweißmilch sind in letzter Zeit die Normen so weit festgestellt und bewährt gefunden worden, daß ich nicht ausführlicher darauf eingehen muß. Steht uns dieses wertvolle Hilfsmittel der Diätetik bei akuten Infektionen nicht zur Verfügung, dann wird man sich mit Anwendung der zuckerarmen Milchmischungen (höchstens 3—4% Zucker) unter Zugabe von Eiweiß (Quark, Nutrose, Plasmon) mit Erfolg behelfen können. Diese diätetischen Gesichtspunkte gelten nicht nur für die Behandlung der Grippe, sondern für die sämtlicher akuten parenteralen Infektionen im Säuglingsalter. Speziell auch für die relativ häufige Affektion der Pyelitis. Ich betone das besonders, weil in jüngster Zeit Nothmann[1]) die Malzsuppenernährung als „antipyelitische Alkalitherapie empfohlen" hat. Nothmann empfiehlt Malzsuppe als Diätetikum bei Pyelitis deswegen, weil die dadurch bewirkte Alkalisierung des Urins den Nährboden für die Bakterien verschlechtert, weil sie die Verstopfung bessert und den Appetit anregt. Einschränkend fügt er bei der Empfehlung dieser Ernährungsmaßnahme hinzu, daß sie nur dort eingeleitet werden darf, wo der Zustand der Ernährungsfunktionen des Kindes Malzsuppe erfordert oder wenigstens nicht verbietet. Ich möchte Nothmann ohne weiteres zugeben, daß bei täglich möglicher klinischer Beobachtung sich mit Malzsuppe auch bei Pyelitis gute Ernährungserfolge erzielen lassen, wenn die Indikationen für dieses Nährgemisch

[1]) Nothmann, Zur diätetischen Behandlung der eitrigen Erkrankungen der Harnwege im Kindesalter. Berl. klin. Wochenschr. 1912, Nr. 39.

in der richtigen Weise gestellt sind. Da es sich jedoch bei der Pyelitis um eine Erkrankung handelt, welche den Ablauf des Ernährungsvorganges aufs schwerste zu stören imstande ist — das lehren die ausgezeichneten klinischen Beobachtungen Goepperts[1]), das lehrte mich eine Reihe von im Kaiserin Auguste Victoria-Haus an Brustkindern beobachteten Fällen—, trage ich doch Bedenken, die Ernährung mit Malzsuppe, die eine der kohlehydratreichsten Nährgemische ist, dem Praktiker bei Pyelitis ohne weiteres freizugeben. Kommt es unter dieser Ernährung zu einem schweren Durchfall mit Gewichtssturz — und niemals läßt sich mit Sicherheit die Möglichkeit eines derartigen Zwischenfalles ausschließen —, dann kann eine Katastrophe nur schwer oder vollständig unabwendbar sein. Und dieses Vorkommnis fällt um so schwerer ins Gewicht, als doch gerade bei der Pyelitis durch reichliche Wasserzufuhr und geeignete medikamentöse Behandlung eine viel größere Sicherheit für den therapeutischen Erfolg gegeben ist als durch die Alkalitherapie.

Bedeutend schwieriger als für die diätetische Therapie bei parenteralen Infekten lassen sich Gesichtspunkte für die enteralen Infektionen gewinnen. Ich fühle mich wenigstens meiner Erfahrung nach nicht befriedigt durch die Anwendung der Liebigschen oder Malzsuppe bei den ruhrartigen Erkrankungen im Säuglingsalter und habe auch von eiweißreicher und kohlehydratarmer Ernährung, speziell von der Eiweißmilch, niemals solche Erfolge gesehen, um diese Art der Ernährung auch nur für eine einigermaßen empfehlenswerte halten zu können. Immer und immer wieder sind wir bei den schweren Fällen zur Frauenmilch zurückgekehrt, unter der wir allmählich die Heilung haben zustande kommen sehen. Vielleicht bahnt sich auch bei dieser Art der Infektionen gegenwärtig ein Umschwung an durch die Anwendung der eben aus der Goeppertschen Klinik empfohlenen Molke[2]).

Ich möchte meine Ausführungen über die Diätetik bei parenteralen Infekten nicht schließen, ohne speziell zweier durch die Infektion nicht zu selten aufgelöster Symptome Erwähnung zu tun, welche unsere ganzen diätischen Maßnahmen in Frage stellen können: das Erbrechen und die Appetitlosigkeit. Das Erbrechen ist eines der konstantesten Begleitsymptome der Infektion. Das haben schon Czerny-Keller in

---

[1]) Göppert, Über die eitrigen Erkrankungen der Harnwege im Kindesalter. Ergebnisse d. inn. Med. u. Kinderheilk. 1908, II.

[2]) E. A. Frank, Die Anwendung der Molketherapie bei ruhrartigen Darmkatarrhen und ihre Erfolge. Jahrb. f. Kinderheilk. 77, III, 17, H. 2. 1913.

ihrer Besprechung der parenteralen Infektionen hervorgehoben, diese Tatsache hat dann Schloß wieder betont, und auch wir konnten uns an einem großen Material überzeugen, daß das Erbrechen bei einer Infektion des Säuglings kaum jemals vermißt wird. Dort wo es nur im Beginn des Infektes auftritt, um bald aufzuhören, bedarf es keiner weiteren Maßnahmen. Wo es sich aber tagelang fortsetzt und auf diese Weise durch Verlust großer Nahrungsmengen die Gefahr eines Hungerzustandes naherückt, dürfen wir das Symptom nicht gering werten. Ich möchte hier nicht davon sprechen, daß man in dem einen und anderen Falle durch Magenspülungen, Anwendung von Kokainpräparaten Ersprießliches leisten kann, sondern speziell die Aufmerksamkeit auf unsere Erfahrung lenken, daß man durch Anwendung der Sondenernährung anstatt der Flaschenfütterung das Erbrechen zum Stillstand bringen kann; man kann sich häufig von der von vornherein nicht ganz leicht verständlichen Tatsache überzeugen, daß große durch die Sonde zugeführte Nahrungsmengen anstandslos vertragen werden, während die kleinen infolge der oft vorhandenen Appetitlosigkeit oder Schmerzen aus der Flasche nur mit Widerwillen getrunkenen Nahrungsmengen kurze Zeit nachher wieder erbrochen werden. Gleichviel wodurch diese Tatsache zu erklären ist, wir erinnern uns auch hier wieder als Analogie einer Beobachtung, die Heubner in seiner erwähnten Studie[1]) gemacht hat und die darauf hinweist, daß möglicherweise die bei dem Infekt durch Erbrechen und Appetitlosigkeit bewirkte Unterernährung an der Fortdauer des Erbrechens schuld ist. Heubner[2]) schreibt: „Ich habe schon öfter die Beobachtung gemacht, daß die Kinder bei ungenügender Ernährung an der Brust nach dem Saugen erbrechen, auch wo es sich um die eigene Mutter handelt.“ Ein Analogieschluß für die Verhältnisse beim Infekt liegt wohl nicht zu fern.

Eine noch unangenehmere und leider die ärztliche Handlung oft in falsche Bahnen lenkende durch den Infekt hervorgerufene Störung ist die Appetitlosigkeit. Während sich das Erbrechen dadurch auszeichnet, daß es generell fast alle Kinder befällt, Brust- und Flaschenkinder, gut und schlecht konstituierte Individuen, ist die Appetitlosigkeit besonders dort eine hartnäckige, wo es sich um minderwertige Konstitutionen handelt; sie kann bis zu tagelang andauernder vollständiger Nahrungsverweigerung gehen. Und so summiert sich zur Schädigung durch den Infekt die Schädigung durch die Unterernährung, eine verhängnisvolle

[1]) l. c.

[2]) Heubner, L. C., S. 15.

Kombination, die das Kind in den Zustand schwerster Dekomposition bringen kann, dem es nicht zu selten erliegt. Es ist heute mehr als je notwendig, ausdrücklich zu betonen, daß diese hochgradige Appetitlosigkeit mit vollständiger Nahrungsenthaltung für das Kind die schwerste Gefahr bedeutet, nachdem erst jüngst wieder Kapferer[1]) bei akuten fieberhaften Infektionskrankheiten zur Nahrungsentziehung direkt aufgefordert hat, also zu einer Maßnahme, die durch hochgradige Appetitlosigkeit als solche bedingt sein kann. Kapferer hat 18 Kindern, solange sie im Fieber lagen, die Nahrung teils ganz vorenthalten, teils eingeschränkt und nicht nur 1—3, sondern bis zu 8, 9 und 10 Tagen; er sah dabei relativ nur geringe Gewichtsabnahmen und eine so günstige Wirkung auf das Allgemeinbefinden, daß er zu einer allgemeinen Empfehlung dieser Art des Vorgehens kommt. Kapferer brachte die fortgesetzten Hungerkuren bei Pneumonien, Erysipel, fabrilen Ernährungsstörungen, Varizellen, in Anwendung. Seine Beobachtungen sind zwar mit den von uns gemachten insofern nicht direkt vergleichbar, als sie Kinder über 1 Jahr betrafen. Trotzdem möchte ich davor warnen, seine Ergebnisse als Unterlage für ein diätetisches Vorgehen bei Infektionen im Säuglingsalter heranzuziehen und nach wie vor betonen, daß länger dauernde Nahrungsentziehung, sei sie absichtlich oder etwa durch Apetitlosigkeit des Kindes veranlaßt, für den infektionskranken Säugling eine Gefahr bedeuten kann; es mag zugegeben werden, daß eine 24stündige Hungertherapie, selbstverständlich unter der Voraussetzung reichlicher Wasserzufuhr, wie sie auch Kapferer bei seinen Fällen anwendet, unschädlich, im Falle eines schweren Durchfalles sogar günstig ist, wenn es sich um Kinder in relativ gutem Ernährungszustande handelt Sie wird aber um so verhängnisvoller, je schlechter der Ernährungszustand der Kinder, je minderwertiger ihre Konstitution ist und je länger sie sich ausdehnt. Deswegen erscheint es für das Säuglingsalter unbedingt notwendig, im Falle von Nahrungsverweigerung nach einer gewissen Zeit (12—24 Stunden) zur Sonde zu greifen. Einen äußerst lehrreichen Fall, in dem es sicherlich nicht nur durch den Infekt als solchen, sondern auch durch den Hungerzustand zu einer ganz schweren Störung kam, bin ich im Folgenden mitzuteilen in der Lage.

Er betrifft ein mir aus Posen zur Behandlung überwiesenes Kind K. im Alter von 7 Monaten, das vor einigen Monaten an einer schweren Pyelitis erkrankte. Unter dieser Infektion, die nach Angabe der behandelnden Ärzte eine äußerst

[1]) Nahrungsentziehung als Therapie bei akuten fieberhaften Infektionskrankheiten. Zeitschr. f. phys. u. diät. Ther. **16**, 672, H. 11. 1912.

schwere gewesen ist, litt der Ernährungszustand des Kindes ganz außerordentlich; unter Darmerscheinungen, insbesondere durchfälligen Stühlen, sank das Gewicht dauernd ab. Zum Schluß gelang es wegen hochgradiger Appetitlosigkeit, nur mehr dem Kind täglich geringe Mengen von Buttermilchkonserve beizubringen.

Als das Kind in das Kaiserin Auguste Victoria-Haus aufgenommen wurde, bot es mit einem Gewicht von 4500 g Untertemperaturen, grauer Gewichtsfarbe und extremen Unruhe das Zeichen schwerster Atrophie. Es verweigerte jede Nahrung. Das Kind wurde die ersten Tage ausschließlich durch die Sonde ernährt und erhielt zunächst Frauenmilch; später wurde auf Eiweißmilch übergegangen. Wie die Kurve (Fig. 1) zeigt, besserte sich insbesondere unter der Eiweißmilchernährung der Gesundheitszustand des Kindes außerordentlich schnell, und nach 14 Tagen schon nahm das Kind mit Appetit die Flasche. Ohne daß irgendwelche Harndesinfizienzien gegeben worden waren, wurde mit der Besserung des Ernährungszustandes der Urin immer klarer und unter Anwendung von geringen Mengen Hippol schließlich fast vollständig normal. In der 6. Woche wurde dann Zweidrittelmilch als Nahrung gegeben; eine interkurrente Grippe störte nun den Heilverlauf, und auch die Pyelitis flackerte wieder, wenn auch in geringem Grade, auf. Da die Stühle auch unter dem Einfluß des neuerlichen Infektes wieder schlechter wurden, wurde neuerdings mit der Ernährung durch Eiweißmilch begonnen, mit vollständigem Erfolg. Das Kind wurde schließlich mit dieser Nahrung entlassen und ist seither vollständig genesen.

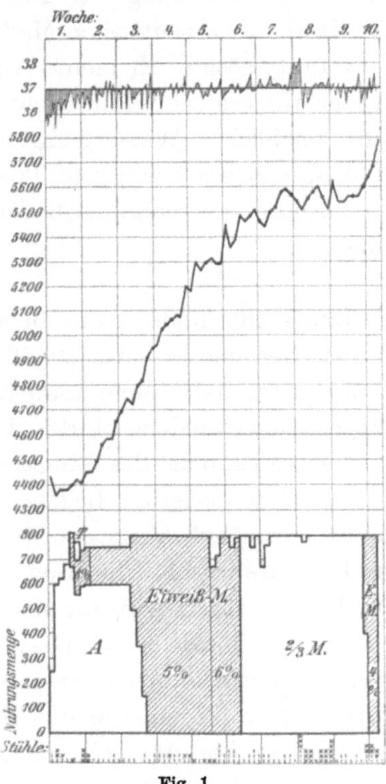

Fig. 1.

Erklärung.

A = Ammenmilch.
Eiweiß-M. = E.M. = Eiweißmilch.
2/3 M. = Zwei Drittel Milch.
% = Prozente des Zuckergehaltes.
/ = normaler Stuhl.
× = zerfahrener Stuhl.

Die Analyse der Krankengeschichte ist lehrreich und setzt die von mir bezüglich der Diätetik infektionskranker Säuglinge aufgestellten Forderungen in ein helles Licht; sie zeigt vor allem die Wichtigkeit ausreichender Ernährung, die Notwendigkeit der Sondenernährung bei absoluter Nahrungsverweigerung und die gute Eignung von Nahrungsgemischen, bei denen akute Zwischenfälle ausgeschlossen sind, Frauenmilch und Eiweißmilch. Die Eiweißmilch hat sich hier nicht nur bei der Diätetik während der Periode der Pyelitis, sondern auch während der Grippe in hervorragender Weise bewährt. Wichtig ist ferner die aus dieser Beobachtung hervorragende Tatsache, daß die Besserung des Ernährungszustandes durch geeignete diätetische Maßnahmen allein genügt, um eine wesentliche Besserung der Infektion, in diesem Falle der Pyelitis, die vorher alle therapeutischen Maßnahmen getrotzt hatte, herbeizuführen.

Damit möchte ich meine Ausführungen über die Diätetik während akuter Infekte schließen, nicht ohne noch hinzuzufügen, daß die Zufuhr reichlicher Wassermengen während aller unserer diätetischen Maßnahmen das wichtigste Postulat ist. Wasserhunger wird dem infektionskranken Säugling bedeutend früher gefährlich als Nährstoffhunger.

Eine nicht minder große Bedeutung als die akuten Infekte haben die chronischen, die ja naturgemäß den Ernährungszustand weit schwerer in Mitleidenschaft ziehen können als nach wenigen Tagen oder längstens Wochen überwundene akute. Und unter den beiden wichtigsten chronischen Infektionen des Säuglings, der Lues hereditaria und der Tuberkulose, ist es wiederum die letztere, welche angesichts der bisher vorhandenen Unzulänglichkeit spezifischer Maßnahmen große Anforderungen an die Diätetik zur Erhaltung des Kräftezustandes des Säuglings stellt. Die Suche nach Ernährungsmaßnahmen gerade bei dieser langwierigen und im Säuglingsalter prognostisch so ungünstigen Erkrankung ist daher eine besonders dankenswerte Aufgabe, zumal bereits in der Literatur Tatsachen vorliegen, die das Suchen nicht von vornherein zu einem ergebnislosen zu stempeln geeignet sind.

Weigert[1]) infizierte 10 junge Schweine durch Injektion einer Aufschwemmung perlsüchtiger Organe in physiologischer Kochsalzlösung. Die Tiere wurden etwa 2—3 Monate vor der Impfung und auch nach dieser bis zum Exitus unter einem bestimmten Ernährungsregime gehalten. Jede Hälfte erhielt einerseits Frauenmilch versetzt mit Sesam- oder Leinsamöl, andererseits Buttermilch mit reichlich Mehl und Zucker. Sämtliche Tiere wurden infolge der Impfung tuberkulös. Der Verlauf der Erkrankung war gänzlich verschieden, je nachdem sie mit dem Fett- oder dem Kohlehydratreichen Gemisch ernährt wurden. Die Kohlehydrattiere wurden sämtlich von der Erkrankung schwerer betroffen, der Zahl der erkrankten Organe, dem Umfange und Charakter der Einzelherde und dem gesamten Ernährungszustande nach, als dies bei den mit

[1]) Pädiatrische Tagung in Dresden 1907. Protokoll darüber Jahrb. f. Kinderheilk., S. 513.

Fett gefütterten Tieren der Fall war. Weigert glaubt somit, im Tierexperiment wenigstens und zwar am Schwein den Beweis erbracht zu haben, daß die Prognose der Tuberkulose auch abhängig sei von dem Ernährungsregime, unter dem die Infektion erfolgte und verläuft. Er gab direkt der Hoffnung Raum, durch die Fortsetzung seiner Versuche einen neuen Weg in der Bekämpfung der Tuberkulose anbahnen zu können.

Ebenso wie durch diese interessanten Experimente Weigerts zeigt sich durch die Untersuchungen über Tuberkulose und Demineralisation, wie sie Robin[1]) und Ott[2]) angestellt haben, möglicherweise ein Weg zu einer auf Kenntnis der Stoffwechselveränderungen beruhenden zweckentsprechenden Diätetik bei Tuberkulose. Robin fand bei Tuberkulösen eine Vermehrung in der Ausscheidung fester Urinbestandteile und schloß daraus auf eine Verarmung des Organismus an diesen Bestandteilen besonders bei beginnender Tuberkulose. Nach ihm ist die Verarmung des Organismus an Mineralbestandteilen ein primärer Vorgang, der nicht spezifisch auf die Wirksamkeit des Tuberkelbacillus zurückzuführen ist, sondern den Boden dafür vorbereitet. Ott machte im Gegensatz zu Robin, dessen Untersuchungen sich auf den Urin beschränkten, Gesamtstoffwechselversuche mit Berücksichtigung des Stickstoffs, der Gesamtasche und aller wichtigen Mineralbestandteile. Er folgert aus seinen Versuchen, daß es bei vorgeschrittener Tuberkulose, wenn auch nicht regelmäßig, zu einer Demineralisation kommen kann. Steinitz und Weigert[3]) sehen mit Rücksicht auf eine große Reihe von Fehlerquellen die Schlußfolgerungen, die Robin und Ott aus ihren Untersuchungen zogen, nicht als beweiskräftig an und analysierten zur Klarstellung der Frage einen an Tuberkulose verstorbenen Säugling. Diese Untersuchung ergab keine Anhaltspunkte für Demineralisation. Trotzdem äußern sich die Autoren folgendermaßen: „Es soll damit nicht gesagt sein, daß die Disposition zur Tuberkulose nicht in einer anders gearteten chemischen Umsetzung des Körpers begründet sein könnte.“ Als Beispiel führen sie eine Reihe von Fleischfressern an, die schwer oder gar nicht mit Tuberkulose zu infizieren sind. Diese Tatsache wurde damit begründet, daß Individuen, welche hauptsächlich von animalischer Kost leben, reicher an Mineralien seien. Es wurde

[1]) Sur la nutrition de la phthise pulmonaire. Arch. gén. de méd. **175**, 385. 1895.

[2]) Deutsches Archiv f. klin. Med. **70**; Zeitschr. f. klin. Med. **50**.

[3]) Über Demineralisation und Fleischtherapie bei Tuberkulose. Jahrb. f. Kinderheilk. **11**, 147, 61 III. 1905.

sogar von einer Reihe von Forschern zur Prophylaxe der Tuberkulose vorgeschlagen, durch geeignete Ernährung eine Übermineralisierung des Organismus zu bewirken. Steinitz und Weigert haben in Nachprüfung der Versuche anderer Autoren tuberkulöse Kinder mit rohem und gekochtem Fleisch ernährt, von einer spezifischen Wirkung dieser Therapie auf den Heilverlauf bei diesen Kindern sich jedoch nicht überzeugen können. Sie sahen allerdings geringe Gewichtszunahmen, wenn sie der Forderung von Josias[1]) genügend, den Kindern (es handelte sich um ältere Kinder) 10—12 g Fleisch pro kg Körpergewicht zuführten.

Bezüglich der Diätetik des tuberkulösen Säuglings finden sich in der Literatur nur dürftige Angaben. Hamburger[2]) äußert sich in seiner ausgezeichneten Monographie über die Tuberkulose im Kindesalter bezüglich der diätetischen Therapie relativ kurz. Er sagt: „Die Therapie der Kindertuberkulose soll in erster Linie eine allgemein physikalisch diätetische sein.“ Er befürwortet eine reichliche Ernährung und mit Rücksicht auf die Experimente Weigerts insbesondere eine fettreiche. Unterernährung hält er für besonders gefährlich. Engel betont ebenso wie andere Autoren den günstigen Einfluß der natürlichen Ernährung. Schloßmann äußert sich in seinem Artikel über Tuberkulose (im Handbuch der Kinderheilkunde, 2. Aufl., 2. Bd.) folgendermaßen: „Ich habe wiederholt beobachten können, daß tuberkulöse Säuglinge bei Frauenmilchernährung sich sehr lange auf ihrem Gewicht erhalten, ja sogar ansetzen; erst wenn regelmäßige Fiebersteigerungen eintreten, oder wenn es zur Kavernenbildung kommt, sehen wir rasche Gewichtsstürze. Die Appetenz ist meist frühzeitig schon ungünstig beeinflußt.“ Schloßmann betont die Bedeutung der Brustnahrung in prophylaktischer Beziehung.

In dem mit L. F. Meyer gemeinsam verfaßten Grundriß über Säuglingsernährung und Säuglingsstoffwechsel im Jahre 1910 äußerte ich mich folgendermaßen: „Man wird bei der ungünstigen Prognose der Tuberkulose im Säuglingsalter nicht von einem maßgebenden Einfluß der Ernährung auf den Verlauf der Tuberkulose im Kindesalter sprechen können; anders bei der Lues. Hier besteht ein günstiger Einfluß der Ernährung mit Frauenmilch auf die Überwindung des Krankheitsprozesses.“

---

[1]) Josias, Revue d'hygiène et de médecine infantile **1**, 1.
[2]) Hamburger, 2. vermehrte Auflage. Deuticke 1912.

Auf Grund von Ernährungsversuchen tuberkulöser Säuglinge, die wir in den letzten 2 Jahren im Kaiserin Auguste Victoria-Haus angestellt haben, glaube ich zu einer günstigeren Auffassung bezüglich der diätetischen Beeinflussung der Säuglingstuberkulose berechtigt zu sein. Wir haben tuberkulöse Säuglinge auf die verschiedenartigste Weise ernährt, mit Frauenmilch sowohl wie mit den gewöhnlichen Milchmischungen, mit kohlehydratreichen und mit eiweißreichen Nährgemischen, und wir sind immer und immer wieder erstaunt gewesen, wie lange sich die tuberkulösen Kinder bei Ernährung mit Eiweißmilch im Gegensatz zu der mit anderen künstlichen Nährgemischen gehalten haben. Natürlich hat auch die Ernährung mit Eiweißmilch in schweren Fällen den Tod nicht aufgehalten, er trat aber nicht, wie auf Grund der Schwere der physikalisch nachweisbaren Veränderung zu erwarten war, schon nach Wochen, sondern erst nach Monaten ein. Als Beispiel führe ich den Fall des Kindes M. an, das mit $6^1/_2$ Monaten mit einem Gewicht von über 5700 g mit schwerer Furunkulose und stark positiver **Pirquet**scher Reaktion bei uns aufgenommen wurde. Schon zur Zeit der Aufnahme waren tuberkulöse Veränderungen des linken Oberlappens und auch eine Nebenhodentuberkulose nachweisbar. Ein Fall schwerster Tuberkulose kompliziert durch anderweitige parenterale Infektionen mit fast ununterbrochen fieberhaften Temperaturen. Unter Eiweißmilchernährung hat sich das Kind wochenlang relativ gut gehalten und im Verlauf von 13 Wochen im ganzen nur um 700 g abgenommen. Die Sektion ergab eine ausgebreitete schwere Tuberkulose der Drüsen und Lungen und eine Nebenhodentuberkulose (Fig. 2).

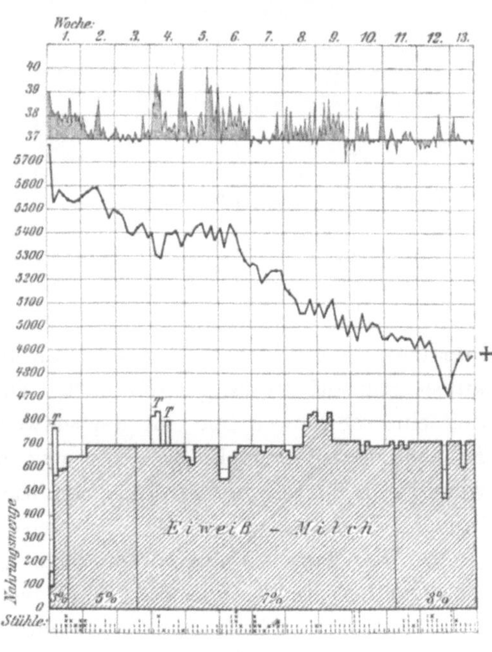

Fig. 2.

Derartige unter der Eiweißmilchdiät in ihrem Gewicht nur sehr langsam abnehmende und erst nach langer Zeit doch zum Exitus kommende Fälle könnte ich noch eine ganze Reihe mitteilen. Ich führe noch einen 2. Fall an (Kind K.).

Kind K., bei dem es sich ebenfalls um eine schwere Drüsen- und Lungentuberkulose handelte, bei der sich deutlich zeigt, wie schlecht von dem hochfiebernden Kind die Vollmilch vertragen wurde, während unter der Eiweißmilchdiät das Gewicht ungefähr konstant blieb. Besonders fiel uns auf, wie unter dieser Diät die terminalen Gewichtsstürze nicht mehr beobachtet wurden.

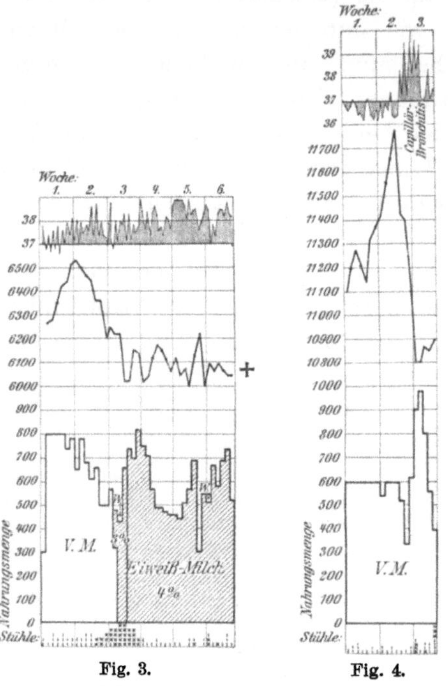

Fig. 3. Fig. 4.

Wir verfügen aber auch über eine Reihe von Beobachtungen, bei denen wir unter der Eiweißmilchdiät einen durchaus günstigen Verlauf der Tuberkulose zustande kommen sahen. Eines von diesen Kindern, Kind P., war über ein Jahr lang im Kaiserin Auguste Victoria-Haus, nachdem im 4. Monate positive Pirquetsche Reaktion das Vorhandensein einer Tuberkulose und die Röntgendurchleuchtung tuberkulöse Hilusdrüsen festgestellt hatte. Dieses Kind bekam von Zeit zu Zeit eine schwere Grippe mit der schwersten Rückwirkung auf seinen Ernährungszustand. Es war für uns besonders lehrreich zu sehen, wie diese recht schweren Infektionen, die sich manchmal zur Capillärbronchitis steigerten, unter den verschiedenen Nährgemischen verliefen. Ich gebe im folgenden einen Ausschnitt (Kind P., Fig. 4), aus dem hervorgeht, wie das Kind bei Vollmilchernährung während einer Capillärbronchitis einen Gewichtssturz fast um 2 Pfund durchmachte. Wir haben diese schweren Zufälle nur bei Vollmilchernährung und bei Ernährung mit den kohlehydratreichen Milchmischungen zustande kommen sehen und sie dadurch vermeiden gelernt, daß wir dem Kind Eiweißmilch (neben gemischter Kost) gegeben haben. Das Kind kam im Alter von 2 Jahren mit einer schweren Diphtherie, die es in einem Erholungsheim erworben hatte, zum Exitus, und bei der Sektion zeigte sich, daß 2 Bronchialdrüsen sich im Zustand der Verkäsung befanden. Eine Ausheilung dieser lag durchaus im Bereiche der Möglichkeit.

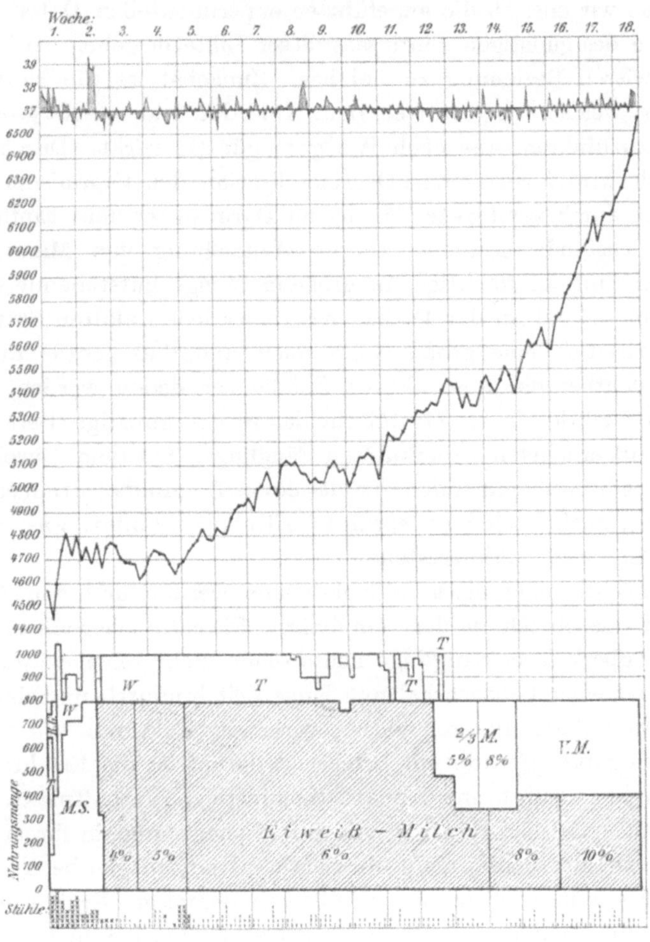

Fig. 5.

Bei dem Kind L., das in einem Aufnahmealter von 7 Monaten mit einer stark positiven Pirquetschen Reaktion zur Aufnahme kam, zeigte sich ebenfalls der günstige Einfluß der Eiweißmilch auf den Ernährungszustand. Das Kind konnte nach 10 Wochen dieser Ernährung teilweise auf andere Milchmischungen überführt werden und hat sich seit dieser Zeit außerordentlich gut entwickelt. (Fig. 5.)

So stehe ich nicht an, die Eiweißmilchtherapie bei fiebernden und nicht fiebernden tuberkulösen Säuglingen allen anderen Ernährungsarten vorzuziehen, die Frauenmilch ausgenommen.

Fragen wir uns, ob die angeführten experimentellen Daten uns eine Erklärung des günstigen Einflusses dieser Diätetik geben, so ist das in einer gewissen Beziehung zu bejahen. Zunächst ist die Eiweißmilch eine Diät, welche uns gestattet, dem Kind dauernd relativ große Fettmengen zuzuführen, was nach Weigert günstig wirkt. Durch die Eiweißmilch wird ferner einer Demineralisation des Organismus vorgebeugt, die durch verstärkte Gärung im Darm unter dem Einfluß eines Infektes zustande kommen könnte (Entziehung von Mineralstoffen durch Bindung an flüchtige, in größerer Menge entstehende Säuren). Bedenken wir, daß in der Pathogenese einer jeden akuten Störung die Demineralisation eine große Rolle spielt und daß gerade durch die Eiweißmilchtherapie diese akuten Zufälle vermieden werden, so liegt vielleicht auch hierin ein Grund für das relativ günstige Befinden des mit Eiweiß ernährten tuberkulösen Säuglings. Ob dem Eiweiß dabei außer der gärungshemmenden und damit der Demineralisation entgegenwirkenden, auch noch eine spezifische Rolle zukommt, was sicherlich möglich ist, bleibe dahingestellt.

Ich möchte nicht etwa mißverstanden werden und den Anschein erwecken, als ob ich in der temporären Eiweißmilchernährung (2—3 Monate) tuberkulöser Säuglinge heute schon mehr sehen würde als die Möglichkeit einer Lebenserhaltung lange Zeit hindurch und damit verstärkte Einwirkung anderer heilsam wirkender Faktoren, vor allem der Klimatotherapie. Gerade mit Rücksicht darauf ist die Erfahrung, daß man Säuglinge selbst unter relativ ungünstigen Verhältnissen wie im Säuglingshospital, bei Häufung von Infektionen, lange in ihrem Kräftezustand erhalten kann, nicht unwichtig. Und ich glaube auch nicht etwa, daß sich nur mit der Eiweißmilch ein derartiger Ernährungserfolg erzielen läßt. Vielmehr dürften alle Gemische dazu befähigt sein, durch die wir akute Katastrophen vermeiden können, durch die in relativ kleinem Volumen große Energiemengen zugeführt werden können, um die Gefahr der Unterernährung zu vermeiden. Allerdings ist die Eiweißmilch bis jetzt die beste diesen Anforderungen genügende künstliche Mischung.

Der Nährwert des Colostrums.

Ein Beitrag zur Frage des Energiebedarfs des Säuglings in den ersten Lebenstagen.

Von

L. Langstein, F. Rott und **F. Edelstein.**

(Aus dem Kaiserin Auguste Victoria-Haus zur Bekämpfung der Säuglingssterblichkeit im Deutschen Reiche.)

Mit 6 Textfiguren.

Die energetische Betrachtungsweise der Säuglingsernährung, die sich auf Camerers, Rubners und Heubners grundlegenden Studien aufbaut, hat zu die Diätetik sicher leitenden Standardwerten für die Energiequotienten im Verlauf des ersten Lebensjahres geführt. Nur für die beiden ersten Lebenswochen läßt sich bisher eine Energiebilanz nicht aufstellen[1]). Es besteht eine gegensätzliche Auffassung zwischen Heubner und Camerer einerseits, Kramer und Gaus andererseits. Kramer kommt auf Grund seiner Untersuchungen zu dem Ergebnis, daß bei einem Energiequotienten von 10—30 Calorien in der ersten Woche Gewichtszunahmen bis zu 46 g pro die möglich sind. Auch Gaus ist der Meinung, daß in dieser ersten Lebensperiode der Säugling mit einem Minimum von Nahrungszufuhr den für physiologisches Wachstum nötigen Energiebedarf decken kann. Heubner widerspricht dem auf Grund eigener Beobachtungen. Er führt als Beispiel 3 Kinder an, bei denen er in den ersten 10 Lebenstagen bei Zufuhr von 30 Calorien pro kg rasch sich steigernde Abnahmen gesehen hat. Ein 4. Fall allerdings betrifft einen Säugling, welcher vom 6.—14. Tage bei einem Energiequotienten von etwa 45 täglich 51,5 g an Gewicht zugenommen und sich auch sonst vollständig normal entwickelt hat. Bei einem Enkel Camerers betrug der mittlere Energiequotient in der ersten Woche 70, in der 2. Woche 150, in der 3. 120, in der 4. 123. In den ersten 3 Tagen betrug die Abnahme des Kindes 160 g bei einer

[1]) Lit. siehe bei Langstein, Die Energiebilanz des Säuglings. Ergebnisse d. Physiol., 4. Jahrg., 1905.

Calorienzufuhr von 25 Calorien pro kg am 2. Tage, von 35 am 3. Tage. Erst am 4. Tage erfolgte bei einem Energiequotienten von 80 Zunahme des Kindes. Ebensowenig wie Heubner stimmt Camerer der Anschauung Kramers zu. Er hält es überhaupt für gewagt, für die Stoffwechselvorgänge in den ersten 14 Lebenstagen eine Bilanz zu ziehen. Er erblickt in dem Übergang vom Fötalleben zu dem des Neugeborenen eine größere oder geringere Schädigung, von der sich die Kinder erst allmählich erholen, so daß es ihm unangebracht erscheint, für diese Zeit physiologische Grundgesetze aufstellen zu wollen.

Angesichts der Bedeutung, die gerade die Ernährung in den ersten Lebenstagen für das Schicksal des Neugeborenen hat, angesichts der Tatsache, daß die künstliche Ernährung des Säuglings in der ersten Lebenswoche Gefahren in sich birgt, durch die der ganze Versuch nicht zu selten scheitert, muß trotz der großen Schwierigkeiten, die ja in dem Bekenntnis Camerers liegen, immer und immer wieder versucht werden, auch für die allererste Zeit des extrauterinen Lebens Ernährungsgesetze zu finden, die unser diätetisches Handeln auf eine sicherere Basis stellen als dies bisher der Fall ist. Da wir glaubten, einen Fortschritt in dieser Richtung anbahnen zu können, haben wir den noch unbekannten Brennwert des Colostrums bei einer Reihe von Frauen vom Beginn der Milchproduktion bis zum 5. resp. 7., 8. und 10. Tage untersucht. Solche Bestimmungen fehlen bis jetzt vollkommen; es ist dies eine um so fühlbarere Lücke, als trotz der Untersuchungen der chemischen Beschaffenheit der Colostralmilch in den letzten Jahren eine Berechnung des Energiewertes des Colostrums auf Grund seines Gehaltes an Eiweiß, Fett und Zucker infolge der großen Differenzen der Werte heute noch zu den Unmöglichkeiten gehört. Ohne den Brennwert der Colostralmilch jedoch zu kennen, ist die Aufstellung einer Energiegleichung für die ersten Lebenstage des Säuglings eine Unmöglichkeit; und die von anderer Seite gemachten Berechnungen der Energiebilanz leiden sämtlich unter dem Zweifel, ob die Einsetzung eines Wertes von 650 bis 700 Calorien für den Liter Colostralmilch überhaupt erlaubt ist.

Wir beschreiben zunächst kurz die von uns angewandte Methodik.

Methodik der Untersuchung.

Sobald halbwegs meßbare Mengen Colostrums aus der Brust entnommen werden konnten, wurden vor und nach dem Anlegen des Kindes einige ccm abgespritzt, und zwar bei jeder Mahlzeit, 5—6 mal am Tage.

Gleiche Mengen wurden gemischt. So wurde eine Durchschnittsmischung gewonnen, von der wir eine bestimmte Menge zur Untersuchung verwendeten. Die einzelnen Portionen wurden, ehe die in 24 Stunden aufgefangenen Proben gemischt werden konnten, sorgfältig auf Eis aufbewahrt, um jede Zersetzung zu verhüten. Sowohl beim Mischen der einzelnen Proben, als auch vor der Entnahme der Untersuchungsprobe wurde die Milch kräftig geschüttelt, um eine Entmischung zu vermeiden. Zur Verbrennung in der Bombe gelangten entweder die Trockensubstanz des Colostrums oder einige ccm direkt eingedampfter Milch. Das Verfahren, die Milch nach dem Auftropfen auf Celluloseblöckchen von bekanntem Calorienwert eintrocknen zu lassen und diese zu verbrennen, konnte nicht angewandt werden, da Colostralmilch infolge ihrer Zähigkeit sehr schwer von der Cellulose aufgenommen wird. Das Auftropfen von 3—5 ccm dauert sehr lange, und nicht selten geht infolge der schweren Absorbierfähigkeit des Blöckchens ein Tropfen daneben; deshalb wurde auf dieses Verfahren verzichtet.

I. Bestimmung aus der Trockensubstanz.

Etwa 20 g der gut durchgeschüttelten Mischmilch wurden in vorher getrockneten und gewogenen Nickelschalen genau abgewogen und im Soxhletschen Trockenofen eingedampft; die bedeckten Schalen wurden bis zur Konstanz getrocknet und gewogen. Die Trockensubstanz wurde nun schnell quantitativ ausgekratzt, in einem Achatmörser zu einem einheitlichen Pulver verrieben und im Wägegläschen aufbewahrt. Von diesem Milchpulver wurde eine bestimmte Menge, etwa 0,5—0,7 g, zur Tablette gepreßt und verbrannt.

Diese Methode hat jedoch Nachteile. Ist das Trockenpulver fettreich, so ist eine homogene Trockensubstanz nicht mit Sicherheit herzustellen; außerdem läuft man Gefahr, beim Pressen der Tablette etwas Fett zu verlieren. Wir haben deshalb, um sicher zu gehen, noch ein zweites Verfahren angewandt, und zwar

II. die Bestimmung aus der direkt eingedampften Milch.

In kleinen 20 mm breiten, 17 mm tiefen Tiegeln aus Quarz von einem Gewicht von etwa 2,5 g wurden allmählich 5 ccm Colostrum eingedampft und zwar zunächst bis zum leichten Eintrocknen auf dem Wasserbade; dann wurde im Vakuum bei 60° bis zur Konstanz getrocknet. Zur Einleitung der Verbrennung wurde wie gewöhnlich eine bekannte Menge Blumendraht angewendet. Der Eisendraht wurde in den leeren

Tiegel in Form einer Spirale hineingelegt, so daß die beiden Enden aufrecht in faßbarer Länge aus dem Tiegel hervorragten. Bein Eintrocknen der Milch blieb der Draht an der trockenen Milch haften. Das Einwägen zur Konstanz wurde in geschlossenen Wägegläschen vorgenommen.

Die Verbrennung geschah in der Berthelot - Mahlerschen Bombe. Der Wasserwert, den wir in gewissen Abständen immer neu bestimmten, betrug zwischen 650—675.

Insgesamt wurde der Brennwert der Colostralmilch von 8 Frauen, von denen nachfolgend einige Notizen gegeben sind, bestimmt. Bei 2 Frauen beschränkten wir uns auf die Bestimmung der Mischmilch der ersten 24 Stunden seit Beginn der Laktation.

Fall 1. (Fig. 1, S. 399.) Frau K., 32jährige Mechanikersfrau, I para, kräftig. Muskulatur gut entwickelt, Fettpolster reichlich. Innere Organe o. B. Ist immer gesund gewesen. Mit 14 Jahren menstruiert. Im Nov. 1907 Frühgeburt im 5. Monat.

In der Schwangerschaft viel an Erbrechen gelitten, sonst normaler Verlauf.

Am 22. XI. 1911 früh 8,15 Uhr spontane Geburt eines gesunden, 4100 g schweren, 53 cm langen Mädchens. Sofort abgenabelt. Wochenbett normal. Nach 22 Stunden wird das Kind zum ersten Male angelegt. Das Kind trinkt am 2. Tage insgesamt 15 g. Abspritzen gelingt nicht. Am 3. Tage werden 50 g getrunken und 55 g durch Abspritzen vor und nach jeder Mahlzeit gewonnen, gemischt und der Brennwert im Calorimeter bestimmt. Die Milch war ziemlich dünn, leicht gelb. Das Resultat und die weiteren Daten des bis zum 11. Tage durchgeführten Versuches ergibt die nachfolgende Tabelle:

Tabelle I.

Datum	Tag	Milchmenge			Trocken-substanz in %	Brennwert			Gewicht des Kindes
		getrunken	abgespritzt	zusammen		I. Bestimmung	II. Bestimmung	Durchschnitt	
22. XI. 11.	1.	—	—	—	—	—	—	—	4100
23.	2.	15	—	15	—	—	—	—	4000
24.	3.	50	55	105	11,67	620	611	615	3830
25.	4.	55	125	180	9,05	464	470	467	3730
26.	5.	100	160	260	10,65	557	531	544	3660
27.	6.	195	135	330	11,18	568	565	566	3670
28.	7.	210	130	340	11,2	580	569	575	3690
29.	8.	200	60	260	11,0	562	625	544	3710
30.	9.	250	70	320	11,1	663	646	655	3730
1. XII. 11	10.	240	45	285	10,16	514	512	513	3720
2.	11.	300	60	360	11,59	609	620	615	3720

Fall 2. (Fig. 2, S. 400.) Frau Z., 25jährige gesunde Frau, I para, groß, kräftig. Muskulatur gut entwickelt, Fettpolster reichlich. Herz, Lungen, Abdomen o. B. Immer gesund gewesen. Mit 14 Jahren menstruiert. Schwangerschaft normal.

Am 29. XII. 1911, vormittags 4 Uhr, spontane Geburt eines gesunden Knaben. Sofort abgenabelt. Kind ist 50 cm lang, 3050 g schwer. Wochenbett normal.

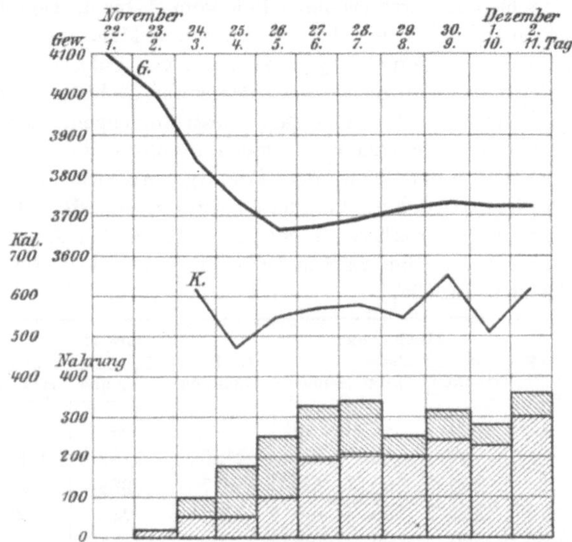

Fig. 1.

Bezeichnung:

Obere Kurve Gewichtslinie, untere Kurve Brennwert der Milch,
getrunkene Milchmenge, abgespritzte Milchmenge.

Erstes Anlegen des Kindes erfolgt nach 26 Stunden. Am 2. Tage werden nur 10 g getrunken. Abspritzen unmöglich. Das Colostrum war gelb, ziemlich dickflüssig, zäh. Am 3. Tage werden 80 g getrunken und 55 g durch Abspritzen gleicher Mengen vor und nach der Mahlzeit gewonnen. Die weiteren Daten des bis zum 7. Tage durchgeführten Versuchs ergibt die nachstehende Tabelle.

Datum	Tag	Milchmenge getrunken	Milchmenge abgespritzt	Milchmenge zusammen	Trockensubstanz in %	Brennwert I. Bestimmung	Brennwert II. Bestimmung	Brennwert Durchschnitt	Gewicht des Kindes
29. XII. 11	1.	—	—	—	—	—	—	—	3050
30.	2.	10	—	10	—	—	—	—	2970
31.	3.	80	55	135	15,43	912	930	921	2830
1. I. 12	4.	190	190	380	15,38	mißglückt	829	829	2770
2.	5.	240	240	480	13,67	807	804	805	2830
3.	6.	330	365	695	13,07	724	724	724	2850
4.	7.	370	400	770	12,07	706	685	696	2880

Fall 3. (Fig. 3, S. 400.) Frau S., 22 jährige gesunde, kräftige Frau, I para, im guten Ernährungszustand, Muskulatur und Fettpolster gut entwickelt. Innere Organe o. B. Eltern der Frau leben und sind gesund, desgl. 9 Geschwister. Will niemals krank gewesen sein. Mit 15 Jahren menstruiert. In Schwangerschaft immer Wohlbefinden.

Am 17. XI. 1912, früh 6,45 Uhr, spontane Geburt eines gesunden Knaben, 4050 g schwer, 52 cm lang. Sofort abgenabelt.

Wochenbett bis auf etwas erhöhten Puls vom 2. bis 4. Tage normal. Das Kind wird 10 Stunden nach der Geburt zum ersten Male angelegt. Es trinkt 10 g, nach 4 Stunden noch einmal 10 g. Abdrücken von Colostrum gelingt nicht. Am 2. Tage werden durch Abdrücken nach der ersten Mahlzeit früh 6 Uhr und nach der zweiten Mahlzeit (10 Uhr) die ersten Colostrummengen, insgesamt 5,5 ccm gewonnen, im Quarztiegel eingedampft und im Calorimeter verbrannt. Das Colostrum war stark gelb, sehr dickflüssig und zäh. Vor dem Anlegen konnte nichts abgedrückt werden. Von da ab wurden von der 10 Uhr-Mahlzeit bis zur 6 Uhr-Mahlzeit des nächsten Tages vor und nach dem Anlegen Colostrum gewonnen und die Mischung der 24 Stunden verbrannt. Die Daten ergeben sich aus der nachfolgenden Tabelle:

Datum	Tag	Milchmenge			Brennwert			Gewicht des Kindes
		getrunken	abgespritzt	zusammen	I. Bestimmung	II. Bestimmung	Durchschnitt	
17. XI. 12	1.	20	—	20	—	—	—	4050
18.	2.	80	10	90	1185	1192	1188	3950
19.	3.	200	60	260	977	988	982	3840
20.	4.	350	135	485	752	742	747	3870
21.	5.	590	105	695	726	751	739	3910
22.	6.	570	110	680	—	680	680	3980

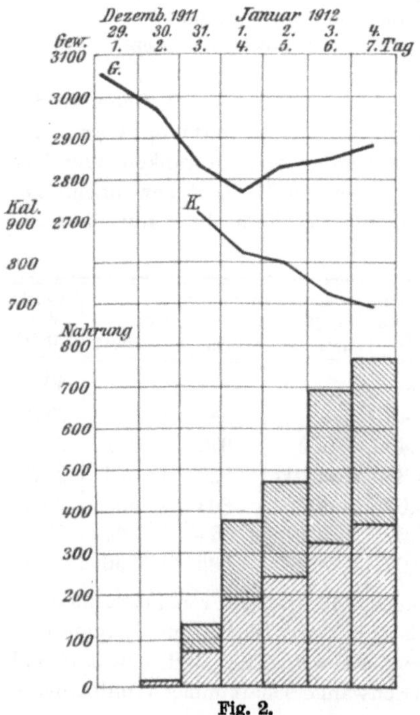

Fig. 2.

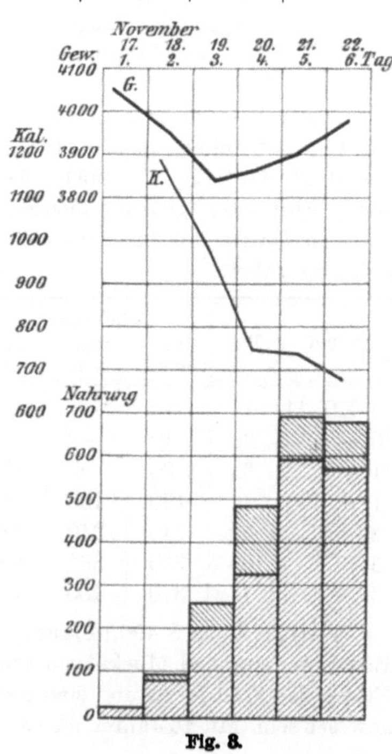

Fig. 3.

4. Fall (Fig. 4). Frau W., 36jährige, gesunde Frau. VII para. Kräftig. Muskulatur und Fettpolster normal. Innere Organe o. B. Außer häufigeren Magenbeschwerden nicht krank gewesen. Mit 14 Jahren menstruiert. Frühere Schwangerschaften normal. 6 Kinder geboren, wovon 4 leben. Schwangerschaft normal.

Am 28. XI. 1912, früh 4,10 Uhr, spontane Geburt eines gesunden Mädchens, 4020 g schwer, 51 cm lang. Sofort abgenabelt. Wochenbett normal.

Das erste Anlegen des Kindes erfolgt nach 10 Stunden. Es trinkt 10 g. Abspritzen gelingt nicht. Da das Kind unruhig ist, erhält es am 1. Tage noch 10 g Ammenmilch. Am 2. Tage trinkt das Kind 40 g und erhält 60 g Ammenmilch. Es konnte nur etwa 1 ccm Milch abgedrückt werden; da die Menge zur Calorienbestimmung nicht zureichte, wurde der N-Gehalt ermittelt. Das Colostrum war gelb, ziemlich dickflüssig. Die nächsten meßbaren abgedrückten Mengen wurden am 3. Tage bei der 1. und 2. Mahlzeit — zusammen 3,5 ccm — gewonnen. Von der 1. Mahlzeit werden wieder 1 ccm zur N-Bestimmung abgetrennt, die übrigen 2,5 ccm im Quarztiegel eingedampft und dann verbrannt.

Datum	Tag	Milchmenge			Brennwert			N-Gehalt in %	Gewicht des Kindes
		getrunken	abgespritzt	zusammen	I. Bestimmung	II. Bestimmung	Durchschnitt		
28. XI. 12	1.	10	—	10	—	—	—	—	4020
29.	2.	40	—	40	—	—	—	1,477	3830
30.	3.	100	65	165	769	767	768	0,994	3740
1. XII 12.	4.	250	110	360	606	600	602	0,305	3700
2.	5.	420	160	580	553	638	596	—	3740

Die weiteren Bestimmungen werden von 24stündigen Mischungen (2 Uhr Mittag bis 10 Uhr früh des nächsten Tages) gemacht. Siehe Tabelle.

Fall 5. Frau H., 23jährige, I para, im guten Ernährungszustand. Muskulatur und Fettpolster normal. Außer leichter Struma innere Organe o. B. Schwangerschaft normal.

Am 29. XI. 1911, abends 7,15 Uhr, spontane Geburt eines gesunden Mädchens, 49 cm lang, 3020 g schwer.

Wochenbett normal. Das Kind wird am 30. XI. früh 6 Uhr zum ersten Male angelegt. Es trinkt an diesem Tage insgesamt 30 g, ohne daß es möglich ist, meßbare Mengen abzuspritzen. Die erste Bestimmung wird von einer Mischmilch gemacht, die vom 1. XII 2 Uhr mittags bis zum 2. XII. 10 Uhr vormittags stammt. Die gewonnene Colostralmilch war auffällig wässerig und sehr wenig gelb gefärbt. Ein Teil wurde zur N-Bestimmung verwandt. Das Resultat war folgendes:

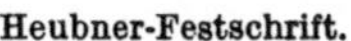

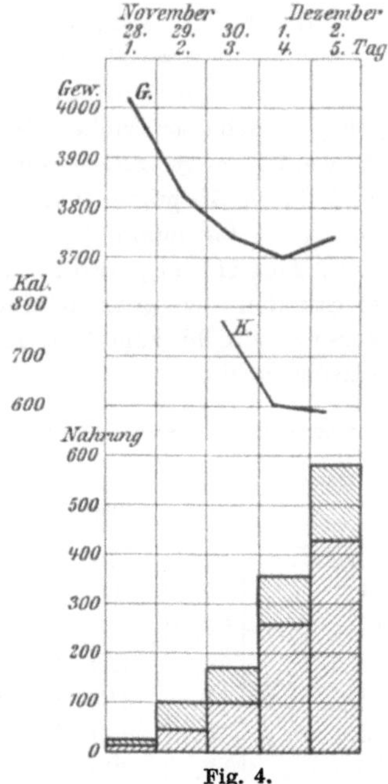

Fig. 4.

2. XII. 1912. 3. Tag. I. Bestimmung: 497 ⎫
II. Bestimmung: 501 ⎬ Calorien
Durchschnitt: 499 ⎭
N: 2,04%

Fall 6. Frau St., 24jährige, gesunde Frau, I para, kräftig, im guten Ernährungszustande. Muskulatur und Fettpolster gut entwickelt. Varicen an den Unterschenkeln, Hohlwarzen, besonders rechts. Innere Organe o. B. Hat viel an Bleichsucht gelitten. Mit $15^1/_2$ Jahren menstruiert.

Schwangerschaft normal.

Am 30. XI. 1912, 4,15 Uhr nachmittags, spontane Geburt eines gesunden Mädchens, 51 cm lang, 3560 g schwer. 4,35 Uhr Nachgeburt. Wochenbett normal.

Das Kind wird am 1. XII. früh 6 Uhr 14 Stunden post partum zum ersten Male angelegt. Trinkt tagsüber 30 g. Abspritzen gelingt nicht. Die ersten meßbaren Mengen werden erst am 3. Tage nach der Mahlzeit abgespritzt. Die erste Portion (2 ccm) wird im Quarztiegel eingedampft und im Calorimeter verbrannt. Weitere Untersuchungen wurden nicht gemacht. Die Bestimmung hatte folgendes Resultat:

2. XII. 1912. 3. Tag: I. Bestimmung: 677 ⎫
II. Bestimmung: 687 ⎬ Calorien
Durchschnitt: 683 ⎭

Fall 7 (Fig. 5, S. 403). Frau D., 22 Jahre alt, gesund. I para, Knochenbau kräftig, Muskulatur gut entwickelt. Weiße strahlige Narben am rechten Unterschenkel und Oberarm. Innere Organe o. B. Immer gesund gewesen. Mit 16 Jahren menstruiert. Schwangerschaft normal.

Am 10. XII. 1910, 3 Uhr vormittags, spontane Geburt eines gesunden Mädchens, 50 cm lang, 3130 g schwer.

Wochenbett normal. Das Kind wird nach 7 Stunden zum ersten Male angelegt. Nach dem Trinken (10 ccm) gelingt es einige Kubikzentimeter abzuspritzen. Sie werden im Quarztiegel eingedampft und im Calorimeter verbrannt. Am 2. Tage wird durch Abspritzen vor und nach der 10 Uhr-Mahlzeit früh das Material für die zweite Bestimmung (2. Tag in der Tabelle) gewonnen. **Die Milch ist sehr zäh, dickflüssig und stark gelb.** Von da ab wird eine Mischung der während 24 Stunden abgespritzten Milch, also Nr. 3 vom 2. zum 3. Tage bestimmt. Der Versuch wird bis zum 7. Tage durchgeführt. Die Zahlen gehen aus nachfolgender Tabelle hervor:

Datum	Tag	Milchmenge			Brennwert			Gewicht des Kindes
		getrunken	abgespritzt	zusammen	I. Bestimmung	II. Bestimmung	Durchschnitt	
10. XII. 12	1.	70	5	75	1532	1423	1477	3130
11.	2.	60	10	70	959	991	975	3030
12.	3.	300	20	320	702	693	697	2960
13.	4.	400	75	475	761	743	752	3000
14.	5	410	30	440	645	639	642	3020
15.	6.	420	55	475	630	650	640	3090
16.	7.	390	60	450	640	—	640	3120

Fall 8. Frau F., 23 Jahre alt, gesund; I para, von mittlerer Größe, normalem Knochenbau, Muskulatur und Fettpolster, guter Ernährungszustand. Mit 14 Jahren menstruiert.

Im Anfang der Schwangerschaft häufiges Erbrechen, sonst normaler Verlauf.

Am 30. XII. 1912, 2,45 Uhr früh, Geburt eines gesunden Knaben von 3320 g Gewicht und 50 cm Länge.

Wochenbett normal. Am 8. Tage leichtes Retentionsfieber. Das Kind wird 7 Stunden nach der Geburt zum ersten Male angelegt, ohne etwas zu trinken, wohl aber ist es möglich, etwa 6 ccm Colostrum abzudrücken Das Colostrum ist ziemlich dünn, fast wässerig, leicht gelblich. Es wird im Quarztiegel eingedampft und verbrannt. Die nächste Bestimmung wird von der Mischmilch des 2. Tages angestellt. Das Ergebnis ist aus der nachfolgenden Tabelle ersichtlich.

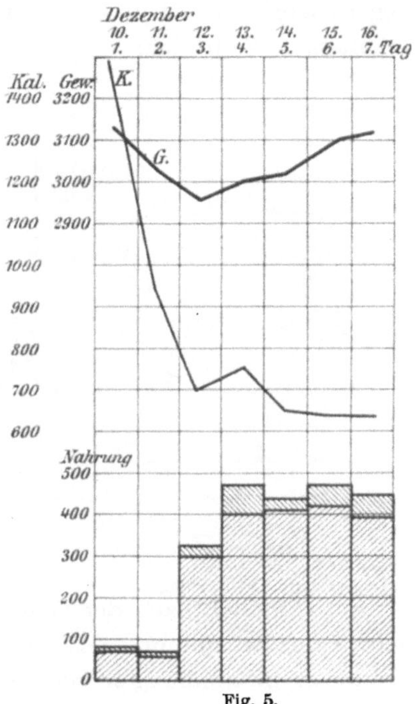

Fig. 5.

Datum	Tag	Milchmenge			Brennwert			Gewicht des Kindes
		getrunken	abgespritzt	zusammen	I. Bestimmung	II. Bestimmung	Durchschnitt	
30. XII. 12	1.	—	6	6	802	781	791	3320
31. XII. 12	2.	80	30	110	553	555	554	3170

Aus vorstehenden Untersuchungen geht hervor, daß der Brennwert der Colostralmilch in weiten Grenzen schwankt. Er bewegt sich pro Liter zwischen 1500 und 500 Calorien; wir können danach 2 Gruppen von Colostralmilch unterscheiden: Die I. Gruppe hat einen hohen Brennwert (Fall 2, 3, 4, 6, 7). Von den physikalischen Eigenschaften dieser hochwertigen Colostralmilch ist zu bemerken, daß sie gelb, dickflüssig und zäh war. Diese Eigenschaften waren um so ausgeprägter, je frühzeitiger nach der Geburt das Colostrum gewonnen war. Bei der II. Gruppe der Fälle (Fall 1, 5 und 8) ergab die Brennwertbestimmung niedrige Werte. Das Colostrum zeigte auch bei frühzeitiger Gewinnung eine auffallend dünne, in Fall 5 eine ganz wässerige Beschaffenheit. In folgender kurvenmäßiger Darstellung sind beide Gruppen einander gegenübergestellt. Die ---- Linie stellt jedesmal das Mittel der erhaltenen Werte dar:

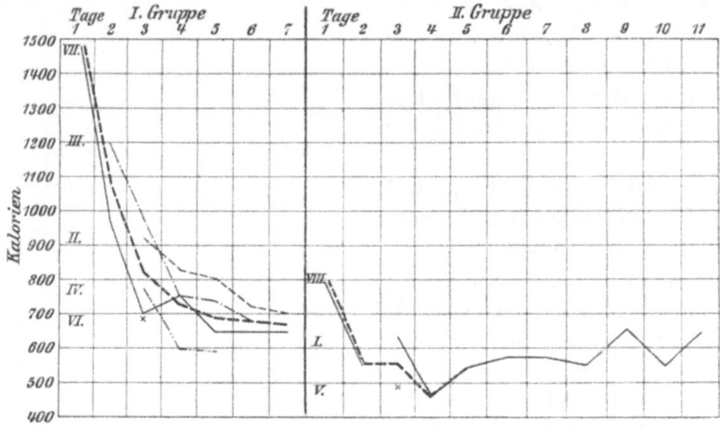

Fig. 6.

Am frühesten nach der Geburt, nämlich schon 7 Stunden nachher, gelang die Bestimmung des Brennwertes der Colostralmilch in Fall 7. Bei dieser Bestimmung wurde der höchste Wert erhalten, etwa 1500 Calorien pro Liter. Der zweithöchste Wert, etwa 1200 Calorien, wurde in Fall 3 erhalten. Hier gelang es erst am 2. Tage Colostrum abzudrücken und seinen Brennwert zu bestimmen. Bei der Bestimmung der 2. Probe von Colostralmilch des Falles 7, 31 Stunden nach der Geburt, wurde ein Wert von 970 Calorien erhalten. Die Bestimmungen in den Fällen 2, 4 und 6, bei denen die Gewinnung ausreichenden Materials erst am 3. Tage gelang, ergaben Werte zwischen 900 und 700. Es sind sämtlich Durchschnittswerte von der abgespritzten Colostralmilch eines ganzen Tages. Sie stimmen auch mit den Werten überein, die von den Fällen 7 und 3 am 3. Tage erhalten wurden, bei denen Bestimmungen schon vorausgegangen waren. Auch diese Werte sind Durchschnittswerte. Am 4. und 5. Tage laufen die Kurven noch enger zusammen und zeigen jene Werte, die wir von der Dauermilch kennen. Es ist vielleicht praktisch von Wichtigkeit nochmals darauf hinzuweisen, daß sich der Calorienwert als ein um so höherer herausstellte, je dickflüssiger und zäher die Milch war. So kann man es einer Milch schon fast ansehen, ob ihr Brennwert ein hoher oder ein geringer ist.

Zur Technik der Milchgewinnung muß hierbei noch bemerkt werden, daß es außerordentlich schwierig ist, frühzeitig, d. h. etwa 12 Stunden nach der Geburt, halbwegs meßbare Mengen abzudrücken. Die Brust beginnt sich in dieser Zeit bis zu 48 Stunden nach der Geburt prall zu füllen. Sie ist mitunter steinhart, dabei schmerzhaft und setzt dem Abdrücken erhebliche Schwierigkeiten entgegen. Auch der Versuch, Colostrum abzusaugen, mißlingt meist vollkommen. In dieser Zeit trinkt das Kind meist auch nur 5—10—15 g pro Mahlzeit. Zu bemerken ist noch, daß beim frühzeitigen Abdrücken auch vor dem Trinken in der Regel die ersten Mengen nicht wie bei der Dauermilch dünn und wässerig erscheinen, sondern gelbweiß und dickflüssig, wie die Colostralmilch im allgemeinen ist. Augenfälligere Unterschiede zwischen den abgedrückten Mengen vor und nach der Mahlzeit treten erst vom 3. bis 5. Tage auf, zur selben Zeit, in der der Übergang der Colostralmilch in die Dauermilch statthat und die Brust weich wird, leichtere Unterschiede in Konsistenz und Farbe sind jedoch schon in den ersten Tagen zu erkennen.

Stellt man von Gruppe I der Colostralmilch (dickflüssige zähe Beschaffenheit, hoher Brennwert) die Werte der ersten und zweiten Bestimmung von Fall 7 und den ersten Wert von Fall 3 zusammen, so ergibt sich nach der Stunde der Gewinnung eingeteilt:

nach	7 Stunden	etwa	1500	Calorien
,,	24 ,,	,,	1200	,,
,,	31 ,,	,,	1000	,,

Die Abnahme des Calorienwertes beträgt also von etwa 5 zu 5 Stunden 100 Calorien. Halten wir auch eine Verallgemeinerung dieses Befundes erst dann für erlaubt, wenn eine viel größere Reihe von Bestimmungen vorliegen wird, wozu allerdings sehr viel Mühe verwandt werden muß, so ist es doch jetzt schon auf Grund unserer Befunde von gewissem Interesse, die Brennwerte für die einzelnen Tage nach der Geburt vermutungsweise zu interpolieren.

1. Tag	1480	rund	1500	Calorien
2. ,,	1080	,,	1100	,,
3. ,,	810	,,	800	,,
4. ,,	730	,,	750	,,
5. ,,	690	,,	700	,,
6. ,,	680	,,	675	,,
7. ,,	660	,,	650	,,

Die Werte der letzten Tage (6—7) entsprechen dem von Rubner, Heubner u. a. festgestellten Durchschnitt der Dauermilch. Einen Anhaltspunkt zur Beurteilung der niedrigen Werte von Gruppe II zu gewinnen ist vorläufig nicht möglich. Nur möchten wir ausdrücklich bemerken, daß methodische Fehler angesichts der zahlreichen übereinstimmenden Analysen im selben Falle und des gleichen und exakten Vorgehens bei der Milchgewinnung ausgeschlossen sind.

Versucht man den Brennwert der Colostralmilch auf Grund der chemischen Zusammensetzung nach den in der Literatur mitgeteilten Werten mit Hilfe der indirekten Methode zu ermitteln, so kommt man im allgemeinen zu bedeutend niedrigeren Werten, als wir wenigstens für einen Teil der Fälle festgestellt haben. Eine Erklärung für diese Differenz zu geben ist uns nicht möglich. Erst wenn zahlreiche neue exakte Analysen über die Zusammensetzung des Frauenmilchcolostrums gewonnen sind, wird sich ein Urteil fällen lassen. Die bisher vorliegenden Analysenwerte unterscheiden sich voneinandner zu stark. So sind für den Laktosegehalt der Colostralmilch 2 Tage nach der Geburt Werte vorhanden, die sich zwischen 3,5 und 5,4 bewegen. Ebenso verhält es sich mit dem Eiweiß und mit dem Fett. Eigene Analysen konnten wir leider aus Mangel an Material nicht durchführen. Wir haben nur bei Fall 1 und 2 die Trockensubstanz bestimmt und in einigen wenigen Fällen den Stickstoffgehalt ermittelt. Die Werte für die Trockensubstanzen waren folgende:

Trockensubstanz in Prozenten

	Fall 1	Fall 2
3. Tag	11,67	
4. ,,	9,05	15,43
5. ,,	10,65	13,58
6. ,,	11,18	13,67
7. ,,	11,2	13,07
8. ,,	11,0	12,07
9. ,,	11,1	
10. ,,	10,16	
11. ,,	11,59	

Wie man aus der Tabelle ersieht, stimmen die Werte für die Trockensubstanz im zur Gruppe I zu zählenden Falle 2 gut mit den Zahlen von Pfeiffer und auch mit denen anderer Literaturangaben (Clemm, Guiraud, Adriance, Camerer und Söldner) überein. Dagegen sind die Werte im zur Gruppe II zu zählenden Falle 1 etwas zu niedrig.

Eine Erklärung dafür glauben wir darin gegeben, — daß wie schon erwähnt — die Colostralmilch im Fall 1 wie in allen Fällen der Gruppe II nicht wie sonst dickflüssig und stark gelb gefärbt, sondern mehr wässerig, beinahe durchsichtig war. Es ist nun interessant, daß gerade diese Colostral-Milch einen wesentlich niedrigeren Brennwert aufweist. Im Fall 1 am 3. Tage 615, im Fall 5/500 am 3. Tage und im Fall 8 am

1. Tage nur 800 und am 2. Tage nur 554 Calorien. Wir wissen, daß der gelbe Farbstoff des Colostrums am Fett hängt, man könnte also einerseits annehmen, daß die durch das Fehlen der gelben Färbung angedeutete Fettarmut an der kleineren Trockensubstanz und dem geringeren Brennwert schuld ist. Andererseits ist es wenigstens für die Colostra der Tierarten erwiesen, daß 1. das Globulin den größten Anteil am Eiweißgehalt hat und 2. daß sowohl Globulin als Casein nicht gelöst (wie das Albumin) sondern suspendiert im Colostrum sind. Auch die durch die wässerige, durchsichtige Beschaffenheit des Colostrums angedeutete Globulin- und Caseinarmut könnte als Erklärung für die niedrigeren Brennwerte herangezogen werden.

Noch ein Moment erscheint uns der Besprechung wichtig. Wir haben mit Absicht im Fall 4 und 7 einzelne Proben herausgegriffen und sie sofort eingedampft. Im Falle 4 haben wir das mit der Portion von 8 und 10 Uhr morgens getan, im Fall 7 nur mit der Portion von 10 Uhr morgens. Beide Male erhalten wir viel höhere Calorienwerte als für die Durchschnittszahlen von 24 Stunden.

Die nächstliegende Erklärung hierfür ist darin zu finden, daß eben eine einzelne Probe andere, mitunter höhere Werte aufweisen kann, als der Durchschnitt vom ganzen Tage. Doch ebenso gut ist daran zu denken, daß sich die Probe durch Stehen verändern könnte; Konuches und Vandevelde geben an, daß der Casein- beziehungsweise der Eiweißgehalt sich beim Stehen des Colostrums ändert. Nach Konuches Angaben beträgt der Caseingehalt sofort nach dem Abspritzen 5,178, nach $1^1/_2$ Stunden 4,909 und nach 44 Stunden nur noch 3,816 %, nach Vandevelde dagegen dauert es einige Tage, bis sich der Eiweißgehalt wesentlich erniedrigt. Beide Angaben sind noch nicht endgültig bestätigt. Aber selbst wenn das der Fall wäre, so ändert diese Tatsache nichts an dem von uns erhobenen Befund, daß das Frauenmilchcolostrum sofort nach der Geburt häufig einen sehr hohen Caloriengehalt hat, der etwa den doppelten Wert der „Dauermilch" erreicht, und daß der Brennwert allmählich innerhalb von etwa 5 Tagen auf den normalen von 650 bis 700 Calorien absinkt.

Wir gehen wohl in der Annahme nicht fehl, daß in erster Linie der Eiweißgehalt den hohen Energiewert der hochwertigen Colostralmilch bedingt. Denn nach den bis jetzt vorliegenden Analysen kommen auf etwa 15 % Trockensubstanz 9 % Eiweiß. Auf die Bedeutung dieser Tatsache kommen wir noch zu sprechen.

Kehren wir nun zum Ausgangspunkte unserer Fragestellung zurück, die die Ermittlung des Energiebedarfs in den ersten Lebenstagen zum Ziele hatte, so läßt sich als einwandfreies Resultat unserer Untersuchungen feststellen, daß eine Berechnung der Energiebilanz für die ersten Lebenstage unter Zugrundelegung des Brennwertes der Frauenmilch von 650 bis 720 Calorien für einen großen Teil der Fälle sicherlich nicht angängig ist. Was sich in jenen Beispielen, durch die man die Ungültigkeit des Energiegesetzes Rubner-Heubners demonstrieren wollte, herausgestellt hat, — nämlich daß das Gesetz richtig ist, daß es aber unrichtig war, in den scheinbaren Ausnahmefällen einen Durchschnittswert für den Caloriengehalt der Frauenmilch zu interpolieren —, gilt auch für die ersten Lebenstage. Berechnet man in den einzelnen Fällen auf Grund der von uns direkt ermittelten Werte den Energiequotienten für jene Zeit der ersten Lebenswoche, in der bereits eine Zunahme erfolgte, so sehen wir im Falle 2 die erste Zunahme eintreten am 5. Tage bei einem Energiequotienten von 68 Calorien, am 6. Tage von 83, am 7. von 124 Calorien; im Fall 3 kommt die erste Zunahme am 4. Tage bei einem Energiequotienten von 67 zustande, der sich am folgenden auf 111 erhöht und am übernächsten 97 beträgt. Im Fall 7 erfolgt die erste Zunahme am 4. Tage bei einem Energiequotienten von 100, der in den folgenden Tagen zwischen 80 und 90 schwankt. Im Falle 5 hingegen sehen wir keine nennenswerten Ausschläge des Gewichts bei einem Energiequotienten zwischen 30 und 50, und im Falle 4 sehen wir erst am 5. Tage eine Zunahme bei einem Energiequotienten von 70 erfolgen. So erhält die ganze Frage des Energiebedarfs in den ersten Lebenstagen durch unsere Untersuchungen ein anderes Gesicht, und es dürfte von nun ab keine Berechtigung mehr für die Annahme bestehen, daß der Säugling in den ersten Lebenswochen mit einem viel geringeren Angebot seinen Energiebedarf bestreiten kann als späterhin. Dazu kommt noch, daß es uns keineswegs berechtigt erscheint, die Gewichtszunahme, welche dem anfänglichen Gewichtsverluste folgt, ohne weiteres mit einem normalen Wachstum zu identifizieren, sondern daß wir ihn angesichts der vorausgegangenen hauptsächlich auf Wasserverlust[1]) beruhenden Gewichtsabnahme zum Teil wohl auf Wasserretention beziehen müssen.

[1]) Siehe Rott, Zur Wesenserklärung der physiologischen Gewichtsabnahme des Neugeborenen. Zeitschr. f. Kinderheilk. **1**, 43. 1911. — Birk u. Edelstein, Respirationsversuch beim Neugeborenen. Monatsschr. f. Kinderheilk. **9**, 505. 1911.

Jener Moment, von dem an der Gewichtsanstieg wirklich Ausdruck für physiologisches Wachstum wird, ist keineswegs mit Sicherheit feststellbar, für die verschiedenen Kinder wohl verschieden und mit Sicherheit erst durch eine genügende Menge von Stoffwechselversuchen zu ermitteln.

Der hohe Brennwert des Frauenmilchcolostrums macht dieses zu einer konzentrierten Nahrung. Die geringe Nahrungsmenge der ersten Tage wird dadurch kompensiert; kann doch der Nährwert eines Liters Colostrum nach unseren Untersuchungen doppelt so viel betragen wie der von 1 Liter Frauenmilch. Diese Tatsache rückt uns die Bedeutung der Colostralernährung neuerdings in ein helles Licht. Bedenkt man, daß man dem Colostrum seinerzeit lediglich eine abführende Wirkung zuschrieb, der man ätiologisch eine Bedeutung für die schnelle Ausstoßung des Meconiums beimaß und stellt dem gegenüber die durch die neuere Forschung sicher begründete Erkenntnis, daß durch den hohen Eiweißgehalt des Colostrums nicht nur ein Stickstoffverlust vermieden sondern auch mit den kleinsten Mengen dieser Nahrung ein großer Energiewert zugeführt wird, so liegt der Fortschritt, der durch die chemische und Stoffwechselforschung angebahnt ist, klar zutage: nicht nur für das Laboratorium und die theoretische Erkenntnis, sondern auch für die praktisch so wichtige Frage der Ernährung in den ersten Lebenstagen. Man könnte die Colostralmilch als eine konzentrierte von der Natur gelieferte Eiweißmilch bezeichnen und in Erörterungen darüber eintreten, ob nicht im Falle der Notwendigkeit, künstliche Nahrung in den ersten Lebenstagen zu geben, das entsprechende künstliche Präparat mehr leisten würde als die bisher übliche stark verdünnte Mischung. Es wäre ferner verführerisch, sich in eine Spekulation darüber einzulassen, wie weit die Tatsache, daß das neugeborene Kind durch die Colostralmilch Stoffe zugeführt erhält, die mehr zum Ansatz als zur Wärmeproduktion dienen, sich zu der Frage der physikalischen und chemischen Wärmeregulation des Neugeborenen in Beziehung setzen läßt; ferner wie durch den hohen Eiweißgehalt das Verhalten der Darmtätigkeit beeinflußt wird, die ja für den Neugeborenen von so einschneidender Wichtigkeit ist. Angesichts des Mangels auf die Lösung dieser Fragen besonders gerichteter Untersuchungen, begnügen wir uns mit der Andeutung dieser neuen Fragestellung. Aber wir können uns nicht versagen darauf hinzuweisen, wie unzulänglich unsere künstliche Ernährungsmethode für die ersten Lebenstage gerade mit Rücksicht auf die festgestellten bedeutungsvollen Eigenschaften der Colostralmilch ist und als wie unersetzlich die Mutterbrust sich für diese Zeit immer und immer wieder herausstellt, von welcher Seite auch man das Problem untersuchen mag.

O. und W. Heubner[1]) haben zum ersten Male darauf hingewiesen, daß die unzureichende Gewichtszunahme eines Kindes an der Mutterbrust bei kalorisch völlig ausreichender Ernährung auch die Folge einer ungenügenden Deckung des Wasserbedarfs sein könnte. Die Richtigkeit dieser Annahme ist bewiesen. Das Colostrum mit seinem hohen Nährwert kann als eine trockene Nahrung, manchmal vielleicht zu trockene, angesprochen werden. Ist sein Nährwert ein besonders hoher, so dürfte er dem Säugling vielleicht erst dann zugute kommen, wenn zu gleicher Zeit reichlich Wasser zugeführt wird. Die aus der Praxis heraus gestellte Forderung, in den ersten Tagen besonders den Wasserbedarf des Säuglings zu decken, findet durch unsere Arbeit eine wissenschaftliche Stütze.

---

[1]) O. und W. Heubner, Zur Lehre von der energetischen Bestimmung des Nahrungsbedarfs beim Säugling. Jahrb. f. Kinderheilk. **72**, 121. 1910.

Der Komplementbindungsvorgang bei Keuchhusten.

Von
Prof. Dr. **M. Manicatide,**
Direktor der Universitäts-Kinderklinik in Jassy (Rumänien).

Vor einigen Jahren haben wir einen Bacillus beschrieben, den wir für den Erreger des Keuchhustens halten[1]). Es war für uns sehr wichtig darzutun, ob sich für den „Z" -Bacillus mit dem Serum von keuchhustenkranken Kindern eine Komplementbindung nachweisen lasse.

Wir haben demzufolge Versuche in dieser Richtung angestellt.

Zuerst haben wir selbst alle nötigen Reagenzien vorbereitet.

Fünf Kaninchen wurden mehrere Wochen lang mit abgespülten roten Blutkörperchen von einem Hammel in die Ohrenvene geimpft, bis das Serum eine starke hämolytische Wirkung gewonnen hatte. Das hämolytische Kaninchenserum wurde durch 30 Minuten bei 55—56° im Wasserbade inaktiviert und nachher titriert. Für die Titerbestimmung haben wir Lösungen des Serums in physiologischer Kochsalzlösung (0,85%) $^1/_{10}$, $^1/_{100}$, $^1/_{1000}$ bereitet, und je 1 ccm mit Komplement und mehrmals ausgespültem Hammelerythrocyten in verschiedenen Reagensgläsern nach der folgenden Tabelle gemischt:

Reagensglas	Komplement (Meerschweinchenserum $^1/_{10}$)	Inaktiviertes hämolytisches Serum	Erythrocyten 5%	Hämolyse
1	1 ccm	1 ccm 1%	1 ccm	++
2	1 „	1 „ $^1/_{200}$	1 „	++
3	1 „	1 „ $^1/_{500}$	1 „	+
4	1 „	1 „ $^1/_{1000}$	1 „	0
5	1 „	kein Serum	1 „	0
6	kein Kompl.	kein Serum	1 „	0

In jedes Röhrchen werden die nötigen Mengen von physiologischer Kochsalzlösung gegossen, um in allen je 5 ccm Inhalt zu haben. Wir stellen die 6 Röhrchen bei 37° 2 Stunden lang in den Brutschrank und lesen nachher die Resultate. Die Hämolyse ist vollkommen in den Röhrchen 1 und 2, sie ist unvollkommen im Röhrchen 3 und fehlt gänzlich in den übrigen. Der Titer unseres Serums ist also $^1/_{200}$. Bei der Prüfung der Keuchhustensera haben wir im hämolytischen System immer die doppelte Dosis benutzt.

---

[1]) Über Ätiologie und Serotherapie des Keuchhustens. Zeitschr. f. Hyg. u. Infektionskrankh. **45**, 469. 1903.

Als Antigen haben wir ein „Z“-Bacillusextrakt dargestellt. Eine 48stündige Agarkultur wird in ungefähr 5 ccm destilliertem Wasser aufgeschwemmt, dekantiert, bei 60° langsam erwärmt, mehrmals geschüttelt, 24 Stunden im Eisschrank gehalten und schließlich zentrifugiert. Das so dargestellte Antigen ist ganz klar. Wir haben dieses Antigen auf hämolytische oder hämolysehemmende Wirkung geprüft. Es hat keine hämolytischen Eigenschaften, auch keine hemmende Wirkung auf das gewöhnlich angewandte hämolytische System. Die folgende Tabelle zeigt den Gang dieser Prüfung.

Reagensglas	„Z“-Bacillus-Extrakt	Komplement (wie oben)	Kochsalzlösung 0,85%		Inaktiviertes hämolytisches Serum 1%	Hammelerythrocyten 5%	Hämolyse
1	0,5	1,0	1,5	Nach einer Stde. Verweilens b. 37°	1,0	1,0	0
2	0,25	1,0	1,75		1,0	1,0	+
3	0,1	1,0	1,9		1,0	1,0	+
4	0,05	1,0	1,95		1,0	1,0	+
5	Kein Extrakt	1,0	2,00		1,0	1,0	+

Nach 4 Stunden werden die Resultate abgelesen. Im ersten Röhrchen finden wir keine Hämolyse, in den übrigen eine unvollkommene.

Somit haben wir festgestellt, daß 0,25 Antigen nicht mehr die gewöhnliche Menge des hämolytischen Amboceptors bindet. Wir werden folglich die Hälfte dieser hemmenden Dosis — sogar weniger — für unsere Reaktion benutzen.

Das Komplement des frischen Meerschweinchenserums ist gewöhnlich konstant, trotzdem haben wir es bei jeder Reaktion geprüft.

Wir haben die Komplementbindungsversuche am meisten mit inaktiviertem Keuchhustenserum unternommen, doch haben wir bei einigen Fällen verschiedene Modifikationen der Technik als Kontrolle benutzt.

1. G. G., 7 Jahre alt, seit 2 Wochen keuchhustenkrank. Am 15. V. wurden 2 ccm Blut aus dem Ohrläppchen entnommen. Mit dem inaktivierten Serum wurden folgende Versuche gemacht: in das erste Reagensglas kommen 0,12 ccm titriertes Extrakt des „Z“-Bacillus, Komplement (frisches Meerschweinchenserum $^1/_{10}$) 1 ccm, Serum des Patienten 0,2 ccm; die folgenden Röhrchen enthalten, das zweite: Bacillusextrakt 0,06 ccm, Komplement wie oben 1 ccm, Patientenserum 0,1 ccm; das dritte: Bacillenextrakt 0,12 ccm, Komplement 1 ccm, kein Patientenserum; das vierte: kein Bacillenextrakt, 1 ccm Komplement und 0,2 ccm Patientenserum; das fünfte: nur 1 ccm Komplement. Durch Zusatz von physiologischer Kochsalzlösung (0,85%) wird der Inhalt der Röhrchen auf 3 ccm gebracht. Dann werden sie im Brutschrank bei 37° eine Stunde lang gehalten, worauf in jedes Röhrchen 1 ccm Amboceptor (inaktiviertes, wie oben titriertes Kaninchenserum 1%) und 1 ccm 5proz. Hammelerythrocyten gegossen wird. Weiter werden die Reagensgläser geschüttelt und 3 Stunden im Brutschrank gelassen. Alsdann werden die Resultate abgelesen.

In den ersten zwei Röhren findet sich keine Hämolyse, in den letzten drei eine vollständige.

Dieses Ergebnis zeigt, daß das inaktivierte Serum des Patienten in Gegenwart des „Z"-Bacillusextraktes, das Komplement bindet und in dem hämolytischen System keine Hämolyse zuläßt. Gleichzeitig haben wir den Beweis, daß das Serum oder das Antigen (Bacillusextrakt) allein in den angewandten Mengen und in denselben Verhältnissen keine hemmende Wirkung auf das hämolytische System ausüben.

Die nachstehende Tabelle zeigt den Gang dieser Versuche:

Reagensglas	„Z"-Bacillus-Extrakt	Komplement	Patientenserum inaktiviert		Ambozeptor	Hammelerythrocyten	Hämolyse
1	0,12	1,0	0,2	eine Stunde im Brutschrank	1,0	1,0	0
2	0,06	1,0	0,1		1,0	1,0	0
3	0,12	1,0	—		1,0	1,0	+ +
4	— —	1,0	0,2		1,0	1,0	+ +
5	— —	1,0	—		1,0	1,0	+ +

2. V. J., 4 Jahre alt, Keuchhusten seit 3 Wochen, Fieber, katarrhalische Pneumonie, guter allgemeiner Zustand. Am 15. wird das Blut entnommen und nach der oben beschriebenen Methode untersucht. Die Reaktion war in diesem Falle positiv, ohne Spur von Hämolyse in den Röhrchen, die das Patientenserum zusammen mit dem Antigen („Z"-Bacillusextrakt) enthielten.

3. C. J., 6 Jahre alt, am 10. IX. aufgenommen, gut genährt, kräftig, etwas gedunsenes blasses Gesicht. Keuchhusten seit etwa 3 Wochen mit 12—14 starken Anfällen täglich. Temperatur 37,5—36°. Das inaktivierte Blutserum des Patienten in Dosis von 0,2 ccm mit 0,12 ccm des erwähnten Antigens und 0,1 ccm Komplement hemmt bei Zusatz des hämolytischen Systems die Hämolyse gänzlich.

4. G. C., 10 Jahre alt, am 20. IX. wegen Keuchhusten aufgenommen. Die Krankheit dauert seit 2 Wochen. Das Kind ist schwächlich, blaß, schlecht entwickelt. Sehr starke Anfälle mit Cyanose und Erbrechen. Reaktion auf „Z"-Bacillusextrakt wie oben.

5. L. P., 5 Jahre alt, am 5. IX. 1911 aufgenommen. Keuchhusten seit vier Wochen. 8—10 Anfälle täglich, mit Cyanose und unwillkürlichem Urinabgang, Erbrechen, Nasenbluten. Mit 0,3 und 0,2 Blutserum Fixation des Komplements.

6. B. V., 8 Jahre alt, seit einer Woche Krampfhusten. Hustet am meisten während der Nacht. Das Kind ist anämisch, mager, das Gesicht gedunsen. Einige Rasselgeräusche und Giemen auf beiden Lungen. Fixation des Komplements positiv mit 0,2.

7. A. C., 8 Jahre alt, hustet seit 3 Wochen sehr stark, mit Nasenbluten. Das Kind fiebert. Am 23. X. aufgenommen. Das Serum in Menge von 0,2 und 0,3 mit 0,12 und 0,06 Antigen und 1 ccm Komplement $^1/_{10}$ hemmt nicht die Hämolyse, also Fixation negativ. Nach einer Woche kommt das Kind zurück in voller Desquamation, mit Anurie und eiweißhaltigem Harn nach Scharlach. Das Kind wird aufgenommen und nach der Heilung des Scharlachs wird das Blutserum wieder untersucht. Diesmal gibt es eine positive starke Komplementbindung.

In diesem Falle haben wir, um einen Fehler zu vermeiden, nachdem uns die erwähnte gewöhnliche Methode ein positives Resultat gegeben hatte, auch die Modifikationen von M. Stern angewandt, d. h. anstatt des Meerschweinchenkomplements das reine, nicht erwärmte Serum des Patienten benutzt. Der Versuch ist wie folgt verlaufen:

Reagensglas	„Z"-Bazillus-Extrakt	Frisches Patienten-Serum		Ambozeptor	Hammel-erythrocyten	Hämolyse
1	0,12	0,2	eine Stunde im Brutschrank	1,0	1,0	—
2	0,06	0,1		1,0	1,0	—
3	0,12	—		1,0	1,0	—
4	—	0,2		1,0	1,0	+ +

8. P. B., 9 Jahre alt, wurde in die Poliklinik wegen Keuchhusten gebracht Das Kind ist blaß mit gedunsenem Gesichte und hustet seit 3 Monaten. Keine Lungentuberkulose; die peripheren Lymphdrüsen mäßig geschwollen. Das Blutserum in der Menge von 0,1—0,2 verankert das Komplement in der Gegenwart des „Z"-Bacillusextraktes nach der Methode von W.

9. V. V., 22 Monate alt, hat vor 2 Wochen zu husten angefangen. Typische Keuchhustenanfälle. Die Komplementbindung erfolgt nach der oben beschriebenen Methode von M. Stern und gab ein positives Resultat.

10. G. W., $6^1/_2$ Jahre alt, Schwester des vorigen Patienten, hustet seit fünf Wochen, mit typischen Keuchhustenanfällen seit 3 Wochen. In diesem Falle gaben die primitive Methode von Wassermann und die modifizierte von M. Stern keine Hämolyse wegen der Bindung des Komplements zwischen Serum und Antigen.

11. A. P., 9 Jahre alt, hat den Keuchhusten seit 3 Wochen; 10—12 Anfälle in 24 Stunden, mit Erbrechen und Hämoptoë. Keine Beteiligung der Bronchien. Das inaktivierte Serum des Kranken gab nach der Methode von Wassermann keine Hämolyse. Wir haben auch die Modifikation von Brieger und Renz (anstatt hämolytisches Serum, $^1/_{150}$ Kali-Chloric. Lösung) versucht, mit demselben Resultat.

12. J. S., 1 Jahr alt, hustet seit ungefähr 4 Wochen, angesteckt von seinen Schwestern. Das Kind ist sehr abgemagert, hustet noch ziemlich stark, Auswurf vorhanden. Das Serum des Patienten bindet das Komplement sowohl vom Meerschweinchenserum, als auch von frischem Patientenblut (M. Stern) in Dosis 0,1 bis 0,2.

13. N. J., 7 Wochen, hustet seit einer Woche in typischen Anfällen. Komplementbindung positiv in Dosis 0,3, negativ in Dosis 0,1. Man hat in diesem Falle auch die Methode von Hecht angewandt. Man braucht nur 0,1 frisches Patientenserum, das die nötigen Mengen von Amboceptor und Komplement enthält, um 1 ccm der 2 proz. Hammelerythrocytenaufschwemmung zu lösen. Die übrigen Versuche wie bei der ersten Methode.

14. R. S., 5 Jahre alt, seit 4 Wochen Keuchhustenanfälle, mit Erbrechen, Epistaxis, Auswurf. Komplementbindung positiv in der Dosis 0,2—0,1 nach der Methode von Wassermann, wie von M. Stern, Brieger-Renz.

Bei diesem Falle wie bei anderen, wo wir neue Reagenzien brauchten, haben wir in derselben Zeit die Prüfung derselben vorgenommen nach der folgenden Tabelle:

Reagensglas	Antigen „Z"-Bacillus-Extrakt	Inaktiviertes Patienten-Serum	Komplement	Ambozeptor	Hammelerythrocyten	Hämolyse
1	—	—	1,0	1,0	1,0	+ +
2	—	—	1,0	—	1,0	—
3	—	—	—	1,0	1,0	—
4	—	—	—	—	1,0	—
5	0,12	—	1,0	1,0	1,0	+ +
6	—	0,4	1,0	1,0	1,0	+
7	0,12	0,2	—	1,0	1,0	—
8	0,12	0,2	1,0	1,0	1,0	—
9	0,06	0,1	0,1	1,0	1,0	—

Im Reagensglas 1 haben wir die Kontrolle der einfachen Hämolyse, im 2. den Beweis, daß das Komplement ohne Amboceptor keine hämolytische Wirkung ausübt, im 3., daß das Ambozeptor allein wirkungslos ist, im 4. die Prüfung der Fragilität des Erythrocyten in einfacher physiologischer Kochsalzlösung, im 5. die Kontrolle des Antigens, das keine hemmende Wirkung hat, im 6. Kontrolle der alleinhemmenden Wirkung des Serums, im 7. die lösende Wirkung des Serums im Verein mit Antigen, im 8. und 9. die eigentliche Komplementbindung des Keuchhustenbacillusextraktes.

15. J. M., 9 Jahre alt, seit 2 Wochen krank. Typische Keuchhustenanfälle, Komplementverankerung positiv, nach Stern.

16. S. O., 7 Jahre alt, seit 2 Wochen Keuchhustenanfälle. Komplementbindung positiv nach der ersten Methode, in der Dosis von 0,2—0,3.

17. M. P., 8 Jahre alt, seit 5 Wochen krank. Bindung der Alexine positiv nach der ersten Methode und nach M. Stern in Dosis von 0,2—0,1.

18. M. C., 10 Jahre alt, seit 2 Wochen krank. Komplementbindung positiv nach den Methoden von M. Stern und Hecht in Dosis 0,2—0,3.

19. D. M., 6 Jahre alt, seit 2 Wochen krank. Komplementbindung positiv nach der Methode von Dungern, mit „Z"-Bacillusextrakt nach Amboceptor für die menschlichen Erythrocyten.

Die Kontrollröhrchen sind alle nach der Vorschrift ausgefallen.

Es wurde auch das Blut von 6 Kindern untersucht, die keinen Keuchhusten hatten, aber an Bronchitis, Adenopathia mediastinalis und Lungenentzündung litten. In allen diesen Fällen war die Komplementbindung mit dem erwähnten Antigen negativ.

In allen unseren 19 Fällen von Keuchhusten ist der Komplementbindungsvorgang positiv ausgefallen; in den 6 Fällen ohne Keuchhusten, mit dem „Z"-Bacillenextrakt als Antigen, negativ. Wenn man diese Reaktion, mit den erwähnten Kontrollen, für spezifisch hält, so muß man annehmen, daß der „Z“-Bacillus in Zusammenhang mit der Keuchhustenätiologie zu bringen ist. Wenn man aber diese Spezifizität nicht annimmt, bleibt es doch auffallend, wie regelmäßig in allen Keuchhustenfällen das Resultat positiv ist und wie die Kontrollversuche alle übereinstimmen. Hier möchte ich einige Daten hinzufügen, die diese Spezifität noch weiter stützen.

Wir haben unsere Untersuchungen im Jahre 1895 in der Klinik des Herrn Prof. Grancher zu Paris, und 1897—99 in der Klinik des Herrn Geh. Medizinalrats Prof. Heubner angefangen. Mit dem reichen gesammelten Materiale habe ich in der Universitäts-Kinderklinik zu Jassy meine Studien weiter verfolgt und die erste Mitteilung darüber im Jahre 1902 in der rumänischen Akademie gemacht. Eine ausführliche Arbeit ist rumänisch, ein Resumé in der Zeitschrift für Hygiene und eine kurze Mitteilung gelegentlich des Kongresses für Hygiene und Bakteriologie in Brüssel veröffentlicht worden.

Bei Beginn meiner Untersuchungen hatte man keinen Anhaltspunkt, einen Mikroorganismus für den Erreger einer Infektionskrankheit, die bei Laboratoriumstieren nicht übertragbar ist, zu halten. Ich glaube damals der erste gewesen zu sein, der auf einem Umweg diese Beweisführung versucht hatte, namentlich die Prüfung der therapeutischen Wirkung des Serums von mit dem betreffenden Mikroorganismus vorbehandelten Tieren, auf kranke Menschen (Pli cacheté bei der Academie de méd. in Paris 1900). Wir haben auf diese Weise 3 Stämme untersucht, und nur mit dem Bacillus, den wir Bacillus „Z“ nannten, eine sichtliche Beeinflussung des Keuchhustens bei kranken Kindern erzielt.

Das Resultat war so auffallend, daß wir das Serum in mehr als 300 Fällen mit gutem Erfolg angewandt haben.

Inzwischen sind für die Spezialität eines Mikroorganismus andere Prüfungsmethoden entdeckt worden. Alle haben wir bei unserem Bacillus „Z“ benutzt.

Zuerst die Agglutination. Sie ist positiv ausgefallen in 28 untersuchten Fällen und im Verhältnis von 1/60—1/200 mit verschiedenen Kranken- und Rekonvaleszentenseris. Das Serum normaler Kinder gibt keine Agglutination.

Wenn man alle die Mikroorganismen, die als Keuchhustenerreger entdeckt und vorgeschlagen worden sind, vergleichsweise betrachten will, so muß man anerkennen, daß der Bacillus Z die meisten Spezifitätsbeweise für sich hat:

a) Er ist im Keuchhustensputum am häufigsten zu finden; wir haben ihn nur bei 6% der über 200 untersuchten Fälle vermißt (der Bacillus von Bordet ist schwer und überhaupt nicht zu finden, wenn die Krankheit noch durch das Sputum ansteckend ist).

b) Die Virulenz bei Haustieren ist schwach, die des Bordetschen Bacillus sehr stark. Man hat noch nie eine tötliche Seuche bei Tieren gleichzeitig mit Keuchhustenepidemie beobachtet. Wir haben dagegen sogar in 3 Fällen, bei Schafen, einen Anfallhusten mit unwillkürlicher Defäkation und Urinlassen hervorgerufen, der sehr ähnlich aussah wie der Keuchhusten beim Kinde.

c) Die Serotherapie des Keuchhustens mit dem durch den Z-Bacillus vorbehandelten Serum von Schafen und Pferden hat uns ziemlich gute Resultate geliefert. Von ungefähr 300 Fällen sind 220 glatt in einigen Tagen, 2—12 völlig geheilt, 60 einigermaßen gebessert und 20 gar nicht beeinflußt. Die Serotherapie, durch andere Sera (Bordet usw.) ist negativ ausgefallen.

d) Die Seroprophylaxis hat uns ein sehr eklatantes Experiment geliefert. Unter 30 Findlingen im Alter von 4—12 Jahren, die zusammen lebten, haben wir bei einer Keuchhustenepidemie 15 präventiv mit 10 ccm Serum geimpft und 15 freigelassen. Die letzten 15 sind alle an Keuchhusten erkrankt, von den ersten 15 keines. Nach 6—12 Monaten haben auch diese allmählich die Krankheit bekommen.

Zur Infektionsverhütung im Säuglingsspital.

Von
Privatdozent **Ludwig F. Meyer.**
(Aus dem Waisenhause der Stadt Berlin [Oberarzt: Prof. Dr. Finkelstein].)

Mit 16 Textfiguren.

Als vor anderthalb Jahrzehnten Heubners Studie über „Säuglingsernährung und Säuglingsspitäler" erschien, befand sich die Säuglingsverpflegung in geschlossener Anstalt noch in den ersten, nicht gerade glücklichen Anfängen. Heubner wies damals klar den Weg, der zur Erreichung befriedigender Resultate bei der Anstaltspflege einzuschlagen war. Auf Grund der von ihm und seinem damaligen Assistenten Finkelstein gesammelten Erfahrungen vertrat Heubner den Standpunkt, daß Infektionen, vorwiegend vom Magendarmkanal aus, die Ernährungserfolge in der Anstalt vereitelten. Es waren, so schrieb Heubner damals, „die kleinen Infektionen, oder sagen wir, um alles Hypothetische zu vermeiden, die kleinen Erkrankungen, die jeden vorübergehenden Erfolg immer wieder zum Scheitern bringen und deren immer neue Wiederkehr schließlich das verhängnisvolle Ziel erreicht". Diese Auffassung des „Hospitalismus" führte zu einer Reform der Säuglingspflege in Deutschland. Sie schuf die aseptisch isolierende Pflege des Säuglings.

Was durch die Asepsis im Säuglingsspital, die nun Hand in Hand ging mit der Vervollkommnung der Pflegeleistung und der Ernährungstechnik, erreicht worden ist, bedarf an dieser Stelle keiner Schilderung. Die Erfolge der Anstaltsbehandlung kranker Säuglinge geben allenthalben davon Kunde. Trotzdem gibt wohl jeder Anstaltsarzt zu, daß die Erfolge auch heutzutage das Optimum noch nicht erreichen. Ein kleiner Rest des „Hospitalismus", über dessen Natur man verschiedener Meinung ist, wird allgemein dafür verantwortlich gemacht. Die einen führen ihn auf Unvollkommenheiten in der Pflege, die andern auf solche der Ernährungstechnik, wieder andere auf Schäden des „Milieus" zurück. Ein treffliches Spiegelbild der verschiedenen Auffassungen hat erst jüngst Freund[1]) gegeben.

[1]) Über den „Hospitalismus" der Säuglinge. Ergebnisse d. inn. Medizin u. Kinderheilk. B. VI, S. 133.

Beobachtungen, die ich im Kinderasyl und Waisenhaus der Stadt Berlin in dieser Richtung erneut angestellt habe[1]), schienen darauf hinzuweisen, daß wenigstens für unsere Anstalten immer noch die Infektion, und zwar in erster Linie und fast ausschließlich die Grippe im Spital die Hauptschuld daran trägt, wenn in der Anstalt ein Idealerfolg nicht erzielt wird. Nicht nur, daß die Erkrankungen der Luftwege einen größeren Prozentsatz der Todesfälle ausmachten als die Ernährungsstörungen (im Jahre 1910/11 12,2% der Todesfälle an Ernährungsstörungen, 35% an Respirationserkrankungen), und von 3000 Säuglingen im Jahre 1910/11 60 d. s. 2% dahinrafften, kein Kind, das länger als 4 Wochen in der Anstalt verweilte, blieb nach diesen Feststellungen von der Erkrankung der Luftwege verschont. Die enorme Häufigkeit der grippalen Erkrankungen im Spital gibt ein Quotient wieder, dessen Zähler die Summe der Infektionen und dessen Nenner die Zahl der Kinder mit einer bestimmten Aufenthaltsdauer darstellt. Danach erleidet ein Säugling bei einem Anstaltsaufenthalt

von	7— 14	Tagen	0,25	Infektionen	der	Atmungsorgane
,,	14— 30	,,	0,71	,,	,,	,,
,,	30— 60	,,	1,3	,,	,,	,,
,,	60— 80	,,	2,82	,,	,,	,,
,,	80—100	,,	3,08	,,	,,	,,

Mit anderen Worten heißt das: Ein Kind, das sich länger als einen Monat im Spital aufhält, hat die Aussicht, durchschnittlich eine Affektion der Luftwege zu erwerben. Bei einem Spitalsaufenthalt von über 100 Tage macht ein Individuum durchschnittlich 3 solcher Infektionen durch.

Die Bedeutung der grippalen Infektion geht aber weit über die einer Lokalerkrankung der Luftwege hinaus. Wie ich in der vorher zitierten Arbeit durch klinisch-experimentelle Untersuchungen erneut vor Augen führte, ist der Infekt imstande, jede Form der Ernährungsstörung auszulösen (vgl. auch Risel[2]) und Schloß[3]). Man mußte daher die Frage aufwerfen, ob die Beziehungen zwischen Infektion und Ernährungsvorgang nicht den Schlüssel zum Verständnis des milden Hospitalismus von heute liefern?

---

[1]) Über den Hospitalismus der Säuglinge, Verlag von S. Karger 1913.

[2]) Über Grippe im Kindesalter. Ergebnisse f. inn. Medizin u. Kinderheilk. B. VIII, S. 211.

[3]) Über Säuglingsernährung. Verlag von S. Karger 1912.

Bejaht man diese Frage, wie wir es getan haben, dann wird man eine Hauptaufgabe des Anstaltsarztes darin erblicken müssen, die Einschleppung der Infektionen ins Spital einzuschränken.

Dieses Problem kann von drei verschiedenen Seiten angefaßt werden:

1. Durch Verbesserung der Ernährungsbedingungen. Wie zur Genüge feststeht, ist die Krankheitsbereitschaft am geringsten bei natürlich ernährten Säuglingen. Je mehr also mit Frauenmilch ernährt wird, desto geringer wird die Zahl der Infizierten sein.

2. Durch Verbesserung der Pflege. Die hohe Bedeutung, die die minutiös arbeitende Versorgung des Kindes für dessen Wohlbefinden besitzt, steht außer Frage. Und da Wohlbefinden und Krankheitsbereitschaft umgekehrt proportional sind, dürfte die Verpflegungsweise, ohne daß man es weiter definieren kann, bei der Bekämpfung der Infektion von nicht zu unterschätzender Bedeutung sein.

3. Durch direkte Verhinderung der Infektionsübertragung. So einfach dieser letzte Weg zu sein scheint, so viel Hindernisse stellen sich ihm, wie jeder Anstaltsarzt weiß, in den Weg. Trotz dieser Schwierigkeiten will ich in folgendem versuchen, diesen Weg zu gehen, da den beiden ersten Möglichkeiten, im Rahmen eines kommunalen Anstaltsbetriebes aus leichtbegreiflichen materiellen Gründen eine Grenze gesetzt ist, die wir bereits erreicht haben.

Gelingt die Eindämmung der Erkrankungen der Luftwege, so müßte der letzte Rest des Hospitalschadens verschwinden, der sich hauptsächlich heute noch geltend macht, in den schlechten Resultaten künstlich ernährter Neugeborener (Schelble), in der Häufigkeit von Durchfällen (Szana), im schlechten Gedeihen der Säuglinge mit exsudativer Diathese (Keller, Freund). Damit hätte man gleichzeitig den Beweis in Händen, daß in der Tat der Hospitalismus in seiner heutigen Form als Folgeerscheinung der Infektion anzusprechen ist und es entfielen Theorien, wie die von Schloß[1]), die in etwas mystischer Weise für das schlechtere Gedeihen der Anstaltsinsassen „Milieuschäden" verantwortlich machen.

Die Bekämpfung der Infektion hat von der Erfahrung auszugehen, daß die Übertragung der Erkrankung auf die gesunden Insassen der Anstalt von den neueingelieferten oder in der Station selbst an Grippe erkrankten Säuglingen ausgeht. Es gilt also, den Kontakt mit diesen zu vermeiden. Das mag dort leicht sein, wo täglich nur ein geringer

---

[1]) l. c.

Wechsel in der Belegung erfolgt und die Zahl der Aufnahmen Grippekranker eine sehr geringe ist. Allerdings stellen sich auch hier schon deshalb Schwierigkeiten entgegen, weil man die Erkrankung oft erst festzustellen imstande ist, nachdem der Patient 1—2 Tage auf der Station lag und bereits andere Kinder infiziert hat. Daß in unserer Anstalt dieser Weg bei der großen Anzahl katarrhalisch erkrankter neuaufgenommener Kinder überhaupt nicht gangbar ist, lehrt ein Überblick über die grippekrank aufgenommenen Kinder in der Zeit vom November 1911 bis November 1912:

Monat	Absolute Zahl der Erkrankungen	Prozentzatz der Erkrankten zu den Aufgenommenen überhaupt
November	28	14,25%
Dezember	38	17,5 %
Januar	28	12,9 %
Februar	43	17,0 %
März	37	13,25%
April	40	16,5 %
Mai	34	12,5 %
Juni	45	18,5 %
Juli	34	10,75%
August	29	11,0 %
September.	32	15,0 %
Oktober	29	11,5 %

Von 2964 Neueinlieferungen waren insgesamt 417 mit Erkrankungen der Luftwege behaftet.

Nicht uninteressant wäre es, der Frage nachzugehen, wieso sich unter den Neuaufgenommenen eine so große Anzahl Grippekranker findet. Die Säuglinge kommen meist nach längerem Transport in reduzierter Bekleidung aus Entbindungsanstalten oder aus der Familie in das Haus. Es ist daher nicht von der Hand zu weisen, daß äußere Schädlichkeiten, wie Abkühlung und Mangel jeder Verpflegung in Tagen oder Stunden vor der Aufnahme an dem Zustandekommen der grippalen Erkrankung beteiligt sind.

Der Aufgabe, 417 grippekranke Kinder vor einem Kontakt mit den anderen Anstaltsinsassen zu bewahren, sind wir nicht gerecht geworden. Nach genauen Aufzeichnungen wurden durch diese, sei es direkt, sei es indirekt durch Mittelspersonen, 815 Kinder mit Grippe infiziert. Mit anderen Worten: Jede Erkrankung der oberen Luftwege, die ins Haus eingeliefert wurde, hatte 2 weitere derartige Erkrankungen zur Folge.

Will man der Ausbreitung der Grippe mit Erfolg entgegentreten, so muß man vor allem den Weg der Infektion zu erkennen suchen. Über ihn ist man bis heute noch getrennter Meinung. Lange Zeit hindurch nahm man ausschließlich eine indirekte Übertragung der Grippe an. Als Vertreter dieser Anschauung schrieb Vogt[1]) noch jüngst: „Wenn die Betten genügend weit voneinander entfernt stehen (1,50 m) und sonstige Annäherung der Kinder etwa durch gleichzeitiges Tragen durch eine Person usw. vermieden wird, so können Respirationserkrankungen nur durch das Pflegepersonal übertragen werden. Der Transport versprühter Keime durch den Luftstrom wird praktisch kaum ins Gewicht fallen."

Aber selbst unter den von Vogt gemachten Voraussetzungen dürfte eine solche Ablehnung der Übertragung durch den Luftweg nach den ausgedehnten Untersuchungsreihen Flügges[2]) nicht berechtigt sein. „Ungleich größere Infektionsgefahr müssen", so schrieb Flügge, „die in die Luft verschleuderten Tröpfchen bei den mit Husten und Auswurf verbundenen ansteckenden Krankheiten des Rachens und der Atmungsorgane bieten. Bei Diphtherie, Phthise, Influenza, Keuchhusten, Pneumonie wird der Übergang von Erregern in die Luft in Tröpfchenform häufig vorkommen. Nach den oben aufgeführten Versuchen ist gar nicht daran zu zweifeln, daß jedes Husten, Niesen, Schreien solche Tröpfchen des Sputums und Mundsekrets in reichlicher Menge in die Luft überführt, daß diese sich weit im Raume verbreiten und lange in der Luft schweben."

Da minimale Luftströmungen von weniger als 1 mm in der Sekunde[3]) solche Tröpfchen fortzubewegen und länger als 4 Stunden schwebend zu erhalten imstande sind, kam Flügge zu der Schlußfolgerung, daß die Inhalation verspritzter Sekrettröpfchen zweifellos ein häufiger und gefährlicher, vielleicht der gefährlichste Infektionsmodus ist.

Trotz der scharfen Beweisführung hat diese Flüggesche Auffassung auf die Durchführung der Isolierungsmaßnahmen im Spital kaum einen

---

[1]) Vogt, Zur Prophylaxe und Ernährungstherapie der Lungenerkrankungen im Kindesalter. Therap. Monatshefte 1912, Heft 8, S. 566.

[2]) Die Verbreitungsweisen und Bekämpfung der Tuberkulose, Leipzig 1908.

[3]) Bei der gewöhnlichen Erneuerung der Luft im Innern eines Wohnraumes mit geschlossenen Fenstern beträgt die Luftbewegung 1—2 mm pro Sekunde = 1—$1^1/_2$fache Erneuerung der gesamten Zimmerluft innerhalb 1 Stunde.

größeren Einfluß ausgeübt. Erst die unabhängig von Flügge in Frankreich auf eben derselben Anschauung basierende Theorie von Lesage[1]) scheint, wie jüngst die Diskussion im Anschluß an den Vortrag v. Pirquets in Münster lehrte, zu einer Revision der herrschenden Meinungen zu führen. Ebenso wie Flügge nimmt Lesage bekanntlich an, daß der Luftzug die Erreger der verschiedenen Erkrankungen in die Ferne trägt und so die Ansteckung vermittelt. In Konsequenz dieser Annahme legt er kontagiöse Erkrankungen in halboffene Boxen eines großen Saales, dessen Ventilation durch besondere Vorrichtungen äußerst schwach gehalten wird. Man mag mit noch so großer Skepsis an die Theorien Lesages herangehen, die Tatsache der günstigen Resultate steht fest, die er mit diesem System der Unterbringung Infektionskranker (mit Ausnahme von Varizellen, deren Erreger er als allzu leicht flüchtig bezeichnet) erzielt hat.

Es erschien mir daher der Versuch angezeigt, mit einem auf Flügge-Lesageschen Gedankengängen aufgebauten System der Verbreitung der Grippe im Spital entgegenzutreten.

Gleichsam als Tastversuch wurde daher Anfang November 1911 eine Station nach diesen Grundsätzen in einfachster Weise eingerichtet. Wenn ich mir schon heute erlaube, über die dabei gesammelten Erfahrungen zu berichten, so geschieht es nicht, weil die Einrichtungen schon heute als nachahmenswert gelten dürfen — das sind sie nicht — sondern weil uns prinzipiell bewiesen scheint, daß die Übertragung der katarrhalischen Erkrankungen auf diese Weise verhindert werden kann.

Beschreibung der Stationseinrichtungen.

Zwei Forderungen mußten erfüllt werden: 1. die Dämpfung der Ventilation, 2. die individuelle Isolierung jedes Kindes. Die Erfüllung dieser Forderungen ist notwendig, damit einmal ausgeschleuderte Keime nicht verschleppt werden, sondern sich innerhalb des für den Kranken bestimmten Raumes zu Boden setzen und so der Vernichtung anheimfallen.

Die Dämpfung der Luftzuströmung wurde nach dem Vorgange Lesages durch ständigen Verschluß der Fenster und das Anbringen einer fein perforierten Glasscheibe[2]) an einem oder zwei Fenster-

---

[1]) Vgl. den Bericht E. Müllers, Jahrb. f. Kinderheilk. **74**, 450 und Referat des ersten Pariser internationalen pädiatrischen Kongresses 1912. Jahrb. f. Kinderheilk. **76**, 582.

[2]) Anstatt des teuren perforierten Glasfensters kann man nach Finkelsteins Vorschlag bei Doppelfenstern die Außenscheibe eines Fensterquadrates

quadraten erreicht. Zwecks noch intensiverer Abschwächung des Luftstroms passierte die Luft nach ihrem Einströmen durch das Fenster ein großes im Holzgestell aufgestelltes Gazefilter, das der Größe der Saalfenster entsprach.

In welch exquisiter Weise die einfache Mullage die Luftströmung verlangsamt, davon kann man sich sehr leicht überzeugen, wenn man eine kleine Kerzenflamme vor dem Mull und hinter dem Mull brennen läßt. Die vor dem Mull aufgestellte wird unruhig flackern, die hinter dem Mull ganz ruhig brennen. Exakter kann man durch anemometrische Messungen diesen besänftigenden Einfluß des Mulls auf die Luftbewegung feststellen. In einem unserer Versuche zeigte der Anemometer vor dem Mull 23 Umdrehungen in einer Minute an, hinter dem Mull nur 10.

Der Abzug der verbrauchten Luft geschah durch den gewöhnlichen Ventilationsschacht im Sommer in der Höhe der Decke, im Winter in der des Fußbodens.

Besonders wurde auf die Vermeidung von Zugluft beim Öffnen und Schließen der Zimmertüre geachtet. Die gegenüber dem Fenster liegende Tür wurde verschlossen und der Eingang nur durch eine seitliche Tür, die zunächst in einen als Baderaum dienenden Vorraum führt, gestattet. Außerdem wurde durch einen großen Wandschirm, dessen Höhe die Türöffnung überragt, ein Abschluß gegen allzuscharf eindringende Luftströme erreicht.

Gewiß ist die Frage berechtigt, ob nicht durch solche energische Maßnahmen der Luftzufluß allzusehr verringert wird und die Lufterneuerung leidet. Durch Bestimmung des Kohlensäuregehaltes in der Luft (vorgenommen durch das städtische Untersuchungsamt)[1]) wurde festgestellt, daß die Luft der Station 0,9—1 p. m. CO_2 enthielt; das ist ein Gehalt, der zwar nicht als ideal zu bezeichnen ist, aber auch nicht die Grenze des Zulässigen überschreitet. Nach Rubner[2]) ist eine Luft erst schlecht und für einen beständigen Aufenthalt untauglich, wenn der CO_2-Gehalt mehr als 1 p. m. beträgt. Die Lufterneuerung ging in 24 Stun-

und die Innenseite eines schräg gegenüberliegenden Quadrates entfernen und zwischen beide eine perforierte Blechleiste einsetzen. Das Glas des Innenfensters wird durch eine einfache Mullage ersetzt. Der Luftstrom wird so gebrochen und in der gewünschten Weise abgeschwächt.

[1]) Herrn Dr. Seligmann vom städt. Untersuchungsamt sage ich für seine freundliche Unterstützung und nützlichen Ratschläge auch an dieser Stelle meinen Dank.

[2]) Lehrbuch der Hygiene S. 217.

den 21,5 mal vor sich, auch dieser Wert bleibt hinter dem sonst erwünschten von 48 zurück. Eine häufigere Erneuerung müßte aber — wenigstens bei den jetzigen Stand der Vorrichtungen — mit einer nicht erwünschten Beschleunigung der Luftbewegung einhergehen, so daß vorläufig davon Abstand genommen wurde.

In einer zweiten, später eingerichteten Station befand sich die Abzugsklappe leider nicht vis-a-vis dem Fenster, sondern, wie aus der beigefügten Abbildung hervorgeht, an der Seitenwand des Zimmers, nur ca. 2 m vom Fenster entfernt. Der Luftstrom verteilte sich daher nicht gleichmäßig durch den Raum, sondern floß nach seinem Eintritt durch die Fensteröffnung vorzüglich den beiden ersten Boxen zu. Hier ent-

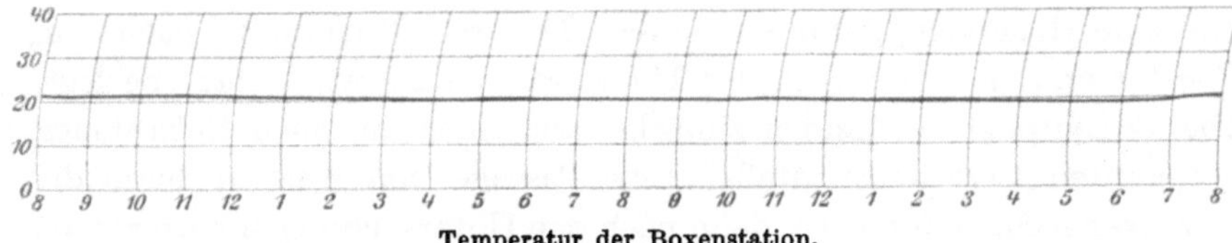

Temperatur der Boxenstation.

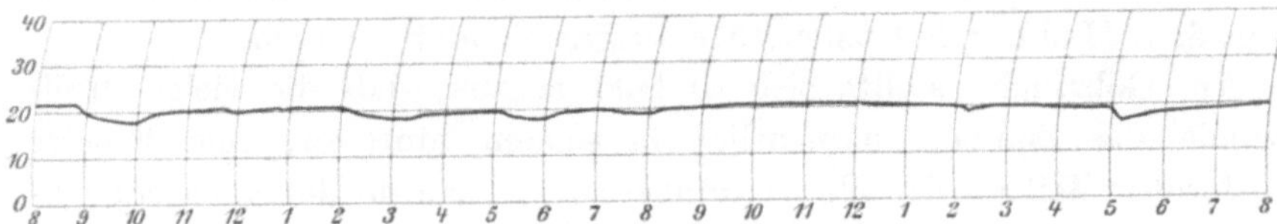

Temperatur einer gewöhnlichen Station.

Fig. 1.

sprach der CO_2-Gehalt daher den Anforderungen $0,6-9^0/_{00}$; in den übrigen, besonders in den fern von dem Abzug gelegenen Boxen stieg er aber auf unzulässige Höhe — bis auf $1,26^0/_{00}$. Eine Verlegung des Ventilationsschachtes ist hier geplant.

Die Temperatur des Zimmers ist infolge der sorgfältigen Dosierung der Zu- und Abströmung äußerst gleichmäßig. Lang fortgesetzte Dauermessungen ergaben kaum eine Bewegung in der Temperaturkurve. Die obige sich über 24 Stunden erstreckende Temperaturkurve zeigt die Monothermie der Station (Fig. 1). Im ganzen liegt die Temperatur des Zimmers etwas höher als auf anderen Stationen. Da die Temperaturregulierung durch die Wärterin stets schwierig zu handhaben ist, soll in Zukunft die Thermoregulation der Warmwasserheizung automatisch bewerkstelligt werden. Besonders in der Zeit der Sommerhitze stieg die Temperatur höher als auf anderen Stationen. Durch Öffnen einer mit einem Gazerahmen überspannten Gitterklappe (vgl. S. 430 u. 431) im Fenster konnte dann Abhilfe geschafft werden.

Die relative Feuchtigkeit im Zimmer, gemessen am Haarhygrometer, unterschied sich nicht wesentlich von der in den übrigen Zimmern herrschenden.

Zur Entfernung der sich in Säuglingsstationen stets anhäufenden und bei der verlangsamten Ventilation besonders bemerkbaren üblen Gerüche wurde der Fußboden nach dem Czernyschen Vorschlag jeden Morgen einmal mit 1 proz. Lösung von Antiformin aufgewaschen.

Die Isolierung der Kinder geschah in 10 nach dem Mittelgang hin offenen Boxen, deren Wände wenige cm über dem Fußboden frei ließen und eine Höhe von 2,50 m erreichten. Die erste Boxenwand nach dem Fenster und die letzte nach der Tür wurde noch etwas höher angelegt. Die Boxenwände bestanden zunächst aus einer, in einen Holzrahmen gespannten Lage feinen Mulls. Eine Passage von Keimen durch die Gaze war nicht zu fürchten, denn nach den Untersuchungen Kobraks[1]) hält feiner Mull alle Keime zurück, die in einer Entfernung von 50 cm von dem Mull durch Hustenstöße ausgeschleudert werden.

Im Gebrauche stellte sich es bald heraus, daß die vielen Mullwände das Zimmer, namentlich in seinem hinteren, vom Fenster entfernten Teilen allzusehr verdunkelten. Es wurde daher in jede einzelne Boxenwand ein Glasfenster von 0,80 m Höhe und 1,15 m Breite eingesetzt.

Anfangs befürchteten wir, daß die Mullwände Fänger und Bewahrer von Krankheitskeimen wären, wenn wir nicht durch desinfizierende Lösungen täglich die der Gaze aufsitzenden Keime vernichteten. Wir bespritzten deshalb sämtliche Mullwände täglich einmal mit einer dünnen Sublimatlösung 1 : 5000. In der Tat wurde so die Abtötung lebender Keime erreicht (z. B. fanden sich in 10 qcm Mull vor der Sublimatbenetzung 760 Keime, nach derselben 0). Aber es kam dadurch zu einer unerwünschten Feuchtigkeitsüberladung der Luft, die um so mehr vermieden werden mußte, als dabei vielleicht nicht unschädliche Quecksilberdämpfe verbreitet wurden. Erfreulicherweise zeigte sich, daß die Befürchtung einer Keimbewahrung durch die Mullwände in der Tat nicht zutraf. Wie durch Keimzählung im städt. Untersuchungsamt festgestellt wurde, fand die Keimvermehrung nur in den ersten Tagen nach der Aufspannung des Mulls statt. Dann blieb die Zahl der nachzuweisenden Keime tagelang ungefähr auf gleicher Höhe, wahrscheinlich deshalb, weil stets ein Teil der Keime zu Boden fiel und so unschädlich gemacht wurde.

[1]) Respiratoren zum Schutze gegen die Einatmung infektiöser Tröpfchen und Stäubchen. Zeitschr. f. Hygiene u. Infektionskrankh. Bd. 68, S. 157.

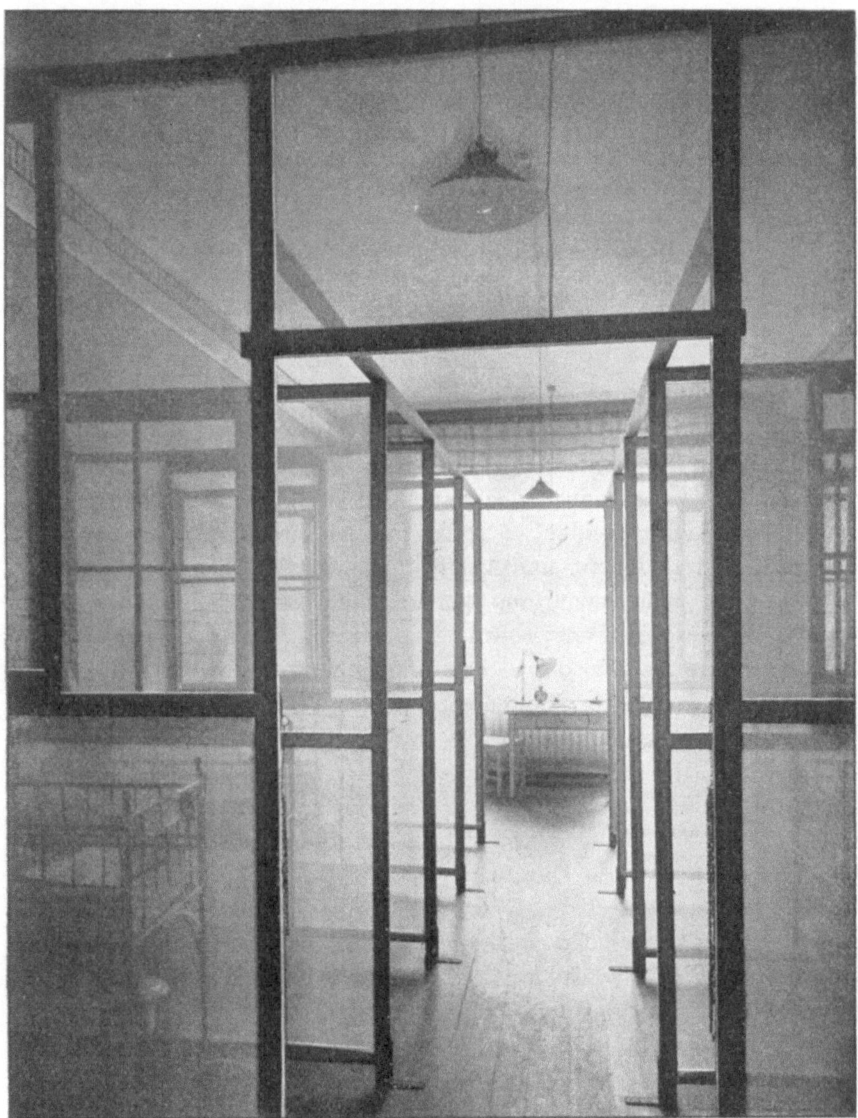

Fig. 2. Die Mullboxenstation.

Zahl der Keime in 10 qcm Mull

Höhe	18 cm	1,06 m	2,13 m
nach 2 Tagen	20	167	280
„ 4 Tagen	20	220	360
„ 6 Tagen	960	1720	1020
„ 4 Wochen	720	1700	—

Wir sahen daher von der Sublimatdesinfektion der Mullwände ab, und begnügten uns mit einem alle 4 Wochen stattfindenden Wechsel des Mulls.

Nicht uninteressant ist die Tatsache, daß sich die größte Keimzahl stets in jener Mullage fand, die dem Kopfe der Kinder am nächsten war (in der Höhe von 1,06 m). Man darf diese Keimansammlung wohl auf die mit den Hustenstößen stattfindende Keimausstreuung zurückführen und dies mit um so größerer Berechtigung, als bei stark hustenden Kindern in eben derselben Höhe stets viel mehr Keime gefunden wurden, als bei gesunden.

Keimzahl in 10 qcm Mull in 1,06 Höhe

	bei Gesunden	bei Hustenden
1. Tag	987	1040
2. Tag	840	6080
3. Tag	3920	6560

Die Mullwände wurden bei der später eingerichteten Station (Station 7) durch Holz-Glaswände ersetzt (Fig. 3). Zur Zeit, in der ich diesen Bericht niederschreibe, bin ich allerdings nicht imstande, diese Änderung auch als Verbesserung zu bezeichnen. Mag auch der Schönheitssinn für die Glaswände entscheiden, so sprechen doch, wenigstens bei den vorliegenden System der Zu- und Ablüftung gewichtige Gründe für die Beibehaltung der zunächst nur aus ökonomischen Gründen gewählten Mullwände. Die durch die Fensteröffnung eingetretene Luft passiert hier langsam, mehr und mehr in der Stromstärke gehemmt, Boxe auf Boxe, bis sie durch die Ventilationsklappe auf der dem Fenster entgegengesetzten Wand des Zimmers entweicht. So erhält jedes Kind seinen Anteil an der frischen Luft, ohne daß eine Verschleppung von Krankheitskeimen durch zu starke Luftströmungen zu befürchten steht. Anders bei den Glaswänden. Schon die erste, dicht beim Fenster gelegene Glaswand verhindert den direkten Durchtritt der frischen Luft in die erste Boxe, so daß der Hauptluftstrom gezwungen wird, entweder den Mittelgang oder den Weg unter oder oberhalb der Boxe zu gehen. Die Innenluft innerhalb der Boxe selbst kann so unter Umständen einige Zeit stagnieren oder an der Ventilation nur unregelmäßig Anteil nehmen. Um die Gleichmäßigkeit der Lufterneuerung in den Glasboxen zu erzielen, wird wahrscheinlich ein komplizierteres Ventilationssystem erforderlich sein, in der Weise, daß jede Boxe für sich eine Ventilationsvorrichtung für Zuführung oder zumindest für Abführung der Luft erhält. Eine solche Anlage ist für eine demnächst zu errichtende Boxenstation geplant.

Das Gesamtbild der Stationen, alle Einzelheiten der Einrichtung (Masse der Boxenwände usw.) erkennt man aus den beigegebenen Bildern und Zeichnungen im Quer- und Frontalschnitt. (Figuren 2, 3, 4 u. 5.)

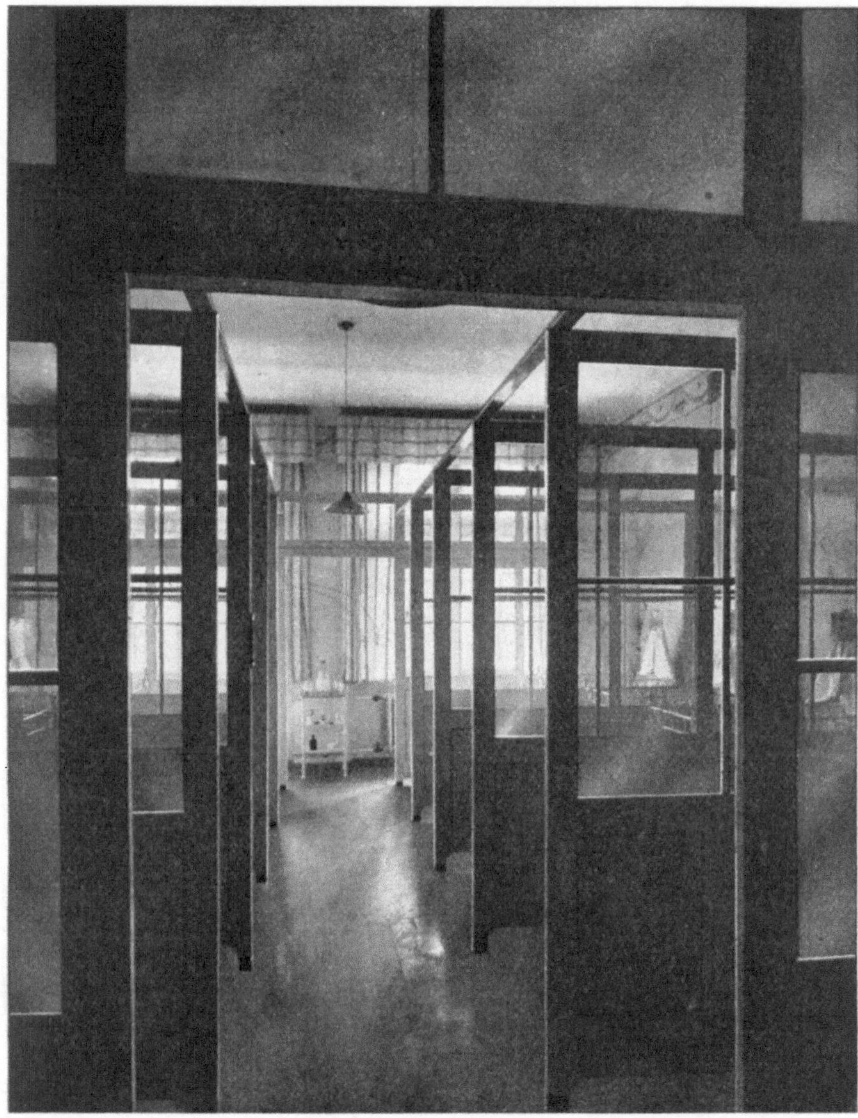

Fig. 3. Die Glasboxenstation.

Außer den das ganze Kind isolierenden Vollboxen wurde noch eine einfachere Art der Isolierung ebenfalls in Kombination mit den erwähnten Ventilationseinrichtungen versucht, eine Isolierung des für die Übertragung gefährlichsten Teiles des Kindes, des Kopfes, durch sogenannte Kopfboxen. Auf einer Station (10) wurden alle Insassen ständig unter diesen Kopfboxen gehalten.

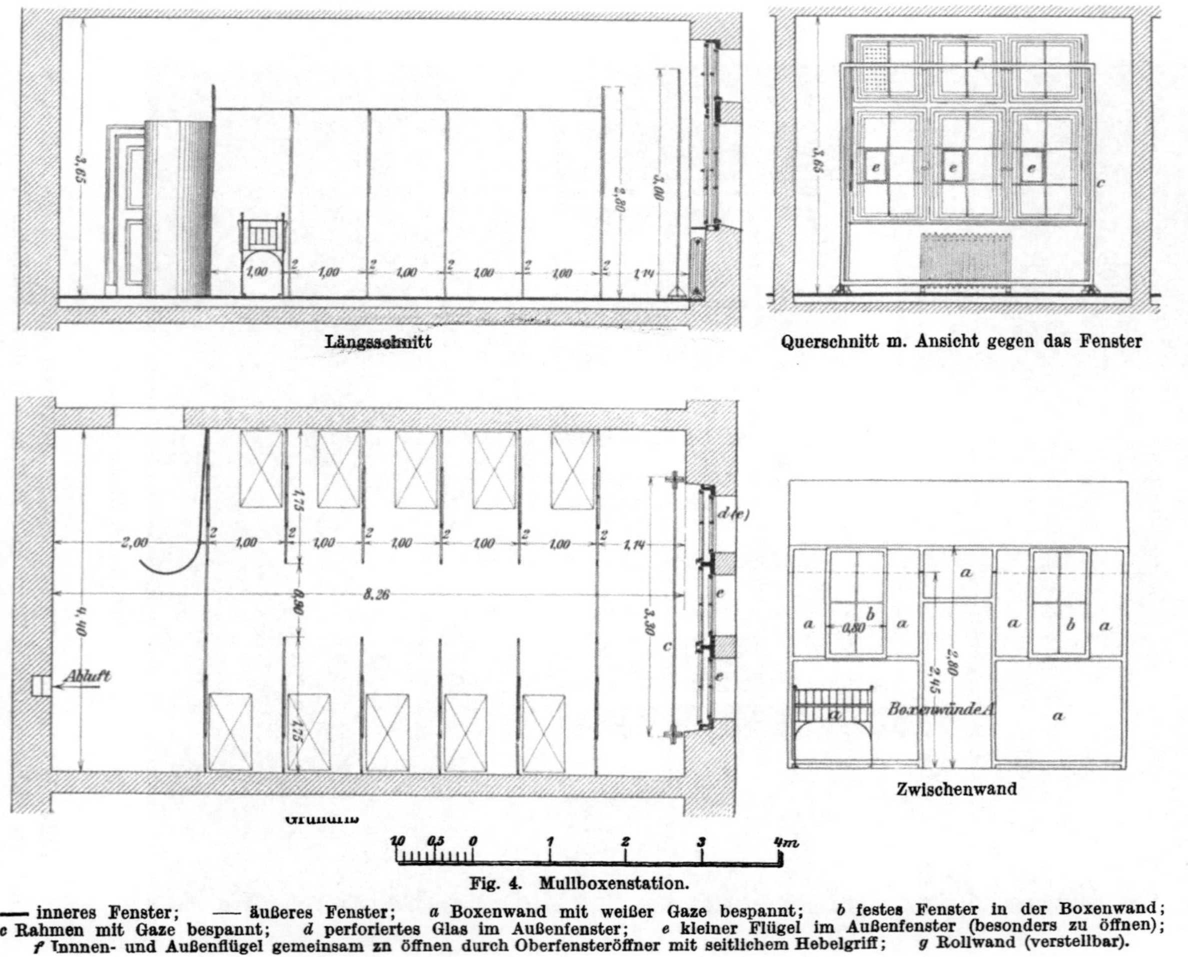

Fig. 4. Mullboxenstation.

— inneres Fenster; — äußeres Fenster; *a* Boxenwand mit weißer Gaze bespannt; *b* festes Fenster in der Boxenwand; *c* Rahmen mit Gaze bespannt; *d* perforiertes Glas im Außenfenster; *e* kleiner Flügel im Außenfenster (besonders zu öffnen); *f* Innen- und Außenflügel gemeinsam zu öffnen durch Oberfensteröffner mit seitlichem Hebelgriff; *g* Rollwand (verstellbar).

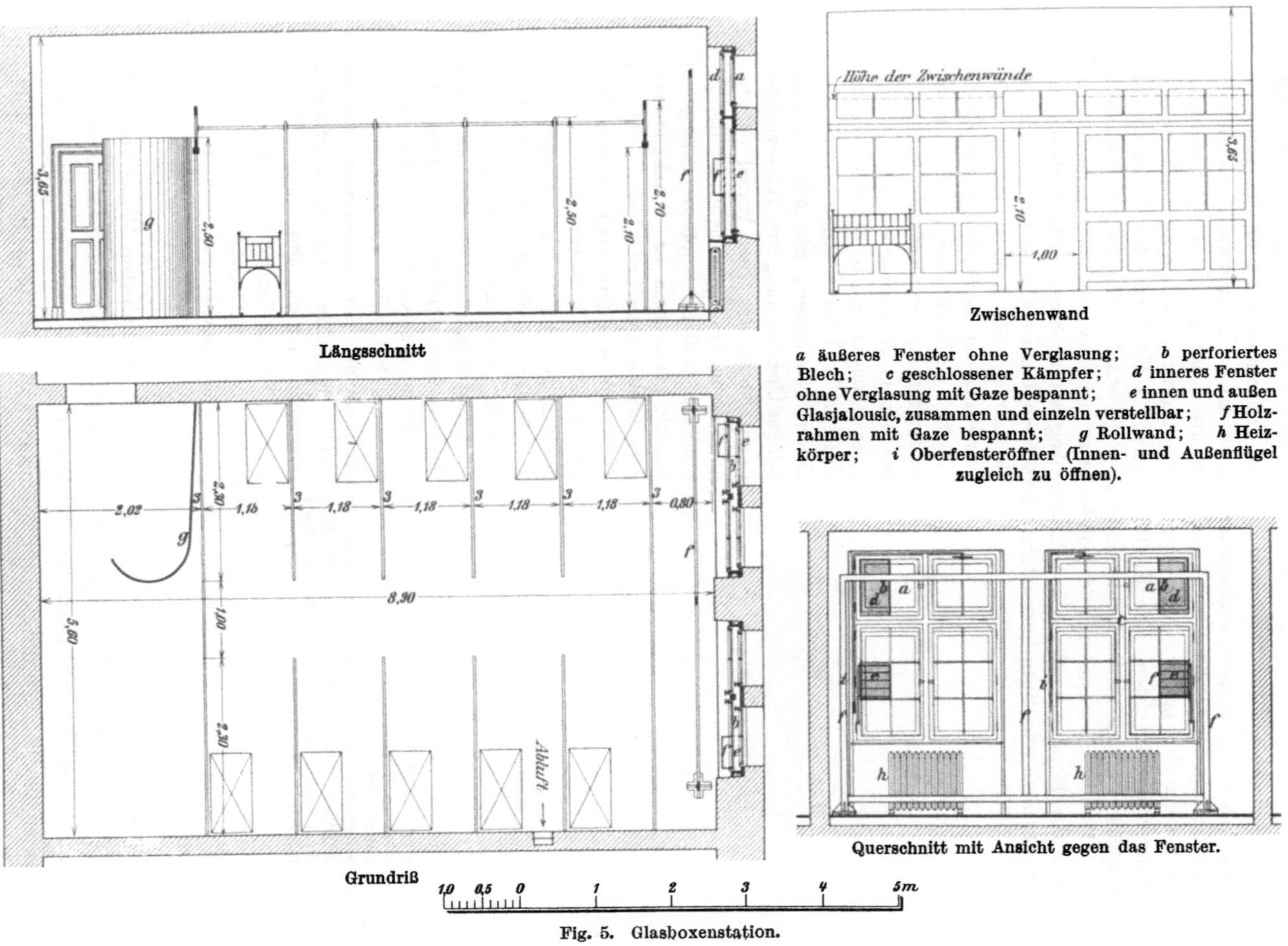

a äußeres Fenster ohne Verglasung; *b* perforiertes Blech; *c* geschlossener Kämpfer; *d* inneres Fenster ohne Verglasung mit Gaze bespannt; *e* innen und außen Glasjalousie, zusammen und einzeln verstellbar; *f* Holzrahmen mit Gaze bespannt; *g* Rollwand; *h* Heizkörper; *i* Oberfensteröffner (Innen- und Außenflügel zugleich zu öffnen).

Fig. 5. Glasboxenstation.

Wie die folgende Skizze ohne weiteres erkennen läßt (Fig. 6), besteht die Kopfboxe aus einem leicht zusammensteckbaren Holzrahmen, der an den Seiten mit feiner alle 4 Wochen auszuwechselnder Gaze überkleidet ist und nach oben mit einer durchsichtigen ganz dünnen Celluloidplatte überdeckt ist. In die Celluloidplatte ist an einer Ecke zur Erzielung einer besseren Durchlüftung ein kleines dreieckiges Fenster ausgeschnitten. Die Kopfboxe wird am Kopfende des Bettes so aufgestellt, daß der Kopf des Kindes durch sie völlig von der Umgebung abgeschlossen ist. Bei dem Herausnehmen des Kindes ist es nur notwendig, den an der Vorderseite der Kopfboxe befindlichen Mullvorhang aufzunehmen. Die Nachteile, die einer solchen primitiven Vorrichtung innewohnen, bedürfen kaum einer besonderen Erörterung. Sie bestehen in einer Erschwerung der Beobachtung des Kindes in einer vielleicht nicht ausreichenden Luftzufuhr und infolgedessen dem Nachteil einer Kohlensäureanhäufung und einer besonders zur heißen Zeit eventuell eintretenden Übererwärmung des Kindes. Diesen Nachteilen, die sich bei sorgfältiger Überwachung zum Teil vermeiden lassen, steht der eine Vorteil der Beschränkung des Tröpfchentransports gegenüber. Daß die Kopfboxe, solange sie allseitig geschlossen ist, Krankheitserregern keinen Durchtritt bietet, geht aus der Tatsache hervor, daß auf dem Mull gelegentlich Diphtheriebacillen nachgewiesen wurden. Ein ständiger Verschluß der Kopfboxe, wie er zur Vermeidung von Infektionsübertragungen Voraussetzung wäre, läßt sich aber schon deshalb nicht durchsetzen, weil bei jeder Fütterung der Kinder, bei jeder Untersuchung, bei jeder Trockenlegung der Mullvorhang zurückgeschlagen werden muß. Immerhin sind die Kopfboxen, mögen sie auch nur einen Notbehelf darstellen, bei der Isolierung stark hustender, besonders auch tuberkulöser Kinder, sowie zur Isolierung von Diphtheriebacillenträgern selbst in Stationen ohne besondere Ventilationseinrichtung nicht ohne Nutzen.

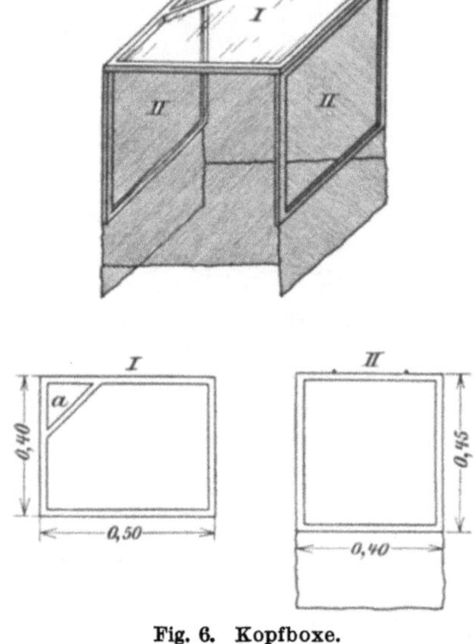

Fig. 6. Kopfboxe.
I Oberer Rahmen mit 1 mm starker durchsichtiger Zelluloidplatte bekleidet mit Ausnahme des Dreiecks a.
II Seitenteile, mit dem Rahmen I durch je 2 Dübel auseinandernehmbar verbunden die 4 Seitenflächen sind mit feiner weißer Gaze in der angegebenen Länge (⁀) bespannt.

Der Dienst auf den Stationen ging in der gewohnten Weise vor sich. Jede Pflegerin hat bei Tage 10, bei Nacht 20 Säuglinge zu versorgen. Arzt sowohl als Pflegerin waschen sich nach jeder Berührung eines Kindes die Hände mit Seife, ein Wechsel der Mäntel findet im allgemeinen nicht statt, nur bei der Versorgung von masern- und keuchhustenkranken Kindern tragen Arzt und Pflegerin in der entsprechenden Boxe einen besonderen Mantel.

Da der Besuch unserer Pfleglinge durch Verwandte nicht verboten werden kann, dürfen die besuchenden Personen nur den Mittelgang der Boxenstation betreten und von dort aus, durch eine Kette von der Boxe abgesperrt, das Kind betrachten.

Im Falle grippaler Erkrankung des Arztes oder der Pflegerin wurde das Tragen einer Mullmaske — leider gibt es noch nichts besseres — vorgeschrieben. Stets wurde besonders darauf geachtet, daß innerhalb der Boxenstation durch langsame Bewegungen und ruhigen Schritt möglichst wenig Luftbewegung verursacht wurde.

Die Einrichtung der Boxenstation wurde nach ihrem heutigen Stand wiedergegeben. Es soll aber nicht verschwiegen werden, daß die Einrichtungen bei Eröffnung der Station Anfang November 1911 zunächst noch unvollkommener waren und erst allmählich mit wachsender Erfahrung ihre Ergänzung fanden. So erwies sich die Luftzufuhr durch das perforierte Fenster, die Aufstellung des Wandschirmes und der Mullgardine hinter dem Fenster erst allmählich als notwendig. Die Mullboxenstation (11) repräsentierte sich in der beschriebenen Form erst am 26. I. 12. Die Glasboxenstation (7) erhielt erst nach Abschluß dieses Berichtes aus einer noch später zu besprechenden Veranlassung heraus dieselbe Mullgardine hinter dem Fenster, wie Station 11. Die Kopfboxenstation (10) wurde am 24. I. 12 in Betrieb genommen. Der Bericht über alle 3 Stationen wurde am 1. XI. 12 abgeschlossen.

I. Die Infektionsverhütung.

A. Die Erkrankungen der Luftwege.

In erster Linie galt die Einrichtung der Boxenstationen der Verhinderung der Grippenübertragung. Wie ist sie dieser Aufgabe gerecht geworden?

Die Mullboxenstation passierten 75 Kinder mit einer Aufenthaltsdauer von durchschnittlich 35,8 Tagen, 36 Kinder wurden mit Erkrankungen der Respirationsorgane aufgenommen. Diese hohe Zahl katarrhalischer Erkrankungen erklärt sich daraus, daß mit Vorbedacht eine große Anzahl grippekranker Kinder auf die Boxenstation dirigiert wurden. 36 Neuaufnahmen mit grippaler Erkrankung haben sonst nach der vorher angeführten Morbiditätsstatistik 72 weitere derartige Erkrankungen der Anstaltsinsassen im Gefolge. Tatsächlich aber erkrankten in der ganzen Zeit nur 2 Kinder an Katarrhen der Luftwege, als deren Ursache naturgemäß auch eine Infektion von seiten der Besucher, des Arztes oder der Pflegerin nicht auszuschließen ist. Wenn man aber selbst eine Infektion durch andere Stationsinsassen zugibt, so muß doch angesichts dieser überaus geringen Zahl von Neuerkrankungen der Erfolg der Einrichtung als ein sehr guter bezeichnet werden.

Die Glasboxenstation passierten 31 Kinder mit einer durchschnittlichen Aufenthaltsdauer von 25 Tagen. 16 davon waren an Grippe erkrankt. Bis zum Abschluß dieses Berichtes wurde keine Übertragung beobachtet. Erst im Laufe des Novembers erkrankten 4 Kinder gleichzeitig mit Katarrhen, die augenscheinlich auf eine Infektion zurückzuführen waren. Die Erkrankungen gaben den Anlaß zu der vorher bereits erwähnten Korrektur der Luftzuströmung durch Aufstellung der Mullgardine, die wir zunächst entbehren zu dürfen glaubten. Nach diesem Zeitpunkt haben wir bis heute keine weiteren Erkrankungen während des Aufenthaltes der Kinder auf der Station erlebt.

Die Kopfboxenstation war bis zu dem Abschluß des Berichtes mit 65 Kindern belegt, deren durchschnittlicher Aufenthalt 43 Tage währte. 25 davon waren mit Katarrhen der Luftwege behaftet. Auf dieser Station wurden 10 Neuerkrankungen beobachtet. Und zwar im Februar 3, im April 4, im Mai 1, Juni 1, August 1. Die Erkrankungen im Februar und April waren vielleicht Folgen einer Übertragung durch die an heftiger Grippe leidenden Pflegerinnen, die nicht vom Dienste befreit werden konnten. Immerhin blieben selbst nach Abrechnung dieser Übertragungen durch die Pflegerin noch 3 Neuerkrankungen während des Aufenthaltes auf der Station übrig. Die Einrichtung der Kopfboxen hat demnach einen schwächeren Schutz gegen die Übertragung der Grippe gewährt, als die der Vollboxen.

Mit besonderem Interesse mußte man den Verlauf der grippalen Erkrankungen innerhalb einer Station, in der Neuinfektionen fast völlig vermieden waren, verfolgen. Das Interesse galt vor allem der Beantwortung der Frage, ob die häufigen Rezidive der Katarrhe der Luftwege, wie man sie sonst auf Säuglingsstationen zu sehen gewohnt ist, nun ausbleiben oder ob sie selbst in diesem so gut wie infektionsfreien Milieu wieder aufflackern, ob mit anderen Worten die rezidivierenden Erkrankungen die Folgen exogener oder endogener Reinfektion sind. Die Beantwortung der Frage wurde noch dadurch erleichtert, daß Kinder mit immer wieder rezidivierenden Katarrhen von anderen Stationen auf die Boxenstationen verlegt wurden.

Nach dem Verlaufe der grippalen Erkrankungen auf der Boxenstation ist eine Einteilung in zwei verschiedene Krankheitsformen erlaubt, in eine im infektionsfreien Milieu zu endogener Reinfektion neigende Form und in eine nicht zu endogener Reinfektion neigende Form.

Die erste Erkrankungsart, die sich endogen reinfizierende, ist selten. Im ganzen haben wir nur 4 derartige Fälle beobachtet. Dreimal handelte es sich um Kinder mit Pneumonie (einmal neben schweren hämorrhagischen Masern), von denen eins (das Masernkind) in der zweiten Woche des Aufenthalts in der Station an Pneumonia migrans starb. Die beiden

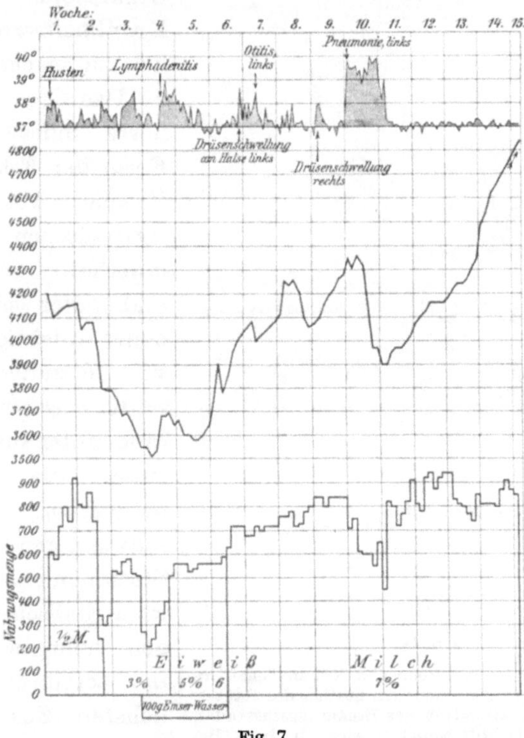

Fig. 7.

anderen erkrankten nach 2 resp. 7tägigem fieberfreiem Intervall erneut an Pneumonie. Der 4. Fall betraf einen Säugling mit 6 Wochen dauerndem Schnupfen, der in dieser Zeit häufig zu mäßigen Fieberzacken führte. Als typisches Beispiel dieser rezidivierenden Form der Erkrankung sei folgender (nach dem 1. XI. beobachteter) Fall mitgeteilt.

E. R. (Fig. 7), 2 Monate alt, aufgenommen mit Husten, Pharyngitis und Fieber, in der 4. Beobachtungswoche Entwicklung einer Lymphadenitis. Zuerst stärker auf der linken Halsseite, gleichzeitig Otitis links, in der 9. Woche stärkere Drüsenschwellung rechts. In der 10. Woche Pneumonie. In der ganzen Zeit — also 10 Wochen lang — entweder beträchtliches Fieber oder subfebrile Temperaturzacken. Erst nach dem Abklingen der Pneumonie endgültiger Abfall der Temperatur zur Norm und Gedeihen.

Erfahrungen dieser Art machen es wahrscheinlich, daß die Krankheitserreger sich wochenlang im Körper aufhalten und ohne Hinzutritt weiterer exogener Infektionen immer wieder zu neuen Manifestationen führen können, bis es der wachsenden Immunität des Organismus gelingt, die Krankheitserreger unschädlich zu machen.

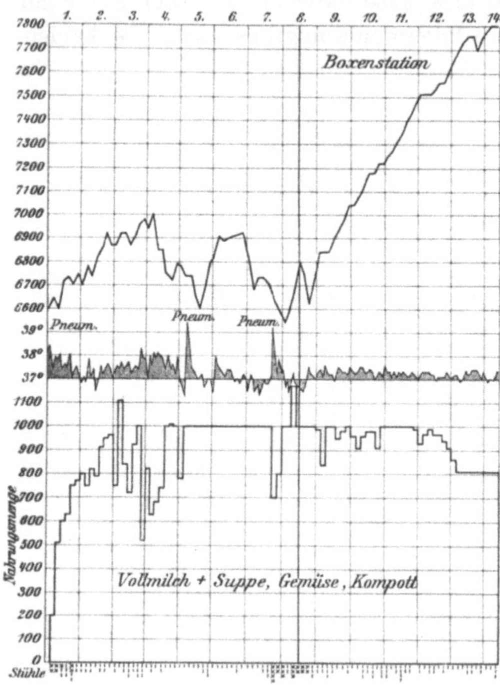

Fig. 8.

Kind L. 1 Jahr. In $7^1/_2$ Wochen 3 Erkrankungen an Pneumonie auf einer gewöhnlichen Station des Hauses. Jedesmal schwere Alteration des Ernährungszustandes, so daß jeder Fortschritt vereitelt wird. In der 8. Beobachtungswoche Verlegung auf die Boxenstation: Ungestörtes Gedeihen, das auch in der Außenpflege anhält (vgl. Fig. 9).

Das Gros der Fälle gehörte indes der zweiten Form der Erkrankung an: Rascher Ablauf der katarrhalischen Erkrankung innerhalb weniger Tage und später bei Vermeidung neuer Infektionen Freiheit von Rezidiven. Interessanterweise finden sich gerade unter diesen Kindern einige, die wochen- und monatelang im infektionsschwangeren Milieu anderer Stationen unaufhörlich von katarrhalischen Erkrankungen heimgesucht wurden und bereits in den bedrohlichsten Zustand geraten waren, nun aber durch die Bewahrung vor neuen grippalen Infektionen ohne Änderung der Ernährungsweise sofort zu gutem Gedeihen gebracht wurden. Wiederum seien zwei Beispiele kurz mitgeteilt und mit Kurven belegt. Fig. 8, 9, 10.

Ebenso wie in diesen beiden Fällen die Temperatur mit der Verlegung auf die Station nach langer Fieberbewegung zur Norm sank, so war dies in einer ganzen Reihe von Fällen bisweilen in geradezu kritischer Weise zu beobachten.

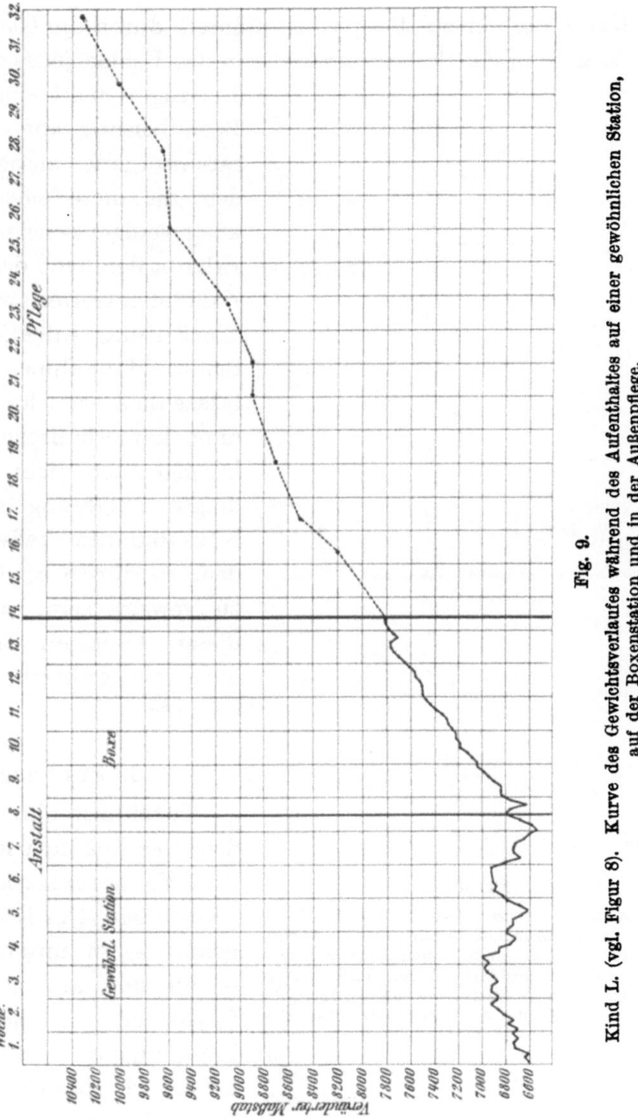

Fig. 9.
Kind L. (vgl. Figur 8). Kurve des Gewichtsverlaufes während des Aufenthaltes auf einer gewöhnlichen Station, auf der Boxenstation und in der Außenpflege.

Nicht ganz leicht zu beantworten ist die Frage, ob das Freibleiben von weiteren Erkrankungen lediglich die Folge der Vermeidung exogener Infektion ist oder ob der Wegfall exogener Schädigungen anderer Natur dabei im Spiele ist. Um die Übertragung infektiöser Keime zu vermeiden, mußten wir Einrichtungen treffen, die gleichzeitig vielleicht in ganz anderer Richtung liegende Schädlichkeiten hintanhalten: Kann, um nur ein Beispiel anzuführen, durch die Gleichmäßigkeit der Wärme in der Station sowie durch das Fehlen jedes schärferen Luftzuges nicht eine günstige Beeinflussung auf die Respirationsorgane ausgeübt werden, die diese einer Erkrankung weniger geneigt machen? Erlaubt demnach das zeitliche Zusammentreffen zwischen der Einrichtung infektionsverhütender Maßnahmen und der tatsächlich erreichten Vermeidung katarrhalischer Erkrankungen auch nicht die unbedingte Folgerung auf einen Kausalkonnex zwischen beiden, so dürfte es doch nicht zu gewagt sein, wenn man diesen kausalen Zusammenhang als wahrscheinlich bezeichnet.

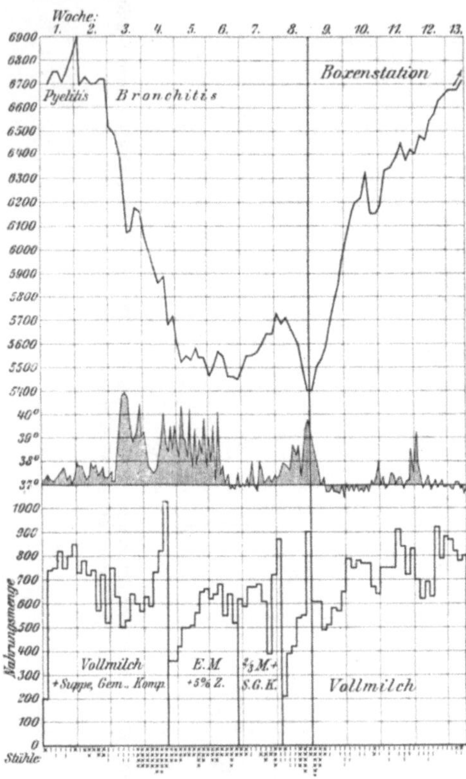

Fig. 10.

W. 10 Monate alt, schwere Pyelitis, die sich durch Hinzutritt einer Bronchitis während des Aufenthaltes des Kindes auf einer gewöhnlichen Station sehr verschlechtert. Parenterale Störung mit starken Gewichtsstürzen. — Verlegung in die Boxenstation zu Beginn der 9. Beobachtungswoche. Sofortige Erholung, Abklingen der Bronchitis und Gewichtszunahme. Gelegentlich noch durch die Pyelitis bedingte Fieberzacke. In der 13. Woche im Urin kein krankhafter Befund mehr. Entlassung. Fernerhin ungestörtes Gedeihen.

B. Pertussis.

Keuchhustenkranke wurden ausschließlich in den beiden Vollboxenstationen aufgenommen. Der Keuchhusten gehört — in unserer Anstalt — zu den am meisten gefürchteten kontagiösen Erkrankungen. Nicht selten haben wir, besonders als wir die Epidemiologie der Pertussis noch nicht so wie heute beherrschten, völlige Durchseuchung einzelner Krankensäle erlebt. Nicht alle Anstaltsärzte haben bekanntlich ebensolche Erfahrungen über die Infektiosität des Keuchhustens machen müssen. Czerny ist sogar auf Grund seiner reichen Erfahrungen der Meinung, daß eine Vermeidung der Keuchhustenübertragung ausschließlich durch eine größere Distanz der Betten (1,50 m, ebenso wie er sie zur Vermeidung der

Grippeübertragung fordert) zu erreichen ist. Ohne — mangels einschlägiger Beobachtungen — auf diese Frage einzugehen, sei über die Resultate der Unterbringung Pertussiskranker in unseren Boxenstationen berichtet. Im ganzen passierten die Stationen 7 und 11 bis zum 1. XI. 20 keuchhustenkranke Kinder, eine Zahl, die sich bis heute noch beträchtlich weiterhin erhöht hat. Eine Übertragung der Pertussis auf Stationsinsassen haben wir nicht erlebt. Als besonders bemerkenswert möchte ich die Milde des Verlaufs der Keuchhustenerkrankung hervorheben. Sowohl die Stärke als auch die Zahl der Anfälle nahm in einer Reihe von Fällen so rasch ab, daß man nicht umhin kann, dem „Klima" der Boxenstation — vielleicht bedingt durch die gleichmäßige Wärme und durch das Fehlen aller auf die Respirationsschleimhaut wirkenden äußeren Reize — einen günstigen Einfluß aus den Verlauf des Keuchhustens zuzuschreiben. Sicherlich ist allerdings auch das Freibleiben von komplizierenden Infektionen für den Ablauf des Keuchhustens von großer Bedeutung. Nach 2—3 wöchentlichem Aufenthalt in der Boxenstation waren die Anfälle oft so gering geworden, daß die Kinder in Außenpflege entlassen werden konnten. Als Beispiel dieser Art sei das Kind W. W. angeführt. Geboren 10. II. 12, angenommen 16. X. 12. Bei der Aufnahme frischer mittelschwerer Keuchhusten.

Anzahl der täglichen Anfälle:

18. X.	22	24. X.	6
19. X.	15	25. X.	5
20. X.	10	26. X.	6
21. X.	8	27. X.	4
22. X.	8	28. X.	0
23. X.	6		

C. Masern.

Nach den günstigen Erfahrungen bei Grippe und Pertussis durfte man auch den Versuch mit der Aufnahme Masernkranker machen. Die Masern sind bekanntlich in Säuglingsstationen wenig zu fürchten, weil Kinder unter 4 Monaten ihnen gegenüber eine hohe Immunität besitzen. Um zu beweisen, daß die Boxen tatsächlich einen wirksamen Schutz gegen die Masernübertragung gewähren, muß daher die Anwesenheit krankheitsbereiter Individuen vorausgesetzt werden. Tatsächlich wurden zur Zeit, als Masernkranke auf der Station waren, mehrere ältere Säuglinge auf der Station verpflegt, z. B. im März 1 Kind mit

1 Jahr, 2 Kinder mit 6 Monaten und 1 Kind mit 5 Monaten; und im September, als gleichzeitig 2 Masernkranke auf der Station lagen, 3 Kinder mit 5, 3 Kinder mit 6, 9 Monaten und 1 Jahr.

5 mal wurden Masernkranke aufgenommen, eine Krankheitsübertragung fand nicht statt. Die einfachen Maßnahmen bezüglich der Verhütung von Luftübertragung scheinen also eine Weiterverbreitung der Masern verhindert zu haben. Wenn ich diesen Satz noch mit einer gewissen Vorsicht ausspreche, so geschieht es einerseits, weil die Zahl unserer Erfahrungen noch gering ist (wenn sie auch inzwischen noch vermehrt wurden), andererseits, weil die Masernerkrankung unserer Patienten bei der Aufnahme stets schon auf der Höhe angelangt war, in der sie vielleicht weniger infektiös ist, als in der Inkubationszeit der Erkrankung.

D. Diphtherie.

Die Ausbreitung der Diphtherie hat in Berlin, wie bereits mehrfach berichtet wurde, in den letzten zwei Jahren erheblich zugenommen; im besonderen Maße haben darunter die Insassen der Säuglingsspitäler zu leiden. Denn wie jüngst Schloß und Seligmann[1]) nachgewiesen haben, kommt eine große Anzahl von Säuglingen als Bacillenträger (nach Seligmanns letzten Untersuchungen 12% aller Aufnahmen) ins Haus und überträgt die Diphtheriebacillen auf vordem bacillenfreie Kinder. Jeder Bacillenträger ist aber der Gefahr einer Erkrankung an Diphtherie ausgesetzt, sei es, daß sich die Diphtherie primär entwickelt oder sekundär auf einen bestehenden Katarrh der Luftwege aufpfropft. Und wenn auch die schweren Erkrankungen an Rachen- oder Kehlkopfdiphtherie glücklicherweise selten zu beobachten sind (im letzten Jahre zählten wir 11 Rachendiphtherien neben 65 Nasendiphtherien), so ist doch auch der diphtherische, meist blutig-seröse, Schnupfen nicht leicht zu nehmen. Eine Bekämpfung der Diphtherieübertragung wird nur dann erfolgreich sein, wenn es gelingt, die Bacillenausscheider wirksam zu isolieren. Leider hat unser Boxensystem die Übertragung von Diphtheriebacillen auf gesunde Kinder nicht verhindern können.

Die Untersuchung auf Bacillenträger wurde nicht immer regelmäßig durchgeführt. Im Laufe des Monats September wurden die Insassen der Mullboxenstation regelmäßig jede Woche auf Diphtheriebacillen untersucht. Von 6 in die Station aufgenommenen Bacillenträgern wurde 1 gesundes Kind mit Bacillen infiziert. Auf der Glasboxenstation

[1]) Zeitschr. f. Kinderheilk. 4. 1912.

wurden in einem Zeitraum von 8 Wochen allwöchentlich in Nase und Rachen der Kinder auf Diphtheriebacillen gefahndet. 5 mit Diphtheriebacillen eingelieferte Kinder übertrugen ihre Bacillen in diesem Zeitraum auf 15 weitere Kinder. 3 mal kam es dabei zum Ausbruch des als diphtherisch anzusprechenden blutig-serösen Schnupfens.

Zur selben Zeit wurden auch die Kinder auf der Kopfboxenstation einer wöchentlich wiederholten Untersuchung auf Diphtheriebacillen unterzogen. Innerhalb 6 Wochen wurde von 4 aufgenommenen Bacillenausscheidern hier 4 weitere Kinder infiziert.

Diese Übertragungen zeigen also, daß bei der Verschleppung der Diphtheriebacillen der Transport durch die Luft eine geringe Rolle spielt. Wahrscheinlich muß die Pflegerin als Vermittlerin der Übertragung angesehen werden. Tatsächlich erkrankte während der Untersuchungszeit die Pflegerin der Kopfboxenstation an Rachendiphtherie, während die Pflegerin der Glasboxenstation als Diphtheriebacillenträgerin ermittelt wurde. In jedem Falle kann von der Einrichtung der Boxenstation nach unseren bisherigen Erfahrungen ein Schutz gegen die Verbreitung der Diphtheriebacillen nicht erwartet werden.

E. Varizellen.

Die Erreger der Varizellen verbreiten sich nach allgemeiner Erfahrung außerordentlich leicht. Schon der kürzeste Aufenthalt eines an Windpocken erkrankten Kindes in der Station genügt, um die Erkrankung aller bisher von Windpocken verschonten Kinder zu bewirken. An der hohen Übertragbarkeit des Windpockenvirus ist selbst das sonst so gut funktionierende System Lesages gescheitert, denn nach Lesages Bericht wurden Varizelleninfektionen nicht vermieden. Ein Zufall fügte es, daß wir die Leistungsfähigkeit der Glasboxenstation gegenüber der Verhinderung der Varizellenübertragung erproben mußten. Es erkrankte nämlich am 25. IX. ein kurz vorher aufgenommenes Kind an Varizellen. Rasch genug waren wir in der Lage, das Versagen unserer Boxenstation festzustellen; denn schon am 16. X. erkrankte ein weiterer Pflegling der Station an Windpocken und fernerhin bis zum 26. XI. im ganzen 5. Nicht uninteressant ist die Verfolgung des Weges der Infektion. Die erste Erkrankung betraf ein dem Varizellenfall gegenüberliegendes Kind, die 2., 3. und 4. ebenfalls Kinder der gegenüberliegenden Seite, die 5. und letzte erst den Nachbar. Diese Reihenfolge der Erkrankungen spricht gegen die Kontaktübertragung und für die Übertragung auf dem Luftwege im Sinne von Lesage, weil sich die Infektion in 4 von 5 Fällen in der Richtung des Luftstromes nach der Abzugsklappe an der gegenüberliegenden Wand verbreitete (vgl. nebenstehende Skizze).

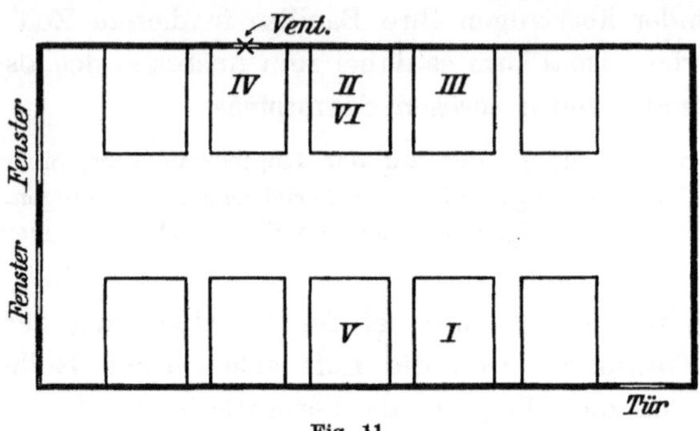

Fig. 11.

Auch in anderen Stationen haben wir seitdem gelegentlich von Varizellenübertragungen schon zweimal eine Reihenfolge der Erkrankungen feststellen können, wie sie der Keimverschleppung mit der Luftströmung vom Fenster zur Türe entspricht.

II. Ernährungsresultate auf den Boxenstationen.

Ist die Erkrankung der Luftwege mit ihrer Einwirkung auf den Ernährungszustand tatsächlich die Hauptursache des Hospitalismus, wie er sich heute noch geltend macht — eine Auffassung, die bekanntlich Finkelstein in seinem Lehrbuche vertritt — dann muß der Wegfall dieser Erkrankungen die Ernährungsresultate in bemerkenswertester Weise beeinflussen: Insbesondere müssen die Durchfälle künstlich ernährter Kinder seltener werden und die Durchführung der künstlichen Ernährung neugeborener und junger Säuglinge mit geringeren Schwierigkeiten als bisher verknüpft sein. Sind diese Erwartungen eingetroffen?

In der Tat war bei Ernährung mit gewöhnlichen Milchmischungen die Entleerung fester Stühle die Regel. Kamen Kinder mit häufigen Stühlen auf die Boxenstation, so heilte nicht selten der Durchfall binnen wenigen Tagen ohne jedes Eingreifen ab. Da die Abheilung bzw. das Fernbleiben von Diarrhöen die conditio sine qua non des Gedeihens ist, wird man die Seltenheit der Diarrhöen nicht statistisch zu erweisen brauchen, sondern sich mit der Feststellung der Ernährungsresultate, wie sie sich zahlenmäßig im Gewichtsfortschritt kundgeben, begnügen dürfen.

Ohne Infektion eingeliefert wurden 11 über 1 Monat alte Kinder, 10 davon wurden mit gewöhnlichen Milchmischungen ernährt, 1 mit Eiweißmilch (berücksichtigt sind nur die Kinder mit einem mehr als

2 Wochen dauernden Aufenthalt). Ein Ernährungsmißerfolg war in dieser Gruppe von Kindern überhaupt nicht zu verzeichnen. Der durchschnittliche wöchentliche Gewichtszuwachs betrug 160 g.

Einen schärferen Indikator der erreichten Resultate bietet der Ernährungserfolg bei Kindern unter 1 Monat. Im ganzen wurden 33 Kinder unter 1 Monat auf den Boxenstationen länger als 4 Wochen ohne Hinzutritt einer Infektion verpflegt. Von diesen 33 machten 7, das sind 21%, Schwierigkeiten bei der Aufziehung, während der weitaus größte Prozentsatz gut gedieh. 16 von den 26 gedeihenden Kindern wurden mit einfach Halbmilchzuckermischungen ernährt, in 10 Fällen wurde von vornherein Eiweißmilch angewendet. Gedeihliche Entwicklung ist bei Ernährung mit Halbmilch in unserer Anstalt und auch wohl in anderen sonst überaus selten; früher oder später pflegt der Eintritt eines Durchfalls das Ernährungsresultat zu beeinträchtigen und, wenn man ernstere Störungen hintanhalten will, einen Wechsel der Ernährungsmethode zu erfordern (Frauenmilch oder Eiweißmilch). Es darf deshalb das günstige Ernährungsresultat bei Verabreichung von Halbmilchmischungen als besonders bedeutsam bezeichnet werden. Im Durchschnitt aller Fälle wurde ein wöchentlicher Gewichtszuwachs von 124 g erzielt, ein wohl zufriedenstellendes Resultat.

In 7 Fällen mußte, wie vorher erwähnt, infolge eingetretener Durchfälle von der üblichen künstlichen Ernährung abgegangen und Eiweißmilch angewendet werden. Dabei fand in allen 7 Fällen völlige Erholung statt.

Vollends erwiesen wird die überragende Bedeutung der Ausschaltung der Infektion für den Ernährungserfolg im Spital, wenn es gelingt, auch die jüngsten Säuglinge unter geringeren Schwierigkeiten als bisher mit den üblichen Methoden aufzuziehen. Von den 33 Kindern unter 1 Monat waren 24 unter 14 Tage alt, also im landläufigen Sinne Neugeborene. Nur 6 mal, d. i. in 25% der Fälle, war ein Wechsel in der Ernährungsart erforderlich (von den 7 Ernährungsmißerfolgen bei Säuglingen unter 1 Monat betrafen also 6 — Kinder der ersten 14 Lebenstage).

9 Neugeborene gediehen bei einer Ernährung mit Halbmilch und 5% Nährmaltose (Fig. 12, 13, 14, 15 u. 16), einer Mischung, die bei Neugeborenen im Milieu unseres Spitals erfahrungsgemäß fast ausnahmslos zu Mißerfolgen führt. Als Zeichen des guten Fortschritts dieser Kinder sei die durchschnittliche wöchentliche Gewichtszunahme von 124 g angeführt. Aber nicht nur bezüglich der Gewichtszunahme,

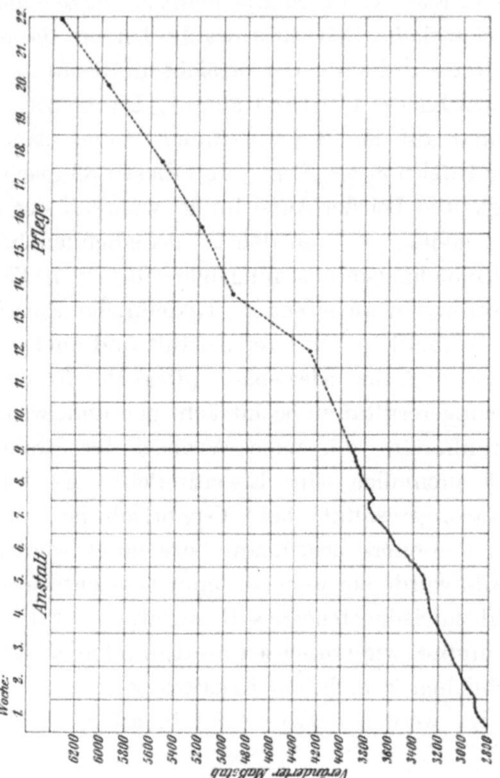

Fig. 13. Veranschauliche Entwicklung in Anstalt und Außenpflege zu Kurve 12.

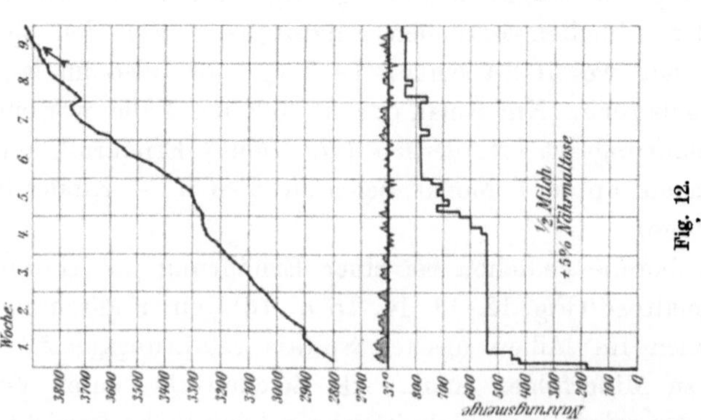

Fig. 12.

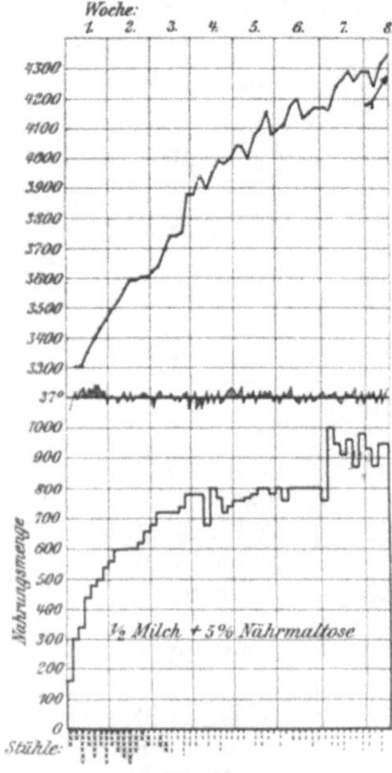

Fig. 14.

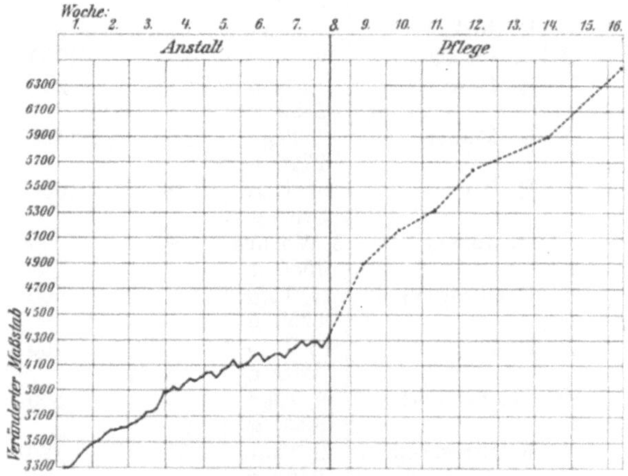

Fig. 15. Veranschaulicht die Entwicklung in Anstalt und Außenpflege zu Kurve 14.

auch in den sonstigen Qualitäten der Gesundheit standen diese Kinder hinter berechtigten Anforderungen nicht zurück.

Gleich günstig war das Resultat der restierenden 9 Fälle, die gleich von der Aufnahme ab mit Eiweißmilch ernährt wurden und im Durchschnitt pro Woche 132 g zunahmen.

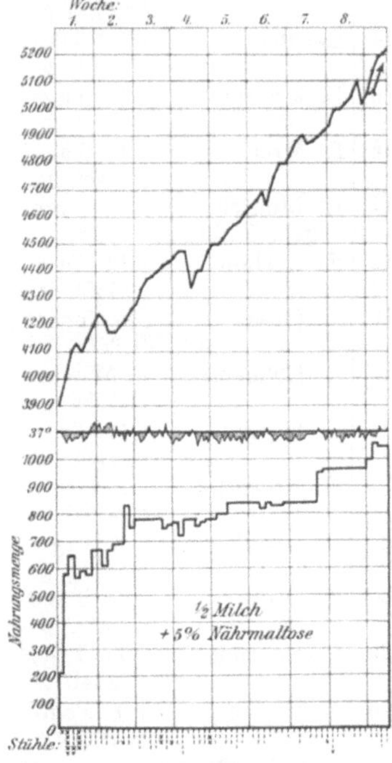

Fig. 16.

Im Gegensatz zu diesen erfreulichen Resultaten bei infektionsfreien Kindern stehen die ungünstigen Resultate bei Kindern, die mit Infektionen grippaler Art auf die Station aufgenommen wurden. Von **17** jungen Kindern im ersten Lebensmonat dieser Gruppe schlug der Ernährungserfolg bei Darreichung üblicher Mischungen **11** mal fehl, 2 Kinder wurden von Anbeginn mit Eiweiß-

Ernährungserfolge bei jungen Kindern ohne Infektionen

	Name	Alter und Gewicht	Dauer W.	Zunahme g	Pro Woche g	Ernährungsart
1	F. Blume	1 Monat 3780 g	10	1200	120	1/2 M.
2	R. Jurkau	1 Monat	6	850	140	1/2 "
3	E. Frösch	9 Tage	10	1000	100	1/2 "
4	H. Lose	1 Monat 3450 g	$3^1/_2$	300	100	1/2 "
5	K. Müller	7 Tage 2720 g	10	1150	115	1/2 "
6	E. Baganz	14 Tage 3260 g	9	1000	110	1/2 "
7	H. Jopsky	3 Wochen 3580 g	9	900	100	4 W. E.-M. dann 1/2 M.
8	Dombrowsky	14 Tage 3250 g	9	1500	160	8 W. E.-M. dann 1/2 M.
9	F. Tauks	16 Tage 3200 g	5	700	140	E.-M.
10	Ch. Graffert	9 Tage 3000 g	5	800	160	1/2 M.
11	K. Stroschein	9 Tage 2480 g	11	1120	110	6 W. E.-M. dann 1/2 M.
12	Kostas	14 Tage 3180 g	5	620	120	E.-M. 1/2 M.
13	Kanatschke	6 Tage 2900 g	7	900	130	E.-M. 1/2 M.
14	Kazuba	3 Wochen 3000 g	9	950	95	1/2 M.[1])
15	E. Kranzow	14 Tage 3520 g	10	1600	160	5 W. E.-M. dann 1/2 M.
16	E. Mros	10 Tage 3450 g	9	900	100	1/2 M.
17	H. Meirich geb. Zwilling	14 Tage 2100 g	11	1400	130	erst E.-M. dann Brust ohne zwingendeIndication
18	Erna Hein	14 Tage 3650 g	9	900	100	1/2 M.
19	A. Grega	3 Wochen 3600 g	9	900	100	1/2 M.
20	E. Rehbein	3 Wochen 4280 g	6	800	100	1/2 M.
21	L. Bayer	10 Tage 3100 g	13	1200	90	1/2 M. E.-M. (ohne Mißerfolg) wegen Furunkulose
22	G. Kogisch	12 Tage 2730 g	9	1270	140	1/2 M.
23	W. Brüll	4 Tage 3240 g	8	1100	140	1/2 M.
24	T. Wink	10 Tage 3900 g	9	1350	150	1/2 M.
25	K. Schmidt	11 Tage 2440 g	12	1860	150	5 W. E.-M. dann 1/2 M
26	E. Huber	8 Tage 2900 g	12	1700	140	8 W. E.-M. dann 1/2 M.

[1]) 1/2 M. = 1/2 Milch m. 5% Nährmaltose; E.-M. = Eiweißmilch mit Zucker.

Ernährungsmißerfolge bei jungen Kindern ohne Infektionen.

Nr.	Name	Alter und Gewicht	Dauer W.	Ernährungsart
1	M. Frühloff	7 Tg. 3000 g	4 W.	$^1/_2$ M., $1^1/_2$ W., sofort Durchfall, 200 g Abnahme, mit E.-M. Zunahme.
2	E. Bär	13 Tg. 3250 g	11 M.	Zuerst 5 Wochen bei B.-M. Dyspepsie. 200 g Abnahme, dann bei $^1/_3$ M. mit Käse in 6 Wochen 900 g Zunahme.
3	E. Slominski	14 Tg. 2600 g	12 W.	Bei $^1/_2$ M. Dyspepsie 1 Woche, dann E.-M., später $^1/_2$ M. Zunahme 1300 g, pro Woche 110 g.
4	Nerczon	7 Tg. 2800 g	8 W.	Zuerst $^1/_2$ M. Abfall, dann E.-M. Zunahme. In 6 Wochen 400 g Zunahme.
5	H. Schlegel	9 Tg. 3340 g	8 W.	2 Wochen bei $^1/_2$ M. Absceß Dyspepsie, nachher E.-M. Gutes Gedeihen. 1 kg Zunahme in 5 Wochen.
6	G. Krause	3 W. 3650 g	9 W.	Bei $^1/_2$ M. Dyspepsie 150 g Abnahme in 2 Wochen. Dann E.-M. in 7 Wochen 1400 g Zunahme.
7	Schubert	10 Tg. 3000 g	13 W.	4 Wochen lang bei $^1/_2$ M. Nicht heilende Dyspepsie ohne Zunahme. Dann E.-M. Gute Zunahme in 8 Wochen, 1100 g.

milch ernährt und nur 4mal wurde mit Halbmilchmischung befriedigendes Gedeihen erzielt. Ein Kind starb an parenteraler Störung.

Während also von 23 Kindern des gleichen Lebensabschnittes bei Infektionsfreiheit nur 7 Mißerfolge bei Ernährung mit gewöhnlicher Milchmischung eintraten, gleich 30%, stieg diese Zahl der Mißerfolge bei den von vornherein infizierten Kindern in 15 Fällen auf 11, gleich 73% der Fälle.

Selbstverständlich wurde auch das gesamte Ernährungsresultat in der Gruppe der Infizierten sehr beeinträchtigt, der Gewichtsfortschritt blieb wesentlich hinter dem der Infektionsfreien zurück und betrug im wöchentlichen Durchschnitt 45 g gegen 124 g. (Bei der Berechnung wurde die Gewichtsabnahme bei der einen tödlich endenden Erkrankung nicht berücksichtigt.)

Junge Kinder, mit Infektionen eingeliefert.

Nr.	Name	Alter und Gewicht	Dauer Wochen	Gew.-Zunahme g	Pro Woche g	Mißerfolg bei	Erfolg bei
1	H. Drinkmann Grippe	11 Tage 3070 g	9	1000	110	$^1/_2$ M.	E.-M.
2	L. Brangsch Grippe	8 Tage 3300 g	2	—600	—	$^1/_2$ M.	†
3	E. Lanzrat Grippe schwere parent. Ernährungs-Störung, 1 kg Abnahme in den ersten 3 Woch., dabei stärkeres Auftr. v. Husten	1 Monat 4000 g	9	200	20	$^1/_2$ M.	E.-M.
4	H. Nue Grippe	1 Monat 3300 g	3	100	33	—	$^1/_2$ M.
5	H. Buschat Grippe	3 Woch. 3600 g	4	—400	—100	Zunächst Abnahme	E.-M.
6	A. Bettin Grippe	1 Monat 3800 g	9	—	—	zuerst B.-M., dabei Intoxikation mit 400 g Abnahme in 3 Wochen	E.-M. mit 750 g Zunahme in 4 Wochen
7	A. Grein Grippe	3 Woch. 3700 g	6	650	110	—	$^1/_2$ M M.-S.
8	W. Reiß Grippe	2 Woch. 4000 g	6	—	—	parent. Störung mit 600 g — in 3 Wochen, dann 3 Wochen 600 g +	E.-M.
9	Fährmann Pemphigus	10 Tage 2800 g	15	1150	80	zuerst 4 Wochen $^1/_2$ M., dann B.-M., dabei Dyspepsie, dann E.-M.	E.-M.
10	Harpenow, Grippe, Pyelitis, 5 Woch. Husten	1 Monat	7	450	65	$^1/_2$ M.	E.-M.
11	A. Meyer, Husten	12 Tage	10	950	95	—	$^1/_2$ M.

(Fortsetzung).

Nr.	Name	Alter und Gewicht	Dauer Wochen	Gew.-Zunahme g	Pro Woche g	Mißerfolg bei	Erfolg bei
12	K. Lempke Schnupfen, Husten, 7 Woch. Ohrenlaufen, lange Zeit Temperaturzacken, häufig. dünnere Stühle	3 Woch.	10	1400	140	—	1/2 M.
13	E. Hickmann Grippe, Dyspepsie bei 1/2 M., nach 4 Wochen Ohrenlaufen, wiederholte Bronchitis	1 Monat	6	—140	— 40	Mißerfolg bei 1/2 M.	E.-M.
14	R. Rutner Grippe	12 Tage	9	500	55	Mißerfolg bei 1/2 M.	gute Zunahme bei E.-M.
15	E. Hornig Grippe	1 Monat	9	650	70	1/2 M.	E.-M. 1/2 M.
16	W. Buge Grippe, 7 Woch. Husten	9 Tage	9	—	—	1/2 M. Dyspepsie, dann E.-M.	E.-M.
17	W. Schmidt lange Zeit schwer. Husten	10 Tage	7	500	70	bei 1/2 M. dauernd Dyspepsie	E.-M.
18	W. Krahn Grippe	11 Tage 3180 g	15	1	60	die ersten Z.-W. b. 1/2 M. und B.-M., Dyspepsie	E.-M.

Die Ernährungsresultate auf den Boxenstationen haben also durch den Ausschluß der Infektion eine wesentliche Verbesserung erfahren, die sich am sinnfälligsten bei der Ernährung junger Kinder und Neugeborener zeigte und in der Einschränkung akuter Verdauungsstörungen bestand.

Ältere Kinder, ohne Infektion.

Nr.	Name	Alter	Dauer Wochen	Gewichtszunahme pro Woche g	Ernährungsart
1	R. Rogall	$2^1/_2$ Mon.	5	140	$^1/_2$ Milch
2	F. Rösberg	2 „	5	160	$^1/_2$ „
3	D. Kaffka	4 „	5	140	$^1/_2$ „
4	M. Weissenbach	5 „	3	210	$^2/_3$ „
5	F. Patzlaff	2 „	2	120	$^1/_2$ „
6	Kurt Lehmann	$1^1/_2$ „	4	200	E. M. $^2/_3$ „
7	H. Bosse	6 „	5	140	$^1/_2$ „
8	E. Wernike	3 „	4	150	Malzsuppe
9	H. Grigel	2 „	4	150	$^1/_2$ Milch
10	K. Bormann	6 Wochen	5	160	$^1/_2$ „
11	M. Jäckel	3 Mon.	3	200	$^1/_2$ „

Ich habe versucht, die erreichten Verbesserungen mit nüchternen Zahlen auszudrücken, die freilich nur ein unzulängliches Bild des Erreichten geben. Wer den Unterschied in den Pflegeresultaten zwischen den Boxenstationen und den anderen Stationen unseres Hauses mit uns beobachtet hat, der muß die Einrichtung als Fortschritt auf dem Wege der Sanierung des Säuglingsspitals, den uns zuerst Heubner gewiesen hat, begrüßen. Wenn auch die Einrichtungen noch verbesserungsbedürftig sind, im Prinzip liegt die Einschränkung der Infektion durch die Verhinderung der Luftübertragung und die dadurch zu erzielende Melioration der Ernährungsresultate nicht mehr außerhalb des Bereiches der Möglichkeit.

Untersuchungen über die Arbeitsleistung des Blutes und des Herzens bei gesunden Kindern vom 6. bis 11. Lebensjahre.

Von

Professor Dr. **Erich Müller.**

(Aus dem Großen Friedrichs-Waisenhause der Stadt Berlin in Rummelsburg.)

Unsere Kenntnisse von der Arbeitsleistung des Blutes und des Herzens beim Kinde sind noch sehr bescheidene. Beim Erwachsenen haben die Untersuchungen von A. Loewy und v. Schrötter und besonders die von J. Plesch[1]) nach seiner neuen Methode ausgeführten Bestimmungen des Minutenvolumens des Blutes unser Wissen bedeutend erweitert. Vor einiger Zeit habe ich die ersten Untersuchungen beim Kinde über die Blutmenge, die Sauerstoffkapazität und den Hämoglobingehalt des Blutes veröffentlicht.[2]) Eine Nachprüfung haben diese Werte leider bisher noch nicht erfahren. Ich habe damals schon darauf hingewiesen, daß meine Untersuchungen noch einer wesentlichen Ergänzung durch die Feststellung des Minutenvolumens des Blutes bedürften. Die hier an dieser Stelle kurz zu berichtenden Versuchsergebnisse sollen diese Lücke ausfüllen und die ersten Normalwerte bei Kindern vom 6. bis 11. Lebensjahre bringen.

Wir verstehen unter dem Minutenvolumen des Blutes die Blutmenge, die von dem Herzen innerhalb einer Minute ausgeworfen wird. Die Größe des Mi.Vol.[3]) spielt eine wichtige Rolle zur Befriedigung des durch den wechselnden Umfang der Verbrennungsprozesse im Körper schwankenden Bedarfes an Sauerstoff. Die Untersuchungen von Plesch haben nun ergeben, daß das Mi.Vol. physiologisch eine schon individuell sehr variable Größe darstellt, und daß es das Hauptregulierungsmittel für den durch Muskelarbeit gesteigerten Sauerstoffbedarf des Körpers ist, demgegenüber eine Erhöhung des Hämoglobingehaltes oder der

[1]) J. Plesch, Hämodynastische Studien. Berlin 1909.

[2]) Müller, Erich, Die Blut- und Hämoglobinmenge und die Sauerstoffkapazität des Blutes bei gesunden und bei blaß aussehenden Kindern. Jahrb. f. Kinderheilkunde 22, 1910 (Ergänz.-Heft) 166.

[3]) Mi. Vol. = Blut-Minutenvolumen.

Sauerstoffkapazität im Blute an Bedeutung stark in den Hintergrund tritt. Wenn man die bedeutsamen Ergebnisse der Pleschschen Untersuchungen bei gesunden und kranken Erwachsenen betrachtet, so wird ohne weiters die Notwendigkeit klar, sie auch auf das kindliche Alter auszudehnen. Meine Bestimmungen sind gewiß nur der erste Schritt in dieser Richtung und werden der Ergänzung bedürfen, immerhin geben sie die Basis ab, auf der es jetzt erst möglich sein wird, zu untersuchen, ob und in welcher Ausdehnung krankhafte Zustände im Kindesalter — Anämie, exsudative Diathese u. a. — Abweichungen von der Norm zeigen. Plesch selbst hat schon nachweisen können, daß die Bestimmung des Sauerstoffgehaltes im venösen Blute vermittels seines Sackversuches ein wichtiges differentialdiagnostisches Hilfsmittel für die angeborenen Herzfehler bedeutet. Man kann hier aus einem erhöhten Sauerstoffgehalt des venösen Blutes mit großer Sicherheit auf eine Kommunikation des arteriellen und des venösen Kreislaufes — offener Ductus Botalli, offenes Foramen ovale — schließen, im Gegensatz z. B. zu der Pulmonalstenose, die natürlich ein solches Plus an Sauerstoff vermissen läßt.

Die Methode von Plesch

zur Bestimmung des Mi.Vol. baut sich, nach seinen eigenen Ausführungen kurz skizziert, auf folgendem, in ähnlicher Weise bereits von früheren Autoren benützten Gedankengange auf.

Die Differenz zwischen dem Sauerstoffgehalt des arteriellen und dem des venösen Blutes ist gleich dem Quantum Blutsauerstoff, das durch die Respiration ersetzt wird. Kennen wir den Wert dieser Differenz und die pro Zeiteinheit vom Körper verbrauchte Gesamtsauerstoffmenge, so können wir aus diesen Daten das Mi.Vol. berechnen. Angenommen M sei das gesuchte Mi.Vol., S der Sauerstoffverbrauch des Körpers pro Minute und D die Differenz zwischen dem Sauerstoffgehalt des arteriellen und venösen Blutes, ausgedrückt in Volumprozenten. 100 ccm Blut führen also dem Körper D ccm Sauerstoff zu, wieviel Blut (M) ist notwendig, um dem Körper S ccm oder seinen Sauerstoffbedarf zuzuführen? Es ergiebt sich dann folgende Gleichung:

$$\frac{M}{S} = \frac{100}{D} \quad \text{oder} \quad M = \frac{100 \times S}{D}.$$

Der Sauerstoffgehalt des arteriellen Blutes wird in der Weise bestimmt, daß das einer Armvene entnommene Blut mit Kohlenoxyd gesättigt wird; es ist natürlich gleichgültig, ob venöses oder arterielles Blut dafür benuszt wird. Dann wird dieses nach Haldane mit Ferricyankalium aus seiner Verbindung mit dem Hämoglobin getrennt und direkt durch Verbrennung im elektrischen Strom bestimmt. Mit gewissen Korrekturen, auf die ich hier nicht näher eingehen möchte, kann die bei der Kohlenoxydsättigung gebundene Menge Kohlenoxyd der bei der Sauerstoffsättigung aufnehmbaren Sauerstoffmenge gleich gesetzt werden.

Der Sauerstoffgehalt des venösen Lungenblutes kann festgestellt werden, indem wir die Versuchsperson in einen mit reinem Stickstoff angefüllten Gummisack — den von Plesch angegebenen Atemsack — hineinatmen lassen. In dem Stickstoff findet, wie es zahlreiche Versuche bewiesen haben, schnell ein Ausgleich von Kohlensäure und Sauerstoff zwischen Lungenluft und Sackluft statt. Es genügen wenige solche nacheinander ausgeführte Sackatmungen, um einen guten Spannungsausgleich zu erhalten. Die Spannung des Sauerstoff- und Kohlensäuregehaltes der Sackluft entspricht dann der alveolären Spannung in der Lunge. Mit Hilfe der von Loewy[1]) beim Menschen bestimmten Dissoziationskurve kann dann der Sauerstoffgehalt oder die prozentische Sauerstoffsättigung des Blutes berechnet werden. Es entspricht nämlich einer bestimmten Sauerstoff- und Kohlensäurespannung in der Alveolenluft ein bestimmter Sauerstoffgehalt des mit dieser Luft in Berührung gekommen Blutes. Haben wir somit den Sauerstoffgehalt des arteriellen und den des venösen Lungenblutes, so ergibt die Differenz dieser beiden Werte (D) den Verlust des Blutes an Sauerstoff auf seinem Kreislauf durch den Körper oder das Quantum Sauerstoff, das durch die Respiration ersetzt wird.

Der dritte Wert, den wir kennen müssen, ist, wie gesagt, schließlich der Gesamtsauerstoffverbrauch des Körpers pro Minute (S). Ich habe ihn bestimmt durch Respirationsversuche nach Zuntz - Geppert und dabei die feuchte Gasuhr von Elster benützt. Die Methode ist für diese Versuche besonders gut geeignet, wir können damit schnell den Sauerstoffverbrauch des Kindes zur Zeit des Versuches feststellen. Dann haben wir die drei Werte, aus denen sich nach der schon angegebenen Gleichung das Mi.Vol. berechnen läßt.

Die Ausführung der Versuche.

Es war vor allen Dingen notwendig, mit der Ängstlichkeit der Kinder zu rechnen und sie ganz allmählich an die Atemversuche zu

[1]) Archiv f. (Anatomie u.) Physiol. 1904.

gewöhnen. Ich habe deshalb die Kinder in verschiedenen Vorversuchen Atemübungen an den Apparaten vornehmen lassen und soweit es möglich war, das für einen späteren Versuch bestimmte Kind als Zuschauer bei einem Versuch teilnehmen lassen. Es ist, wie mich die Erfahrung lehrte, bei solchen Versuchen mit Kindern sehr große Vorsicht geboten, um der Aufregung der Kinder Herr zu werden und wirklich Ruhewerte zu erhalten. Es ist mir aber schließlich gelungen, gut übereinstimmende und zuverlässige Werte zu bekommen. Ich habe immer an zwei Tagen der Woche die Hauptversuche vorgenommen, und zwar an jedem Tage zwei Respirationsversuche und eine Reihe von Sackversuchen (meist 7—8) ausgeführt. Von den Sackversuchen wurden immer nur die 3—4 letzten analysiert, weil am Anfang die Exspirationen an Tiefe zu wünschen übrig ließen. Es war überhaupt schwierig die Kinder zu den forciert tiefen, notwendigen Exspirationen zu bewegen, aber es gelang mir doch schließlich, gleichmäßige Werte für den Sauerstoff- und Kohlensäuregehalt der Sackluft zu erhalten und damit die Sicherheit, daß ein vollkommener Ausgleich zwischen den Lungenblutgasen resp. der Alveolenluft einerseits und dem Gasgemisch im Atemsack stattgefunden hatte. Es standen mir so immer das Resultat von vier Respirationsversuchen und das von zwei Reihen von Sackversuchen zur Verfügung. Es kam jedoch vor, daß bei dem dritten und vierten Respirationsversuche geatmete Luftmenge trotz aller Vorversuche doch noch kleiner war, als die der beiden vorhergehenden.

Die Kinder erhielten an dem Versuchstage morgens um $^1/_2$7 Uhr trockne Semmel und eine dünne Schleimsuppe, und zwar immer pro Kilogramm Körpergewicht die gleiche Menge. Der Versuch selbst begann um 10 Uhr und dauert etwa drei Stunden. Meine Werte können somit gut als Nüchternwerte gelten.

Die Versuchsergebnisse.

Meine Untersuchungen, die mit den Vorversuchen zwei Jahre dauerten, erstreckten sich auf die Bestimmung folgender Werte. Der Hauptzweck war zunächst die Feststellung des Mi.Vol. und im Anschlusse daran die Berechnung des Herzschlagvolumens und die der Umlaufsdauer des Blutes, ausgedrückt in Sekunden sowie der Hubkraft des Herzens. Wie schon auseinandergesetzt, war es für das Mi.Vol. notwendig, auch die Sauerstoffkapazität des Blutes noch einmal direkt zu bestimmen. Dazu kamen noch die Messung des Blutdruckes und die Bestimmung des Eisengehaltes des Blutes. Dann habe ich die Bestimmung des spezifischen Gewichtes des Blutes und des prozentualen Hämoglobingehaltes nach Sahli wiederholt.

1. Das Minutenvolumen des Blutes und das Herzschlagvolumen.

Um das Mi.Vol. berechnen zu können, ist es notwendig, den mit der Atmung tatsächlich in die Lunge gekommenen Sauerstoff d. h. nach Abzug des Sauerstoffgehaltes des sogenannten schädlichen Raumes zu kennen. Für den Erwachsenen hat A. Loewy die Größe dieses Raumes direkt bestimmt, und zwar beträgt sie im Durchschnitt 140 ccm. Für das Kind fehlen solche Bestimmungen, und es war mir bis jetzt auch nicht möglich, diese Lücke auszufüllen. Es hat sich aber ergeben, daß dieser Mangel ohne Bedeutung für das Resultat ist. Schon bei der Annahme, daß der schädliche Raum beim Kinde 70 ccm beträgt, berechnet sich bei der Mehrzahl meiner Versuchskinder die prozentische Sauerstoffsättigung des Blutes auf 98%, also den Höchstwert, und naturgemäß um so mehr — es ist mir leider nicht möglich, an dieser Stelle eine nähere Begründung dafür zu geben —, wenn ich noch niedrigere Werte für den schädlichen Raum annehme. Die meinen Berechnungen zugrunde gelegten Werte sind 50 ccm bei Kindern im 6.—8. und 60 ccm im 9.—11. Lebensjahre. Diese Werte sind für die Größenverhältnisse dieses Lebensalters sicher nicht zu hoch gegriffen.

Bestimmungen des Mi.Vol. bei Kindern sind bisher noch nicht gemacht worden. Bei Erwachsenen haben zuerst A. Loewy und v. Schrötter und dann Plesch[1]) die ersten Werte gebracht. Ich benütze zum Vergleich mit meinen Werten die von Plesch bei gesunden Erwachsenen gefundenen und stelle sie in der nachfolgenden Tabelle zusammen. Es handelte sich um fünf Männer.

Lebensalter	Blut-Minutenvolumen absolut ccm	Dasselbe pro kg Körpergewicht ccm	Herzschlagvolumen ccm	Umlaufsdauer des Blutes in Sekunden
30	3116	45,82	45,83	70,21
51	2732	39,59	40,17	67,13
48	5334	88,89	71,18	32,05
61	5302	74,67	77,75	46,03
32	4412	57,31	58,83	49,98
Im Durchschnitt:	4179	61,26	58,75	53,08

Bei näherer Betrachtung dieser Tabelle fallen die außerordentlichen

[1]) Siehe Literatur bei J. Plesch.

Schwankungen der Werte untereinander auf. Die Differenzen sind so groß, daß die höchsten Werte das Doppelte der niedrigen Werte betragen können. Man muß daraus den eindeutigen Schluß ziehen, daß die physiologische Breite des Mi.Vol. eben eine sehr große ist, und daß erst weit über diese Differenzen hinausgehende Werte als pathologische angesehen werden können.

Ich komme nunmehr zu meinen eigenen Vesuchen:

Tabelle I.

Kind Nr.	Lebensjahr	Blut-Minutenvolumen in ccm		Pulszahl pro Minute	Herzschlag-volumen in ccm	Umlaufsdauer des Blutes in Sekunden
		Totalmenge	pro kg Körper-gewicht			
1	6.	2110	113,4	102	20,69	33,50
2	6.	3584	175,0	96	37,33	21,80
3	7.	3270	162,6	76	43,03	23,41
4	7.	4143	192,3	96	43,16	19,84
Durchschnitt		3277	160,8	—	36,05	24,64
5	8.	3415	158,9	78	43,78	23,96
6	8.	3636	203,6	84	43,29	18,67
7	8.	2248	110,3	72	31,22	34,45
8	9.	5063!	239,8!	70	72,33!	15,86!
9	9.	2981	128,6	84	35,49	29,55
10	9.	2616	126,4	76	34,24	30,11
Durchschnitt		3327	161,3	—	43,39	25,43
Ohne Kind Nr. 8 . .		2949	145,6	—	37,16	27,35
11	10.	3897	147,7	82	47,52	25,74
12	10.	4432	123,7	76	58,32	30,62
13	11.	3043	111,2	76	40,04	34,23
14	11.	2917	87,0	72	40,51	43,74
15	11.	5146!	164,8!	90	57,18!	22,96!
16	11.	4843!	175,1!	82	59,05!	18,04!
17	11.	3295	94,1	108	30,50	40,26
18	11.	2861	111,3	84	34,05	34,05
19	11.	2586	89,2	60!	41,43	42,62
Durchschnitt		3658	122,7	—	45,40	32,47
Ohne Kind 15 u. 16		3276	109,2	—	41,77	35,89
Gesamtdurchschnitt .		3473	142,9	—	42,80	28,60
Gesamtdurchschnitt ohne Kind Nr. 8, 15, 16		3184	133,5	—	39,04	30,41

Die Tabelle zeigt, daß auch bei Kindern die individuellen Schwankungen beträchtliche sind, aber auch nicht größere sind als bei Erwachsenen. Unter den Werten für die Totalmenge des Mi.Vol. fallen besonders drei Zahlen durch ihre abnorme Höhe auf, und man kann mit Recht sagen, daß sie aus dem Rahmen der übrigen Kinder beträchtlich herausfallen. Ich halte es deshalb für richtig, diese Kinder (es sind Nr. 8, 15 und 16) vorläufig einmal aus den folgenden Betrachtungen fortzulassen und mich bei meinen Schlußfolgerungen auf die Werte der übrigbleibenden 16 Kinder zu beschränken. Unter dieser Voraussetzung, die gewiß einer gewissen Willkür nicht entbehrt, die mir aber den Wunsch nach einer möglichst vorsichtigen Beurteilung dieser neuen Versuchsergebnisse als angebracht erscheinen läßt, zeigt die Tabelle, daß die Werte für die Totalmenge des Mi.Vol. zwischen 2110 und 4432 ccm schwanken. Den ersten Wert hat ein Kind im 6., den zweiten ein solches im 11. Lebensjahre, andrerseits aber findet sich bei Kind Nr. 4 (im 7. Lebensjahr) eine Menge von 4143 und bei den Kindern Nr. 18 und 19 im 11. Lebensjahre Werte von 2861 resp. 2486 ccm. Es ist also anscheinend die Totalmenge des Mi.Vol. unabhängig von Gewicht und Lebensalter der Kinder, freilich ist die von mir untersuchte Lebensspanne überhaupt eine ziemlich beschränkte. Ein gewisser Ausgleich tritt aber doch ein, wenn man die Werte der Totalmenge in Beziehung zum Körpergewicht bringt; immerhin bleiben auch dann die Differenzen noch groß genug, und zwar zwischen 87 und 203,6 ccm.

Ein wenig befriedigendes Ergebnis brachten die Pulszählungen zwecks Berechnung des Herzzchlagvolumens, das sich ergibt aus der Division der Totalmenge durch die Anzahl der Pulsschläge pro Minute. Ich habe Tage und Wochen hindurch bei den Kindern bei Bettruhe und der gleichen Tageszeit den Puls gezählt, aber die Werte der einzelnen Tage differierten doch sehr stark untereinander. Wie die Tabelle es zeigt, sind außerdem die Schwankungen zwischen den einzelnen Kindern sehr erheblich, so daß Unterschiede von 60—108 Pulsen vorkommen. Aus dem Verhalten der Kinder (besondere Erregtheit) ließ sich dafür eine genügende Erklärung nicht ableiten. Für die Berechnung der Umlaufsdauer des Blutes habe ich den von mir bestimmten Mittelwert ($^1/_{15}$ des Körpergewichtes) für die Blutmenge des Kindes zugrunde gelegt.

Eine Gegenüberstellung meiner bei Kindern erhaltenen Werte mit denen von Plesch bei gesunden Erwachsenen gefundenen in der nachfolgenden kleinen Tabelle hat ein immerhin interessantes Ergebnis.

	Blut-Minutenvolumen		Herzschlag-Vol.	Umlaufsdauer
	absolut	pro kg ccm	ccm	in Sekunden
Erwachsene (Plesch)	4179	61,26	58,75	53,08
Kinder (6.—11. Lebensjahr) .	3184	133,5	39,04	30,41

Die absolute Menge des in einer Minute den Körper durchströmenden Blutes ist naturgemäß wesentlich kleiner als bei Erwachsenen, aber berechnet auf das Gewicht ist sie mehr als doppelt so groß, und die Umlaufsdauer ist eine erheblich kürzere. Auffallend groß ist das Herzschlagvolumen bei Kindern, wenn man die Größenverhältnisse des kindlichen und des erwachsenen Herzens in Betracht zieht. Die durch die einzelne Systole in die Aorta gepreßte Blutmenge ist beim Kinde relativ sehr groß, die Ausdehnungsfähigkeit des kindlichen Herzens ist, was ja physiologisch gut verständlich ist, eine größere als die des Herzens der Erwachsenen. Der ganze Blutkreislauf ist beim Kinde ein intensiverer, es wird sowohl eine relativ größere Blutmenge in der Zeiteinheit durch den Körper getrieben, als auch ist die Umlaufsdaue dieser relativ großen Blutmasse eine kürzere im Vergleich zum Erwachsenen. Dieses Ergebnis war von vornherein zu erwarten. Während beim Erwachsenen sich ein Blutkreislauf in etwa 53 Sekunden vollzieht, bedarf es beim Kinde dafür nur eines Zeitraumes von 30 Sekunden. Dadurch ist naturgemäß dem Blute viel schneller und reichlicher Gelegenheit gegeben, sich mit Sauerstoff in der Lunge zu versorgen. Augenscheinlich bedeutet diese Einrichtung eine weise Fürsorge der Natur; denn der Bedarf der Kinder an Sauerstoff ist schon bei Körperruhe, auf das Kilo berechnet, höher als beim Erwachsenen. Wir wissen ja, daß kleinere Individuen auf gleiches Körpergewicht bezogen, einen weit höheren Umsatz als größere haben. Das gilt nicht nur zwischen verschieden großen Tierarten, sondern auch zwischen verschieden großen Individuen der gleichen Art. Dazu kommt noch die größere Lebhaftigkeit und Beweglichkeit des Kindes und die damit zusammenhängende Steigerung des Bedarfes. Ob daneben noch ein intensiverer Gaswechsel des kindlichen Protoplasmas gegenüber dem des Erwachsenen eine Rolle spielt, der in einem höheren Umsatz beim Kinde, bezogen auf die Oberfläche des Körpers, als Einheit zum Ausdrucke kommen müßte, mag angesichts der sich widersprechenden Ergebnisse über diesen Punkt dahingestellt bleiben.

Eine Berechnung des Mi.Vol. auf die Oberfläche des Körpers als Einheit hat kein besonderes Resultat ergeben.

Wie die Tabelle auf Seite 456 zeigt, habe ich die Kinder nach dem Alter in drei Abteilungen eingeteilt, und zwar umfaßt die erste Abteilung die Kinder des 6.—7., die zweite die im 8.—9. und die dritte die im 10.—11. Lebensjahre. Wie die nachfolgende Zusammenstellung ergibt, findet mit zunehmendem Alter der Kinder, wie es scheint, eine Anpassung an die Verhältnisse der Erwachsenen statt.

Lebensalter	Blut-Minutenvolumen Totalmenge	pro kg	Herzschlag-volumen	Umlaufsdauer in Sekunden
6—7 Jahre	3277	160,8	36,05	24,64
8—9 „	2979	145,6	37,60	27,35
10—11 „	3276	109,2	41,77	35,89

Bei der Totalmenge des Mi.Vol. kommt es nicht zum Ausdruck, aber deutlich bei den Werten pro kg Körpergewciht, die gleichmäßig niedriger werden. In gleicher Weise nimmt das Herzschlagvolumen zu, und erhöht sich die Umlaufsdauer des Blutes von Gruppe zu Gruppe.

Wie aus Rubrik 11 der Generaltabelle ersichtlich ist, liegen die Werte für die Ausnutzung des Sauerstoffes in den Geweben beim Kinde ähnlich wie beim Erwachsenen. Das venöse Blut kehrt noch mit etwa 70% Sauerstoffbeladen zu den Lungen zurück.

2. Der Blutdruck.

Ich habe mich zur Bestimmung des Blutdruckes des Apparates von Riva-Rocci bedient und nach der auscultatorischen Methode von Korotkow in folgender Weise gearbeitet. An dem Oberarm des Kindes wurde die breite Manschette von Recklinghausen's befestigt und unter langsamer Drucksteigerung zuerst palpatorisch das Verschwinden des Radialpulses festgestellt. Dann wurde ein Überdruck erzeugt, und nunmehr unter langsamem Nachlassen des Druckes auscultatorisch an der Arteria cubitalis der Moment bestimmt, in dem die ersten Pulstöne wieder zu hören waren. Zwischen diesem palpatorisch und auscultatorisch festgestellten Druckmaximum besteht nur eine geringe Differenz, die bei meinen Untersuchungen zwischen 0 und 6 mm schwankte, aber in der Regel nur 2—3 mm betrug, und zwar war auch bei mir der auscultatorisch bestimmte Wert immer der höhere. Bei weiterem Nachlassen des Druckes hört man entsprechend dem immer reichlicher in die Arterie einströmenden Blute immer lauter werdende Töne bis zu einem Tonmaximum, dem ziemlich unvermittelt ein schnelles Nachlassen der Töne folgt, bis diese ganz verschwinden. Ich habe sowohl den Augenblick des Leiserwerdens der Töne als auch den des Verschwindens bestimmt, mußte mich aber bald davon überzeugen, daß der Übergang vom Nachlassen bis zum Verschwinden der Töne (wenigstens bei Kindern) ein undeutlicher und schwer zu fixieren war. Die von mir angegebenen Werte für den Minimaldruck entsprechen der oberen Grenze, d. h. also dem ersten Nachlassen der Tonstärke. Ich konnte mich um so mehr damit begnügen, als Stähelin[1]) mit anderen Autoren diese Werte für die richtigeren hält, und außerdem auch meine Untersuchungen ergeben haben, daß die Differenz zwischen dem Nachlassen und Verschwinden der Töne keine große ist. Ich habe den Blutdruck in mm Quecksilber bestimmt und die Werte zum besseren Vergleich mit den nach v. Recklinghausen erhaltenen Zahlen auch in cm Wasser umgerechnet. Außerdem habe ich auch hier die gleiche Gruppierung meiner Kinder vorgenommen, wie bei der Besprechung des Mi.Vol. Meine Werte stimmen im allgemeinen gut mit den von Salle[2]) aus der Klinik meines hochverehrten

Blutdruck.

Kind Nr.	Lebens-alter	in mm Quecksilber Maximum ausculta-torisch	palpa-torisch	Minimum ausculta-torisch	in cm Wasserdruck Maximum ausculta-torisch	palpa-torisch	Minimum ausculta-torisch	Druck-differenz
1	6	87	84	54	118	114	73	45
2	6	97	94	—	132	127	—	—
3	7	92	86	53	125	117	72	53
4	7	92	88	68	125	119	92	33
Durchschnitt:		92	88	58	125	119	79	46
5	8	97	95	61	132	129	83	49
6	8	97	97	57	132	132	77	55
7	8	95	93	42!	129	126	57!	72!
8	9	97	95	58	132	129	79	53
9	9	88	86	53	119	117	72	47
10	9	94	92	63	127	125	85	42
Durchschnitt!		95	93	56(58!)	129	126	76(79!)	53(50!)
11	10	87	83	51	118	113	69	49
12	10	105	100	70	142	136	95	47
13	11	100	97	60	136	132	81	55
14	11	97	95	62	132	129	84	48
15	11	97	93	68	132	126	92	40
16	11	99	96	68	134	130	92	42
17	11	118	116	71	160	157	96	64
18	11	91	90	65	123	122	88	35
19	11	96	94	56	130	127	76	54
Durchschnitt:		99	96	63	134	130	86	48
Gesamt-durchschnitt:		96	94	57	130	127	79	48

[1]) Stähelin: Zur Korothow'schen Methode der Blutdruckmessung. Verhandl. des Kongr. f. innere Med. 1909.

[2]) Salle, V., Über Blutdruck im Kindesalter. Jahrb. f. Kinderh. 23. 1911. S. 273.

Lehrers, Herrn Geheimrat Heubner veröffentlichten Untersuchungen überein und bestätigen diese in erfreulicher Weise. Der auscultatorisch nach Korotkow bestimmte Maximaldruck entspricht (nach Stählein) dem nach v. Recklinghausen mit dem Tonometer festgestellten, und so kann ich diese beiden hier vergleichen. (s. Tabelle „Blutdruck".)

Die Tabelle zeigt, daß die Werte der einzelnen Kinder untereinander individuell stark schwanken aber mit dem zunehmenden Alter der Kinder die deutliche Tendenz zu einer Erhöhung aufweisen und sich den Blutdruckverhältnissen der Erwachsenen nähern. Ein Wert fällt auch hier aus der Reihe der übrigen deutlich heraus, es ist der Minimumwert des Kindes Nr. 7, der so außergewöhnlich tief liegt, daß hier besondere abnorme Verhältnisse vorliegen müssen, da ein Untersuchungsfehler deshalb auszuschalten ist, weil ich gerade dieses Kind besonders häufig untersucht habe. Ich halte es deshalb für notwendig, diesen Wert aus den weiteren Betrachtungen fortzulassen. Eine Gegenüberstellung der Werte von Salle und den meinigen zeigt, wie groß die Übereinstimmung ist. Ich habe dafür den Durchschnittswert seiner gleichaltrigen Kinder entsprechend meinen Gruppen berechnet:

	Lebens-alter	Maximum oszillat.	Maximum palpat.	Minimum oszillat.	Druck-differenz
Salle	6—7	127	120	85	42
	8—9	133	128	89	44
	10—11	138	133	93	45
Müller	6—7	125	119	79	46
	8—9	129	126	79	50
	10—11	134	130	86	48

Die Druckdifferenz ist bei meinen Kindern noch ein wenig, wenn auch unbedeutend, größer als bei Salle. Das Resultat spricht gegen die Befunde von Wolfensohn-Krieß und Kaupe. Ich möchte nur entgegen der Angabe von Salle erwähnen, daß ich bei meinen, natürlich auch an verschiedenen Tagen bei den einzelnen Kindern revidierten Untersuchungen im allgemeinen nur Druckschwankungen hatte, die sich zwischen 2 und 5 mm Quecksilber bewegten und die von einer Untersuchung zur anderen sich verringerten. Ich möchte noch betonen, daß ich stets einen Mitarbeiter hatte, der die Ablesung des Standes der Quecksilbersäule auf meinen Zuruf hin vornahm.

3. Die Hubarbeit des Herzens.

Die Bestimmung des Blutdruckes wurde vorgenommen, um die Hubarbeit des Herzens berechnen zu können. Die Hubarbeit des linken Ventrikels ist gleich dem Produkt aus dem Blutvolumen, dem Blutdruck und dem spezifischen Gewicht des Quecksilbers. Die Arbeit des rechten Ventrikels wird heute allgemein in der Physiologie mit $^2/_3$ der Arbeit des linken Ventrikels eingeschätzt. Die Summe beider Werte ergibt dann die Hubarbeit des ganzen Herzens. Es erschien mir interessant, die Mittelwerte meiner drei Alterklassen zu berechnen und sie mit dem von Plesch für Erwachsene ermittelten Werte zu vergleichen.

Hubarbeit des Herzens pro Minute in mkg

Erwachsene nach Plesch	Kinder		
—	6.—7.	8.—9.	10.—11. Lebensjahr
8,51	5.72	5,37	6,16

Die Hubarbeit des kindlichen Herzens ist eine recht große im Vergleich zu der des Erwachsenen; es ist das nicht verwunderlich, da ja das Mi.Vol. der Kinder nach meinen Untersuchungen ein relativ großes ist, und seine Größe bestimmend auf den durch Rechnung erhaltenen Wert für die Hubkraft des Herzens einwirkt. Die Arbeitskraft und Leistungfähigkeit des kindlichen Herzens scheint nach meinen Ergebnissen eine recht große zu sein. Der Wert für die Kinder im 8.—9. Lebensjahre ist etwas kleiner als der der jüngeren Altersklasse; das hängt damit zusammen, daß zu der mittleren Altersklasse (wohl zufällig) einige Kinder mit einem relativ kleinen Mi.Vol. gehören. Der Wert für die älteren Kinder nähert sich aber schon dem Wert von Plesch für Erwachsene.

4. Die Hämoglobinbestimmungen nach Sahli.

Das mir zur Verfügung stehende Blut gab mir die willkommene Gelegenheit, meine früheren Werte einer Kontrolle zu unterziehen.

Sie zeigen diesmal (siehe Generaltabelle) im allgemeinen höhere Werte als die früher von mir veröffentlichten, und schwanken zwischen 60 und 88%. Der Durchschnittswert ist diesmal 75% gegenüber 65% der früher untersuchten Kinder. Dies hat zum Teil seinen Grund darin, daß ich damals das Blut dem Ohrläppchen, wie das ja bei klinischen Untersuchungen allgemein üblich ist, entnahm, während dieses Mal die Untersuchungen an dem der Vene direkt durch die Venaesektion entnommenen Blute vorgenommen wurde. Vergleichende Untersuchungen des Blutes dieser verschiedenen Herkunft bei demselben Kinde ergaben stets Differenzen zugunsten des direkt der Vene entnommenen Blutes, die zwischen 3 und 6% schwankten. Es zeigte sich also z. B., daß bei demselben Kinde das der Vene entnommene Blut 69% und das vom Ohrläppchen stammende nur 65% Hämoglobin enthielt. Der bei dem Einschnitt in das Ohr durch das Unterhautzellgewebe und die Haut hindurchtretende Blutstropfen muß also doch auf diesem Wege eine Spur lymphatische Gewebsflüssigkeit aufnehmen, die groß genug ist, um den wahren Hämoglobingehalt des Blutes um 3—6% herabzudrücken. Trotzdem bleibt auch nach Abzug dieses Wertes (75 — 4 = 71%) ein höherer prozentischer Hämoglobingehalt übrig, der scheinbar doch für ein besseres Kindermaterial meiner neuen Untersuchungen spricht. Die von mir benützte Sahliröhre war am Beginn der Untersuchungen geprüft worden; sie war nicht abgeblaßt, so daß dieser sonst nicht unwesentlich ins Gewicht fallende Versuchsfehler auszuschalten ist.

5. Die chemische Sauerstoffkapazität des Blutes.

Sie wurde auch diesmal direkt bestimmt. Die Werte liegen entsprechend dem höheren prozentischen Hämoglobingehalt des Blutes auch etwas höher, und zwar beträgt der Durchschnittswert 16,4 Volumprozente gegenüber 15,6% meiner alten Reihe, aber die Differenz ist doch relativ gering. Die einzelnen Werte schwanken beträchtlich, jedoch sind die Differenzen nicht größere, als sie bei Erwachsenen von Plesch und A. Loewy gefunden worden sind.

Bezüglich der Gewinnung der Werte möchte ich noch bemerken, daß sie nicht die direkt bestimmten Zahlen wiedergeben, sondern daß ein in der Methode gelegener Abzug gemacht worden ist, der dadurch notwendig ist, daß das mit reiner Kohlenoxydatmosphäre geschüttelte Blut sich auch physikalisch mit Kohlenoxyd sättigt. Dieser in der Blutflüssigkeit physikalisch absorbierte Anteil wird mitbestimmt und muß zur Feststellung der chemisch gebundenen CO-Menge in Abzug gebracht werden.

6. Das spezifische Gewicht des Blutes.

Meine früheren Untersuchungen hatten ein spezifisches Gewicht von 1,0435 im Durchschnitt ergeben, während ich diesmal ein solches von 1,0526 festgestellt habe. Die Differenz ist eine ziemlich große. Es ist möglich, daß sie sich in folgender Weise erklärt. Ich hatte früher zur Vermeidung der Gerinnung dem Blute oxalsaures Ammonium zugesetzt,

General-

1	2	3	4	5	6				7		8		9			10			
Nummer	Namen	Lebensjahr	Körpergewicht g	Spez. Gew. des Blutes g	Atmung				Analyse der Exspirationsluft		Alveolare Spannung des O_2		Respirat. Analyse			Analyse der Luft im Respirationssack			
					Frequenz	Tiefe	Volumen pro Min. in ccm									CO_2		O_2	
							beob.	reduziert	CO_2 in % prod.	O_2 in % verbraucht	in %	in mm Hg	CO_2 Prod. pro Min. in ccm	O_2 Verbrauch pro Min. in ccm	Respirator. Quotient	in %	in mm Hg	in %	in mm Hg
1	Sauer, Ella	6.	18600	1,0526	19	156	3222	2961	3,35	4,39	14,60	105,0	99,3	130,0	0,764	4,84	34,27	4,98	35,26
2	Jentke Charlotte	6.	20483	1,0488	15	185	3000	2770	3,86	4,49	13,91	99,41	106,9	124,4	0,860	5,12	36,65	6,22	44,52
3	Bomke, Senta	7.	20116	1,0512	18	181	3555	3262	3,51	4,37	15,50	110,6	114,3	142,6	0,802	4,67	33,70	6,03	43,52
4	Schapow, Albert	7.	21550	1,0486	19	175	3645	3326	3,54	4,77	14,62	105,0	117,7	158,7	0,742	5,39	38,96	5,90	42,65
5	Schlieben, Fritz	8.	21493	1,0506	16	222	3858	3544	3,52	4,47	14,70	105,6	124,7	158,4	0,787	4,65	33,42	5,32	38,23
6	Schade, Friedr.	8.	17885	1,0518	19	157	3274	2984	3,65	4,95	14,06	100,7	109,0	147,7	0,738	4,20	30,10	5,63	40,35
7	Schuckert, Fritz	8.	20381	—	16	191	3245	2961	3,97	5,05	14,40	103,4	117,6	149,5	0,787	4,90	34,71	4,49	31,80
8	Nelte, Erich	9.	21117	1,0521	19	178	3707	3387	3,20	4,59	13,84	98,8	108,2	155,5	0,696	4,83	34,47	6,31	45,03
9	Herms, Otto	9.	23186	1,0530	13	232	3265	3021	3,88	5,18	13,90	99,8	117,2	156,5	0,749	4,31	30,94	5,12	36,75
10	Franke, Paul	9.	20690	1,0505	15	201	3152	2915	4,07	5,46	14,05	100,4	118,7	162,8	0,746	4,87	34,86	4,43	31,71
11	Miros, Lotte	10.	26394	1,0523	20	181	3940	3625	3,40	4,44	15,45	110,5	123,1	160,9	0,765	4,50	32,20	5,48	39,21
12	König, Fritz	10.	35825	1,0560	14	266	4088	3726	3,81	5,54	14,23	99,6	142,1	206,4	0,689	5,04	35,65	6,09	43,08
13	Krausnick, Charl.	11.	27369	1,0509	12	239	3184	2864	4,10	5,87	13,59	98,3	117,5	168,1	0,699	4,72	34,14	5,00	36,16
14	Mittenentzwei, Frieda	11.	33550	1,0519	13	276	3930	3594	3,54	4,98	14,72	105,2	127,1	179,0	0,710	4,62	33,03	5,19	37,10
15	Schule, Erich	11.	31235	1,0573	14	278	4284	3886	3,64	5,42	14,49	103,6	141,4	210,6	0,671	4,38	31,31	5,28	37,74
16	Fischer, Adolf	11.	27664	1,0559	21	164	3757	3452	3,64	5,16	13,30	95,36	125,5	178,1	0,705	5,01	35,92	6,04	43,30
17	Stuckard, Herta	11.	35000	1,0555	14	247	3787	3456	4,15	5,73	13,80	98,10	143,4	198,0	0,724	4,84	32,71	5,13	36,31
18	Hermann, Arthur	11.	25700	1,0555	14	219	3360	3071	3,88	5,35	13,99	100,1	119,1	164,3	0,725	4,74	33,91	5,08	36,34
19	Jienkowsky, Paul	11.	27883	—	13	240	3426	3123	4,15	5,17	13,93	98,8	129,8	161,6	0,803	4,38	31,06	4,58	32,48

Durchschnitt: 1,0526

und zwar in bestimmten, genau abgewogenen Mengen, die ich dann bei der Berechnung der ausgewogenen Blutmenge berücksichtigte. Bei meinen neuen Untersuchungen konnte ich Hirudin als gerinnungshemmendes Mittel benützen, und zwar war davon nur eine Menge von 0,001 gpro 5 ccm Blut notwendig. Diese minimale Menge konnte natürlich das Wägungsresultat nur innerhalb der Grenzen der Versuchsfehler beeinflussen. Es ist nun nicht ausgeschlossen, daß sich durch unvollkommene oder nicht immer gleichmäßige Lösung des relativ viel größeren Zusatzes von oxalsaurem Ammonium kleine Fehler und Ungenauigkeiten eingeschlichen haben, die das Wägungsergebnis immerhin beeinträchtigen konnten. Ich möchte deshalb meine neuen Werte für die

Tabelle.

11			12			13		14	15	16	17						18	19		20	21
Prozentische O_2 Sättigung			Gehalt an O_2 in Vol.-%			Blut-Min.-vol. ccm					Blutdruck						Sauerstoff-kapazität	Hämoglobin Sahli			
											Quecksilber			Wasser							
											Max.		Min.	Max.		Min.					
des arter. Blutes	des venös. Blutes	Differenz	im arteriellen Blute	im venös. Blute	Differenz	Totalmenge in ccm	prokgKörpergew. in ccm	Puls pro Min.	Herzschlagvolumen ccm	Umlaufsdauer in Sekunden	a auscult. mm	b pal. mm	c auscult. mm	cm	cm	cm	Direkte Bestim. Vol.-%	Hämometerzahl	% nach meinem Normalwert von 75	Eisengehalt des Blutes pro kg Blut Fe	Eisengehalt des Haemoglobins in % Fe
98	62	36	16,76	10,60	6,16	2110	113,4	102	20,69	33,50	87	84	54	118	114	73	17,10	72	95	0,445	0,349
98	75	23	14,77	11,30	3,47	3584	175,0	96	37,33	21,80	97	94	—	132	127	—	15,07	83	109	0,413	0,367
98	74	24	17,79	13,43	4,36	3270	162,6	76	43,03	23,41	92	86	53	125	117	72	18,15	73	96	0,457	0,338
98	72	26	14,46	10,63	3,83	4143	192,3	96	43,16	19,84	92	88	68	125	119	92	14,76	60	79	0,364	0,331
98	68	30	15,17	10,53	4,64	3415	158,9	78	43,78	23,96	97	95	61	132	129	83	15,48	77	101	0,460	0,398
98	72	26	15,35	11,28	4,07	3636	203,6	84	43,29	18.67	97	97	57	132	132	77	15,66	69	91	0,540	0,462
98	57	41	15,90	9,25	6,65	2248	110,3	72	31,22	34,45	95	93	42	129	126	57	16,22	81	107	—	—
98	76	22	13,69	10,62	3,07	5063	239,8!	70	72,33!	15,86!	97	95	58	132	129	79	13,97	79	104	0,484	0,464
98	67	31	16,60	11,35	5,25	2981	128,6	84	35,49	29,55	88	86	53	119	117	72	16,94	73	96	0,417	0,330
98	57	41	14,51	8,46	5,08	2616	126,4	76	34,24	30,41	94	92	63	127	125	85	14,48	72	95	0,243	0,225
98	71	27	14,99	10,86	4,13	3897	147,7	82	47,52	25,74	87	83	51	118	113	69	15,30	67	88	—	—
98	75	23	20,20	15,54	4,66	4432	123,7	76	58,32!	30,62	105	100	70	142	136	95	20,72	86	113	—	—
97	64	33	16,25	10,72	5,53	3043	111,2	76	40,04	34,23	100	97	60	136	132	81	16,75	68	90	—	—
98	66	32	18,81	12,67	6,14	2917	87,00	72	40,51	43,74	97	95	62	132	129	84	19,19	73	96	0'452	0,316
98	68	30	13,48	9,36	4,12	5146	164,8	90	57,18!	22,96	97	93	68	132	126	92	13,76	83	109	0,417	0,406
96	73	23	15,51	11,80	3,71	4842,5	175,1	82	59,05!	18,04	99	96	68	134	130	92	16,16	81	107	0,482	0,400
97	62	35	16,67	10,66	6,01	3294,5	94,1	108	38,50	40,26	118	116	71	160	157	96	17,19	84	111	0,439	0,342
98	64	34	16,64	10,98	5,66	2860,5	111,3	84	34,05	34,05	91	90	65	123	122	88	17,15	88	116	0,523	0,409
98	60	38	16,77	10,27	6,50	2486	89,2	60!	41,43!	42,62	96	94	56	130	127	76	17,11	73	96	—	—
98	68	30															16,38	76	100	0,438	0,367

richtigeren halten. Sie sind auch so immer noch niedriger, als die für das Blut von Erwachsenen gefundenen.

7. Der Eisengehalt des Blutes.

Die Eisenanalysen verdanke ich der Freundlichkeit von Herrn Ernst Schloß. Sie wurden ausgeführt in den Blutmengen, die zur Bestimmung des spezifischen Gewichtes gedient hatten, d. h. in je 5,5 resp. 7,5 ccm Blut. Die Methode war die jodometrische nach Neumann. Die erhaltenen Werte geben den Eisengehalt pro Kilogramm Blut in mg Fe und sind stets das Resultat von mindestens zwei gut übereinstimmenden Analysen.

Der Durchschnittswert meiner Bestimmungen beträgt 0,438 g Fe pro kg Blut. Zur Entscheidung, ob das Hämoglobin einen konstanten Eisengehalt besitzt oder nicht, eignen sich meine Untersuchungen nicht, weil die Hämoglobinbestimmungen nach Sahli zu ungenaue Werte geben. Ich kann nur von der chemischen Sauerstoffkapazität des Blutes ausgehen und einen konstanten Mittelwert für die Sauerstoffbindekraft des Hämoglobins der Berechnung zugrunde legen. Ich benützte als solchen den Durchschnittswert von Hüfner (1 g Hämoglobin bindet 1,34 g Sauerstoff). Diese Zahl ist allerdings nur als ein Annäherungswert zu betrachten; denn, wie Bohr, L. Mohr, Plesch, ich selbst und andere nachgewiesen haben, ist die Sauerstoffbindekraft des Hämoglobins kein konstanter Wert. Meine Hämoglobineisenwerte sind deshalb auch nur als Annäherungswerte aufzufassen. Der von mir so berechnete Durchschnittswert beträgt 0,367 g Eisen pro 100 g Hämoglobin, d. h. er stellt einen Wert dar, wie er häufig bei exakten Bestimmungen ermittelt wurde. Die Einzelwerte differieren freilich ziemlich stark untereinander.

Über den Stoffwechsel atrophischer Säuglinge.

Von

Dr. **Albert Niemann,**

Assistent der Universitäts-Kinderklinik zu Berlin.

Mit 2 Textfiguren.

Fast ein Vierteljahrhundert ist verflossen, seit Otto Heubner mit weitvorausschauendem Blick die Entwicklungsmöglichkeiten erkannte, welche sich aus Rubners Gesetzen des Energieverbrauchs auch für die Wissenschaft von der Säuglingsernährung ergaben. In den Jahren 1898 und 1899 erschienen die grundlegenden Arbeiten der beiden genannten Forscher[1]), in denen zum ersten Male planmäßig auch der respiratorische Stoffwechsel des Säuglings untersucht und eine Energiebilanz aufgestellt wurde, die noch heute die Grundlage unserer Anschauungen vom Nahrungsbedarf des Säuglings ist. In der Pädiatrie ist Heubner durch lange Jahre hindurch auf dieses Arbeitsgebiet niemand gefolgt, was durch die methodischen Schwierigkeiten solcher Versuche erklärlich ist. Doch ist Heubner selbst von der Notwendigkeit stets überzeugt gewesen, daß die Untersuchungen des respiratorischen Stoffwechsels auf ein größeres Säuglingsmaterial ausgedehnt werden müssen, als es ihm seinerzeit zur Verfügung stand; so hat er dafür gesorgt, daß in den letzten Jahren die Berliner Universitätskinderklinik mit einem Respirationsapparat nach dem Voit-Pettenkoferschen System ausgestattet und es durch die Aufstellung eines solchen Apparates in der Klinik selbst möglich wurde, Versuche mit demselben in größerem Maßstabe anzustellen. Dem Verfasser gereicht es zur besonderen Freude, in dieser Festschrift einige Ergebnisse solcher Versuche niederlegen und dadurch seinen Dank für die empfangene mannigfache Anregung und Belehrung abstatten zu können.

---

[1]) Heubner u. Rubner, Zeitschr. f. Biol. **36** u. **38**.

Über den Apparat selbst, seine Methodik und die Versuchsanordnung beim Säugling habe ich in einer früheren Publikation[1]) das Nötige gesagt; es wurde dort von Versuchen berichtet, die sich im ganzen über 36 Tage ausdehnten und den Stoffwechsel des normalen Säuglings zum Gegenstand hatten. Im nachstehenden soll das Resultat von Untersuchungen mitgeteilt werden, die an 2 atrophischen Säuglingen vorgenommen wurden.

Den Begriff der „Atrophie" habe ich bei der Fragestellung zu diesen Versuchen zunächst in ganz allgemeinem Sinne aufgefaßt; ohne die höchst mannigfaltigen ätiologischen Momente zu berücksichtigen, durch welche sie bedingt sein kann, habe ich zunächst nur die Frage beantworten wollen, ob der Zustand der „Atrophie" — d. h. eines beträchtlich unter der Norm verharrenden Gewichts und einer abnormen Zusammensetzung des Körpers, die sich klinisch durch Mangel des Turgors und des Fettpolsters, also durch „Abmagerung" bemerkbar macht — ob also dieser Zustand an sich mit irgendwelchen Störungen des Stoffwechsels einhergeht. Bei der Auswahl der zu den Versuchen geeigneten Säuglinge mußten natürlich solche ausscheiden, die infolge einer schweren, konsumierenden Erkrankung (Tuberkulose, Lues) atrophisch geworden waren. Die beiden von mir gewählten Säuglinge waren auch nicht ausschließlich durch Ernährungsstörungen geschädigt; vielmehr waren sie beide schon mit einem erheblich unternormalen Körpergewicht geboren. Bei dem einen der Kinder waren allerdings später noch akute Störungen hinzugetreten, die jedoch schon mehrere Monate vor Beginn des Versuches beseitigt waren. In der Versuchszeit waren beide Kinder frei von klinisch nachweisbaren Erkrankungen; sie befanden sich in dem Stadium der Reparation, wiesen eben nur die Symptome der „Atrophie" auf und konnten mit einer Nahrung, bei der normale Säuglinge des betreffenden Alters gedeihen, nicht ohne weiteres in die Höhe gebracht werden.

Die Krankengeschichten seien im folgenden kurz mitgeteilt:

1. Alfred Kaffenberger wurde am 21. VI. 1909 als Zwilling mit einem Gewicht von nur 1450 g geboren; der andere Zwilling ist bald nach der Geburt gestorben. Dieselbe soll nicht frühzeitig erfolgt sein. Die Brust konnte nicht gereicht werden, da die Mutter angeblich lungenkrank war; es wurde daher $^1/_3$-Kuhmilch gegeben und das Kind im Alter von 9 Tagen am 30. VI. in die Klinik aufgenommen.

Hier wurden außer dem geringen Gewicht keinerlei Abnormitäten festgestellt. Das Kind wurde in die Couveuse gelegt und mit abgedrückter Ammenmilch er-

[1]) Niemann, Jahrb. f. Kinderheilk. 74, 22.

nährt. In der Klinik ist es nun 7 Monate lang beobachtet worden; es hat bei Ernährung mit Frauenmilch und später bei Allaitement mixte mit Buttermilch langsam, aber im ganzen regelmäßig zugenommen. Am 19. I. 1910 konnte es mit 3700 g als gesund entlassen werden. Es hat in der ganzen Zeit außer einigen leichten Infektionen der oberen Luftwege keine Krankheit durchgemacht. Pirquet und Wassermann waren bei mehrmaliger Untersuchung stets negativ, die Stühle fast immer normal, abgesehen von der ersten Zeit, wo sie manchmal zerfahrene Beschaffenheit hatten.

Die beigefügte Kurve (Fig. 1) gibt einen Überblick über die Entwicklung des Kindes. Die vorübergehende Abnahme in der 13. und 14. Woche ist wohl darauf zurückzuführen, daß in dieser Zeit zu wenig Ammenmilch für das Kind vorhanden war.

Alfred Kaffenberger, geb. 21. VI. 1909.

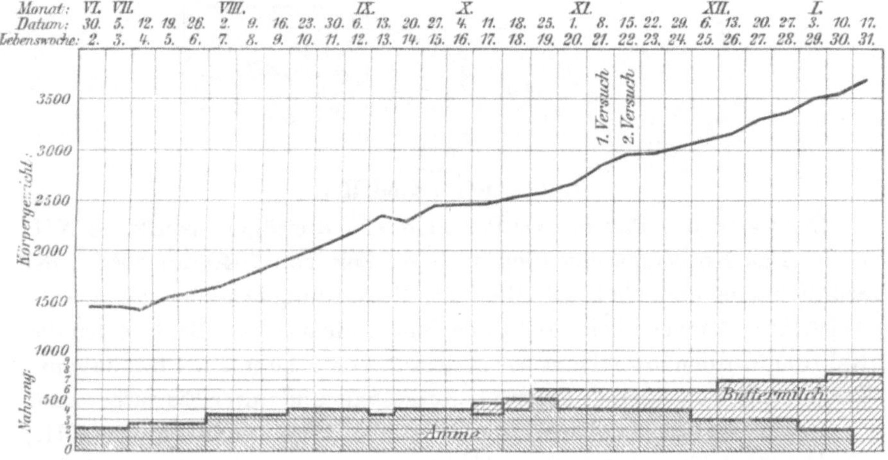

Fig. 1.

2. Gertrud Schlewitz wurde am 13. III. 1910 unehelich geboren, angeblich mit einem Gewicht von nur 3 Pfund. Ob es eine Frühgeburt war, kann die Pflegemutter, die das Kind bringt, nicht sagen. Es bekam 6 Wochen lang die Brust, dann $^1/_2$-Kuhmilch; da das Kind in der letzten Zeit nicht gedieh und an Durchfällen litt, wurde es am 10. VI. 1910, also im Alter von 3 Monaten, in die Klinik gebracht.

Hier wurde ein Gewicht von nur 2850 g festgestellt; ferner eine leichte Cystitis mit Temperaturen bis 38,5°, die unter Urotropin in einer Woche heilte. Da gleichzeitig heftige Durchfälle bestanden und das Kind erheblich an Gewicht abnahm, wurde Eiweißmilch gegeben und das Kind in den ersten 2 Wochen wegen seines geringen Gewichtes in der Couveuse gehalten. Die Stühle besserten sich bald und das Gewicht nahm zu, so daß in der 17. Lebenswoche auf $^1/_2$-Milch übergegangen werden konnte. Hierbei blieben die Stühle gut, doch war die Gewichtszunahme zunächst ungenügend, wahrscheinlich infolge zu geringer Nahrungs-

mengen, da nach Zulage von 200 g täglich das Gewicht alsbald exzessiv anstieg. Nachdem eine Woche lang die größere Nahrungsmenge gegeben war, wurde mit dem Stoffwechselversuch begonnen. Im übrigen s. die hier beigegebene Kurve (Fig. 2).

Gertrud Schlewitz, geb. 13. III. 1910.

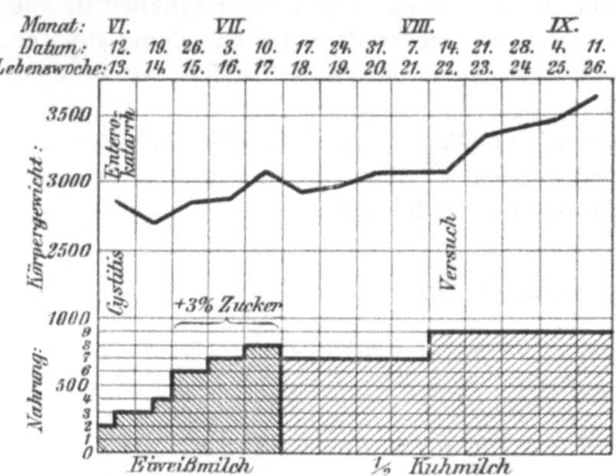

Fig. 2.

I. Versuch (Kind K.).

Der Versuch zerfällt in zwei Perioden: eine dreitägige, vom 2.—5. XII. 1909. Das Körpergewicht stieg in dieser Zeit von 2940 auf 2960 g, die Stühle hatten normale Beschaffenheit, die Nahrung bestand zu $^2/_3$ aus abgedrückter Ammenmilch, zu $^1/_3$ aus Buttermilchsuppe. Beide Arten der Nahrung wurden sowohl hier wie in dem 2. Versuche in einer für die ganze Periode ausreichenden Quantität bereitgestellt und unter Eis aufbewahrt.

Die 2. Versuchsperiode dauerte nur 2 Tage, vom 14.—16. XII.; sie konnte leider wegen eines Motordefektes nicht länger ausgedehnt werden. Das Gewicht war zu dieser Zeit auf 3000 g gestiegen. Die Nahrung war dieselbe wie in der 1. Periode. Während des Aufenthalts in dem Versuchsraum zeigte das Kind stets ein durchaus normales Verhalten.

Die folgenden Protokolle enthalten die Angaben über die

Respirationsverhältnisse:

1. Tag (2.—3. XII. 1909).

Temperatur im Kasten: 20,0°. Rel. Feuchtigkeit: 44.

Versuchszeit: 1359 Minuten = 22,7 Stunden.

Luftdurchgang:

298,740	cbm	durch die große Gasuhr
0,216	„	„ „ kleine Gasuhr I
0,159	„	„ „ „ „ II
9,000	„	für fünf Pausen
308,115	cbm	Gesamtventilation

	CO_2		H_2O	
	0,626	g pro cbm im Einstrom	5,407	
	0,939	„ „ „ „ Abstrom	6,278	
	0,313	g pro cbm Produktion	0,871	
(0,313 · 308,115 =)	96,4	„ Gesamtproduktion	268,4	(= 0,871 · 308,115)
(96,4 : 22,7 =)	4,2	„ Produktion pro Stunde	11,8	(= 268,4 : 22,7)
(4,2 · 24 =)	100,8	„ Prod. in 24 Stunden	283,2	(= 11,8 · 24)

2. Tag (3.—4. XII. 1909).

Temperatur im Kasten: 20,0. Rel. Feuchtigkeit 45.
Versuchszeit: 1345 Minuten = 22,4 Stunden.

Luftdurchgang:

294,030 cbm durch die große Gasuhr
0,216 „ „ „ kleine Gasuhr I
0,155 „ „ „ „ „ II
9,000 „ für fünf Pausen
303,401 cbm Gesamtventilation

	CO_2		H_2O	
	0,596	g pro cbm im Einstrom	5,572	
	0,909	„ „ „ „ Abstrom	6,447	
	0,313	g pro cbm Produktion	0,875	
(0,313 · 303,401 =)	95,0	„ Gesamtproduktion	265,5	(= 0,875 · 303,401)
(95,0 : 22,4 =)	4,2	„ Produktion pro Stunde	11,9	(= 265,5 : 22,4)
(4,2 · 24 =)	100,8	„ Produkt. in 24 Stunden	285,6	(= 11,9 · 24)

3. Tag (4.—5. XII. 1909).

Temperatur im Kasten: 20,5. Rel. Feuchtigkeit: 40.
Versuchszeit: 1363 Minuten = 22,7 Stunden.

Luftdurchgang:

299,040 cbm durch die große Gasuhr
0,220 „ „ „ kleine Gasuhr I
0,157 „ „ „ „ „ II
9,000 „ für fünf Pausen
308,417 cbm Gesamtventilation

	CO_2		HO_2	
	0,595	g pro cbm im Einstrom	4,798	
	0,928	„ „ „ „ Abstrom	5,528	
	0,333	g pro cbm Produktion	0,730	
(0,333 · 308,417 =)	102,7	„ Gesamtproduktion	225,1	(= 0,730 · 308,417)
(102,7 : 22,7 =)	4,5	„ Produktion pro Stunde	9,9	(= 225,1 : 22,7)
(4,5 · 24 =)	108,0	„ Produkt. in 24 Stunden	237,6	(= 9,9 · 24)

4. Tag (14.—15. XII. 1909).

Temperatur im Kasten: 21,0. Rel. Feuchtigkeit: 37.
Versuchszeit: 1356 Minuten = 22,6 Stunden.

Luftdurchgang:

294,910 cbm durch die große Gasuhr
0,212 „ „ „ kleine Gasuhr I
0,158 „ „ „ „ „ II
9,000 „ für fünf Pausen

304,280 cbm Gesamtventilation

CO_2 HO_2
0,703 g pro cbm im Einstrom 3,485
0,967 „ „ „ „ Abstrom 4,541

0,264 g pro cbm Produktion 1,056
(0,264 · 304,280 =) 80,6 „ Gesamtproduktion 321,3 (= 1,056 · 304,28)
(80,6 : 22,6 =) 3,6 „ Produktion pro Stunde 14,2 (= 321,3 : 22,6)
(3,6 · 24 =) 86,4 „ Produkt. in 24 Stunden 340,8 (= 14,2 · 24)

5. Tag (15.—16. XII. 1909).
Temperatur im Kasten: 20,0. Rel. Feuchtigkeit: 31.
Versuchszeit: 1336 Minuten = 22,3 Stunden.

Luftdurchgang:

298,620 cbm durch die große Gasuhr
0,227 „ „ „ kleine Gasuhr I
0,166 „ „ „ „ „ II
9,000 „ für fünf Pausen

308,013 cbm Gesamtventilation

CO_2 H_2O
0,635 g pro cbm im Einstrom 2,622
0,999 „ „ „ „ Abstrom 3,624

0,364 g pro cbm Produktion 1,002
(0,364 · 308,013 =) 112,1 „ Gesamtproduktion 308,6 (= 1,002 · 308,013)
(112,1 : 22,3 =) 5,0 „ Produktion pro Stunde 13,8 (= 308,6 : 22,3)
(5,0 · 24 =) 120,0 „ Prod. in 24 Stunden 331,2 (= 13,8 · 24)

In der folgenden Tabelle sind die für CO_2- und H_2O-Produktion erhaltenen Werte übersichtlich zusammengestellt:

Periode	Versuchs-Tag	Stundenwerte		Tageswerte		Die Luft des Kastens hatte im Mittel	
		CO_2	H_2O	CO_2	H_2O	Temperatur	Rel. Feuchtigkeit
I	1	4,2	11,8	100,8	283,2	20,0	44
	2	4,2	11,9	100,8	285,6	20,0	45
	3	4,5	9,9	108,0	237,6	20,5	40
	Mittel	4,3	11,2	103,2	268,8		43
II	4	3,6	14,2	86,4	340,8	21,0	37
	5	5,0	13,8	120,0	331,2	20,0	31
	Mittel	4,3	14,0	103,2	336,0		34
	Mittel aus Tag 1—5	4,3	12,3	103,2	295,2		

Wie man sieht, war die Kohlensäureausscheidung in der ersten Periode sehr gleichmäßig und auch das Mittel aus der 2. Periode entspricht dem aus der ersten. Etwas weniger gleichmäßig war die Wasserdampfproduktion; in der 2. Periode war sie etwas höher, was sich durch die Abnahme der Luftfeuchtigkeit erklären läßt.

Das mittlere Gewicht des Kindes betrug in der ersten Periode 2950 g, die Oberfläche — nach der Meehschen Formel mit der Konstante 11,9 berechnet — 0,2448 qm. In der 2. Periode betrug das Gewicht 3000 g die Oberfläche 0,2475 qm. Hiernach ergeben sich, auf Gewichts- und Oberflächeneinheit berechnet, folgende Werte:

Der Säugling schied aus	Mittel aus 1—3		Mittel aus 4—5	
	CO_2	H_2O	CO_2	H_2O
in 24 Stunden	103,2	268,8	103,2	336,0
pro Stunde	4,3	11,2	4,3	14,0
pro Kilogramm in 24 Stunden	34,2	91,1	34,4	112,0
pro Kilogramm in 1 Stunde	1,46	3,79	1,43	4,67
pro Quadratmeter in 1 Stunde	17,6	45,7	17,4	56,6

Es ist ein höchst bemerkenswertes Ergebnis, daß die Kohlensäureproduktion dieses Säuglings, pro Quadratmeter Oberfläche und Stunde, fast genau denselben Wert erreichte, den Rubner und Heubner sowohl wie ich beim normalen Kuhmilchkind und die erstgenannten Autoren auch bei ihrem mit Kuhmilch genährten atrophischen Säugling gefunden haben[1]). Diese Werte liegen alle zwischen 17 und 18 g, und dieselbe Zahl sehen wir auch hier. Dabei ist weiter zu beachten, daß dieser atrophische Säugling, obwohl er zu $^1/_3$ mit — allerdings abgedrückter — Frauenmilch ernährt wurde, sich dennoch mit seiner Kohlensäureproduktion zu den eben erwähnten künstlich genährten Säuglingen gesellt und mit diesen in einen Gegensatz zu dem Brustkind Rubners und Heubners tritt[2]), dessen CO^2-Produktion ganz erheblich weniger, nämlich nur 13 g betrug[3]).

Vergleichen wir die Wasserdampfproduktion meines Säuglings mit der des atrophischen von Rubner und Heubner, so fällt auf, daß bei nicht übermäßig verschiedener Luftfeuchtigkeit der letztere ganz erheblich weniger Wasserdampf produziert hat, sowohl pro Kilo Körper-

[1]) Rubner und Heubner, Zeitschr. f. Biol. **38**.

[2]) Rubner und Heubner, Zeitschr. f. Biol. **36**.

[3]) Dies dürfte als eine Wirkung der größeren Eiweißmengen aufzufassen sein, die der atrophische Säugling erhielt.

gewicht als auch pro Quadratmeter Oberfläche (2,3 und 24 g). Ich werde auf diesen Punkt noch zurückkommen.

Die folgende Tabelle enthält die Angaben über die Einfuhr von Nahrungsstoffen und die Ausscheidungen durch Harn und Kot:

Periode	Versuchstag	100 g der Nahrung enthielten				Tägliche Nahrungsmenge	Urin					Kot				
		N	Fett	Kohlehydrat	Gesamt-C		Menge	N %	N g	C %	C g	Gewicht feucht	Gewicht trocken	N	Fett	Gesamt-C
I	1	0,266	1,3	8,75	5,48	600	320	0,319	3,096	0,254	2,464	51,2	9,74	0,378	3,48	4,227
	2	"	"	"	"	600	300	"		"						
	3	"	"	"	"	600	350	"		"						
II	4	0,174	2,24	7,76	5,418	600	415	0,171	1,513	0,280	2,230	43,9	9,02	0,306	2,14	2,00
	5	0,165	"	"	"	670	310	0,259		"						

Über die Ausnutzung der Nahrung gibt die folgende Tabelle wenigstens teilweise Aufschluß:

	Tag 1—3 N	Tag 1—3 Fett	Tag 4—5 N	Tag 4—5 Fett
Summe der Einnahmen	4,79	23,4	2,15	28,5
Verlust im Kot in Gramm	0,378	3,48	0,306	2,14
Verlust im Kot in Prozent	7,9	15,0	14,0	7,6
Das Kotfett bestand aus Fettsäuren zu . . .	50%		94%	
Das Kotfett bestand aus Seifen zu	3%		6%	

Wir ersehen hieraus, daß die Ausnutzung eine nicht sehr günstige gewesen ist; die prozentualen Verluste im Kot übertreffen die für den gesunden Säugling geltende Norm, sind aber noch nicht so groß, wie sie es bei dem atrophischen Säugling Rubners und Heubners waren. Immerhin wird auch in diesem Falle, wie es schon die genannten Autoren taten, eine verminderte Resorptionsfähigkeit des Darmes angenommen werden müssen. Was die Spaltung des Fettes anbelangt, so ist bemerkenswert, daß der Anteil der Seifen an der Menge des Kotfettes ein verschwindend geringer war.

In der folgenden Tabelle sind die Bilanzen für N und C aufgestellt:

24stündiger Durchschnitt aus Tag	N		C	
	1—3	4—5	1—3	4—5
Ausscheidung durch Respiration .			28,25	28,25
Ausscheidung durch Harn . . .	1,032	0,756	0,82	1,12
Ausscheidung durch Kot . . .	0,126	0,153	1,41	1,00
Gesamtausscheidung	1,158	0,909	30,48	30,37
Zufuhr	1,596	1,075	32,88	34,41
Bilanz	+0,438	+0,166	+ 2,40	+ 4,04

Diese Bilanzen sind durchweg positiv. In der ersten Periode wurde durchschnittlich mehr N retiniert als in der zweiten, dagegen verhält es sich mit dem C umgekehrt; er wurde in größerer Menge in der zweiten Periode zurückgehalten. Aus der hier folgenden Zusammenstellung ergibt sich, wieviel von dem retinierten C auf Eiweißansatz entfällt und wieviel im Körper als Fett zurückgeblieben sein muß, wenn wir die eventuelle Aufspeicherung von Glykogen vernachlässigen.

24stündiger Durchschnitt aus Tag	1—3	4—5
N-Retention	0,438	0,166
C-Retention	2,400	4,040
Als Eiweiß angesetzter C: (N · 3,22)	1,411	0,535
Als Fett angesetzter C	0,989	3,505

Hiernach ist is der zweiten Periode sehr viel mehr C als Fett angesetzt worden, als in der ersten, dagegen war der Eiweißansatz ein geringerer. Die N-Retention des Kindes in der ersten Periode war eine ganz auffallend günstige. Es wurden pro Kilo und Tag an N zugeführt — wenn wir den im Kot ausgeschiedenen, also unbenutzt gebliebenen N von vornherein in Abzug bringen: 0,498 g

ausgeschieden im Harn	0,350 g
retiniert also	0,148 g.

Es ist von diesem teilweise mit Ammenmilch genährten Säugling beinahe $^{1}/_{3}$ des — nach Abzug des Kotstickstoffs — dem Organismus zur Verfügung gestellten N retiniert worden, ein Verhältnis, wie wir es so günstig sonst nur bei Brustkindern finden. In der zweiten Periode wurden pro Kilo und Tag abzüglich des Kotstickstoffs zugeführt:

	0,307 g
im Harn ausgeschieden	0,252 g
retiniert also:	0,055 g

Hier ist, obwohl die Zufuhr geringer war, das Verhältnis ein wesentlich schlechteres. Man darf vielleicht vermuten, daß die Reparation in der zweiten Periode, die zwei Wochen hinter der ersten lag, schon so weit vorgeschritten war, daß ein geringeres Bedürfnis zum Ansatz N-haltiger Substanz vorlag und daß deshalb auch mehr C — zum Fettansatz — zurückgehalten wurde.

Die folgende Tabelle enthält die Angaben über den

Calorienumsatz:

(berechnet nach den Rubnerschen Standardzahlen).

24stündiger Calorienumsatz im Durchschnitt aus den Tagen	1—3	4—5
Calorienzufuhr in Gestalt von Eiweiß	42	28
Calorienzufuhr in Gestalt von Fett	73	132
Calorienzufuhr in Gestalt von Kohlehydrat . . .	215	212
Gesamtenergiezufuhr	330	372
Von der zugeführten Energiemenge wurden verwandt		
zum Ansatz von . . . . Eiweiß	15	6
Fett	30	50
Tatsächlich erzielter Umsatz (= Wärmebildung) .	285	316
Calorienzufuhr pro Kilo Körpergewicht und Tag .	112	124
Ansatz pro Kilo Körpergewicht und Tag.	15	19
Umsatz pro Kilo Körpergewicht und Tag	97	105
Umsatz pro Quadratmeter Oberfläche	1164	1277
Von der zugeführten Energiemenge gelangten zum Ansatz	13,6%	15,1%
Von der Wärmeabgabe entfallen auf Wasserverdunstung	56,6%	63,8%

Aus dieser Tabelle läßt sich zunächst ersehen, daß der Energiequotient in der Nahrung ein ziemlich hoher war. Trotzdem ist der Umsatz mit 1164 und 1277 Cal. pro Quadratmeter Oberfläche geringer, als der des von mir untersuchten normalen Säuglings (1300—1400 Cal.); das atrophische Kind hat einen größeren Teil der zugeführten Energiemenge zum Ansatz verwendet. Beachtenswert ist die ziemlich erhebliche Steigerung des Umsatzes in der zweiten Periode; da, wie aus der letzten Zeile der Tabelle zu ersehen ist, in dieser Periode ein größerer Anteil der Wärmeabgabe auf Wasserverdunstung entfällt, so dürfen wir annehmen, daß hier überschüssig gebildete Wärme durch vermehrte Verdunstung kompensiert worden ist. Es wäre hiernach die Steigerung der Wasserdampfproduktion (s. d. Tabelle S. 472) in der zweiten Periode nicht die alleinige Folge der größeren Trockenheit der Luft. So ist auch zu verstehen, warum dieser Säugling sehr viel mehr Wasserdampf produziert hat, als der atrophische Rubners und Heubners, wenn man in Betracht zieht, daß dessen Umsatz ein geringerer war (1100 Cal.).

Wasserbilanz.

	1. Tag	2. Tag	3. Tag	4. Tag	5. Tag
Wasserausscheidung durch Respiration	283,2	285,6	237,6	340,8	331,2
Wasserausscheidung durch Schweiß .	4,0	4,7	3,2	6,8	5,3
Wasserausscheidung durch Harn. . .	317,0	297,0	346,0	307,0	410,0
Wasserausscheidung durch Kot . . .	14,0	14,0	14,0	17,0	17,0
Gesamtwasserausscheidung	618,2	601,3	600,8	671,6	763,5
Wasserzufuhr	530,0	530,0	530,0	537,0	595,0
Bilanz	— 88,2	— 71,3	— 70,8	—134,6	—168,5

Ein Blick auf die vorstehende Tabelle zeigt, daß das Kind während des Versuches erheblich an Wasser verloren haben muß. Die Bilanzen haben denselben Charakter wie die des von mir untersuchten normalen Säuglings[1]), d. h. die sich ergebenden Wasserverluste sind viel zu groß, als daß sie mit den übrigen Ergebnissen der Stoffwechselversuche übereinstimmen könnten. In der erwähnten Publikation habe ich ausgeführt, daß derartige Bilanzen einen Anspruch auf absolute Exaktheit nicht erheben können, weil wir — abgesehen von allen Versuchsfehlern — die Menge des dem Körper zur Verfügung stehenden Oxydationswassers nicht kennen. Wenn wir dieses hier schätzungsweise in Rechnung stellen[2]), so verringern sich die Wasserverluste erheblich; es bleibt aber trotzdem wahrscheinlich, daß der atrophische Säugling während des ganzen Versuchs Wasser verloren hat, was auch durch das Verhalten des Körpergewichts bestätigt wird, dessen Zunahme eine ganz verschwindende war, obgleich Körpersubstanz (N und C) in nicht unbeträchtlichen Mengen angesetzt worden ist. Bemerkenswert ist, daß das Verhalten dieses atrophischen Säuglings dem Wasser gegenüber mit dem des normalen übereinstimmt.

II. Versuch (Kind Sch.).

Der sechstägige Stoffwechselversuch bei diesem Kinde begann, wie aus der Kurve ersichtlich, zu einer Zeit, da bei Ernährung mit $^1/_2$ Milch (täglich 700 g) ein länger dauernder Gewichtsstillstand eingetreten war.

[1]) Jahrb. f. Kinderheilk. 74. 56, 69 u. 674.

[2]) Mit 12 g pro 100 Cal. Umsatz.

Da bei dem Kinde keine sonstigen Störungen vorlagen, nahm ich an, daß die Nahrungsmenge eine nicht genügende sei, denn obwohl der Energiequotient schon 120 betrug, so war zu bedenken, daß auch dieses Kind sich in der Reparation befand. Ich ließ deshalb schon eine Woche vor Beginn des Versuches 900 g Halbmilch reichen, worauf bei einem Energiequotienten von etwa 160 das Gewicht sogleich zu steigen begann. Während des Versuches selbst ist es dann von 3040 auf 3350 g gestiegen, und auch später erfolgte weitere Zunahme. Hierdurch scheint erwiesen, daß bei diesem Kinde den Bedürfnissen der Reparation mit einem Energiequotienten von 120 in der Tat noch nicht Genüge geleistet war.

Im übrigen war das Verhalten des Kindes ein normales, nur waren die Stühle sehr dünnbreiig. Die Nahrung wurde in der üblichen Weise mit Haferschleim zubereitet und mit 2,5% Zucker angereichert.

Die folgenden Protokolle geben Aufschluß über die

Respirationsverhältnisse:

1. Tag (15.—16. VIII. 1910).

Temperatur im Kasten: 20,5. Rel. Feuchtigkeit: 60.
Versuchszeit: 1312 Minuten = 21,9 Stunden.

Luftdurchgang:

311,530	cbm durch die große Gasuhr
0,140	„ „ „ kleine Gasuhr I
0,105	„ „ „ „ „ II
9,000	„ für fünf Pausen
320,775	cbm Gesamtventilation

	CO_2		H_2O	
	0,593	g pro cbm im Einstrom	9,809	
	0,897	„ „ „ „ Abstrom	10,064	
	0,304	g pro cbm Produktion	0,255	
(0,304 · 320,775 =)	97,5	„ Gesamtproduktion	81,8	(= 0,255 · 320,775)
(97,5 : 21,9 =)	4,5	„ Produktion pro Stunde	3,7	(= 81,8 : 21,9)
(4,5 · 24 =)	108,0	„ Produkt. in 24 Stunden	88,8	(= 3,7 · 24)

2. Tag (16.—17. VIII. 1910).

Temperatur im Kasten: 20,0. Rel. Feuchtigkeit: 60.
Versuchszeit: 1279 Minuten = 21,3 Stunden.

Luftdurchgang:

301,650	cbm durch die große Gasuhr
0,135	„ „ „ kleine Gasuhr I
0,105	„ „ „ „ „ II
9,000	„ für fünf Pausen
310,890	cbm Gesamtventilation

	CO_2		H_2O	
	0,642	g pro cbm im Einstrom	9,758	
	0,956	„ „ „ „ Abstrom	10,040	
	0,314	g pro cbm Produktion	0,282	
(0,314 · 310,890 =)	97,6	„ Gesamtproduktion	87,7	(= 0.282 · 310,89)
(97,6 : 21,3 =)	4,6	„ Produktion pro Stunde	4,1	(= 87,7 : 21,3)
(4,6 · 24 =)	110,4	„ Produkt. in 24 Stunden	98,4	(= 4,1 · 24)

3. Tag (17.—18. VIII. 1910).

Temperatur im Kasten: 21,0. Rel. Feuchtigkeit: 65.
Versuchszeit: 1297 Minuten = 21,6 Stunden.

Luftdurchgang:

306,850	cbm durch die große Gasuhr
0,138	„ „ „ kleine Gasuhr I
0,099	„ „ „ „ „ II
9,000	„ für fünf Pausen
316,087	cbm Gesamtventilation

	CO_2		H_2O	
	0,623	g pro cbm im Einstrom	10,891	
	0,959	„ „ „ „ Abstrom	11,242	
	0,336	g pro cbm Produktion	0,351	
(0,336 · 316,087 =)	106,2	„ Gesamtproduktion	111,0	(= 0,351 · 316,087)
(106,2 : 21,6)=)	4,9	„ Produktion pro Stunde	5,1	(= 111,0 : 21,6)
(4,9 · 24 =)	117,6	„ Produkt. in 24 Stunden	122,4	(= 5,1 · 24)

4. Tag (18.—19. VIII. 1910).

Temperatur im Kasten: 21. Rel. Feuchtigkeit: 67.
Versuchszeit: 1323 Minuten = 22,0 Stunden.

Luftdurchgang:

312,900	cbm durch die große Gasuhr
0,143	„ „ „ kleine Gasuhr I
0,112	„ „ „ „ „ II
9,000	„ für fünf Pausen
322,155	cbm Gesamtventilation

	CO_2		H_2O	
	0,609	g pro cbm im Einstrom	11,376	
	0,937	„ „ „ „ Abstrom	11,699	
	0,328	g pro cbm Produktion	0,323	
(0,328 · 322,155 =)	105,6	„ Gesamtproduktion	103,4	(= 0,323 · 322,155)
(105,6 : 22 =)	4,8	„ Produktion pro Stunde	4,7	(= 103,4 : 22,0)
(4,8 · 24 =)	115,2	„ Produkt. in 24 Stunden	112,8	(= 4,7 · 24)

5. Tag (19.—20. VIII. 1910).

Temperatur im Kasten: 21,0. Rel. Feuchtigkeit: 67.
Versuchszeit: 1312 Minuten = 21,9 Stunden.

Luftdurchgang:

311,910 cbm durch die große Gasuhr
0,139 „ „ „ kleine Gasuhr I
0,106 „ „ „ „ „ II
9,000 „ für fünf Pausen
321,155 cbm Gesamtventilation

	CO_2		H_2O	
	0,612	g pro cbm im Einstrom	11,418	
	0,952	„ „ „ „ Abstrom	11,736	
	0,340	g pro cbm Produktion	0,318	
(0,34 · 321,155 =)	109,2	„ Gesamtproduktion	102,1	(= 0,318 · 321,155)
(109,2 : 21,9 =)	5,0	„ Produktion pro Stunde	4,7	(= 102,1 : 21,9)
(5,0 · 24 =)	120,0	„ Produkt. in 24 Stunden	112,8	(= 4,7 · 24)

6. Tag (20.—21. VIII. 1910).
Temperatur im Kasten: 21,0. Rel. Feuchtigkeit: 68.
Versuchszeit: 1225 Minuten = 20,4 Stunden.

Luftdurchgang:

292,570 cbm durch die große Gasuhr
0,135 „ „ „ kleine Gasuhr I
0,098 „ „ „ „ „ II
9,000 „ für fünf Pausen
301,803 cbm Gesamtventilation

	CO_2		H_2O	
	0,596	g pro cbm im Einstrom	11,482	
	0,951	„ „ „ „ Abstrom	11,871	
	0,355	g pro cbm Produktion	0,389	
(0,355 · 301,803 =)	107,1	„ Gesamtproduktion	117,4	(= 0,389 · 301,803)
(107,1 : 20,4 =)	5,3	„ Produktion pro Stunde	5,7	(= 117,4 : 20,4)
(5,3 · 24 =)	127,2	„ Produkt. in 24 Stunden	136,8	(= 5,7 · 24)

Einen Überblick über die CO_2- und H_2O-Produktion gibt die folgende Tabelle:

Tag	Stundenwerte		Tageswerte		Die Luft des Kastens hatte im Mittel	
	CO_2	H_2O	CO_2	H_2O	Temperatur	Rel. Feuchtigkeit
1	4,5	3,7	108,0	88,8	20,5	60
2	4,6	4,1	110,4	98,4	20,0	60
3	4,9	5,1	117,6	122,4	21,0	65
4	4,8	4,7	115,2	112,8	21,0	67
5	5,0	4,7	120,0	112,8	21,0	67
6	5,3	5,7	127,2	136,8	21,0	68
Maximum	5,3	5,7	127,2	136,8		
Minimum	4,5	3,7	108,0	88,8		
Mittel	4,85	4,7	116,4	112,8		64

Auch hier sind die Werte ziemlich gleichmäßige. Bei sehr viel höherer Luftfeuchtigkeit mußte natürlich die Wasserdampfproduktion im ganzen eine viel geringere sein, als die des Kindes K. Eine geringe Steigerung der Produktion, besonders von CO_2 gegen das Ende des Versuches hin, fällt auf. Sie dürfte mit einer Steigerung des Gesamtumsatzes zusammenhängen, von der noch die Rede sein wird.

Das Körpergewicht betrug im Mittel aus allen 6 Tagen 3278 g; danach wäre die Oberfläche = 0,2626 qm. Hiernach ergeben sich folgende Werte:

Der Säugling schied aus	CO_2	H_2O
in 24 Stunden	116,4	112,8
pro Stunde	4,85	4,7
pro Kilogramm in 24 Stunden	35,5	34,4
pro Kilogramm in 1 Stunde	1,48	1,43
pro Quadratmeter in 1 Stunde	18,5	17,9

Es hat also auch dieser Säugling annähernd dieselbe Menge von CO_2 — berechnet auf die Oberflächeneinheit — produziert, wie das Kind K., das sich in dieser Beziehung, wie schon erwähnt, in Übereinstimmung befindet sowohl mit dem von mir untersuchten normalen Säugling wie mit den künstlich genährten Säuglingen Rubners und Heubners. Diese sehr bemerkenswerte Übereinstimmung spricht einerseits für die Zuverlässigkeit der hier angewandten Untersuchungsmethoden und andererseits zeigt sie, daß der Zustand der „Atrophie", d. h. das Bestehen eines für das betreffende Alter abnorm niedrigen Körpergewichtes, an sich die CO_2-Ausscheidung und die Verbrennungsvorgänge, deren Ausdruck sie ist, nicht beeinflußt. Ein Vergleich mit den von Rubner und Heubner und mir bei Mehlnahrung untersuchten Säuglingen, deren CO_2-Produktion eine sehr viel geringere war (14,7 und 15,8), und dem von den erstgenannten Autoren untersuchten Brustkinde, das nur 13 g CO_2 ausschied, zeigt, daß es die Art der Nahrung ist, auf die es hierbei ankommt, während der Ernährungszustand des Kindes offenbar eine geringere Rolle spielt.

Die Angaben über die Nahrungszufuhr und die Ausscheidungen in Kot und Harn enthält die folgende Tabelle:

Versuchstag	100 g der Nahrung enthielten						Tägliche Nahrungsmenge	Urin						Kot					
	N	Fett	Milchzucker	Zugesetzten Rohrzucker	Gesamt-Asche	Gesamt-C		Menge	N		C		Gesamt-Asche	Gewicht		N	Fett	Gesamt-C	Gesamt-Asche
									%	g	%	g	g	feucht	trocken				
1	0,308	2,06	4,18	2,50	0,31	5,12	1000	690	0,231	1,594	0,184	2,594	2,580	330,45	44,34	2,131	18,08	22,58	7,883
2	"	"	"	"	"	"	1000	720	0,224	1,613									
3	"	"	"	"	"	"	980	700	0,242	1,694	0,148	2,153	3,317						
4	"	"	"	"	"	"	1000	755	0,228	1,721									
5	"	"	"	"	"	"	980	750	0,237	1,778	0,186	2,623	3,828						
6	"	"	"	"	"	"	980	660	0,270	1,782									

Über die Ausnutzung der Nahrung geben die folgenden Zahlen Aufschluß:

	Trocken-substanz	N	Fett	Asche
Summe der Einnahmen in 6 Tagen . .	649,24	18,30	122,36	18,41
Verlust durch den Kot in Gramm . .	44,34	2,13	18,08	7,88
Verlust durch den Kot in Prozent. . .	6,8	11,8	14,7	43,8

Wie das Kind K., so hat auch dieser atrophische Säugling seine Nahrung schlecht ausgenutzt, die prozentualen Verluste an N und Fett sind hier ungefähr dieselben wie dort. Die dünnbreiigen, sehr wasserreichen Stühle enthielten auffallend viel Seifen (55%, 33% waren Fettsäuren). Die Verluste an Asche waren ebenfalls ziemlich groß, doch nicht größer, als die des von mir untersuchten normalen Säuglings[1]), der allerdings Kalkseifenstühle hatte und noch mehr Seifen im Kot ausschied. Die schlechte Ausnutzung der Nahrung weist auch in diesem Falle wieder darauf hin, daß wir es mit einer mangelnden Resorptionsfähigkeit des Darmes zu tun haben.

Die folgende Tabelle enthält die Bilanzen für N und C:

	N				C			
24stündiger Durchschnitt aus Tag	1–6	1–2	3–4	5–6	1–6	1–2	3–4	5–6
Ausscheidung durch Respir.					31,87	29,80	32,10	33,70
Ausscheidung durch Harn	1,697	1,603	1,707	1,780	1,23	1,29	1,07	1,31
Ausscheidung durch Kot .	0,355	0,355	0,355	0,355	3,76	3,76	3,76	3,76
Gesamt-Ausscheidung . . .	2,052	1,958	2,062	2,135	36,86	34,85	36,93	38,77
Zufuhr	3,098	3,080	3,049	3,018	50,52	51,20	50,69	50,18
Bilanz	+1,046	+1,122	+0,987	+0,883	+13,66	+16,35	+13,76	+11,41

Auch diese Bilanzen sind durchweg positiv. Das Kind hat aber sowohl an N wie an C sehr viel mehr retiniert, als das Kind K.; wieviel von diesen Stoffen als Eiweiß bzw. Fett im Organismus zurückgeblieben sein dürfte, ergibt die folgende Zusammenstellung:

24stündiger Durchschnitt aus Tag	1–6	1–2	3–4	5–6
N-Retention	1,046	1,122	0,987	0,883
C-Retention	13,66	16,35	13,76	11,41
Als Eiweiß angesetzter C (N · 3,22)	3,37	3,61	3,18	2,84
Als Fett angesetzter C	10,29	12,74	10,58	8,57

Im Durchschnitt aus allen 6 Versuchstagen würde demnach das Kind 1,046 g N als Eiweiß und 10,29 g C als Fett täglich angesetzt haben. Hiermit stimmt überein, daß das Körpergewicht in den 6 Tagen von

[1]) Niemann, Jahrb. f. Kinderheilk. 74, 666.

3040 auf 3350, also um 310 g, d. h. täglich um 50 g gestiegen ist. Den täglich angesetzten 1,046 g N würden 30,9 g Muskelsubstanz entsprechen. (3,4 Teile N = 100 Teilen Fleischansatz gerechnet). Dazu kämen 10,29 g C = 10,29 · 1,3 = 13,4 g Fett. Der Gesamtansatz von Körpersubstanz würde also 30,9 + 13,4 = 44,3 g betragen. Mit der Wage wurden 50 g tägliche Zunahme festgestellt. Hiernach ist es wahrscheinlich, daß auch noch etwas Wasser im Körper zurückbehalten ist, oder aber — da diese Berechnungen nicht auf absolute Genauigkeit Anspruch machen können — mindestens unwahrscheinlich, daß dieses Kind wie das vorige Wasser verloren hat. Hierauf werde ich noch zurückkommen.

In der Tabelle für die N- und C-Bilanz ist auch der 24stündige Durchschnitt für je 2 Tage berechnet. (Die Bestimmung des N im Harn geschah täglich, die des C im Mischharn von je 2 Tagen.) Es fällt hierbei auf, daß die Retention beider Stoffe progressiv von einer zweitägigen Periode zur anderen geringer wurde, während bei dem Kinde K. zwar die N-Retention von einer Periode zur anderen ab-, die C-Retention dagegen zunahm. Wie aus der folgenden Zusammenstellung hervorgeht, hat das Kind S. von einer Periode zur anderen mehr Fett zersetzt, während die Zersetzung der N-haltigen Stoffe sich ziemlich gleich blieb.

24stündiger Durchschnitt aus Tag	1—6	1—2	3—4	5—6
Gesamtausfuhr von C	36,86	34,85	36,93	38,77
Davon ab für Zersetzung des N-haltigen Restes (N-Ausfuhr · 3,22)	6,61	6,31	6,64	6,88
Bleibt für Fette und Kohlehydrate	30,25	28,54	30,29	31,89
Die täglich genossene Zuckermenge lieferte (0,421)	27,84	28,13	27,84	27,56
Bleibt als Fettzersetzung	2,41	0,41	2,45	4,33

Daß die prozentuale N-Retention der atrophischen Säuglinge im Reparationsstadium eine außerordentlich große ist, hat sich schon bei dem Kinde K. gezeigt, tritt aber bei dem Kinde S. noch viel mehr hervor. Berechnen wir auch hier die Werte auf ein Kilo Körpergewicht und lassen den im Kote ausgeschiedenen, also unbenutzt gebliebenen N außer acht, so ergibt sich folgendes: pro Kilo und Tag wurden aufgenommen abzüglich des Kotstickstoffs: 0,837 g N

im Harn ausgeschieden 0,518 g N

retiniert sind also 0,319 g N

das sind — bei einer enorm reichlichen Zufuhr — beinahe 40%, während der von mir untersuchte normale Säugling[1]) nur $^1/_4$—$^1/_5$ und sogar das

[1]) Jahrb. f. Kinderheilk. 74, 49.

Brustkind Rubners und Heubners, das eine vorzügliche N-Retention aufwies, nur etwa $^1/_3$ des zugeführten N retiniert hat. Die große Bedeutung des Eiweiß für den im Reparationsstadium befindlichen Organismis, auf die Rubner[1]) zuerst aufmerksam gemacht hat (Meliorationseiweiß) wird hierdurch trefflich beleuchtet.

Die folgende Tabelle enthält die Angaben über den 24stündigen

Calorienumsatz.

24stündiger Calorienumsatz im Durchschnitt aus den Tagen	1—6	1—2	3—4	5—6
Calorienzufuhr in Gestalt von Eiweiß	80	80	79	78
Calorienzufuhr in Gestalt von Fett	191	192	190	188
Calorienzufuhr in Gestalt von Kohlehydrat . . .	271	274	271	268
Gesamtenergiezufuhr	542	546	540	534
Von der zugeführten Energiemenge wurden verwandt zum Ansatz von . . . . . . Eiweiß	36	38	34	30
Fett	127	157	130	105
Tatsächlich erzielter Umsatz (= Wärmebildung) .	379	351	376	399
Calorienzufuhr pro Kilo Körpergewicht und Tag	164	165	163	161
Ansatz pro Kilo Körpergewicht und Tag	49	59	50	41
Umsatz pro Kilo Körpergewicht und Tag . . .	115	106	113	120
Umsatz pro Quadratmeter Oberfläche	1443	1336	1431	1519
Von der zugeführten Energiemenge gelangten zum Ansatz	30%	36%	30%	25%
Von der Wärmeabgabe entfallen auf Wasserverdunstung	18%	16%	19%	19%

Betrachten wir zunächst die erste Rubrik, die den 24stündigen Durchschnitt aus allen 6 Tagen enthält, so finden wir dort einen außerordentlich hohen Energiequotienten. Trotzdem sind von der zugeführten Energiemenge 30% zum Ansatz verwandt worden. Es ist aber bei dieser abundanten Nahrungszufuhr auch der Umsatz noch ein sehr hoher gewesen: 1443 Cal. pro Quadratmeter. Einen ähnlich hohen Umsatz zeigte nur der von mir untersuchte normale Säugling in einer Periode gleichfalls sehr abundanter Nahrungszufuhr[2]). (Es ist übrigens wahrscheinlich, daß die Werte für den Gesamtumsatz in der vorliegenden Arbeit etwas zu hoch angesetzt sind, da die Ausnutzung der Nahrung eine abnorm schlechte war (s. S. 474 und 482), während sie bei der Berechnung nach den Rubnerschen Standardzahlen als normal vorausgesetzt wird.)

Die Analysen sind nun so eingerichtet worden, daß auch für je zwei Tage eine Energiebilanz aufgestellt werden kann. Hierbei ergibt sich,

[1]) Archiv f. Physiologie. 1911, Heft 1/2.

[2]) Jahrb. f. Kinderheilk. **74**, 670.

daß der Umsatz des Kindes von zwei zu zwei Tagen gestiegen ist, während der Ansatz entsprechend ein geringerer wurde.

Dieser Steigerung des Umsatzes entspricht auch eine Steigerung der CO_2-Produktion gegen das Ende des Versuches hin, auf die ich bereits S. 481 hingewiesen habe. Da die Nahrungszufuhr stets die gleiche war und auch in dem immer gleichmäßigen Verhalten des Kindes eine Ursache für die Steigerung des Umsatzes kaum gesehen werden kann, so ist diese letztere vielleicht auch hier mit dem Fortschreiten der Reparation in Zusammenhang zu bringen. Bemerkenswert ist, daß auch noch am Ende des Versuches ein relativ großer Teil der zugeführten Energiemengen zum Eiweißansatz verwendet wurde.

Aus meinen Befunden am normalen Säugling schien hervorzugehen, daß auch eine plötzliche Abnahme der Luftfeuchtigkeit eine Steigerung des Umsatzes bewirken kann. Davon kann hier nicht die Rede sein, da die Feuchtigkeit während des ganzen Versuches nicht abnahm, vielmehr gegen das Ende noch etwas gestiegen ist. Trotzdem ist von dem Säugling in den letzten Versuchstagen mehr Wasserdampf produziert worden, als in den ersten. (s. die Tabelle S. 480). Es ist also auch hier offenbar die vermehrte Wärmebildung durch eine Steigerung der Wasserverdunstung ausgeglichen worden.

Tag	1	2	3	4	5	6
Wasserausscheidung durch Respirat.	88,8	98,4	122,4	112,8	112,8	136,8
Wasserausscheidung durch Schweiß	14,1	6,6	25,5	9,6	25,0	16,9
Wasserausscheidung durch Harn[1]) .	684,0	713,0	693,0	748,0	743,0	654,0
Wasserausscheidung durch Kot . .	47,7	47,7	47,7	47,7	47,7	47,7
Gesamtwasserausscheidung	834,6	865,7	888,6	918,1	928,5	855,4
Wasserzufuhr[1])	891,0	891,0	873,0	891,0	873,0	873,0
Bilanz	+56,4	+25,3	—15,6	—27,1	—55,5	+17,6

Schon aus einem Vergleich der im Körper zum Ansatz gelangten Stoffe mit dem Körpergewicht (S. 483) ließ sich vermuten, daß dieser Säugling auch noch Wasser angesetzt, jedenfalls kein Wasser verloren hat. Betrachten wir nun die vorstehende Tabelle, so zeigt sich in der Tat, daß an mehreren Tagen noch Wasser retiniert und auch an den anderen nicht sehr viel Wasser abgegeben worden ist. Wenn wir auch hier das Oxydationswasser in Rechnung stellen, so würde in der Tat auch an den Tagen mit negativer Bilanz tatsächlich noch Wasser zurückgehalten worden sein. Auch so gelangen wir noch zu Werten, die sich in die S. 483 aufgestellte Rechnung nicht genau einfügen lassen, und wir

[1]) Abzüglich der Trockensubstanz der Nahrung und des Harnes.

müssen auch an dieser Wasserbilanz die Kritik üben, auf die ich schon S. 477 hingewiesen habe; daß aber Wasser zurückgehalten ist, dürfen wir wohl mit Sicherheit annehmen, und so tritt dieses Kind in einen Gegensatz zu dem Kinde K. und dem normalen Säugling, die im Verlauf der Versuche stets ärmer an Wasser geworden sind. Das ist um so bemerkenswerter, als ein Zustand akuter Wasserverarmung, wie wir ihn bei der Cholera kennen, hier nicht, wenigstens nicht unmittelbar, vorausgegangen war. Wenn der Säugling vielleicht zu der Zeit, als er mit durchfälligen Stühlen in die Klinik kam, abnorm viel Wasser verloren hat — obgleich dies sich für die klinische Beobachtung niemals bemerkbar machte —, so liegt doch zwischen jener Zeit und dem Beginn des Versuches ein mehr als 2 Monate währendes Reparationsstadium. Immerhin scheint es so, als ob die akute Erkrankung, die die Entwicklung des Kindes in der 13. und 14. Lebenswoche unterbrochen hat, zu diesem Verhalten dem Wasser gegenüber die Veranlassung gewesen ist, da die Wasserbilanzen des Kindes K., das nie akut mit Durchfällen erkrankt war, denen des normalen Säuglings ähnlich waren.

Ich möchte an dieser Stelle darauf hinweisen, daß die hier angewandte Stoffwechselmethodik, wenn auch gerade bezüglich der Wasserbestimmung mit Versuchsfehlern zu rechnen ist, doch geeignet erscheint, uns über manche Probleme des Wasserstoffwechsels aufzuklären. Es lassen sich, wie hier gezeigt, doch beträchtliche Unterschiede zwischen den einzelnen Säuglingen auf diesem Wege aufdecken. Das leuchtet ein, wenn man die sehr verschiedenen Bilder betrachtet, welche die Wasserbilanzen dieser beiden Versuchskinder trotz der ihnen im einzelnen etwa anhaftenden Ungenauigkeiten darbieten.

Wenn ein größeres Säuglingsmaterial mit immer genau derselben Methodik untersucht wird, dann werden sich die Versuchsresultate im ganzen recht gut verwerten lassen.

Bei meinen Versuchen am normalen Säugling habe ich (Jahrb. f. Kinderheilk. 74, S. 680) darauf hingewiesen, daß die Wasserbilanz durch das Verhalten der Urinsekretion in ausschlaggebender Weise beeinflußt wird. Es ließ sich aus jenen Versuchen der Schluß ziehen, daß dort, wo Steigerung des Umsatzes zur Vermehrung der Wasserdampfabgabe führt, eine Verminderung der Urinmenge vikarierend eintritt. Wo aber primär infolge abnehmender Luftfeuchtigkeit die Wasserdampfproduktion steigt, schien ein unmittelbarer Einfluß auf die Urinsekretion auszubleiben. Daß ein solcher innerhalb weiterer Grenzen doch eintreten muß, zeigt ein Vergleich der beiden hier untersuchten Kinder: das

Kind K. weist sehr geringe Urinmengen und eine große respiratorische Wasserausscheidung auf, die in erster Linie durch die Trockenheit der Luft (Winter) bedingt gewesen sein muß. Das Kind S. dagegen, das im Sommer untersucht wurde, hat eine im ganzen geringe Wasserdampfproduktion und größere Urinmengen. Aber die innerhalb der Versuchszeit beobachtete Steigerung der respiratorischen Wasserausscheidung kann, wie auf S. 485 nachgewiesen ist, nicht eine Folge abnehmender Luftfeuchtigkeit, sondern muß die Folge erhöhten Umsatzes gewesen sein. Es ist nun interessant zu sehen, daß auch hier eine vikariierende Verminderung der Urinsekretion in der Tat eingetreten ist, so an den Tagen 3 und 6, wo die respiratorische Wasserausscheidung am größten war. Es wird dadurch bewirkt, daß am letzten Tage, an dem die Luftfeuchtigkeit und dennoch auch die Wasserdampfproduktion am größten war, trotzdem mehr Wasser retiniert wurde, als an den Tagen vorher. Meine bei den Versuchen am normalen Säugling ausgesprochenen Vermutungen erscheinen also durch die Befunde an diesem Kinde bestätigt.

Anmerkung bei der Korrektur: Während der Drucklegung dieser Arbeit ist eine Publikation von Schlossmann: „Atrophie und respiratorischer Stoffwechsel" erschienen (Zeitschr. f. Kinderheilk. **5**, S. 227), in der Versuchsergebnisse mitgeteilt werden, die von den meinigen nicht unerheblich abweichen. Der Grund dieser Differenz ist hauptsächlich in einer großen Verschiedenheit des zu den Versuchen verwandten Säuglingsmaterials zu suchen. Es soll hierauf sowie auf die Kritik meiner früheren Arbeiten, die die genannte Publikation Schlossmanns enthält, an anderer Stelle (Ergebnisse d. Inn. Med. a. Kind. 1913) eingegangen werden.

Es gelangt ferner in dieser Festschrift ein Stoffwechselversuch am atrophischen Säugling (mit Einschluß des respiratorischen Stoffwechsels) von Bahrdt und Edelstein zur Veröffentlichung, von dessen Ergebnissen ich bei der Korrektur Kenntnis nehmen konnte. Diese Arbeit und die meinige ergänzen sich in ausgezeichneter Weise, und ein Vergleich beider ist in mancher Beziehung interessant. Wo sich Differenzen in den Resultaten ergeben, ist dies in der Hauptsache gleichfalls auf die Verschiedenheit des Materials zurückzuführen. Bahrdt und Edelstein untersuchten einen Säugling im Stadium der Bilanzstörung. Bei ausreichender Nahrungszufuhr und Resorption war der Ansatz desselben ein ungenügender, dagegen war die CO_2-Produktion und besonders die Wärmebildung ganz beträchtlich gesteigert. Da ich in Versuchen, deren Publikation bevorsteht, bei 3 exsudativen Säuglingen regelmäßig eine solche Steigerung der CO_2-Produktion und der Wärmebildung gefunden habe, so bin ich geneigt, die diesbezüglichen Befunde Bahrdts und Edelsteins darauf zurückzuführen, daß ihr Säugling an exsudativer Diathese litt, wie aus der mitgeteilten Krankengeschichte hervorgeht. Die Autoren selbst konnten diesem Umstand naturgemäß keine Bedeutung beimessen, weil über die Energiebilanz bei exsudativer Diathese bisher nichts bekannt war.

Elektrokardiogramme schwächlicher Säuglinge
(Frühgeburten, Nährschäden und Infektionen).

Von

Privatdozent Dr. **C. T. Noeggerath.**

(Aus der Universitäts-Kinderklinik in Berlin [Direktor: Geh. Medizinalrat Prof. Dr. O. Heubner] und der II. Medizinischen Klinik [Direktor: Geh. Medizinalrat Prof. Dr. F. Kraus].)

Mit 25 Textfiguren.

Heubner[1]) hat im Jahre 1908 einen Typus des Elektrokardiogramms gesunder Säuglinge in gemeinsamer Arbeit mit Funaro und Nicolai beschrieben. Auch wurde von ihm schon mit der Beibringung von der Norm abweichender Befunde begonnen. Auf seine Anregung hin sind seither an seiner Klinik die Bilder kardialer Aktionsströme zahlreicher kranker Kinder aufgenommen worden. Wir hatten uns hierbei der stets bereiten Unterstützung des Krausschen Laboratoriums und im besonderen des Herrn Prof. Nicolai zu erfreuen, wofür auch an dieser Stelle gedankt werden soll.

Aus dem so gesammelten Material sind im folgenden die Befunde zusammengestellt, die bei frühgeborenen, sowie bei alimentär und infektiös geschädigten Säuglingen gewonnen wurden. Ist doch einerseits gerade bei diesen Kindern die ungestörte Herzarbeit letzten Endes einer der wichtigsten Faktoren im Kampfe um die Erhaltung des Lebens. Andererseits ist das Herz der Säuglinge ein noch unbeschriebenes Blatt. Es stand daher zu hoffen, daß Änderungen in ihm klarer zum Ausdruck kommen werden, als beim Erwachsenen. Jede neue Methode, die über sie Auskunft zu geben verspricht, muß daher geprüft werden, „um so mehr, als die Aufnahme der Herzleistung mittelst anderer Methoden, namentlich der Aufschreibung des Venenpulses, bisher kaum überwindlichen Schwierigkeiten beim Kinde begegnet". (Heubner a. a. O.)

Gewinnungsart und Formen der Elektrokardiogramme Erwachsener können seit den Arbeiten Einthovens, Kraus und Nicolais, He-

---

[1]) O. Heubner, Das Elektrokardiogramm des Säuglings und Kindes. Monatsschr. f. Kinderheilk. 7, 6. 1909.

rings, A. Hoffmanns, Eppingers, Lewis und anderer als bekannt vorausgesetzt werden. Das Musterelektrokardiogramm des gesunden Säuglings zeigt — unter bestimmten Versuchsbedingungen wenigstens — Besonderheiten; seine im folgenden skizzierte Beschreibung stützt sich auf die erwähnte Arbeit Heubners und auf die mir freundlichst zur Einsicht überlassene Bearbeitung der Protokolle Nicolais und Funaros[1]).

Leitet man in erster Position — also von den beiden oberen Extremitäten — eines ruhig auf dem Rücken liegenden Säuglings ab, so projiziert die durch die Aktionsströme des Herzens im magnetischen Felde rhythmisch bewegte Saite des Einthovenschen Galvanometers auf den vorübergeführten lichtempfindlichen Papierstreifen eine Kurve, wie sie das folgende durchgepauste Diagramm zeigt (Fig. 1). Es stammt von einem gesunden dreimonatigen Ammenkinde.

Die einzelnen Zacken sind hier mit der von Kraus und Nicolai eingeführten Buchstabennomenklatur bezeichnet, weil diese Benennung sinnfälliger ist, als die ursprüngliche Einthovensche[2]). Es bedeutet also A die Atriumzacke, die allgemein als Ausdruck der Resultante aus den elektrischen Zustandsänderungen in beiden Vorhöfen aufgefaßt wird. Die Initialzacke I zeigt nach den Autoren — von Ia an — den Beginn und F, die Finalschwankung, das Ende des Kammerelektrogramms an. Bei h stellen sich Einthoven, Kraus und Nicolai den Durchgang der Erregung durch das Hissche Bündel vor, während Eppinger[3]) in diese Strecke die Leitung durch das gesamte Reizleitungssystem also bis in die Purkinjeschen Fasern hinein verlegt. Bei p pausiert das Herz. Im einzelnen bestehen noch weitere Inkongruenzen der Auffassung über die Bedeutung der verschiedenen Ausschläge der Galvanometersaite. Darüber herrscht zwar jetzt völlige Einigung, daß der definitive Ausschlag in Richtung und Größe als Resultante der Wirkung in verschiedenstem Sinne gerichteter elektrischer Ströme auf-

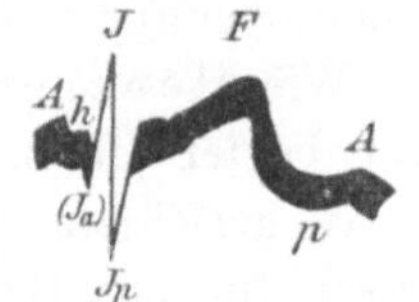

Fig. 1.

[1]) Vgl. Nicolai u. Funaro, Das Elektrokardiogramm des Säuglings. Zentralbl. f. Physiol. **22**, Nr. 2. 1908.

[2]) Auch wenn späterhin Ausführungen von Autoren zitiert werden, die sich der Einthovenschen Beschriftung bedienen, sind die Buchstaben nach Kraus-Nicolai in die Texte eingesetzt, damit dem Fernerstehenden die Lektüre vereinfacht werde.

[3]) H. Eppinger u. C. J. Rothberger, Zur Analyse des Elektrokardiogramms. Wiener klin. Wochenschr. **22**, 1091. 1909.

zufassen sei. Aber strittig ist noch die Frage wie die positive und negative Richtung der Zacken zu deuten sind. Die ältere Anschauung (Einthoven, Kraus, Nicolai) sah in dem Auf- und Niedersteigen den Ausdruck dafür, daß sich die Negativität des funktionierenden Herzmuskels der Basis oder der Spitze näher. Eppinger und Rotberger haben in der eben zitierten Arbeit durch Versuche am Hundeherzen eine andere Auffassung sehr wahrscheinlich gemacht. Sie stützen sie im wesentlichen darauf, daß sie an einzelnen Stellen verschieden tiefe Schichten der Herzwand durch Ätzmittel außer Funktion setzten, und dann Elektrokardiagramme aufnehmen. Aus ihrer Betrachtung kamen die Autoren zu folgender Ansicht: In der mit Krehl als Treibwerk bezeichneten, spiralisch gerichteten, intramuralen Muskelschicht der Herzwände verlaufende Erregung bedingt an sich das Herabsteigen der Kurve unter die Abszisse. Ihr Anstieg ist der Ausdruck dafür, daß die Erregung die innen und außen das Treibwerk umhüllenden Längsfasern durchläuft. Nicolai hat diese Ansicht nicht als richtig anerkannt.

Für unsere Fragestellung ist eine definitive Stellungnahme zu der einen oder anderen Anschauung nicht von ausschlaggebender Bedeutung.

Wie Heubner, Funaro und Nicolai zeigten, ist (bei Ableitung von beiden Händen) die nach unten, also im Koordinatensystem negativ gerichtete Zacke Ip (posteriore Initialschwankung) charakteristisch für das Elektrokardiogramm des jüngeren Säuglings. Mit zunehmendem Alter verschwindet bei der Mehrzahl gesunder Säuglinge die Ip-Zacke, während I ebenso wie auch A und F größer werden. Wesentlich ist also, daß der Quotient aus den in Millimeter gemessenen Höhen der beiden Zacken I und Ip also die Verhältniszahl I/Ip im Säuglingsalter ständig zunimmt. Ebenso wächst die Höhe namentlich der Finalzacke. In den Verhältnissen, unter denen Funaro und Nicolai arbeiteten und unter denen im wesentlichen auch die folgenden Aufnahmen zustande kamen, ergaben sich hierfür an einer großen Zahl gesunder Säuglinge gewonnene Durchschnittszahlen. Auf ihre Wiedergabe kann hier verzichtet werden, weil diese Zahlen naturgemäß mit wechselnder Apparatur und sonstiger Versuchsbedingung Änderungen unterliegen. Dagegen seien die von ihnen mitgeteilten schematischen Elektrokardiogramme aus den einzelnen Perioden des Säuglingsalters hierunter wiedergegeben. (Fig. 2.)

Im großen und ganzen habe ich ähnliche Verhältnisse gefunden, wie Funaro und Nicolai sie in dieser Kurventabelle dargestellt haben.

Eine überzeugende Erklärung für das besondere Verhalten der Elektrokardiogramme im frühen Säuglingsalter steht bisher aus. Heubner (a. a. O.) nimmt an, daß es ein Ausdruck der anderen Lage des Herzens im Thorax sein könnte.

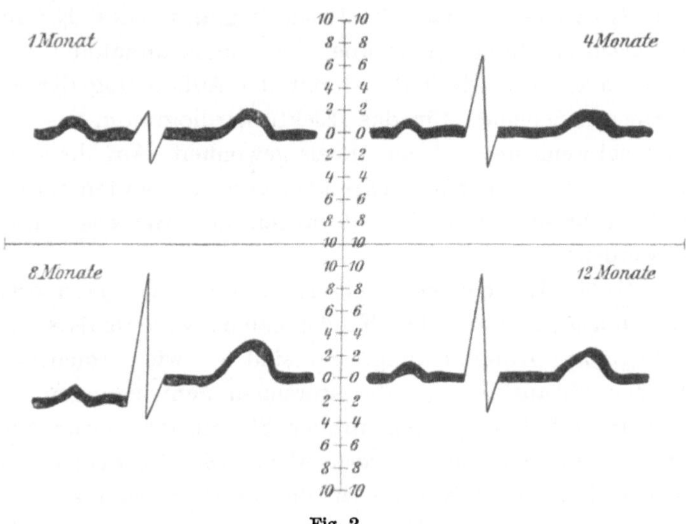

Fig. 2.

Sowohl die stärkere Linksverlagerung (Moritz) des Säuglingsherzen] Waller[1]) Einthoven[2])[3]), Heubner, Nicolai-Funaro[4]) Grau[5])] als auch der — sie mit bestimmende — höhere Zwerchfellstand als Ausdruck größeren intraabdominalen Druckes (Einthoven a. a. O.) bedingen Verlängerung des Ip-Zacke. Vielleicht darf hier auch die schnellere Herzbewegung des Säuglings mit heran gezogen werden. Denn Einthoven[6]) fand, daß nach Anstrengungen schneller schlagende Herzen eine tiefe Ip-Zacke zeichnen. Mag man diese Herzbeschleunigung beim Säugling als notwendige Folge seines gesteigerten Stoffwechsels auffassen oder mit Soltmann in ihr den Mangel der Vagus-

---

[1]) Aug. D. Waller, (1887) zit. nach folgendem.

[2]) W. Einthoven, Le Télécardiogramme. Arch. internat. de Phys. **4**. 1895.

[3]) W. Einthoven u. K. de Linke, Über das normale menschliche Elektrokardiogramm. Archiv f. d. ges. Physiol. **80**, 140. 1900.

[4]) Nicolai u. Funaro, Centralbl. f. Physiol. **22**, Nr. 2. 1908.

[5]) H. Grau, Über den Einfluß der Herzlage auf die Form des Elektrokardiogramms. Zeitschr. f. klin. Med. **69**, 281. 1910.

[6]) W. Einthoven, Weiteres über das Elektrokardiogramm. Archiv f. d ges. Physiol. **122**, 517. 1908.

wirkung sehen, in jedem Falle wirkt sie *Ip* vertiefend. Denn Einthoven[1]) wies am Tier nach, daß die Höhe der *Ip*-Zacke nach Durchschneidung der Vagi wächst, eine Beobachtung, die Kraus[2]) in der Weise in die menschliche Pathologie einführte, daß er beim Hineinragen der *Ip*-Zacke in das Elektrokardiogramm des Erwachsenen ein Überwiegen des Sympaticus über den Vagus annahm.

Wie dem auch sei, jedenfalls ist mit der Aufstellung der in Fig. 2 wiedergegebenen Schemen für das Elektrokardiogramm des Säuglings — rein formal wenigstens — eine Basis gewonnen. Auf ihr konnte das Studium abweichender Formen einsetzen und es konnten ihre etwaige Beziehung zu krankhaften Veränderungen des Herzens aufzuklären versucht werden.

In der Methodik hat sich seit Heubners mehrfach erwähnter Mitteilung einiges geändert. Die Kinder kamen wie damals sämtlich in Rückenlage zur Untersuchung. So sind — wie namentlich auch H. E. Herings[3]) ausführt — die störenden Schwingungen, die mit Einthoven[1]) auf Bewegungen in der Skelettmuskulatur zurückgeführt werden, am ehesten zu vermeiden. Die Ableitung erfolgte teils wie bei Heubners Kindern in der sogenannten ersten Position von beiden oberen Extremitäten, teils wurde in der zweiten Position, d. h. vom rechten Arm und linken Bein abgeleitet. In der letzten Zeit nahmen wir aus später zu erörternden Gründen jedesmal hintereinander ein Bild in Abteilung 1 und 2 auf.

Die Stromabnahme wurde nicht mehr mittels wassergefüllter Handschuhe bewirkt; an ihre Stelle sind jetzt Binden getreten, in die Draht mit eingewebt und eine Klemmschraube befestigt ist. Sie werden gründlich mit warmer Kochsalzlösung durchtränkt und dann ziemlich fest um die beiden Extremitäten gewickelt, worauf die Klemmschraube den Leitungsdraht aufnimmt.

Als wir die Säuglinge noch über die Straße ins Laboratorium bringen mußten, wurden sie regelmäßig mit Chloralhydrat eingeschläfert. Vereinzelte Kollapse, die hiernach bei sehr schwächlichen Kindern auftraten, veranlaßten uns, die gesamten Untersuchungen abzubrechen. Sie wurden erst dann wiederaufgenommen, als wir in der Lage waren, sie

---

[1]) Einthoven, Le Télécardiogramme Arch. Intern. de Phys. T. IV.

[2]) Fr. Kraus u. Nicolai, Über das Elektrokardiogramm unter normalen und pathologischen Verhältnissen. Berl. klin. Wochenschr. 1907, Nr. 25, 26 u. 27

[3]) H. E. Hering, Über die klinische Bedeutung des Elektrokardiogramms. Deutsche med. Wochenschr. 1909, S. 7.

im eigenen Hause durchzuführen. Seitdem die Klinik mittelst Kabel, Telephon und Klingelleitung mit dem Laboratorium der Krausschen Klinik verbunden ist, gelang es uns in den allermeisten Fällen die Kinder so ruhig zu halten, daß ein ausdrucksvolles Elektrokardiogramm auch ohne Narkose gewonnen werden kann. Wir arbeiten also jetzt unter denselben Verhältnissen, in denen Einthoven[1]) seine „Télécardiogramme" bei gesunden und kranken Menschen aufnahm.

Das den folgenden Untersuchungen zugrunde gelegte Material umfaßt 68 Säuglinge. Unter ihnen fanden sich neben gesunden oder in voller Rekonvaleszenz befindlichen, lebenskräftigen Individuen, mehr oder weniger schwächliche Frühgeburten und alimentär, sowie infektiös erkrankte Kinder mit günstiger bis ernstester Prognose.

Die Elektrokardiogramme dieser Kinder zeigten neben den eingangs geschilderten für die Mehrzahl normaler Säuglinge charakteristischen Typen mancherlei verschiedene Formen. Es sollen hier nur diejenigen Abweichungen besprochen werden, die eine Änderung des Gesamtcharakters bedingen. Ist doch wie weiter unten ausgeführt werden wird, heute noch die Deutung der Verschiedenheiten, die in den einzelnen Teilen des Elektrokardiogrammes sich zeigen können, so strittig, daß wir vorläufig wenigstens klinisch aus ihnen keine Schlüsse zu ziehen vermögen.

Das sinnfälligste Charakteristicum des Elektrokardiogramms junger Säuglinge, die deutlich ausgesprochene negativ gerichtete Ip-Zacke, sahen wie bei Ableitung von beiden Armen beim gesunden jungen Säugling bisher stets entwickelt. Auch bei schwächlichen Frühgeburten ist sie zu sehen. Heubner hat einen solchen Fall mitgeteilt. Die nebenstehende Kurve, die geradezu als Musterelektrokardiogramm gelten kann, ist aus einer großen Anzahl solcher Aufnahmen herausgenommen.

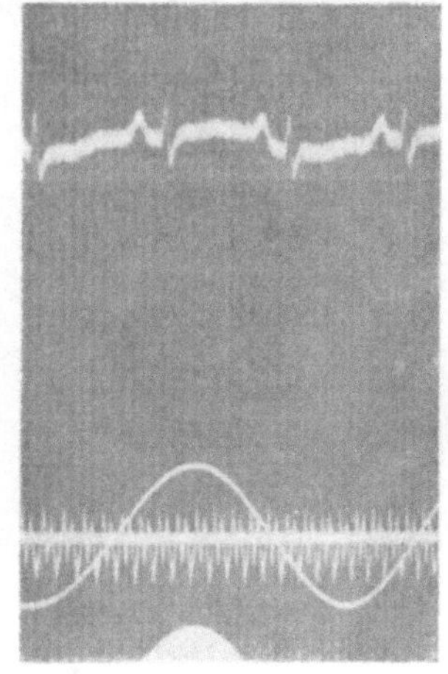

Fig. 3.

Dieses Saitenbild ist von einer am Ende des siebenten Schwangerschaftsmonat geborenen Frühgeburt in erster Position aufgenommen. Sie war am zweiten Lebenstag mit einer unter 34° C liegenden Temperatur und einem Gewicht von 1060 g in das Escherichsche Couveusenzimmer der Säuglingsab-

[1]) Einthoven, Le Télécardiogramme. Arch. intern. de Phys. T. IV.

teilung gelegt worden. Trotz Ammenmilchernährung ging sie an den sich wiederholenden Lungenatelektasen am siebenten Lebenstage zugrunde.

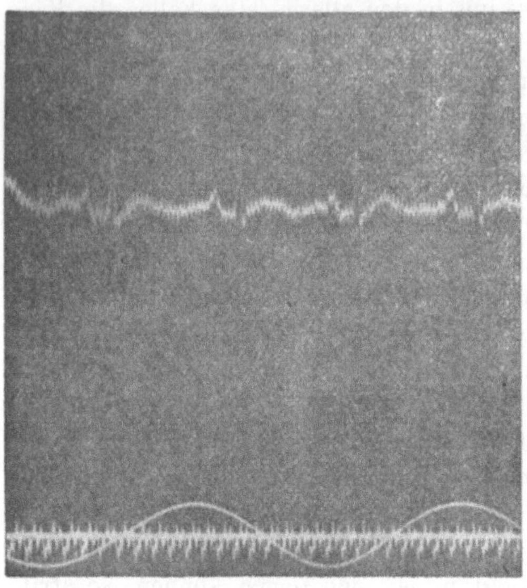

Fig. 4 A.

Leitet man aber vom r. Arm und l. Bein, also in zweiter Position, ab so fehlt die *Ip*-Zacke häufig oder sie ist sehr wenig ausgeprägt. Auch hierin machen schwächliche Frühgeburten kein Ausnahme. Als Beleg mögen unter vielen die folgenden Diagramme dienen (Fig. 4)[1]).

Figur 4 A und B gehören demselben Kinde an. Die erste Aufnahme stammt vom 15. Lebenstage bei einem Gewicht von 970 g; die zweite ist mit $4^1/_2$ Monaten aufgenommen. Das Gewicht war unterdessen auf 1760 g angestiegen und das Kind hatte unterdessen eine schwere Rückenphlegmone glatt überstanden.

Hier ist also die infantile Zacke beim jungen Kinde kaum angedeutet und fehlt später völlig. Figur 5 stammt

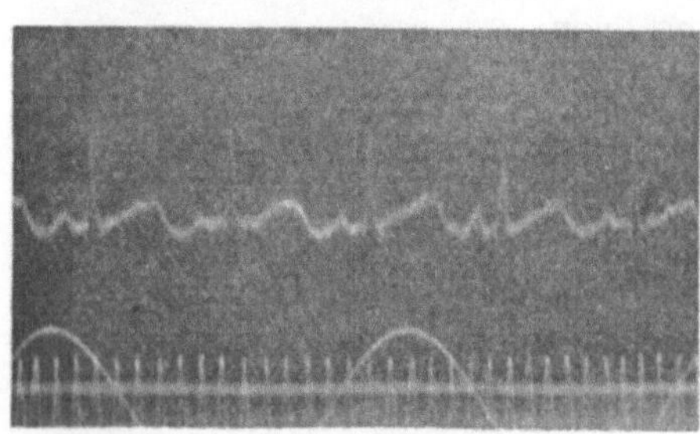

Fig. 4 B.

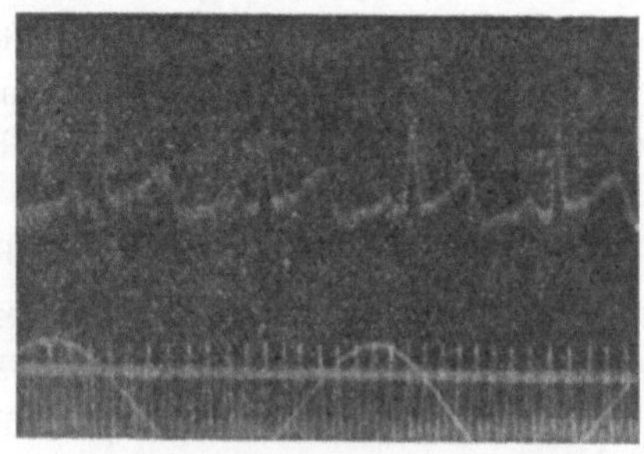

Fig. 5.

von einer 2 Monate alten, untergewichtigen, sich langsam entwickelten Frühgeburt (Ableitung. 2). An ihr fällt die auch sonst zu beobachtende *Ia*-Zacke auf.

[1]) Bei diesem sowie einigen anderen Reproduktionen war eine vorsichtige Retouche nötig, wie sie auch von Einthoven angewandt worden ist.

Will man diese Elektrokardiogramme kurz charakterisieren, so kann man sie „zu alt“ nennen, da sie Konfigurationen zeigen, die nach der bisherigen Annahme den Elektrokardiogrammen älterer Säuglinge zukommen. Irgendeinen Schluß auf die Herzfunktion vermögen wir aber nicht aus ihnen zu schließen.

Auch das gegenseitige Verhalten findet sich: Elektrokardiogramme können, wie Nicolai und Funaro sich ausdrücken, „zu jung“ aussehen, d. h., das Verhältnis I zu Ip kann so klein sein, daß es einem viel jüngeren Herzen zu entsprechen scheint; gleichzeitig kann dann noch F und eventuell auch A niedriger werden. Das nebenstehende Bild diene zur Illustration. (Fig. 6.)

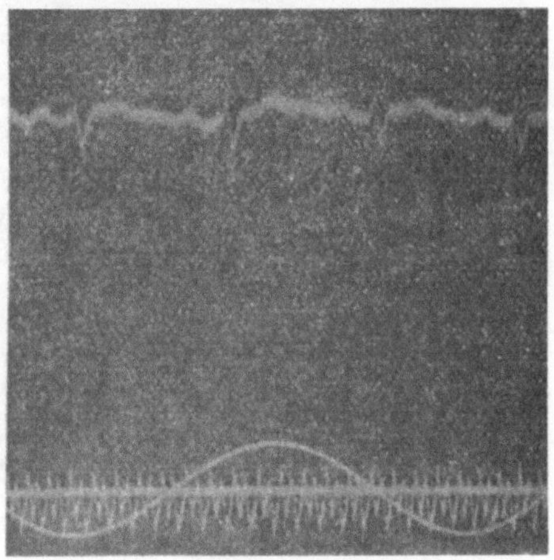

Fig. 6.

Diese Kurve ist in Ableitung 2 von einem 2,9 kg schweren atrophischen Säugling 8 Tage vor seinem an allgemeiner Sepsis unter den Erscheinungen des Enterokatarrhs erfolgten Tode während des Chloralschlafs gewonnen.

Das Kind war $3^1/_2$ Monate alt. Es lieferte aber eine Kurve, deren einzelne Elemente zwar ziemlich gut ausgeprägt sind, die aber ihrem Habitus nach von einem etwa einmonatigen Säugling stammen könnte.

Eine weitere Anomalie stellen die Diagramme dar, in denen I und Ip bei mehr oder weniger guter Entwicklung der übrigen Kurvenelemente fast unsichtbar werden. Vergleiche hierzu Fig. 7.

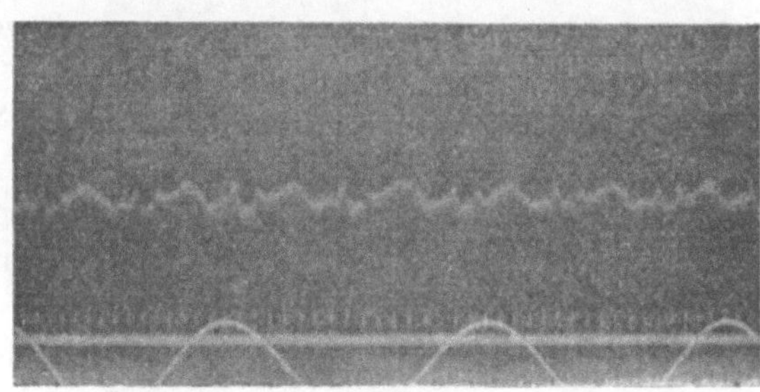

Fig. 7.

Dies Saitenbild ist von einem zweimonatigen an allgemeiner Sepsis erkrankten Säugling 3 Tage vor dem Tode in Ableitung 2 aufgenommen.

Noch weitergehende Veränderung der Bilder läßt die Struktur der Kurve mehr oder weniger vollkommen verlöschen. So zeigt die nächste

Photographie das Aktionsbild des Herzens bei einer schweren Unernährbarkeit. Das $3^1/_2$ Monate alte Kind wog 3200 g und starb 3 Wochen

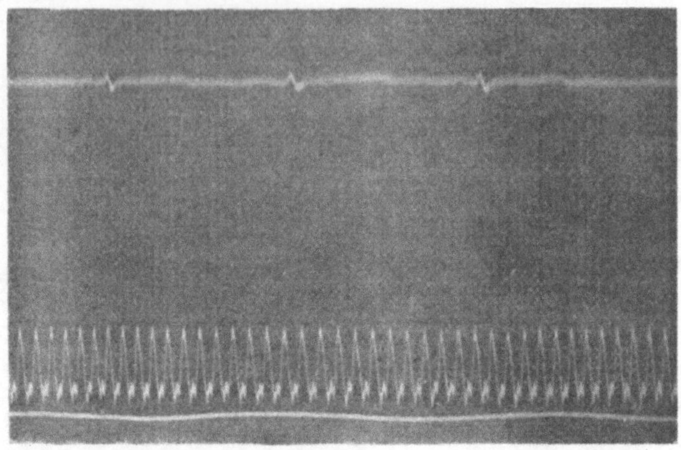

Fig. 8.

nach dieser unter Chloralwirkung in Ableitung 1 hergestellten Aufnahme (Fig. 8).

Die stärkste Abweichung stellt schließlich das nächste ebenfalls unter Chloralwirkung in Ableitung 1 gewonnene Saitenbild dar (Fig. 9). Es gehört zu einem 7wöchigen ziemlich schwer dekomponierten Kinde mit wässerigen Stühlen und 2350 g Gewicht, das nach sehr langer Rekonvaleszenz geheilt wurde.

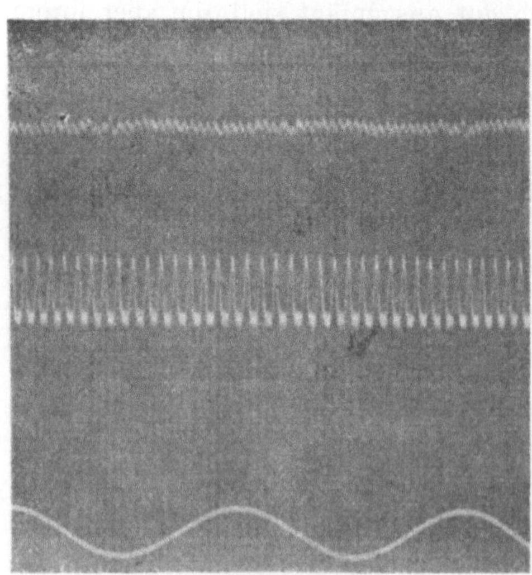

Fig. 9.

Soweit die Beschreibung der wesentlichen Veränderungen des Elektrokardiogramms im Säuglingsalter, die — wie gesagt — durchaus nicht sämtliche zur Beobachtung gelangten Variationen umfassen.

So einfach es ist, diese verschiedenen Abweichungen von den Durchschnittstypen festzustellen, so schwierig wird die Beantwortung der

Frage, ob ihnen eine Bedeutung für die Beurteilung des Herzens zukommt und welche.

Zweierlei interessiert hier: erstens die Funktion und zweitens — und das ist die dem Arzte wichtigere Frage — die Widerstandsfähigkeit des Herzens. Das beste oder doch am ehesten befriedigende Maß hierfür — dosierte Arbeitsleistung — ist beim Säugling natürlich nicht anwendbar. Ich benutzte daher eine — wenn man so will — klinisch-experimentelle Meßmethode. Das heißt ich beobachtete wie sich solche Herzen tiefgreifenden Stoffwechselstörungen und Infektionen gegenüber verhielten. Die Frage lautet also, wie verhalten sich Säuglingsherzen, die zur Zeit der Prognosestellung einen bestimmten Typ des Elektrokardiogrammes hervorgerufen hatten, weiterhin. Vermögen sie sich zu erholen, und wie überstehen sie schwerere infektiöse und alimentäre Schädigungen, oder ihre Kombinationen. Haben wir im Elektrokardiogramm ein mehr oder weniger wertvolles Hilfsmittel in der Prognosestellung bei solchen Krankheiten und Zuständen? Läßt es uns einen wesentlichen Faktor der Lebensbedrohung erkennen?

Die Hoffnung, daß dem vielleicht so sein könne, wurde beim Beginn dieser Arbeit aus der damals ausgesprochenen Meinung Kraus' und Nicolais[1]) geschöpft. Sie faßten das Niedrigerwerden, Fehlen oder ins Negative Umschlagen der Finalschwankung als ein Zeichen der Herzinsuffizienz auf. Diese Anschauung machte sich alsbald Einthoven[2]) in noch umschriebenerem Sinne zu eigen, indem er speziell auf die Myodegeneratio cordis exemplifizierte. Früher[3]) hatte er die I-Zacke als Maßstab der Herzkraft angesehen, eine Anschauung, die aber zurzeit keine Geltung mehr hat. Mit einer kleinen Einschränkung schrieben Nicolai und Simons[4]) hierzu (a. a. O. S. 165):

1. Wie Kraus angibt und Einthoven bestätigt hat, scheint das Kleinerwerden, Verschwinden oder Negativwerden der Finalschwankung in bestimmten Fällen für die Beurteilung der Brauchbarkeit des Herzens ein ungünstiges Zeichen zu sein.

---

[1]) Fr. Kraus u. G. F. Nicolai, Über das Elektrokardiogramm unter normalen und pathologischen Verhältnissen. Berl. klin. Wochenschr. 1907, Nr. 25, 26 u. 27.

[2]) Einthoven, Weiteres über das Elektrokardiogramm. Archiv f. d. ges. Physiol. **122**, 517. 1908.

[3]) Einthoven, Beiträge zur Elektrophysiologie des Herzens. Engelmanns Archiv 1906.

[4]) G. F. Nicolai u. A. Simons, Zur Klinik des Elektrokardiogramms. Med. Klinik, 5. Jahrg., S. 160. 1909.

2. Die eben erwähnten Veränderungen der Finalschwankung sind aber für ein bestimmtes Krankheitsbild keineswegs pathognostisch, auch nicht — wie Einthoven und Strubell behauptet hatten — für Myokarditis. Es gibt klinisch insuffiziente Herzen mit großer, mäßig großer Finalschwankung und klinisch leistungsfähige Herzen, bei denen die Finalschwankung fast fehlt.

3. Klinisch schwer insuffiziente Herzen mit hoher Finalschwankung, abgesehen von außerordentlich leistungsfähigen Herzen mit fehlender Finalschwankung, sind bis jetzt nicht beobachtet.

Schreibt doch sogar Aug. Hoffmann[1]) noch 1910 nach eingehender Kritik dieser Ansichten: „Daß trotzdem die Form des Elektrokardiogramms so konstant ist, ermöglicht es vielleicht, gröbere Abweichungen der Form auf pathologische Verhältnisse zurückzuführen, während feinere Abweichungen durch unberechenbare Umstände hervorgerufen werden."

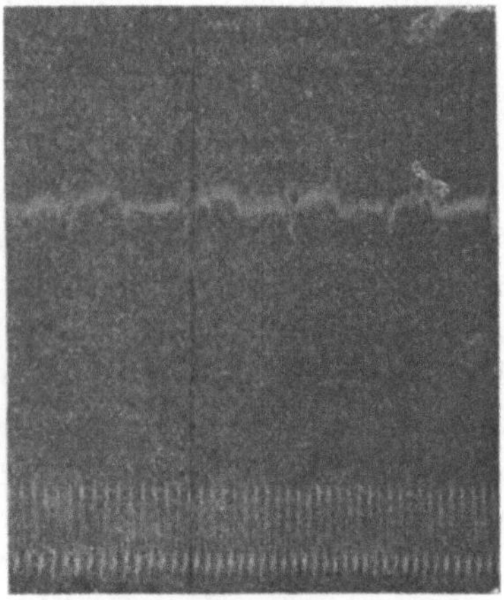

Fig. 10.

Finden wir also beim Säugling — gleiche Versuchsbedingungen (Ableitung, Lagerung usw.) vorausgesetzt — Elektrokardiogramme, die in einer oder der anderen der eben bezeichneten Richtungen verändert sind, mit Zeichen der Herzschwäche als Sklerem, Akrocynose, undeutlichen Herztönen, Pulsverlangsamung, Blutdrucksenkungen, Kollaps verbunden, so liegt es nach dem Angeführten nahe, dieses Aktionsbild als Ausdruck einer Herzschwäche zu deuten. Solche „schlechte" Elektrokardiogramme werden nun tatsächlich in dieser Kombination beobachtet. Ich weise auf die schon mitgeteilten Figuren 6, 7, 8 und 9 hin. Namentlich die letzten beiden können, wie die Krankheitsnotizen zeigen, ohne weiteres als Ausdruck daniederliegender Herzfunktion bezeichnet werden. Es fragt sich aber — unseren obigen Ausführungen entsprechend — ob man aus solchen Bildern auch auf die Widerstandskraft des Herzens zu schließen berechtigt ist. Hier kann, wie gesagt, nur das weitere Verhalten derartiger Herzen Auskunft geben. In der Tat kamen Fälle, in denen ein baldiger Herztod die mangelnde Reserve nachwies zu unserer Beobachtung. Es sei an die mitgeteilten

[1]) Aug. Hoffmann, Zur Deutung des Elektrokardiogramms. Archiv f. d. ges. Physiol. **133**, 552. 1910.

Krankengeschichten 6, 7 und 8 erinnert, denen noch einige nachfolgen mögen. (Fig. 10 auf Seite 498.)

Diese in Chloralwirkung in Ableitung 1 gezeichnete Kurve gehört deutlich in die Kategorie der „zu jungen" Elektrokardiogramme. Seinem Typus nach würde man es in den ersten Monat verweisen. Es stammt aber von einem $3^1/_2$ Monatlichen. Besonders belastet ist es durch das fast völlige Fehlen der Atriumschwankung; auch sei auf die geringe Elevation der finalen Erhebungen hingewiesen. Das Bild wurde 7 Tage vor dem Tode von einem unernährbaren Atrophiker gewonnen.

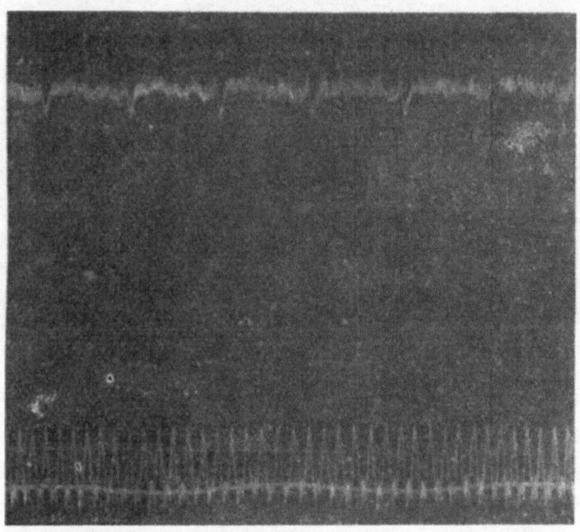

Fig. 11.

Das sechswöchige 3,1 kg schwere Kind, zu dem das hierüberstehende Saitenbild (Fig. 11) gehört, erlag am Tage nach der Aufnahme einer schwersten Cholera infantum, während der es alle Zeichen daniederliegender Herzkraft dargeboten hatte.

Die Minderwertigkeit dieses in Chloralschlaf in Ableitung 1 aufgenommenen Elektrokardiogramms wird durch die geringe Höhe sämtlicher Zacken dokumentiert. (Die kleinen Schwebungen sind wahrscheinlich auf allgemeine Unruhe zurückzuführen.)

Das folgende Photogramm endlich stammt von einer 5 Wochen alten, lebensschwachen, 1180 g wiegenden Frühgeburt. Es ist in erster Position im Chloralschlaf aufgenommen; und zwar 4 Tage vor dem Exitus, der infolge einer die Herzschwäche dokumentierenden paravertebralen Pneumonie eintrat. (Fig. 12.)

Das Bild scheint tatsächlich deutlich die Schwäche des Herzens wiederzuspiegeln.

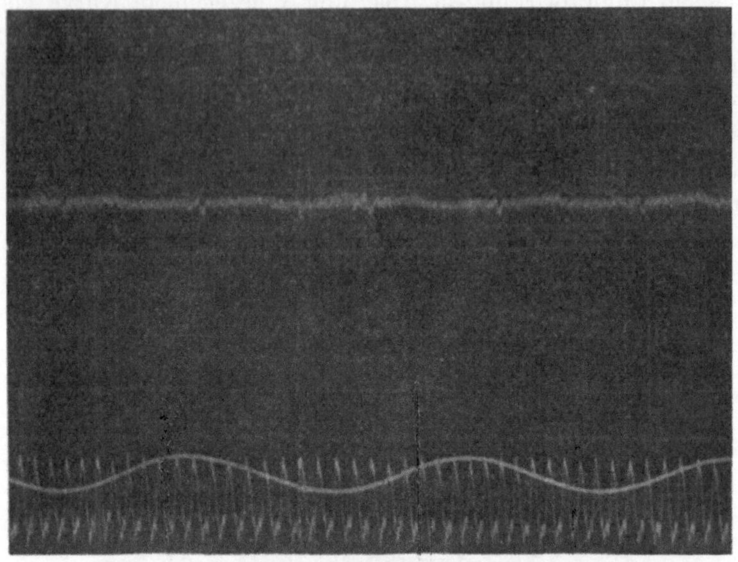

Fig. 12.

Haben wir so eine Anzahl abnormer Herzbilder kennen gelernt, die neben der Schwäche der Herzfunktion auch seine Widerstandslosigkeit darzutun scheinen, so lassen sich auch andrerseits Elektrokardiogramme auffinden, deren wohlgebildete Formen mit der Widerstandsfähigkeit des Herzens in Einklang stehen. Den Beweis bildete — den obigen Ausführungen entsprechend — wiederum das Verhalten Infektionen und schweren alimentären Schädigungen gegenüber. Die Zahl der verwertbaren Fälle dieser Kategorie ist naturgemäß nicht groß. Denn unter der großen Anzahl solcher, bei denen das offenbar gut funktionierende Herz typische Ausschläge im Saitengalvanometer verursacht hatte, können selbstverständlich nur diejenigen herangezogen werden, die gleich oder später eine derartige Belastungsprobe ihres Herzens gut überstanden haben. Es ist klar, daß sich solch günstige Kombination nicht allzu häufig findet.

Hierher gehört die mit den Kurven 4 A und B auf Seite 494 belegte Krankengeschichte. Ein weiterer Fall stellt sich folgendermaßen dar:

Das dreimonatige Kind wog 3280 g und wurde unter den Zeichen schwerer seit etwa 10 Tagen bestehender Cholera infantum wegen Lebensgefahr eingeliefert. Die rund dreiwöchige Reparationszeit (Eiweißmilch) war durch eine schwere

Furunkulose kompliziert. Darauf setzte die Rekonvaleszenz ein, bei der das Kind innerhalb 16 Tage 360 g zunahm. (Fig. 13.)

Die kräftige Linienführung dieses in zweiter Ableitung gewonnenen Elektrokardiogramms, das dem Typus dieses Alters entspricht — es wurde am Einlieferungstage gewonnen — steht in gutem Einklang mit der erprobten Widerstandsfähigkeit des Herzens.

Es könnten noch zwei analoge Fälle im dritten und einer im fünften Monat beigefügt werden. Es soll aber nur noch ein weiterer angeschlossen werden. Er gehört zu den sehr seltenen, plötzlich auftretenden Intoxikationen unbekannter Ätiologie an der Brust, die gewöhnlich ad Exitum kommen, ohne daß die Sektion weitere Klarheit schafft.

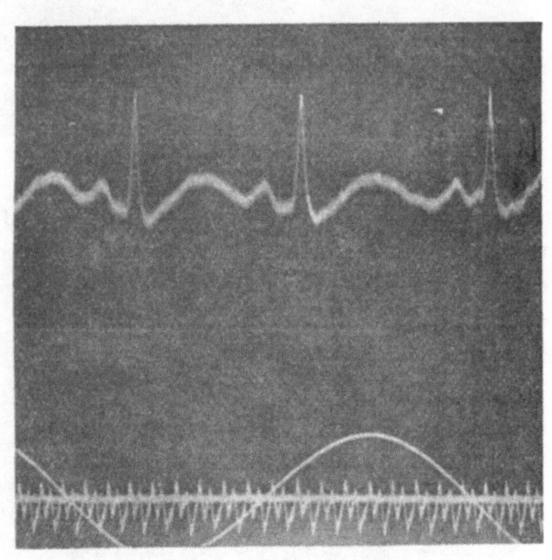

Fig. 13.

Das rechtzeitig, aber nur mit 2000 g geborene Kind hatte sich an der Brust kräftig entwickelt, wenn man von einem Milchschorf absehen will. Es erkrankte plötzlich unter den Erscheinungen, die denen schwerster alimentärer Intoxikationen glichen, und zu denen sich schließlich Krämpfe gesellten. In diesem Zustande wurde es der von Herrn Kollegen Schaps geleiteten Fürsorge zugeführt, der es uns am dritten Tage der Erkrankung übersandte. Unter seltenem Anlegen waren die Erscheinungen wider Erwarten schnell zurückgegangen. Als das Kind am vierten Krankheitstag das obige Elektrodenkardiogramm in zweiter Position lieferte, war es besinnlich, reagierte — wenn auch träge. Die Hautfalte verstrich langsam. Im Urin fand sich zwar noch eine Spur Albumen, aber weder ließen sich geformte noch reduzierende Substanzen nachweisen. Das Herz war noch schwach (Töne sehr leise, Puls eben fühlbar 120; Acra kalt). Unter vorsichtiger Ammenmilchbehandlung erholte sich das Kind ziemlich rasch. (Fig. 14.)

Auch hier sehen wir also die Widerstandsfähigkeit des Herzens gegen eine schwere Attacke in einem befriedigendem Herzbilde sich ausdrücken.

In den bisher mitgeteilten Fällen besteht also — im guten wie im schlechten Sinne — Übereinstimmung zwischen Diagrammtyp und Widerstandskraft des Herzens. Diese Koincidenz ist aber durchaus nicht immer vorhanden; sondern es läßt sich auch das gegensätzliche Verhalten mit Beispielen belegen. So sei an den

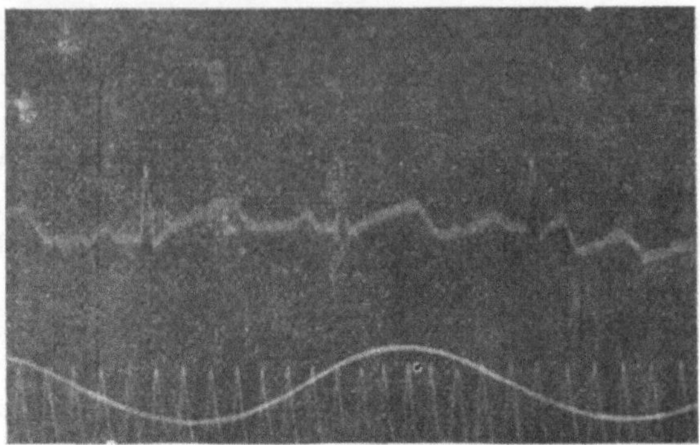

Fig. 14.

durch Figur 3 illustrierten Fall auf Seite 493 und 494 hingewiesen, wo trotz des wohlgeformten Elektrokardiogramms der Herztod in Bälde eintrat. Ähnlich verhält es sich in dem folgendem Fall.

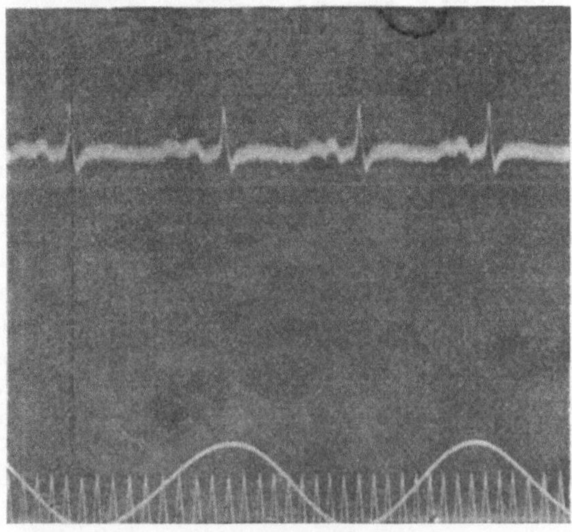

Fig. 15.

Dies Fadenbild wurde im Chloralschlaf in zweiter Position von einem vierwöchigen, schwer atrophischen (1740 g) Frühgeborenen aufgenommen. Er starb unter Intoxikationserscheinungen 7 Tage später einen Herztod (Sklerem, Akrocyanose, nur ein Herzton; Puls unfühlbar). (Fig. 15.)

Sieht man von der etwas flachen *F*-Zacke ab, was in diesem Alter namentlich auch im Hinblick auf die Chloralnarkose keine Bedenken erregt, so ist an der Form des Elektrokardiogramms nichts auszusetzen.

Immerhin besitze ich nur diese beiden befriedigenden Kurven mit schlechtem Ausgang bei ernährungsgestörten Kindern.

Doch sei hierbei anhangsweise zweier durch die Sektion sichergestellter Fälle septischer Perikarditis gedacht, deren einer mit eitriger Pleuritis kompliziert war. Der ersten dieser Kurven (Figur 16) würde man nicht

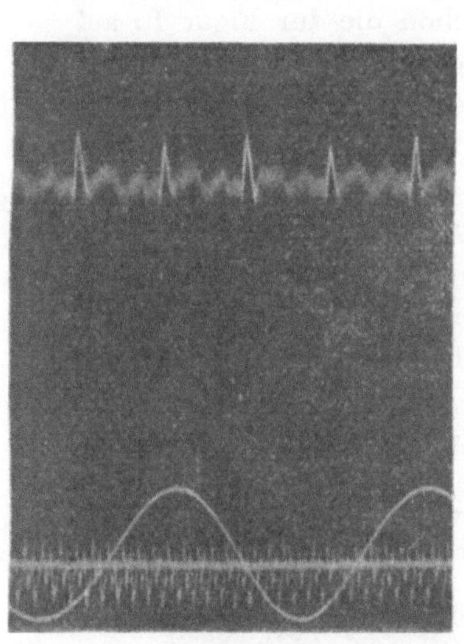

Fig. 16.

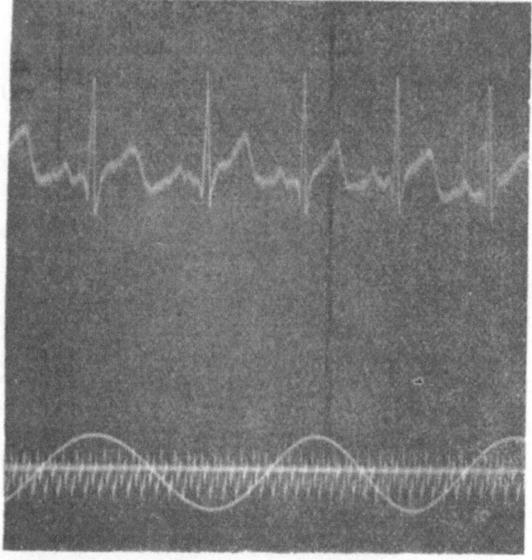

Fig. 17.

ansehen, daß sie am Todestage des 3monatigen Kindes aufgenommen ist (Ableitung 2).

Das andere (Fig. 17) noch kräftiger anmutende Elektrokardiogramm (Ableitung 2) stammt ebenfalls von einem 3monatigen Säuglinge, dessen Sektionsbericht lautete: Fibrinös-eiterige Perikarditis; chronische Pneumonie mit Absceßbildung im Unterlappen links und Empyem; rechts frische Pneumonie mit beginnender serös-eiteriger Pleuritis; geringe Enteritis nodularis.

Ähnliche unverdächtige Elektrokardiogramme wurden auch bei Perikarditis älterer Kinder beobachtet.

Diese Fälle zeigen, daß auch die Einthovensche Methode leider keinen Fortschritt in der wenig erfreulichen Diagnostik der Säuglingsperikarditis erhoffen läßt.

Doch nun zum eigentlichen Thema zurück.

Nachdem bisher nachgewiesen werden konnte, daß wohlgeformte Elektrokardiogramme eine Widerstandsfähigkeit des Herzens durchaus nicht immer garantieren, erübrigt noch die Beantwortung der Frage, ob „schlechte" Elektrokardiogramme bei Säuglingen vorkommen, die eine gute Herzprognose geben. Auch solche Fälle gelangten zur Beobachtung. Schon die zur Figur 10 auf Seite 498 gehörige Krankengeschichte beweist dies. Hierzu noch folgende Beispiele. Zunächst ein im dritten Monat in Ableitung 1 gewonnenes „zu junges" Elektrokardiogramm, bei dem aber auch die sehr geringe Ausbildung der A-Zacke belastend ins Gewicht fällt. (Fig. 18.)

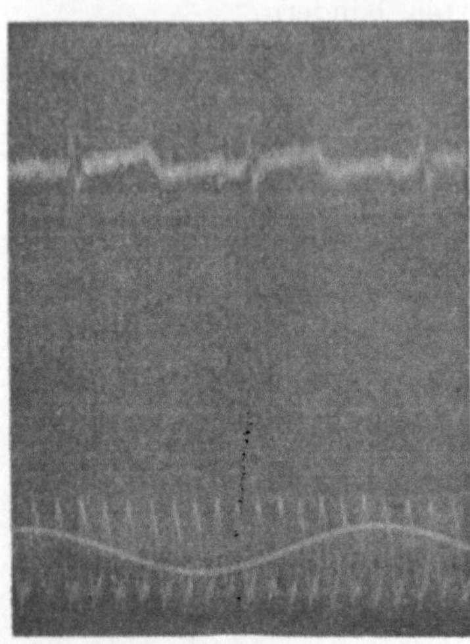

Fig. 18.

Es stammt von einem nach Angaben der Mutter rechtzeitig, aber untergewichtig ($5^1/_2$ Pfund) geborenem Kinde, das am 7. Lebenstage wegen Dyspepsie aufgenommen, bis zum Beginn des 3. Lebensmonats in klinischer Beobachtung blieb. Trotz seiner exsudativen Diathese entwickelte es sich nicht ganz unbefriedigend, solange es Ammenmilch erhielt,

Fig. 19.

der von der 3. Lebenswoche Buttermilchsuppe zugesetzt wurde. Gewichtszunahme vom 15. IV. bis 14. VI. von 2190 g auf 3300 g. Das endgültige Abstillen auf $^1/_2$ Milch wurde mit Gewichtsabnahme und Stillstand beantwortet: 5. VII. = 3250 g. Hierauf folgte allmählicher Anstieg, der durch eine Otitis media jäh unterbrochen wurde. In diese Zeit fällt die Aufnahme des Elektrokardiogramms. Eine ziemlich schnelle Rekonvaleszenz bezeugt die erhaltene Widerstandsfähigkeit.

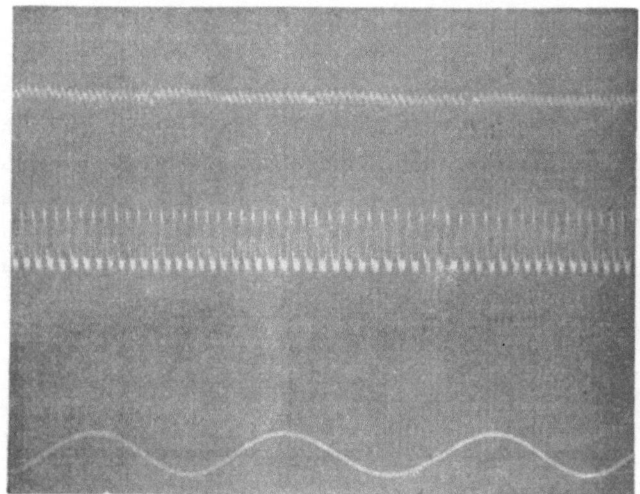

Fig. 20a. 12. V. 11. 2410 g; Puls 108; Ammenmilch: Cal. Quot. 60—70.

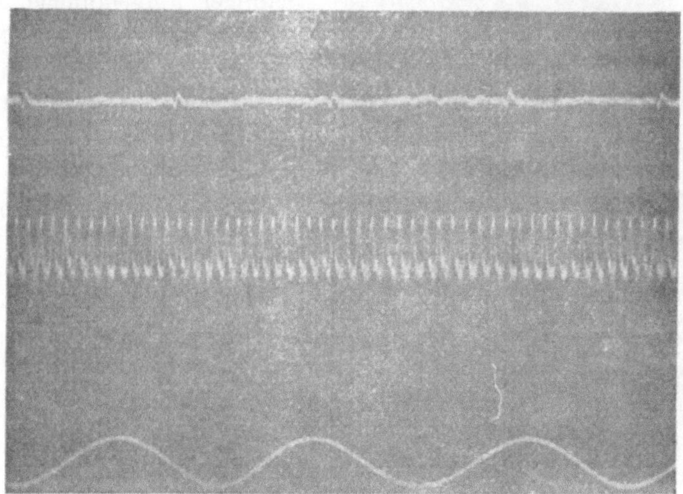

Fig. 20b. 17. V. 11. 2260 g; Puls 80—100; Stühle spritzend; entfettete Ammenmilch: Kal. Quot. 60.

Figur 19 ist in erster Position im Chloralschlaf von einem 7 wöchigen Kinde erhalten, das sich bei sehr labilen Puls und Temperatur im Stadium atrophicum (2550 g) seiner pylorospastischen Erkrankung befand. Nach 3 wöchiger Reparation unter Ammenmilch ging es in ungestörte Rekonvaleszenz über. Das Elektrokardiogramm zeigt fast keine *A*- und nur eine sehr niedere *I*-, *Ip*- und *F*-Zacke.

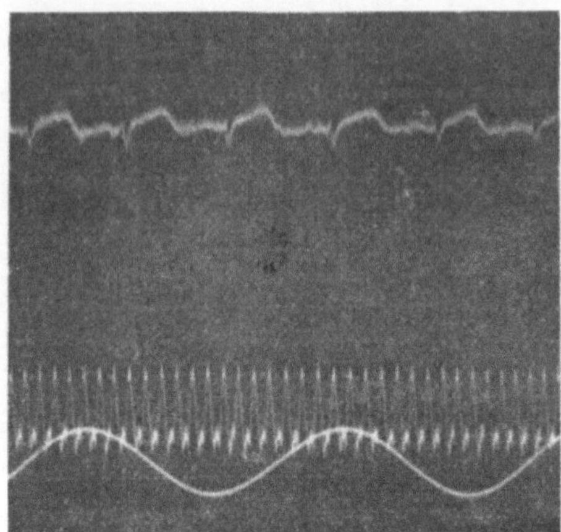

Fig. 20c. 31. V. 11. 2375 g; Puls 150; Stühle gut; Ammenmilch: Kal. Quot. 120.

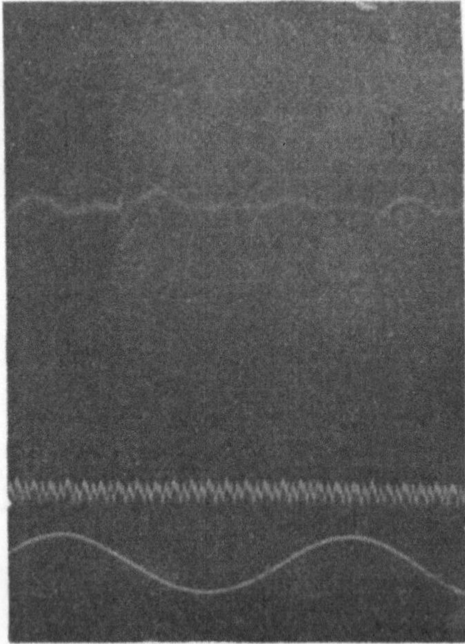

Fig. 20d. 17. VI. 11. 2270 g; seit 3 Wochen in Reparation, die seit 8. VI. durch parenterale Pneumonie kompliziert; Puls 138 (2 × 5 mg Digiphrat;) Ammenmilch: Kal. Quot. 130—150.

Inwieweit die zittrige Linienführung auf das Herz zu beziehen ist, sei nicht mit Bestimmtheit ausgesprochen. Bewegungen waren bei dem festschlafenden Kinde nicht zu beobachten. Das schlechte Herzbild stimmt wiederum in keiner Weise mit der guten Widerstandsfähigkeit des Herzens überein.

Am klarsten tritt diese Inkongruenz in solchen Fällen zutage, bei denen das Elektrokardiogramm während des ganzen Ablaufs der Erkrankung häufiger aufgenommen wurde. Auch hierzu sei eine Reihe von Bildern mitgeteilt, die sämtlich unter Chloral in Ableitung 1 gewonnen sind. (Figg. 20a-20f.)

Es handelte sich um ein schwächlich geborenes und künstlich ernährtes Kind, das am 6. V. 1911 7 Wochen alt in schwer dekomponiert - toxischem Zustand zur Aufnahme kam. Der anfänglichen fast völligen Unernährbarkeit folgte eine lange Reparation, die durch eine Paravertebralpneumonie unterbrochen wurde. Dann trat allmählich Rekonvaleszenz ein. Über den Zustand des Kindes während der verschiedenen elektrokardiographischen Aufnahmen orientieren die den Bildern beigegebenen kurzen Notizen. Hier interessiert namentlich, daß dies allem Anschein nach schwer mitgenommene Herz zwar eine ziemlich ausgebreitete Paravertebralpneumonie mitverursachte, aber diese — allerdings unter Darreichung von Digipurat — überstand, so daß es schließlich zur Heilung des Kindes kam.

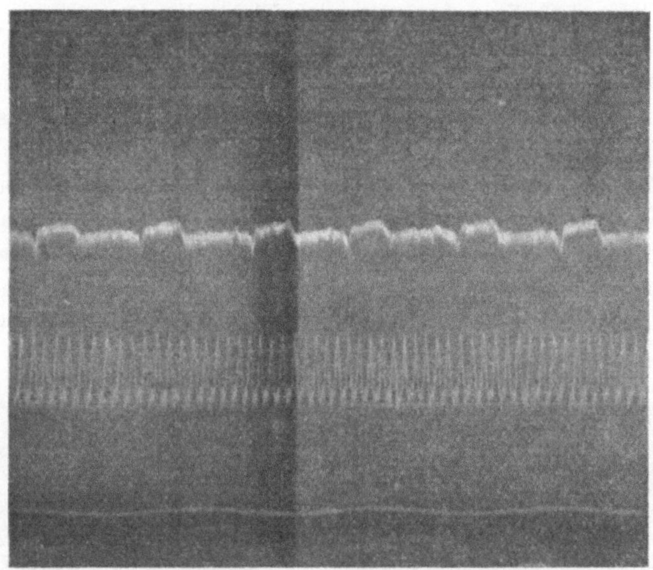

Fig. 20e. 28. VI. 11. 2475 g; seit 1 Woche in Rekonvaleszenz; Puls 126; Ammenmilch: Kal. Quot. 140—150.

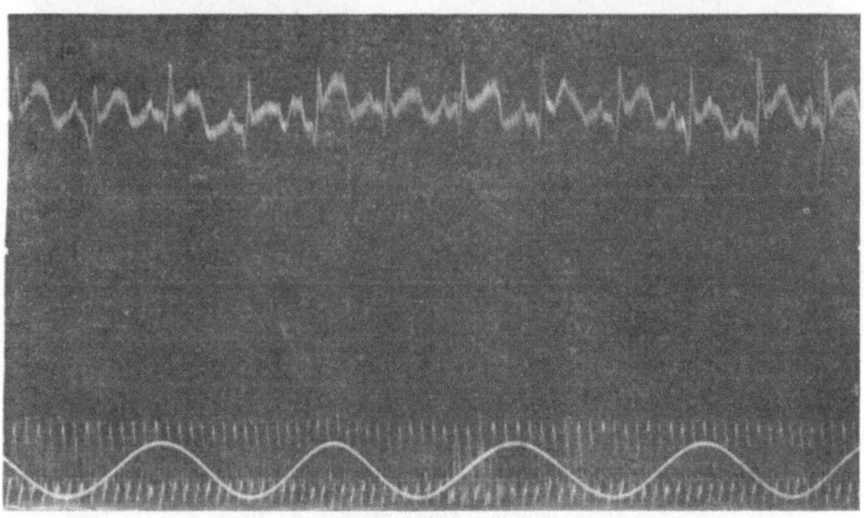

Fig. 20f. 15. VII. 11. 2800 g; in Heilung; Puls 120; Ammenmilch + 1/2 Milch: Kal. Quot. 130.

Das Gesamtergebnis der bisherigen Untersuchungen führt also zu dem Satz, daß die aufgenommenen Elektrokardiogramme zwar zu dem augenblicklichen Zustand des Herzens oder gar zu seiner Widerstandskraft gleichsinnige Bilder darstellen können, daß aber auch das gegensinnige Verhalten zur Beobachtung gelangte. Die ursprünglich gehegte auf Einthovens, Kraus' und Nicolais, Strubells u. a. anfängliche Mitteilungen basierte Hoffnung, man könne das Elektrokardiogramm diagnostisch und prognostisch verwerten, ist also bei dieser Technik wenigstens nicht in Erfüllung gegangen. Es stimmen diese, am noch unberührten Herzen des Säuglings erhobenen Befunde ja mit denen überein, die beim Erwachsenen gewonnen wurden.

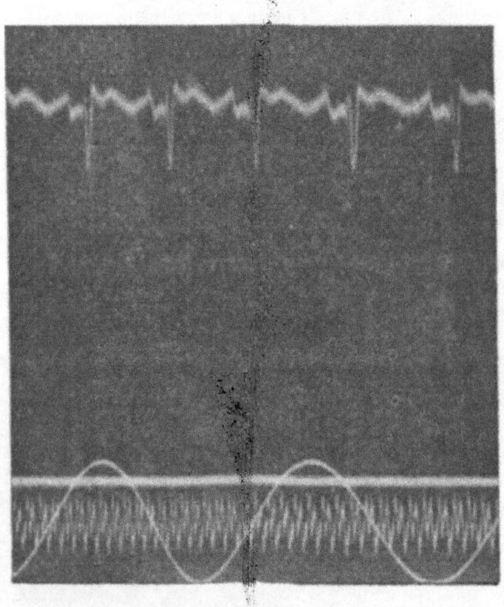

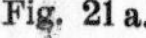

Fig. 21 a.

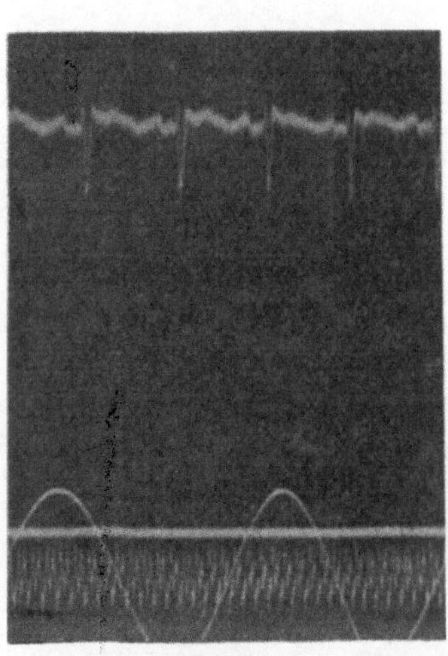

Fig. 21 b.

Es fragt sich aber, ob bei erweiterter Methodik nicht noch einiges zu retten sei. Bisher sind nur solche Fälle mitgeteilt, die nach dem hier üblichen Modus, d. h. ausschließlich in einer Ableitung (I oder II) untersucht worden waren. Schon Einthoven[1])[2]) hatte aber gezeigt, daß die verschiedenen Ableitungen sehr verschiedene Bilder ergeben, in denen sich einige Besonderheiten feststellen lassen. Später sind namentlich Pribram und Kahn[3]) dafür eingetreten, daß man stets mehrere Ab-

[1]) Le Téléelectrocardiogramme. Arch. internat. de Phys. **4**, 131. 1906.

[2]) Weiteres über das Elektrokardiogramm. Archiv f. d. ges. Physiol. **122**, 517. 1908.

[3]) A. Pribram u. R. H. Kahn, Pathologische Elektrokardiogramme. Deutsch. Archiv f. inn. Med. **99**, 479. 1910.

leitungen — sie verlangen drei — spielen lassen soll. Da Einthoven nachwies, daß man Ableitung III aus I und II konstruieren kann, so habe ich mich mit zweien begnügt; und zwar wurde Ableitung I und II gewählt. Die beiden Aufnahmen fanden jedesmal rasch hintereinander statt. Es handelte sich in jedem Fall um Fernaufnahmen ohne Anwendung eines Schlafmittels.

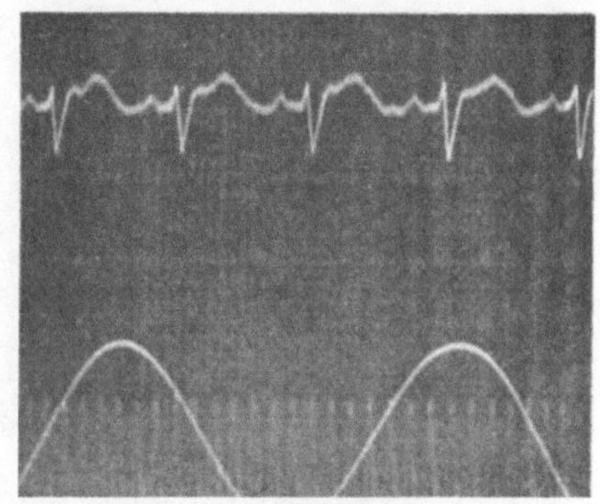
Fig. 22a.

Hierbei kamen nun allerdings vielfache Verschiedenheiten zur Beobachtung. In einer Anzahl von Fällen ist ein irgendwie erheblicher Unterschied zwischen den bei beiden Ableitungen gewonnenen Bildern nicht zu konstatieren. Hierfür dienen als Beispiel zwei in Ableitung I und II sofort hintereinander gewonnene Bilder eines einmonatigen infolge Inanation etwas heruntergekommenen, sonst aber gesunden Säuglings von 3 kg Gewicht. (Figg. 21a und b.)

Solchen Beobachtungen lassen sich aber auch andere gegenüberstellen, bei denen sich mit der Ableitung auch das Elektrokardiogramm sehr wesentlich ändert. Besonders interessant ist hierbei das Verhalten der *Ip*-Zacke. Ihr Fehlen, oder ihr von der Norm abweichendes Verhalten zu *I*, worauf Funaro und Nicolai noch — wenn auch mit aller Vorsicht — Wert legten, wird völlig gegenstandslos, wenn man die Zacke in der ersten Ableitung sich regelrecht verhalten sieht, während sie in der zweiten abweichend gestaltet ist. Für Frühgeburten ist dies schon auf Seite 494 erwähnt.

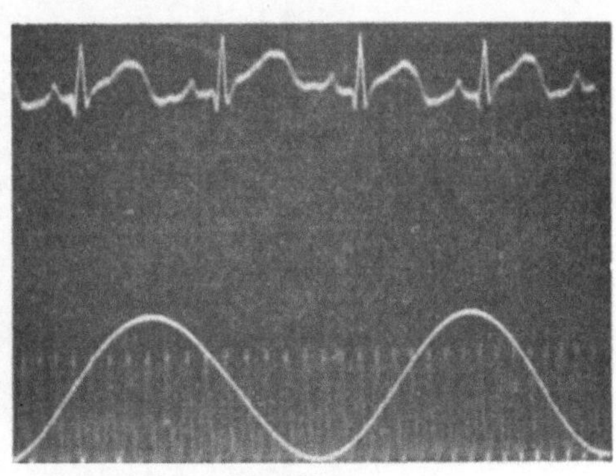
Fig. 22b.

Hier möge noch ein weiteres Beispiel aus einer großen Zahl von Untersuchungen folgen.

Diese Elektrokardiogramme 22a und b stammen von einem 7 wöchentlichen, atrophischen Säugling von 2250 g Gewicht, dessen ziemlich schwere Dekomposition, begleitet von allen Zeichen der Herzschwäche, sich aus einer Ablactations dyspepsie entwickelt hatte.

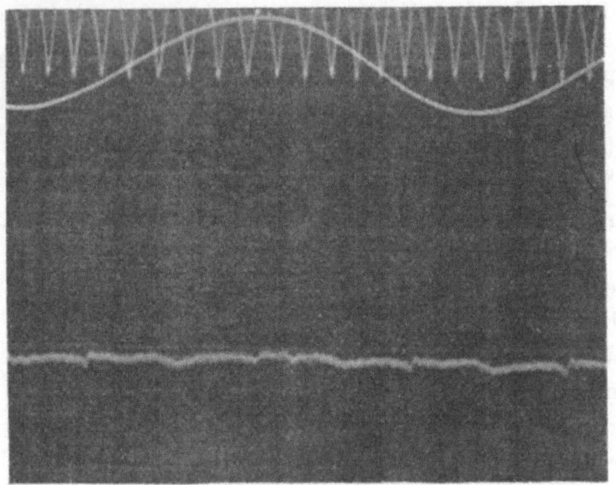

Fig. 23a.

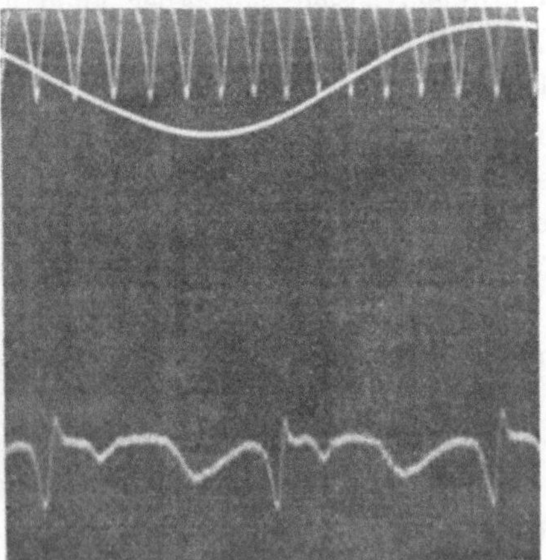

Fig. 23b.

Abgesehen von der eben besprochenen Divergenz der *Ip*-Zacke in beiden Bildern, fällt ihre kräftige Linienführung auf, die im größten Gegensatz zu der daniederliegenden Herzaktion stand.

Noch verwirrender ist das folgende (Figg. 23a und b) nicht ganz seltene Verhalten. Hier findet man in Ableitung 1 ein Herzbild, das in allen seinen Teilen so wenig ausgeprägt ist, daß der Unbefangene zum mindesten auf Daniederliegen der Herzkraft zu schließen geneigt sein wird. Sieht man dann aber in Ableitung II das in allen Teilen wohlgeformte Elektrokardiogramm, so wird es mit einemmal klar, daß die Warnung derjenigen Autoren zu Recht besteht, die die Aufnahme nur eines Herzbildes perhorreszieren.

Dies Elektrokardiogramm stammt von einer 3monatlichen, sehr untergewichtigen Frühgeburt (2350 g). 3 Tage vorher war ein ganz identisches Doppelbild von ihr hergestellt worden. Das Kind dokumentierte die Widerstandsfähigkeit seines Herzens dadurch, daß es 9 Tage nach der Aufnahme des Diagramms im Kollaps, der als Folge doppelseitiger eingeklemmter Inguinalhernien neben einer akuten Appendicitis auftrat, Chloroformnarkose und doppelte Radikaloperation, nebst der mehrtägigen postoperativen Fieberperiode völlig glatt überwand.

Hier würde die Ableitung 1 ein vollkommen falsches Bild vom Herzen geben, während das bei Ableitung 2 gewonnene sich diesmal mit dem klinischen Verhalten deckt.

Ich schließe mit der Wiedergabe zweier Saitenbildpaare, die beide von schwer dekomponierten Säuglingen stammen. (Figg. 24a und b; Figg. 25a und b.)

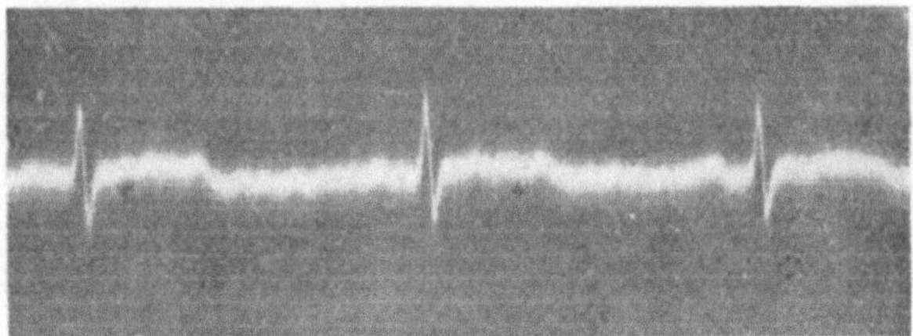

Fig. 24a.

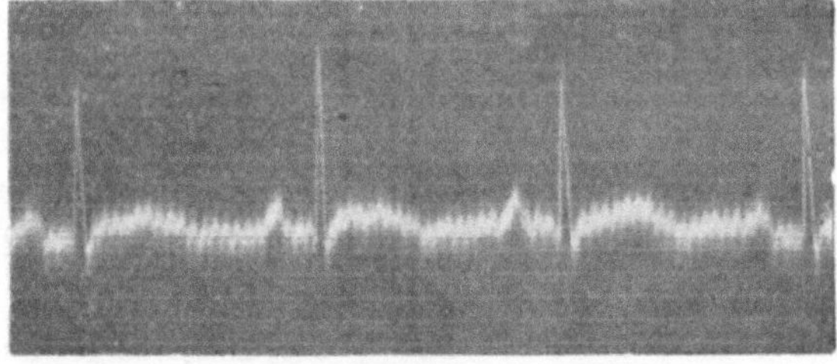

Fig. 24b.

Der erste war ein 4 monatiges Kind von 3700 g Gewicht, aus dessen Familienanamnese die Angabe interessiert, daß 12 Geschwister der Mutter — wie die Muttersmutter mitteilte — als Säuglinge an „Abzehrung“ gestorben waren. Es war schon zweimal in die Klinik aufgenommen worden, da es jedesmal nach kurzem Aufenthalt zu Hause in sich jedesmal verschlechterndem Zustande wieder eingeliefert werden mußte.

Zur Zeit des Elektrokardiogramms befand sich das Kind offenbar in desolatem Zustand, der sich namentlich durch seine mangelnde Fähigkeit der Temperaturregulierung mit Neigung zu Kollapsen kundgab. Trotzdem erholte sich das Kind unter Eiweißmilchdarreichung allerdings nach langer Rekonvaleszenz.

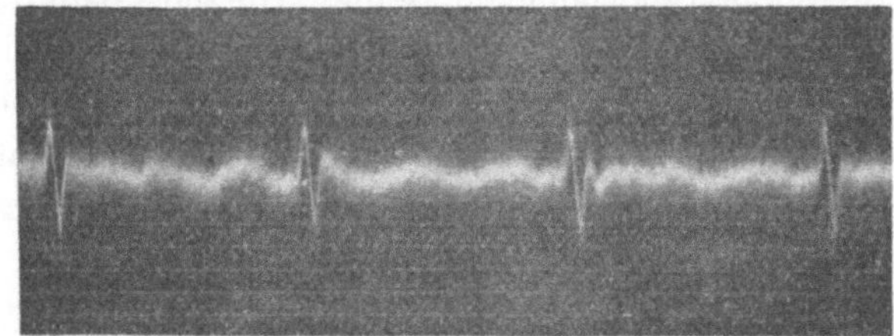

Fig. 25 a.

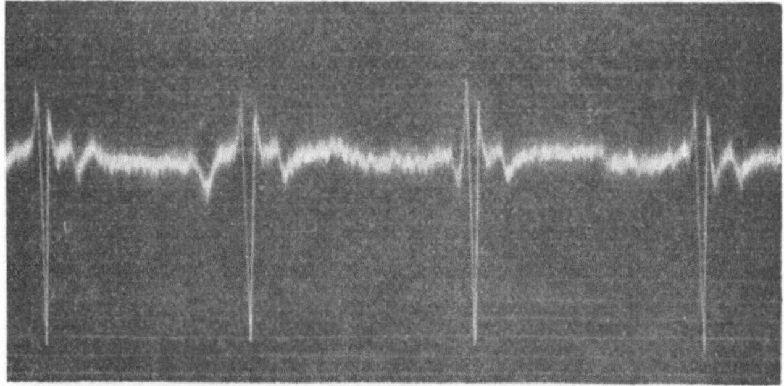

Fig. 25 b.

Das zweite Paar (Figg. 25a und b) wurde von einem 2 monatlichen Kinde aufgenommen, und zwar 8 Stunden bevor der Kollaps einsetzte, aus dem es trotz reichlich applizierter innerer und äußerer Analepticis nicht mehr zu retten war. Es starb $17^1/_2$ Stunden nach der Aufnahme der Elektrokardiogramme. Bei der Sektion wurden als deutliche Zeichen der herabgesetzten Herzkraft paravertebral gelegene Hypostasen in den Lungen gefunden, in denen sich partienweise bronchopneumonische Herde etabliert hatten; auch in den Nieren war Stauung.

Vergleicht man die beiden Saitenbildpaare (Figg. 24 und 25) mit einander, so erscheint mir ihre — allerdings angedeutete — Verschiedenheit zu gering, als daß man hieraus die Differentialprognose für die beiden Herzen hätte stellen können. Also auch die Methodik der doppelten Herzaufnahmen führte zu keinem wesentlich besseren Erfolg.

Fragt man sich, wie diese Unstimmigkeit zwischen Herzbild und klinischem Verhalten zu erklären sei, so muß vor allem darauf hingewiesen werden, daß sie — wie oben schon angedeutet — auch für den Erwachsenen gilt (vgl. die einschlägigen Arbeiten von Aug. Hoffmann, H. E. Hernig, Pribram; namentlich haben sich ja auch Nicolai und Kraus dieser Auffassung zugewandt). Wir sind eben nicht in der Lage zu entscheiden, wieviel im elektrokardiographischen Bilde auf äußere Beeinflussung der vom Herzen entsandten Stromschleifen zu beziehen sei, und wieviel dem Herzen selbst zukommt.

Speziell für den Säugling kommt, wie mir scheint, noch ein weiteres komplizierendes Moment in Betracht. Es ist — so paradox dies klingen mag — kaum anzunehmen, daß die Herzschwäche in der Atrophie — selbst wenn sie zum Tode führt — an sich irreparabel gewesen wäre. Dafür spricht mancherlei. Einmal ist ein solches Herz weder seiner Masse [Ohlmüller[1])] noch seinem makro- und mikroskopischen Habitus nach verändert. (Letztere Behauptung wird demnächst an anderer Stelle begründet werden). Diese Herzen sind also offenbar lediglich „funktionelle" gestört. Ihre Schädigung muß aber reparabel sein, wie sich aus folgenden ergibt. Es handelt sich offenbar um eine reine — in ihrem Mechanismus noch völlig ungeklärte — Rückwirkung der allgemeinen Gewebsunterernährung. Daß diese die Herzfunktion herabzusetzen vermag, beweisen die schönen Tierversuche von Eppinger und v. Knaffl[2]). Sie konnten dies an Herzen von Hungerhunden demonstrieren. Hier interessiert aber vor allem, daß sie nach der Durchströmung solcher Herzen mittelst Ringer-Lockescher Lösung, die mit Traubenzucker angereichert war, die Herzkraft sich wieder heben sahen.

Über die Nährstoffe, die das erschöpfte Herz zu seiner Wiederbelebung benötigt, sind wir noch sehr wenig unterrichtet Eiweiß spielt wohl kaum eine wesentliche Rolle. Dagegen kommen nach Durchspülungsversuchen, die Neukirch und Rona[3]) am isolierten Kaninchenherzen angestellt haben die Monosacchide Glykose, Ga-

---

[1]) Ohlmüller, Zeitschr. f. Biol. **18**, 83.

[2]) H. Eppinger u. E. Knaffl, Über Herzinsuffizienz. Zeitschr. f. exp. Pathol. u. Ther. **5**.

[3]) P. Neukirch u. P. Rona, Beiträge zur Physiologie des isolierten Säugetierherzens. Archiv f. d. ges. Physiol. **148**, 285. 1912.

laktose (und Mannose), sowie wahrscheinlich auch Abbaustufen von ihnen wesentlich in Betracht: unter Hebung der Herzfunktion werden sie verbrannt. Daneben kommt es noch sehr auf das Angebot an Salzen und ihr Mischungsverhältnis an.

Diese Tierversuche durften hier herangezogen werden, weil für den Säugling offenbar ähnliche Verhältnisse vorliegen. So gelang es Kuliabko[1]) die Herzen von 2—5 monatigen Säuglingen 9—30 Stunden nach dem Tode mittlst Durchspülung solcher Lösungen wiederzubeleben.

Aus diesen Überlegungen geht doch wohl die Richtigkeit meiner oben aufgestellten Behauptung hervor, daß die Herzschwäche solcher Säuglinge an sich reparabel ist. Mir scheint diese Auffassung für die Theorie der Herzpathologie im Säuglingsalter von ausschlaggebender Bedeutung zu sein.

Somit haben wir neben dem auch beim Erwachsenen geltenden äußeren noch einen inneren Grund, der die Unstimmigkeit zwischen Herzzustand und Elektrokardiogramm erklären hilft.

Ihren wesentlichen Wert wird die Einthovensche Methode also auch beim Säugling für ein anderes Gebiet zu beweisen haben: auf dem der Auffindung, Registrierung und Erklärung der Arhythmien.

So betrachtet, hat die vorliegende Untersuchung — neben ihrem negativen — auch ein positives Ergebnis gezeitigt: Wie die Betrachtung der mitgeteilten Kurven ergibt, beruht die Pulsverlangsamung bei schwerer Atrophie nicht auf irgendeiner Arhythmie im weiteren Wortsinne. Sie ist vielmehr die Folge einer echten allgemeinen Bradykardie, wie sie auch bei kachektischen und rekonvaleszenten Erwachsenen vorkommt.

Zusammenfassung.

Den durch Heubner gemeinsam mit Nicolai und Funaro aufgestellten Durchschnittstypen des Säuglingselektrokardiogramms wurden die Saitendiagramme von Herzen frühgeborener, ernährungsgestörter und infektionskranker Säuglinge gegenübergestellt.

Hierbei ergab sich zwar in manchen Fällen Übereinstimmung zwischen wohlgeformten Kurven und gutfunktionierenden Herzen einerseits und zwischen „schlechten" Elektrokardiogrammen und darniederliegender Herzarbeit, andererseits. Diese Parallelität wird aber — ebenso wie dies vom Erwachsenen allmählich bekannt geworden

[1]) Kuliabko, zit. nach C. Hochsinger, Pfaundler-Schlossmanns Handb. d. Kinderheilk. 3, 461.

ist — zu häufig durchbrochen, als daß man im Elektrokardiogramm ein zuverlässiges Maß der Herzfunktion auch der Säuglinge erblicken könnte. Noch weniger zeigt es sich geeignet, prognostisch die Ausdauer des Herzens anzugeben. Gemessen wurde diese — da sich dosierte Arbeit beim Säugling verbietet — als Widerstandsfähigkeit, und zwar an der Reaktion der beobachteten Herzen auf schwere Ernährungsstörungen und Infekte. Auch für die Diagnose der Pericarditis ist die Eithovensche Methode nicht zu verwerten.

Für diese Inkongruenz sind die auch beim Erwachsenen geltenden Gründe heranzuziehen; d. h. die Unmöglichkeit im Einzelfalle abzuschätzen, welchen Einfluß äußere Ursachen (z. B. Herzlage) auf das Gegenspiel der vom Herzen entsandten Stromschleifen nehmen. Daneben spielt aber der Umstand noch eine komplizierende Rolle, daß die Herzschwäche derartiger Säuglinge, selbst wenn sie Todesursache wird, an sich reparabel wäre. Diese Feststellung erklärt wesentlich die Sonderstellung des Säuglingsherzens.

Das eigentliche Gebiet des Elektrokardiogramms ist also auch beim Säugling die Aufdeckung und Analyse der Arhythmien. Bisher sind solche nicht als Ursache der Pulsverlangsamung schwer atrophischer Säuglinge gefunden worden, sondern diese ist die Folge einer echten allgemeinen Bradykardie. Auch beim Säugling sollte man jedesmal mindestens in zwei Ableitungen untersuchen.

Inanition und Zuckerausscheidung im Säuglingsalter.

Von

Professor Dr. **Hans Rietschel.**

(Aus dem Städtischen Säuglingsheim zu Dresden.)

Daß der Hunger spez. die absolute Nahrungsentziehung für den gesunden, wie besonders für den ernährungsgestörten Säugling auch schwere Gefahren nach sich ziehen kann, ist heute allgemein anerkannt. Wenn wohl auch früher die meisten Kliniker sich dessen bewußt waren, daß eine dauernde Unterernährung, besonders ein absoluter Hunger dem Säugling schädlich sein könnte, so erweckte doch die Frage kein sehr großes klinisches Interesse. Erst durch ein Referat von A. Czerny[1]) in Breslau 1908, an das sich eine sehr lebhafte Diskussion schloß, wurde in Deutschland das Problem mehr in den Vordergrund gerückt — in Frankreich hatte man die Frage schon viel früher gewürdigt (Variot u. a.) — und seitdem sind von den verschiedensten Seiten Beiträge dazu geliefert [L. F. Meyer[2]) bes. Rosenstern[3]), dem wir eine kritische Abhandlung über den Hunger im Säuglingsalter verdanken, u. a.]. Ich[4]) wies in der Diskussion zu dem Czernyschen Vortrag darauf hin, daß der Inanition[5]) im Säuglingsalter wohl eine größere klinische Bedeutung zukäme, als man bisher anzunehmen geneigt wäre, und belegte diese Behauptung mit klinischen experimentellen Erfahrungen, aus denen hervorging, daß selbst eine kürzer dauernde Inanition schon Störungen im normalen Ablauf der Verdauung beim Säugling nach sich zöge.

---

[1]) Verhandlungen der freien Vereinigung für Pädiatrie, Breslau 1908. Monatsschrift f. Kinderheilk. **7**, 99. 1908.

[2]) L. F. Meyer u. Rosenstern, Wirkung des Hungers in verschiedenen Stadien der Ernährungsstörungen. Jahrb. f. Kinderheilk. **69**, Heft 2.

[3]) Rosenstern, Über Inanition im Säuglingsalter. Ergebnisse d. inn. Med. u. Kinderheilk. **7**, 332.

[4]) l. c.

[5]) Unter Inanition wird im folgenden nur ein Hunger aus äußeren Gründen (infolge zu geringer absichtlicher oder unabsichtlicher Nahrungszufuhr) verstanden.

Eine Veröffentlichung dieser Beobachtungen wurde durch andere Arbeiten verzögert. Da aber die Mitteilungen, die ich damals in der Diskussion machte, in die Literatur übergegangen sind [A. Czerny[1]), Feer[2]), Rosenstern[3])] ohne daß eine Publikation von meiner Seite vorliegt, so sei es gestattet, diese Beobachtungen mitzuteilen, zumal ich Gelegenheit genommen habe, sie nochmals nachzuprüfen und bestätigt zu finden.

Der Tod beim Pylorospasmus, jener echten Hungerkrankheit des Säuglings, kann in zweierlei Formen auftreten. Ein Teil der Kinder stirbt, wie dies in der Literatur gewöhnlich angegeben wird, an Entkräftung, das Leben erlischt ganz allmählich. Ein anderer Teil der Kinder aber stirbt an akuteren Symptomen, die darauf hindeuten, daß in den letzten Tagen vor dem Tode noch alimentäre Erscheinungen zugekommen sind und ein gewisses Koma, ja eine Nephritis und Zuckerausscheidung können dabei auftreten. So beobachtete ich bei einem Kind mit schwerem Pylorospasmus, das bei einem Alaitement mixte (Ammenmilch und Buttermilch) trotz reichlichstem Brechen keine direkt bedrohlichen Symptome bot, plötzlich eine akute Verschlimmerung und das Kind ging unter Bewußtlosigkeit und Durchfällen zugrunde. Der Urin gab deutlich Zuckerreaktion. Man könnte geneigt sein, hier die akute Verschlimmerung auf eine alimentäre schädliche Wirkung der Buttermilch zu beziehen und insofern ist dieser Fall, den ich deshalb nur nebenbei anführe, nicht beweisend. Daß aber wirklich ein echter Hungertod auch unter akuten Symptomen erfolgen kann, dafür mag folgende Krankengeschichte dienen.

Th. Ewald (unehelich), wird im Alter von 3 Wochen in das Säuglingsheim aufgenommen; erstes Kind, ausgetragen, Geburt spontan. Das Kind soll seit der Geburt nicht besonders lebhaft gewesen sein, wenig geschrien haben. Wurde von der Mutter 6 mal täglich angelegt, trank aber sehr wenig. Indessen gab die Mutter nichts weiter als die Brust, da ihr der Arzt Hoffnung gemacht hatte, daß die Milch schon in Gang kommen würde. Das Kind wurde dabei immer matter, trank immer schlechter, schlief viel; täglich höchstens einmal Stuhl, mit 17 Tagen ging die Mutter in die Poliklinik, weil das Kind ihr krank vorkam. Der Arzt verordnete 24 Stunden Tee, jedoch verstand die etwas indolente Mutter diese Anweisung

---

[1]) A. Czerny, Inanition bei Ernährungsstörungen der Säuglinge. Sammlung zwangloser Abhandlungen aus dem Gebiet der Verdauungs- und Stoffwechselkrankheiten (Albu) **3**, Heft 2. 1911.

[2]) Feer, Die Ernährungsstörungen im Säuglingsalter und ihre Behandlung. Beihefte der Med. Klinik 1909, S. 1.

[3]) Rosenstern, l. c.

falsch und ließ das Kind 4 volle Tage bei Teediät mit ganz geringem Zuckerzusatz. Da das Kind weiter vorfiel, Aufnahme ins Säuglingsheim. Letzter Stuhl ganz spärlich, bräunlich, grünlich gefärbt am Tage vorher. Status: Stark abgemagertes Kind, fast fettlos, Haut schlaff, doch bleibt die Hautfalte beim Aufheben nicht stehen. Herztöne beide leise hörbar, auffallend tiefe, unregelmäßige Atmung, Temperatur 35,6, trotzdem die Mutter Wärmflaschen gegeben hatte. Sensorium benommen. Da das Kind nicht spontan trinkt, werden ihm 2stündlich 40 g Ammenmilch zugeführt. In der Nacht plötzliche Verschlimmerung des Befindens, deutlicher Verfall des Kindes, Bewußtlosigkeit, leichte Zuckungen im Facialis, im Laufe des nächsten Vormittag Exitus. In dem post mortem entnommenen Urin ist die Reduktionsprobe (Trommer, Nylander) stark positiv, mit Phenylhydrazin werden deutliche kugelförmige Osazone gewonnen, die mikroskopisch als Milchzuckerosazone zu deuten sind. Zu einer genauen Schmelzpunktbestimmung reichte das Material nicht aus.

Diese Beobachtung scheint uns allerdings ein sicherer Beweis zu sein, daß durch den intensiven Hunger dies Kind so schwer geschädigt war, daß selbst mäßige Nahrungszufuhr (Ammenmilch) schwere toxische Störungen auslöste.

L. F. Meyer[1]) hatte schon früher an der Hand von 3 Fällen darauf hingewiesen, daß der Tod bei der Pylorusstenose unter toxischen Symptomen mit Zuckerausscheidung erfolgen könne und in der Literatur sind einige Fälle von tödlichem Pylorospasmus mitgeteilt [Ibrahim[2]), W. Freund[3])], die diese Anschauung stützen. Indessen bieten die Kinder von L. F. Meyer insofern noch ein anderes Bild dar, als hier die eigentliche Krankheit, d. h. das starke Erbrechen völlig aufgehört hatte, und die akuten Symptome erst bei erheblicher Steigerung der Nahrungsmenge (auch bei Ammenmilch) eintraten. Der letzte Fall aber zeigt, daß selbst im höchsten Hungerstadium auch bei geringen Nahrungsmengen schon schwere Störungen ausgelöst werden können. Natürlich ist mein Fall nicht etwa prinzipiell von den Meyerschen Beobachtungen verschieden, er zeigt nur, daß, je schwerer und absoluter die Inanition, der das Kind ausgesetzt wird, um so geringere Nahrungsmengen schon genügen, um Schädigungen hervorzurufen.

Die Beobachtung, daß bei durch langen Hunger geschwächten Menschen die Ernährung sich möglichst vorsichtig zu gestalten habe, ist der inneren Medizin schon längst bekannt. Auch experimentelle Erfahrungen an Tieren liegen vor, die diese Tatsache bestätigen und

[1]) L. F. Meyer, Über den Tod bei Pylorusstenose der Säuglinge. Monatsschr. f. Kinderheilk. 1907, B. 6. S. 75.

[2]) u. [3]) Bei L. F. Meyer mitgeteilt.

Hungertiere können, wenn in den ersten Tagen reichlich Nahrung aufgenommen wird, akut zugrunde gehen[1]).

Auch Finkelstein und F. L. Meyer haben derartige Todesfälle beobachtet, denn Finkelstein weist in seinem Lehrbuch bei der Besprechung des Pylorospasmus besonders auf diese Art des Todes hin. Und auch im Feerschen Lehrbuch wird von beiden Autoren dieser akuten Verschlimmerung im eigentlichen Hungerstadium Erwähnung getan. L. F. Meyer macht als eigentliche Noxe dieser Störung die Inanition, spez. die Demineralisation der Kinder verantwortlich.

Ich stellte mir nun weiter die Frage, ob eventuell durch eine kürzer dauernde Inanition bei gesunden Kindern auch schon Schädigungen hervorgerufen werden könnten, die den Organismus so schwer beeinträchtigen könnten, daß eine vollkommene Verwertung der Nahrung nicht mehr möglich sei und ich richtete mein Augenmerk auf ein Symptom, das relativ leicht zu erkennen ist, auf die Ausscheidung von Zucker im Urin. Gesunde Brustkinder scheiden bei Aufnahme der gewöhnlichen Nahrungsmengen niemals Zucker im Urin aus. Dadurch, daß unsere Anstalt reichlich Ammen vermietet, stehen uns jederzeit gesunde, junge Brustkinder zur Verfügung. Wir verfuhren so, daß, nachdem die Mutter die Anstalt als Amme verlassen hatte, die Kinder (im ganzen 6 Beobachtungen) plötzlich auf Teediät gesetzt und während 2—3 Tagen dabei gelassen wurden. Länger als 3 mal 24 Stunden wurde die Hungerdiät niemals ausgedehnt. Nach der Hungerzeit wurde das Kind an die Brust einer milchreichen Amme angelegt und durfte sich satttrinken. Einzelne Kinder, die nur wenig Milch aus der Brust zogen, bekamen Frauenmilch durch die Flasche nachgefüttert. Die Milchmengen, die die Kinder nach der Hungerperiode zu sich nahmen, bewegten sich in den normalen Mengen (100—150 g). Manchmal waren die Kinder auch bei der Flasche nicht zu bewegen, größere Mengen zu trinken oder brachen die Milch heraus, ein Zeichen ihres unzweifelhaft gestörten Wohlbefindens. In einem Fall wurde auch eine Flasche Halbmilch mit Milchzucker nachgefüttert. Die Kinder vertrugen im allgemeinen diese Hunger-

[1]) Schon Barthez u. Rilliet (Handbuch der Kinderkrankheiten 1855, übersetzt von Hagen **1**, S. 857) weisen auf die Ähnlichkeit hin, die der Tod bei schwerster Inanition und bei akutem Gastrointestinalkatarrh haben kann. Sie schreiben: „Wir erstaunten über die zwischen den Resultaten der Experimentalinanition und den Hauptsymptomen der choleraförmigen Enteritis bestehende Ähnlichkeit.“ Und sie erwähnen dabei auch die Durchfälle, die in den letzten Tagen bei der Inanition auftreten können.

zeit ausgezeichnet und zeigten nach dieser kurzen Hungerperiode keine weiteren Schädigungen als die noch zu besprechenden. Der Gewichtsverlust wurde gewöhnlich in 3—4 Tagen wieder eingeholt. Das klinische Verhalten dieser Kinder ist etwa folgendes: Am ersten Tag geben die Kinder ihrem Hungergefühl meist durch lebhaftes Schreien Ausdruck, unterbrochen von Stunden ruhigen Schlafes. Schon den zweiten Tag werden einzelne Kinder wesentlich ruhiger, trinken allerdings noch lebhaft, sind aber entschieden etwas apathischer. Der Blick bleibt jedoch ganz klar, das allgemeine Aussehen des Kindes ist stets ein gutes. Diese Mattigkeit steigert sich gewöhnlich am dritten Tag noch, so daß manche Kinder, die vorher recht gut an der Brust der Mutter getrunken hatten, beim Anlegen an die Brust sehr leicht ermüden, selbst wenn sie an einer viel leichter fließenden Brust einer Amme trinken dürfen. Wie schon erwähnt, war es öfter nicht möglich, den Kindern Mengen von 100—150 g zuzuführen, da ihr Appetit und ihre Trinklust durch die Hungertage augenscheinlich gelitten hatten, ja bei zwangsweiser Fütterung kam es hin und wieder zu Erbrechen. Der Stuhl war stets angehalten, dunkelbraun-grün gefärbt. Die Atemluft war besonders während der zwei ersten Tage stark acetonhaltig, man hatte den Eindruck, daß am 3. Hungertage dann die Menge der ausgeschiedenen Acetonkörper abnahm. Der Leib war eingezogen. Temperatur und Puls wiesen leichte Störungen nach unten zu auf. Der Urin, der stets vorher untersucht war und zuckerfrei befunden worden war, wurde von der ersten Nahrungsaufnahme nach der Hungerperiode portionsweise auf Zucker untersucht. Wir bedienten uns außer der Fehlingschen Probe der Fischerschen Osazonprobe. Später fällten wir — auf die Empfehlung eines Kollegen nach den Vorgang von Weinland — den Urin mit salzsäurehaltiger 5proz. Phosphorwolframsäure. Gab das alkalisch gemachte Filtrat eine deutliche Reduktion mit Fehlingscher Lösung, so wurde dies von uns als sicheres Zeichen von Zucker aufgefaßt. So gut die Fischersche Osazonprobe ist, so gelingt es bei kleineren Mengen von Zucker spez. von Milchzucker, der in diesen Fällen aller Wahrscheinlichkeit nach ausgeschieden wird, nicht immer, typische Krystalle zu erhalten. Deshalb ist eine genaue Identifizierung des Zuckers nicht immer leicht, ja manchmal unmöglich, zumal für eine Schmelzpunktsbestimmung das Material nie ausreicht.

Die Resultate, die wir bei den Urinuntersuchungen erhielten, waren folgende:

Bei sämtlichen Kindern (mit einer Ausnahme) zeigte nach 2—3tägigem vollkommenen Hunger bei Nahrungszufuhr von 100—150 g der Urin starke Reduktion und in 2 Fällen gelang es auch, typische Osazonkrystalle von Milchzucker aus dem Urin zu erhalten. Wir haben kürzlich die Versuche mit dem gleichen Resultat bei 3 Kindern wiederholt. Auch Rosenstern berichtet in seiner Monographie, daß er meine Beobachtungen bestätigen konnte. Beginnt man dagegen nach den Hungertagen mit sehr kleinen Mengen Milch (50—60 g pro Mahlzeit), so kommt es nicht zur Ausscheidung von Zucker.

Mit diesen Beobachtungen scheint uns erwiesen, daß mehrtägiger Hunger bei gesunden, jungen Brustkindern schon zu einer Störung der normalen Verwertung der Nahrung führen kann und spez. die Assimilationsfähigkeit für Zucker herabsetzt.

Diese Tatsache hat auch eine erhebliche praktische Bedeutung, denn damit wird bestätigt, daß der Hunger, der für so viele Ernährungsstörungen das heilende Prinzip ist, ebenso gut schädlich wirken kann. Wenn sich deutliche Störungen schon beim gesunden Brustkind nach wenigen Tagen äußern, so wird eventuell die schädliche Komponente des absoluten Hungerns bei ernährungsgestörten Kindern viel eher sich manifestieren und dafür sprechen auch jene eingangs erwähnten Fälle von L. F. Meyer und Verf.

Beim Erwachsenen ist ein gleichmäßiges Verhalten nicht bekannt. V. Noorden[1]) gibt z. B. an, daß selbst nach 3—4tägigen Hungerperioden keine Glykosurie auftritt, selbst wenn am 4.—5. Hungertag 120 bis 150 g Zucker (als Zuckerwasser) verabfolgt wird. Daß allerdings auch beim Erwachsenen exquisite Schädigungen der Zelltätigkeit nach Hunger auftreten, ist sicher konstatiert. Ich verweise insbesondere auf die von verschiedenen Autoren beobachtete Eiweißausscheidung [Cetti[2]), Breithaupt[2]), v. Noorden[1]), Nebelthau[1]) u. a.). Nur Breul[3]) berichtet von Versuchen an sich selbst, daß nach 23stündiger Karenz und darauf folgender reichlicher Amylaceenmahlzeit eine nicht unbedeutende Zuckerausscheidung statthatte, während längere Zeit fortgesetzte erhebliche Vermehrung der Kohlehydratzufuhr bei derselben Versuchsperson unter normalen Bedingungen keine Steigerung der Zuckerausscheidung herbeiführte.

---

[1]) v. Noorden, Handbuch der Pathologie des Stoffwechsels **1**, 537.

[2]) Zit. bei v. Noorden, l. c.

[3]) Breul, Kann der Zuckergehalt des normalen Harns gesteigert werden usw.? Archiv f. experim. Pathol. u. Pharmakol. **40**, 1.

An Tieren hat Hofmeister[1]) zuerst die Herabsetzung der Zuckertoleranz durch Hunger festgestellt. Während die gesunden Tiere auf 4,7 g bzw. 1,5 g (je nach der Größe und dem Alter der Tiere) pro kg Körpergewicht keine Zuckerausscheidung boten, trat bei den Hungertieren — er ernährte die Tiere sehr kärglich mit eingestreuten Hungertagen durch etwa 2—3 Wochen, einen Hund ließ er 3 Tage völlig fasten — schon nach 2,0 bzw. 0,5 g Kohlehydratzugabe pro kg Zucker (Traubenzucker) im Urinauf. Hofmeister nannte dies Phänomen „Hungerdiabetes" und glaubte mit aller Vorsicht, auf eine eventuelle Identität mit der Vagantenglykosurie (G. Hoppe-Seyler) hinweisen zu können. V. Noorden[2]) und Strauß[3]) heben dagegen hervor, daß bei dieser Glykosurie wohl noch andere Schädlichkeiten im Spiele seien, als nur der Hunger, insbesondere komme der Alkoholmißbrauch bei jenen Leuten in Betracht.

Man könnte auch daran denken, daß die im Hungerzustand auftretende Acidose, die gerade beim Säugling erheblicher ist, als beim Erwachsenen, in einem ursächlichen Zusammenhang mit der Zuckerausscheidung stände. Diese Vermutung hatte schon Nebelthau (bei der Eiweißausscheidung) ausgesprochen. Und in der Tat hat Ruschhaupt[4]) gezeigt [vor ihm schon Kruzka, Buhl[5]) u. a.]), daß längeres Einatmen von Acetondämpfen bei Kaninchen zur Glykosurie führen kann. Selbst an hungernden Kaninchen beobachtete er dabei Glykosurie. Franz Müller[6]) hat allerdings später darauf aufmerksam gemacht, daß bei diesen Versuchen neben der Schädlichkeit der Acetoneinatmung wohl noch die stärkere Abkühlung und die hochgradige Dyspnöe hinzukomme, und daß die letzteren Momente wichtiger zur Herbeiführung der Zuckerausscheidung wären.

Ich habe mit meinem früheren Assistenten Herrn Dr. Bergmann die Versuche am Kaninchen und Meerschweinchen wiederholt, und wir haben bei der Acetonnarkose der Tiere stets Traubenzucker im Harn nachgewiesen

---

[1]) Hofmeister, Über den Hungerdiabetes. Archiv f. experim. Pathol. u. Pharmakol. **26**, 355.

[2]) v. Noorden, l. c.

[3]) Strauß, Untersuchungen über Glykosurien usw. Zeitschr. f. klin. Med. **39**, 202. 1900.

[4]) Ruschhaupt, Über Acetonglykosurie. Archiv f. experim. Pathol. u. Pharmakol. **44**, 127.

[5]) Siehe Ruschhaupt, l. c.

[6]) Franz Müller, Über Acetonglykosurie. Archiv f. experim. Pathol. u. Pharmakol. **46**, 61.

Da die Schädlichkeiten, auf die Franz Müller hinweist, nicht gänzlich bei diesen Tieren ausgeschlossen werden konnten, so wiederholten wir das Experiment am Menschen. Sowohl mein Assistent, wie ich selbst atmeten dann etwa 2 Stunden lang durch einen Glaszylinder Luft ein, in dem sich ein mit Aceton getränkter Wattebausch befand. Das Experiment wurde 2 mal von uns angestellt. In beiden Fällen gab der Urin nach 6—12 Stunden deutliche Zuckerreaktion und zwar wurde Traubenzucker ausgeschieden (in einem Fall [Dr. Bergmann] etwa 2%). Von irgendwelcher Abkühlung oder Dyspnöe konnte dabei keine Rede sein; nur ein leichter Kopfschmerz trat nach einigen Stunden ein, der bis zum nächsten Morgen anhielt; der Traubenzucker wurde durch die Osazonprobe sowie durch Gärung sichergestellt. Damit scheint uns bewiesen, daß eine künstlich durch Einatmen hervorgerufene Acetonämie zu einer Glykosurie beim Menschen führen kann. Wir glauben jedoch nicht, daß wir für die oben erwähnte Zuckerausscheidung beim Säugling nach Hunger etwa die Acetonanreicherung im Organismus verantwortlich machen können. Einmal dürfen wir die intermediär entstehende echte Acidose nicht mit der künstlich hervorgerufenen Acetonämie identifizieren. Sodann aber spricht ein gewichtiger Grund dagegen, da der Zucker, den die Kinder ausschieden, wohl Milchzucker ist, während stets sonst bei Tieren und Menschen Traubenzucker im Urin nachgewiesen wurde.

Wird aber Milchzucker beim Säugling ausgeschieden, so besteht die Annahme zu Recht, daß es sich um eine erhöhte Durchlässigkeit bzw. um eine funktionelle Störung des Darmepithels [Langstein und Steinitz[1]) u. a.] handelt. Die Assimilationsgrenze für Traubenzucker ist beim Säugling außerordentlich hoch, und eine echte alimentäre Glykosurie ist beim Säugling kaum beobachtet, falls man von dem Langsteinschen Fall, der wohl ein echter Diabetes ist, absehen will. Wird ein Monosaccharid ausgeschieden, d. h. besteht eine schwere intermediäre Störung im Kohlehydratstoffwechsel, so ist es stets Galaktose. Dagegen ist die Ausscheidung von Milchzucker ein recht häufiges Symptom [Langstein und Steinitz[2]), Finkelstein[3]), Nothmann[4]), v. Reuß

[1]) Langstein u. Steinitz, Lactose und Zuckerausscheidung bei magendarmkranken Säuglingen. Hofmeisters Beiträge 7, Heft 12.

[2]) l. c.

[3]) Finkelstein, Lehrbuch der Säuglingskrankheiten. II. Teil.

[4]) Nothmann, Lactase und Zuckerausscheidung bei frühgeborenen Säuglingen. Monatsschr. f Kinderheilk. 8, 377.

u. a.]. Sowie eine Spur dieses Zuckers die Darmwand ungespalten passiert hat, gelangt er zur Ausscheidung (C. Voit). Ganz kurz mögen noch 2 sich daran knüpfende Fragen gestreift werden.

Die allgemeine Anschauung geht heute dahin, daß der Milchzucker, den das Kind in der Nahrung enthält, quantitativ im Darmlumen fermentativ in seine beiden Komponenten Traubenzucker und Galaktose gespalten und dann resorbiert wird. Daß ein großer Teil des Milchzuckers diese Spaltung im Darm erfährt, ist wohl sicher, ob er aber restlos so gespalten wird, scheint mir nicht wahrscheinlich. Beim erwachsenen Menschen wie Tier (Röhmann und Nagano[1]), Weinland[2]), Magnus[3]) fehlt eine Lactase im Darm und durch den Darmsaft ist eine hydrolytische Spaltung des Milchzuckers nicht nachzuweisen. Trotzdem aber kommt der Milchzucker dem Körper als Zucker zugute, denn er ist ein Glykogenbildner, wenn auch nicht in dem gleichen Maße, wie der Traubenzucker. Wir müssen daher beim Erwachsenen die Spaltung des Milchzuckers in der Schleimhaut bzw. in den Zellen der Schleimhaut vermuten, wofür auch Experimente von Röhmann und Nagano und Fritz Voit sprechen. Es liegt nahe zu vermuten, daß auch beim Säugling neben der Spaltung im Darm auch eine Spaltung in der Schleimhaut oder in den Zellen statthat, wenigstens verstehen wir nur so, daß bei Schädigungen des Darmepithels oder bei zu großem Angebot ungespaltener Milchzucker ans Blut abgegeben wird. Würde die Darmzelle nicht normalerweise Milchzucker aufnehmen, dann wäre es eigentlich nicht verständlich, daß es eine Assimilationsgrenze für Milchzucker gäbe, vielmehr müßte dann der nicht gespaltene Milchzucker bakteriellen Zersetzungen anheimfallen.

Theoretisch interessant ist sodann die Frage, ob der Körper des Säuglings nicht doch bis zu einem gewissen Grade imstande ist, falls wiederholt Milchzucker ins Blut überginge, allmählich die Fähigkeit zu gewinnen, intermediär Milchzucker zu spalten. Leopold und v. Reuß[4]) haben nämlich gezeigt, daß bei fortgesetzten Milchzucker-

[1]) Röhmann u. Nagano, Über die Resorption und die fermentative Spaltung der Disaccharide im Dünndarm des ausgewachsenen Hundes. Archiv f. d. ges. Physiol. **95**, 533.

[2]) Weinland, Beiträge zur Frage nach dem Verhalten des Milchzuckers usw. Zeitschr. f. Biol. **38**, 16.

[3]) Nagano, Beobachtungen an einer Thiryschen Fistel beim Menschen. Grenzgeb. d. Med. u. Chir. **9**, 393.

[4]) Leopold u. v. Reuß, Experimentelle Untersuchungen über Milchzuckerausscheidung nach wiederholten Injektionen. Monatsschr. f. Kinderheilk. **8**, 1.

injektionen an Hunden im Anfang der Versuche der Milchzucker quantitativ im Harn ausgeschieden wird, bei späteren Injektionen aber recht beträchtliche Mengen retiniert werden. Sie haben diese Tatsache auch für den Säugling[1]) bestätigt. Sie selbst diskutieren die Frage, ob nicht intermediär sich eine Lactase bildet, möchten sich aber nicht festlegen, zumal sie keine Lactase im Blute bei den Hunden nachweisen konnten. Ich halte das Entstehen einer intermediär wirkenden Lactase doch für recht wahrscheinlich. Weinland[2]) hat z. B. gezeigt, daß die Lactase, die im Darm beim Huhn und beim erwachsenen Kaninchen fehlt, bald auftritt, falls man diese Tiere mit Milchzucker durch längere Zeit füttert, ja er hat weiter bewiesen, daß selbst nach subcutanen Injektionen von Rohrzucker im Blut der erwachsenen Hunde ein Invertin auftritt, das Rohrzucker[3]) spaltet. Entsprechende Versuche mit Milchzucker an jungen Hunden sollen demnächst an meiner Klinik gemacht werden.

Aus den vorliegenden Versuchen und Beobachtungen ziehe ich den Schluß, daß schon ein absoluter Hunger von 2—3 Tagen beim gesunden Brustkind zu einer funktionellen Schädigung des Darmepithels führen kann (Ausscheidung von Milchzucker auf Milchmengen, die normalerweise niemals Zuckerausscheidung hervorrufen). Diese Schädigung des Darmepithels wird wohl nur durch die Wirkung des Hungers, d. h. des Mangels an Nährstoffen hervorgerufen. Ob noch andere Zellschädigungen dazu kommen (Acidose bzw. Bakterien, die beim hungernden Kind im an sich sterilen Dünndarm heraufkriechen und schädliche Reize ausüben könnten) lasse ich dahingestellt. Da aber die Integrität des Darmepithels ein wichtiges Glied in der Kette des normalen Ablaufs der Verdauung und Verwertung der Nahrung ist, so haben diese Untersuchungen auch ihre prinzipielle Bedeutung.

Sie zeigen experimentell, daß das Hungern, das uns in der Therapie eine so wichtige Waffe ist, auch seine Gefahren hat und daß der Kliniker durchaus im Recht ist, wenn er sich dieser Gefahr bei seinem therapeutischen Handeln bewußt ist.

---

[1]) Leopold u. v. Reuß, Versuche über Milchzuckerausscheidung nach subcutanen Injektionen. Monatsschr. f. Kinderheilk. **8**, 453.

[2]) Weinland, l. c.

[3]) Weinland, Über das Auftreten von Invertin. Zeitschr. f. Biol. **47**, 279. Kürzlich hat Schäfer aus der Göppertschen Klinik (Jahrb. f. Kinderheilk. **76**, 703) einen gleichen Fall von Zuckerausscheidung nach Hunger beschrieben.

Beispiele für die Bedeutung physikalischer und physikalisch-chemischer Forschungen in der Physiologie und Pathologie des Säuglings.

Von

B. Salge (Freiburg i. B.)

Die folgenden Zeilen machen nicht den Anspruch alles wiederzugeben, was für die Physiologie und Pathologie des Säuglings durch die physikalisch-chemische Forschung überhaupt geleistet worden ist und vielleicht später erwartet werden kann; sie sollen einen Versuch bedeuten, naheliegende Fragen und Ziele der physiologischen Forschung beim Säugling zu beleuchten, die nach meiner Ansicht für die Biologie des Säuglingsalters von großer Bedeutung sind.

Die Entwicklung der Pädiatrie hat mit zwingender Notwendigkeit dazu geführt, immer und immer wieder zu erkennen, daß wir für das Verständnis dessen, was wir beim gesunden und mehr noch beim kranken Kinde sehen, ungenügend ausgerüstet sind, weil wir genügende Unterlagen für die Erkenntnis des physiologischen Geschehens im frühen Kindesalter und besonders im Säuglingsalter noch nicht haben.

Die Zeit ist dauernd vorüber, in der man glaubte, mit den Vorstellungen und Ergebnissen auszukommen, die die Physiologie des Erwachsenen uns lehrte. Sie ist vorüber infolge der Forschungen Camerers, Heubners und Rubners, die uns zeigten, daß wir für den Energieumsatz beim Säugling ganz andere Maße anlegen müssen als beim Erwachsenen.

Diese Forschungen gipfelten in der Erkenntnis der physikalischen Notwendigkeit, daß die größere Wärmeabgabe durch die größere Oberfläche des Kindes eine größere Wärmeproduktion nötig macht. Folgerichtig ergaben Beobachtungen am gesunden Brustkind, daß die Energiemenge, die zur Bestreitung der Ausgaben notwendig ist, weit größer ist als beim Erwachsenen, daß dementsprechend auf die Einheit der lebenden Substanz bezogen entsprechend höhere Energiemengen zugeführt und umgesetzt werden müssen.

Diese grundlegende Erkenntnis ist zunächst auf rein praktische Fragen angewandt worden. Heubner hat sich bemüht, ohne dabei, wie hier ausdrücklich bemerkt sein mag, die nötige Reserve bei einem weiteren Ausbau der Physiologie des Säuglings zu vergessen, Standardzahlen für die Energiezufuhr zu gewinnen, die auch für die Nahrungsbemessung verwertbar sein sollten.

Für mich besteht kein Zweifel, daß diese Bemühungen nicht fruchtlos gewesen sind, daß sie uns vielmehr in der Ernährungsphysiologie ein gutes Stück vorwärts gebracht haben, selbst da, wo wir erkennen lernten, daß sich allein nach dem Energiequotienten nicht arbeiten läßt.

Die scharfe Betonung des erhöhten Energieumsatzes und seine richtige Deutung als Folge einer größeren Wärmeabgabe beim Säugling läßt aber noch andere Überlegungen zu, die sich weniger an die klinische Praxis als an die Betrachtung der physiologischen Vorgänge im Säuglingsorganismus wenden.

Die Notwendigkeit pro Einheit der reagierenden Körpersubstanz eine größere Energiemenge umzusetzen, eine größere Wärmemenge in der Zeiteinheit zu bilden, muß zu der Frage führen, ob wir die Reaktionen des Stoffwechsels beim Säugling einfach als quantitativ gesteigert oder aber in ihrem Ablauf als beschleunigt ansehen müssen.

Letzteres ist das wahrscheinlichere, und wir hätten es also bei einem Vergleich des Stoffwechsels des Säuglings mit dem des Erwachsenen mit Intensitätsdifferenzen zu tun, d. h. die Unterschiede zwischen beiden Vorgängen sind nicht zu suchen im ersten sondern im zweiten Wärmesatz.

Die Betrachtung nach dem ersten Wärmesatz, die Messung des Energieumsatzes, kann schließlich immer nur sagen, wie viel Energie umgesetzt ist und kann Auskunft darüber geben, welche Beschaffenheit die Endprodukte des Umsatzes haben, wenigstens soweit sie der Untersuchung zugänglich sind. Mit einer gewissen Wahrscheinlichkeit mag man auch aus der Beschaffenheit des Endprodukts auf die Reaktion selbst schließen können. Unmöglich ist es schon über die angesetzte Energie etwas Näheres zu erfahren, als daß sie eben angesetzt wurde.

Die Differenz der eingeführten und der wiedergefundenen Energie wird als Ansatz gerechnet. Damit ist aber wenig gesagt für die Erkenntnis des normalen und des pathologischen Stoffwechsels beim Säugling, denn wir erfahren nichts darüber, was angesetzt wurde. Wir wissen aber aus der Lehre von den Nährschäden, daß der Ansatz ein pathologischer sein kann, der dem Körper eine falsche Zusammensetzung gibt und ihn dadurch schwer schädigt. Klinisch bestehen zwischen den Fällen, in denen ein pathologischer Ansatz erfolgt und in denen ein Ansatz nicht zustande kommt, natürlich eine Reihe von Unterschieden, die für die kritische Bewertung des Falles auch von Vorteil sein können, theoretisch betrachtet ist aber prinzipiell der energetische Vorgang in gleicher Weise gestört. In jedem Fall handelt es sich darum, daß die gebotene Energie in unzweckmäßiger Weise umgesetzt wird, wobei es bei der Erforschung des Grundes dieser Unzweckmäßigkeit zunächst wenig wesentlich ist, was aus dieser unzweckmäßig umgesetzten Energie wird. Wesentlich ist der Vorgang der Umsetzung nicht nur die Reaktionsprodukte. Daß diese Überlegung richtig ist lehrt die Beobachtung der Nährschäden. Im Anfang ein Ansatz, für den Geübten erkennbar als pathologisches Produkt des Energieumsatzes, dann Fehlen des Ansatzes, Verausgabung der dazu verfügbaren Energie. In beiden Fällen eine Störung des Umsatzes unter gleichen äußeren Bedingungen, einmal eine Speicherung ruhender Energie in unzweckmäßiger Form, dann Abgabe der Energie.

Mehr als alles andere lehrt diese Beobachtung, daß die Betrachtung der energetischen Vorgänge auf der Grundlage nur des ersten Wärmegesetzes uns keinen genügenden Aufschluß für die Pathologie des Energiewechsels des Säuglings geben kann. Die aus ihm gewonnenen Zahlen für das Verhältnis von Ansatz zu Umsatz haben zur Voraussetzung, daß dieser Ansatz ein physiologischer dem Wachsen und Gedeihen des jungen Organismus nützlicher sei, sobald aber diese Voraussetzung nicht mehr zutrifft, darf nur noch von einer Pathologie des Energieumsatzes, nicht mehr von einem Verhältnis von Umsatz zu Ansatz die Rede sein, das mit den Beobachtungen unter normalen Bedingungen vergleichbar wäre. Die Rechnung allein unter Zugrundelegung des ersten Wärmesatzes stimmt für den Vergleich von Ansatz und Umsatz unter verschiedenen äußeren Bedingungen nur soweit der Intensitätsfaktor als gegebene und gleichmäßige Größe vorausgesetzt werden kann, sie arbeitet mit undefinierbaren Unbekannten, sobald dieser Faktor als variable Größe angesehen werden muß. Als variable Größe aber muß dieser Faktor angesehen werden, weil die sinnfällige Verschiedenheit des Energieumsatzes beim gesunden und beim kranken Säuglings unter gleichen äußeren Bedingungen das mit Notwendigkeit erfordert.

Der zweite Wärmesatz läßt sich bekanntlich in sehr verschiedener Form ausdrücken. Seine allgemeinste Fassung ist, daß sich ruhende Energie ohne besondere Veranlassung nicht in Bewegung setzt oder

Energieumsetzungen können nur dann in einem geschlossenen System stattfinden, wenn Intensitätsdifferenzen vorhanden sind.

Zur Erläuterung für die Richtigkeit dieses Satzes möge ein Beispiel dienen, das der Übertragung elektrischer Energie entnommen ist:

Zwei gleichmäßig bis zu ihrer normalen Kapazität geladene Bleiakkumulatoren enthalten dieselbe potentielle Energie, gleichgültig, ob sie parallel oder hintereinander geschaltet sind. Verbinde ich bei paralleler Schaltung dieser beiden Zellen die gleichnamigen Pole mit denen einer dritten Zelle eines Bleiakkumulators von beliebiger Größe und Energiegehalt, aber von derselben Spannung wie jede der beiden Zellen hat (für den Bleiakkumulator 2 Volt), so findet kein Energieumsatz statt, wie die Nullstellung eines zwischengeschalteten Galvanometers ohne weiteres erkennen läßt. Dabei ist es ganz gleichgültig, ob die potentielle Energie in den beiden Zellen gegenüber der einen Zelle sehr groß oder sehr klein ist.

Schalte ich aber die beiden Zellen hintereinander, erhöhe ich dadurch die Klemmenspannung auf 4 Volt, so zeigt das Galvanometer sofort an, daß sich Energie in Bewegung setzt; sie fließt von den beiden gekuppelten Zellen zu der einen Zelle über, ganz gleichgültig wieder, welche Größe die potentielle Energie in den beiden vereinigten Zellen gegenüber der der einzelnen Zelle hat.

Das Beispiel läßt sich beliebig bei anderen energetischen Vorgängen wiederholen.

Der Vorgang verläuft in einem und demselben geschlossenen System unmittelbar abhängig von der Intensitätsdifferenz; er kann aber in seinem Ablauf sehr erheblich geändert werden, wenn äußere Einflüsse auf ihn wirken können.

Bleiben wir bei dem Beispiel der Übertragung elektrischer Energie, wie es oben gewählt wurde und stellen wir uns vor, daß zur Übertragung der Energie Drähte verschiedener Dicke und Länge genommen wurden. Bei kurzen und dicken Drähten wird der Energieaustausch schnell erfolgen, bei langen und dünnen Drähten langsam. Der Zustand des Systems wird zeitlich also abhängig sein von den Bedingungen, die dem Reaktionsablauf von außen her gestellt werden.

Für das Endergebnis des Energieaustauschs ist aber maßgebend einmal der Zustand der Energie aufnehmenden Zelle. Ist diese noch fähig, potentielle Energie — in unserem Falle elektrische Energie — zu speichern, so finden wir diese Energie wieder als „angesetzt"; ist das nicht der Fall, so tritt eine Wandlung der Energie ein, Gasblasen steigen an den Platten des empfangenden Akkumulators auf, die zugeführte Energie wird verwandt aber unzweckmäßig, denn sie geht für den beabsichtigten Zweck, Aufspeicherung elektrischer Energie, verloren. Zweitens sind maßgebend die Bedingungen der Energieübertragung. Verlangsamt der dünne und lange Verbindungsdraht die Übertragung, so verwandelt sich ein beträchtlicher Teil der überfließenden Energie in Wärme. Die Gleichung nach dem ersten Wärmesatze stimmt immer, der Zustand des Systems in den einzelnen Zeitabschnitten des Recktionsverlaufs und der Endgewinn an übertragbarer potentieller Energie ist aber je nach den gegebenen Bedingungen ein ganz verschiedener.

Es bedarf kaum der näheren Begründung, daß für ein gutes Ergebnis des Energieumsatzes, wie wir es beim normal sich entwickelnden Brustkind sehen, nicht nur die Umsetzung der Energie überhaupt, sondern die Form ihres Ablaufs von größter Bedeutung ist, d. h. daß die Reaktionen, die den Energieumsatz bewirken, nach ihrer Intensität und nach den Bedingungen, unter denen sie verlaufen, zeitlich ganz bestimmte Zustände des Systems schaffen, die eine zweckmäßige Umwandlung der Energie ermöglichen.

Trifft das nicht zu, so kann mit oder ohne Ansatz ein fehlerhafter Energieumsatz zustande kommen; die verschiedenen Nährschäden können entstehen, Schädigungen oder schwere lebensgefährliche Störungen des Stoffwechsels sind möglich.

Wesentlich hierfür ist einmal die Form, in der die umzusetzende Energie geboten wird, die Nahrung; wesentlich ist aber auch der Zustand und die Fähigkeiten des Organismus, seine Konstitution. Je mehr man mit diesem Faktor besonders beim Säugling rechnen muß, desto deutlicher wird es, daß es kaum je gelingen kann, den Energieumsatz des Säuglingsorganismus oder seinen Stoffwechsel auf eine gemeinsame Formel zu bringen, womit die Bedeutung des Stoffwechselversuchs — ganz abgesehen davon, daß er beinahe nie einen wirklichen Ausschnitt aus dem physiologischen Leben gibt — sehr eingeschränkt werden muß.

Nur wenig Aussicht ist vorhanden, die Reaktionen des Stoffwechsels selbst verfolgen zu können, dagegen ist es sehr wohl möglich, sich mit den Bedingungen zu beschäftigen, unter denen diese Reaktionen verlaufen müssen. Die große Bedeutung dieser Bedingungen für den Ablauf einer Energieübertragung und für den zeitlichen Zustand des Systems ist oben an dem Beispiel der Übertragung elektrischer Energie erörtert worden. Unter diesen Bedingungen sollen hier nicht Verhältnisse außerhalb des Organismus verstanden werden, auch nicht die Eigenschaften der reagierenden Körper selbst, sondern das Milieu, das von dem Organismus für den Ablauf der Reaktionen selbst geschaffen wird.

Klinik und Forschung werden ohne weiteres sinnfällig darauf hingewiesen, daß die Konstanterhaltung wesentlicher Bedingungen für den Reaktionsablauf beim jungen Säugling weniger gut erfolgt und möglich ist als beim älteren Organismus. Der Regulationsvorgang, um den es sich hier handelt, ist die Erhaltung der Eigenwärme.

Säuglinge sind viel weniger festwarme Organismen wie ältere Kinder und Erwachsene, sie bedürfen einer viel sorgfältigeren Pflege in dieser Beziehung.

So bekannt das ist und so selbstverständlich es uns erscheint, so wenig wissen wir bisher über die Fähigkeit der Wärmeregulation des Säuglings und über die Wege, die diese Regulation wählt.

Die wissenschaftliche Erforschung der Temperaturregulierung beim Säugling steht noch im Anfang und erlaubt sicher noch kein abschließendes Urteil. Das ist erklärlich, denn die Bedingungen, unter denen das Geschehen grade dieses Vorgangs beobachtet werden muß, sind so mannigfaltig und verwickelt, daß es sehr verständlich ist, wenn vorläufig sich vielfach noch Widersprüche finden und wenn die Beobachtungen nicht ausreichen, um eine ganz bestimmte Anschauung zu ermöglichen. Zu der Mannigfaltigkeit der Bedingungen kommt die Verschiedenheit der einzelnen Individuen sowohl nach Alter wie Ernährungszustand und Konstitution. Durch genaue Beobachtungen der Haut- und Stammtemperatur, wie sie in meiner Klinik vorgenommen wurden, lassen sich gewisse wissenschaftlich verwertbare Daten schaffen, deren Erweiterung wohl schließlich auch zu einem abschließenden Urteil führen mag. Die Messung der Stammtemperatur allein genügt nicht. Denn dadurch wird stets nur das Resultat des Vorgangs der Temperaturregulierung, ein momentaner Zustand bestimmt, ohne daß es möglich wäre, den Vorgang selbst kennen zu lernen. Das ist aber deswegen notwendig, weil es nur so möglich ist, wirkliche Vorstellungen über die Leistungsfähigkeit der Temperaturregulierung beim Säugling zu erhalten.

Soweit die bisherigen Untersuchungen ein Urteil erlauben, darf man sagen, daß der junge Organismus bedeutend besser ausgerüstet ist für die Regulierung gegenüber zu großer Wärme als gegenüber der Kälte.

Auf Grund von Krankenhausbeobachtungen hat man die Behauptung aufgestellt, der gesunde Säugling zeige nur außerordentlich geringe Tagesschwankungen, seine Temperaturkurve könne man als monotherm bezeichnen.

Diese Beobachtung ist richtig, soweit es sich um Kinder handelt, die ohne Störungen ihres Stoffwechsels unter sehr gleichmäßigen Bedingungen gehalten werden, wie sie das Krankenhaus bietet. Richtig ist ferner, daß unter solchen Bedingungen plötzliche Schwankungen der Temperatur mit größter Wahrscheinlichkeit auf eine Veränderung in der Wärmebildung, auf Störungen des Stoffwechsels auf alimentärer oder infektiöser Basis schließen lassen. Nicht richtig ist es aber, wenn man die Monothermie als physiologische Notwendigkeit bezeichnet, jede Abweichung als unbedingt pathologisch betrachtet.

Die Monothermie ist abhängig von bestimmten äußeren Bedingungen, die nicht notwendig sind für das normale Gedeihen des gesunden Kindes. Unter den gewöhnlichen Bedingungen, die eben nicht vollständige Gleichmäßigkeit der Umgebungstemperatur herstellen, zeigt auch das gesunde Kind Schwankungen seiner Körpertemperatur, die sogar größer sein können als beim Erwachsenen, ohne einen merklichen Schaden für Wohlbefinden und Entwicklung zu bedeuten.

Es ist vorläufig eine offene Frage, ob es richtig ist, dem Säugling die Bedingungen der Monothermie zu verschaffen und damit jede Gelegenheit der Übung der Temperaturregulierung zu nehmen, und ob es möglich ist, darüber allgemeine Grundsätze aufzustellen. Wie in allen Fragen der Physiologie des Säuglings, wird auch hier die Rücksicht auf die Konstitution maßgebend sein müssen, d. h. auf die mehr oder weniger vorhandene Fähigkeit des Organismus, den Aufgaben der Entwicklung und den Bedingungen der Außenwelt entsprechen zu können.

Aus diesen Überlegungen ergeben sich viele rein praktische Gesichtspunkte für die Pflege des Kindes und für die Therapie. Die sog. Abhärtung z. B. dürfte über rohe Empirie nur hinauskommen, wenn das schwierige Studium der Wärmeregulierung und Wärmeökonomie des Säuglings unter Berücksichtigung der Konstitution weitere Fortschritte gemacht hat.

Eine weitere Bedingung für den geordneten Ablauf der Reaktionen ist die Erhaltung einer bestimmten osmotischen Spannung. Die Fähigkeit dazu, in der Entwicklungsreihe relativ früh erworben (Knorpelfisch—Knochenfisch), gilt als so sicher und stabil beim höheren Organismus, daß mit der Gleichmäßigkeit dieser Bedingung als mit einer selbstverständlichen Eigenschaft des Körpers gerechnet wird. Nur bei schwersten Veränderungen, bei schwerer Erkrankung der Nieren z. B., wird mit starken Abweichungen von der Norm gerechnet. Eine Abhängigkeit aber von den äußeren Bedingungen, unter denen sich der Organismus befindet, besonders von der Art der Nahrung, wurde nicht angenommen, und zwar mit Recht. Denn die tägliche Erfahrung lehrt, daß der Erwachsene und auch das Kind, abgesehen von der ersten Lebenszeit, unter den verschiedensten Nahrungen diese primitive, möchte man sagen, Funktion tadellos erfüllen und abgesehen von unwesentlichen und sich schnell ausgleichenden Schwankungen den osmotischen Druck ihres Blutes konstant erhalten.

Für das Kind der ersten Lebenswochen aber trifft das nicht zu. Hier ist eine Abhängigkeit von der Nahrung zu erkennen, wie ich das namentlich für die ausschließliche Ernährung mit Mehl nachweisen konnte. Dabei zeigt sich äußerst deutlich, sowohl bei der Beobachtung am menschlichen Säugling als auch beim jungen Hund, daß das Unvermögen der Regulierung des osmotischen Druckes, wie leicht erkennbar war, beruhend auf Salzverlust der Säfte, sich beschränkte auf die früheste Jugend, auf die Zeit der größten extrauterinen Abhängigkeit, während die gleiche ungünstige Nahrung später beinahe ohne Einfluß blieb, selbst wenn sie erheblich längere Zeit gegeben wurde.

Es hieße den Tatsachen Gewalt antun, dieses Ergebnis anders zu erklären als so, daß die Fähigkeit, den Salzbestand der Säfte, besonders des Blutes, und damit den osmotischen Druck konstant zu erhalten, eine der werdenden Funktionen des kindlichen Organismus ist, denen wir auch sonst so vielfach begegnen.

Es handelt sich also hier nicht um eine selbstverständlich gegebene Bedingung für den Ablauf der Umsetzungen des Stoffwechsels, sondern um eine sich entwickelnde Fähigkeit, die unter günstigen Lebensbedingungen unmerklich ersteht, deren Ungenügendheit sich aber zeigt, sobald schwerere Aufgaben, als sie physiologisch gestellt werden dürfen, zu bewältigen sind. In meinen Arbeiten sind Extreme gezeigt worden, weil sie unter der Fragestellung gemacht wurden, ob überhaupt eine geringere Ausbildung dieses Regulationsvorgangs nachweisbar wäre, es erscheint aber die Annahme nicht unberechtigt, daß auch unter weniger ungünstigen Verhältnissen eine gewisse, wenn auch geringen Ausschlag zeigende Ungenügendheit dieser Regulation sich geltend macht und damit erheblich auf den Reaktionsverlauf einwirkt. Hierüber fehlen noch genügende Zahlen.

Es ist mir eingewendet worden, teils öffentlich, teils in privaten Besprechungen, daß auch beim normalen Organismus Schwankungen in dem in Rede stehenden Verhalten des Blutes vorkommen. Das ist ganz richtig. Diese Schwankungen sind aber recht gering, und selbst bei stark zurückgebliebenen Kindern habe ich im Reparationsstadium kaum Schwankungen in der Leitfähigkeit und im Eiweißgehalt des Serums beobachtet, selbst dann, wenn einmal morgens vor der ersten Mahlzeit nach der Nachtpause und dann 1 Stunde nach der 3. oder 4. Mahlzeit untersucht wurde. Auch Bestimmungen des Gefrierpunkts geben ein entsprechendes Resultat. Niemals fanden sich auch nur annähernd so starke Abweichungen als bei schwer kranken Kindern, z. B. beim Mehlnährschaden. Daß man aus diesen kleinen Schwankungen keine Schlüsse ziehen kann, bedarf nicht der Erörterung.

Änderungen der Werte, wie sie sich bei kranken Kindern finden, auch in das Gebiet der normalen Schwankungen zu verlegen, dafür geben die Erfahrungen weder am Erwachsenen noch am Kinde irgendein Recht.

Es kann nach den bisherigen Untersuchungen kein Zweifel sein, daß die Bedingung einer gleichmäßigen osmotischen Spannung, die von größter Bedeutung für den Reaktionsverlauf ist, beim Organismus des Säuglings, wenigstens in den ersten Lebenswochen und Monaten, erheblich labiler ist als beim Erwachsenen.

Ich komme nun zu der dritten Regulation, die für den Ablauf der energetischen Umsetzungen von der größten Bedeutung ist, nämlich der Erhaltung des Säurebindungsvermögens des Blutes, seiner Konzentration der Wasserstoffionen.

Das Blut ist eine im physikalisch-chemischen Sinne neutrale, in physiologischem Sinne alkalische Flüssigkeit, denn es zeigt zu allen Zeiten eine Konzentration der H-Ionen, die man als neutrale Reaktion bezeichnen muß, es ist fähig, die fortwährend entstehenden Säuren aufzunehmen und innerhalb einer für den Stoffwechsel normalen Zeit zu beseitigen, ohne eine merkliche oder wesentliche Verschiebung des Neutralpunktes zu erleiden.

Diese Fähigkeit hat das Blut dank seiner eigentümlichen Zusammensetzung in hohem Maße, und die Konstanterhaltung dieser Zusammensetzung ist eine Voraussetzung dafür, daß die Reaktionen des Stoffwechsels normal verlaufen. Das Salzgemisch des Blutes ist normalerweise imstande, sehr starke Stöße zu ertragen. Die Mischung von Basen und Säuren ist eine solche, daß sie weitgehend als „Puffer“ zu wirken imstande ist. Wie groß die Ausgleichsfähigkeit gegenüber der Erhaltung des Neutralpunktes ist, zeigen folgende Zahlen, die in vitro gewonnen diese Fähigkeit unter weit ungünstigeren Bedingungen beobachten läßt, als wir sie innerhalb des Körpers annehmen dürfen, wo mit einer permanenten Fortschaffung der störenden Substanzen gerechnet werden darf. Friedenthal fand, daß man zu Blutserum 40 bis 70 mal soviel Natronlauge als zu Wasser hinzufügen muß, um die gleiche Rotfärbung mit Phenolphthalein zu erzeugen und 327 mal soviel Salzsäure für die gleiche Rötung durch Methylorange.

Die Fähigkeit zum Ausgleich von Störungen der lebenswichtigen Reaktion liegt also in erster Linie in der Zusammensetzung des Blutes selbst. Henderson hat ferner gezeigt, daß zum mindesten einen großen Anteil an dieser Regulation die Verteilung der anorganischen

Salze hat, ohne den Einfluß des amphoteren Charakters des Eiweißes zu berücksichtigen, der sicher auch noch von großer Bedeutung ist.

Gegen eine Vergiftung mit Säuren sehen wir hier die erste Verteidigungslinie, die bei richtiger Zusammensetzung des Blutes sehr stark ist.

Mancherlei aber führt zu der Annahme, daß diese Zusammensetzung des Blutes, die die normale Reaktion auch gegenüber stärkeren Schwankungen, die mehr als gewöhnlich Säuren entstehen lassen, verbürgt, beim Säugling leichter gestört werden kann als beim Erwachsenen.

Reaktionsmessungen am Säuglingsblut liegen bisher nur in geringer Zahl vor, doch hat sich dabei bereits gezeigt, daß die den Neutralpunkt oder eine schwache alkalische Reaktion gewährleistende Zusammensetzung des Blutes beim Säugling labiler ist als beim älteren Organismus. Pfaundler fand bei lebensschwachen Säuglingen einen Gehalt an Wasserstoff-Ionen von $2{,}7 \times 10^{-7}$ gegen 5×10^{-8} bei gesunden Säuglingen. Dieser letztere Wert wird ebenso wie beim Erwachsenen mit kleinen Abweichungen immer wieder gefunden. Ich selbst habe 18 Säuglinge in verschiedenem Alter und mit verschiedenen Ernährungsstörungen untersucht und niemals eine wesentliche Abweichung von dem genannten Wert gefunden, mit einer einzigen Ausnahme, nämlich bei schweren Intoxikationen. In einem sehr schweren Fall, der moribund war, wurde der Wert von $1{,}4 \times 10^{-5}$ gefunden, also ein ganz enormer Anstieg der H-Ionen.

In einem anderen Fall schwerer Intoxikation, der aber noch einige Tage lebte, wurde ein Wert von 6×10^{-7} gefunden, auch eine sehr starke Vermehrung der H-Ionen, die sich bereits bedenklich den Zahlen nähert, die bei künstlicher Säurevergiftung von Tieren gewonnen wurden.

Legen schon diese spärlichen Untersuchungen den Gedanken nahe, daß die Stabilität des Systems der Neutralreaktion im Blute des Säuglings geringer ist als beim älteren Menschen, so wird diese Ansicht weiter gestützt durch das Verhalten des jungen Kindes gegenüber dem Hunger und gegen Kohlehydratmangel.

Sehr schnell macht sich hier eine starke Beeinflussung geltend, und schnell kommt es dazu, daß der Organismus auf die zweite Verteidigungsmöglichkeit gegenüber einer drohenden Veränderung der Reaktion seines Blutes zurückgreift, d. h. Ammoniak vorschaltet.

Die größere Empfindlichkeit des jungen Organismus gegenüber solchen Bedingungen, die die Entstehung von sauren Produkten begünstigen, ist unbestreitbar und könnte ihren Grund haben in einem geringeren Regulationsvermögen der Zusammensetzung der Salzmischung des Blutes.

Das Studium dieser Frage ist kaum aufgenommen worden, es erscheint mir aber bei der fundamentalen Bedeutung, die die Reaktion des Blutes für alle Reaktionen des Stoffwechsels hat, bei der Abhängigkeit, in der sich namentlich die Oxydationsvorgänge von dem Gehalt an H- bzw. OH-Ionen befinden, sehr bedeutungsvoll, sich mit der Säurekapazität des Blutes der Säuglinge im verschiedenen Alter und bei verschiedenen Zuständen und Ernährungen eingehend zu beschäftigen.

Die Untersuchung mit der Gaskette ist hier nicht brauchbar oder wenigstens nicht nötig. Die unmittelbare Untersuchung des Serums oder Blutes mit der Gaskette gibt mit den oben mitgeteilten Ausnahmen immer wieder den bekannten Wert von ca. 5×10^{-8}, sie sagt aber nichts aus über den Zustand des Salzgemisches, über seine Fähigkeit, Säuren binden zu können. Hier ist mit Anwendung richtiger Indicatoren das Titrierverfahren mehr am Platze, denn das, was es ungeeignet macht zur Bestimmung der wirklichen Reaktion des Blutes, die Verschiebung von Säure und Alkali gegeneinander während des Titrierens, ist hier ein Vorteil, weil man erkennen kann, wie groß diese Verschiebung sein muß, ehe eine erhebliche und erkennbare Änderung des Wasserstoffexponenten eintritt. Leider ist mir nicht möglich gewesen, die im Gange befindlichen Untersuchungen dieser Art bis zum Ablieferungstermin dieser Arbeit so weit zu fördern, daß ich jetzt schon bestimmte Angaben machen könnte. Nachdem aber feststeht, daß der osmotische Druck, daß die Leitfähigkeit des Blutes beim jungen Säugling viel weniger stabil ist als beim älteren Organismus, ist es gewiß berechtigt, auf eine Erforschung der Leistungsfähigkeit auch dieses zuletzt erwähnten Regulationsvorganges hinzuweisen.

Fragestellungen und Untersuchungen im vorstehenden Sinne sollen es ermöglichen, zunächst mal die Bedingungen kennen zu lernen, die der Säuglingsorganismns für den Ablauf der Energieumsetzung zu liefern vermag, sie erkennen zu lernen bei verschiedener individueller Anlage oder anders ausgedruckt, zu studieren, welche Bedingungen nicht nur die allgemeinen Eigenschaften des Säuglingsalters für den Reaktionsablauf schafft, sondern auch wie diese Bedingungen durch die Konstitution geändert werden und welche Bedeutung diese Änderung für den Reaktionsverlauf gewinnt.

Anschließen an solche Arbeiten müssen sich dann Studien über katelytische Vorgänge im jungen Organismus unter Berücksichtigung der Variabilität der eben genannten Bedingungen. Ein Studium, das nicht nur beim menschlichen Säugling sondern auch im zweckentsprechenden Tierversuch noch in den ersten Anfängen steht oder kaum begonnen worden ist.

Beitrag zur Ätiologie, Pathogenese und pathologischen Anatomie der Tay-Sachsschen familiären amaurotischen Idiotie.

Von

Dr. Th. Savini-Castano und Dr. **E. Savini.**

(Aus der Universitäts-Kinderklinik der königlichen Charité in Berlin. [Direktor Geh. Rat Prof. Dr. O. Heubner].)

Mit 2 Textfiguren und 4 Tafeln.

Obwohl schon bis jetzt eine ziemlich große Anzahl von dieser Krankheit zugehörigen Fällen beobachtet und publiziert worden ist, so ist dies doch größtenteils vom klinischen Gesichtspunkte aus geschehen, während pathologisch-anatomische Untersuchungen nur sehr spärlich vertreten sind. Letzterer Umstand hat uns zur Publikation unseres Falles veranlaßt, zumal sich auch die günstige Gelegenheit bot, eine überaus vollständige pathologisch-anatomische Untersuchung des ganzen Nervensystems durchzuführen.

Unser Fall betrifft einen 2 Jahre, 2 Monate und 17 Tage alten Knaben, der mehrere Male in der Kinderklinik aufgenommen wurde, das letzte Mal an Masern mit Kapillarbronchitis, woran er starb.

Die charakteristischen Kennzeichen der Krankheit wurden schon von Kob[1]) bei der klinischen Beschreibung des Falles hervorgehoben. Wir wollen sie nur kurz erwähnen:

Isaak W., Schuhmacherssohn, aus jüdisch-russischer Familie, ist am 1. I. 1904 geboren, zeigte anscheinend vom 7. Lebensmonate an einen Stillstand in der Entwicklung der Intelligenz, einen deutlich vergrößerten Kopfumfang ($49^1/_2$ cm mit $1^1/_2$ Jahren und $51^1/_2$ cm mit 2 Jahren), eine völlige Amaurose mit typisch atrohischer Papilla nervi optici beiderseits und einer großen bläulich-weißen Macula lutea, die in der Mitte einen hirsekorngroßen braunroten Punkt trägt. Auf zufälliges Anrufen oder plötzliche laute Geräusche reagierte das Kind durch ein plötzliches, eigentümliches und schreckhaftes Zusammenfahren. Daneben wurden, was bei ähnlichen Fällen noch nicht erwähnt wurde, auch eigenartige tonische Krämpfe in Verbindung mit stimmritzenähnlichen Anfällen beobachtet, was aber nach Kobs Meinung nicht auf die Spasmophilie zurückzuführen wäre. Es fand sich außerdem eine auffallende spastische Rigidität der Extremitätenmuskulatur im

[1]) Kob, Charité-Annalen, 30. Jahrg. Berlin.

Gegensatz zu der eigentümlichen Schlaffheit der Rumpfmuskulatur, was ein haltloses Zusammensinken des Körpers zur Folge hatte.

Die meisten beobachteten Fälle endeten vor dem zweiten Lebensjahre tödlich. Dies Kind ist mit 2 Jahren 2 Monaten und 17 Tagen an Masern am 17. III. 1906, 9 Uhr nachm. gestorben.

Die Sektion wurde am 18. März 12 Uhr vormittags vorgenommen und ergab folgendes:

Schädelmaße 14,7 : 16,7; große Fontanelle 3,3 : 3,2, kleine Fontanelle geschlossen, die Schädelknochen lassen sich wie Pappe biegen, sehr feine gefüllte Gefäßbäume führen in die Diploë. Die Schädelknochen innen glatt wie poliert. Die Meningealfurchen sind kaum angedeutet, die Nähte feinzackig.

Das Gehirn wiegt **1530** g (Mittelgewicht bei Erwachsenen 1360 g). Die Großhirnstiele sind sehr weich, die Opticusstiele von graubrauner Farbe, die Hirnoberfläche auffallend hart, ebenso auch der hintere Rand und die untere Seite des Kleinhirns. Das Hirn ist verbreitert, besonders in der Gegend der Tubera parietalia. Es ist bretthart beim Fühlen und beim Schneiden. Die Ventrikel sind eng. Die Oberfläche des Thalamus opticus ist grobhöckerig und noch härter als die übrige Hirnsubstanz, besonders auf der linken Seite. Die Stria fasciatae sind knollig verdickt, ähnlich den Bulbi olfactorii. Protuberanzenähnliche Vorsprünge auf der medialen inneren Oberfläche des Thalamus opticus.

Augenhintergrund: beiderseits an Stelle der Fovea centralis rübsamengroße kanariengelbe Flecke mit dunkelbraunem, stecknadelspitzgroßem Zentrum. An Stelle der Papilla nervi optici ein rübsamengroßer dunkelroter Fleck, von hellgraubraunem Rand umgeben.

Das Rückenmark zeigt in der Halsseite eine graue Färbung der Pyramidenvorder- und -seitenstränge.

Die pathologisch-anatomische Diagnose[1]) war folgende: Diffuse Sklerose des Gehirns, graue Degeneration der Nervi optici, der Papillae opticae beiderseits, schwarzbraune Pigmentation der Fovea centralis, im Rückenmark absteigende Degeneration beiderseits.

Die weitere Sektion wurde verweigert.

Das Gehirn wurde sogleich gehärtet, die linke Hemisphäre des Groß- und Kleinhirns in absolutem Alkohol, ebenso der hintere Abschnitt der beiden Bulbi oculi und das erste Ganglion Gasseri. Die rechte Hemisphäre des Gehirns wurde nach zweitägiger Behandlung mit 12% Formalin in Müllerscher Lösung weiter gehärtet. Das zweite Ganglion Gasseri wurde ebenfalls in Müllerscher Lösung, das Rückenmark teilweise in Alkohol, teilweise in Formalin und teilweise in Müllerscher Flüssigkeit gehärtet.

---

[1]) S. Protokoll Nr. 304 vom 18. III. 1906 des Pathologischen Instituts der kgl. Charité zu Berlin.

Nach erfolgter Härtung des Gehirns konnten wir feststellen, daß die weiche Hirnhaut fester mit demselben verbunden war, als dies sonst der Fall ist; die Hirnwindungen zeigen ziemlich unregelmäßig mit atypischen Furchen durchzogene, bald vermehrte, bald schmälere Windungen. Der Sulcus centralis Rolando beschreibt auf der rechten Seite die Form eines in die Länge gezogenen S, während er links nur wenig von der Norm abweicht. Auf beiden Seiten ist die hintere Zentralwindung in ihrem oberen Teil ziemlich schmal und nimmt allmählich nach unten zu, dagegen ist die vordere Zentralwindung beiderseits schmäler in der Mitte als an den Enden.

Ein Vergleich mit normalen gleichaltrigen und in gleicher Weise gehärteten Gehirnen ergab, daß die Großhirnrinde bei der amaurotischen Idiotie etwa nur halbdick ist und die weiße Substanz (nach Alkoholhärtung) einen grauweißen Ton hat, während in der Norm die erstere bedeutend dicker ist und die letztere weißrosa aussieht. Die Hirnganglien sind im Verhältnis zu denen eines gehärteten normalen Gehirns kleiner und besonders ist der Thalamus opticus auf Frontalscheiben viel enger in seinem Breitedurchmesser als normal.

Die rechte Hemisphäre zerlegten wir in 12 senkrechte Frontalscheiben. Von der Gegend der Zentralwindungen und der verschiedenen motorischen und sensorischen Zentren wurden zwecks einer eingehenderen Untersuchung des Falles 4—5 mm dicke Frontalscheiben angefertigt, welche wir nach der Marchischen und Golgischen Methode weiter behandelten. Die übrigen 2—3 cm dicken Scheiben wurden nach einer in Müllerscher Lösung vorgenommenen Härtung direkt eingebettet und in feine Schnitte zerlegt. In der Höhe der Regio optica wurden auch mehrere Frontalscheiben gemacht und nach Marchi, Golgi, Weigert - Pal und Bendas Eisenhämatoxylin gefärbt.

Die linke Hemisphäre wurde in Horizontalscheiben nach Flechsig geschnitten und die Serienschnitte zum eingehenden Studium der Nervenzellen der verschiedenen Centra und der Zentralwindungen nach Nissl, Cajal und anderen Verfahren gefärbt.

Mikroskropische Technik.

Die angewandten Färbungsmethoden für die Nervenzellen sind die nach Nissl, Golgi (langsame Sublimatmethode), nach einem von uns angegebenen Verfahren mit Boraxmethylenblaulösung, nach Benda und Heidenhain mit Eisenhämatoxylin und endlich mit Carmin.

Die Achsenzylinder wurden nach van Gieson, Benda, Sahli und mit Nigrosin gefärbt.

Die Neurofibrillen behandelten wir nach der Cajalschen Methode (4tägige Imprägnierung der Stücke bei 35° in 1.50% Arg. nitr. und nachträgliche Reduktion durch Acid. pyrogall. 2.0, Formalin 5.0 und Aq. dest. 100). Für die Neuroglia wurde die Bendasche[1]) Methode für Zentralkörperchen mit sehr schönen Resultaten sowie diejenige von Beneke angewandt.

Die Färbung der Markscheiden erfolgte nach Weigert - Pal und Marchi.

Das in Alkohol gehärtete Ganglion Gasseri wurde nach Cajal, Nissl und Benda - van Gieson und das in Müllerlösung gehärtete nach Marchi, Golgi und Weigert - Pal tingiert.

Die Retina wurde nach Nissl, Cajal, Heidenhain und nach der von Benda mit Eisenhämatoxylin und Alizarin angegebenen Methode mit schönem Resultat gefärbt.

Was die ausführliche Technik anbetrifft, so verweisen wir auf unsere diesbezüglichen Arbeiten[2]). Hier möchten wir nur ganz kurz betonen, daß die von uns angewandte Färbung mit Boraxmethylenblaulösung schöne, konstante und elektive Resultate ergeben hat. Bei starker Überfärbung der Nisslschen und mit Boraxmethylenblau gefärbten Präparate, was bei großen Schnitten häufig vorkommt, wird die Differenzierung am zweckmäßigsten in folgender Weise vorgenommen: nach einer ersten Differenzierung in Anilinalkohol wird der Schnitt auf den Objektträger aufgeklebt und dann mit Cajeputöl und Anilinalkohol abwechselnd mehrere Male nacheinander weiter differenziert, jedoch jedesmal mit Fließpapier sorgfältig abgetrocknet und schließlich (nach Cajeputöl) mit Benzin behandelt und in Benzinkolophonium eingeschlossen. In unserem Falle ging die Entfärbung beim Differenzieren so schnell und übermäßig vor sich, daß wir gezwungen waren, eine viel längere Färbedauer vorzunehmen als sonst üblich ist, und die eben an-

[1]) C. Benda, Über neue Darstellungsmethoden der Zentralkörperchen und die Verwandtschaft der Basalkörper der Cilien mit Zentralkörperchen. Verhandl. der physiol. Gesellschaft zu Berlin (1900—1901, Nr. 1—2; 24. XI. 1900).

[2]) E. u. Th. Savini, Ein neues Verfahren zur Nervenzellenfärbung. Centralbl. f. Bakt. Bd. **48**, Heft 5. 1909. — Zur Technik der Elastika- und Bindegewebsfärbung. Zeitschr. f. wissensch. Mikrosk. u. f. mikrosk. Technik Bd. **26**. 1909. — Zur Kenntnis der pathologischen Anatomie und der Pathogenese eines unter dem Bilde der aufsteigenden Landryschen Paralyse verlaufenden Falles von Poliomyelitis acuta beim Kinde. Archiv f. Psych. Bd. **45**, Heft 2.

gegebene Modifikation bei der Differenzierung anzuwenden. Die weiter unter beschriebenen schweren anatomischen Veränderungen werden diese mangelhafte Färbbarkeit der chromatischen Substanz erklären.

Im Folgenden geben wir die von uns vorgenommene genaue mikroskopische Darstellung.

Großhirn.

Beschreibung der rechten Hemisphäre von vorn nach hinten.

Frontalschnitte der Stirnlappengegend.

Diese ca. 80 gefärbten Serienschnitte betreffen die drei Gyri frontales, das Zentrum der Aphasia motoria im Pes gyri frontalis III und den vordersten Teil des Kopfes vom Nucleus caudatus.

Die nach Weigert-Pal gefärbten Präparate zeigen die ganze Marksubstanz abnorm blaß gefärbt, indem dieselbe nur bei darauffallendem Licht gegen weißen Grund als ein verwaschener graubläulicher Schimmer wahrzunehmen ist, während sie bei durchfallendem Licht ganz farblos und durchsichtig erscheint. Jedoch ist die weiße Substanz ungleichmäßig gefärbt, und zwar sehen die Balkenfasern dunkler gefärbt als sämtliche Projektions- und Kommissuralfasern des Centrum semiovale, die nur schwach erkennbar sind. Auf mehreren Serienschnitten sehen wir sogar die Markfasern der ersten Frontalwindung etwas deutlicher gezeichnet, als die der zweiten, und im Pes gyri frontalis III zeigt sich ein 3 mm breites Faserbündel, das sich von der Umgebung am besten abhebt. Der grobe Verlauf der Fasern entspricht dem der Projektions- oder Kommissurenfasern, es sind weder kleine noch große Assoziationsbündel zu verfolgen. Die Grenzschicht des Marklagers dicht unter der Rinde hat das Aussehen eines ungefärbten Streifens, was entweder auf den Mangel der Assoziationsfasern oder auf eine mangelhafte Markscheidenbildung der aus den Pyramidenzellen stammenden Nevrenfasern hinweist, welche aber erst nach einem längeren Verlauf im Markstrahl sich mit Myelin versehen. Diese ungefärbten Stellen entsprechen besonders den kurzen Assoziationsfasern, die die naheliegenden Zellen verbinden; sie befinden sich in allen frontalen Windungen, breiterer sind sie erst im Sprachzentrum, wo eine 3 mm breite weiße Stelle zwischen der grauen und der blau gefärbten weißen Substanz liegt. Damit alle diese Einzelheiten wahrgenommen werden können, sollen die Präparate auf weißen Grund gestellt werden; denn bei durchfallendem Licht ist überhaupt kein wesentlicher Unterschied zwischen weißer und grauer Substanz vorhanden; beide sehen blaß aus, und nur der Balken hebt sich mit seiner blaubraunen Farbe ab. Die Bündel des vorderen Schenkels der inneren Kapsel sind ebenso schwach gefärbt wie das übrige Mark und sind nur schwer einige in den Nucleus caudatus eintretende Faserbündel erkennbar. Die Hirnrinde der Frontalwindungen hat durchschnittlich $3-3^1/_2$ mm Dicke, ist aber im Gebiete des Gyrus frontalis inferior und auch am Fuße desselben schmäler und zeigt hier nur eine Breite von $2^1/_2-3$ mm. Die ganz nach hinten gelegten Schnitte deuten schon die Insula Reilii an.

Bei starker Vergrößerung lassen sich in nach Weigert-Pal gefärbten Präparaten im Markstrahl fast nur Projektionsfasern verfolgen, alle sind feine, weit auseinander angeordnete Fasern mit dünnwandigen und blaß gefärbten Markscheiden versehen. Sie sind nur 3—6 mm von der Grenze der grauen und weißen Substanz ab sichtbar, während dazwischen ein vollständig ungefärbter Raum vorhanden ist. Alle Fasern lassen sich nur auf eine kurze Strecke verfolgen. Die meisten sollen dem Projektionsfasersystem, sei es dem zentrifugalen oder dem zentripetalen, vielleicht auch dem kommissuralen System angehören. Mikroskopisch konnten wir in dieser Präparatenreihe keine Assoziationsfasern feststellen, weder in derselben noch zwischen zwei naheliegenden Windungen. Nur im Balken sind die Nervenfasern zu dickeren Bündeln vereinigt, erscheinen aber bei starker Vergrößerung sehr dünnwandig und locker, blaßblau gefärbt, auf kurze Strecke verfolgbar und in unregelmäßigen Anhäufungen von längs- und quergetroffenen Fasern zusammengelegt. In der Rinde ist fast keine Spur von Nervenfasern zu entdecken, die graue Substanz hat hellgelbes Aussehen und nur die Gestalten der Nervenzellen heben sich von dem einförmigen Grund leicht ab. In keinem Präparat sind Tangential-Bechterewsche oder Baillargersche Fasern zu finden, ebenso keine Spur von den radiären Bündeln mit ihrem interradiären Flechtwerk. Mit einem Wort, wir konnten in der Rinde dieser Gegend keine Nervenfasern beobachten.

In den mit Eisenhämatoxylin und nach van Gieson gefärbten Präparaten weicht die Hirnhaut von der Norm nicht ab, sie ist hier und da mit leicht erweiterten Gefäßen versehen. Manche derselben sind prall mit Blut gefüllt, mit normalen Wänden, aber von einer Rundzelleninfiltration der Lymphscheiden umgeben. Unter der Pia zeigt die Hirnrinde in allen Frontalwindungen eine ca. 10—50 μ dicke, retikuläre, mit gröberer Struktur versehene Schicht, die sich von dem Rest der Molekularschicht sehr gut abhebt und allmählich in den feineren Grund derselben übergeht. Dieses Geflecht enthält aber, wie schon gesagt, keine horizontal verlaufenden und markhaltigen Tangentialfasern.

1. In der Molekularschicht unterscheidet man vereinzelte Gliazellen, kleine ei-, spindelförmige oder rundliche fortsatzlose Nervenzellen.

2. Die kleinen Pyramidenzellen (18—20 μ) sind unregelmäßig rund, ei- oder birnförmig, mit intensiv gefärbtem Kerne, der zentral- oder peripherwärts gelagert ist, mit fortsatzlosem Zellkörper, dessen Protoplasma klar und strukturlos erscheint.

3. Die mittelgroßen Pyramidenzellen sind ca. 25—30 μ groß, von unregelmäßig runder oder eiförmiger, oft birnförmiger Gestalt, deren spitze Extremität gegen die Hirnoberfläche gerichtet ist. Der Zellkörper besitzt einen unscharfen peripheren Saum, ist meist metachromatisch bläulich gefärbt, homogen fein punktiert und ohne chromatophile Körner; ein protoplasmatischer Fortsatz läßt sich oft von der Zelle gegen die Molekularschicht auf eine kurze Strecke verfolgen; der Neurit ist aber in diesen Präparaten nicht zu finden. Der Nucleus, welcher eine lockere Struktur besitzt und ein durch Eisenhämatoxylin schwarz gefärbtes Kernkörperchen enthält, ist entweder in der Mitte oder gegen die Basalseite, viel öfter aber nach der spitzen Extremität der Zelle gelegen, von wo der Dendrit ausläuft. Die Mehrzahl der Ganglienzellen dieser Schicht erinnert nur wenig an die normalen pyramidenförmigen Zellen. Es gibt auch manche gequollene Masse mit undeutlichen Grenzen und verschwommenen Kernen.

4. Die großen Pyramidenzellen, die nicht viel größer als die vorigen erscheinen (36—38 μ), zeigen dieselben Veränderungen; die meisten sind hier birnförmig, mit einem gegen die Hirnoberfläche zu gerichteten Primordialdendriten und mit einem mit ganz feinen Körnchen versehenen Protoplasma ausgestattet. Dazwischen gibt es noch atypische Pyramidalformen, mit der Basis gegen das Centrum ovale zu gerichtet und mit derselben fein granulierten Körperstruktur versehen. Nicht selten konnten wir auch stark gequollene, unregelmäßige und fortsatzlose Zellformen mit peripherwärts situierten Kernen entdecken.

5. Die von Cajal als „couche des grains“ bezeichnete Schicht ist nicht vorhanden.

6. Die polymorphen Nervenzellen sind weder sehr reichlich noch mannigfaltig, es gibt kleine, stark tingierte Nervenzellen mit verschiedenartigen Formen, daneben kleine birn- oder eiförmige und auch strukturlose Zellen.

Was die Anordnung der schon beschriebenen Schichten betrifft, so können wir sagen, daß, obwohl die Nervenzellen durcheinander geschoben sind, sich die Schichten noch voneinander abtrennen lassen.

Die weiße Substanz zeigt sich in diesen Präparaten als ein Reticulum feiner hellrot gefärbter Fasern mit zahlreichen polygonalen, kernhaltigen Neurogliazellen, welche pyknotische Kerne, von einer kleinen unregelmäßigen Protoplasmazone umgeben, enthalten. Die Blutgefäße sind leicht erweitert und ihre Lymphräume mit gequollenen Rundzellen ausgefüllt.

Was die Architektonik der Rinde im dritten Stirnfuß sowie in der Umgebung der Fossa Sylvii — wo die motorische Innervation der Sprache sich befinden soll — anbelangt, so besteht ein Unterschied gegenüber dem Gyrus frontalis I und II, da in ersterem die Zahl der Pyramidenzellen wesentlich abnimmt, indem die kleinen Rundzellen vermehrt anzutreffen sind. Außerdem nähert sich der Zelltypus hier viel mehr dem rundlichen oder eiförmigen, als dem birnförmigen.

Im Kopfe des Nucleus caudatus herrschen die kleinen und mittelgroßen rundlichen Nervenzellen mit gutausgebildeten Kernen, mit einem homogenen Protoplasma, jedoch ohne chromatophile Granula; diese Zellen sind, wie in der Norm, gruppenweise angeordnet und durch Nervenfasernbündel voneinander getrennt. Die normalen polygonalen Formen fehlen vollständig, es gibt aber ab und zu große, auch sehr große runde Ganglienzellen mit exzentrischem Kerne und homogenem Protoplasma. —

Auf nach Marchi gefärbten Präparaten, welche den Frontalwindungen und dem Fuße der dritten Stirnwindung entsprechen, fallen uns schon mit bloßem Auge einige Assoziationsfasernbündel wegen ihrer starken fettigen Infiltration auf. Mit starker Vergrößerung konstatiert man jedoch, daß diese Streifen nur zum kleinen Teil aus mit solchen schwarzgefärbten Körnchen versehenen Markscheiden und hauptsächlich aus mit ähnlichen Körnchen geladenen Zellen der weißen Substanz (Körnchenzellen) bestehen. Die Markfasern enthalten auch manchmal solche schwarze Kügelchen, welche sehr oft auch in den Neurogliazellen anzutreffen sind. In der Hirnrinde werden vielfach solche stark gefüllte Körnchenzellen in unmittelbarer Nähe der Pyramidenzellen beobachtet; die letzteren sind nur äußerst selten von derartigen Körnchen durchsetzt.

Die nach Golgi gefärbten Präparate zeigen in der Gegend der Frontalwindungen und in dem Brocaschen Sprachzentrum sowohl in der grauen wie in der weißen Substanz, daß nur die Neurogliazellen sich haben imprägnieren lassen, und zwar die Kurzstrahler mit reichlichen knorrigen Fortsätzen; sie finden sich zumeist in Gruppen von 2—6 Zellen; bei den nur ausnahmsweise imprägnierten Ganglienzellen haben wir keinen Nervenfortsatz beobachten können. Ob dies in Zusammenhang mit der nicht immer gelingenden Golgischen Methode oder aber vielmehr mit einer schweren Veränderung der Nervenzellen steht, können wir nicht ohne weiteres entscheiden. Die Frontalschnitte durch den Nucleus caudatus und Nucleus lentiformis zeigen nach Golgischer Methode ebensogut Gruppen von Kurzstrahlern, wie auch solche von Langstrahlern mit langen feinen Fortsätzen, hin und wieder auch runde oder polygonale Ganglienzellen mit kurzem oder längerem Hauptfortsatz.

Frontalscheibe durch das untere (vordere) Drittel der Zentralwindungen.

Die Serienschnitte dieser unmittelbar folgenden senkrechten Scheibe enthalten auf der Hirnoberfläche die Zentren des Hypoglossus, des Facialis, der Kopf- und Augenmuskulatur, sowie die der motorischen Innervation des Rumpfes. Auf der vorderen und hinteren Fläche dieser Frontalscheibe befinden sich das vordere Drittel des Thalamus opticus und der Uncus olfactorius.

Die nach Weigert - Pal gefärbten Präparate zeigen eine sehr starke Abblassung der weißen Substanz und einen hochprägnanten Kontrast gegenüber den normalen Gehirnschnitten, welche gleichzeitig und zu absolut gleichen Bedingungen (dieselbe Färbungsflüssigkeit und Zeitdauer) gefärbt wurden (Tafel VIII, Fig. 1). Indem das Marklager bei normalen Präparaten sich dunkelblau tingieren läßt, hat es in unseren Schnitten ungleichmäßig hellgraue bis bläuliche Farbe angenommen. Auf ca. 100 Serienschnitten sind die Stabkranzfasern für die Zentralwindungen sowie die Fasern des Stirnlappens viel besser gefärbt als die Marksubstanz des Temporallappens, welche vollständig ungefärbt geblieben ist. Außerdem sind die Capsula interna und externa, das ganze Fasersystem der Gehirnganglien, die Fasern des Thalamus opticus und die des Hirnschenkels leidlich gefärbt (Tafel VIII, Fig. 1). Dieselben Differenzen sind auch auf den Eisenhämatoxylinpräparaten wahrzunehmen (Tafel VIII, Fig. 2). Bei stärkerer Vergrößerung gewahrt man, daß auch die Balken- und die Hirnganglienfasern, welche dunklerer aussehen, nur aus lockeren, dünnen und blaß gefärbten Fasern bestehen. In den Gehirnwindungen finden sich nur ausstrahlende, vereinzelte markhaltige Bündel, die aus dünnen, auseinanderlaufenden und nur bis zu der Polymorphzellenschicht reichenden Fasern bestehen. Wie oben gesagt, es fehlt auch hier jede Spur von Tangentialfasern, superradiärem oder interradiärem Flechtwerk, dagegen ist in den daneben liegenden normalen Präparaten der Markstrahl dicht beieinander dunkelblau gefärbt, mit schönen Gennari - Baillargerschen und Bechterewschen Streifen versehen. Im Gyrus hippocampi ist die Substantia reticularis alba kaum angedeutet, und an Stelle einer weißen Lage von Tangentialfasern sind kaum vereinzelte Fasern sichtbar. In der Capsula interna werden nur spärliche Faserbündel gefunden; das Flechtwerk der Hirnganglien ist aus dünnen blaßgefärbten und vereinzelten Fasern gebildet, so daß es mit dem der normalen Präparate, wo dasselbe ungemein reichlicher gebildet ist, stark kontrastiert. Im Nucleus lentiformis und besonders im Globus pallidus sind die Fasern leidlich gefärbt, denn es gibt zahlreiche längs und quer gut gebildete Streifen. Die Lama medullaris interna, die den Globus pallidus in zwei Teile trennt, ist besser angedeutet als die lama medullaris externa, welche zwischen dem Globus und dem Putamen gelegen ist.

Die nach Benda und van Gieson gefärbten Präparate präsentieren in der ganzen Serie dieselbe schlechte Färbbarkeit der weißen Substanz im Temporallappen sowie die leidliche Färbung derselben in den übrigen Teilen der Präparate; dasselbe ist auch bei nur mit Eisenhämatoxylin gefärbten Präparaten zu beobachten, wo in der Marksubstanz des Schläfenlappens nur kleine schwarze Punkte prall gefüllter Gefäße in der Mitte einer durchsichtigen und weiß gebliebenen weißen Substanz anzutreffen sind (Taf. VIII, Fig. 2). Die weiche Hirnhaut ist nicht verdickt, doch zeigt hin und wieder die Arachnoidea gequollene Körnchenzellen. In dem Subarachnoidealraum sind die Gefäße mit Blut gefüllt und von normalem Aussehen; einige größere Arterien enthalten teilweise ein dichtes, schwarzgefärbtes aus fadigem, geronnenem Fibrin gebildetes Netzwerk, sonst sind die Arterienwände, wie gewöhnlich, sehr schön in einem roten Ton gefärbt. Dagegen nimmt das Hirngewebe in nach van Gieson gefärbten Präparaten einen bläulichen oder roten verwaschenen Ton an, viel verschieden von dem des normalen Gewebes. Unter der Pia kann man, wie in den vorigen Serienschnitten, einen dünnen Saum von kondensiertem Neurogliagewebe ohne myelinhaltige Fasern konstatieren.

Im Gyrus fornicatus und in den Gyri frontales können wir nicht mehr als die folgenden Schichten beobachten:

1. Die Molekularschicht aus Neurogliazellen und aus kleinen runden oder ovalen Zellen mit zentralem Kern.

2. Die der kleinen Pyramidalzellen meistens mit birnenförmigen Gestalten und mit einem kurzen gegen die Oberfläche zu gerichteten Dendriten. Der Kern mit seinem Kernkörperchen liegt selten in der Mitte der Zelle, zumeist befindet er sich an ihrer spitzen Extremität; an der abgerundeten Zellbasis ist kein ausgehender Neurit zu sehen. Dazwischen wurden noch kleine sternförmige, dreieckige, manchmal sogar pyramidenähnliche Ganglienzellen mit großem zentralem Kerne und mit Chromatinschollen versehenem Protoplasma angetroffen.

3. Die mittelgroßen und großen Pyramidenzellen nehmen besonders eine birnförmige, ovale oder die Gestalt eines Dreiecks mit nach außen konvexen Seiten an. Der Zellkörper besitzt ein trübes und chromatinarmes Protoplasma, welches meistens um den Kern herum konzentriert ist, der Saum der Zelle ist verschwommen und läßt sich nicht deutlich von der Umgebung abgrenzen, ebenso sind keine Basilardendrite zu sehen; die polyedrischen Formen mit Chromatinschollen sind viel weniger hier zu finden. Zwischen diesen beiden Schichten gibt es keine typische Körnerschicht (couche des grains von Cajal), da die vereinzelten kleinen rundlichen oder eckigen Nervenzellen keineswegs schichtweise, sondern, wie schon gesagt, unregelmäßig in den beiden Schichten verstreut liegen.

4. Die Schicht der polymorphen Nervenzellen enthält kleine spindelförmige oder rundliche und noch mehrere versetzte birnförmige Ganglienzellen.

Auch wenn die Anordnung dieser Zellschichten nicht vollkommen atypisch ist, so ist doch absolut nichts von der normalen scharfen Abgrenzung der Schichten voneinander zu erkennen. Das Netzwerk der Rindenfasern ist aus feinen und sehr lockeren Fasern gebildet.

Die Rinde der vorderen Zentralwindung ist nicht breiter wie die der anderen Frontalwindungen.

In der Molekularschicht begegnen wir kleinen rundlichen Zellen und vielen Neurogliazellen.

Die kleinen Pyramidenzellen sind hier von derselben Beschaffenheit, wie oben gesagt.

Die größte Anzahl der mittelgroßen Pyramidenzellen besitzt einen gequollenen birnförmigen Körper mit stark gequollenem Basaldendriten; hin und wieder gibt es auch polyedrische oder annähernd pyramidale Ganglienzellen mit einem mit Chromatinschollen versehenen Protoplasma und mehreren Dendriten.

Die großen Pyramidenzellen sind vereinzelt, auch birnförmig, mit der Spitze, aus welcher ein Dendrit ausläuft, nach außen gerichtet. Im Protoplasma ist nur wenig Chromatin vorhanden. Der Kern ist gegen die Spitze der Zelle gelegen. Diese Zellen sind nicht größer als die der Gyri frontales. Wir konnten aber keine sehr großen den Betzschen Pyramidenzellen entsprechenden, birnförmigen Zellen finden. Im allgemeinen sind die Ganglienzellen kleiner und in geringerer Zahl als in der Norm vorhanden.

In der fünften Schicht überwiegen die rundlichen, ovalen und spindelförmigen Zellen.

Die Struktur der hinteren Zentralwindung weicht nicht von der der Frontalwindungen ab; die Schicht der kleinen und großen Pyramidenzellen ist ebenso dick als die der vorderen und bietet dieselben Charaktere. Was die sogenannte „couche des grains" anbelangt, so ist sie auch hier nicht vorhanden, und die kleinen Nervenzellen sind unregelmäßig zerstreut.

Längs der Sulcus Rolando und im Gyrus centralis anterior, als auch im posterior, beobachteten wir eine große Menge ovaler, durchsichtiger, blaß gefärbter Massen zwischen den mittelgroßen und großen Pyramidenzellen, welche als gequollene kernlose Zellgestalten anzusprechen sind.

Im Gyrus temporalis superior und in der Insula Reilii bietet die Rinde dieselben Schichten dar. Wir haben auch hier keine deutliche Körnerschicht. Die Molekularschicht ist etwas dicker als an den übrigen Stellen; die kleinen, mittelgroßen und großen Pyramidenzellen sind auch hier größtenteils birnförmig, mit der spitzen Extremität nach außen gerichtet, haben chromatinarmes Protoplasma, gequollene Dendriten und Kerne. An diesen Stellen und besonders in Insula Reilii konnten wir zwischen den polymorphen Nervenzellen der letzten Schicht einige birn- oder spindelförmige, 25—35 μ große Ganglienzellen mit zentralem, gutgebildetem Kerne und chromatinarmem Protoplasma nachweisen. Unserer Meinung nach können diese Ganglienzellen keineswegs den Ursprung der riesigen spindelförmigen Ganglienzellen, d. h. der charakteristischen Zellen der Hörrinde darstellen.

In den übrigen Temporalwindungen nimmt die Dicke der Rinde und die Zahl der Ganglienzellen etwas ab; die großen Pyramidenzellen sind keulenförmig, mit homogenem trübem Protoplasma sowie exzentrischen und gequollenen Kernen, manchmal mit gequollenen Dendriten ausgestattet. Zwischen den Ganglienzellen findet man sehr reichliche gequollene Neurogliakerne mit einem von der Umgebung sich schwer abhebenden Zellkörper, ferner viele pyknotische Kerne, von einer kleinen und unregelmäßigen Protoplasmazone umgeben. Es sind dazwischen noch viele runde, gequollene, 20 μ große Körnchenzellen mit zentralem Kerne und von einer hyaliner Membran eingeschlossen.

Im Gyrus hippocampi und im Gyrus uncinatus ist keine Spur von Tangentialfasern zu sehen, was auf die Abwesenheit der normalen Substantia reticularis alba hinweist. Unter einer an kleinen Neurogliazellen reichlichen Molekularschicht finden sich vielfach vereinzelte Gruppen von 5—10 ca. 40 μ großen ei- oder spindelförmigen und fortsatzlosen Ganglienzellen mit einem meistens peripherwärts gelagerten Kerne und mit homogenem und chromatinarmem Protoplasma. Es folgen hierauf die kleinen und mittelgroßen Pyramidenzellen mit ihren schon beschriebenen Formen und dazwischen kleine dreieckige Zellen mit zentralem und von einigen Chromatinschollen umgebenem Kern. Die großen Pyramidenzellen sind birn- oder keulenförmig, 30—40 μ groß und haben gequollene Kerne und Dendriten. Zwischen den beiden letzteren Schichten bemerkt man einen ungefärbten und der Oberfläche parallel verlaufenden Strich, welcher den unmyelinisierten Gennari - Baillargerschen Fasern entspricht.

Die fünfte Schicht enthält reichliche polymorphe und besonders spindelförmige Zellen.

Das Unterhorn des Seitenventrikels ist an seiner vorderen Spitze und seiner freien Oberfläche mit einer einfachen Lage von Epithelzellen ausgekleidet.

Im Nucleus amygdalae, der zentralwärts vom Uncus liegt, haben wir kleinere Zellgruppen, die untereinander in Zusammenhang stehen und aus ca. 30—40 μ großen, unregelmäßig runden oder ovalen und dendritenlosen Ganglienzellen mit homogenem Protoplasma und gequollenen Kernen bestehen. Nur das spitze Ende der Zelle läuft manchmal in einem kurzen Dendriten aus, der auch gequollen aussehen kann. Zwischen solchen Ganglienzellen befinden sich noch kleinere eiförmige und dendritenlose Ganglienzellen, wie auch mehrere Haufen von kleinen pyknotischen Kernen (Bindegewebszellen), die zwischen und um die Nervenzellen eindringen und schließlich eine dicke Schicht auf der oberen Fläche des Cornu inferius dicht unter dem Ventrikelepithel bilden.

Zwischen der Tapetumausbreitung der Decke des Unterhornes und dem Nucleus lentiformis sind mehrere Zellhaufen aus zahlreichen, stark gequollenen, unregelmäßig runden und eiförmigen, 40—70 μ großen

Nervenzellen zusammengesetzt mit zumeist peripherwärts geschobenen Kernen, die auch vielmals gequollen und von einigen unregelmäßigen chromatischen Granula umgeben sind. Manche Zellen zeigen Vakuolenbildung, ein homogenes Protoplasma und gequollene Dendriten.

In Claustrum haben die zahlreichen Nervenzellen dieselbe eiförmige gequollene Gestalt und besitzen einen gegen das spitze Ende der Zelle geschobenen Kern. Doch gibt es auch polygonale Formen, deren Protoplasma etwas Chromatin enthält. Der Kern besitzt bisweilen sein Chromatinnetz und ein gut färbbares Kernkörperchen, manchmal hat er ein gequollenes Aussehen.

Im Nucleus lentiformis und speziell im Putamen haben sich fast nur die kleinen, ovalen, 20—25 μ großen dendritenlosen Nervenzellen mit zentralem oder an die Peripherie geschobenem Kerne nachweisen lassen, neben wenigen größeren ovoidalen Zellen, deren Kern exzentrisch und von wenig Chromatingranula umgeben und deren Protoplasma im übrigen Teile der Zelle homogen, sehr fein granuliert, oder auch mit Vakuolen versehen ist. Alle diese in großen Gruppen gesamelten Zellen sind von Nervenfasernbündeln durchbrochen, die längs und quer in das Putamen dringen.

Im Globus pallidus und besonders in seinem zentralen Nucleus sind neben den kleinen und mittelgroßen auch sehr große ca. 45—50 μ dicke Zellen mit peripherischem Kern und reichlicher chromatischer Substanz um den gequollenen Kern herum anzutreffen. An manchen großen Zellen ist die mit dem Kerne versehene Extremität in einen gequollenen protoplasmatischen Fortsatz übergegangen. Die Neurogliakerne sind stark (bis zu 10—12 μ) gequollen, oft begegneten wir Teilungsfiguren der Neurogliazellen.

Auch im Nucleus caudatus treffen wir fast ausschließlich nur die kleinen, rundlichen Zellen, wie die des Putamen.

Die verschiedenen Nuclei des Thalamus opticus bestehen aus 35 bis 45 μ dicken eiförmigen Nervenzellen mit zentralem oder mehr peripherwärts sitzendem gequollenem und von feinen Chromatingranula umgebenem Kern; zuweilen kommen auch eiförmige homogene Protoplasmamassen mit Zystenbildung vor. Diese Zellen unterscheiden sich wesentlich von denen der normalen Präparate, wo dieselben fast rundlich, viel kleiner, mit großem, zentralem Kerne und mit Chromatin durchsetztem Protoplasma versehen sind. Alle diese normalen Zellgruppen sind durch reichliche myelinhaltige Faserbündel und Fasernetze getrennt und durchbrochen, was in den Schnitten unseres Falles nur spärlich in die Erscheinung tritt. In der grauen und ganz besonders in der weißen Substanz dieser pathologischen Serienschnitte sind die Gefäße sehr zahlreich, alle mit Blut gefüllt, bei einigen läßt sich eine erweiterte, mit Körnchenzellen gefüllte Lymphscheide feststellen. Diese Körnchenzellen sind sowohl in der weißen Substanz, als auch zwischen den Nervenzellen verstreut anzutreffen.

Eine 3 mm dicke, unmittelbar der vorigen folgende Frontalscheibe ist nach Marchi imprägniert worden.

Die Schnitte zeigen deutlich, wie die weiße Substanz von schwarzen Körnchen bedeckt ist; bei starker Vergrößerung sieht man, daß diese Körnchen nur wenig die Myelinscheiden besetzen, sondern vielmehr die unregelmäßigen und gequollenen Neurogliazellen, welche in Gruppen vorkommen, sowie auch die rundlichen und gequollenen Körnchenzellen. In der Rinde sind die Ganglienzellen meist blaßgelb, durchsichtig und ohne Körnchen, doch gibt es auch solche, welche mit schwarzen Körnchen beladen sind; die rundlichen gequollenen Körnchenzellen sind stark beladen und nicht selten begegnet man einer solchen beladenen Körnchenzelle in nächster Nähe einer Ganglienzelle.

Die Capsula interna läßt sich viel leichter und besser, als bei der Weigert-Palschen Färbung unterscheiden.

Alle Ganglienzellen des Hörzentrums in der ersten Temporalwindung und des olfaktorischen im Hippocampus zeigen ähnliche Bilder, d. h. sind auch blaßgelb, strukturlos und nur selten mit schwarzen Körnchen besetzt.

In den Lymphräumen der erweiterten Gefäße finden sich viele mit schwarzen Körnchen gefüllte Rundzellen.

Die Nervenzellen der Ganglienhügel besitzen keine Körnchen.

Frontalscheibe durch das mittlere Drittel der Zentralwindungen.

Diese Scheibe enthält die Centra der Rumpf- und Oberarmmuskulatur, des Facialis in der vorderen Zentralwindung, das Hörzentrum und die Hirnganglien, deren größter Teil dem Thalamus opticus angehört. Die Serienschnitte treffen den Nucleus caudatus und Nucleus lentiformis in ihren immer kleineren hinteren Abschnitten, deren Durchschnitte um so kleiner erscheinen, je weiter die ersteren nach hinten rücken.

Die nach Weigert-Pal gefärbten Schnitte (Taf. VIII, Fig. 3) zeigen keinen großen Unterschied gegenüber den vorigen Scheiben, d. h. das Marklager ist im Frontallappen und in den Gyri centrales besser gefärbt, als im Temporallappen und im Gyrus hippocampi, wo die weiße Substanz ganz farblos geblieben ist. Im Gyrus hippocampi ist auch mikroskopisch die Substantia reticularis alba nicht zu konstatieren; im Subiculum konnten wir keine myelinhaltigen Tangentialfasern, wie auch weder in der Fimbria noch in dem temporo - ammonschen Strang Myelinfasern feststellen. Auch in diesen Serienschnitten ist die weiße Substanz im Frontallappen nicht bis zur Hirnrinde graublau gefärbt, sondern es bleibt unter der Rinde in jeder Windung ein weißer 4—6 mm dicker Streifen; dagegen sind die Fasern, welche die Furchen umgeben, meist bis dicht an der Hirnrinde gefärbt. In der Rinde konnten wir absolut keine tangentialen Fasern sowie weder das Bechterewsche noch das Gennarische Flechtwerk feststellen.

Die Capsula interna enthält noch leicht erkennbare, wenn auch nicht sehr dicke Faserbündel; ebenso sind im Thalamus opticus schon mit bloßem Auge viele breite, längs und quer laufende Faserbündel zu erkennen. Die Nervenfasern haben im Frontallappen und sonst überall, wo sie sich gefärbt haben, dünnwandiges und lockeres Aussehen, dasselbe ist in Nucleus lentiformis und caudatus der Fall; nur in der Capsula interna und im Thalamus opticus konnten wir etwas besser ausgebildete, mit blaugefärbten Myelinscheiden versehene Nervenfaserbündel konstatieren. In der Umgebung dieser blau gefärbten Bündel, und zwar manchmal zwischen vereinzelten, mit Myelinscheiden versehenen Fasern begegneten wir einer Menge anderer Fasern, die einen gelben Ton annahmen, genau wie die übrige ungefärbte Masse. Sie stellen unmyelinisierte Fasern dar.

Die nach van Gieson gefärbten Präparate zeigen in Bezug auf die Hirnhüllen und ihre Gefäße dieselben Charaktere, wie sie schon bei der Beschreibung der vorigen Scheiben angegeben worden sind.

Die Anordnung der Schichten ist unregelmäßig und bei weitem nicht so typisch als in normalen Fällen. In der Zentralwindung sind die zahlreichen großen Pyramidenzellen stark gequollen und mit homogenem Protoplasma versehen. Der spitze Teil der Zellen ist stets der Peripherie zu gerichtet, läuft in einen protoplasmatischen Fortsatz über und enthält einen gequollenen Kern mit lockerer Struktur, von einigen gröberen Chromatinschollen umgeben. Der Hauptdendrit enthält bisweilen feine chromatische Granula. Hin und wieder treten durchsichtige, gequollene, zellenförmige Gebilde mit undeutlichem Kern auf. Betzsche Ganglienzellen konnten wir nicht finden.

In der ersten Temporalwindung und in der Rinde der Insula Reilii finden wir in den letzten Schichten zwischen den polymorphen Nervenzellen große rundliche oder spindelförmige Ganglienzellen, welche den akustischen Zellen des Hörzentrums nicht entsprechen, vielmehr als versetzte Pyramidenzellen angesehen werden sollen. In den übrigen Gyri temporales ist die Zahl der Zellen zurückgegangen, während diejenigen der letzten Schichten mehr durcheinander geschoben sind.

Von der Temporal- bis zur Hippocampuswindung nimmt die Hirnrinde an Dicke allmählich ab, so daß sie in der letztgenannten Windung bis zur Hälfte reduziert ist.

Der Bau des vorspringenden und gleichzeitig wichtigsten Teils des Riechlappens hat lange nicht die gewöhnliche Disposition eines normalen Hippocampus. Der aus kleinen rundlichen Zellen mit pyknotischen Kernen und Neurogliazellen bestehenden Molekularschicht folgen hin und wieder größere rundliche, spindel- oder eiförmige Ganglienzellen mit peripherischem Kern, mit homogenem und dendritenlosem Protoplasma; diese Zellen ähneln aber nicht den riesigen polymorphen Zellen der normal entwickelten Hippocampusrinde, welche in Gruppen oder kleinen Inseln vorkommen. Die Schichten der kleinen und großen Pyramidenzellen sind schmal und bestehen aus gequollenen rundlichen oder eiförmigen dendritenlosen Gebilden; manchmal findet man auch pyramidenähnliche oder rhombische Formen mit zwei longitudinal auslaufenden protoplasmatischen Fortsätzen, wovon der eine der Oberfläche, der andere nach unten gekehrt ist. Endlich besteht die Schicht der spindelförmigen Zellen gewöhnlich aus eiförmigen Nervenzellen mit den schon beschriebenen Charakteren. In dieser Hippocampusrinde finden wir auch eine vermehrte Zahl kleiner Bindegewebszellen mit pyknotischen Kernen.

Diese Windung geht ins Praesubiculum über, dessen Windung nur aus einer Molekularschicht, je einer Schicht von kleinen und großen birnförmigen Pyramidenzellen und schließlich einer polymorphen Zellenschicht besteht.

Im Subiculum, welches zwischen Praesubiculum und Ammonshorn liegt, findet sich keine Spur des stark entwickelten normalen Fasern-geflechts, hier befindet sich eine aus Neurogliazellen und vereinzelten kleinen runden Zellen mit pyknotischen Kernen zusammengesetzte Molekularschicht, welche normalerweise aus eiförmigen Zelleninseln besteht. Die Schicht der Pyramidenzellen ist hier auch aus kleinen und großen gequollenen und nicht scharf begrenzten birnförmigen Zellen gebaut; endlich kommt die Schicht der polymorphen Zellen mit rundlichen oder unregelmäßigen und undeutlichen Umrissen.

Der Bau der Ammonshornrinde in unseren Präparaten ist von der Ventrikeloberfläche ab folgender:

1. Eine Schicht von kurzen prismatischen Epithelzellen.

2. Stratum alveus, wo in dem Einschuß des Neurogliagewebes keine myelinhaltigen Fasern zu finden sind.

3. Stratum oriens aus vereinzelten kleinen runden Zellen, Neurogliazellen und reichlichen pyknotischen Kernen. In der Tiefe ebenfalls 30—40 μ große, eiförmige Nervenzellen mit homogenem Protoplasma und exzentrischem Kerne. Diese Schicht entspricht der Polymorphzellenschicht der Rinde.

4. Die Schicht der ammonschen Pyramidenzellen besteht aus rundlichen oder kleinen und größeren birnförmigen Zellen, deren kernhaltige Spitze gegen das Stratum radiatum gerichtet ist. Dazwischen wechseln kleine runde Zellen mit zentralem pyknotischen Kern, viele Neurogliakerne, sowie rundliche oder eiförmige gequollene Gebilde mit exzentrischem und gequollenem Kerne.

5. Stratum radiatum, d. h. eine breite Schicht aus kleinen rundlichen Zellen mit pyknotischen Kernen, reichlichen Neurogliakernen und hin und wieder versetzten birnförmigen Pyramidenzellen bestehend. Diese Schicht entspricht der oberflächlichen Molekularschicht der Rinde, ist aber nicht, wie in normalen Präparaten, durch das aus myelinhaltigen Fasern und unregelmäßig verstreuten Nervenzellen gebildete Stratum lacunosum in zwei verschiedene Molekularschichten geteilt. Ferner fehlt auch die Lamina medullaris involuta, da keine myelinhaltigen Fasern von dem temporo-ammonschen Strang zu denen der Molekularschicht des Subiculum dringen.

Die Fascia dentata hippocampi ist in unseren Präparaten aus folgenden Schichten von außen nach innen gebildet, und zwar:

1. Einer Molekularschicht aus kleinen rundlichen oder eiförmigen Nervenzellen und vielen Neurogliazellen.

2. Einer Körnerschicht (couche des grains) aus unregelmäßig angehäuften, zusammengedrängten ei- oder birnförmigen Ganglienzellen, vermischt mit vielen Neurogliakernen. Diese Schicht entspricht ursprünglich derjenigen der Pyramidenzellenschicht der Großhirn- und Ammonshornrinde.

3. Endlich einer breiten Schicht von Polymorphzellen, wo große birnförmige, manchmal gequollene Pyramidenzellen mit homogenem Protoplasma und gequollenen Dendriten anzutreffen sind. Ihre kernhaltigen spitzen Ausläufer sind gegen die Körnerschicht gerichtet.

Daneben gibt es auch große ei-, spindelförmige oder auch unregelmäßige und dendritenlose Nervenzellen mit matten Grenzen und zentralen oder peripherischen Kernen.

Im Mandelkern, im Nucleus caudatus und im Claustrum dieselbe Anordnung wie in der vorigen Scheibe.

Der Linsenkern enthält im Putamen, wie schon erwähnt, meist kleine rundliche Ganglienzellen mit zentralem Kern, und nur selten kommen runde oder eiförmige, über 50 μ große, gequollene Nervenzellen vor, welche jedoch im Globus pallidus sehr oft anzutreffen sind. Das Protoplasma ist sehr locker und nur um den peripherischen Kern als eine schwach kondensierte Zone mit einigen größeren Körnern zu erkennen. Der Kern ist vielfach gequollen, enthält ein gut gefärbtes Kernkörperchen und hebt sich durch seine Färbung von dem farblosen oder nur blaß gefärbten Protoplasma gut ab. Die Lamina medullaris externa enthält große Bündel von leidlich gefärbten Nervenfasern.

Im Sehhügel konnten wir folgende Nuclei durch verschiedene Schnitte studieren:

1. Auf seiner inneren Seite der unter der Taenia thalami angeordneten und in anatomischer Verbindung mit dem Geruchapparat stehenden Nucleus habenulae befindet sich eine kleine Gruppe eiförmiger Nervenzellen mit durchsichtigem Protoplasma und an die Peripherie geschobenem Kern. Die zu- und ausführenden Fasern lassen sich nicht nachweisen.

2. Der Cajalsche Nucleus dorsalis (Nucleus anterior von Nissl, auch Corpus album subrotundum benannt) ist in unseren Schnitten im inneren und vorderen Teile des Sehhügels aus einigen mittelgroßen, eiförmigen, gequollenen Nervenzellen gebildet. Der Vicq d'Azyrsche Strang, der vom Corpus candicans zu diesem Kerne führt, sowie der cortico-thalamische Strang, der von hier durch den Linsenkern zur Hirnrinde läuft, sind nur angedeutet.

3. Der Köllikersche Nucleus medialis auf der inneren und mittleren Seite des Thalamus opticus enthält zahlreiche mittelgroße und kleine eiförmige gequollene Nervenzellen mit fast durchsichtigem Protoplasma und nach außen geschobenem Kerne.

Von den mittleren Kernen des Sehhügels treffen wir in diesen Serienschnitten:

1. den Köllikerschen Nucleus lateralis, den Cajalschen Nucleus sensitivus oder auch der Nisslsche Nucleusthalamo ventralis benannt. Dieser große runde Nucleus besteht aus zahlreichen, 40—50 μ großen,

rund-, ei- oder birnförmigen, nie sternförmigen gequollenen Ganglienzellen mit wenigen Chromatinkörnchen versehenem Protoplasma und mit gequollenen oft karyolytischen an der Peripherie gelegenen Kernen. Weder die zuführenden, dies sind die Endteile des Reilschen Bandes, noch die ausführenden Fasern des Nucleus lassen sich erkennen. Einer seiner zwei Satellitkernen, der Nucleus semilunaris anterior, mit seiner halbmondförmigen Gestalt besteht aus kleineren, jedoch ebenfalls gequollenen ei- oder spindelförmigen Zellen mit wenigem Protoplasma und exzentrischem Kerne.

Von den äußeren Kernen des Thalamus opticus begegnet uns in diesen Serienschnitten sowohl auf seiner vorderen als auch auf seiner äußern Seite

1. der Nisslsche Rückengitterkern mit seiner stark verlängerten Leistenform. Er trennt den Thalamus von der Radiatio thalami, Capsula interna und vom Pedunculus. Seine Zellen sind entweder bandförmig gruppiert oder als einzellige Schichten zwischen den Faserbündeln, die vom Thalamus zur Gehirnrinde hin- und zurückgehen, angeordnet. Diese gequollenen Ganglienzellen sind 40—60 μ groß, während ihr Durchschnitt in der Regel nur 15—30 μ beträgt. Der zentrale oder peripherische Kern ist von einer engen Protoplasmaschicht mit gröberen Chromatinschollen umgeben.

2. Der Nisslsche Mittelliniekern besteht aus mittelgroßen eiförmigen Zellen mit meist zentral gelegenem Kern, der von einer Chromatinstaubzone eingefaßt ist.

In der Regio subthalamica unterscheiden wir:

1. Das Luyssche Corpus subthalamicum, welches sich an den Pedunculus stützt; dasselbe stellt einen großen ovoidalen Kern mit großen rundlichen oder eiförmigen, stark gequollenen und dendritenlosen Ganglienzellen mit fast durchsichtigem Protoplasma dar.

Die Zona incerta zwischen dem Luysschen Corpus und dem Nucleus lateralis enthält ähnliche Zellen.

Die Forelschen Faserbündel sind nicht deutlich ausgebildet und zeigen sich nur als lockere Fasern.

Die Nervenfasern im Thalamus sind zu dickeren, quer oder längs getroffenen Bündeln angeordnet und dunkelblau gefärbt, in den beginnenden Teilen der Großhirnschenkel dagegen zeigen sich die Fasern ziemlich locker und blaßer gefärbt.

Eine 4—5 mm dicke, unmittelbar nach hinten gelegene Frontalscheibe, welche durch die Mitte der hinteren Zentralwindung führt, wurde zwecks einer Sublimatimprägnation in kleinere Stücke zerschnitten und dann nach Golgi gefärbt.

Im Gyrus centralis anterior, welcher dem motorischen Zentrum des unteren linken Ausläufers, und zwar der Coxa und dem Genu entspricht, wie auch im Gyrus paracentralis haben sich fast nur kleine kurzstrahlende Zellen mit reichlichen Fortsätzen imprägnieren lassen; sie treten in Gruppen von 4—6 sowohl in der Molekularschicht, wie auch in den anderen Schichten auf. Die Pyramidenzellen sind nur vereinzelt imprägniert; nie haben wir die Endausbreitungen eines Neuriten beobachtet. Die Fasersysteme sind nicht imprägniert worden, weder die Tangential- noch die Projektions- und Assoziationsfasern. Öfters konnten wir in der Schicht der großen Pyramidenzellen imprägnierte birnförmige Nervenzellen mit gegen die Oberfläche gerichtetem protoplasmatischem Fortsatze gruppenweise feststellen. Dasselbe Bild fanden wir auch im Gyrus centralis posterior, d. h. im Zentrum des Halux, Pes und der Digiti, wo besonders kleine kurzstrahlende Zellen in der Mehrzahl waren.

In der Gegend des akustischen Zentrums der ersten Temporalwindung finden sich dieselben Spinnenzellen mit feinen Dendriten, jedoch keine großen typischen spindelförmigen Ganglienzellen mit ihren dicken knorrigen Neuriten und ihren erst horizontalen, dann nach oben gerichteten Nebenfortsätzen wie bei normalen Präparaten.

In der Insula Reilii sind außer der in Gruppen auftretenden kleinen kurz- und langstrahlenden Zellen weder die Pyramidal- noch die akustischen Nervenzellen imprägniert worden.

Im Gyrus hippocampi befinden sich ebenfalls keine imprägnierten Nervenzellen. In der Ammonshornrinde sind die Schichten, die wir in den van Giesonschen Präparaten beschrieben haben, nicht mehr erkennbar, hin und wieder nur sehen einige rundliche oder dreieckige Zellenkörper mit mehreren feinen Protoplasmafortsätzen imprägniert aus. Im Nucleus caudatus sind Gruppen von mehreren dreieckigen oder unregelmäßig runden Nervenzellen mit reichlichen Dendriten und einem manchmal ziemlich langen Achsenzylinderfortsatz zu finden. Es sind auch einige Nervenzellen von der Gestalt eines spitzen Dreiecks, mit verästelten, aber nicht reichlichen Protoplasmafortsätzen und einem dickeren Deitersschen Fortsatz, der aber nicht lange zu verfolgen ist, anwesend. Ferner haben wir noch spindelförmige Nervenzellen mit reichlichen dendritischen Fortsätzen an ihren beiden Enden, sowie einen feinen Neurit feststellen können. Im Linsenkern sind die imprägnierten Nervenzellen so zahlreich, daß die dendritischen Ausbreitungen der verschiedenen Zellen an manchen Stellen ein Spinngewebe bilden. Diese Zellen sind rundlich oder eiförmig und von verschiedenen Größen, die größten überwiegen im Nucleus pallidus; alle sind aber mit zahlreichen kurzen und knorrigen Dendriten und mit einem feinen Deitersschen Fortsatz versehen. Endlich sind noch unregelmäßige ei- und spindelförmige oder runde Riesenzellen mit dicken, wenig verästelten und ziemlich langen Dendriten, jedoch ohne sichtbaren Neuraxon zu konstatieren.

Im Thalamus opticus sind nicht alle Zellgruppen imprägniert worden; nur im Nucleus lateralis von Kölliker und in dem Luysschen Corpus der Regio subthalamica sind Gruppen von kleinen Zellkörpern mit reichlichen feinen Dendriten anzutreffen.

Serienschnitte einer Frontalscheibe durch den oberen Teil der vorderen und der hinteren Zentralwindung.

Die Scheibe ist $1^1/_2$ cm dick und umfaßt noch die motorischen Kerne der unteren und oberen Extremität.

Die nach Weigert-Pal gefärbten Präparate bieten in Bezug auf Färbbarkeit und mikroskopischen Bau dieselben abnormen Verhältnisse wie die vorhergehenden Scheiben.

Die Rinde des Frontallappens, der Gyri centrales und des Lobus paracentralis messen auf gefärbten Präparaten 3—4 mm, hingegen die des Temporallappens nur 2—3 mm. Vom Thalamus opticus ist nur noch das Pulvinar thalami und an seiner lateralen Seite das Corpus geniculatum laterale übriggeblieben. Bei starker Vergrößerung stellt sich die weiße Substanz als lauter dünne, lockere, blaßblau gefärbte Myelinscheiden dar, die entweder höckrig oder glatt, äußerst fein und kurz sind. Nur im Balken treten dieselben dickeren Bündel deutlich hervor.

Die mit Eisenhämatoxylin und nach van Gieson gefärbten Schnitte zeigen die Pia nicht verdickt, dagegen die Arachnoidea zellig infiltriert, die Blutgefäße leicht erweitert und prall mit Blut gefüllt; die Gefäßwände, von normalem Aussehen, besitzen in den erweiterten Lymphscheiden Bindegewebsrundzellen und gequollene Körnchenzellen.

Im Gyrus fornicatus enthält die Molekularschicht, wie in den vorigen Scheiben, rundliche Zellen neben vereinzelten gequollenen Körnchenzellen. In der kleinen Pyramidenzellenschicht sind zumeist rundliche Elemente mit pyknotischen Kernen dicht aneinander und seltener über

10—20 μ große birnenförmige Ganglienzellen vorhanden. Die mittelgroßen Pyramidenzellen sind ei- oder birnförmig, 25—30 μ groß und besitzen wenig chromatinreiches Protoplasma um den gegen die Spitze der Zelle geschobenen Kern. Hin und wieder kommen auch kleine dreieckige oder pyramidenähnliche Ganglienzellen vor. Die großen Pyramidenzellen sind birnförmig, stark gequollen und 35—40 μ groß; die Polymorphzellen mit schwachen Konturen und gequollenen Kernen sind meistens rundlich. Zwischen den mittelgroßen und großen Pyramidenzellen gibt es viele gequollene eiförmige und durchsichtige Gebilde mit wenig homogenem und kernlosem Protoplasma.

In dem Lobus paracentralis ist die Rindenarchitektonik der normalen näher; die Zellschichten sind reichlicher und die kleinen Pyramidenzellen haben meist birnförmiges Aussehen. In den Gyri centrales anterior und posterior kommen in den Pyramidenzellenschichten viele kleine polygonale Zellen, die verstreut liegen, und durchaus nicht zu einer typischen Körnerschicht (Cajalsche couche des grains) ausgebildet sind, vor.

Im Gyrus temporalis und occipito-temporalis begegnen wir den Nervenzellen im allgemeinen viel seltener, hier überwiegt der rundliche Typus der Zelle und keine Körnerschicht ist zu finden.

In der Hippocampusrinde ist die Struktur der Schichten ähnlich derjenigen der schon beschriebenen. Unter der Molekularschicht finden sich keine Zellinseln wie normalerweise; nur in einigen Präparaten waren große rundliche Zellen vereinzelt oder haufenweise (2—4 Zellen) zu konstatieren.

Im Pulvinar thalami und im Corpus geniculatum laterale wohnen fast nur kleine rundliche Nervenzellen mit zentralem Kern und wenig Protoplasma; die Radiatio optica Gratiolet ist auch in den nach Golgi gefärbten Präparaten nicht leicht zu erkennen und nur auf einigen Schnitten bis zu dem Déjerineschen Retrolenticularis-Teil der Capsula interna zu verfolgen.

In der weißen Substanz sind die Nervenfasern nur dort, wo sie in größeren Bündeln vorkommen, sichtbar, d. h. im Balken und im Marklager des Frontallappens. Die Neurogliazellen besitzen ein diffus gefärbtes Protoplasma und einen gequollenen, 10—12 μ großen zentralen oder auch gegen die Peripherie geschobenen Kern. Das weiße Stroma aber ist besonders von kleinen Rundzellen mit pyknotischen Kernen und gequollenen, ca. 20 μ großen Körnchenzellen besetzt. Die Gefäße der weißen Substanz haben normale Wände und sind stets prall mit

Blut gefüllt; in den erweiterten Lymphscheiden sind Körnchen- und Bindegewebszellen vorhanden.

Frontale Serienschnitte durch die Füße der Parietalwindungen und den Lobus paracentralis.

Diese Serienschnitte gehen durch die Pars centralis des rechten Seitenventrikels und zeigen den mittleren Hohlraum mit dem Anfangsteil aller drei ausgehender Hörner, das Vorder-, Unter- und Hinterhorn. Die zwei ersteren sind durch eine scharfe Kante des Balkens voneinander getrennt. Am Boden dieses Spaltraumes sieht man einen Teil der oberen Fläche des an dieser Stelle mit dem Balken nicht verwachsenen Corpus fornicis.

Die nach Weigert - Pal gefärbten Präparate stellen dieselbe abnorme graublaublasse Farbe der weißen Substanz dar; auch in dieser Serie sind die Gyri centrales und Lobus parietalis etwas besser gefärbt, als die Gyri temporales und occipito - temporales. Schon mit bloßem Auge fällt sofort das Vorhandensein einer Menge von erweiterten, prall mit Blut gefüllten Gefäße auf. Bei starker Vergrößerung sieht man, wie die weiße Substanz in dünne, kurze und lockere myelinhaltige oder dünnwandige, schräggeschnittene Fasern ausgeht.

Die Färbung nach van Gieson läßt die Arachnoidea etwas verdickt erscheinen. In den erweiterten Lymphscheiden sieht man im ganzen Schnitt zahlreiche gequollene Körnchenzellen (die sogenannten Corps granuleux der französischen Autoren), die in enger Beziehung zu der Gefäßwand stehen. Je nachdem der Serienschnitt mehr nach hinten liegt, desto weniger Nervenzellen enthält die graue Substanz der Rinde; es überwiegen hier dieselben Körnchenzellen, die in allen Schichten in großer Zahl anzutreffen und entweder gruppenweise oder vereinzelt vielfach in unmittelbarer Nähe der Nervenzellen, manchmal in Teilung begriffen, angeordnet sind. In der weißen Substanz sind dieselben Zellen ebenfalls sehr zahlreich, besonders um die Blutgefäße herum.

Mehrere kleine Stückchen vom Lobus parietalis, von dem hinteren Ende der Fossa Sylvii, von der Parietalwindung, vom Gyrus angularis usw. wurden nach Golgi präpariert. Meistens sind die Spinnen-Neurogliazellen imprägniert und wir haben nur vereinzelte Nervenzellen mit rundlicher oder birnförmiger Körperform und mit zahlreichen verästelten Dandriten beobachtet.

Frontalscheibe durch den Occipitallappen und die Regio optica: Fissura calcarina, Cuneus und Lingula.

Die Weigert - Pal - Präparate der ganzen 2 cm dicken Frontalscheiben sind, wie in den vorigen Scheiben, ganz blaß; die weiße Substanz ist nur im Zentrum der Schnitte graublau gefärbt, in der Umgebung der Windungen ist dieselbe ganz farblos geblieben; mikroskopisch sind keine Nervenfasern in der Rinde zu finden. Bei Betrachtung mit bloßem Auge sieht man in der Rinde der Fissura calcarina einen weißen Streifen, welcher unter normalen Verhältnissen dem Vicq d'Azyrschen Streifen, d. h. den deutlicheren Endausbreitungen der stärkeren, die weiße Substanz bis zwischen die großen und kleinen sternförmigen Ganglienzellen der Regio optica durchkreuzenden Nervenfasern entspricht.

In den nach van Gieson gefärbten Präparaten erscheint die Arachnoidea leicht infiltriert und enthält junge Bindegewebszellen und -fasern. Die Blutgefäße der Hirnhäute sind voll mit Blut gefüllt; auch die Blutgefäße der weißen und grauen Substanz sind etwas erweitert und ebenfalls mit Blut gefüllt; bei einigen sind kleine Hämorrhagien in den Lymphscheiden aufgetreten, außerdem sind die Gefäßwände selbst im allgemeinen nicht alteriert. Ihre erweiterten Lymphscheiden enthalten meist eine sehr starke Rundzelleninfiltration, welche aus gequollenen, 20 μ großen Rundzellen mit homogenem oder fein granuliertem Protoplasma, dicker und refringenter Membran und stark gefärbtem zentralem oder exzentrischem Kern bestehen. Die Körnchen dieser Zellen lassen sich mit Osmiumsäure schwarz tingieren, weshalb solche Zellen als Körnchenzellen bezeichnet werden. Manchmal sind dieselben in so großer Menge anwesend, daß sie dem Gefäße als dicke umgebende Hülle dienen (Taf. IX, Fig. 1). In diesen Serienschnitten sind diese Körnchenzellen in viel größerem Maße als in den übrigen vorhanden, sie finden sich sowohl in den Gefäßwänden als auch in den erweiterten Lymphscheiden der Gefäße und in ihrer Umgebung, sowie als freie, vereinzelte, gequollene Rundzellen in dem ganzen Schnitt; sie sind aber in der weißen Substanz häufiger als in der grauen.

In mehreren Schnitten durch den Lobus occipitalis, in der Nachbarschaft solcher Gefäße, deren Lymphscheiden mit Körnchenzellen beladen sind, treffen wir zahlreiche kleine, glänzende und homogene eiförmige, rundliche oder unregelmäßige intensiv gefärbte Kügelchen, welche sich als Corpora amylacea darstellen.

Die Fissura calcarina läßt schon bei bloßem Auge die Anwesenheit des weißen ungefärbten Vicq d'Azyrschen Streifens erkennen.

Bei starker Vergrößerung findet man

1. eine reichliche Molekularschicht aus gequollenen Neurogliazellen,

2. eine dickere Schicht, in welcher die birnförmigen Ganglienzellen sehr selten sind und wo andere rundliche Nervenzellen mit zentralem oder peripherischem Kern mit gequollenem Zellkörper vorkommen; dazwischen liegen viele gequollene Neurogliakerne mit lockerem Protoplasma und gequollenen Körnchenzellen.

3. und 4. Schicht. Die birnförmigen Ganglienzellen sind noch seltener in der Schicht der mittelgroßen und großen Pyramidenzellen, wo nur rundliche oder eiförmige Nervenzellen sichtbar sind.

Es ist aber keine Spur von großen und kleinen sternförmigen Ganglienzellen zu bemerken, statt derselben sind nur rundliche Elemente vorhanden, während in der ganzen Rinde keine anderen als rundliche und eiförmige Gebilde anzutreffen sind; auf dem Grunde sieht man größere runde Ganglienzellen, die jedoch keineswegs an die vereinzelten Meynertschen Riesenzellen erinnern.

Zwischen allen diesen beschriebenen, stark veränderten Ganglienzellen gibt es viele stark gequollene rundliche Wanderzellen (Körnchenzellen), welche zuweilen mit den Ganglien- und den Neurogliazellen eng verbunden sind.

Die Ganglienzellen dieser Gegend sind noch mehr erkrankt und zurückgeblieben als die der vorigen Scheiben und in geringerer Zahl vorhanden. Es lassen sich keinerlei Merkmale der normalen, differenzierten und spezialisierten Windung der Regio optica, d. h. weder die charakteristischen großen und kleinen sternförmigen Nervenzellen, welche zwischen den mittelgroßen und großen Pyramidenzellen sich befinden müßten, feststellen, noch sind die mit bogenförmigen aufsteigenden Neuriten versehenen charakteristischen Pyramidenzellen und die vereinzelten Riesenzellen von Meynert zu konstatieren.

In den benachbarten Windungen der Fissura calcarina, nämlich im Cuneus und in Lingula nehmen die Rindenschichten, und zwar besonders die der kleinen Pyramidenzellen und die des dicken, ungefärbten Vicq d'Azyrschen Streifens allmählich ab, ohne daß in der Konstitution der Schichten ein Unterschied festgestellt werden kann. In den übrigen Windungen überwiegt der rundliche gequollene Typus der Ganglienzellen, von denen man nur selten birnförmigen Gestalten begegnet.

Die nach Golgi gefärbten Schnitte durch die Regio optica zeigen hier nur wenige imprägnierte Zellen, hauptsächlich aber Neurogliazellen, und nur sehr selten sind die imprägnierten Nervenzellen nachzuweisen.

Mikroskopische Untersuchung der linken Hemisphäre.

Die linke Hemisphäre wurde in Horizontalscheiben zerlegt und alle Hauptzentra und -windungen nach Nissl, Benda und Cajal gefärbt.

Der horizontale Flechsigsche Schnitt:

Die mit Eisenhämatoxylin gefärbten Schnitte zeigen die weiße Substanz im Lobus frontalis viel besser als die der Temporal- und Occipitalgegenden gefärbt. Die Pia ist nicht verdeckt, enthält aber sowohl an der Oberfläche des Gehirnes, wie auch in den Furchen erweiterte und mit Blut gefüllte Blutgefäße. Die Arachnoidea ist hin und wieder, besonders an den Brücken über die Furchen mäßig verdickt und mit lymphatischen Kernen und Körnchenzellen leicht infiltriert.

Viel besser aber geben die nach Nissl oder mit Boraxmethylenblaulösung gefärbten Schnitte die Zellstruktur in den verschiedenen Gegenden wieder.

Im Gyrus fornicatus und in den Gyri frontales sieht man:

1. Eine Molekularschicht, welche besonders aus Neurogliazellen und vereinzelten lymphathischen Zellen (noyaux lymphatiques de Nageotte) oder Bindegewebszellen gebildet ist.

2. Die Schicht der kleinen Pyramidenzellen mit gequollener birnförmiger oder unregelmäßiger Körpergestalt, deren Kern an die Basis der gegen die Oberfläche laufenden spitzen Extremität geschoben ist; vom Protoplasma ist in der Regel nur das Spongioplasma sichtbar, welches manchmal ganz feine basophile Körnchen um den Kern herum enthält; die Dendriten sind hier selten und gequollen, ab und zu trifft man auch kleinere polygonale Pyramidenzellen mit großem zentralem Kern und gröberen basophilen Elementen im Protoplasma an.

3, Die mittelgroßen und großen Pyramidenzellen sind meist von unregelmäßiger Form oder birnförmig, sehr stark gequollen mit exzentrischem Kerne, ihr Protoplasma enthält nur das Spongioplasma, das um den Kern herum etwas dicker erscheint und mit feinen basophilen Staubkörnchen bedeckt ist. Die Basis der Zelle ist öfters verschwommen oder enthält große Vakuolen. Die Dendriten sind nicht zahlreich, jede Zelle enthält einen oder zwei, zumeist keinen; dieselben sind manchmal gequollen und enthalten dasselbe Spongioplasmanetz mit oder ohne basophiler Körnelung.

4. Es kommen zwischen den mittelgroßen und großen Pyramidenzellen kleine sternförmige oder polygonale Ganglienzellen mit großem

zentralen Kern und kleiner Protoplasmazone vor, welche jedoch keine kontinuierliche Schicht bilden, sondern unregelmäßig verstreut liegen.

5. Die großen Pyramidenzellen sind von birnförmiger Gestalt und mit ihrem spitzen Ausläufer nach außen gerichtet, während die rundliche und schwach begrenzte Grundfläche gegen das Mark zu verläuft. Der kurze Dendrit, der aus dem spitzen Ende zur Hirnoberfläche hinaufsteigt, erscheint manchmal gequollen. Das Proplasma besteht aus einem lockeren, nur um den exzentrischen Kern mit basophilen Körnchen versehenen Spongioplasma. Der Kern selbst ist manchmal sehr verändert mit unregelmäßiger Form und homogen oder strukturlos, so daß nur das exzentrische Kernkörperchen sich gut abhebt. Sehr oft befinden sich gequollene Körnchenzellen mit basophilen Körnern in enger Beziehung mit den Ganglienzellen.

6. Die Schicht der polymorphen Nervenzellen ist aus gequollenen spindelförmigen, rundlichen, auch birnförmigen Zellen zusammengesetzt, welch letztere ihre spitzen Extremitäten nicht immer gegen die Hirnoberfläche, wie die Pyramidenzellen richten, sondern auch nach anderen Richtungen ausstrahlen. Alle haben matte Umrisse und seltene Fortsätze.

Auch in diesen Präparaten sind die Schichten durcheinander geschoben, die Pyramidenzellen sind durchaus nicht so zahlreich, wie in der Norm, und zeigen keine konstituierte Körnerschicht. Den Körnchenzellen begegnen wir in allen Schichten, oft um die Ganglienzellen herum gruppiert.

Durch das Operculum sind die Windungen der Gyri centrales ebenso dick; die großen Pyramidenzellen sind meist unregelmäßig birnförmig, stark gequollen, mit Zystenbilung, manchmal mit gequollenen protoplasmatischen Fortsätzen versehen; das Spongioplasma enthält nur um den Kern herum feine Staubkörnchen. Es sind auch viele Detritus von abgestorbenen Zellen herrührend vorhanden. Die Betzschen Pyramidenzellen sind nur zuweilen anzutreffen, besitzen aber dieselben Charaktere. Die kleinen sternförmigen Ganglienzellen mit zahlreichen Dendriten, großem zentralen Kern und groben basophilen Elementen in dem Protoplasma ausgerüstet, sind sowohl in der vorderen, als auch in der hinteren Zentralwindung zu finden.

In der Temporal- und Occipitalwindung sind die Schichten dünner, die Nervenzellen in geringerer Zahl, fast stets mit rundem und durchsichtigem, seltener birnförmigem Zellkörper versehen. Die Neurogliazellen und besonders die Körnchenzellen haben sich vermehrt.

Die Windung der Insula Reilii enthält die bereits beschriebenen Pyramidenzellenschichten, keine typische Körnerschicht und zu den polymorphen Zellen gesellen sich hin und wieder große spindelförmige Zellen, ebenso groß, wie die großen Pyramidenzellen, mit mehr oder weniger lockerem Spongioplasma und feinen basophilen Körnchen um den gegen die spitze Extremität gelegenen Kern. Wir glauben jedoch keineswegs, daß dieselben den charakteristischen akustischen Zellen entsprechen können, da sie von den zahlreichen umgebenden Ganglienzellen nicht differenziert sind.

Im Claustrum sind die Nervenzellen birn-, ei-, spindelförmig, rund oder polyedrisch, mit durchweg denselben Charakteren. Im Nucleus caudatus gibt es nur kleine, ca. 15—20 μ große runde oder eiförmige Gebilde mit wenigem und chromatinarmem Protoplasma. Nur hin und wieder treffen wir stark gequollene, meist dendritenlose, unregelmäßig eiförmige Ganglienzellen mit undeutlichen Grenzen und gegen die Exremität geschobenem Kerne, der von feinen basophilen Körnchen umgeben ist. Der Rest des Zellkörpers ist von lockerem Spongioplasma und Vakuolen besetzt. Dazu kommen viele Neuroglia- und Körnchenzellen.

Im Nucleus lentiformis, und zwar im Putamen sind fast nur kleine eiförmige, runde oder verschieden gestaltete Ganglienzellen, die durch Fasernbündeln voneinander getrennt sind, nachweisbar. Im Globus pallidus sind zwischen sehr kleinen etwa bis 60 μ große Nervenzellen mit zum großen Teil unregelmäßig eiförmigen oder rundlichen Formen; der Kern ist oft stark tingiert und gezackt, von gröberen basophilen Körnchen umgeben und an die Randzone geschoben und mit gequollenen Dendriten ausgekleidet. Der dem Kerne entgegengesetzte Teil der Zelle ist oft sehr gequollen, chromatinarm und vakuolenhaltig.

Im Thalamus opticus konstatiert man den Nucleus anterior (nucleus dorsalis oder Corpus album subrotundum) und den Nucleus angularis, beide besitzen große eiförmige oder unregelmäßig gestaltete, stark gequollene Ganglienzellen mit peripherwärts verschobenem Kern und mit chromatinarmem Spongioplasma; nur um den Kern herum sieht man basophile Körnchen; die vereinzelten Dendriten sind oft gequollen, manchmal mit basophilen Körnchen versehen. Die Nervenzellen des kleinen Mittellinienkernes von Nissl besitzen dieselben Beschaffenheiten.

In dem Köllikerschen Nucleus medialis und im Nucleus lateralis sowie in den zwei Satellitkernen des letzteren, im Nucleus semilunaris anterior und in semilunaris posterior sind die Ganglienzellen ebenso gequollen, mit lockerem Spongioplasma und gröberen basophilen Körnern um den exzentrischen Kern herum ausgestattet. Die Dendriten sind gequollen und das Protoplasma neigt zur Vakuolenbildung. Im Pulvinar präsentieren die Ganglienzellen denselben ei- oder birnförmigen Typus, selten nur sind spindelförmige oder dreieckige Formen zu bemerken. Der Zellkörper ist ebenfalls gequollen und um den Kern herum enthält das Spongioplasma einige staubähnliche basophile Elemente. Auf der inneren Seite des Thalamus konnten wir auf einigen Schnitten hinter dem Mittelliniekern auch andere kleine Ganglienzellengruppen, welche dem Kommissuralkerne und dem Luysschen Kern entsprechen und welche aus ähnlichen Zellen gebaut sind, konstatieren. In allen diesen Nuclei sind noch reichliche gequollene Neurogliazellen und zahlreiche Körnchenzellen enthalten, welche häufig in enger Beziehung zu den erkrankten Ganglienzellen stehen.

Die nach van Gieson gefärbten Flechsigschen Schnitte zeigen viel deutlicher als die Nisslschen Präparate das Vorhandensein der Nuclei der Zentralganglien von einer reichlichen weißen Substanz umgeben; wir konnten aber nicht mit Sicherheit die vom Corpus candicans zum Nucleus anterior laufenden Vicq d'Azyrschen Bündeln verfolgen, da sie in unseren Präparaten nicht wie bei normalen als dickere Nervenfasern hervortreten. Die innere Kapsel ist viel enger als in normalen Präparaten und enthält sowohl in ihrem hinteren wie auch in ihrem vorderen Teil lauter feine Nervenfasern.

Nach dem Herausbringen der Flechsigschen Scheibe wurden der obere und untere Teil der linken Hemisphäre in Vertikalscheiben zur näheren Untersuchung der wichtigsten Zentra der grauen Substanz zerlegt.

Schnitte durch die Füße der Frontalwindungen.

Auf den nach van Gieson gefärbten Präparaten ist die Pia nicht verdickt, jedoch mit leicht erweiterten Gefäßen versehen. Die Lymphscheiden der Gefäße sind auch hier erweitert und enthalten ein homogen gefärbtes, manchmal mit Körnchenzellen versehenes Exsudat. Die weiße Substanz ist ebenfalls gefäßreich.

In den nach Nissl gefärbten Schnitten gewahrt man, daß die großen Pyramidenzellen stark gequollen aussehen, mit Vakuolen, verschwommenen Konturen, lockerem Spongioplasma und gequollenen Dendriten besetzt sind.

Im Fuße der dritten Stirnwindung — Zentrum der Aphasia motoria — zeigt die Struktur keinen Unterschied gegenüber den benachbarten Windungen, hier scheinen die kleinen Pyramidenzellen weniger erkrankt zu sein als die großen. Die Dendriten der stark erkrankten birnförmigen wenig veränderten polygonalen oder sternförmigen Ganglienzellen sind manchmal enorm gequollen, ballonartig, was besonders bei dem Basaldendrit zu beobachten ist, so daß er oft umfangreicher als der Zellkörper selbst ist (Taf. X, Fig. 1). Die gequollenen Dendriten enthalten weder Spongioplasma noch basophile Elemente.

Ebenso konnten wir im Fuß der zweiten Stirnwindung, in dem sogenannten Agraphiazentrum, dieselbe Beschaffenheit der Windung feststellen.

In der Gegend der vorderen und hinteren Zentralwindung sind die Gefäße mit leicht erweiterten Lymphscheiden, jedoch mit normalen Gefäßwänden versehen. Im Gyrus centralis anterior finden wir dieselben Schichten der kleinen, mittelgroßen und großen Pyramidenzellen, in denen aber der gequollene birnförmige Typus überwiegt; auch hier sind verstreute kleine, sternförmige gutgebildete Ganglienzellen, wie in den übrigen Stirnwindungen, anzutreffen. Es besteht kein morphologischer Unterschied zwischen der vorderen und hinteren Zentralwindung. Die Betzschen Ganglienzellen sind hier sehr selten, besitzen aber dieselben Charaktere wie die großen Pyramidenzellen.

Im Gyrus centralis posterior und im Lobus paracentralis finden sich zwischen den kleinen und mittelgroßen birnförmigen Ganglienzellen viele polygonale und sternförmige Nervenzellen, welche auch hier keine echte Körnchenschicht darstellen. Im der Schicht der polymorphen Ganglienzellen sind gequollene spindel- oder birnförmige Ganglienzellen vorhanden, welche mit ihrem spitzen Ausläufer nach allen Richtungen ausstrahlen. Im allgemeinen hat die Gehirnrinde in dieser Gegend das Gepräge der ungeordneten und durchsetzten Schichtenstruktur. Im Lobus paracentralis treffen wir zwischen den großen Pyramidenzellen, mehrere riesige Betzsche Zellen, etwa 70—90 μ dick, mit denselben birn- oder unregelmäßig eiförmigen Gestalten und an die Peripherie geschobenen, von staubähnlichen und stark tingierten basophilen Körnchen umgebenem Kern mit vereinzelten gequollenen Dendriten (Taf. XI). Wir konnten auch riesengroße runde, kernlose, blaß homogen tingierte, aber mit Dendriten bewaffnete Gebilde wahrnehmen, die wir als Detritus der Betzschen Zellen betrachten wollen. Gequollene Körnchenzellen sind oft in enger Verbindung zu den Betzschen Zellen festzustellen.

Der Temporallappen wurde in mehrere Frontalscheiben geschnitten, was uns die Gelegenheit gab, den feinen Bau aller Gyri temporales

(Gyrus hippocampi, Uncus und Ammonshornrinde) untersuchen zu können und uns durch Vergleich zu vergewissern, daß diese Windungen tatsächlich keineswegs die bestimmte spezifische Struktur des normalen Zustandes haben. Die resultierenden Schnitte, welche teils nach Nissl oder nach unserem Verfahren, teils nach van Gieson-Benda gefärbt wurden, zeigen in allen Temporalwindungen dieselben Merkmale, welche in der linken Hemisphäre herrschen, daß nämlich nur die Schicht der kleinen Pyramidenzellen dicker und reichlicher ist, wenn sie auch aus birnförmigen Ganglienzellen gebildet sei; auch gibt es hier keine gebildete Körnchenschicht, sondern nur vereinzelte polygonale oder sternförmige Nervenzellen zwischen den mittelgroßen und großen Pyramidenzellen.

In der 1. Temporalwindung stellten wir in der Schicht der polymorphen Zellen hin und wieder einige größere spindelförmige Ganglienzellen fest, die , wie schon gesagt, als charakteristische akustische Zellen nicht angesprochen werden können, da sie nicht genug differenziert aussehen.

Der Gyrus occipito-temporalis geht allmählich in den Gyrus hippocampi über, indem er wesentlich abnimmt.

Die ungenügend indifferenzierte Hippocampuswindung besteht aus einer Neurogliaschicht, in welcher die Olfactoriusfasern gar nicht zu erkennen sind und wo vereinzelte fremdartige, runde, spindel- oder birnförmige gequollene Ganglienzellen vorkommen. Es folgt hiernach die Schicht der kleinen und großen Pyramidenzellen, wo neben gequollenen birnförmigen Gebilden viele kleinere polygonale Nervenzellen mit großem Kern, sowie mrt gröberen basophilen Elementen im Protoplasma und mehreren Dendriten zu erkennen sind. Die Anordnung und die Zahl der Zellen ist total verändert. Unter diesen Ganglienzellen finden wir viele stark gequollene auch ballonartige protoplasmatische Fortsätze, besonders Basaldendriten von den birnförmigen wie auch von den kleineren polygonalen Zellen abhängig, und dazwischen viele Körnchen- und Neurogliazellen. Die letzte Schicht der spindelförmigen Zellen ist stark erkrankt, wie im ganzen Gehirn. Im Praesubiculum sind die Beziehungen der Zellschichten nicht typisch untereinander, sie unterscheiden sich nicht viel von denen des Subiculum.

Im Subikulum konnten wir eine Schicht Neuroglia- und kleiner Rundzellen, ferner eine Schicht 20—25 μ großer unregelmäßiger, eiförmiger Ganglienzellen, zuweilen mit zentralem, von verdicktem Spongioplasma und vereinzelten basophilen Elementen umgebenen Kern feststellen. Die Schicht der kleinen und großen Pyramidenzellen ist aus gequollenen birnförmigen Ganglienzellen gebildet, worauf die Schicht der polymorphen Zellen mit den schon beschriebenen Charakteren folgt. Die Ammonshornrinde ist vielleicht eine der besten differenzierten Windungen unseres Falles wie auch bei der anderen Hemisphäre; wir fanden folgende Zellschichten auf den Nisslschen Präparaten:

1. die Ependymzellenschicht;
2. den Alveus mit vereinzelten Neurogliazellen;
3. das Stratum oriens mit seinen gequollenen spindelförmigen Zellen, welche den polymorphen Zellen der Gehirnrinde entsprechen;
4. die Schicht der großen und kleinen Pyramidenzellen mit dem birnförmigen Typus, manchmal mit gequollenem und undeutlichem Zellkörper und gequollenen Apikaldendriten.

Stratum radiatum und stratum lacunosum lassen sich nicht wohl gut voneinander unterscheiden.

Die Fascia dentata läßt folgende Schichten unterscheiden:

1. Eine Molekularschicht aus vereinzelten Rund- und zahlreichen gequollenen Neurogliazellen gebildet, welche der Molekularschicht der Rinde entspricht.
2. Eine Körnerschicht aus kleinen dichten Zellen mit rundem oder zackigem zentralem Kern, der von einer kleinen, unregelmäßigen Protoplasmazone umgeben ist. Sie entspricht der Pyramidenzellenschicht der Rinde und der Ammonshornrinde.
3. Eine dicke Schicht aus polymorphen Zellen, bei der man viele Neuroglia- und Körnchenzellen unterscheiden kann, ferner kleinere und größere, ei- oder birnförmige, stark gequollene Ganglienzellen mit sehr lockerem Spongioplasma und exzentrischem Kerne, der nur selten von basophilen Elementen umgeben ist.

Die Präparate, die nach Benda und van Gieson gefärbt wurden, zeigen dicke schwarzgefärbte Nervenfaserbündel im Pedunculus, sonst aber dieselbe Beschaffenheit der symmetrischen Gegenden der rechten Hemisphäre.

Die nähere Untersuchung der Parietalwindung und des Gyrus angularis zeigte dasselbe Verhalten.

Es wurden durch die Regio optica an verschiedenen Stellen der äußeren Seite des Gehirnes und durch die Fissura calcarina Serienschnitte gemacht. Die Gefäße der Pia sind in diesen Gegenden voll mit Blut gefüllt und ihre Lymphscheiden oft mit zahlreichen Körnchenzellen versehen. Außer einigen Hämorrhagien in den Lymphscheiden ist bei den Gefäßwänden nichts anderes Pathologisches gefunden worden.

Die Occipitalwindung ist wie auf der anderen Hemisphäre viel mehr erkrankt als die übrigen Stellen des Gehirns. Wir bemerken:

1. Eine Molekularschicht aus Neuroglia- und Körnchenzellen zusammengesetzt.

2. Die Schicht der kleinen Pyramidenzellen enthält kleine, gequollene, birnförmige Zellen mit lockerem Spongioplasma neben sehr vielen runden Ganglienzellen mit zentralem und von einem sehr lockeren, fast durchsichtigen Spongioplasma umgebenem Kerne. Zuweilen begegnet man zwischen diesen kleinen Zellen größeren versetzten Nervenzellen.

3. Die mittelgroßen und großen Pyramidenzellen sind noch mehr gequollen, mit undeutlichen Grenzen, manchmal mit zwei Kernen, mit stark gequollenen Dendriten.

4. In der Polymorphzellenschicht sehen wir unregelmäßig runde oder spindelförmige Zellen mit erkennbaren Kernen, aber undeutlichen Protoplasmagrenzen. Zwischen sämtlichen Nervenzellen begegnen wir gequollenen Körnchenzellen, die zuweilen in enger Beziehung mit denselben stehen.

Die Fissura calcarina ist in allen Präparaten leicht erkennbar wegen des weißen ungefärbten Vicq d'Azyrschen Streifens, der die Windung in zwei Teile teilt. Die Schichten dieser zentralen optischen Windung sind in unseren Präparaten folgende:

1. Eine Molekularschicht aus Neuroglia- und Körnchenzellen.

2. Die Schichten der kleinen und größeren Pyramidenzellen; sie enthalten nur rundliche Nervenzellen mit einer schmalen Spongioplasmazone um den Kern herum. Daneben viele ungleichmäßige Neurogliazellen und besonders viele Körnchenzellen mit gequollenen runden Zellkörpern und kleinen basophilen Elementen, sowie noch viele lymphatische Kerne, deren Protoplasmazone schwer zu erkennen ist.

Die Schicht der großen und kleinen sternförmigen charakteristischen Zellen dieser Windung ist nicht vorhanden, sondern durch gewöhnliche Elemente ersetzt. Dasselbe gilt auch für die anderen Schichten, so daß weder die vereinzelten Riesenzellen von Meynert, noch die tiefsten Polymorphzellen von Schlapp nachzuweisen sind. In dieser Hauptwindung findet man also anstatt der edeln Elemente nur gequollene Neurogliazellen, zahlreiche Makrophagen und vereinzelte rundliche Nervenzellen.

Wenn man sich von diesem optischem Zentrum allmählich entfernt, so erscheinen die birnförmigen Zellen wieder und, wenn dieselben auch krank und gequollen aussehen, so befinden sie sich doch auf einer höheren Entwicklungsstufe in Bezug auf die des optischen Zentrums.

Die Untersuchung der nach Cajal gefärbten Präparate von verschiedenen Stellen der Rinde ergab, daß im allgemeinen das Geflecht der Nervenfibrillen sehr locker ist und aus feinen, schwarz gefärbten und kurzen unterbrochenen Fasern besteht. Die Nervenzellen sind gequollen, mit scharfen Grenzen und lassen nur ein mehr oder minder lockeres Wabenwerk erkennen. Die neurofibrilläre Zellstruktur fehlt vollständig, bloß das Wabenwerk ist um den Kern herum etwas dicker gelagert. Die Zellen haben wenige Dendriten, die manchmal — besonders der Basaldendrit — so sehr gequollen sind, daß sie viel umfangreicher als der Zellkörper selbst erscheinen. In der Regio optica gelangen wir in dieser Hinsicht zu denselben Resultaten; die Zellen sehen nur viel verschwommener aus, und zwischen den kleinen Pyramidenzellen finden wir viele gequollene, 15 μ breite und 50 μ lange Basaldendriten (Taf. X, Fig. 2).

Die Neuroglia wurde ebenfalls untersucht und auf allen Präparaten, die wir von verschiedenen Stellen der Rinde anfertigten, sehen wir sowohl auf den nach Benda als auch auf den nach Beneke gefärbten, daß dieselbe ein reiches Geflechtnetz bildet, besonders reichlich mit Neurogliakernen versehen, welche ein sehr gequollenes Aussehen haben und etwa 15—20 μ groß sind. Die Randzone der Hirnrinde ist verdichtet und entspricht einer kondensierten Zone von Neurogliagewebe.

Das Kleinhirn.

Die nach Weigert-Pal gefärbten Präparate zeigen auch hier, wie die weiße Substanz fast ungefärbt geblieben, nur die in Bündeln gesamelten Kleinhirnbahnen sind wenig dunkelblau gefärbt. Die Myelinscheiden sind hier ebenfalls dünnwandig.

Die nach van Gieson gefärbten Präparate stellen die Gefäße der weichen Hirnhaut nicht erweitert und die Pia nicht verdickt dar. Die Kleinhirnrinde zeigt sowohl in diesen wie auch in nach Nissl gefärbten Präparaten folgende Zellschichten:

1. Dicht unter der Pia befindet sich eine kondensierte Gliagewebeschicht.

2. Eine Molekularschicht aus Neurogliazellen und vereinzelten kleinen Rindenzellen mit blassem, rundlichem Protoplasma und pyknotischem, mit Kernkörperchen versehenem zentralen Kern. Die Retzius-

schen Korbzellen sind in der Tiefe der Schicht verstreut und besitzen einen gequollenen, fast durchsichtigen, rundlichen Protoplasmakörper mit exzentrischem, stark tingiertem und mit einem Kernkörperchen versehenen Kerne.

3. Die Purkinjeschen Zellen liegen weit voneinander entfernt, manchmal in Gruppen von 3 oder 4 angeordnet, oft finden sie sich in die graue oder in die granulierte Schicht versetzt, sind 20—30 μ groß, rundlich, eiförmig, in der Regel birnförmig, mit dem spitzigen Teil nach außen, mit einem zentralen oder gegen die spitzige Extremität befindlichen Kern, der homogen gefärbt, strukturlos aussieht und ein zentrales Kernkörperchen enthält; das Protoplasma ist aus einem kleinmaschigen Spongioplasma mit gröberen basophilen Granula um den Kern herum gebildet. Der Apikaldendrit fehlt oftmals, sonst ist er gequollen. Nie konnten wir zwei Dendriten bei derselben Zelle feststellen.

Zwischen diesen Purkinjeschen Zellen befinden sich sehr reichliche Neurogliazellen mit ihren lockeren und gequollenen Kernen, sowie einige gequollene Körnchenzellen mit pyknotischem zentralem Kern und ziemlich breiter Protoplasmazone.

4. Eine aus mehreren Lagen bestehende granulierte Schicht aus dicht nebeneinander angeordneten kleinen pyknotischen Kernen, welche mit einer sehr kleinen, fast durchsichtigen Protoplasmazone umgeben sind; dazwischen vereinzelte große, rundliche oder eiförmige Nervenzellen mit lockerem und gequollenem Protoplasma, zentralem oder exzentrischem Kern, die den großen Golgischen Körnerzellen entsprechen, ferner noch zahlreiche Neurogliazellen.

In den Nucleus dentatus und Nucleus emboliformis der weißen Substanz des Kleinhirns sind die Nervenzellen meist von unregelmäßigen Formen, sehr gequollen, mit zentralem, homogen tingiertem Kerne, lockerem und vakuolenhaltigem Spongioplasma wenigen Dendriten und einigen basophilen Elementen um den Kern herum versehen. In der Rinde des Wurmes besitzen die Purkinjeschen Zellen dieselben Charaktere.

Die Neuroglia des Cerebellum ist vermehrt, die graue Schicht besitzt ein dichtes Geflecht von Neurogliagewebe. Die Neurogliakerne sind sehr zahlreich, stark gequollen und von lockerer Struktur.

In den nach Golgi präparierten Schnitten konnten wir nur die Neurogliazellen studieren. Die Kurz- und Langstrahler — Astrocyten sind sowohl in der weißen, als auch in der grauen Substanz zumeist in Gruppen von zweien oder mehreren anzutreffen; ihre Dendriten sind sehr fein und leicht nachweisbar. Die Nervenzellen haben sich gar nicht imprägnieren lassen, weder die Purkinjeschen Ganglienzellen noch die Korbzellen.

Pedunculi cerebri.

Die Gefäße der Großhirnschenkel sind prall mit Blut gefüllt, in ihren Lymphscheiden lassen sich manchmal kleine Hämorrhagien konstatieren, sowie wenige Körnchenzellen, die aber auch im Gewebe vorkommen.

Der Fasciculus longitudinalis posterior, die Formatio reticularis tegmenti mit der fontäneartigen Kreuzung von Meynert sowie die laterale und mediale Reilsche Schleife enthalten dicke und besser gefärbte Nervenfasern als die Pedunculusbahnen, und hier ist es besonders die Pyramidenbahn, in der die Nervenfasern dünn und blaßgefärbt aussehen.

In der Haube und am Boden des Aquaeductus Sylvii treffen wir die Nuclei des Oculomotorius und des Trochlearis, welche meist aus gequollenen, ei- oder spindelförmigen Zellen bestehen; diese Zellen besitzen einen exzentrischen oder zentralen Kern mit lockerem, manchmal vakuolenhaltigem Spongioplasma ausgekleidet, das nur um den Kern herum von mehr oder minder gröberen, unregelmäßigen basophilen Körnern durchsetzt ist. Der Kern ist ebenfalls gequollen und strukturlos; er enthält ein zentrales und pyknotisches Kernkörperchen. Hin und wieder begegnet man gequollenen Dendriten.

Der unter dem IV. Nucleus befindliche Nucleus tegmenti dorsalis von Gudden enthält kleine rundliche, mit denselben Eigenschaften versehene Zellen. Der Interpedunkulariskern, eine kleine Zellgruppe zwischen den Großhirnstielen, ist von den durchkreuzten Monakowschen Bündeln beiderseits gut begrenzt und enthält ähnliche Zellgebilde.

Der rote Kern, der in seinem oberen Teil von dem Fasciculus Meynerti durchkreuzt ist, enthält die größten Ganglienzellen der Haube; eiförmige oder unregelmäßig runde Gebilde mit zentralem oder peripherischem Kern sind von gröberen basophilen Elementen und von lockerem und durchsichtigem Spongioplasma umgeben. Zwischen diesen großen sind auch kleinere, ähnliche, die sogenannten spindelförmigen Mahaimschen Zellen vorhanden. Die Substantia nigra Soemmeringii enthält auf zwei Schichten vereinzelte und unregelmäßig angeordnete kleine Zellen mit durchsichtigem Protoplasma und zentralem

Kern. Was die zentrale graue Substanz anbelangt, so sind noch andere kleine Zellgruppen, sei es in der Raphe, sei es in der Formatio reticularis tegmenti, von denen alle die schon beschriebenen Charaktere wiedergeben.

Die Brücke.

Die kleinen Gefäße dieser Gegend sind ebenfalls voll mit Blut gefüllt, ihre leicht erweiterten Lymphscheiden enthalten vereinzelte Körnchenzellen. Die Arteria basilaris bietet normale Verhältnisse und Struktur.

In der Gegend des V. Kernes sind die Zellen des motorischen Nucleus von unregelmäßigen Formen, besitzen gequollene Dendriten mit matten Grenzen, zentralen Kern, lockeres und sehr blasses Spongioplasma und manche Chromatingranula, welche meistens um den Kern herum gruppiert sind. Der sensible Kern enthält etwas kleinere Zellen außer wenigere basophilen Elementen, sonst haben dieselben fast ähnliche Charaktere. Die Zellen der VI., VII. und VIII. Kerne sind von derselben Beschaffenheit. Die Zellen der oberen Oliven sind klein, rundlich oder eiförmig, mit durchsichtigem Spongioplasma und zentralem Kern ausgerüstet. Was die übrigen Kerne der grauen Substanz, d. h. den Deitersschen Kern (den Haupt-Endpunkt des Nervus vestibularis) anbelangt, so sind hier die eigenen Brückenkerne, die Kerne des Corpus trapezoides usw. aus ähnlichen Zellen zusammengesetzt. In Bezug auf die weiße Substanz ist zu bemerken, daß die Pyramidenstränge sowohl in den Pedunculi, als auch in der Brücke die schon beschriebenen Charaktere aufweisen, dagegen das Corpus trapezoides, die Schleife, das Corpus restiforme und der Fasciculus longitudinalis posterior mit der Substantia reticularis alba enthalten sämtlich dicke und besser gefärbte Nervenfasern.

Medulla oblongata.

Die Übergangsstelle der Brücke zur Medulla oblongata läßt sich durch eine kleine Abnormität der Asymmetrie feststellen, welche darin besteht, daß der Pons auf einer Seite dicker als auf der anderen ist, obwohl der Schnitt ganz senkrecht gemacht wurde. In der ganzen Gegend konnten wir einen großen Unterschied zwischen den Nervenfasern der Pyramiden- und den der sensiblen Bahnen feststellen, indem die letzteren dickere und besser gefärbte Fasern als die ersteren enthalten, was besonders bei dem Fasciculus longitudinalis posterior, den anderen Fibrae arcuatae internae und dem Corpus restiformis zu konstieren ist. Die ganze Medulla oblongata ist stark hyperämisch.

Die verschiedenen Nervenkerne: die Nuclei cochlearis und vestibularis, der IX., der sensible X. nebst Nucleus ambiguus, sowie der XII. und XI. enthalten mit ähnlicher Beschaffenheit versehene Ganglienzellen, d. h. gequollene eiförmige oder unregelmäßig gestaltete Nervenzellen mit zentralem oder an die Peripherie verschobenem Kerne, lockerem, vakuolenhaltigem und chromatinarmem Spongioplasma. Im Facialis und im sensiblen Vaguskern erscheinen die Nervenzellen besonders gequollen. Die Oliven, die Nebenoliven und der Nucleus arciformis enthalten kleine rundliche oder ovale Nervenzellen mit zentralem Kern und lockerem Spongioplasma. Dies ist auch bei vereinzelten Nervenzellgruppen der Substantia reticularis zu beobachten.

Nur im Nucleus ambiguus sind mehrere polygonale Zellen mit zentralen Kernen, feinen basophilen Granula und ziemlich normal aussehenden Dendriten festzustellen.

Rückenmark.

Um Wiederholungen zu vermeiden, da die Rückenmarksveränderungen von oben nach unten fast die gleichen sind, geben wir eine übersichtliche Beschreibung des Ganzen.

Die nach Weigert - Pal gefärbten Präparate zeigen schon bei bloßem Auge, daß die Pyramidenvorder- und -seitenstrangbahnen viel blässer als die übrigen aussehen, und wenn auch die hinteren und anterolateralen Bahnen nicht dunkelblau gefärbt sind, ist der Unterschied konstant und deutlich.

Bei starker Vergrößerung erscheinen die Nervenfasern der Pyramidenbahnen mit engen und dünnen, manchmal breiten aber ebenfalls dünnen, weit voneinander getrennten Myelinscheiden versehen; dagegen sind dieselben im Funiculus lateralis, Fasciculus cerebellaris lateralis, Fasciculus Gowers nicht nur in größerer Zahl vorhanden, sondern sind auch breiter, dicker und bei weitem besser gefärbt.

Im Hals- und Dorsalmark bis in den oberen Teil des Lendenmarks hinein sind die dünnen und vereinzelten Markscheiden nicht nur in der Pyramidenvorderstrangbahn, sondern auch im Funiculus anterior zu verfolgen (Taf. IX, Fig. 2).

Der Gollsche Strang enthält in dem ganzen Rückenmark etwas kleinere und dünnere Markscheiden, als der Burdachsche. Das Netz der myelinisierten Fasern der Vorderhörner ist nicht besonders dicht; man kann sowohl die vorderen wie auch die hinteren Wurzeln der entsprechenden Hörner verfolgen; sie bestehen aus lockeren Nervenfasern und sind mit denselben dünnen Markscheiden versehen.

Die weiße Kommissur besteht aus zahlreichen gekreuzten und schwach myelinisierten Fasern; dagegen enthalten die beiden grauen Kommissuren lockere und nichtmyelinisierte Fasern.

Die nach Weigert-Pal und mit van Gieson nachgefärbten Präparate geben die rotgefärbten Achsenzylinder in der Mitte der weiten und dünnen Markscheiden wunderschön wieder. Es gibt auch gefärbte Achsenzylinder, welche von keiner Markscheide umgeben sind (unmyelinisierte Fasern), besonders in den Pyramidenvorder- und -seitenstrangbahnen.

Die mit Eisenhämatoxylin, Böhmerschem Hämatoxylin und mit van Gieson, Eosin oder Alizarin nachgefärbten Präparate zeigen weder die Pia noch die Arachnoidea verdickt; die Gefäße der Fissura mediana anterior sind voll mit Blut gefüllt, haben normale Gefäßwände und manchmal erweiterte mit einigen Körnchenzellen versehene Lymphscheiden.

Die Gefäße der grauen Substanz sind hyperämisch.

Der Zentralkanal ist in der Regel leicht asymmetrisch und mit Flimmerepithel ausgekleidet; in der umgebenden Substantia gelatinosa centralis sind die Neurogliakerne ziemlich reichlich. In den beiden Pyramidenstrangbahnen ist das Neurogliagewebe dichter als in den übrigen, wo die myelinhaltigen Fasern überwiegen.

Die motorischen Ganglienzellen sowohl in diesen wie auch in den Nissl-Präparaten charakterisieren sich im ganzen Rückenmark folgendermaßen:

Sie sind, wie normalerweise, in Gruppen angeordnet, deren zahlreichste die der ventro-medialen und der lateral-hinteren Gruppe ist; in der Hals- und Lendenanschwellung gibt es noch eine lateral-vordere und eine medial-hintere Gruppe, welche jedoch nur aus wenigen Nervenzellen bestehen. Alle diese motorischen Ganglienzellen haben in unseren Rückenmarkspräparaten einen und denselben Typus, d. h. sie sind 70—140 μ große ovale, unregelmäßig polyedrische, stark gequollene Ganglienzellen mit zentralem oder peripherischem Kern; das pyknotische Kernkörperchen hebt sich stark von der blaß und homogen gefärbten Kernstruktur ab. Das Protoplasma besteht entweder aus sehr lockerem Spongioplasma oder aus einer homogenen Masse, die nur um den Kern herum mit kondensierten basophilen Staubkörnern oder gröberen Granula ausgestattet ist. Es sind oft große Vakuolen im Protoplasma vorhanden, das letztere ist zuweilen von homogener staubähnlicher Struktur. Vielfach besitzen diese Zellen keine Dendriten, öfter aber mehrere, gequollene, manchmal bis 20 μ breite und mit basophilen Körnern versehene Dendriten. Einige Dendriten erscheinen derart aufgequollen, daß sie umfangreicher als die Nervenzellen aussehen, von denen sie durch eine Verengerung getrennt sind. Mitunter kommen noch dick aufgequollene, struktur- und kernlose Massen vor, die als stark erkrankte Nervenzellen anzusprechen sind.

Der Nucleus dorsalis enthält kleinere, ovale oder unrelmäßig runde Nervenzellen mit zentralem Kern und meistens homogenem und intensiv tingiertem Protoplasma. Diese Clarkeschen Zellen sind fast immer dendritenlos. Die Seitensäulen enthalten ähnliche Nervenzellen. Die anderen Strangzellen, die im ganzen Rückenmark zerstreut liegen, stellen kleine chromatinarme ovale oder unregelmäßig gestaltete Formen mit zentralem Kern dar.

Die Körnchenzellen sind im Rückenmark bei weitem nicht so zahlreich wie im Gehirn; sie zeigen dieselbe Beschaffenheit und sind vereinzelt oder in kleinen Gruppen um die erkrankten Ganglienzellen angeordnet.

Die nach Cajal präparierten Schnitte zeigen die imprägnierten Achsenzylinder sowohl in der weißen als auch in der grauen Substanz. Die Vorderhörner besitzen ein dichtes feinfaseriges Geflecht mit mehreren Faserbündeln, die bis zum Radix anterior zu verfolgen sind.

Die motorischen Ganglienzellen besitzen im ganzen Rückenmark keine fibrilläre Struktur; sie haben, wie in den Nisslschen Präparaten, ovale oder unregelmäßige polygonale Formen, sind homogen und blaßgelb gefärbt und ihr Spongioplasma ist nur um den Kern herum etwas dichter. Die Dendriten sind selten sichtbar und einige haben ein aufgequollenes Aussehen und sind mit lockerem Spongioplasma versehen. Die Clarkeschen Zellen des Dorsalmarks sehen hier oval und fast strukturlos aus.

Die Neuroglia, sei sie nach Benda oder nach Beneke gefärbt, zeigt ein dichtes, blaugefärbtes Netzwerk, welches in der weißen Substanz reichlicher ist als in der grauen. Die Neurogliakerne liegen im ganzen Rückenmark verstreut.

Die nach dem Golgischen Sublimatverfahren gefärbten Präparate zeigen hauptsächlich die Neurogliazellen imprägniert; dies sind Kurz- und Langstrahler-Astrocyten, welche häufig in Gruppen vorkommen und über den ganzen Schnitt verteilt sind. Die motorischen sowie die übrigen Nervenzellen haben sich nur ausnahmsweise imprägnieren lassen.

Endlich konnten wir in nach Marchi behandelten Präparaten die Fettkörnchenzellen konstatieren, welche vielfach in der grauen Substanz — besonders in den Vorderhörnern — in enger Verbindung mit den Ganglienzellen stehen, während die letzteren in wenigen Fällen mit Fettkörnchen besetzt sind.

Die weiße Kommissur enthält schwarz gefärbte Fasern. Alle Stränge der weißen Substanz besitzen fettkörnchenreiche Markscheiden; die Burdachschen eine größere Anzahl als die Gollschen Stränge; die Pyramidenstränge hingegen sind nur mit vereinzelten Markscheiden versehen, welche gelbblaß gefärbt und schon mit bloßem Auge zu erkennen sind.

In den Lymphscheiden der Gefäße begegnen wir mitunter Körnchenzellen.

Das Ganglion Gasseri und der Nervus trigeminus.

Bei den mit Eisenhämatoxylin und mit van Gieson oder Alizarin nachgefärbten Präparaten gewahrt man, daß das Ganglion Gasseri sehr reich an Blutgefäßen ist, welche erweiterte und mit Blutextravasat versehene Lymphscheiden besitzen. Es lassen sich noch hämorrhagische, ca. 90 μ breite und ca. 130 μ lange Infiltrationen des Bindegewebes konstatieren.

Die Ganglienzellen sind ca. 60—100 μ große, runde oder ovale Gebilde mit zentralem oder auch exzentrischem, bläschenförmigem Kern und scharf gefärbtem Kernkörperchen. Der Kern ist von einer Chromatinzone umgeben, deren basophile Granula vom Kern bis zur Peripherie der Zelle allmählich abnehmen, so daß die peripherische Zellhälfte aufgequollen, chromatinlos und schwach begrenzt ist. Im allgemeinen befinden sich diese Zellen in recht gutem Zustande, da nur ihr äußerster Teil erkrankt ist. Die Ganglienzellgruppen sind von konzentrisch geschichteten Bindegewebszellen oder von querdurchschnittenen Nervenfasernbündeln voneinander getrennt. Die nach Weigert-Pal gefärbten Schnitte zeigen, daß die Nervenfasern wie im ganzen Gehirn nur dünne Markscheiden besitzen.

Die Neuroglia des Ganglions Gasseri ist wenig vermehrt. In Marchi-Präparaten finden sich viele Körnchenzellen teils um die Ganglienzellen herum, teils in den Gefäßen und in ihren erweiterten Lymphscheiden. Die Ganglienzellen selbst enthalten vereinzelte schwarze Körnchen.

Der Nervus trigeminus ist mit dünnen blaßgefärbten manchmal mit Körnchen versehenen Markscheiden ausgestattet.

Retina.

Die Serienschnitte der Retina wurden durch die Eintrittsstelle des Nervus opticus und die Macula lutea gemacht und entweder mit Bendas Eisenhämatoxylin und van Gieson oder nach Nissl gefärbt.

Die Choroidea ist hyperämisch und verdickt wie die Arachnoidea des Zentralnervensystems.

Folgende Retinaschichten sind von außen nach innen getroffen:

1. Das Pigmentepithel, welches aus einer einfachen Lage von Epithelzellen mit braunen Pigmentkörnchen besteht.

2. Die Stäbchen- und Zapfensehzellen; diese lassen ihre äußeren Gliederstäbchen und -zapfen nicht mehr erkennen, was wohl entweder dadurch seine Erklärung findet, daß die Sektion erst 9 Stunden nach dem Tode gemacht wurde, als dieselben schon zugrunde gegangen waren oder vielmehr der Krankheit wegen schon während des Lebens entartet.

3. Die Innenglieder, welche auf der anderen Seite der Membrana limitans sich befinden und die äußere Körnerschicht bilden, werden zu einer dicken Schicht runder, gleichförmiger Kerne, deren Protoplasmazone unsichtbar ist (Taf. X, Fig. 3).

4. Die undeutliche Henlesche Faserschicht.

5. Die äußere retikuläre Schicht (feines Netzwerk der Stützsubstanz); diese läßt das nervöse Gewirr der Endverästelungen der Sehzellen nicht hervortreten.

6. Die innere Körnerschicht, welche enger als die äußere ist und rundliche, oft gequollene Ganglienzellen entweder mit kleinen pyknotischen oder größeren und lockeren Kernen und durchsichtigem chromatinarmem oder stark tingiertem Protoplasma enthält (bipolare und amakrine Zellen) (Taf. X, Fig. 3).

7. Die innere retikuläre Schicht; dieselbe ist ähnlich der äußeren, jedoch viel lockerer.

8. Die Ganglienzellenschicht; hier findet man kleine, unregelmäßige Ganglienzellen mit durchsichtigem Protoplasma und mit Kernkörperchen versehenem Kerne. Nur durch besondere Blendenöffnung konnten wir größere, multipolare, vereinzelte, sehr blaß gefärbte Ganglienzellen mit lockerem und wenig chromatinhaltigem Spongioplasma feststellen. Der zentrale Kern enthält ein gut gefärbtes Kernkörperchen (Taf. X, Fig. 3).

In derselben Schicht sehen wir ferner viele Neurogliakerne und gequollene runde Körnchenzellen; letztere werden häufig in der Nähe von stark veränderten Ganglienzellen gefunden.

Diese Schicht ist reich an kleinen Gefäßen.

9. Die Nervenschicht; diese besteht aus feinen nackten Achsenzylindern, welche sich zu Bündeln und plexusartig verbinden.

Im Bereiche der Macula lutea verdicken sich plötzlich und in ausgeprägter Weise die schon beschriebenen Zellenschichten. Die besonders verdickte Ganglienzellenschicht enthält vereinzelte, stark erkrankte Ganglienzellen und mehrere kleine neugebildete Blutgefäße, sowie noch viele kleine Rundzellen mit pyknotischen Kernen, ferner in der Umgebung der Ganglienzellen nicht selten gequollene Makrophagen.

Der Abfall der Körnerschichten zur Fovea centralis ist gering, dagegen bleibt die Ganglienzellenschicht ebenso verdickt, so daß die Fovea flach aussieht.

Die Nervenfasern des Nervus opticus sind sehr fein, vereinzelt und mit dünnen Myelinscheiden versehen. Das Bindegewebe ersetzt hier den Mangel an Nervenfasern (Taf. IX, Fig. 3).

Zusammenfassung der pathologisch-anatomischen Untersuchung.

Wir haben in unserem Falle nur leichte Asymmetrien und Abweichungen von der normalen Gyrifikation und keine Ventrikelerweiterung, also keine wesentlichen makroskopischen Merkmale gefunden. Abnorme weiße Färbung des Gehirns durch Vermehrung einer veränderten Fettsubstanz und eine erhöhte Konsistenz desselben sind jedoch festgestellt worden. Die Stärke der grauen Substanz ist im allgemeinen um die Hälfte geringer als im normalen Zustande; sie besitzt durchweg kleinere als die von Marinesco bei normalen Individuen angegebenen Maße. Das Gehirn wiegt 1530 g (in diesem Alter sollte es nur ca. 1000 g wiegen). In einem von Sachs angegebenen alle wog das Gehirn 784 g. Es ist dies das bis jetzt gefundene niedrigste Gewicht[1]). Die Pia ist nicht verdickt, sie wird auf manchen Stellen durch eine aus ca, 100—150 μ dicke geronnene Masse bestehendes von der Gehirnoberfläche verdrängt. Die Arachnoidea wird hin und wieder mit jungen Bindegewebsfasern und Fibroblasten leicht infiltriert.

Es bestehen keine Entzündungserscheinungen der Gefäßwände; ihre Lymphscheiden sind jedoch oft erweitert und in den Marchi-

[1]) Das normale Adultengehirn wiegt 1360 g; das Gehirn Gambettas wog 1314 g, und das schwerste bisher beschriebene Gehirn von 2850 g stammte von einem 21 jährigen epileptischen Idioten, woraus man schließen kann, daß die Intelligenz in keiner Weise in direktem Zusammenhang zum Gehirngewicht steht.

präparaten mit zahlreichen Fettkörnchenzellen ausgekleidet. In der hinteren Hälfte des Gehirns, besonders im Occipitallappen, enthalten die erweiterten Lymphscheiden eine ungeheure Menge von Körnchenzellen mit dicker, hyaliner, lichtbrechender Membran und feinen Granula, welche das Gefäß muffenartig umhüllen (Taf. IX).

Weiter ist noch eine starke Hyperämie, besonders im Hinterhauptlappen und im Hirnstamm zu konstatieren.

Die weiße Substanz zeigt auf Weigert-Pal-Präparaten eine außerordentliche mangelhafte Myelinisierung im ganzen Gehirn, sogar einen fast vollständigen Mangel des Myelins im Occipital- und Temporallappen, wo die Präparate stark gelichtet aussehen (Taf. VIII). Die Projektionsfasern des Frontallappens und der Zentralwindungen sind etwas besser als im übrigen Gehirn gefärbt, zeigen jedoch einen bedeutenden Unterschied der Norm gegenüber. Die Kommissurenfasern sind gut entwickelt, dagegen fehlen die Assoziationsfasern fast vollständig. In der Rinde finden sich ebensowenig die Tangentialfasern, die Bechterewschen und Gennari-Baillargerschen Streifen, wie auch keine radiären und interradiären Bündel vor.

Durch die Cajalschen Arbeiten wissen wir, daß die ersten Tangentialfasern normalerweise etwa zwischen dem 4. und 8. Monat auftreten und erst nach dem 3. Lebensjahre die Myelinisierung des Gehirns vollkommen ist. Jedenfalls ist dieselbe in unserem Falle viel niedriger als bei der Geburt.

Wir haben ferner noch festgestellt, daß die differenzierten Gratioletschen, Vicq d'Azyrschen Streifen, die Substantia reticularis alba des Gyrus Hippocampi usw. gar nicht myelinisiert sind, was auf ihre Abwesenheit schließen läßt. Die Nervenfasern sind auf diesen Präparaten im ganzen Gehirn und Rückenmark mit feinen Achsenzylindern und dünnen, engen oder lockeren Markscheiden versehen.

Die Pyramidenbahnen sind agenetisch; wir haben im Rückenmark das Querschnittsbild eines Neugeborenen vor uns. Es handelt sich sehr wahrscheinlich um eine Entwicklungshemmung derselben und nicht um eine sekundäre Degeneration infolge einer primären Zerstörung der Pyramidenzellen der Zentralwindungen, da nicht nur diese, sondern auch die übrigen Windungen und die letzteren stärker als die ersteren verändert sind.

In den Marchi-Präparaten enthält die weiße Substanz sehr zahlreiche Fettkörnchen, die aber nicht nur in den Myelinscheiden, sondern weit mehr in den Neuroglia- und in den Fettkörnchenzellen der erweiterten Lymphscheiden und der weißen Substanz zerstreut liegen. Es finden sich ferner noch viele osmiumreduzierende Körnchen in der ganzen weißen Substanz zerstreut. Diese fettartige Imprägnation erklärt den Perlmutterglanz des gehärteten ungefärbten Gehirns.

Die Nervenzellen sind im allgemeinen von runder, ovaler oder birnförmiger Form, sehr oft mehr oder weniger gequollen, mit lockerem Spongioplasma und einer basophilen Substanz ausgestattet, die aber nicht wie die Nisslschen Körner in Gruppen, sondern als feinere, meistens nur um den Kern herum befindliche Granula anzutreffen ist. Die perinucleäre Zone der Nissl-Präparate ist dichter als der übrige Teil der Zelle, wo nur ein feines, endocelluläres Netz zu konstatieren ist. Die Pyramidenzellen sind fast alle bald kugelig, bald birnförmig aufgebläht, in letzterem Falle ist der abgerundete Teil zuweilen stark aufgetrieben, vakuolenartig und unscharf gesäumt.

Wir fanden häufig in unseren Präparaten Nervenzellen, bei denen nur der peripherische Teil derselben krank erschien. Dagegen beschreibt Schaffer die zentrale Veränderung der Zelle beim unversehrten Zustand des peripherischen Zellteiles. Wir finden ferner noch gequollene kern- und dentritenlose Protoplasmamassen, zwischen solchen Ganglienzellendetritus und in den wenig veränderten birnförmigen Ganglienzellen alle Veränderungsstufen.

Die Eisenhämatoxylinpräparate lassen die Zellencysten in der Mitte des homogen aussehenden Protoplasma gut hervortreten. Einige Nervenzellen sind auch pigmenthaltig. Hin und wieder stößt man auf Teilungsfiguren der Nervenzellen; diese können als Reizläsionen, welche oft bei der Idiotie vorkommen, angesprochen werden.

Alle Nervenzellen sind bei der amaurotischen Idiotie viel größer wie normalerweise:

Es messen

die	kleinen Pyramidenzellen	18—25 μ	anstatt 10—12 μ	auf 10—15 μ	Basisbreite
„	mittelgroßen „	25—30 μ		„ 20—25 μ	„
„	großen „	30—40 μ	„ 20—30 μ	„ 30 μ	„
„	Betz'schen Zellen ca.	90 μ	„ 80 μ		
„	Rückenmarkganglienzellen des Vorderhornes		70—140 μ		
„	Nervenzellen des Ganglion Gasseri		60—100 μ		
„	Nervenzellenkerne		10—12—18 μ		

Der Kern der Nervenzellen scheint manchmal normal, besitzt aber häufig eine lockere, sehr veränderte Struktur und ein stark gefärbtes Kernkörperchen; er ist zentral oder peripherisch, meistens an der Basis des gegen die Hirnoberfläche laufenden Apikaldendriten gelegen, nicht selten fast in dem Dendritenfortsatz hineingetrieben, zuweilen sieht er auch gequollen aus.

Die Nervenzellen haben selten mehrere protoplasmatische Fortsätze, in der Regel läuft der spitze Teil der birnförmigen Zellen in einem Apikaldendriten aus. Die Dendriten sind meist sehr gequollen; die keulen- oder sackförmigen Auftreibungen überwiegen, wie auch bei den Schafferschen Fällen, an den Basaldendriten und sind nur selten am Apikaldendriten. Indem der Zellkörper nur wenig geschwollen ist, zeigt der Basaldendrit eine mächtige keulenförmige Aufblähung.

Auf Cajalschen Präparaten ist der Neurit nicht sichtbar, man begegnet bloß sehr vereinzelten und kleinen Bruchstücken von Achsenzylindern, die aber keinen ununterbrochenen Zusammenhang darstellen. Wir fragen uns nun, ob die in der Verlängerung der Zelle befindliche basale Aufblähung dieser Präparate (Taf. X, Fig. 2) nicht den veränderten oder zerstörten Neurit betrifft.

Die Morphologie der Zellen ist stark verändert; nach Nissl färben sich aber die Zellen in demselben Ton wie die normalen. Es handelt sich wahrscheinlich um eine Anhäufung in der Zelle durch eine aus den chromatophilen Körnern oder auf irgend eine andere Weise entstandene Substanz, welche einerseits den Kern in die seitlichen Wandungen des Zelleibes verschiebt und zurückdrängt, und andererseits den ganzen Zellkörper und die Dendriten cystisch aufbläht. Dieselbe Substanz verursacht sehr wahrscheinlich auch die Anschwellung der Neuroglia- und der Körnchenzellen und ist vielleicht als eine Störung des Metabolismus der Nervenzellen anzusprechen, welche ihre Sekretions- oder Dissimilationsprodukte nicht eliminieren können und in ihren Körpern selbst anhäufen, was die Aufblähung der Zellen bedingt.

Nageotte hat in einem Falle von familiärer Idiotie etwa ähnliche Enklave gefunden, die er entweder als Dissimilationsprodukte infolge der langsamen Destruktion der Nervenzellen, oder als primäre, irritative Veränderung angenommen hat. Spielmeyers Ansicht geht auch dahin, daß die Ganglienzellen durch eine in der Zelle abgelagerte Masse aufgebläht sind; diese Substanz ersetzt das Tigroid, besteht aus feinen Körnchen und gibt keine echte Fettreaktion; sie preßt die Nissl-Schollen, die Neurofibrillen, häufig auch den Kern, und alle diese gehen infolgedessen zugrunde. Schaffer nimmt an, daß diese basophile Substanz nichts weiter als eine Zerbröckelung des Tigroids sei; es handle sich um eine progressive Reduktion bis zu völligem Schwund derselben und um keinen Zerfall der Nisslschen

Körnchen; er erklärt diese Erscheinung durch den Aufbrauch der chromatischen Substanz und widerspricht die Meinung, daß die Bilder dieser Krankheit einer Tigrolyse entsprechen. Er nimmt vielmehr an, daß das interfibrillär gelagerte Hyaloplasma zuerst erkrankt und die Neurofibrillen nur sekundär zu einer Auflockerung und später zur Fragmentatio beitragen. Die Intensität der Schwäche bekundet sich bei der familiär amaurotischen Idiotie — seiner Meinung nach — in dem Schwellungsgrade des Hyaloplasmas. Wir konnten aber diese Stadien nicht feststellen, denn in allen unseren Cajalschen Präparaten konnten wir Neurofibrillen nicht darstellen, und überall bestand das Protoplasma aus einer aus feinsten Körnern bestehenden Masse, die meist nur perinucläer zu finden ist. Wie Schaffer, so konstatierten auch wir, daß das endocelluläre Netzwerk der Cajalschen Präparate dem Spongioplasma der Nisslschen Färbung entspricht. Unsere Cajalschen und Nisslschen Präparate zeigen morphologisch übereinstimmende Bilder, welche sich nur durch ihre Farbe unterscheiden.

Nach Marchi enthalten die Ganglienzellen nur sehr selten Fettkörnchen, sie sehen gewöhnlich blaß und gequollen aus, und in der unmittelbaren Nähe solcher Elemente befinden sich viele runde, mit Fettkörnchen stark beladene Rundzellen (Fettkörnchenzellen). Unserer Meinung nach beruht auch diese Fettsubstanz auf einer Störung des Metabolismus der Nervenzellen, und obwohl sie in den Nervenzellen nicht osmiumreduzierend ist, kann sie in den Makrophagen (Körnchenzellen) osmiumreduzierend wirken und sich wie Fett färben. Es ist schon bekannt, daß osmiumreduzierende Körnchen aus nicht reduzierenden resultieren. Man könnte annehmen, daß diese Substanz ein Lipochrom darstelle, wie im Sträußlerschen Fall von Cerebellaratrophie bei einem 35 Jahre alten Manne.

In den Golgi-Präparaten haben sich die Ganglienzellen wenig und nur mit ihren protoplasmatischen Fortsätzen imprägnieren lassen, die Neuraxonen sind nur ausnahmsweise anzutreffen.

In den Cajalschen Präparaten zeigen die Ganglienzellen ein lockeres Wabenwerk und keine Neurofibrillen, stark gequollene Dendriten (besonders Basal-, selten Apikaldendriten). Dieses endocelluläre Netzwerk besteht aus feinen Körnern und lockeren Körnersternen, welche aber ihren Zusammenhang mit dem Wabenwerk verloren haben und als mehr oder minder feinere Detritusmassen den Zellkörper ausfüllen. Entgegen den Schafferschen Befunden haben wir keine Neurofibrillen konstatieren können, vielleicht war der Prozeß in unserem Falle so weit vorgeschritten, daß dieselben schon zugrunde gegangen waren. Auch in diesen Präparaten ist die allgemeine Schwellung sämtlicher Nerven- und anderer Zellen des Nervensystems festgestellt worden. Riesengroße Betzsche Pyramidenzellen konnten wir nur sehr vereinzelt, noch seltener gruppenweise im Lobus paracentralis und in der vorderen Zentralwindung nachweisen; sie stellen kugelig oder birnförmig aufgeblähte Zellkörper mit lockerem oder homogen gefärbtem Protoplasma, manchmal stark tingiertem Kern und Kernkörperchen dar.

Die tiefste Ganglienzellenschicht der Rinde (die polymorphen Nervenzellen) sind stets am meisten verändert, viel mehr als die Zellen der übrigen Schichten, und zwar zumeist unregelmäßig rund oder spindelförmig mit unscharfen Grenzen und sehr lockerem Zellkörper und Kern. Ob diese Konstatierung in Zusammenhang mit der Vignalschen Meinung zu bringen ist, daß die morphologische Differenzierung der Rindenzellen erst in den tiefsten Schichten anfängt, das lassen wir als unentscheidbar dahingestellt.

In der Rinde des Frontallappens und besonders derjenigen der Zentralwindungen finden sich auch kleine dreieckige, sternförmige oder polygonale Ganglienzellen, welche mit Chromatinkörpern, mehreren normal aussehenden protoplasmatischen Dendriten und zentralem Kern versehen sind. Diese Zellen bilden keineswegs eine kontinuierliche Schicht — die sog. „couche des grains de Cajal" —, die normalerweise zwischen den Schichten der mittelgroßen und großen Pyramidenzellen sich befinden soll, dagegen liegen sie vereinzelt und verstreut zwischen den Pyramidenzellen aller Größe. Zuweilen tragen diese kleinen Nervenzellen ampullenförmige, chromatinlose, bis 50 μ dicke Basaldendrite, deren Zellkörper selbst nur 10—15—22 μ mißt. In der unmittelbaren Nähe solcher veränderten Zellen werden häufig Körnchenzellen angetroffen (Taf. X, Fig. 1).

Die Nervenzellen des Ganglions Gasseri sind wenig verändert und enthalten oft normale basophile Nisslsche Körperchen; die Veränderung ist in der Regel nur auf den äußeren Teil der Zelle beschränkt.

Die Neuroglia ist im ganzen Gehirn vermehrt, besonders die Neurogliazellen, welche einen Umfang bis 20—25 μ haben können, eine lockere Struktur besitzen und mit stark aufgeblähten, 10—12 μ großen Kernen ausgestattet sind. In der weißen Substanz sind die Neurogliazellen sehr aufgetrieben und tragen plumpe Fortsätze. In den Marchi-Präparaten sind dieselben mit Fettkörnchen beladen und liegen in der ganzen weißen Substanz zerstreut umher. Sie haben sich nach Golgi am besten imprägnieren lassen, während sie in den Nissl-Präparaten eine basophile Substanz enthalten, sehr wahrscheinlich dieselbe wie in den Nervenzellen, und inzwischen auch Vakuolen. An den Stellen, wo die Nervenzellen und -fasern auffallender verändert sind, tritt die Neuroglia in noch größerer Menge hervor, so z. B. im Occipitallappen. Im Kleinhirn ist die Nenroglia auch stärker vertreten wie unter normalen Verhältnissen.

Die sog. Körnchenzellen, welche sich in den Marchi-Präparaten als mit Fettkörnchen und nach Nissl als mit etwas basophiler Substanz überladen darstellen, kommen sowohl in der grauen wie auch in der weißen Substanz des ganzen Gehirns als stark gequollene, 15—25 μ große, runde Zellen mit zentralem oder exzentrischem Kern und einer hyalinen Membran umgeben, vor. Die Überladung dieser Zellen kann also entweder durch Fettkörnchen, feine Granula oder eine zentrale Vakuole bewirkt werden. Sie kommen besonders in den erweiterten Lymphscheiden, wo sie die dicke Umhüllung der Gefäße bilden, aber auch in den Gefäßen selbst vor und sind sehr wahrscheinlich Wanderzellen, die als Neuronophagen bezeichnet werden könnten. Sie werden sehr häufig in nächster Nähe der erkrankten Ganglienzellen angetroffen, manchmal an ihren Saum selbst angeklebt oder zuweilen auch in einer Einbuchtung derselben beherbergt. Der größte Teil der Körnchen dieser Makrophagen sind osmiumreduzierend. Viele Körnchenzellen zeigen vielfach auch Teilungsfiguren. Diese Rundzellen, welche in den Gefäßen, um dieselben herum und im ganzen Gehirn verstreut liegen, spielen wahrscheinlich die Rolle der Wanderzellen, obwohl sie eine Membran und feine Granula besitzen. Wir haben keine amöboidischen Fortsätze nachweisen können; ihre äußere Form ist meist beerenförmig. Wir vertreten mit Nageotte die Meinung, daß diese Körnchenzellen mesodermalen Ursprungs sind und aus jungen Bindegewebszellen (Fibroblasten) abstammen. Der Ansicht anderer Verfasser, welche annehmen, daß sie aus Gliazellen entstanden sind, die sich mobilisiert haben und zu Phagocyten geworden sind, können wir nicht beitreten, da wir uns nicht vorstellen können, daß die Neurogliazellen in die Mesodermalräume wandern, um sich mit pathologischen Produkten zu beladen. Diese phagocytierte Substanz besteht sehr wahrscheinlich aus der Chromatinsubstanz der veränderten Nervenzellen und der Detritusmassen, mit denen die Körnchenzellen in Beziehung stehen.

Daneben bemerken wir in allen Schnitten reichliche pyknotische Kerne mit einer kleinen, selten sichtbaren Protoplasmazone, die in allen

Präparaten durchweg pigment- und körnchenlos ist. Dieselben können entweder den lymphatischen Zellen, den kleinen noch körnchenfreien Makrophagen, die noch nicht phagocytiert haben (petits corps granuleux der französischen Verfasser), oder auch den kleinen Neurogliazellen entsprechen.

Im allgemeinen ist wohl als erwiesen anzusehen, daß in unserem Falle die funktionell verschiedenen Gebiete keinen differenzierten histologischen Bau in bezug auf Form, Größenverhältnisse, Zahl und Topographie der Zellen aufweisen, also keine deutlichen Lokaldifferenzen wie normalerweise bestehen, sondern fast überall ein und derselbe Strukturaltyp herrscht. Es soll aber nicht unerwähnt bleiben, daß im Frontallappen und in den Zentralwindungen die Ganglienzellen besser als in den übrigen Windungen gefärbt sind; die vordere Zentralwindung unterscheidet sich von der hinteren nicht; in beiden findet man kleine, unregelmäßige, dreieckige oder polygonale Ganglienzellen, die in allen Schichten verstreut liegen. Die akustischen Zellen der Temporal- und der Reilschen Windung fehlen. Die Differenzierung der Hippocampus-, der Ammonshornrinde und der Fascia dentata ist nur allein zu konstatieren. Die optische Gegend ist am schwersten verändert, denn weder die charakteristischen sternförmigen Ganglienzellen, noch die Vicq d'Azyrschen Streifen sind vorhanden, dabei sind die gewöhnlichen Pyramidenzellen der Rinde im Cuneus meistens von rundlicher Gestalt (Neuroblasten), stehen also embryologisch auf niedrigerer Entwicklungsstufe, als die birnförmigen Zellen der übrigen Windungen.

Die Architektonik der Zellschichten ist nicht zu vergleichen mit derjenigen in normalen Fällen, die Rindenstruktur ist kaum noch zu erkennen. Die Zellen sind um so mehr gequollen und erkrankt, als sie einer tieferen Schicht gehören. Von der Grenze der weißen und grauen Substanz ab findet man verstreut liegende Nervenzellen auch in der benachbarten weißen Substanz.

Die Amaurose läßt sich durch die folgenden Befunde der Retina erklären: Stäbchen und Zapfensehzellen sind abwesend, was auch von Holden (New York) bei erst 4 Stunden nach dem Tode ausgeführter Sektion konstatiert wurde; die Ganglienzellen sind aufgebläht, homogen tingiert, chromatinlos, mit exzentrischen Kernen und Vakuolenbildung versehen. Wie in der ganzen Retina, so sind auch in der Macula lutea die zahlreichen, normalerweise in Schichten angeordneten Ganglienzellen durch sehr vereinzelte, stark erkrankte Ganglienzellen ersetzt worden. Wir nehmen mit Dupuy-Dutaups ferner an, daß der zentrale rübsamengroße rote Fleck der Fovea centralis von der wegen des Durchsichtigwerdens der Netzhaut durchschimmernden roten und pigmentierten Choroidea hervorgerufen wird. Die Nervenfasern des Nervus opticus enthalten sehr vereinzelte Achsencylinder, die von engen und schlecht ausgebildeten Myelinscheiden umgeben sind. Wenn wir noch die starke Erkrankung des Occipitallappens, speziell der Fissura calcarina und des Cuneus sowie noch die große Veränderung der Gratioletschen Sehstrahlungen erwähnen, so finden wir mehr als eine genügende Ursache für die Erklärung der Amaurose.

Die charakteristischen Befunde unseres Falles sind folgende:

1. Die fast vollständig fehlende Myelinisierung des ganzen Gehirns, was in diesem Grade bis jetzt noch bei keinem Fall von amaurotischer Idiotie erwähnt wurde. Es besteht sehr wahrscheinlich einerseits eine Bildungshemmung der myelinhaltigen Fasern und andererseits ist wegen des degenerativen Prozesses das schon existierende Myelin zugrunde gegangen.

2. Der rund- oder birnförmige Zustand der Nervenzellen, verbunden mit starker Aufblähung derselben. Es handelt sich um eine ausgesprochene, fast allgemeine Degeneration der sämtlichen Nervenzellen sowohl des vegetativen Gehirns als auch des Denkgehirns der höheren psychischen Funktionen.

3. Die Abwesenheit von Neurofibrillen und von zu verfolgenden Achsenzylindern. Man sieht nur sehr vereinzelte und kleine Bruchstücke von Achsenzylindern, die aber nicht in Kontinuität mit den Ganglienzellen stehen.

Wir haben also weder Neurofibrillen noch Myelinfasern nachzuweisen vermocht. Es wäre nach Döllken ein Parallelismus in der Entwicklung der Neurofibrillen und der Myelinisierung des Gehirns, und diese Angabe könnte für eine Bildungshemmung in unserem Falle sprechen. Wir müssen aber noch hinzufügen, daß Cajal und Brodman behaupten, daß die Neurofibrillen sehr frühzeitig entstehen, sich aber nur erst spät konstant und regelmäßig färben lassen.

4. Eine starke Neuronophagie. Die von uns angegebenen Gefäßbilder mit ihrer zelligen Infiltration der erweiterten Lymphscheiden sind bis jetzt noch nicht beschrieben worden.

5. Das Vorhandensein von Corpora amylacea in dem hinteren Teile des Gehirns, da, wo die edlen Elemente die stärksten Veränderungen aufweisen. Diese Amyloidkörperbildung findet besonders um die Gefäße der weißen Substanz herum statt; sie beweist nur, daß man es mit einem langsamen Degenerationsprozeß zu tun hat, was wohl auf eine allzufrühzeitige Senescenz hinweist. Diese entsteht wahrscheinlich aus Bruchstücken verquollener Achsencylinder, denen vielleicht noch Reste von verändertem Mark anhaften.

Auf Grund dieser Befunde glauben wir es in unserem Falle mit größter Wahrscheinlichkeit mit einem degenerativen Prozeß zu tun zu haben, welcher aber ein noch unentwickeltes Gehirn getroffen hat. Es wäre also in erster Linie eine Entwicklungshemmung, denn dafür sprechen: die Form (birnförmige, teilweise noch rundliche), die Verminderung der Zahl und die Unordnung der Ganglienzellen (unvollkommene Abtrennung der Zellschichten der Rinde), die verminderte Faserentwicklung und die starke Nichtmyelinisierung des ganzen Gehirns (besonders der Tangential- und Assoziationsfasern, der Pyramidenbahnen usw.), ferner die Nichtdifferenzierung der verschiedenen Gehirnzentren usw. Es könnte aber noch eine pathologisch-embryologische Entwicklung — eine Entwicklungsstörung — auf Grund irgendwelcher Ursache, wahrscheinlich endokriner Natur, in Betracht kommen.

Wir können nicht annehmen, daß bei dieser Erkrankung die Degeneration ein normal entwickeltes Gehirn getroffen hat, da in unserem Falle alle Übergangsstufen, von der einfachen Entwicklungshemmung bis zu den schwersten Entartungsarten anzutreffen sind.

Diese Krankheit stellt also einen degenerativen Prozeß der zurückgebliebenen und gegen schädliche Einflüsse sehr empfindlichen Ganglienzellen dar. Das interstitielle Gewebe ist nur sekundär und sehr wenig verändert, die Gefäße führen einfach die Resorptionsprodukte der degenerierten Zellen ab, so daß sie nur eine minimale fibröse Reaktion zeigen.

Nicht nur in klinischer, sondern auch in pathologisch-anatomischer Hinsicht haben verschiedene Autoren ihre Meinungen ausgesprochen. Unsere Befunde stimmen im großen und ganzen bis auf gewisse Einzelheiten damit überein. So wurde pathologisch-anatomisch diese Krankheit von Cohen, Holden, Holmes, Alzheimer, Poynton, Knapp, Parsons, Lange, Heveroch genau erforscht. Ferner fand Sachs Anomalien in der Windungenanordnung und Alterationen von Erweiterungen und Verengerungen der Windungen. Peterson berichtet über asymmetrische und atrophische Hirnwindungen, deren Sulcus centralis in die Scissura Sylvii einmündete. Dagegen legt Schaffer auf makroskopische Abweichungen bei diesem Krankheitsbilde kein besonderes Gewicht. Mikroskopisch hat Spielmeyer keine systematische Fasernveränderungen gefunden, Sachs eine Entwicklungshemmung der weißen Substanz, Hirsch, Mohr eine Degeneration der Pyramidenbahnen und starke Zellveränderungen, Frey besonders schwere Zellalterationen im Occipitallappen, Max Wolff keulenförmige Auftreibungen der Endteile bei den Dendriten, Kingdon, Kingdon und Russel Vakuolenbildung in den Zellen und Phagocytose derselben. Vogt meint, daß in dem Markbestand bestimmte Störungen in der Entwicklung neben einem degenerativen Ausfall der Fasern vorliegen.

Higier fand ein Ödem der Ganglienzellen in der Retina, Verdickung der äußeren Körnerschicht und der Henleschen Schicht in der Macula lutea und nimmt an, daß die Retinaveränderungen sekundär infolge von Degeneration der Corpora geniculata und der Occipitalwindung stattfinden, Mohr hat Atrophie der Opticusfasern und Ödem der Ganglienzellenschicht in der Retina feststellen können. Schaffer, der sich seit langem in zahlreichen Fällen mit der pathologischen Anatomie der amaurotischen Idiotie beschäftigt hat, kommt zu folgenden Schlüssen:

1. Das Gehirn soll makroskopisch normales Aussehen haben.

2. Völlige Verschonung des Achsencylinders.

3. Abnorme Volumzunahme des Hyaloplasmas, welche die Dekomposition des Donaggioschen endocellulären Netzwerkes im Gefolge hat; dahingegen bleibt das Fibrillenwerk noch bestehen, welches höchstens nur abnorme Fascikulierung, Verklebungen, Auseinanderdrängung und Schlängelung passiver Natur zeigt.

4. Progressiver Schwund des Tigroids.
5. Hemmung in der Markentwicklung.
6. Primäre, elektive Nervenzellenerkrankung auf Grund einer abnormen Veranlagung aller nervenzelligen Elemente des Zentralnervensystems.

Babonneix und Brelet, Vogt, Provotelle haben sehr interessante Sammelreferate über den jetzigen Stand unserer Kenntnisse betreffs dieser Krankheiten veröffentlicht.

In Rumänien sind bis jetzt nur 2 Fälle, jedoch ohne pathologisch-anatomische Untersuchung publiziert worden. (Parhon und Goldstein, Fisch.)

Pathogenese.

Was nun die Pathogenese betrifft, so hat schon Sachs im Jahre 1887 die Lehre der Entwicklungshemmung aufgestellt, während die meisten nachfolgenden Verfasser, darunter insbesondere Schaffer, einen degenerativen Prozeß annehmen, jedoch gibt es auch noch viele andere Erklärungsversuche. Hirsch hat diese Krankheit sowie alle Veränderungen auf eine Intoxikation durch die Muttermilch zurückgeführt. Spielmeyer nimmt an, daß es sich um eine abnorme Erschöpfung des Nervensystems, wie in ähnlichen familiären Nervenkrankheiten, handelt, während Frey an einen ähnlichen Prozeß wie bei der myatrophischen Lateralsklerose denkt.

Massalongo reiht diese Erkrankung den anderen familiären Nervenerkrankungen an und betrachtet dieselbe als die Folge einer Entwicklungshemmung des Nervensystems, welches von einem bestimmten Alter an den funktionellen Bedürfnissen des Organismus zu genügen nicht mehr imstande wäre; Provotelle ist derselben Ansicht. Kingdon und Russel bezeichnen die Krankheit als infantile cerebrale Degeneration. Sachs hat später (1903) seine Ansicht dahin geändert, daß als wesentliche Störung eine vom sekundären Entartungsprozeß der Ganglienzellen gefolgte Entwicklungshemmung zu betrachten ist, und zwar sollten zwei Momente eine bestimmende Rolle dabei spielen, nämlich das mit unzulänglicher Lebenskraft ausgerüstete Protoplasma und die allzu frühzeitig eintretende Erschöpfung desselben, womit er in Lasareff einen Anhänger findet. Schon einige Jahre vor Sachs hat Heubner die Vevmutung ausgesprochen, daß es sich um eine primäre Bildungshemmung ohne jeden entzündlichen Charakter handeln müsse. Schaffer nimmt einen primär parenchymatösen Prozeß an und meint auf Grund der identischen Erkrankung aller Nervenzellen, daß es sich um eine auf abnormer Veranlagung beruhende Nervenzellenerkrankung handeln kann. Somit dürfte — seiner Meinung nach — die Sachssche Krankheit als eine solche cyto-pathologische Affektion des Nervensystems zu betrachten sein, welchedurch das rasche Absterben minderwertig organisierter Nervenzellen bedingt ist; die celluläre Minderwertigkeit steckt in einem lebensunfähigen interfibrillären Protoplasma. Schaffer aber betrachtet die Hemmung der Markentwicklung als eine bestimmende Erscheinung. Vogt weist ebenfalls den Gedanken der Entwicklungshemmung nicht absolut von der Hand, doch nimmt er als das Wesentliche einen Anlagedefekt der nervösen Elemente an.

Naville betrachtet die Tay-Sachssche Idiotie als einen Typus einer Evolutionskrankheit, deren Ursache in einer Degeneration des Hyaloplasmas aller Nervenzellen liegt. Apert ist der Ansicht, daß die Nervenzelle eine hereditäre pathologische Veranlagung besitzt, welche durch eine Stoffwechselstörung verursacht wird. Auf diese Weise wird eine erbliche Intoxikation sämtlicher Nervenzellen bewirkt, so daß die normale Tätigkeit derselben nicht zur Entwicklung, sondern vielmehr zu ihrer Degeneration führt.

Aus alledem geht hervor, daß die Mehrzahl der Verfasser, welche die Pathogenese dieses Krankheitsbildes zu erklären versucht haben, in der Tat nur Varianten der Edingerschen Theorie gegeben, indem sie dieselbe benutzt und modifiziert haben. Nach Edingers Auffassung sind unter Aufbrauchs- oder Abnützungskrankheiten solche Prozesse zu verstehen, in welchen bei übergroßem Verbrauch bzw. ungenügendem Ersatz die nervösen Elemente zugrunde gehen und durch vicariierende Gliawucherungen ersetzt werden. Es ist aber hier die Rede von fortschreitenden Prozessen, welche auf einer vererbten, so schwach gebildeten Anlage basieren, daß selbst die einfache physiologische Funktion mit der Zeit unerträglich wird und schließlich die Ganglienzellen vollständig versagen. Zwei Momente spielen dabei die Hauptrolle: der Defekt des Zentralnervensystems einerseits und sein Aufbruch andererseits; dieser letztere entwickelt sich auf der Grundlage des ersteren.

Endlich sollen noch die abweichenden Erklärungsversuche anderer Autoren hier wiedergegeben werden. So haben Poynton, Parsons und Holmes als Urheber des abnormen Nervenzellenprotoplasma einen chemischen Prozeß angenommen. Bing äußert auf Grund der von Mott in 2 Fällen von amaurotischer Idiotie ausgeführten chemischen Analyse, wo ganz bedeutende Abweichungen hauptsächlich im Gehalt der Nucleoproteide nachgewiesen wurden, dahin, daß als Substrat dieser Krankheit eine intracelluläre Stoffwechselstörung des ganzen Nervensystems angenommen werden möge. Marinesco meint, daß es sich um einen übertriebenen endosmotischen Prozeß, welcher die Zellvergrößerung verursacht, handelt. Parhon und Goldstein neigen der Ansicht zu, daß bei der amaurotischen Idiotie das Vorhandensein eines elektiven Giftes für die Nervenzellen oder vielmehr die durch die Abwesenheit eines spezifischen, für die Neuronentwicklung und -assimilation notwendigen Ferments bedingte Stoffwechselstörung die Grundlage abgeben könnte.

Auf Grund des von Mac Kee beobachteten Falles, bei welchem eine Thymusveränderung und desjenigen vor Peterson, in dem eine Nebennierenläsion konstatiert wurde, sowie zwei eigenen Fällen, wobei in dem einen eine Schilddrüsenhypertrophie und in dem anderen eine Atrophie derselben bestand, stellt Gordon die Behauptung auf, daß bei dieser Erkrankung ein Zusammenhang mit den inneren Sekretionen nicht auszuschließen wäre. Indessen gehören die Gordonschen Fälle nach der Ansicht verschiedener Autoren nicht zum klassischen Typus der amaurotischen Idiotie.

Eigene Auffassung über die Ätiologie und Pathogenese.

Die familiäre amaurotische Idiotie von Tay-Sachs stellt eine sensorische Idiotieform dar und zeichnet sich in klinischer Hinsicht durch drei charakteristische Symptome aus:

1. Eine immer fortschreitende Abnahme des Sehvermögens, welche in kurzer Zeit zur Blindheit führt,

2. eine Veränderung der Intelligenz, welche schließlich die Idiotie auslöst und

3. eine neuromuskuläre Schwäche, ähnlich bis zu einem gewissen Grade derjenigen bei Hydrocephalus und Myatonie, der sich ein krampfartiger Zustand angliedert. Die von dieser Krankheit befallenen Kinder sterben in der Regel im Laufe des zweiten Lebensjahres infolge eines allgemeinen Marasmus, wie dies bei denjenigen an Hydrocephalus Erkrankten der Fall ist.

Durch seinen eigentümlichen Symptomenkomplex und seinen Verlauf läßt sich dieses Krankheitsbild differentialdiagnostisch von allen übrigen Idiotieformen, mit denen es eventuell verwechselt werden könnte, unterscheiden, sowie auch von anderen ähnlichen Zuständen, so z. B. von dem Hydrocephalus, wo die Kopfgröße auffällt, von der kongenitalen Amaurose, welche schon gleich bei der Geburt eintritt und die Hirnsklerose begleitet, von der Amaurose infolge von Meningitis cerebrospinalis, von der Amaurose syphilitischen Ursprungs, bei welcher sich eine Glaskörpertrübung bemerkbar macht, von der Myatonia congenita (Oppenheim), hauptsächlich durch die Unversehrtheit der Intelligenz und des Sehvermögens.

Wenn wir aber über die Symptomatologie und die pathologische Anatomie dieses Krankheitsbildes schon etwas Sicheres wissen, so herrscht doch noch über seine Ätiologie und Pathogenese vollständige Unklarheit. Wie aus oben Angeführtem ersichtlich, fehlt es zwar an Ansichten darüber nicht, trotzdem müssen wir aufrichtig eingestehen, daß alle Erklärungsmöglichkeiten, die von den verschiedenen Autoren aufgestellt worden sind, sich bei scharfer Kritik als unzulänglich erweisen. Es wird zwar von den meisten eine besondere Anlage des Zentralnervensystems verantwortlich gemacht, welche nämlich in einem Aufbrauch und Defekt desselben bestehen sollte. Eine solche Auffassungslehre erweist sich jedoch als vollständig unfruchtbar, denn es läßt sich mit derselben absolut nichts anfangen. Ganz natürlich taucht hier die Frage nach dem tieferen Wesen dieser speziellen Veranlagung des Nervensystems auf.

Wird dagegen das gesamte klinische Bild sowie die Bedingungen, unter welchen es auftritt, ohne vorgefaßte Meinung berücksichtigt und einer genauen kritischen Betrachtung unterworfen, so stellen wir zunächst fest, daß diese Erkrankung nicht ausschließlich im ersten Lebensjahre, sondern — wenn auch nur ausnahmsweise — auch später auftreten kann, und zwar haben wir es dann mit einer juvenilen Form zu tun (H. Vogt). Dieses spätere Einsetzen hat einige Autoren davon abgehalten, das betreffende Krankheitsbild als der echten familiären amaurotischen Idiotie angehörend zu betrachten, indem sie dieselbe nur bei ganz kleinen Kindern annehmen möchten; wenn man aber die Sachen vorurteilsfrei betrachtet, so fühlt man sich durch nichts berechtigt, eine solche Trennung vorzunehmen, zumal das klinische und pathologisch-anatomische Bild vollständig übereinstimmt oder wenigstens sich als außerordentlich ähnlich darstellt.

Der Zeitpunkt des Auftretens der familiären amaurotischen Idiotie spielt eben eine hervorragende Rolle in unserer Auffassung über die Ätiologie und Pathogenese derselben. In dieser Hinsicht ist zu bemerken, daß diese Krankheit, ebenso wie viele andere sog. idiopathische familiäre Erkrankungen des Nerven- und Muskelsystems, entweder in den allerersten Lebensjahren oder um die Pubertätszeit herum ausbricht. Wenn aber das Auftreten der amaurotischen Idiotie auch im frühesten Alter relativ leicht festzustellen ist, so ist dagegen bei anderen exquisit schleichenden Erkrankungen, wo die Erscheinungen nicht so sehr prägnant sind, wie z. B. bei Myopathien, der Beginn schwer zu präzisieren. In einem solchen Alter ist es auch den Ärzten schwer, wie Sterling mit Recht betont hat, bestimmt zu sagen, ob das Kind sich vollständig normal oder schon leicht pathologisch verhält. Wesentlich allerdings ist dieses eigentümliche Zusammentreffen des Krankheitsausbruchs mit einer bestimmten Altersstufe, wie die ersten Lebensjahre und die Puberalperiode, Zeitabschnitte, wo eben eine rasche und mächtige Entwicklung und Umgestaltung in körperlicher und geistiger Beziehung vor sich geht.

Das Hauptcharakteristikum des Kindersalters ist durch das rasche Wachstum gegeben, allerdings besteht in der Entwicklung der einzelnen Organe keine Gleichmäßigkeit und kein strenger Parallelismus; als Beispiel ist die Inkongruenz zwischen Gehirn- und allgemeinem Körperwachstum anzuführen. Dadurch entstehen die verschiedenen Kindheitsperioden mit ihren eigenartigen Merkmalen. Bei dieser schubweise eintretenden Entwicklung sind abwechhselnd aktive und langsame oder sogar stillstehende Phasen zu beobachten, und zwar unterscheiden wir hauptsächlich zwei paroxysmale oder maximale Wachstumsperioden:

a) eine Initialperiode während der ersten beiden Lebensjahre (Säuglingsalter), der auch das intrauterine Leben hinzuzufügen ist, nur ist zu bemerken, daß es mehr eine Phase von Organschaffen als -entwicklung darstellt. Nach einer mittelmäßigen (2—7 Jahre) und einer sogar langsamen (7—12 Jahre) Wachstumsperiode kommt es zur zweiten paroxysmalen Wachstumsperiode.

b) Puberalperiode (Präpuberal- und Puberalperiode).

In den ersten Lebensjahren, hauptsächlich im ersten, erfährt das Wachstum beim Kinde normalerweise eine große Beschleunigung, und zwar in der Weise, daß für das normale ausgetragene Kind folgende durchschnittliche Werte angegeben werden können:

Alter	Körperlänge		Körpergewicht
	Knaben	Mädchen	
Geburt	50 cm	49 cm	$3^1/_4$ kg
6 Monate	64 ,,	63 ,,	7 ,,
1 Jahr	70 ,,	68 ,,	9 ,,
$1^1/_2$ Jahre	75 ,,	$73^1/_2$,,	$10^1/_2$,,
2 Jahre	80 ,,	80 ,,	$11^1/_2$,,

Viel interessanter, charakteristischer und von weit größerer Bedeutung ist die schnelle Volum- und Gewichtszunahme des Zentralnervensystems, insbesondere des gesamten Gehirns und des Großhirns, sowie die Zunahme des Kopfumfangs.

Schon in der Keimanlage zerfällt das Gehirnrohr in drei Abschnitte (primäre Gehirnbläschen). Das dadurch entstandene Hinterhirnbläschen zerfällt durch eine leichte Einschnürung in die erste Anlage des Kleinhirns und der Brücke und in die der Medulla oblongata. Das Mittelhirnbläschen bildet die Anlage der Pedunculi cerebri und der Corpora quadrigemina. Die seitlichen Teile des Vorderhirnbläschens buchten sich zur primären Augenblase aus, während an seiner vorderen Wand sich ein Hohlraum ausstülpt, welch letzterer an Größe bald das Vorderhirnbläschen selbst übertrifft. Der zurückgebliebene Teil des Vorderhirnbläschens (Zwischenhirnbläschen) bildet die Anlage für Corpora mamillaria, Tuber cinereum, Epiphysis, Commissura posterior, Thalamus opticus, Chiasma nervosum opticosum, während aus dem ausgestülpten Teile (Großhirnbläschen), auch Endhirn benannt, die Hemisphären, Corpus callosum, Commissura anterior, Fornix, Septum pellucidum, Insula Reilii mit Nucleus caudatus und lenticularis, Lobus olfactorius entstehen.

Alle Teile des gesamten Gehirns stellen also primäre Bildungen des Medullarrohres vor, während das Großhirn als eine sekundäre Bildung des ersten (vorderen) Gehirnbläschen entsteht und späterhin die dorsale Fläche der übrigen Gehirnabschnitte mantelartig überwächst. Schon im intrauterinen Leben erfährt also das Großhirn beim Menschen ein verhältnismäßig übermäßiges Wachstum, mehr als bei allen anderen Tierarten und übernimmt die wichtigste Rolle im Gebiete des ganzen Zentralnervensystems und das in solchem Maße entwickelte Großhirn stellt somit den echt menschlichen und am höchsten differenzierten Teil desselben. Durch Wachstum nach allen Richtungen, Bildung eines ganzen Kommissurialsystems, Faltenbildung der Wand und Entwicklung von zahlreichen Rindenfurchen (vom 5. Monate an), an deren Bildung nur die Großhirnoberfläche beteiligt ist, und zwar wegen der stärkeren Entwicklung der grauen Rindenschicht gegenüber der Marksubstanz, erreicht der Umfang und die Bedeutung der grauen Großhirnrinde beim Menschen die überhaupt höchste Entwicklungsstufe, wodurch auch ihre späte Entwicklung sowie ihre überaus große Empfindlichkeit toxischen Einflüssen gegenüber bedingt ist.

Auch wenn bei der Geburt und während des ersten Lebensjahres das Rückenmark seine vollendete Entwicklung noch nicht erreicht hat, ist es doch weit besser als das Großhirn ausgebildet, denn es fehlt noch dem letzteren eben seine reflexhemmende Wirkung. Und ohne die Herrschaft dieses hohen Hemmungszentrums, welches in der Hirnrinde lokalisiert ist, bleiben die Reflexbewegungen zu stark, unmäßig und haben eine übermäßige Erschöpfung im Gefolge[1]).

[1]) Auch im Großhirn selbst findet keine gleichmäßige allgemeine Entwicklung statt, denn die verschiedenen Zentra desselben kommen zu verschiedenen Zeiten zu ihrem vollkommenen Wachstum, indem die Nervenzellen gewisser Hirngegenden mehr oder weniger lange Zeit undifferenziert bleiben.

Als schroffster Gegensatz von Reifeprozeß kann die bei der Geburt sofort einsetzende Funktionsfähigkeit des Lungenalveolarepithels und die erst bei der

Aus nebenstehender Kurve (Fig. 1)[1]) ist leicht zu konstatieren, daß das gesamte Gehirn von der Geburt an bis zur Pubertät (Kindesalter) eine immer fortschreitende Gewichtszunahme erfährt, welche um die Pubertätszeit herum ihr Maximum erreicht um später allmählich nachzulassen, wie speziell aus folgenden Zahlen (Manouvrier) zu ersehen ist:

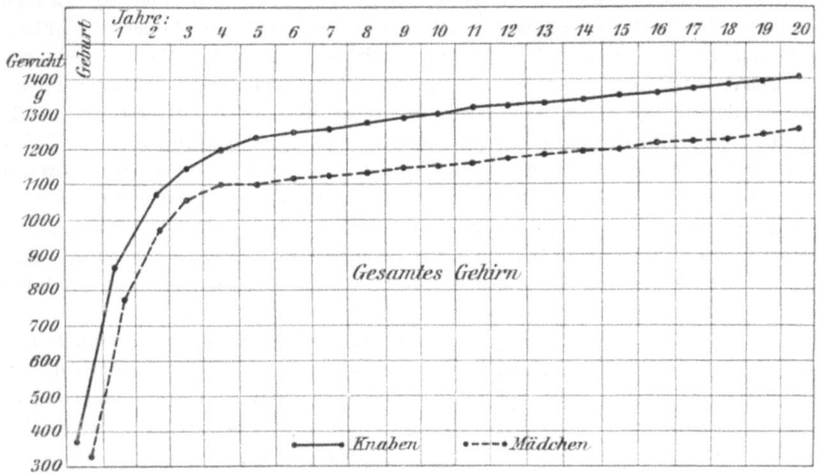

Fig. 1.

Alter	Gewicht männl. Geschl.	Gewicht weibl. Geschl.
7—14 Jahre	1302 g	1155 g
14—20 ,,	1374 ,,	1244 ,,
20—30 ,,	1357 ,,	1238 ,,

Die Entwicklung von der Geburt bis zur Pubertät verläuft aber nicht gleichmäßig, sondern nimmt im Anfang, in den ersten 2—3 Jahren,

Pubertät reifen Keimzellen gelten. Jedoch ist dabei zu bemerken, daß sich so groß beim Neugeborenen die Wachstumstendenz in jeder Hinsicht darstellt, daß schon in den ersten 10 Lebenstagen, am meisten am 5.—6. Tage nach der Geburt (es beginnt aber wahrscheinlich schon in den letzten Tagen des intrauterinen Lebens) eine Genitalkrise im Sinne einer verfrühten, sonst vorübergehenden, miniaturartigen Pubertät stattfindet. Dieselbe kennzeichnet sich durch flüchtige Hoden- und Prostatahypertrophie, Eierstockanschwellung und Gebärmutterhyperämie, deren Folge eine Genitalblutung (Menstruation?) sein kann, starke, wenn auch nur vorübergehende Brustdrüsenanschwellung mit Milchsekretion bei beiden Geschlechtern.

[1]) Nach den statistischen Angaben von Manouvrier, Ziehen, Mies und Marchand von R. Cruchet (Maladies du systeme nerveux in Pratique des maladies des enfants **5**, 165) zusammengestellt.

einen mächtigen Anlauf, welcher am meisten im ersten Lebensjahre auffällt; so wächst das Gehirn während dieses selben Jahres mehr als doppelt, wird fast dreifach so groß als bei der Geburt (von 330—340 g bei der Geburt zu 850 g am Ende desselben Jahres); im Laufe des zweiten und des dritten Lebensjahres wird sein Wachstum etwas langsamer. Dieses plötzliche Wachstum stellt also eine kritische Entwicklungsperiode dar.

Noch auffallender und prägnanter ist der Volum- und Gewichtszuwachs des Großhirns allein, denn ihm fällt größtenteils diese gewaltige Entwicklung zu, während sich die anderen Gehirnteile (Kleinhirn) weniger entwickeln; so ist aus nebenstehender Kurve (Fig. 2)[1]) zu entnehmen, daß das Großhirn, welches anfänglich bei der Geburt etwa 330 g wiegt, am Ende des ersten Lebensjahres doppelt so viel (700 g) und am Ende des zweiten Lebensjahres fast das Dreifache wiegt; die Entwicklung setzt sich immer noch bis zur Pubertät fort, aber der schnellste Zuwachs findet im ersten Lebensjahre statt.

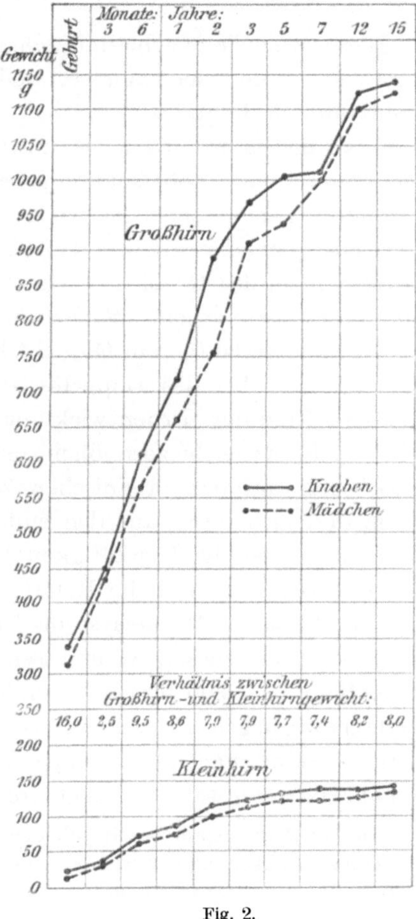

Fig. 2.

Es sei hier noch erwähnt, daß auch die Medulla oblongata und das Rückenmark sich am stärksten während der ersten 2—3 Lebensjahre entwickeln und daß die Myelinisierung der Pyramidenstränge sich hauptsächlich im Laufe des ersten Lebensjahres vollzieht und später erst, etwa im 3.—4. Jahre, die Struktur desselben vervollkommnet.

Der Kopfumfang zeigt folgende mittlere Werte:

---

[1]) Nach den neuesten statistischen Angaben von Pfister zusammengestellt.

Alter	Kopfumfang
Geburt	345 mm
1 Jahr.	430 ,,
1—2 Jahre	460 ,,
2—3 Jahre	475 ,,

Dieses schnelle Wachstum steht in Zusammenhang mit der raschen Entwicklung der Gehirnmasse, wodurch das unverhältnismäßig große Kopfvolum bedingt ist.

Aus alledem resultiert die unwiderlegbare Tatsache, daß während der ersten beiden Lebensjahre neben der gewaltigen allgemeinen anatomisch-physiologischen Entwicklung des Kindes eine Umgestaltung und ein paroxysmales Wachstum des Zentralnervensystems, hauptsächlich des Großhirns, statthat. Speziell möchten wir betonen, daß dieses paroxysmale Wachstum des Gehirns unabhängig von dem des Körpers verläuft, sein Gewicht beträgt schon vor Ablauf des ersten Lebensjahres über das Doppelte; das erste Lebensjahr stellt also den höchsten Grad der Hirnentwicklungstätigkeit dar. Dabei ist das Organ sehr weich und leicht zerreißlich und auf Phosphor begierig, welchen es jedoch nur aus den organischen Zusammensetzungen der Nahrungsstoffe und nicht etwa aus den einfachen Phosphaten sich einverleiben kann; somit ist die Hirntätigkeit beim Säugling lediglich auf die Ernährung reduziert und die Relationsfunktion nur sehr rudimentär.

Die Masse des Muskelsystems ist beim Säugling gering (23% gegen 43% beim Erwachsenen) und seine Rolle unbedeutend, denn außer seiner Schwäche sind bis gegen den 3. Monat keine Willens-, sondern nur Reflexbewegungen vorhanden. Die Entwicklung des Nerven- und des Muskelsystems steht also in enger Beziehung zu der Art und Weise der Ernährungsprozesse und hängt vollständig davon ab.

Die Ernährungsprozesse im allgemeinen stehen aber in Zusammenhang mit der Drüsentätigkeit und werden von denselben streng geregelt. Der Organismus verfügt über eine ganze Reihe von verschiedenen exokrinen, endokrinen und gemischtwirkenden Drüsen, deren jede sich im Zustand von Orthopragie (normaler Funktion), Meïopragie (unternormaler Funktion oder Insuffizienz), Pleïopragie (übernormaler Funktion), Dyspragie (gleichzeitigem Vorhandensein von meïopragischen und pleïopragischen Störungen in wechselndem Verhältnis nebeneinander bei Auflösung der einzelnen Teilfunktionen derselben Drüse in verschiedenem Sinne), Unbeständigkeit (abwechselnder Aufeinanderfolge von Meïopragie und Pleïopragie) befinden kann[1]). Weiter heben wir hervor, daß die

[1]) Außer der Tatsache, daß auch das Volum der zugänglichen Drüsen (z. B. der Schilddrüse) klinisch mitunter schwer zu bestimmen ist, ist noch zu berücksich-

ausgiebigste Drüsentätigkeit bei jüngeren Leuten anzutreffen ist, während bei alten Individuen Meïopragie und Atrophie derselben charakteristisch ist.

Von maßgebendem Einfluß auf die Ernährungsprozesse sind die endokrinen Drüsen, auch Blutdrüsen genannt, welche mit Recht als Stoffwechselregulatoren angesehen werden dürfen, was aber auch auf die gemischtwirkenden Drüsen zutrifft. Alle Drüsen mit innerer Sekretion üben eine deutliche Reizwirkung auf die Ernährungsprozesse der Körperzellen aus, indem sie ihren Stoffwechsel und ihr Wachstum vermittelst ihrer verschiedenen Ausscheidungsprodukte (Hormone von Bayliss und Starling) regeln. Auf diese Weise wird sowohl die Anatomie wie die Physiologie der Zellen nach einer bestimmten Richtung geleitet. Damit die verschiedenen Funktionen ihren normalen regelmäßigen Verlauf nehmen, müssen alle diese inneren Sekretionen übereinstimmend wirken und sich untereinander im Gleichgewicht halten, denn sie reagieren nicht nur aufeinander, wie z. B. die Schilddrüse auf die Geschlechtsdrüse, auf die Leber usw., sondern üben eine spezifische Wirkung auf bestimmte Zellarten des Organismus aus. Wenn nun die Sekretion einer Blutdrüse fehlt oder im Überschuß vorhanden oder von abnormer Natur ist, dann wird die ganze Ernährung dadurch ernstlich gefährdet. In der Regel hat man es mit dem Fehlen gewisser Sekretionen zu tun, wodurch die übrigen unkompensiert bleiben und pathologische Störungen hervorrufen können; denn einerseits werden sie ununterbrochen sezerniert und andererseits bringen manche Ausscheidungsprodukte der Blutdrüsen eine kräftige toxische Wirkung hervor, weshalb dieselben ganz gut mit den Alkaloiden zu vergleichen sind. Außerdem sezerniert jede Blutdrüse auch antitoxische Ausscheidungsprodukte, welche gewisse exogene oder endogene Giftstoffe des Organismus zu neutralisieren haben.

Beim Säugling sind folgende Drüsen von Bedeutung: die Geschlechtsdrüse, von welcher für gewöhnlich angenommen wird, daß sie eine trophische Wirkung nicht ausübe, was jedoch unrichtig ist, denn sie trägt zum Knochen- und Muskelgewebewachstum bei; die 1—2 g wiegende Schilddrüse mit ihren vielfachen Funktionen in bezug auf das Unterhautgewebe, Haarbildung, Assimilation von Kalksalzen, Intelligenz usw.; die Thymusdrüse, welche sich nur in den ersten beiden Lebensjahren gut entwickelt (Gewicht im ersten Lebensjahre $3^1/_2$ g, im zweiten 7 g) und einen sehr günstigen Einfluß auf Wachstum und Verkalkung des Knochengewebes ausübt, später aber zu einem lymphocytären Organ wird; die Nebenniere mit vorläufig noch untergeordneter Rolle (Motilität, Hautpigmentierung); die Hypophysis für Knochengewebe, Nervensystem, Muskeltonus.

Es werden beim Säugling auch Krankheitsbilder beobachtet, welche sicher auf eine Blutdrüsenstörung zurückzuführen sind, so z. B. das

tigen, daß die absolute Größe irgend einer Drüse an und für sich nicht viel bedeutet, denn es kann ebensogut eine große wie eine kleine Schilddrüse normal, übernormal oder unternormal funktionieren. Einfach aus der anatomischen Größe können also keine sicheren Schlüsse gezogen werden.

kongenitale Myxödem, wobei die Schilddrüse entweder ganz fehlt oder klein, sklerosiert und atrophisch erscheint. Nach Tavel und Gley würde eine solche Atrophie durch eine mütterliche toxische Wirkung auf die Schilddrüse des Kindes noch während seines intrauterinen Lebens bedingt. Es gibt aber auch ein erworbenes Myxödem beim Säugling, und zwar in dem Falle, wo die Amme an Hypothyreoidismus leidet. Bringt man nämlich bei dieser Amme die Schilddrüsentherapie zur Anwendung oder wird eine andere Amme genommen, so schwinden bald alle myxödematösen Erscheinungen, wie es Spolverini dargelegt hat.

Im Alter von 6—12 Jahren ist bei Knaben, von 6—10 Jahren ist bei Mädchen ein sehr verlangsamtes Wachstum des Körpers zu beobachten.

Bei der nun folgenden Präpuberalperiode (von 13—16 Jahren bei Knaben, 11—14 Jahren bei Mädchen) tritt dann wieder ein plötzliches und rasches Wachstum, am stärksten im 16. Jahre bei Knaben, vom 12.—13. Jahre bei Mädchen, ein. Die eigentliche Puberalperiode erstreckt sich über den Zeitraum vom 12.—16. Lebensjahre, und zwar vom 14.—16. Jahre bei den Knaben, vom 13.—15. Jahre bei den Mädchen. In der späteren Postpuberalperiode bewegt sich die Entwicklung wieder in mäßigen Bahnen.

Um die Pubertätsperiode herum ist das Wachstum besonders rege. In dem Augenblick, wo die geschlechtliche Tätigkeit in die Erscheinung tritt, ist auch die erhöhte Lebenskraft des gesamten Organismus erreicht und die in den Stoffwechsel mit einbezogenen Drüsen müssen eine ganz übermäßige Mehrarbeit leisten. Nur der Thymus scheidet jetzt aus und verfällt vollständig der physiologischen Atrophie. Die anderen Blutdrüsen kommen jetzt zu ihrer größten Entfaltung. Allen voran die Geschlechtsdrüsen (Hoden, Eierstock), welche die Entwicklung des Knochen- und Muskelsystems begünstigen, dann hebt die Schilddrüse die körperliche und geistige Entwicklung, indem sie sich bedeutend vergrößert, dadurch wird der Hals voller, hauptsächlich beim Weibe, das Knochenwachstum und die Verkalkung der juxtaepiphysären Knorpelscheibe wird gefördert, das Haarsystem angespornt und starker Einfluß auf die Entwicklung der Intelligenz ausgeübt, die Hypophysis fördert und beschränkt das Knochenwachstum, und schließlich regelt die Nebenniere die Hautpigmentierung, den Gefäßtonus, die Motilität. In engem Zusammenhang mit der Blutdrüsentätigkeit vollzieht sich während des Zeitabschnittes der

Pubertät eine wesentliche Umwandlung und Entwicklung des ganzen Individuums, die Pubertät stellt also eine kritische Periode sowohl in körperlicher wie auch in geistiger Beziehung dar. Unsere näheren Kenntnisse über die besonders mächtige Entwicklung des Zentralnervensystems in dieser Periode sind leider sehr dürftig und noch wenig erforscht, sie ist aber außer Zweifel.

Die unentbehrliche Wirkung der inneren Sekretionen läßt sich am besten in pathologischen Fällen beobachten. So wird durch mangelhafte Hodensekretion ein Zustand von körperlichem und geistigem Infantilismus, von vorübergehendem Riesen- oder akromegalischem Wuchs erzeugt, durch die abnorme Eierstocktätigkeit Neurosen (verschiedene hysterische Erscheinungen, Neurasthenie mit hypochondrischen Ideen, häufig ein Stärkerwerden der Affekterregbarkeit und des Trübsinnes) und Psychosen, durch die ungenügende Schilddrüsenwirkung Zustände von Myxödem usw. verursacht, welche durch die Schilddrüsentherapie behoben werden, indem das Wachstum Fortschritte macht und die Intelligenz sich entwickeln läßt. Ferner machen sich Störungen in der Nebennieren-, Beischilddrüsen- und Hypophysisfunktion durch Riesenwuchs, Akromegalie sowie Infantilismus, verbunden mit Geistesschwäche, bemerkbar, was alles deutlich auf den gewaltigen Einfluß der inneren Sekretionen bei der allgemeinen Entwicklung des Organismus und speziell der des Zentralnervensystems hinweist.

Überblickt man jetzt das Wachstum des Kindes von der Geburt bis zur Pubertät, so ergibt sich, daß in der I. Periode (die ersten beiden Lebensjahre) das Kind eine tierische Lebensweise führt, dann bis zum Eintritt der Pubertät (II. Periode) ein infantiles Leben Platz greift, wobei sein Nervensystem einen einfachen Registrierapparat darstellt, wo hauptsächlich die Nachahmung und das Gedächtnis die Hauptrolle spielen, und erst in der III. Periode beginnt die menschliche Existenz; man kann also kurz mit Tier — Kind — Mensch die drei Entwicklungsstufen bezeichnen.

Die II. (mittlere) Periode stellt eine sowohl in physiologischer, wie auch in pathologischer Beziehung ruhige Phase dar, während dagegen in der ersten und dritten Phase die stärkste paroxysmale Körperentwicklung mit dem Ausbruch zahlreicher, darunter besonders sog. idiopathischer Erkrankungen zusammenfällt. Wir können dies mit einigen passenden Beispielen besser illustrieren.

Die primären progressiven Myopathieformen, welche eine eigentümliche familiäre Erkrankung des Kindesalters darstellen und bei denen zuweilen entweder eine gleichartige bzw. nervöse Heredität (Myatrophia spinalis progressiva, myatrophische Lateralsklerose) entsteht[1]) oder sogar anscheinend spontan auftritt, sind durch eine Anzahl Merkmale scharf charakterisiert, wie z. B. langsam fortschreitender Verlauf, symmetrisch lokalisierte Muskelatrophie[2]). Zurückbleiben in jeder Hinsicht, unter anderem hauptsächlich spätes Laufenlernen (erst im 2. Jahre), aber auch ein gewisser Grad von Geistesschwäche (spätes Sprechen, Debilität, wenigstens in einem Drittel der Fälle, welche bis zur Imbezillität und sogar Idiotie führen kann), Einsetzen entweder kurze Zeit nach der Geburt (in den ersten Lebensmonaten) oder um die Pubertätszeit herum. Die Myopathien stellen eben Krankheitsbilder dar, welche häufig bei ganz kleinen Kindern als Symptomatologie kaum nachzuweisen und nur zu vermuten sind, in der Pubertät aber schneller auftreten und ganz deutlich werden; die Erkrankung beginnt also tatsächlich in der ersten Kindheitsperiode, sie wartet aber auf die Pubertät, um weiter fortschreiten zu können, und erst um diese Zeit (Puberal- oder Präpuberalperiode) ist neben der Verschlimmerung der Myopathie an und für sich auch eine psychische Abnahme zu merken[3]).

Durch alle diese eigentümlichen Charaktere läßt sich das Gebiet der Myopathien von den unzähligen sekundären Muskelatrophien scharf abgrenzen, welch letztere durch Infektionskrankheiten, Gelenkleiden oder andere pathologische Störungen verursacht, partielle, unsymmetrische, keineswegs dem Kindesalter speziell angehörende, mit häufigem rückschreitendem Verlauf und ganz anderen klinischen Momenten charakterisierte Krankheitsbilder darstellen.

---

[1]) Bei den Myopathien ist also neben der gleichartigen Vererbung eine ungleichartige, neuro- bzw. psychopathische, sicher zu konstatieren (heteromorphe Heredität).

Wir wollen hier gleich hinzufügen, daß bei der familiären amaurotischen Idiotie ebenfalls eine heteromorphe Vererbung vorliegt.

[2]) Die genaue klinische Untersuchung und insbesondere die mit Hilfe der Röntgenstrahlen überzeugt ganz deutlich, daß auch eine hauptsächlich lokalisierte Atrophie des Knochengewebes vorhanden ist. Die Muskelsehnen und die Gelenkbänder zeigen eine deutliche Schlaffheit, diese gesteigerte Gelenkigkeit der letzteren gestattet übermäßige Bewegungen, so z. B. einen gewissen Grad von übermäßiger Dorsalbeugung der Fingergelenke, des Ellenbogengelenks usw. Bei Myatonie sind ähnliche Erscheinungen anzutreffen.

[3]) In zwei Fällen von Formen juveniler Myopathie bei männlichen Individuen haben wir das Basedowsche Syndrom daneben sich entwickeln sehen. In einem anderen Falle (v. Leyden - Moebiusscher Typus), wo die Myopathie im frühesten Lebensalter auftrat, bestand bei dem betreffenden Knaben keine Geistesschwäche, sondern nur eine deutliche Verlangsamung des Denkvermögens bei annähernd normaler Intelligenz.

Ein weiteres treffendes Beispiel wird uns von der Oppenheimschen Myatonie geliefert, wo es sich in der großen Mehrzahl der Fälle um eine kongenitale, zuweilen aber auch um eine einige Zeit nach der Geburt auftretende Erkrankung handelt; sie ist nur durch eine allgemeine Muskeltonusschwäche, ohne Atrophie und mit rückläufigem Verlauf charakterisiert, wobei die Intelligenz normal oder nur wenig unter der Norm bleibt; die Krankheit setzt also auch in dem frühesten Alter ein.

Es wären dann hier noch verschiedene Idiotietypen zu nennen, welche auch in der ersten Kindheitsperiode oder schon während des Intrauteriallebens spontan auftreten, wie Myxödem, Mikrocephalie, Hydrocephalie, amaurotische Idiotie, Epilepsie, einfache Entwicklungshemmung, Mongolismus, Polysarcie, für die ebenfalls keine greifbare Ursache bekannt ist und welche aus diesem Grunde als idiopathische Erkrankungen angesehen werden; bei den Idioten sind unter zahlreichen somatischen Symptomen häufig deutliche Störungen im Bereiche des Muskelsystems vorhanden.

Aus diesen wenigen Beispielen läßt sich schon entnehmen, daß in erster Linie die erste Kindheitsperiode und die Pubertät einen überaus ausgeprägten Einfluß auf die sog. familiären und insbesondere auf die Nervenkrankheiten ausüben, dann daß zwischen den idiopathischen Nerven- und Muskelerkrankungen mancherlei Wechselbeziehungen existieren, und zwar insofern, daß bald das nervöse, bald das muskuläre Element schwerer betroffen wird[1]). Unserer Meinung nach stellen alle diese anscheinend verschiedenen Krankheitsformen der Idiotien, darunter auch die amaurotische, gewisse organische und funktionelle Erkrankungen des Zentralnervensystems mit oder ohne Myatrophie, Myopathien Myasthenie, Myatonie, nur in symptomatologischer und evolutiver Hinsicht verschiedene Motalitäten eines im Grunde genommen sonst einzigen wesentlichen pathologischen Prozesses dar, welcher in einem

[1]) Für gewöhnlich wird angenommen, daß die Dystrophia musculorum progressiva ein familiäres primäres Muskelleiden ohne irgend eine Veränderung des Nervensystems bilde. Allerdings finden sich in manchen Fällen Veränderungen im Rückenmark, wie besonders kleine Ganglienzellen, abnormes Verhalten der tigroiden Substanz usw., welche jedoch von den meisten Autoren nicht als Ursache der Muskeldystrophie angesehen werden, sondern daß dieselben höchstens zu einer Ernährungsstörung und infolgedessen zu einer gesteigerten Empfindlichkeit des Muskelgewebes gegen schädliche Einflüsse führen könnten (v. Werdt).

Unsere Auffassung bildet dagegen eine ungezwungene, den Tatsachen angemessene Erklärungsweise.

Falle hauptsächlich oder ausschließlich das Nervensystem, im anderen das Muskelsystem in irgendeiner Weise befällt, auf diese Weise kommt es zu Geistesschwäche bei Myopathien, zu Muskelschwäche bei Idiotien.

Aber auch sonst braucht die schädliche Wirkung gar nicht so sehr elektiv zu sein, und dies geschieht tatsächlich so, indem bei diesen Erkrankungen mehr oder weniger alle Organe sowie der gesamte Organismus sowohl in anatomischer wie in physiologischer Beziehung den dystrophischen Einflüssen nicht zu entweichen imstande sind (Körpergröße und -bau, geistige Entwicklung, Herzgefäßapparat, Knochen, Gelenke, Haut usw.).

Diese unsere Auffassung weist also mit Nachdruck auf die engen Beziehungen hin, welche zwischen den Erkrankungen der beiden mit Relationsfunktionen ausgestatteten Systeme (Nerven- bzw. Muskelsystem) herrschen[1]) und gibt uns Aufschluß ebensowohl über die reinen extremen, nervösen bzw. muskulären Krankheitsbilder, wie über alle ihre Übergangsformen.

Es bleibt jetzt noch übrig, die Frage zu erörtern, aus welcher Ursache diese idiopathischen Erkrankungen, welche das Nerven- und Muskelsystem (ohne den übrigen Organismus ganz zu verschonen) besonders befallen, entstehen. Von der Lösung dieser Frage hängt auch das Verständnis der Ätiologie und Pathogenese bei der familiären amaurotischen Idiotie ab, denn sie bildet nur einen Teil des Ganzen, während das Problem ein allgemeines ist.

Wir haben schon gesehen, daß ein dafür hochwichtiger Fingerzeig beim Auftreten der Krankheit gegeben wird. Alle diese Erkrankungen setzen in der übergroßen Mehrzahl der Fälle vorzugsweise in zwei Zeitabschnitten ein[2]): während der Initialperiode, welche aus den ersten

[1]) Es bestehen zwischen diesen beiden Systemen auch manche direkten embryologischen, anatomischen und physiologischen Beziehungen, indem sozusagen das Muskelsystem eine Verlängerung des Nervensystems bildet. Bemerkenswert ist auch, daß, während alle übrigen Gewebe sich auch nach der Geburt durch Hyperplasie vermehren können, es für das Nerven- und quergestreifte Muskelgewebe eine solche nur im Anfangsstadium des intrauterinen Lebens gibt; später können diese letzteren beiden Gewebe nur hypertrophische Volumzunahme und Differenzierung der präexistenten Elemente und keineswegs durch Neubildung erfahren, beide sind also hochspezialisierte Gewebsarten.

[2]) Damit ist auch gesagt, daß dieselben ebenfalls in anderen Lebensperioden ausbrechen können, wenn dies auch nur ganz ausnahmsweise geschieht. In solchen Fällen empfiehlt sich jedoch genau zu forschen, ob der Anfang trotzdem nicht in eine dieser zwei Perioden fällt, indem die Erkrankungen längere Zeit wenig prägnant geblieben und übersehen worden sind.

beiden Lebensjahren und dem intrauterinen Leben zusammengesetzt ist, und um die Pubertätsperiode herum, wozu sowohl die Präpuberal- als auch die eigentliche Puberalperiode zu rechnen ist. Manchmal, und diese Bemerkung ist ebenso bedeutend, setzt die Krankheit tatsächlich in der Initialperiode ein, macht aber nur wenige Fortschritte und bleibt in demselben Stadium bis zur Pubertät, wo sie von neuem einen heftigen Anstoß zum weiteren Fortschreiten bekommt. Die bestimmende Rolle dieser Perioden und das Zusammentreffen des Krankheitsbeginns mit den zwei paroxysmalen Wachstumsperioden sind also außer jedem Zweifel.

Nur setzt ein solches paroxysmale Wachstum eine erhöhte Ernährungstätigkeit, einen entsprechend übertriebenen Stoffwechselumsatz voraus. Die hauptsächliche regulierende Rolle spielen dabei die Drüsen im allgemeinen, und zwar ganz speziell die Drüsen mit innerer Sekretion, und man kann sogar ganz mit Recht den Satz aufstellen, daß es keine normale, harmonische Entwicklung ohne die übereinstimmende Zusammenwirkung endokriner Drüsen geben kann; das kann wohl als Axiom gelten. Alles stützt sich natürlich auf die vererbte Wachstumsenergie einzelner Gewebsarten. Diese mag jedoch überhaupt zu keinem Resultat gelangen, wenn die inneren Sekretionen fehlen. Nur liegen dabei die Verhältnisse sehr kompliziert, denn das Wachstum eines Gewebes kann im allgemeinen von mehreren endokrinen Drüsen besorgt werden, und umgekehrt kann eine einzige Drüse die Entwicklung mehrerer Gewebe besorgen; dadurch wird nicht nur die Anatomie, sondern auch die Physiologie der verschiedenen Gewebsarten bedingt und nach einer bestimmten Richtung differenziert und orientiert.

Der Zeitpunkt, wo diese Einwirkung stattfinden muß, ist manchmal von Bedeutung, um das normale rechtzeitige Wachstum zu begünstigen. Schon während des Embryonallebens übt die spezifische Geschlechtsdrüse ihre Wirkung auf die differenzierte Entwicklung des Genitalapparates aus. Das körperliche und geistige Gedeihen des Kindes wied von mehreren endokrinen Drüsen beherrscht, worunter die Schilddrüse die Hauptrolle spielt. Die mangel- bzw. fehlerhaften Schilddrüsenfunktionen rufen eine Verspätung des ersten Entwicklungsstadiums (Zähne, Sprache, Gehen) hervor, dann des allgemeinen Körperwuchses, welcher ungenügende oder sogar gar keine Fortschritte macht, der Intelligenz, wie verschiedene Entwicklungsstufen und -modalitäten zeigen. Die vielseitige Wirkung der Schilddrüse wird durch die klinische und experimentelle Erfahrung noch näher bestimmt. Die Thyreoidea beeinflußt das Knochenwachstum[1]), wie Zwerg-

[1]) Das Knochenwachstum wird nicht bloß von der Schilddrüse geregelt, sondern auch von anderen Drüsen, so z. B. von der Hypophysis bei Riesen-

wuchs bei Myxödem, hohe Körpergestalt bei jungen Basedowkranken, die Entwicklung des Gehirns bei Kretinen, des Bindegewebes bei Myxödem, den allgemeinen Stoffwechsel (Verlangsamung bei Myxödem, Beschleunigung bei Basedowscher Krankheit), sie schiebt sich zwischen diesen und das Nervensystem ein und beeinflußt diese beiden in verschiedener Reihenfolge, kombiniert ihre Wirkung mit derjenigen anderer Drüsen entweder synergisch (Leber) oder antagonistisch (Geschlechtsdrüse). Das Geschlechts-Schilddrüsensystem spielt unserer Ansicht nach im allgemeinen Stoffwechselumsatz eine hervorragende Rolle. Außer ihrer trophischen Wirkung auf das Knochenwachstum kann die Hypophysis durch ihre Unterfunktion ein besonderes Syndrom hervorrufen, welches aus Myasthenie und Schwachsinn (Imbezillität oder sogar Idiotie), daneben auch Schweißausbrüchen zusammengestellt ist. Der Zustand solcher zurückgebliebenen Kinder kann durch Hypophysistherapie wesentlich gebessert werden[1]). Auf ähnliche Weise kann in anderen Fällen eine entsprechende Organtherapie schöne Resultate ergeben. Bei der normalen Ernährung und Funktion des Muskelgewebes spielt die Schilddrüse (zurückgebliebenes Muskelwachstum thyreogenen Ursprungs), die Hypophysis, die Nebenniere und die Geschlechtsdrüse (gewisse Myastheniefomen) eine bedeutende Rolle; in gleicher Weise ist die Einwirkung der endokrinen Drüsen auf die Entwicklung und Funktion des Nervengewebes von maßgebender Bedeutung.

Es wäre also zu sagen und mit gutem Recht zu behaupten, daß für die normale Entwicklung und Funktion des Nerven- und Muskelsystems eine mehrdrüsige (pluriglanduläre) Wirkung (Geschlechtsdrüse, Thyreoidea, Thymus, Hypophysis, Beischilddrüse, Nebenniere) unentbehrlich ist. Somit ist unserer Meinung nach gesagt, daß sich ihrer erblichen Wachstumsenergie noch ein anderes, mindestens ebenso wichtiges Moment hinzugesellen muß, damit eine vollkommene anatomisch-physiologische Entwicklungsstufe erreicht wird. Und hier sind es eben die inneren Sekretionen, welche in bezug auf die Einverleibung der Nahrungsstoffe (Assimilation) eine Art von Beizung oder Sensibilisierung der Nervenzellen ausüben würden.

Diese Wirkung muß nicht nur eine dauernde, sondern auch eine entsprechend größere und genügende während der paroxysmalen Wachs-

---

wuchs, Akromegalie, den Beischilddrüsen und Nebennieren, deren günstige Einwirkung auf die Osteogenese durch den therapeutischen Erfolg des Adrenalins bei Osteomalacie bewiesen wird, der Geschlechtsdrüse, deren antagonistische Wirkung gegen Schilddrüse und Hypophysis einen unwiderlegbaren Beweis in dem übermäßigen Wachstum der Eunuchen und der an Hypovarismus leidenden weiblichen Personen findet.

[1]) Bei bulbo-spinaler Myasthenie haben Delille und Vincent, Parhon und Urechie, bei Myopathie oder Myatonie sowie bei zurückgebliebenen Kindern mit großer Muskelschwäche haben Lévi und de Rothschild gute Resultate mittels der Hypophysisbehandlung erzielt.

tumsperioden sein. Bleibt dagegen die Drüsentätigkeit unter der Norm oder sinkt sie sogar tiefer bis zum Verschwinden in der Zeit einer solchen anspruchsvollen Periode, wo optimale Ernährungsverhältnisse unbedingt notwendig sind, so bricht mit einem Male das physiologische Gleichgewicht einerseits zwischen dem wachsenden Gewebe, dem die erbliche Wachstumsenergie allein lange nicht genügt, und dem endokrinen System, andererseits im Innern dieses selben Drüsensystems, indem unter den einzelnen Drüsen durch Pleïopragie der einen, Meïopragie der anderen, Dyspragie der dritten usw. sich ein anarchistischer Zustand herausbildet[1]). Der Drüsenkomplex stellt sich nicht mehr als ein für die Organe wachstumsanregendes Ganzes, sondern als ein schwer veränderter Bruchteil desselben dar, dessen vereinzelte unkompensierte innere Sekretionen jetzt ihre aktiv toxische Wirkung entfalten können; wir haben es also mit einer endogenen toxischen Ursache zu tun.

Somit läßt sich jetzt ganz gut ersehen, warum die Entwicklung irgendeines Organs, sagen wir z. B. die des Gehirns bis etwa zum 6. Monat bei der amaurotischen Idiotie, welche schon eine gewisse Stufe erreicht hat, nicht nur gar keine weiteren Fortschritte wegen des Blutdrüsen-

[1]) In dem komplizierten System der Drüsen mit innerer Sekretion, wo manche synergische und antagonistische Aufeinanderwirkungen existieren, bildet das pathologisch verhältnismäßige Funktionieren aller Drüsen nach der Mehr- bzw. Minderrichtung die große Ausnahme. Gewöhnlich stellt sich ein Gleichgewichtsbruch ein, wo das Fehlen oder Zuviel einer (oder mehrerer) maßgebenden Drüse im Vordergrund steht. So, um nur die große Idiotiengruppe als Beispiel zu nehmen, ist klinisch und pathologisch-anatomisch bei einigen Idiotietypen eine schwere Veränderung der Schilddrüse (Sklerose, cystische Entartung, vollständige Atrophie, Fehlen derselben) zu konstatieren; in solchen Fällen ist neben dem Myxödem ein gewisser Grad von Intelligenzdefekt (von der Debilität bis zur Idiotie, Kretinismus) zu beobachten. Bei gewissen anderen Idiotietypen ist die Hypophysis am meisten geschädigt und es bildet sich neben entsprechenden Entwicklungsanomalien (Riesenwuchs, Akromegalie) ein Zustand von Debilität oder geistigem Infantilismus heraus; in wieder anderen Fällen ist die Geschlechtsdrüse am meisten betroffen (Atrophie oder Hypertrophie) und man bemerkt neben dem Fehlen von Pubertätszeichen einen gewissen Grad von Debilität und Perversionen des Geschlechtssinnes (Onanie). In anderen Fällen ist der Thymus krankhaft verändert (Idiotia thymipriva) oder gleichzeitige Thymus- und Schilddrüsenatrophie vorhanden. In gewissen Idiotiefällen verraten sich die gleichzeitig veränderten und aufeinander wirkenden Drüsen durch Vereinigung auf dasselbe Individuum in Form von Myxödem und Akromegalie, Akromegalie und Fettsucht, Myxödem und Genitaldystrophie, allgemeiner Atrophie usw. Außer diesen sicher bekannten Fällen gibt es eine große Anzahl von Möglichkeiten, welche in Betracht kommen können.

versagens machen mag, sondern das Organ eben wegen dieser permanenten endogenen toxischen Ursache einer fortschreitenden Degeneration schneller oder langsamer verfällt, indem alles, was sich gebildet und differenziert hat, wieder zurückgeht und entartet. Es ist also ein Beispiel von gleichzeitiger Entwicklungshemmung und Degeneration.

Am besten kann man diesen doppelten entgegengesetzten Vorgang durch Vergleich mit den sich in der Photographie abspielenden Phänomenen verständlich machen; der Vergleich ist sogar ein ziemlich genauer.

Eine gemäß ihrer Empfindlichkeit und den Lichtverhältnissen richtig exponierte Platte enthält das latente Bild, welches bei der Entwicklung mit bestimmten chemischen Substanzen zum Vorschein gebracht wird und endlich fixiert werden kann. Durch passende Reagenzien können wir aber das erhaltene vollkommene Bild nachträglich entkräften, schwächer machen und sogar ganz vernichten. Von Anfang an können wir aber sowohl die richtig exponierte Platte nicht vollkommen, sondern nur bis zu einer gewissen Stufe entwickeln und dann fixieren. Das Abschwächen eines solchen unvollkommenen Bildes wird natürlich viel leichter und schneller vor sich gehen, es besteht jedoch auch die Möglichkeit, dieses unvollkommen entwickelte Bild zu verstärken.

Wie ein latentes Bild verhält sich auch das embryonale Nervensystem mit seiner vererbten Wachstumsenergie und gelangt zu seiner vollen Entwicklung nur mit Hilfe der Blutdrüsenwirkung, kann aber auch durch die pathologisch veränderte oder mangelnde Wirkung derselben nachträglich abgeschwächt und minderwertig werden. Die Entwicklung kann aber auf einer gewissen Stufe (1. oder 2. Lebensjahr) stehen bleiben und keine Fortschritte mehr machen infolge ungenügender Drüsentätigkeit[1]) und in einem solchen Falle ließen sich vielleicht durch eine entsprechende Organtherapie gute Resultate erzielen. Ein solches unvollkommen entwickeltes Nervensystem verfällt aber viel leichter, schneller und intensiver einer starken schädigenden Einwirkung[2]) als das vollkommen entwickelte. So können wir verstehen, warum das Befallen während des intrauterinen Lebens und der allerersten Lebensjahre zu einer schweren Idiotie und anderen lebensgefährlichen Komplikationen, sogar zum Tode, wie bei der amaurotischen Idiotie, führen kann, während um die Pubertätszeit herum der viel rüstiger gewordene Organismus verschont wird, indem jedoch andere mehr oder weniger schwere Krankheiten hervorgerufen werden, wie z. B. Neurasthenie, Hysterie, Epilepsie, Hebephrenie.

Es geht aus alledem klar hervor, daß Entwicklungshemmung und Degeneration sich gegenseitig weder verbinden noch ausschließen.

---

[1]) So geschieht dies wahrscheinlich bei der Mikrocephalie, wo nicht die Entwicklungshemmung des Schädels, sondern die des Gehirns dafür verantwortlich ist.

[2]) Das wäre der Fall bei der amaurotischen Idiotie, wo sich der Entwicklungshemmung noch eine gewaltige toxische Einwirkung anschließt.

Die dadurch bedingten äußerst schweren Stoffwechselstörungen bei der familiären amaurotischen Idiotie betreffen nicht nur das Nerven- und Muskelsystem, sondern auch den allgemeinen Zustand. In unserem Falle sind folgende Werte beachtenswert:

Maße	Alter	Werte in unserem Falle	Normale Vergleichswerte
Körpergröße	$1^1/_2$ Jahre	72 cm	$74^1/_2$ cm
Körpergröße	2 Jahre $1^1/_2$ Monate	81 cm	$81^1/_2$ cm
Körpergewicht	$1^1/_2$ Jahre	9 kg 800 g	11 kg
Kopfumfang	$1^1/_2$ Jahre	$49^1/_2$ cm	$46^1/_2$ cm
Kopfumfang	2 Jahre $1^1/_2$ Monate	$51^1/_2$ cm	48 cm
Gehirngewicht	2 Jahre $2^1/_2$ Monate	1530 g	1000 g

Aus obenstehender Tabelle ist zu entnehmen, daß, bei annähernd der Norm gleichem Werte für die Körpergröße und etwas zurückgebliebenem Körpergewicht, der Kopfumfang ($51^1/_2$ cm) mit über 3 cm den normalen überschreitet, während das Gehirngewicht anderthalbmal so groß ist (1530 g), als es sich gehört und sogar bedeutend mehr, als das eines Erwachsenen (durchschnittliches Gewicht bei dem letzteren 1360 g) wiegt. Diese gewaltige Hypertrophie ist keine echte, sondern eine degenerative Hypertrophie, denn sie entspricht weder einer normalen Struktur, noch einer erhöhten oder wenigstens normalen Funktion. Im Gegenteil, es besteht eine sehr schwere anatomische Degeneration und eine mächtige Meïopragie des Zentralnervensystems. Diese Pseudohypertrophie beruht zum Teil auf Gliawucherung, größtenteils aber auf einem ödematösen Zustand der ganzen Gehirnmasse, einer Art von diffusem Durchtränktsein des Nervengewebes und, ohne daß ein echter Hydrocephalus mit Ventrikelerweiterung (Hydrocephalus internus) und Ansammlung von Flüssigkeit an der äußeren Gehirnfläche (Hydrops meningeus) besteht, ist doch ein diffuser interstitieller Hydrocephalus vorhanden, das wird auch durch den enorm aufgeblähten Zustand der Nervenzellen bewiesen[1]).

[1]) Es ist wohl bekannt, daß auch das einfache (nicht entzündliche) Ödem des Nervengewebes allein dieses überaus zarte Gewebe zur Entartung zu bringen imstande ist, und zwar unter Vakuolenbildung und Quellung der Nervenzellen und -fasern, durch knotig, bröcklig und in Tropfen Zerfallen der Achsenzylinder, Ergießen und Gerinnung von Lymphflüssigkeit zu einer homogenen hyalinen Masse in den Spalträumen und Vorhandensein von Körnchenzellen in den Lymphscheiden der Gefäße als Zeichen des Zerfalles.

Auch hier ist der Vergleich der sich im Nervensystem mit den sich im Muskelsystem abspielenden pathologischen Prozessen ganz gut möglich und interessant. Die bei der Erbschen Dystrophia musculorum progressiva stattfindende Muskelatrophie weicht von der einfachen Atrophie bedeutend ab, daher die Bezeichnung Dystrophie, da sich neben dem einfachen Schwund der kontraktilen Substanz in zahlreichen Muskelfasern eine starke Hypertrophie findet (bis 200 μ Breite gegen 10—80 μ in der Norm) mit Vakuolenbildung in anderen. Es entwickelt sich zugleich in manchen Fällen eine übermäßige Lipomatose der befallenen Muskeln, wobei nicht nur das zugrunde gegangene Parenchym ersetzt, sondern sogar ein starkes Überschreiten des anfänglichen Volumens durch die Fettgewebswucherung (Pseudohypertrophie) statthat, so daß in einem stark fettdurchwachsenen Muskel die Muskelfasern zuweilen nur schwer aufzufinden sind. Bei der Myotonie, auch Thomsensche Krankheit bezeichnet, wo ein Muskelhypervolum nebst funktionellen Störungen charakteristisch ist, findet sich neben der mächtigen Hypertrophie zahlreicher Muskelfasern auch Atrophie und Vakuolenbildung in anderen. Diese histologischen Befunde sowie das klinische Zusammenfallen von Myotonie mit Dystrophia musculorum, wie auch wir einige seltene Fälle beobachten konnten, weisen darauf hin, daß dieses Nebeneinandergehen von Atrophie und Hypertrophie, wenn auch bei Myotonie die Verdickung zahlreiche und bei Dystrophie nur vereinzelte Muskelfasern betrifft, nicht auf einer funktionellen echten Atrophie bzw. Hypertrophie, sondern auf einer Wachstumsstörung beruht. Schon Erb hat die Meinung ausgesprochen, daß bei der Muskeldystrophie die Fasernhypertrophie nur ein Vorstadium der Atrophie bilde. Wir dürfen also mit Recht annehmen, daß sowohl bei der Myotonie[1]) wie hauptsächlich bei der Muskeldystrophie es sich nicht um eine echte Hypertrophie der Muskelfasern, sondern nur um eine vorübergehende Aufblähung derselben handelt.

Diese Hypertrophie des Muskels bei Myopathien wie des Gehirns bei amaurotischer Idiotie soll im Sinne eines organischen entgegenwirkenden Schutzprozesses aufgefaßt werden. Das betreffende, von irgendeiner toxischen Wirkung in seiner Lebensfähigkeit ernst gefährdete Organ reagiert auf den destruktiven Reiz und führt zur Hyper-

---

[1]) Aus dem gleichzeitigen Zustandekommen von Myotonie und Tetanie sowie aus anderen Gründen wird in neuester Zeit ein Zusammenhang der Myotonie und Myasthenie zur Beischilddrüsenfunktionsstörung und zum Calciumumsatz angenommen.

trophie, dies stellt eine allgemeine Tendenz aller Organe dar, ihre Läsionen durch Regeneration auszugleichen, um dadurch die normale Funktion möglichst wieder herzustellen, so vollzieht sich das bei der Leber, Niere, Schilddrüse usw. Nun kann allerdings der Fall eintreten, daß die Reaktionsanstrengung das richtige Maß überschreitet und sogar neue Läsionen verursacht, so mag z. B. bei der Lebercirrhose die Hyperplasie nicht nur zur Hypertrophie dieses Organs, sondern sogar bis zur Adenombildung führen, wodurch eine atrophisch-hypertrophische, adenomenthaltende Lebercirrhose entsteht. Manche Autoren sehen in diesen Adenomen ein Vorstadium des Carcinoms; so kommt es bei der Hanotschen biliären hypertrophischen Lebercirrhose wieder zu einer übermäßigen Hypertrophie und zu bedrohlichen Erscheinungen usw. Es entsteht auf diese Weise ein verworrenes Bild, bei welchem die Einflüsse der aktiven toxischen und der Reaktionswirkungen eng ineinander greifen und eine genaue Abgrenzung unmöglich wird.

Es kann aber ebensogut bei atrophischer Lebercirrhose wie bei gewissen Fällen von amaurotischer Idiotie usw. vorkommen, daß das befallene Organ, sei es wegen übermäßig starker Giftwirkung, sei es wegen ungenügender Unterstützung oder Reaktionsfähigkeit, sei es aus diesen beiden Gründen, nicht in Hypertrophie, sondern im Gegenteil in Atrophie ausgeht.

Eine bemerkenswerte Tatsache ist die, daß die klinischen Erscheinungen bei der amaurotischen Idiotie erst einige Monate nach der Geburt (am häufigsten gegen den 6. Monat), nach einer anscheinend ziemlich normalen Entwicklung auftreten, um gegen Beendigung des zweiten Lebensjahres tödlich zu verlaufen. Es würde sich hier natürlich die Frage aufdrängen, die Ursache des Krankheitsauftretens an bestimmten Daten nachzuweisen.

Zunächst können wir uns nicht mit der Annahme befreunden, daß sich bis zum Ausbruch der Krankheit eine ganz normale Entwicklung vollziehen soll. Es ist zwar keine vollständige Agenesie, aber auch keine dementsprechend genügende Entwicklung der Hirnrinde und des übrigen Nervensystems; denn eine Entwicklungsstörung ist schon im Keime vorhanden, und zwar ziemlich deutlich. Dafür bürgen die pathologisch-anatomischen Befunde wie geringere Anzahl und allgemeine rundliche bzw. birnförmige Gestalt der Ganglienzellen, mangelhafte Differenzierung der verschiedenen Gehirncentra, verminderte Faserentwicklung, Fehlen jeglicher Myelinisierung, besonders der Tangential-, Assoziations- und Pyramidalfasern usw., welche sämtlich auf eine totale

Hypogenesie mit partieller, noch mehr ausgesprochener Hypogenesie oder sogar partieller Agenesie hindeuten.

In dem Maße, als das menschliche Wesen vom Embryonalstadium an sich entwickelt, bilden sich ordnungsgemäß seine verschiedenen Organe, darunter auch die Drüsen mit innerer Sekretion; die zuerst auftretende ist die Geschlechtsdrüse, dann folgen der Reihe nach auch die anderen.

Es ist wohl annehmbar und auch bis jetzt teilweise sogar bewiesen, daß beim Foetus sowohl als auch noch beim Neugeborenen und beim Säugling, welche einen noch unvollendeten Organismus besitzen, die Fermente und die inneren Sekretionen weder wirksam genug, noch in genügender Menge sezerniert werden (manche können bisweilen sogar noch fehlen und etwas später auftreten), zumal in bezug auf die großen Anforderungen des raschen und bedeutenden Wachstums während der ersten Lebensjahre. So enthalten z. B. die Verdauungssäfte nur wenige Fermente und es ist wahrscheinlich, daß auch die nötigen Fermente für den intermediären Stoffwechsel sich auch nur spärlich vorfinden, jedenfalls stellt ein solches Verhalten das physiologische Niveau dar.

Ist nun beim Foetus ein merkliches pathologisches endokrines Defizit eingetreten, so eilen die inneren Sekretionen der Mutter zu Hilfe, was genügt, um die Gefahr wenigstens eine Zeitlang aufzuhalten und die pathologischen Störungen erst nach der Geburt zum Ausbruch kommen zu lassen. In anderen Fällen wieder können die mangelhaften oder sogar ganz fehlenden Sekrete des Foetus von denen der Mutter nicht ausgeglichen werden; nämlich dann nicht, wenn die Menge ihrer eigenen sezernierten Substanzen sich an der unteren physiologischen Grenze hält und für sie selbst kaum genügt; in einem solchen Falle können schon gleich pathologische Störungen auftreten, z. B. kongenitales Myxödem.

Dem immer noch mit ungenügender Blutdrüsenfunktion versehenen Säugling kommt die Brust zu Hilfe, indem er mit der Muttermilch ein gewisses Quantum von inneren Sekretionen, wenn auch in reduzierterem Maße als vorher, einsaugt und das kann ihm entweder nur eine Zeitlang oder sogar bis zum Abbruch des Stillens wenigstens in gewissen Fällen vollständig genügen. Hierbei sei bemerkt, daß eben während dieses Zeitabschnitts die Erscheinungen der familiären Idiotie, gewisser Fälle von Myopathie und Myatonie und des Säuglingsmyxödems zutage treten. Ist dies Tatsache, dann ist die Behauptung von W. Hirsch, trotz der entgegengesetzten Meinung von Higier und anderen Verfassern, berechtigt, indem er glaubt, daß bei der amaurotischen Idiotie die Muttermilch durch einen in dem Blute kreisenden und durch die Milch dem Kinde zugeführten Giftstoff für das Kind schädlich wird.

Noch später, nach der Stillperiode, wenn das Kind auf sich allein und seine eigenen Kräfte angewiesen ist, ist das gute Funktionieren der Blutdrüsen unentbehrlich, zumal die Bedürfnisse des Organismus größer werden.

Wir sehen also, daß das zu lösende Problem dem Kinde allmählich immer schwieriger wird.

Die Bedeutung dieser Ausführungen ist, daß sie uns in das Wesen der Vererbung tiefer einzublicken und das Unfaßbare dieses mächtigen Faktors näher zu studieren gestatten. Unserer Meinung nach ist also die Mächtigkeit der Vererbung in keiner anderen Beziehung und auf keinem anderen Gebiete so ausgeprägt und fortpflanzungsfähig, als für die anatomischen und physiologischen Merkmale der Drüsen mit innerer Sekretion und, da dieselben den Gesamtstoffwechsel regeln, so wird dadurch der ganze Konstitutionstypus bestimmt. Die endokrinen Fehler vererben sich und pflanzen sich von Generation zu Generation mit einer außerordentlich großen Beständigkeit fort, indem sie entweder ähnliche oder verschiedene hereditäre und familiäre Erscheinungen hervorrufen, welche aber alle auf ein und dieselbe mangelhafte endokrine Ursache zurückzuführen sind[1]). Als ein häufig anzutreffendes Beispiel für diese Behauptung kann die hereditär und familiär auftretende leichte Schilddrüseninsuffizienz angesehen werden.

Eine bedeutende Wirkung übt die Blutdrüsentätigkeit auf den Mineralstoffwechsel aus. Dieses lange Zeit recht stiefmütterlich behandelte Untersuchungsgebiet gewinnt für die heutige Physiopathologie eine immer zunehmende Bedeutung.

Beim Kinde spielt der Mg- und Ca-Umsatz, insbesondere der letztere, eine sehr wichtige Rolle. Das Ca-Ion übt eine mäßigende biologische Wirkung (Hemmung) auf die Reizbarkeit des ganzen Nervensystems und aller kontraktilen Gewebe, wie Muskeln und Herz aus. Der Ca-Umsatz wird von der Schild- und Beischilddrüse geregelt, so daß die tetanischen durch Thyreoparathyreoidektomie hervorgerufenen Vergiftungserscheinungen durch $CaCl_2$-Zufuhr gemildert und sogar aufgehalten werden können. Hierbei sei bemerkt, daß die graue Substanz viel mehr Ca enthält als die weiße. Die Spasmophilie steht in Verbindung mit der Ca-Armut des Zentralnervensystems und mit der Beischilddrüseninsuffizienz.

Der in unserem Falle vorhandene diffuse Hydrocephalus, sowie hauptsächlich der Laryngospasmus und die Anfälle von anhaltender tonischer Starre der gesamten Körpermuskulatur, letztere, im Gegensatz zu Kob, von uns als spasmophilische Erscheinungen (Laryngospasmus, Tetanie) aufgefaßt, weisen trotz reichlicher Zufuhr mit der

---

[1]) Jendrássik hat interessante klinische Beobachtungen gesammelt, so sah er zuweilen in derselben Familie bei den einigen Mitgliedern frühzeitigen Haarausfall, während bei den anderen eine Pyramidenstrangentartung sich einstellte. Solche Erscheinungen weisen auf eine vorzeitige Seneszenz hin; der Haarausfall z. B. beruht auf einer mangelhaften Schilddrüsenfunktion. Die schädliche Wirkung der endokrinen Sekretionen erstreckt sich bald auf das eine, bald auf das andere Gewebe.

Milch auf den mangelhaften Ca-Umsatz und den Hypoparathyreodismus hin, woran die Thyreoidea vielleicht auch beteiligt ist.

Wenn über den Mineralstoffwechsel bei der amaurotischen Idiotie noch keine Arbeit vorliegt, so hat doch Mott die chemische Untersuchung des Gehirns in zwei Fällen vorgenommen und bedeutende Anomalien des Nucleoproteidgehalts dabei gefunden; das ist sehr wichtig, denn die Nucleoproteide bilden den Hauptbestandteil der Zellkerne, also eben der grauen Substanz.

Die besonders bei der Weigert-Palschen Färbungsmethode konstatierte, fast vollständige Unfärbbarkeit der Nervenfasern sowohl in der grauen wie in der weißen Substanz, welche auf ihre äußerst schwere Entwicklungshemmung und Entartung hinweist, gestattet uns einen Ausblick auf den gestörten Stoffwechsel anderer hochwichtiger Bestandteile des Nervensystems zu werfen.

Die Lecithalbumine mit ihrer vorzugsweise giftfesthaltenden und -neutralisierenden Wirkung, die Lecithine, welche phosphorhaltige Bestand- und Reservefettstoffe darstellen und in allen in Entwicklung begriffenen Geweben enthalten sind, sowie das dieselben immer begleitende Protagon, das Cerebrin, das Jecorin, das Cholesterin finden sich im normalen Zustand in großer, wenn auch ungleich verteilter Menge im Nervengewebe; so überwiegen z. B. in der grauen Substanz die Eiweißstoffe und das Cerebrin, während in der weißen die Lecithine (bis 11%) und das Cholesterin sich in relativ größerer Menge finden. Das Myelin der Nervenfasern besteht aus Protagon, mit Lecithin und Cholesterin verbunden.

Die schweren Nervenfasern -und Zellveränderungen bei der amaurotischen Idiotie weisen deutlich auf den stark gestörten Stoffwechsel aller dieser Substanzen hin, trotzdem durch die Milchernährung reichliche Mengen davon zugeführt werden.

Ätiologie.

Versuchen wir jetzt die ätiologischen Momente herauszuschälen. Was zurzeit darüber bekannt ist, ist noch sehr dürftig; man kann alles in wenigen Worten zusammenfassen und sagen, daß das Krankheitsbild der amaurotischen Idiotie ein exquisit familiäres Auftreten zeigt, indem sie mehrere Kinder derselben Familie, meist weiblichen Geschlechts, während des ersten Lebensjahres befällt. Häufig ist in solchen Fällen eine heteromorphe (neuro- bzw. psychopathische) Vererbung,bisweilen auch Blutsverwandtschaft bei den Eltern nachweisbar; andere Ursachen sind unsicher oder bieten absolut keinen Anhaltspunkt, z. B. Syphilis, Alkoholismus, Tuberkulose, Trauma oder Krankheiten bei der Mutter während der Schwangerschaft, Trauma beim Kinde usw.

Was allerdings vor allem ganz auffällig ist und eine überaus große, wenn auch noch nicht aufgeklärte Hauptrolle in der Ätiologie dieser Krankheit spielt, ist ihr vorzugsweises Auftreten in jüdischen ausgewanderten, große Not leidenden Familien, während in christlichen Familien bis jetzt nur sehr wenige Fälle beobachtet worden sind. Diese Frage verdient die Aufmerksamkeit auf sich zu lenken.

Die Juden besitzen eine außerordentlich ausgeprägte Disposition für vererbte und familiäre Nerven-, Geistes- und Konstitutionskrankheiten, wobei die Syphilis und der Alkoholismus wegen ihres mäßigen und soliden Lebens kein ätiologisches Moment abgeben. Diese spezielle Veranlagung basiert auf ihrer seit vielen Jahrhunderten historisch gewordenen Evolution und sozialen Lage, wie beispielsweise ihr fortwährendes aufgeregtes Leben als heimatloses, um seine Zukunft besorgtes Volk, das Bestreben ihre Rasse rein zu halten und zu häufige Heiraten zwischen Blutsverwandten, wobei die erbliche Belastung sich durch konvergierende Heredität noch mehr steigert, sowie nicht zuletzt ihr ausschließliches ungesundes Stadtleben usw. In seiner, unter Leitung von Prof. Manicatide ausgeführten Arbeit über die amaurotische Idiotie spricht Fisch aus, daß die Juden keine eigentliche Rasse im strengen Sinne des Wortes bilden und daß ihre pathologischen, nervösen und geistigen Besonderheiten auf den Mangel einer systematischen und vernünftigen Sozialhygiene zurückzuführen wären. Jedenfalls wirken alle angeführten Umstände als heredo-degenerative Momente und tragen dazu bei, die charakteristische neuro- und psychopathische Konstitution dieses Volkes weiterzubilden und dieselbe zu verewigen.

Was nun speziell die ätiologische Frage bei der familiären amaurotischen Idiotie anbelangt, so würde man annehmen können, daß eine primäre dystrophische exogene Ursache infektiöser (Syphilis, Tuberkulose usw.) oder toxischer (Alkoholismus usw.) Natur vorliegt oder wenigstens in der Vergangenheit ihre schädliche Wirkung ausgeübt hat, indem sie durch eine oder gleichzeitig mehrere Drüsen mit innerer Sekretion bei den Eltern oder Ureltern Veränderungen hervorgerufen hat. Diese vorübergehende Ursache könnte also ein beständiges, sich durch Generationen fortpflanzendes, pluriglanduläres Syndrom darstellen, in welchem durch die pathologisch gesteigerte, verminderte oder pervertierte Funktion einzelner Drüsen, durch die gestörten synergisch oder antagonistisch wirkenden Interglandulärreaktionen ein permanentes, toxisches, endogenes Moment entsteht. Dies alles hätte etwas für sich, nur ist es nicht nur unbewiesen, sondern auch die Tatsachen sprechen direkt dagegen. Die Feststellung, daß in der jüdischen Pathologie weder die Syphilis noch der Alkoholismus eine ätiologische Rolle spielen, hat sich auch für das ätiologische Problem der amaurotischen Idiotie infolge genauer Forschung wiederholt bestätigen lassen.

Für die Tuberkulose sind ebenfalls keine Anhaltspunkte bei dieser Erkrankung gegeben, denn nur in einem einzigen Falle (Claiborne) sind tuberkulöse Herde im Zentralnervensystem gefunden worden, was wahrscheinlich auf eine sekundäre Tuberkulisierung des heruntergekommenen Organismus hinweist. Die primäre Ursache ist demnach anderswo zu suchen.

Wir neigen viel mehr der Ansicht zu, daß das abnorme Verhalten der endokrinen Drüsen, deren pathologische Funktion — wie wir oben gesehen haben — den pathogenetischen Mechanismus bedingen, durch die fortwährende, auf das Nervensystem ausgeübte Reizung verursacht und unbegrenzt lange unterhalten wird, da auch die Reizung dauernd besteht. Umgekehrt setzt seinerseits das pathologische Funktionieren der Blutdrüsen durch eine reversible Wirkung den Gesamtstoffwechsel und dadurch das überaus empfindliche Nervensystem in einen pathologischen Zustand, woraus sich die engen Beziehungen zwischen Konstitutions- und Nerverkrankheiten einsrseits, zwischen diesen beiden Krankheitsgruppen und den endokrinen Drüsen andererseits ergeben; somit ist die Vererbung bei Konstitutions- und Nervenkrankheiten mit der der endokrinen Drüsen eng verküpft, So vereinigt sics z. B. durch Eheschließungen zwischen belasteten Blutsverwandten erfahrungsgemäß die erbliche Belastung beider Eltern, diese wird nur noch mehr gesteigert, und auf diese Weise kommt es zu einer immer fortdauernden und progressiven Degeneration.

Was den speziellen Einfluß der Erzeuger auf das Schwangerschaftsprodukt betrifft, so ist der mütterliche leicht begreiflich, väterlicherseits ist allerdings ein solcher trotz schwierigerer Deutung nicht zu verkennen. Man könnte annehmen und es ist wohl möglich, daß dieser väterliche Einfluß durch Vermittlung der mit dem Samen abgegebenen Substanzen auf den mütterlichen Organismus und auf den des Embryos geschieht.

Trotzdem dies nicht auszuschließen ist, so glauben wir doch, daß die Hauptrolle vielmehr dem Spermatozoon selbst zukommt. Die männlichen Geschlechtszellen keimen und gedeihen bis zu ihrer Austreibung zwecks Befruchtung in einem Organismus, wo ein bestimmtes, dem Individuum eigentümliches endokrines Regierungssystem mit der allgemeinen Verwaltung beauftragt ist. Wie alle übrigen, so erleiden auch die Keimzellen infolge Durchtränkung die mannigfachen Einwirkungen dieses endokrinen Systems, erfahren dadurch bestimmte Modifikationen und werden zu einem persönlichen bestimmten Typus, welcher das Gepräge der charakteristischen Stoffwechselregulatoren in sich trägt. In diesem Zustande befruchtet das Spermatozoon die weibliche Keimzelle und entfaltet in dem später sich entwickelnden Schwangerschaftsprodukt auf einer reversiblen Weise seine latent enthaltenen physiologischen Eigenschaften auf den neu entstehenden Organismus.

Auf diese Weise wird uns verständlich, wieso das von einem zu jungen oder zu alten Individuum stammende Spermatozoon minderwertig und nur schwächlich organisierte Produkte zu erzeugen in der Lage ist; im ersteren Falle ist das endokrine System noch nicht reif, im letzteren jedoch schon atrophisch oder wenigstens hypotrophisch. Demnach setzt ein vollkommenes Spermatozoon ein gut entwickeltes, ins Gleichgewicht gebrachtes endokrines System voraus. Dieselbe Auffassung erklärt uns die pathologischen Fälle bei erblich belasteten Individuen, bei Alkoholikern usw. Der Einfluß des auf die Spermatozoen dystrophisch wirkenden Momentes, welches infektiöser (Syphilis, Tuberkulose, Sumpffieber) oder toxischer (Alkoholismus, Pellagra) Natur sein kann, findet entweder direkt oder inderekt, durch Vermittlung der dadurch geschädigten Blutdrüsen, statt; es ist aber ganz gut möglich, daß diese beide Wirkungsweisen gleichzeitig vorkommen.

Wenn man nun alles das überblickt und dazu noch den engen Zusammenhang zwischen gewissen Nerven- und Muskelkrankheiten, wie wir in dieser Arbeit betont haben, in Erwägung zieht, so wird dadurch der moderne Begriff über heredo-familiäre Nervenkrankheiten viel zu eng und muß unserer Ansicht nach durch denjenigen richtigeren, von *neuromuskulären und konstitutionellen heredo-familiären Krankheiten* ersetzt werden.

Nun ist es nicht ausgeschlossen und gewisse Autoren (*Hähnle*, *Woodruff* usw.) haben sich schon darüber ausgesprochen, daß die durch Generationen stattfindende Entartungsneigung keine fatal progressive zu sein braucht und sich durch zweckmäßige, unter günstigen Bedingungen verlaufende Lebensweise abschwächen und sogar gänzlich aufheben läßt. Auch hier ist es als feststehend anzusehen, daß vortreffliche Lebensverhältnisse den Gesamtstoffwechsel und die Drüsentätigkeit günstig beeinflussen. Die Tatsache, daß eine solche überaus schwere Erkrankung, wie es die amaurotische Idiotie ist, bei aus ausgewanderten, schwere Not leidenden jüdischen Familien stammenden Kindern vorkommt, läßt doch die Annahme zu, daß unter allgemeinen günstigen Verhältnissen für diese Familien sowie mit Hilfe einer entsprechend angepaßten, wahrscheinlich pluriglandulären Organotherapie, vielleicht schon beim Kinde, bevor die Krankheit ausbricht, dieselbe aufzuhalten wäre und nach mehreren Generationen ganz und definitiv zum Aufhören gebracht werden könne.

Zum Schluß möchten wir dem Herrn *Nageotte*, Professor am Collège de France, dessen wohlwollende Ratschläge bei der Beurteilung der pathologisch-anatomischen Frage uns manche unüberwindliche Schwierigkeiten aus dem Weg geräumt, an dieser Stelle unseren aufrichtigen Dank sagen.

Unserem hochverehrten Lehrer, dem Herrn Geh. Med.-Rat Prof. Dr. O. Heubner wollen wir nicht unterlassen für die gütige Überlassung des Materials sowie das große Interesse, mit welchem er unsere Arbeit unterstützt hat, unseren verbindlichsten Dank auszusprechen.

Erklärung der Tafeln VIII—XI.*)

Tafel VIII, Fig. 1. Frontalschnitt durch das untere Drittel der Zentralwindungen der rechten Hemisphäre. Nebenan, kleiner Schnitt normalen Gehirns, gleichzeitig und unter denselben Bedingungen nach Weigert-Pal gefärbt. Vergr. 1 : 1.

Fig. 2. Frontalschnitt durch dieselbe Gegend. Färbung mit Eisenhämatoxylin. Vergr. 1 : 1.

Fig. 3. Frontalschnitt durch das mittlere Drittel der Zentralwindungen der rechten Hemisphäre. Weigert-Palsche Färbung. Vergr. 1 : 1.

Fl Frontallappen
CW Zentralwindung
SR Sulcus Rolandi
SS Scissura Sylvii
IR Insula Reilii
A Ammonshorn
HG Hirnganglien

Tafel IX, Fig. 1. Schnitt durch den Occipitallappen. Ein Gefäß der weißen Substanz. Bendas Eisenhämatoxylin und van Gieson. Vergr. 100 mal.

EL Erweiterte Lymphscheide
KZ Körnchenzellen
CA Corpora amylacea

Fig. 2. Rückenmarksschnitt der ersten Lendenwurzel. Weigert-Pal. 5 mal vergr.

T Türkscher Strang,
Py Pyramidenbahnen.

Tafel X, Fig. 1. Stark veränderte Ganglienzellen der kleinen Pyramidenzellenschicht der Frontalwindungen. 430 mal vergr.

BD Sackförmige Aufblähung eines Basaldendriten.
KZ Körnchenzelle.

Fig. 2. Kleine Pyramidenzellenschicht der Regio optica. Cajal. 430 mal vergr.

BD Keulenförmige Auftreibung eines Basaldendriten,
KZ Körnchenzelle,
G Blutgefäß.

Fig. 3. Retina. Nisslfärbung. 430 mal vergr.

AK Äußere Körnerschicht,
IK Innere Körnerschicht,
AZ Amakrine Zellen,
GZ Ganglienzellen,
NK Neurogliakerne.

---

*) Die farbigen Abbildungen sind durch dle künstlerische Hand des uns befreundeten Kollegen Dr. A. Vranceanu entstanden, wofür wir hier ihm herzlichst danken.

Tafel XI. Großhirnrinde im Lobus paracentralis. Nissl. 430mal vergr.
KPy Kleine Pyramidenzelle,
GrPy Große Pyramidenzelle,
BZ Betzsche Pyramidenzelle,
NZ Neurogliazelle,
KZ Körnchenzelle,
MS Molekularschicht.

Literaturverzeichnis.

Alzheimer, A., Einiges über die anatomischen Grundlagen der Idiotie. Centralbl. f. Nervenheilk. u. Psych. 1904, 497—505.

Apert et Dubois, Idiotie amaurotique familiale. Soc. de Pédiatrie. 19. Nov. 1907. Paris.

Aschoff, L., Pathologische Anatomie 1911.

Babonneix et Brelet, Idiotie amaurotique familiale. Gazette des Hôpitaux **57**, 1908.

Bing, R., Entwicklung und gegenwärtiger Stand der Anschauungen über heredofamiliäre Nervenkrankheiten. Ergebnisse der inneren Medizin und Kinderheilkunde 1909.

Brodman, Bemerkungen über die Fibrillogenie und ihre Beziehungen zur Myelogenie usw. Neurol. Centralbl. 1907. Nr, 8

Cajal, R., Histologie du système nerveux de l'homme et des vertébrés. Paris 1911.

Claiborne, Amaurotic family idiocy. Journ. of nerv. and ment. Dis. 1900, S. 664.

Cohen, L'œil dans l'idiotie familiale amaurotique Academy of Medicine Section on Pediatries 12. March 1908. Medical Record Nr. 1969, p. 206.

Cohen und Dixon, Amaurotische familiäre Idiotie. Journ. of Amer. Assoc. **21**.

Delille et Vincent, Myasthénie bulbo-spinale. Revue neurol. 1907.

Döllken, Beiträge zur Entwicklung des Säugergehirns usw. Neurol. Centralbl. 1906.

Dornheim, Fr., Beitrag zur pathologischen Anatomie der Tay-Sachsschen familiären amaurotischen Idiotie. Inauguraldissertation. Leipzig 1908.

Dupuy-Dutemps, Lésions ophtalmoscopiques dans un cas d'idiotie amaurotique familiale. Soc. d'opht. de Paris 3. Dèc. 1907.

Dupuy Raoul, Contribution au traitement des enfants arrières par les extraits endocriniens associés. Académie des Sciences 9. Décembre 1912. Paris.

Edinger, Die Aufbrauchkrankheiten des Nervensystems. Deutsche med. Wochenschrift 1904—05.

Falkenheim, Über famil. am. Idiotie unter Mitteilung eines Falles dieser eigenartigen Krankheit. Deutsche med. Wochenschr. **27**, 1901. 170—171.

— Über fam. am. Idiotie. Jahrb. f. Kinderheilk. 1901 S. 123—171.

Fisch, I.. Fam. am. Idiotie. Inauguraldissertation Jassy 1911 (rumänisch).

Frey, E., Pathologische Untersuchung des Zentralnervensystems in einem Falle von Sachsscher familiärer am. Idiotie. Neurol. Centralbl. S. 836. 1901.

Gordon, A., Cas similaires à l'idiotie familiale amaurotique avec remarques sur la pathogénie de cette affection. Medical Journal New York Nr. 1472, S. 294, 1907.

Heubner, Lehrbuch der Kinderheilkunde. III. Auflage.

Heveroch, Zwei Fälle von fam. am. Idiotie mit einem Sektionsbefunde. Neurol. Centralbl. 1904, S. 948.

— Sachssche fam. am. Idiotie. Wiener klin. Rundschau **18**, S. 634. 1904.

Higier, H., Familiäre paralytisch-amaurotische Idiotie und familiäre Kleinhirnataxie des Kindesalters. Deutsche Zeitschr. f. Nervenheilk. **31**, H. 3—4. 1906.

— Weiteres zur Klinik der Tay-Sachsschen familiären paralytisch-amaurotischen Idiotie. Neurol. Centralbl., S. 843—851. 1901.

Hirsch, The pathological anatomy of „a fatal disease of infancy with symmetrical changes in the yellow spot" (W. Tay) „amaur. fam. idiocy" (Sachs) „infantil cerebral degeneration" (Kingdon a. Russel). Journ. of nerv. and ment. Diseases 1908. S. 538.

Holden (New York), Pathological report on the eyes of Dr. Hirschs patient with amaurotic family idiocy. Journ. of nerv. and ment. Diseases 1898, S. 550.

Holmes, Gordon und J. H. Parsons, Pathol. Anat. d. fam. am. Idiotie. Neurol. Gesellsch. d. Ver. St. Amer. Brain **113**, S. 153. April 1906.

Huismanns, L., Tay-Sachs fam. amaur. Idiotie. Deutsche med. Wochenschr. S. 1737. 1906.

— Nosologie und pathologische Anatomie der Tay-Sachsschen fam. amaur. Idiotie. Verhandl. d. 24. Kongr. f. innere Medizin in Wiesbaden. April 1907, S. 608—622.

— Kurze Bemerkungen zur Tay-Sachsschen fam. am. Idiotie. Journ. f. Psych. u. Neurol. **10**, 1908.

Kingdon (Nottingham), A rare fatal disease of infancy with symmetrical changes at the macula lutea ophthalm. Transact. of the ophthalmological Society of the United Kingdom 1892.

— Symmetrical changes of the macula lutea in an infant. Ibid. 1894, **14**. S. 129.

Hutinel, Mala dies des enfants 1909.

Kingdon und Russel, Inf. cerebr. degeneration with symmetrical changes at the macula. Med. Chirurg. Transact. **80**, S. 87. 1897.

Knapp, Transactions of the ophthalmological society of the united Kingdom **12**, S. 135 und S. 194. 1896.

Kob, Ein Fall von familiärer amaur. Idiotie. Charité-Annalen **30**, S. 139—144. 1906.

Koplick, Fam. amaur. Idiocy. Archives of Pediatries. New York 1897.

Lange und Schütz, Demonstration eines Kindes mit fam. amaur. Idiotie in der med. Gesellsch. zu Leipzig. Juli 1903. Münch. med. Wochenschr. 1903.

Lasareff, De l'idiotie amaur. familiale. Gazette (russe) médicale **1** u. **2**. 1907.

Lévi, L. et Rothschild, H., Endocrinologie (sère série 1908 et 2e série 1911) Paris.

Marinesco, Quelques recherches de paliométrie. Revue neurolog. 1911, S. 281.

— Recherches sur la cytoarchitectonie de l'écorce cérébrale. Revue générale des Sciences Nr. 19 u. 20. 1910.

Massalongo, R., Idiozia amaurotica famigliare. Riforma medica, Anno 23, 1907.

Mohr, Die Sachssche am. fam. Idiotie. Arch. f. Augenheilk. **41**, S. 285—310. 1900.

Mott, Two cases of amaurotic dementia (idiocy) and a correlation of the microscopic change in the central nervous system, with the results of a chemical analysis of the brain. Archives of Neurology **3**, S. 218. 1907.

Nageotte, J. et Léon-Kindberg, Nodosités des prolongements protoplasmiques des cellules de Purkinje dans un cas d'idiotie familiale avec atrophie cérébelleuse et dégénération des cordons postérieurs, des faisceaux pyramidaux et des faisceaux cérébelleux directs. Comptes rendus des séances de la Société de Biologie **65**, S. 517, 1908.

Naville, M., Idiotie amaurotique familiale. Revue médicale de la Suisse romande **31**, Nr. 7, S. 507. 1911.

Parhon et Goldstein, Un cas d'idiotie amaurotique type Tay-Sachs. Revue Neurol. 1909.

Parhon si Papinian. Romania medicala 1904.

Parhon, C. si C. I. Urechie, Un caz de miastenie bulbospinala. Opoterapie hipofisara. Revista st. med. Bucuresti 1909.

Peterson, A case of amaurotic family idiocy with autopsie. Journ. of nervous and ment. Diseases **25**, Nr. 7, S. 529. 1898.

Poynton, Fam. am. Idiotie. Brit. med. Journ. Nr. 2523.

Poynton, Parsons and Gordon Holmes, A contribution to the study of amaurotic family idiocy. Brain 1906, S. 180.

Provotelle, L'idiotie amaurotique familiale (Maladie de Warren Tay-Sachs). Thèse de Paris Nr. 347, 1906.

Rogalski (Rheinau), Juvenile Form der amaurotischen Idiotie. Arch. f. Psych. **47**, Heft 3.

Sachs, B., Arrested cerebral development with special reference to its cortical pathology. Journal of nervous and mental Diseases 1887, S. 541.

— A further contribution to the pathology of arrested cerebral development. Journ. of nerv. and ment. Diseases **19**, S. 603. 1892.

— Die amaurotische familiäre Idiotie. Deutsche med. Wochenschr. 1898, S. 3 u. 1903, S. 28.

— Nervous diseases of children. Second Edition 1895.

— Famil. amaur. Idiotie. Encyclopädische Jahrbücher der gesamten Heilkunde **8**, S. 239. 1899.

— On amaurotic family idiocy, a disease chiefly of the gray matter of the central nervous system. The journal of nervous and mental diseases **30**, Nr. 1. 1903.

Schaffer, K., Weitere Beiträge zur pathologischen Histologie der familiären amaurotischen Idiotie. Journal f. Psych. u. Neurol. 1906, S. 84—107.

— Zur Pathogenese der Tay-Sachsschen amaurotischen Idiotie. Neurol. Centralbl. 1905, S. 386—392.

— Beiträge zur Nosographie und Histopathologie der amaurotisch-paralytischen Idiotieformen. Arch. f. Psych. und Nervenkrankh. 1906, S. 127—160.

— Über die Pathohistologie eines neueren Falles von Sachsscher familiär-amaurotischer Idiotie mit einem Ausblick auf das Wesen der sogenannten Fibrillen. Journ. für Psych. u. Neurol. **10**, S. 121—145. 1907.

— Zur Pathohistologie der Sachsschen am. Idiotie. Bericht über die 30. Wanderversamml. südwestl. Neurologen und Irrenärzte in Baden 1905. Monatsschr. f. Psych. u. Neurol. **18**, S. 179. 1905.

— Über die Anatomie und Klinik der Tay-Sachsschen amaurotisch-famil. Idiotie mit Rücksicht auf verwandte Formen. Zeitschr. f. d. Erforschung und Behandlung des jugendlichen Schwachsinns. **3**. 1909.

Schumway u. Buchanan, Histological examination of the eyes in case of am. fam. idiocy. Amer. Journ. sc. Ph. a. N.-Y, **129**, S. 35—40. 1905.

Spielmeyer, W., Über fam. amaur. Idiotie. Neurol. Centralbl. 1905, S. 620.

— Über eine besondere Form von fam. amaur. Idiotie. Neurol. Centralbl. 1906, S. 51.

— Klinische und anatomische Untersuchungen über eine besondere Form von fam. amaur. Idiotie. Habilitationsschrift Gotha 1907; dasselbe auch in „histologische und histopathologische Arbeiten über die Großhirnrinde. Herausgegeben von Fr. Nissl **2**, S. 193—251. 1908.

Spiller, W., A pathological study of amaurotic family idiocy. Amer. of medic. Sciences 1905.

Sterling, Tay-Sachssche Krankheit (Idiotismus familiaris amauroticus). Neurol. Centralbl. 1906.

Stock, Anatomischer Befund der Retina bei amaur. Idiotie. 30. Wanderversammlung der südwest-deutschen Neurologen und Irrenärzte. Baden-Baden Mai 1905.

Sträußler, Atrophie cérébelleuse (cit. nach Nageotte).

Vignal, Recherches sur le développement de la substance corticale du cerveau et du cervelet. Arch. de physiol. norm. et pathol. 4e série **2** 1888.

Vogt, H., Über famil. amaur. Idiotie und verwandte Krankheitsbilder. Monatsschr. f. Psych. u. Neurol. **18**, 1905, S. 161—170 und 310—357.

— Zur Pathologie und pathologischen Anatomie der verschiedenen Idiotieformen. Zusammenfassendes Referat betr. Arbeiten der letzten Jahre. Monatsschr. f. Psych. u. Neurol. **22**, S. 403 u. 490. 1907.

Vogt (Frankf. a. M.). Familiäre amaurotische Idiotie (histologische und histopathologische Studien). Arch. f. Kinderheilk. **51**, H. 1—4.

Vogt, Cecile und Oskar, Die Markreifung des Kindesgehirns während der ersten vier Lebensmonate und ihre methodologische Bedeutung. Denkschriften d. med. naturw. Gesellschaft in Jena **9**, 2.

Ziehen, Die Histogenese vom Hirn und Rückenmark usw. Handbuch der vergleichenden Lehre der Wirbeltiere. Herausgegeben v. D. Hertwig. 2. Bd. Jena 1906.

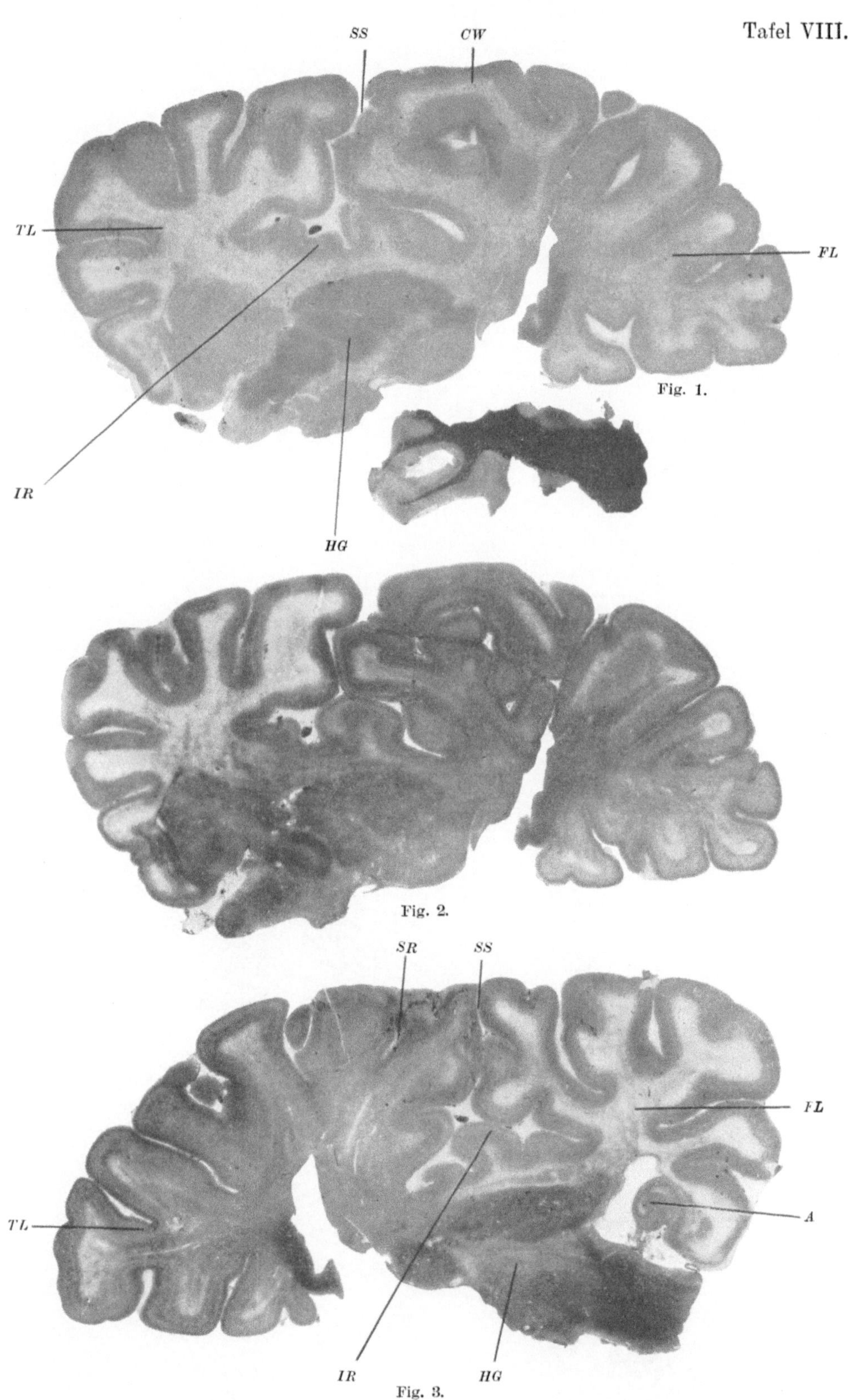

Fig. 1.

Fig. 2.

Fig. 3.

Verlag von Julius Springer in Berlin.

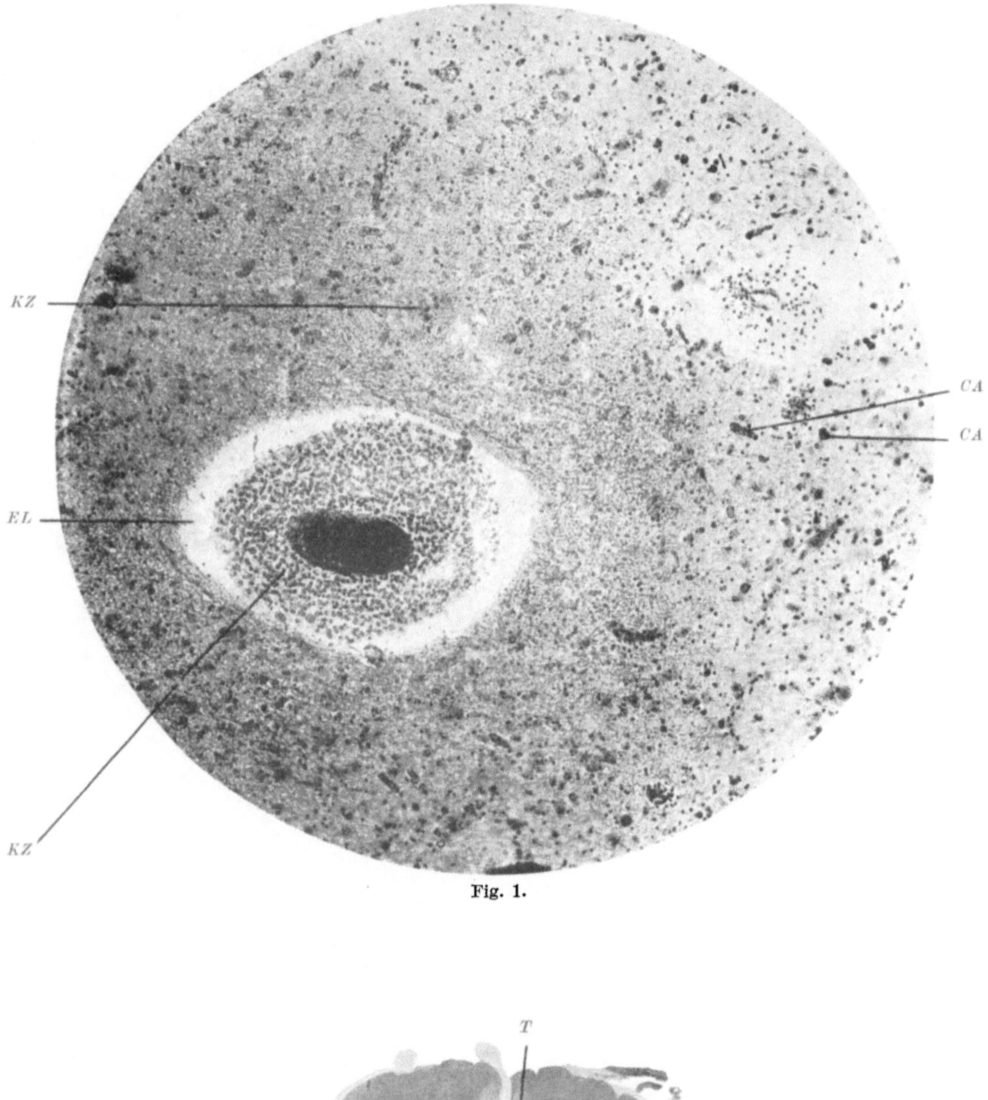

KZ

CA

CA

EL

KZ

Fig. 1.

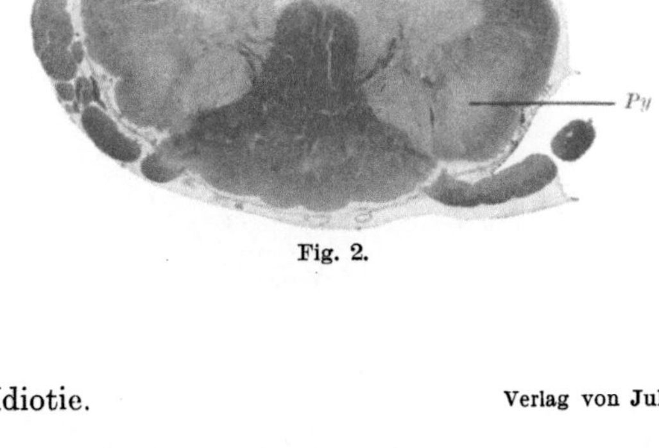

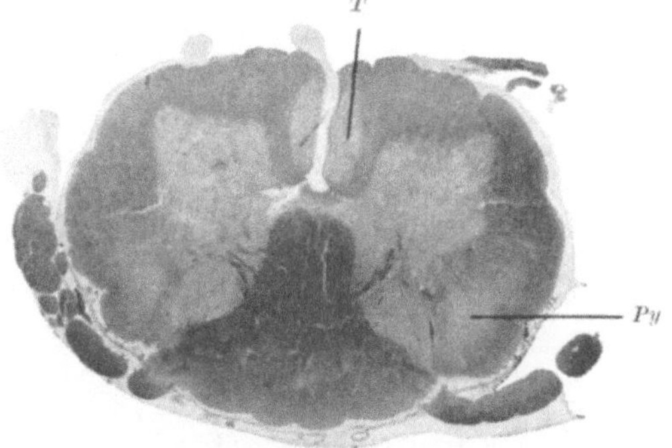

Fig. 2.

Fig. 1.

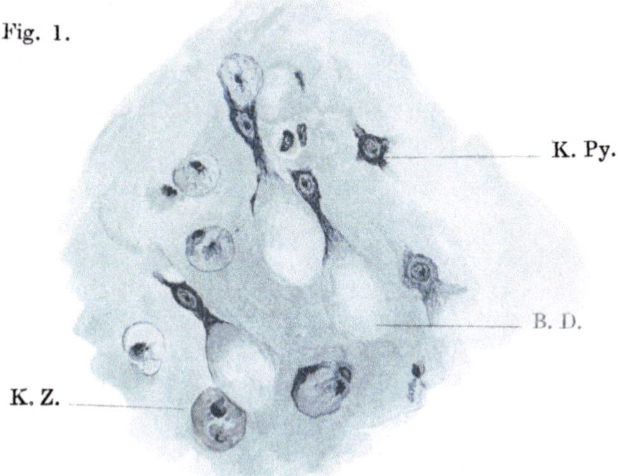

Fig. 2.

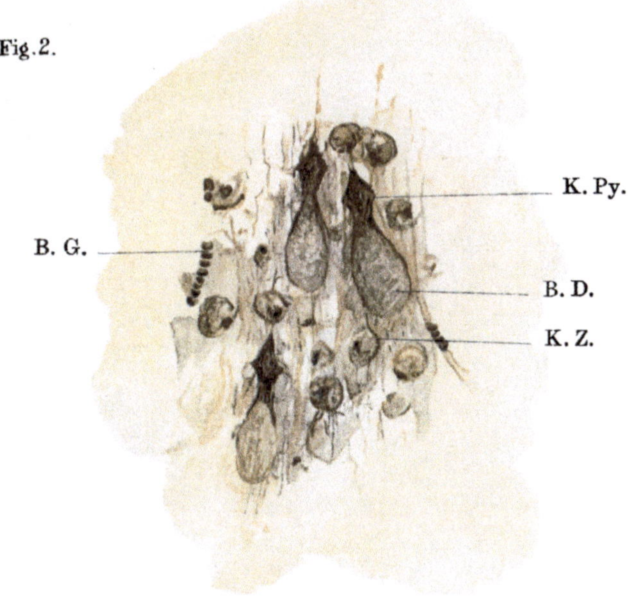

Fig. 3.

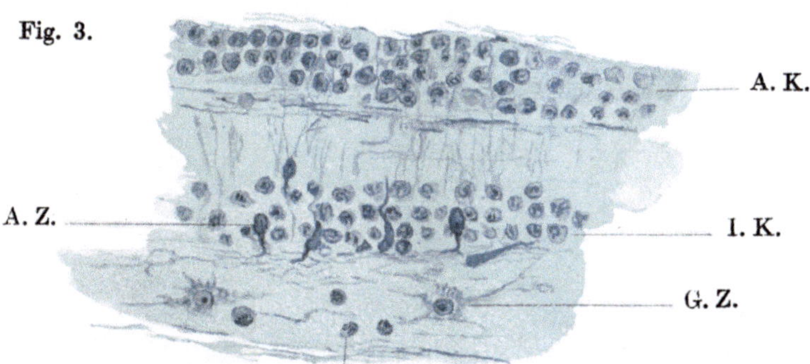

Verlag von Julius Springer in Berlin.

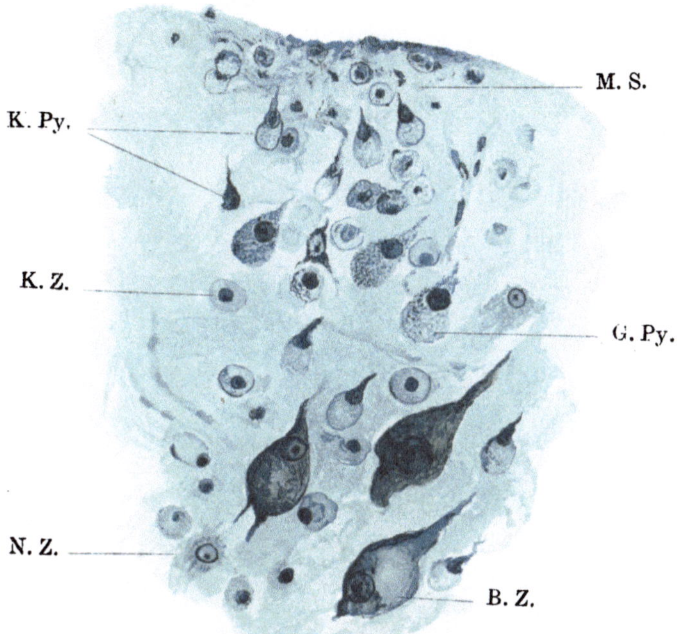

Fig. 1.

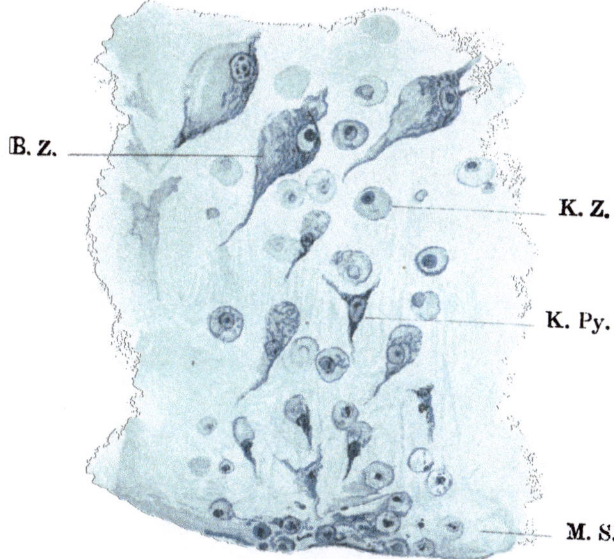

Fig. 2.

Beiträge zur Frage über die Wirkung von Solbädern auf den kindlichen Organismus.

Von

Prof. **A. Schkarin** und Dr. **W. Kufajeff.**

(Aus der Kinderklinik und der Kaiserlichen Militär-Medizinischen Akademie zu St. Petersburg [Vorstand: Prof. A. Schkarin].)

Von jeher wird den Solbädern eine bemerkenswerte Heilwirkung auf skrofulöse, rachitische, lymphatische oder schwächliche Kinder jedes Alters zugeschrieben, die sich in einer Anregung der Zirkulation und Perspiration und in einer allgemeinen Steigerung der Oxydationsvorgänge im Organismus geltend machen soll. Wenigstens in bezug auf das Kindesalter beruht indessen die Wertschätzung dieser Bäder im wesentlichen auf der praktischen Erfahrung; durch exakte, wissenschaftliche Untersuchungsmethoden ist sie noch nicht hinreichend begründet worden. In der einschlägigen pädiatrischen Literatur findet sich erst 1905 eine Arbeit von Heubner (Berl. klin. Wochenschr. Nr. 17 und 18) über den Stoffwechsel bei der Anwendung von Solbädern bei Kindern. Diese Arbeit bezieht sich auf zwei sorgfältig ausgeführte Beobachtungen über den Stickstoff- und Kochsalzwechsel vor, während und nach dem Gebrauch von Solbädern. Die erste Beobachtung betraf ein 5 Jahre altes Kind mit Erscheinungen einer ganz leichten, torpiden Skrofulose; die Vorperiode dauerte 10 Tage, die Solbäderperiode — zuerst 2 Warmwasser- und dann 9 gleichtemperierte Solbäder — im ganzen 11 Tage und die Nachperiode 6 Tage. Die Kost bestand aus Milch, Brot, Wurst und Albertcakes. Die Stickstoffzufuhr betrug: während der Vorperiode 10,0 g, in der Hauptperiode durchschnittlich 10,55 g und in der Nachperiode durchschnittlich 10,52 g pro Tag. Der Brennwert der Nahrung entsprach einem Energiequotienten von 118 Cal. Die Temperatur der Bäder betrug 35° C (Dauer bis 15 Minuten, ein Bad täglich); die Solbäder wurden mit Staßfurter Salz gemacht und zwar: in den ersten 2 Tagen 3%, in den nächsten 3—5% und in den weiteren 6 Tagen 7—8%. Das zweite Experiment an einem 8jährigen Knaben, umfaßte 19 Tage, namentlich: Vorperiode 7 Tage, Hauptperiode 8 Tage und Nachperiode 4 Tage. Die Stickstoffzufuhr in der Nahrung betrug 10,04—10,35 g pro Tag. (Energiequotient = 91 Cal.) Während dieser Beobachtung stieg dann und wann die Temperatur etwas (in recto 37,8) und der Stuhlgang war breiig und in den letzten Tagen der Nachperiode sogar diarrhöisch. Die Stickstoffausscheidung durch den Urin stieg in beiden Fällen während der Bäder und erreichte in der Nachperiode die höchsten Werte. Die Stickstoffausscheidung war im zweiten Falle so bedeutend, daß sich sogar eine negative Bilanz ergab. Im ersten Falle, wo die N-Resorption vollkommen gut und das Kind ganz gesund, d. h. fieberfrei und der Stuhl normal war, fing die Stickstoffausscheidung schon mit dem ersten Solbadtage zu steigen an und dies dauerte an bis zum letzten Badtage. Der Stickstoffansatz war in den ersten Tagen des Versuchs beträchtlich, gegen das Ende der Solbäderperiode sank er jedoch ganz deutlich. Am ersten Tage der Nachperiode erreichte er sogar den Nullpunkt. Im zweiten Falle wurde dieselbe Tatsache wie in dem ersten konstatiert: der Stickstoffansatz sank während der Bäderperiode im Vergleich zur Vorperiode. Der Verfasser konstatiert also auf Grund dieser zwei Versuche eine Steigerung der Zersetzungsvorgänge im Organismus unter dem Einflusse der Solbäder. Was die Ermittelung von Chlorbilanz anbetrifft, gelang es dem Verfasser nicht, irgendeine Gesetzmäßigkeit bezüglich des Einflusses von Solbädern auf die Chlorretention wahrzunehmen.

Die vorhandenen Beobachtungen an Erwachsenen über die Ausscheidung von Stickstoff unter dem Einflusse von Solbädern liefern unbestimmte, zuweilen im Widerspruch stehende Resultate und lassen die Frage ungelöst (Beneke, Killel, Köstlin, Robin). Dommer konstatierte auf experimentellem Wege (an Hunden) eine Steigerung der Stickstoffausscheidung. Die meisten Autoren konstatieren eine Steigerung der Oxydationsvorgängen im Organismus unter dem Einflusse von Solbädern. Bei der von Robin an einem Erwachsenen vorgenommenen Beobachtung wurde eine gesteigerte N-Ausscheidung durch den Urin nachgewiesen, die um so bedeutender ist, je höher der Konzentrationsgrad der Salzlösung gewählt wird. Eine derartige Beeinflussung der N-Ausscheidung hält eine Zeitlang auch nach dem Einstellen der Bäder an. Die vorstehend zitierten Beobachtungen trugen wenig zur Aufklärung der uns interessierenden Frage bei; um so mehr als sie in bezug auf die Versuchsmethoden unvollkommen waren. Zudem wurden sie aber an Erwachsenen vorgenommen und ihre Ergebnisse dürfen gewiß nicht ohne weiteres auf den kindlichen Organismus übertragen werden. Dagegen spricht einmal die Verschiedenheit der Reaktion des kindlichen Organismus auf verschiedene Reize und speziell auf hydrotherapeutische Maßregeln im allgemeinen und im speziellen die praktische Erfahrung, daß die Wirkung einer Solbäderkur auf Kinder eine wesentlich andere zu sein pflegt, als auf Erwachsene. Sonach scheint also die vorstehend zitierte Abhandlung Heubners das einzige zu sein, worauf wir uns bei literarischer Übersicht der betreffenden Frage berufen können.

Die Vornahme weiterer Versuche am Kinde ist demnach von Interesse. Es wurden von einem von uns bereits vor 2 Jahren zwei solche Versuche unternommen, denen neuerdings noch drei weitere angeschlossen wurden. In allen 5 Fällen wurde der Stickstoffwechsel in der Vorperiode und während der Solbäderkur untersucht, in 3 Fällen wurde er auch in der Nachperiode kontrolliert. Es wurde hierbei die Zufuhr in der Nahrung und die Ausscheidung durch den Urin, und die Faeces festgestellt. Die Kinder wurden 5 Tage lang auf einer bestimmt festgesetzten Diät gehalten und daraufhin während 3 (Fälle 3, 4 und 5) bzw. 4 Tagen (Fälle 1 und 2) der Stickstoffwechsel ermittelt (Vorperiode). Daraufhin begann die Solbäderperiode. 8 Tage hindurch wurde, morgens und abends, 10 Minuten lang ein Bad von 35° C, mit 1—$1^1/_2$% Meersalz verabreicht. Der Stoffwechselversuch umfaßte 6—8 von diesen Tagen. Um einem Verluste von Urin während des Bades vorzubeugen, wurde in einigen Fällen ein Gummisäckchen vor dem Baden auf den Penis gezogen bzw. darunter gehängt, eine Vorsichtsmaßregel, die sich überflüssig erwies, da in keinem einzigen Falle eine Urinentleerung während des Badens erfolgte.

Ebenso wurde auch in der Nachperiode verfahren. Diese begann 8 Tage nach dem letzten Badetag und umfaßte dreimal 24 Stunden. Das Sammeln von Urin und Faeces wurde nach den bei derartigen Beobachtungen an Kindern allgemein üblichen Verschriften vorgenommen; als Urinfänger diente der „Rezipient" von Raudnitz. Über den Zustand der Kinder sei kurz Folgendes bemerkt: Es handelte sich um blasse, zurückgebliebene Kinder im Alter von 1 Jahr und 11 Monaten bis 5—6 Jahren, mit allgemein bzw. lokal stark ausgeprägten rachitischen Veränderungen an den Knochen. Die Temperatur während der Beobachtungsperiode war bei ihnen allen normal (unter 37° C); die Darmfunktionen ebenfalls vollkommen normal; das Allgemeinbefinden gut.

Die Kost bestand in den ersten zwei Fällen aus: Milch, Grützbrei (mit Milch gekocht), Bouillon, Kisel (Mehl mit Fruchtsaft) und, in zwei

Fällen, aus Milch, Mannagrützbrei, Moosbeerenkisel und Weißbrot und in einem Falle (Nr. 1) aus Milch, Mannagrützbrei, Kisel, Weißbrot und Fleischkoteletten.

Der N-Gehalt wurde nach Kjeldahl in jedem Nahrungsmittel in einer Mischung einzelner Proben für 3—4 Tage der gegebenen Beobachtungsperiode ermittelt, Urin und Faeces in der üblichen Weise verarbeitet. Der N-Gehalt wurde nach Kjeldahls Methode ermittelt: im Urin täglich, in den Faeces nach Ablauf jeder einzelnen Periode, für die gesamte, ausgetrocknete und zu Pulver verriebene Masse.

Die beigefügten Tabellen enthalten die bei unseren Beobachtungen erhaltenen Werte.

Fall 1. Theodor D., 2 Jahre 9 Monate alt, mit schwach ausgeprägter Rachitis. Gewicht 7720 g; Länge 76 cm. Dauer der Vorperiode: 4 mal 24 Stunden. Daraufhin 11 Tage lang Bäder, während deren die Stoffwechselbeobachtung im Laufe von 8—11 Tagen durchgeführt wurde.

Vorperiode.

Körpergewicht bei Beginn 8275 g, bei Schluß 8525.

	Gesamtmenge der vom Kinde während der 4 Beobachtungstage genossenen Nahrung	Calorienzahl[1])	N-Gehalt
Milch	2760 g	1794	14,973 g
Grützbrei	1460 „	1168	12,264 „
Bouillon	1090 „	109	1,0987 „
Kisel	1030 „	206	1,0382 „

Folglich betrug die N-Zufuhr in der Nahrung für die Dauer von 4 Tagen 29,3739 g. Der Energiequotient (in Calorien berechnet) gegen 98.

Die N-Ausscheidung durch den Urin ergab folgende Werte:

1. Tag	1026 ccm Harn	2,4420 g N
2. „	1067 „ „	4,1830 „ „
3. „	1440 „ „	5,6448 „ „
4. „	1720 „ „	5,5866 „ „

Das durch den Urin ausgeschiedene Gesamtquantum von N betrug also 17,856 g. Der N-Gehalt in den Faeces (56,2041 g Trockensubstanz) betrug 1,8894 g.

Aus Tabelle 1 ersehen wir, daß die N-Resorption in dieser Periode der Beobachtung sehr gut war, ebenso die N-Retention; die erhaltenen Werte entsprechen vollständig denen gesunder Kinder.

Tabelle 1.

Gewicht a. Anf. g	Gewicht a. Ende g	N-Zufuhr g	Ausfuhr Harn	Ausfuhr Faeces	Resorption Absol.	Resorption %	Retention Absol.	Retention %	Ret. : Res.
8275	8525	29,3739	17,8564	1,8894	27,485	93,57	9,628	32,57	0,35

[1]) Approximativer Überschlag laut Schwenkenbechers Tabelle.

Solbäderkur.

Körpergewicht: bei Beginn 8725 g, am Schluß 8830 g.

	Gesamtmenge der vom Kinde während der 4 Beobachtungszahl genossenen Nahrung	Calorienzahl	N-Gehalt
Milch	2400 g	1560	10,1920 g
Grützbrei	2000 „	1600	16,700 „
Bouillon	1800 „	180	1,8140 „
Kisel	1550 „	310	1,9960 „

Demgemäß beträgt der Energiequotient = gegen 104; Gesamt-N-Zufuhr 30,802 g. Die Stickstoffausscheidung durch den Urin:

1. Tag	1965 ccm Harn	5,832 g N
2. „	1985 „ „	5,447 „ „
3. „	1760 „ „	4,238 „ „
4. „	2077 „ „	6,455 „ „
		Summa 21,972 g N

Die Ausscheidung durch die Faeces (79,98 g Trockensubstanz) = 2,7836 g. Aus Tabelle 2 ersehen wir, daß die N-Resorption = 90,96% des in der Nahrung Zugeführten und die Retention 19,63% entsprechen.

Tabelle 2.

Körpergewicht am Anfang d. Versuches g	Körpergewicht am Ende des Versuches g	Zufuhr N g	Ausscheidung N Harn g	Ausscheidung N Faeces g	Resorption N Absol. g	Resorption N %	Retention N Absol.	Retention N %	Ret.: Res.
8725	8830	30,802	21,972	2,7836	28,018	90,96	6,046	19,63	0,22

Aus dem Vergleich mit den Zahlen der Vorperiode erhellt, daß bei im allgemeinen gleichen Verhältnissen des Nahrungsregimes (Energiekoeffizient etwa 100) die Resorption während der Bäderperiode beinahe unverändert blieb, wogegen die Retention beträchtlich sinkt: von 32,7 auf 19,6%, d. h, es wurde während der Bäderperiode um etwa $^1/_3$ N weniger retiniert, als während der Vorperiode. (Das Verhältnis zwischen Retention und Resorption sank von 0,35 auf 0,22.)

Es ist also in diesem Falle die N-Ausscheidung während der Bäderperiode eine bedeutend gesteigerte und zwar hauptsächlich auf Rechnung der Ausscheidung durch den Urin.

Fall 2. Alexis A., Knabe, 10 Monate alt.

Temperatur während der ganzen Beobachtungsperiode unter 37° C. Darmfunktionen vollkommen normal. Beobachtungsplan derselbe wie im Fall 1. Dauer der Vorperiode und der Solbäderperiode je 3 mal 24 Stunden.

Vorperiode.

Körpergewicht: bei Beginn 8050 g, am Schluß 8100 g.

	Gesamtmenge der vom Kinde während der 3 Beobachtungstage genossenen Nahrung	Calorienzahl	N-Gehalt
Milch	2000 g	1300	10,64 g
Grützbrei	1200 „	960	10,08 „
Bouillon	540 „	54	0,529 „
Kisel	1150 „	230	1,481 „

Folglich betrug die N-Zufuhr in der Nahrung im Laufe von 3 Tagen 22,730 g. Energiequotient = 106.

N-Ausscheidung durch den Urin:

im Laufe der ersten 24 Stunden	. . . .	3,99 g
„ „ „ zweiten 24 „	. . . .	3,732 „
„ „ „ dritten 24 „	. . . .	2,948 „
im Laufe von 3 mal 24 Stunden	. . . .	10,67 g N.

N-Ausscheidung durch die Faeces (in 106,297 g Trockensubstanz) 0,1281 g.

Diese Werte beweisen, daß die Resorption des Stickstoffs 99,44% und die Retention 52,44% der Zufuhr betrug.

Tabelle 3.

Körpergewicht am Anf. g	Körpergewicht am End. g	N-Zufuhr g	Ausscheidung Harn g	Ausscheidung Faeces g	N-Resorption Absol.	N-Resorption %	N-Retention Absol.	N-Retention %	Ret. : Res.
8050	9100	22,730	10,67	0,1288	22,602	99,44	11,932	52,49	0,53

Die Resorption von Stickstoff war also in diesem Falle eine sehr vollkommene; dasselbe ist auch in bezug auf die Retention zu sagen; mehr als die Hälfte von dem in der Nahrung zugeführten Stickstoff wurde von dem Organismus retiniert.

Bäderperiode.

Körpergewicht: bei Beginn 8400 g, am Schluß 8300 g.

	Gesamtmenge der vom Kinde im Laufe der 3 Beobachtungstage genossenen Nahrung	Calorienzahl	N-Gehalt
Milch	1300 g	845	6,916 g
Grützbrei	1200 „	960	10,080 „
Bouillon	600 „	60	0,588 „
Kisel	1200 „	240	1,5456 „

Gesamtquantum des zugeführten Stickstoffs = 19,130; Energiequotient gegen 80 Cal.

N-Ausscheidung durch den Urin verteilte sich folgenderweise:

1. Tag	. . . .	3,2945 g N
2. „	. . . .	5,0960 „ „
3. „	. . . .	4,6413 „ „

Durch den Urin wurden also im ganzen 13,0318 g N ausgeschieden.

Die Ausscheidung von Stickstoff durch die Faeces (in 115,31 g Trockensubstanz) entsprach 0,1347 g.

Tabelle 4.

Körpergewicht am Anf. g	Körpergewicht am End. g	N Zufuhr g	Ausscheidung Harn g	Ausscheidung Faeces g	N-Resorption Absol.	N-Resorption %	N-Retention Absol.	N-Retention %	Ret. : Res.
8400	8300	19,130	13,032	0,135	18,995	99,29	5,963	31,17	0,31

In den folgenden drei Fällen wurde die Beobachtung — wie vorstehend bereits erwähnt worden — mit drei Perioden, Vor-, Bäder- und

Nachperiode, durchgeführt bei dreitägiger Dauer jeder einzelnen Periode. Nach Abschluß der drei Tage dauernden Beobachtung des Stoffwechsels während der Bäderperiode wurden die Bäder für acht Tage eingestellt, am 9. Tage begann dann die Nachperiode. Auf diese Weise war eine gewisse Möglichkeit gegeben, sich über eine etwaige Nachwirkung der Badekur zu unterrichten. Leider erlaubten aber die Bedingungen für den Aufenthalt des Kindes in der Klinik nicht diese Nachperiode etwas länger auszudehnen.

Fall 3. K. G., Kind von 1 Jahr 11 Monaten mit stark ausgeprägten Rachitiserscheinungen (großer Kopf, Scheitelknollenhöcker, Rosenkranz, Pectus carinatum, Epiphysenverdickung, aufgetriebener Leib). Geht nicht. Starke Schweiße. Von Geburt an auf Allaitement mixte.

Entwöhnt im Alter von 1 Jahr 2 Monaten. Gewicht bei Beginn der Beobachtung 11,100 g. Die Temperatur während der Beobachtungszeit normal. Allgemeinbefinden ausgezeichnet, Stuhlgang normal.

Vorperiode, 3mal 24 Stunden.

Körpergewicht: bei Beginn 11 100 g, am Schluß 11 050 g.

	Nahrungsmenge im Laufe von 3 Tagen	Calorienzahl	N-Gehalt
Milch	1800 g	**1170**	9,702 g
Weißbrot	75 „	**198**	1,6503 „
Mannagrützbrei	594 „	**475**	3,7296 „
Moosbeeren-Kisel	886 „	**177**	0,1612 „

Gesamtzufuhr von Stickstoff 15,2431, d. h. 5,081 g pro Tag. Energiequotient = 71.

N-Ausscheidung durch den Urin 10,2271 g, durch die Faeces 2,6336 g.

Aus Tabelle 5 ersehen wir, daß die N-Resorption 82,72% und die Retention 15,63% betragen.

Tabelle 5.

Körpergewicht am Anf. g	Körpergewicht am Ende g	N-Zufuhr g	Ausscheidung Harn g	Ausscheidung Faeces g	N-Resorption Absol.	N-Resorption %	N-Retention Absol.	N-Retention %	Ret. : Res.
11,100	11,050	15,2431	10,2271	2,6336	12,609	82,72	2,382	15,63	0,18

Bäderperiode, 3mal 24 Stunden.

		Calorienzahl	N-Gehalt
Milch	1800 g	1170	9,7010 g
Weißbrot	75 „	198	1,6502 „
Mannagrützbrei	591 „	473	3,7108 „
Kisel	884 „	177	0,1609 „

Energiequotient 71—72. Gesamtzufuhr an Stickstoff 15,223 g, d. h. 5,074 g pro Tag.

Ausgeschieden durch den Urin im Laufe von 3mal 24 Stunden 11,1825 g Stickstoff und durch die Faeces 2,8407 g.

Tabelle 6.

Körpergewicht bei Beginn g	Körpergewicht bei Schluß g	N-Zufuhr g	Ausscheidung Harn g	Ausscheidung Faeces g	N-Resorption Absol.	N-Resorption %	N-Retention Absol.	N-Retention %	Ret : Res.
11,050	11,250	15,223	11,1825	2,8407	12,382	81,34	1,1997	7,88	< 0,1

Es sank demnach die N-Retention beinahe um das Zweifache während der Bäderperiode im Vergleich zur Vorperiode: 15,63% gegen 7,89%, wogegen die Resorption beinahe dieselbe blieb (81,34% — 82,72%).

Die Beobachtung der Nachperiode, welche vom 9. Tage nach Einstellung der Bäder begann und 3mal 24 Stunden dauerte, lieferte folgende Resultate:

	Gesamtmenge der Nahrung	Calorienzahl	N-Gehalt
Milch	1800 g	1170	9,6994 g
Weißbrot	75 „	198	1,6493 „
Mannagrützbrei	593 „	474	3,7224 „
Moosbeeren-Kisel	883 „	177	0,1607 „

Energiequotient 72; N-Zufuhr in der Nahrung 15,2318 g, d. h. 5,077 g pro Tag. N-Ausscheidung durch den Urin 11,333 g und durch die Faeces 2,1947 g.

Tabelle 7.

Körpergewicht bei Beginn g	Körpergewicht bei Schluß g	Zufuhr g	Ausscheidung Harn g	Ausscheidung Faeces g	N-Resorption Absol.	N-Resorption %	N-Retention Absol.	N-Retention %	Res. : Ret.
11,250	11,150	15,2318	11,333	2,1947	13,037	85,59	1,704	11,21	0,13

Diese Beobachtung hat bewiesen, daß bei Ernährungsverhältnissen, die denjenigen während der Bäderperiode analog waren, am 9. bis 11. Tage nach Einstellung der Bäder die N-Retention bereits gesteigert war (von 7,8% auf 11,21%). Dasselbe ist auch in bezug auf die Resorption zu konstatieren, obgleich die Veränderung in dieser Richtung hin unbedeutend ist. Jedenfalls ist 8 Tage nach der Bäderperiode die N-Resorption sehr gut und sogar etwas besser als in der Vorperiode. Diesen Umstand berücksichtige ich ganz besonders und werde darauf im weiteren noch einmal zurückkommen. Was die Retention anbetrifft, so zeigt sie eine Tendenz des Organismus zu deren Steigerung, im Vergleich mit der Bäderperiode, obgleich der Organismus im Laufe dieses verhältnismäßig geringen Zeitraumes von 8—11 Tagen, wie es scheint, noch keine Zeit hatte, in den Zustand zu kommen, in welchem er sich vor den Bädern befand und die Wirkung dieser letzteren auf den Stickstoffwechsel noch nicht verwischt ist.

Fall 4 bezieht sich auf einen Knaben im Alter von 2 Jahren 3 Monaten, K. R. Gewicht zur Zeit der Aufnahme in die Klinik 10 600 g, beim Verlassen (1 Monat nach Einstellung der Bäder) 11 250 g; mit stark ausgeprägter Rachitis (Verbiegung des Schienbeins, Scheitelhöcker, Verdickung der Epiphysen, Milztumor).

Da die Beobachtungsverhältnisse sich in diesem Falle durch gar nichts von denjenigen des vorangehenden Falles unterscheiden, stelle ich kurz die erhaltenen Werte in einer Tabelle zusammen.

Tabelle 8. Nikolaus R., 2 Jahre, 3 Monate.

Periode	Versuchsdauer und Datum	Körpergewicht am Beginn g	Körpergewicht am Schluß g	Nahrungsmenge und N-Gehalt Milch g	Brot g	Brei g	Kisel g	Gesamtmenge des zugeführten N	Energie-Quotient	N-Ausscheidung Harn	N-Ausscheidung Faeces	N-Resorption Absol.	N-Resorption %	N-Retention Absol.	N-Retention %	Ret. : Res.	Ret.III : Ret II
Vorperiode	3 Tage (3.—5. X.)	10700	11000	1800 9,702	75 1,6538	889 5,7223	886 0,1612	17,2393	85,3	12,7901	1,2720	15,9673	91,98	3,1712	18,31	19,9	—
Bäderperiode	3 Tage (20. bis 22. X.)	11000	11100	1800 9,702	75 1,5838	891 5,4469	883 0,1607	16,8934	84,7	13,4205	1,4793	15,4141	91,24	1,9936	11,80	12,9	—
Nachperiode	3 Tage (30. X. bis 1. XI.)	11000	11275	1800 9,702	75 1,6187	894 5,6132	884 0,1609	17,0948	84,1	12,9634	1,4393	15,6550	91,58	2,6921	15,75	17,2	1,33

Tabelle 9. Th. B., 5 Jahre, 3 Monate.

Periode	Versuchsdauer und Datum	Körpergewicht Am Beginn	Körpergewicht Am Schluß	Nahrungsmenge und N-Gehalt Milch g	Brot g	Brei g	Kotlette g	Kisel g	Gesamtmenge des N der Nahrung	N-Ausscheidung Harn	N-Ausscheidung Faeces	Resorption Absol.	Resorption %	Retention Absol.	Retention %	Ret. : Res.	Ret. III : Ret. II
Vorperiode	3 Tage (17. bis 19. I.)	11500	11450	1800 9,702	105 2,310	600 3,7848	150 4,3575	1200 0,2157	20,3704	12,453	1,6632	18,7072	91,84	6,2542	30,7	0,33	—
Bäderperiode	3 Tage (26. bis 28. I.)	11450	11500	1800 9,702	105 2,3153	594 3,7296	150 4,0076	1187 0,2326	19,9871	14,448	2,1664	17,8207	89,16	3,3727	16,87	0,19	—
Nachperiode	3 Tage (4. bis 6. II.)	11500	11900	1800 9,576	105 2,2663	593 3,7224	150 4,1826	1186 0,1992	19,9465	13,727	1,4570	18,4895	92,7	4,7625	23,88	0,26	1,41

Aus Tabelle 8 ist ersichtlich, daß die Menge der Nahrung sowie des zugeführten Stickstoffs im Laufe jeder Beobachtungsperiode ungefähr dieselbe war. Die N-Resorption war auch eine gleiche für alle 3 Perioden. Die Retention weist Schwankungen auf, in dem Sinne, daß sie während der Bäderperiode herabgesetzt erscheint: von 18,3% auf 11,8%, und als Folge davon wird das Verhältnis zwischen den respektiven Mengen des resorbierten und des retinierten Stickstoffes auch ein geringeres: von 20 (19,9) auf 13 (12,9). In der Nachperiode steigt die Retention wieder, wobei sie in unserem Beobachtungsfalle 15,75% erreichte; das Verhältnis zwischen Retention und Resorption steigt bis auf 17.

Der letzte Fall 5 (Th. B., Knabe, 5 Jahr 3 Monate) unterscheidet sich von den vorangehenden dadurch, daß zu der vom Kinde während der Beobachtungsperiode genossenen Nahrung außer Milch, Weißbrot, Mannagrützbrei und Kisel, auch Fleisch, und zwar in Form von Koteletten, gehörte. Im übrigen blieben auch in diesem Falle die Beobachtungsverhältnisse vollständig gleich denjenigen der vorangehenden Fälle. Energiequotient in der I. Periode = 82,1, in der II. = 82,5, in der III. = 81,8. Die Tabelle 9 enthält die Befunde in diesem Falle. Wir ersehen daraus, daß die N-Resorption eine sehr vollkommene, im großen und ganzen den Werten des vorangehenden Falles entsprechende war. Die Retention weist aber sehr bedeutende Schwankungen auf: 30,7% vor den Bädern, während der Bäderperiode sinkt sie bis auf 18,92%, um in der Nachperiode abermals zu steigen (25,76%), ohne jedoch den ursprünglichen Wert zu erreichen.

In allen fünf Fällen wiederholt sich also, mit absoluter Gesetzmäßigkeit, eine und dieselbe Tatsache: Unter dem Einflusse der im Laufe von 9 Tagen gebrauchten Bäder sinkt die N-Retention in einer mehr oder weniger beträchtlichen Weise, wogegen das Maximum der Resorption, obgleich sinkend, jedoch höchst unbedeutend und keineswegs beständig ist.

Etwas stärker ausgeprägt erscheint die Wirkung von Solbädern auf den Stickstoffwechsel in den Fällen 3, 4 und 5; dank dem Umstande, daß es in diesen Fällen gelang, die Beobachtung auch während der Nachperiode durchzuführen. Wir konstatierten, daß während dieser Nachperiode die Retention wieder zu steigen beginnt; wenn man die Bäderperiode jedes einzelnen dieser Fälle mit der Nachperiode und das Zahlenverhältnis zwischen den Maximalgrenzen der Retentionen jeder dieser Perioden und denjenigen der Retention während der vorangehenden Perioden vergleicht, so erscheinen die Unterschiede sehr deutlich. Während dieses Verhältnis in der Bäderperiode weniger als 1 beträgt, d. h. die Retention während der Bäderperiode weniger groß ist, als die Retention in der Vorperiode, steigt es während der Nachperiode auf 1,33—1,42. Es ist zu bemerken, daß in allen diesen drei Fällen die Retentionswerte während der Nachperiode dennoch unter denjenigen sind, die in der Vorperiode erhalten wurden. Diese Tatsache ist gewiß ohne jeglichen Zwang zu erklären; wir meinen, daß die verhältnismäßig kurze Nachperiode nicht genügend war, um die Wirkung der Bäder auf den Stickstoffwechsel vollständig zu verwischen. Jedenfalls ist die Feststellung wichtig, daß nach der Einstellung der Bäder die Retention wieder zu steigen anfängt. Wir halten diese Tatsache für um so wesentlicher, als die Beobachtungen in praxi uns beweisen, daß der den Kindern von Solbädern erwachsende und in allgemeiner Stärkung ihres Organismus sowie in gesteigerter Nutrition zum Ausdruck kommende Nutzen in der Regel keineswegs auf einmal und nicht zur Zeit, wenn das Kind die Badekur durchmacht, sondern erst nach Ablauf eines gewissen Zeitraumes nach der Kur zum Vorschein kommt. Sehr wahrscheinlich werden Untersuchungen, bei denen die Nachperiode durch einen längeren Zeitraum von derjenigen in der Bäderperiode getrennt ist, bedeutend höhere Retentionswerte ergeben.

Die vorgetragenen Ergebnisse weisen auf eine bestimmte Reaktion des kindlichen Organismus auf die Solbäderkur hin. Allerdings besteht keine Möglichkeit, aus unseren Untersuchungen etwas über den Einfluß einzelner Faktoren — wie z. B. Temperatur des Wassers, Konzentrationsgrad der Salzlösung, Menge des Wassers selbst usw. — in Erfahrung zu bringen; nur die Gesamtwirkung der Bäder unter den Verhältnissen, wie sie in praxi gebraucht werden, ist zu erkennen. Was Einzelheiten — wie etwa die Frage nach der Bedeutung des Konzentrationsgrades oder der Temperatur der Solbäder — anbetrifft, so würden für deren Klärung weitere Beobachtungen mit besonderer Versuchsanordnung notwendig sein.

Zum Schlusse, erlauben wir uns noch die folgende Bemerkung zu machen. In seinem Beitrage „Über Badekuren im Kindesalter“ konstatiert O. Heubner, daß der kurgemäße Gebrauch von Solbädern „für blasse, magere Kinder . . . .“, bis zu einem gewissen Grade riskiert sein dürfte. Es unterliegt keinem Zweifel, daß nicht alle Kinder in gleicher Weise auf diese Art Kur reagieren; jeder Kinderarzt hatte wohl mehr als einmal Gelegenheit, dies auch in praxi bei unvorsichtigem Gebrauch von Solbädern bei Kindern des vorstehend erwähnten Typus wahrzunehmen; und schließlich, theoretisch gesprochen, wäre es leicht, sich einen schwachen kindlichen Organismus vorzustellen, welcher nach einer künstlichen Steigerung des Stickstoffwechsels vermittels Solbäder nicht so leicht imstande ist, in der Nachperiode wieder in günstige Verhältnisse für den N-Stoffwechsel einzutreten und so für längere Zeit geschwächt wurde.

Beobachtungen über die angeregte Frage werden in der Kinderklinik fortgesetzt und wir haben schon einen analogen Fall zu unserer Verfügung. Die Solbäder wurden bei einem neun Monate alten Kinde mit Atrophie gebraucht und ungeachtet der Vorsicht, mit welcher die Bäder gemacht wurden, verursachten sie ein bedeutendes Sinken der N-Retention, das in der Nachperiode noch intensiver wurde. Es ist zweifellos, daß diese Kur für ein atrophisches Kind zu energisch war und daß das Kind nicht imstande war, die bereits gesunkenen Kräfte seines Organismus zu heben. Alle diese Tatsachen beweisen uns mit genügender Objektivität und Beweiskräftigkeit, daß der Gebrauch von Solbädern in der Kinderpraxis auf einem strikt wissenschaftlichen Grunde basiert ist, d. h. auf der Wirkung solcher Bäder auf den Stickstoffwechsel, im Sinne einer Förderung der Oxydationsvorgänge. Der den Kindern mit einem herabgesetzten Stoffwechsel, mit einer Anlage zu Stauungen in den lymphatischen Gefäßen erwachsende Nutzen scheint dadurch bedingt zu sein, daß während der dem Einstellen von Bädern folgenden Periode die N-Resorption bedeutender werde; die Kinder nehmen an Gewicht zu und beginnen energisch zu wachsen.

Auf eine günstige Wirkung der Solbäder darf man sonach nur in Fällen rechnen, wo der Organismus stark genug ist, um nach der Kur in die Phase der Herabsetzung der N-Ausscheidung einzutreten, wogegen bei Kindern, bei welchen eine solche Reaktion während der Nachperiode nicht eintritt, diese Kur kaum angebracht sein dürfte.

Über Tetaniekatarakt.

Von

W. Stoeltzner (Halle a. S.).

Das kleine Thema, das ich mir für diesmal gestellt habe, liegt auf einem Gebiete, das ich erst angefangen habe zu bearbeiten, als ich aus dem Assistentenverhältnis zu unserem Jubilar bereits ausgeschieden war. Indessen würde ich ganz gewiß die späteren Aufgaben niemals in Angriff genommen haben, wenn nicht die 10 Jahre, die ich unter den Augen des Meisters habe arbeiten dürfen, voraufgegangen wären. So darf ich denn auch den vorliegenden kleinen Beitrag zu dieser Festschrift schließlich auf Anregungen zurückführen, die ich in glücklichen Assistentenjahren empfangen habe.

Meine im Jahre 1906 veröffentlichte Theorie, welche die Kindertetanie, den spasmophilen Zustand Heubners, auf eine Ca-Stauung der Gewebeflüssigkeiten zurückführt, hat bis jetzt wenig Anklang gefunden. Die Mehrzahl der Autoren nimmt im Gegenteil an, daß bei der Kindertetanie Blut und Weichteile an Ca verarmt seien. Eine nochmalige Erörterung der ganzen Frage, die notwendigerweise polemisch gefärbt sein müßte, möchte ich in dieser Festschrift vermeiden; nur möchte ich den wohl nicht unbilligen Wunsch äußern, meine Auffassung auf Grund meiner einschlägigen Originalarbeiten[1]) beurteilt zu sehen; denn die referierenden Angaben, die sich darüber bei anderen Autoren finden, beruhen vielfach auf Mißverständnissen.

Seit langem ist bekannt, daß die Tetanie, auch die Kindertetanie, in manchen Fällen zu eigentümlichen trophischen Störungen epithelialer Gebilde führt, unter denen die Linsentrübungen besonders charakteristisch sind. Daß die nächste Ursache der Tetaniekatarakt nur in einer krankhaften Veränderung der die Linse umspülenden und durch-

---

[1]) Die Kindertetanie (Spasmophilie) als Calciumvergiftung. Jahrb. f. Kinderheilk. **63**, H. 6. 1906. — Spasmophilie und Calciumstoffwechsel. Neurol. Centralbl. 1908, Nr. 2. — Die Pathogenese der Kindertetanie (Spasmophilie). Monatsschr. f. Psych. u. Neurol. **25**. 1909.

tränkenden Gewebeflüssigkeit zu suchen sein kann, liegt auf der Hand; jede andere Erklärungsmöglichkeit, insbesondere die Annahme einer trophoneurotischen Störung, fällt bei der nerven- und gefäßlosen Linse gänzlich fort. Da die meisten Tetaniekranken von Katarakt freibleiben, so ist anzunehmen, daß die Linse nur erkrankt, wenn die für die Tetanie charakteristische Veränderung der Gewebeflüssigkeiten besonders hochgradig ausgebildet ist oder besonders lange anhält; in der Tat sind es fast immer Patienten mit langdauernder schwerer Tetanie, bei denen es zur Entwicklung der Tetaniekatarakt kommt.

Ich sagte mir nun: Ich will einmal voraussetzen, daß die Störung des intermediären Stoffwechsels, die dem Symptomenbilde der Tetanie zugrunde liegt, in einer krankhaften Veränderung des Ca-Gehaltes der Gewebeflüssigkeiten besteht, will es aber einmal als noch unentschieden betrachten, ob der Ca-Gehalt abnorm erhöht oder abnorm vermindert ist. Wenn nun die Linse im lebenden Körper auf so geringe Änderungen im Ca-Gehalt der durchtränkenden Gewebeflüssigkeit, wie sie beim tetaniekranken Menschen in Frage kommen, mit Kataraktbildung reagiert, so wird die isolierte überlebende Linse auf stärkere Unterschiede in der Ca-Konzentration des umspülenden Mediums vielleicht so stark und vor allem so schnell reagieren, daß eine vergleichende experimentelle Untersuchung möglich ist, die jene Streitfrage, in welcher Richtung bei der Tetanie der Ca-Gehalt der Gewebeflüssigkeiten von der Norm abweicht, entscheiden helfen kann. Ich beschloß demgemäß, überlebende Linsen das eine Mal in Ca-freien, linsenisotonischen Salzlösungen, das andere Mal in linsenisotonischen Lösungen von Ca-Salzen daraufhin zu beobachten, in welchen Lösungen die Linsen eine Trübung erfahren würden. Würden die Linsen in den Ca-freien Salzlösungen sich trüben, so sollte das zugunsten meiner Gegner sprechen; würden die Linsen in den Ca-Lösungen sich trüben, so sollte das meine eigene Auffassung unterstützen.

Ich habe zu den Versuchen benutzt linsenisotonische Lösungen der Natrium-, Kalium-, Magnesium- und Calciumsalze der Salz-, Ameisen-, Essig-, Propion- und Rhodanwasserstoffsäure, außerdem Lösungen von Chlorstrontium und Chlorbarium.

Blutisotonische Lösungen sind für die Linse hypotonisch[1]). Für Rinderblut, wie überhaupt für Säugetierblut, ist bekanntlich eine 0,9 proz. NaCl-Lösung isotonisch; für die Linse des Rindes eine NaCl-

[1]) S. Hamburger, Osmotischer Druck und Ionenlehre in den medizinischen Wissenschaften. Bd. III, Kap. 4. J. F. Bergmann, Wiesbaden 1904.

Lösung von 1,2%. Ganz das gleiche Verhältnis 3 : 4 besteht auch beim Frosch; froschblutisotonisch ist eine Lösung von 0,6% NaCl, froschlinsenisotonisch eine Lösung von 0,8% NaCl. Da ich zu meinen Versuchen ausschließlich Säugetierlinsen benutzt habe, habe ich mich bemüht, meine Lösungen einer 1,2proz. NaCl-Lösung isotonisch zu machen. Die Berechnung mit Hilfe der isotonischen Koeffizienten ergab mir bei Berücksichtigung des Krystallwassers folgende Konzentrationen als mit einer 1,2proz. NaCl-Lösung isotonisch:

		%	Schwein	Rind	Kaninchen	Δ
1	$HCOONa + H_2O$ . . .	1,77	1	—	—	
2	$CH_3COONa + 3\,H_2O$.	2,79	2	1	—	
3	C_2H_5COONa	1,97	2	1	—	
4	NCSNa	1,66	2	1	—	
5	KCl	1,53	2	2	—	
6	HCOOK	1,73	2	1	—	
7	CH_3COOK	2,01	1	—	—	
8	C_2H_5COOK	2,30	2	1	—	
9	NCSK	2,00	1	—	—	
10	$CaCl_2 + 6\,H_2O$	3,37	**1**	**1**	**1**	0,76°
11	$(HCOO)_2Ca$	2,00	**1**	**1**	**1**	0,80°
12	$(CH_3COO)_2Ca$	2,43	**1**	**2**	**1**	0,71°
13	$(C_2H_5COO)_2Ca$	2,87	**1**	**1**	**1**	0,72°
14	$(NSC)_2Ca$	2,41	**1**	**1**	**1**	0,56°
15	$MgCl_2 + 6\,H_2O$	3,13	**2**	**2**	1	0,80°
16	$(HCOO)_2Mg + 2\,H_2O$.	2,32	**2**	1	—	0,76°
17	$(CH_3COO)_2Mg + 4\,H_2O$	3,30	**2**	1	—	0,75°
18	$(C_2H_5COO)_2Mg$	2,62	**3**	—	—	0,70°
19	$(NCS)_2Mg + 4\,H_2O$ . .	3,27	2	1	—	0,80°
20	$SrCl_2$	2,44	**2**	**2**	**1**	0,48°
21	$BaCl_2 + 2\,H_2O$	3,76	**2**	**2**	**1**	0,77°

Außer mit diesen Lösungen habe ich Versuche angestellt mit Lösungen von:

		%	Schwein	Rind	Kaninchen	Δ
22	NaCl.	0,6	**2**	1	—	0,39°
23	NaCl.	0,9	2	2	1	0,57°
24	NaCl.	1,2	5	3	1	0,75°
25	NaCl.	1,5	3	1	1	0,93°
26	NaCl.	1,8	**3**	—	—	1,11°

Die Zahl der Versuche beträgt 90; 50 betreffen Linsen von Schweinen, 29 Linsen von Rindern, 11 Linsen von Kaninchen. Die Linsen der Schweine und der Rinder wurden frischgeschlachteten Tieren entnommen; die Kaninchenlinsen gesunden, ad hoc getöteten Kaninchen. Die Zeit zwischen Tötung des Tieres und Einlegen der Linsen in die betreffenden Lösungen betrug bei den Schweinen und Rindern höchstens einige wenige Stunden, bei den Kaninchen nur ein paar Minuten. Jede Linse wurde in 100 ccm frisch zubereiteter Lösung übertragen und, unter gelegentlich wiederholtem vorsichtigem Schütteln, bei Zimmertemperatur 24 Stunden darin belassen. Die vorstehende Tabelle gibt an, an wieviel Linsen jeder Tierart jede Art von Lösung geprüft worden ist.

Das Ergebnis der Versuche war außerordentlich schlagend. Die 19 Linsen, die den NaCl-Lösungen von 0,9%, 1,2% und 1,5% ausgesetzt worden waren, waren klar durchsichtig geblieben. Die 6 Linsen in den NaCl-Lösungen von 0,6% und 1,8% zeigten nach 24 Stunden eine gewisse Trübung; dieselbe war jedoch sehr unbedeutend. Die 22 Linsen, welche in den in der Tabelle unter den Nummern 1—9 aufgeführten Lösungen von Na- und K-Salzen gelegen hatten, waren sämtlich klar durchsichtig geblieben. Sämtliche 16 Linsen dagegen, die in den Ca-Salzlösungen 10—14 gelegen hatten, zeigten eine massive Trübung, hinter welche die hauchartige Trübung der Linsen aus den Lösungen 22 und 26 weit zurücktrat. In den Ca-freien Lösungen von Na- und K-Salzen sind die Linsen also ohne Ausnahme ungetrübt geblieben, in den Lösungen der Ca-Salze der gleichen Säuren haben die Linsen ohne Ausnahme eine starke Trübung erlitten. Es gibt also Ca-Verbindungen, welche die Fähigkeit haben, Linsentrübungen hervorzurufen, während die entsprechenden Na- und K-Verbindungen unter den gleichen Bedingungen diese Fähigkeit nicht haben. Die Ursache der Linsentrübung kann in diesen Fällen nur das Ca sein.

Auch in den Lösungen der Mg-Salze 15—19 hatten sich sämtliche 17 Linsen getrübt; regelmäßig war aber diese Trübung auf einzelne meridionale Streifen beschränkt, zwischen denen andere Stellen klar durchsichtig geblieben waren. Die 10 Linsen in den Lösungen des Strontiumchlorids und des Bariumchlorids hatten sich dagegen ganz ähnlich diffus stark getrübt wie die Ca-Linsen.

Um über das Wesen der erhaltenen Trübungen näheres zu erfahren, habe ich die 11 Kaninchenlinsen histologisch untersucht. Sie wurden 20 Stunden fixiert in Sublimat-Platinchlorid (konzentrierte wässerige Sublimatlösung 25 ccm, 1 proz. Platinchloridlösung 25 ccm, Aqu. destill. 50 ccm); dann 24 Stunden gewässert; dann in den nächsten 10 Tagen, jeden Tag um 10% steigend, schrittweise bis in 100proz. Alkohol übergeführt; darauf in Paraffin eingebettet, und die Schnitte teils mit Hämatoxylin-Eosin, teils nach der von Weigert modifizierten van Giesonschen Methode gefärbt. Jod wurde dem Alkohol erst zugesetzt, als eine Konzentration von 80% erreicht war. Bei Fixierung der $Ca(NCS)_2$ -Linse trat in der Fixierungsflüssigkeit sehr bald eine rötliche Verfärbung und Trübung auf, vermutlich durch Bildung von Platinrhodanid; das Gelingen der Präparation wurde dadurch jedoch nicht beeinträchtigt. Die Schnittrichtung wurde stets möglichst genau meridional gewählt.

Die histologische Untersuchung der 11 Kaninchenlinsen ergab folgendes:

An den 5 Ca-Linsen fällt schon bei Betrachtung der Präparate mit bloßem Auge eine etwa 1 mm breite, schlecht gefärbte Randzone auf. Mikroskopisch erweisen sich im Bereiche dieser Randzone die Linsenfasern als geschwollen und körnig degeneriert; fleckweise sind die Fasern vollständig zerfallen; dann sieht man an ihrer Stelle nur noch mehr oder weniger ausgedehnte Massen von körnigem Detritus. Am vorderen und am hinteren Pol liegt der Linsenkapsel vielfach eine sichelförmige Schicht von körnigem Detritus unmittelbar an. Das Linsenepithel ist zum größten Teil zugrunde gegangen. Die Schwere der Veränderung ist meist in der Gegend des vorderen Pols am bedeutendsten; dann folgt meist die Gegend des hinteren Pols, und schließlich die Gegend des Äquators. Doch ist in den Ca-Präparaten auch die Äquatorgegend durchweg schwer pathologisch verändert.

Die Sr- und die Ba-Linse zeigen ganz die gleichen Veränderungen wie die Ca-Linsen.

Auffallend gering ist mikroskopisch die Schädigung der Mg-Linse. Das Epithel ist ziemlich gut erhalten; die Äquatorgegend ist völlig normal; am vorderen und am hinteren Pol liegt der Kapsel je eine schmale sichelförmige Detritusschicht an; im übrigen ist aber auch in der Gegend der Pole die Schädigung der Linsenfasern ganz geringfügig. Dem mikroskopischen Verhalten entspricht, daß makroskopisch eine einigermaßen breitere schlecht gefärbte Randzone bei der Mg-Linse fehlt.

Ganz frei von Schädigung sind mikroskopisch auch die 3 NaCl-Linsen nicht. Allerdings ist die Schädigung der Linsenfasern minimal, das Epithel ist ziemlich gut erhalten. Nur am vorderen Pol findet sich auch bei den NaCl-Linsen eine sichelförmige Detritusschicht. Bei der

1,2%- und der 1,5%-Linse ist diese Schicht sehr winzig, so daß diese beiden Linsen im ganzen als fast vollkommen unversehrt gelten können; in der 0,9%-Linse dagegen liegt dem vorderen Pol eine ausgedehnte Detritusmasse an, die aus dem übrigen fast normalen Bilde, das diese Linse bietet, völlig herausfällt und durchaus den Eindruck einer lokalen akzidentellen Beschädigung macht. Entsprechend dem mikroskopischen Verhalten weist makroskopisch von den 3 NaCl-Linsen nur die 0,9%-Linse, und auch diese nur in der Gegend des vorderen Pols, einen schlecht gefärbten Bezirk auf.

Der Unterschied im histologischen Verhalten zwischen einerseits den Ca-Linsen, der Sr-Linse und der Ba-Linse, und andererseits der Mg-Linse und den NaCl-Linsen ist ganz grob.

Die Trübung der Ca-Linsen beruht also darauf, daß die Linsenfasern, offenbar soweit die Ca-Lösung in die Linse eindringt, anschwellen und schließlich zerfallen. Ob die feine Körnelung, die mikroskopisch sichtbar ist, vorgebildet ist oder erst durch die Fixierung entsteht, möchte ich dahingestellt sein lassen, das ist auch nicht von wesentlicher Bedeutung. Jedenfalls aber beruht die Trübung der Ca-Linsen auf einer schweren parenchymatösen Veränderung der Linsenfasern. In der gleichen Weise wie die Ca-Lösungen haben auch die Sr- und die Ba-Lösung auf die Linsen eingewirkt; die Schädigung, welche die Linsen durch die Mg-Lösungen erfahren haben, ist dagegen, makroskopisch und mikroskopisch beurteilt, wesentlich geringer.

Ist nun die Trübung der Linsen in den Ca-Lösungen wirklich mit Sicherheit nur auf das Ca zurückzuführen? Die Konzentrationen der Lösungen hatte ich nach der Methode der isotonischen Koeffizienten berechnet; es ist bekannt, daß Anisotonie Linsentrübung hervorrufen kann; ich selbst habe gesehen, daß die Linsen in den NaCl-Lösungen von 0,6% und 1,8%, wenn auch nur hauchartig, sich getrübt haben; es schien mir auf alle Fälle sicherer zu sein, meine Berechnungen der Konzentrationen durch Bestimmung der Gefrierpunktserniedrigungen derjenigen Versuchslösungen, in denen Linsentrübung aufgetreten war, zu kontrollieren. Zum Vergleich habe ich auch die Gefrierpunktserniedrigungen der verwendeten NaCl-Lösungen bestimmt. Die Gefrierpunktsbestimmungen habe ich mit dem Beckmannschen Apparat, unter Einhaltung der bekannten Kautelen, mit möglichster Sorgfalt ausgeführt; die erhaltenen Werte finden sich in der letzten Spalte der obigen Tabelle.

Zu fordern wäre, daß die Gefrierpunktserniedrigungen der Lösungen, in denen Linsentrübung eingetreten ist, zwischen 0,57° und 0,93° gelegen wären. Wie aus der Tabelle ersichtlich, liegen bei 10 von den 12 Lösungen die Werte zwischen 0,70° und 0,80°, erfüllen also jene Forderung ausgezeichnet. Beim Rhodancalcium und beim Chlorstrontium sind die Gefrierpunktserniedrigungen allerdings geringer (0,56° und 0,48°). Immerhin läßt sich die massive Trübung, die in diesen beiden Lösungen eingetreten ist, aus der Hypotonie allein nicht erklären, da die 0,6 proz. NaCl-Lösung, in der nur eine sehr geringe Trübung erfolgt ist, eine noch bedeutend geringere Gefrierpunktserniedrigung aufweist (0,39°). Die 10 anderen Lösungen vollends, die Linsentrübungen hervorgerufen haben, sind für den hier vorliegenden Zweck vollkommen ausreichend linsenisotonisch, da ja auch in den beiden NaCl-Lösungen von 0,9% und 1,5% mit den Gefrierpunktserniedrigungen von 0,57° und 0,93° die Linsen klar durchsichtig geblieben sind.

Als Ursache der Linsentrübung in den Ca-Lösungen kommt also eine etwaige Anisotonie der Lösungen nicht in Frage. Die Trübungen können tatsächlich nur auf das Ca zurückgeführt werden.

Ca-Lösungen wirken in gewissen geringen Konzentrationen erregbarkeitsteigernd, in höheren Konzentrationen lähmend, narkotisierend. Die Narkose kann man wohl betrachten als ein erstes, noch reversibles Stadium des Absterbens. Daß die vergiftende Wirkung der Ca-Lösungen auf die überlebende Linse mit der lähmenden Wirkung, die höheren Ca-Konzentrationen sehr allgemein zukommt, in einem inneren Zusammenhange steht, scheint mir nahezuliegen. Ich habe gelegentlich gesehen, daß überlebende Linsen in linsenisotonischer NaCl-Lösung, der etwas Chloroform zugefügt war, sich sehr schnell sehr stark trübten. Weiter untersucht habe ich diese Chloroformtrübung der Linse allerdings nicht.

Inwieweit läßt sich nun die experimentelle Trübung der Linse in Ca-Lösungen mit der Tetaniekatarakt vergleichen? Bei der Tetaniekatarakt findet sich histologisch in der getrübten Schicht ein System von Vakuolen und Lücken. Soweit zwei Zustände, von denen der eine akut, der andere chronisch entstanden ist, überhaupt verglichen werden können, scheint mir hiernach ein Vergleich zwischen der Ca-Trübung und der Tetanietrübung der Linse wohl zulässig zu sein.

Schlußsätze:

1. In Ca-freien linsenisotonischen Lösungen von Na- und K-Salzen haben überlebende Säugetierlinsen ausnahmelos keine Trübung erlitten.

2. In linsenisotonischen Lösungen von Ca-Salzen derselben Säuren ist dagegen ausnahmelos eine starke Trübung der Linsen eingetreten.

3. Histologisch beruht die in den Ca-Lösungen eingetretene Linsentrübung auf einer schweren Veränderung der Linsenfasern; die Fasern schwellen an und zerfallen schließlich vollständig; auch das Linsenepithel geht größtenteils zugrunde.

4. Soweit sich ein akut entstandener Zustand mit einem chronisch entstandenen vergleichen läßt, entspricht histologisch die experimentelle Linsentrübung in Ca-Lösungen recht gut der Tetaniekatarakt.

5. Mit der Ansicht, daß der Tetanie eine Verarmung der Gewebeflüssigkeiten an Ca zugrunde liege, sind die Ergebnisse der vorliegenden Versuche nicht in Einklang zu bringen.

6. Ganz dieselbe Fähigkeit wie das Ca, Linsentrübungen zu erzeugen. haben Sr und Ba.

7. Auch in linsenisotonischen Lösungen von Mg-Salzen treten Linsentrübungen auf; dieselben betreffen aber immer nur einzelne meridionale Streifen, während die dazwischen liegenden Bezirke klar durchsichtig bleiben. Daß im lebenden Körper der Mg-Gehalt der Gewebeflüssigkeiten eine so bedeutende Erhöhung sollte erfahren können, daß infolgedessen Linsentrübungen einträten, ist bei dem sehr geringen Mg-Gehalte des Blutes und der Lymphe sehr unwahrscheinlich.

8. Von den im menschlichen Körper physiologischerweise vorkommenden fixen Alkalien und alkalischen Erden kann demnach nur das Ca als Ursache von Kataraktbildung in Betracht kommen.

Aus der Pathologie des vegetativen Nervensystems beim Kinde*).

Von

Stabsarzt Dr. **Viereck.**

(Aus der Universitäts-Kinderklinik der Kgl. Charité zu Berlin [Dir.: Geh. Med.-Rat Prof. Dr. Heubner].)

Mit 8 Textfiguren und 1 Tafel.

Das vegetative Nervensystem innerviert im Gegensatz zum animalen, die inneren Organe mit unwillkürlich innervierter glatter Muskulatur, das Herz, die Drüsen, den Genitalapparat.

Funktionell besteht das vegetative Nervensystem aus zwei antagonistisch wirkenden Gruppen, deren eine anatomisch dem thorakolumbalen Teil des vegetativen Nervensystems — dem Sympathicus — entspricht, während die andere den Rest, einen kraniobulbären und sakralen Teil umfaßt und als autonomes Nervensystem oder erweiterter Vagus bezeichnet wird (Loewi - Fröhlich).

Die Endorgane des vegetativen Nervensystems werden von beiden Abteilungen innerviert. Sympathische und autonome Nerven können aber in ihrer Wirkung auf das Erfolgsorgan dadurch unterschieden werden, daß beide Systeme pharmakologisch besonders reagieren. Auf der Spezifität nun dieser pharmakologischen Reaktion und der Voraussetzung des Antagonismus zwischen beiden Abteilungen basieren die klinischen Arbeiten, deren besondere Förderung ein Verdienst der Noordenschen Schule, Eppinger, Hess, Falta, Rüdinger u. a. sind.

Bei ihren klinischen Versuchen fanden Eppinger und Hess zunächst Menschen, die nur auf vagotrope, andere, die nur auf sympathicotrope Pharmaka reagierten, eine Feststellung, welche sie später wesentlich einschränken mußten. Sie folgerten aus ihren Versuchen eine erhöhte Reizbarkeit der betreffenden Nerven, die zwar nicht gleichbedeutend sei mit ihrem erhöhten Tonus, sie aber doch veranlaßte, bei derartigen Kranken, welche auch auf anderen Gebieten des vegetativen Nervensystems gleichsinnige Erscheinungen boten, von Vago- bzw. Sympathicotonie zu sprechen.

*) Vortrag im Verein für innere Medizin und Kinderheilkunde in Berlin im Januar 1912.

Vergegenwärtigen wir uns kurz den physiologischen Vorgang, so sehen wir, daß sowohl dem Sy. wie X dauernd Reize zufließen und durch sie auf die Endorgane einwirken. In diesen aber garantiert ihr regulierender Einfluß eine gewisse labile Gleichgewichtslage. Wir wissen, daß bei nervösen Menschen diese regulatorischen Schwankungen intensiver sind und länger anhalten (Spengler), und wir wissen, daß durch Vagotomie, wie bei dem Tscheschkowschen Hunde, im Pawlowschen Laboratorium, diese Regulation die Anpassungsfähigkeit des Organismus schwer gestört wird.

Es ist klar, daß der stärkere, oder gereizte Nerv, das Gleichgewicht zu seinen Gunsten verschiebt, die Pupille weitet, die Herzaktion beschleunigt, die Peristaltik hemmt usw. Damit er es aber kann, muß die elastische Anpassungsfähigkeit seines auf ihn eingestellten Gegenparts erschöpft sein. So blieb in Reid Hunts Versuch nach elektrischer Ermüdung des Accelerans Adrenalin ohne Wirkung, während Vagusreizung stark wirksam war.

Waren die Antagonisten kräftig, dann werden auch nach Ausschaltung eines Antagonisten sehr erhebliche Tonussteigerungen zuwege kommen — sekundärer Tonus (Eppinger u. Hess).

Bei einer Reizung sowohl von X wie Sy. ist wenigstens fürs Herz nachgewiesen, daß zunächst die hemmende X-wirkung überwiegt, aber so schnell schwindet, daß nunmehr die länger anhaltende, ja schädlichere (Friedenthal) beschleunigende Sy.-Wirkung einsetzt. (Schmiedeberg). Es können beide Systeme schwach sein, dann werden schon leichte Reize ein Überwiegen und Hervortreten des einen Systems zur Folge haben. Wir haben dann einen relativen Tonus, dem eine Schwäche des Systems zugrunde liegt. Und gerade dieser Punkt verdient Eppinger u. Hess gegenüber mehr hervorgehoben zu werden, sowohl zur Erklärung mancher sonst seltsamer Befunde, wie besonders, weil gerade diese schwächeren Teile unserer Therapie ein dankbares Objekt bieten. — Ich denke dabei an die Adrenalintherapie des Asthma z. B. —

Im Brennpunkt des Interesses stehen für uns die Beziehungen des vegetativen Nervensystems zur inneren Sekretion, zu den Konstitutionskrankheiten, sowie zu der sog. Konstitution überhaupt und ihren krankhaft veränderten Zuständen, den Diathesen.

Was die Diathesen anlangt, so sind nun leider fast alle pharmakologischen Untersuchungen bisher nur an Erwachsenen gemacht, ja Eppinger und Hess halten diese Untersuchungen ausdrücklich für kontraindiziert bei Kindern. Sie folgern aus der Hypoplasie des chromaffinen Systems bei dem Status thymolymph. und der nahestehenden exsudativen Diathese, daß diese eine Form ihrer Vagotonie beim Kinde sei. (Wiesel, V. A. 1904).

Pfaundler sagte in Wiesbaden, daß der Effekt seiner pharmakologischen Untersuchungen bei Kindern bisher keine affirmativen Ergebnisse gezeitigt habe.

Was verstehen nun Eppinger und Hess unter Vagotonie?

Eppinger und Hess haben auf Grund ihrer Untersuchungen als ein besonderes Krankheitsbild die Vagotonie, eine funktionelle autonome Neurose, aufgestellt. Sie unterscheiden eine lokale und allgemeine Vagotonie und machen bei letzterer einen Unterschied zwischen der vagotonischen Disposition und krankhaft gesteigerten Vagotonie. — Es handelt sich vorwiegend um jugendliche, nervöse Personen mit Magen-, Darm- und Herzbeschwerden. Bei diesen Patienten fanden sie nach 0,01 Pilocarpin Schweißausbruch und Speichelfluß — daneben vielfach Hyperacidität, Eosinophilie, Bradykardy, Arythmia cordis, Obstipation.

Als besondere diagnostisch verwertbare Erscheinungen nennen sie

am Auge: Akkomodationskrämpfe und Paresen bei Diphth. (akute Miosen). Strabismus convergens;

an Augen, Nase, Mund: Steigerung der Drüsensekretionen;

an der Haut: lokale Schweiße, Pigmentierungen;

am Herz: Bradykardie, die nach 1 mg Atropin verschwindet und verbunden ist mit Verdauungsstörungen und Erbrechen bei Infektionskrankheiten. Herzpalpitationen;
Herzblock;
als besondere Symptome das Tschermaksche und Aschnersche Phänomen;

an der Lunge: das Asthma, wegen seiner Beeinflußbarkeit durch Atropin und Adrenalin und seines gelegentlichen Verbundenseins mit Laryngospasmus;

am Magen: Steigerungen der Peristaltik und Sekretion, auch in der Form des Pylorospasmus;

am Darm: Formen von Durchfällen und Obstipation, vielleicht auch die Enteritis membranacea;

an den Gallenwegen, vielleicht den spast. Ikterus (Chvostek);

an den Harnwegen, vielleicht die spast. Anurie;

im Blut: Eosinophilie, Lymphocytose.

Sie fanden vagotonische Erscheinungen bei Ulc. ventr., gewissen Cholelithiasen, Tabes, Basedow, Geisteskrankheiten, Basedowoid, Asthma thymicum und Laryngospasmus, Urticaria, Serumanaphylaxie (gerade drei Vagot. von 30 Fällen sofortige Reaktion), initiale Tuberkulose (vgl. auch Pawlinow).

Sie nehmen ein hypothetisches Autonomin an, mit Bildungsstätte im Pankreas. Als Typen sekundärer Vagotonie sehen sie den Morbus Addisonii an und auf Grund einiger Analogien und Beziehungen rechnen sie hierher eben auch die exsudative Diathese.

Wenn wir uns nun den Einzelheiten zuwenden, so gilt speziell als Pilocarpinwirkung Schweißausbruch, Speichelfluß. Einen Einfluß auf die Pulsfrequenz sahen Eppinger und Hess fast nie. Im Blutbild sahen Mitarbeiter von ihnen (Bertelli, Falta, Schweeger) in zwei Hundeversuchen und einem Menschenversuch ein vorübergehendes Zurückhalten der Neutrophilen in den innern Organen, absolute Vermehrung der Mononucleären und wechselnd starke Hypereosinophilie, endlich meist konsekutiven Umschlag in ein neutrophiles aneosinophiles Blutbild.

Von „starker Pilocarpinwirkung" sprechen Eppinger und Hess, wenn die genannten Erscheinungen stark ausgesprochen sind:

Die Blutveränderungen wurden von Achenheim und Tomono an 7 Kindern nachgeprüft. Im allgemeinen bestätigen sie die genannten Befunde, sie finden aber die Ausschläge zu gering um diagnostische Schlüsse zu ziehen und speziell für nicht charakteristisch für die exsudative Diathese.

Ich habe bei 9 Kindern Pilocarpinversuche gemacht, mit Dosen von 0,1—1 mg. Bei 3 exsudativen und 4 größeren Kindern, die verschieden starke Störungen im Bereich des vegetativen Nervensystems nach Eppinger und Hess boten, trat geringe Schweißsekretion auf. Relativ stark machte sich bei den jüngeren Kindern der Speichelfluß und die Tränensekretion bemerkbar; von ihnen zeigte ein Spasmophiler auch größere Schweiße. Immerhin waren diese Reizerscheinungen nicht so erheblich, daß sie die Berechtigung gäben, von einer starken Pilocarpinwirkung zu sprechen. Ich habe deshalb den Puls und Blutdruck eingehender studiert. Der Puls wurde $^1/_4$stündlich gezählt, der Blutdruck nach Recklinghausen halbstündlich bestimmt.

Die Fig. 1 zeigt das Resultat bei den 4 größeren Kindern. Louise E ($8^3/_4$ Jahr, postdiphtherische Lähmung) hatte sofort nach der Injektion von 1 mg Pilocarpin nur eine Pulsverlangsamung um 4 Schläge, ein Ansteigen der Frequenz und erneutes Sinken nach $^4/_4$ Stunden. Ebenso verläuft die Kurve bei Grete E. ($9^3/_4$ Jahr, postdiphtherische Lähmung). Bei Johanna N. (Angina pectoris) fällt die Frequenz zunächst um 12 Schläge in der Minute, hebt sich wieder, um nach $^6/_4$ Stunden von neuem zu fallen. Bei Käthe B. (Verdauungsstörungen, früher als Mesenterialdrüsentuberkulose und Blinddarmentzündung gedeutet) fällt die Frequenz zunächst auch um 12 Schläge, hebt sich und sinkt wieder nach $^7/_5$ Stunden. Alle 4 Kinder lagen während der Unter-

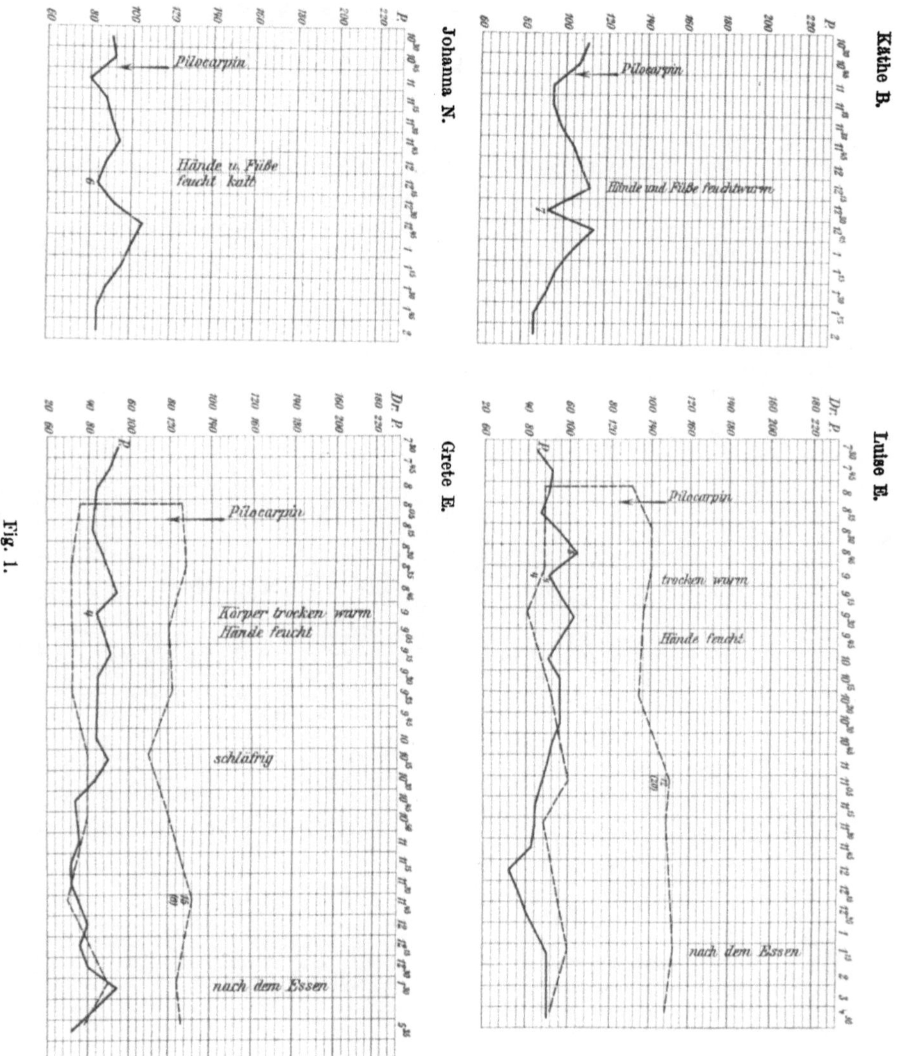

Fig. 1.

suchung ruhig im Bett. Trotzdem hat man Mühe, die Pulsverlangsamung und die regulatorischen Schwankungen zu erkennen. Von Bedeutung erscheinen jedoch die Höhe der 1. Pulsverlangsamung und der Zeitpunkt der 2. Pulsverlangsamung insofern, als die Reihenfolge, in welcher die Kinder hiernach sich gruppieren, auch bei den späteren Versuchen mit 1 Ausnahme dieselbe bleibt.

Evidenter sind die Wirkungen des Atropin. Es macht Pulsbe-

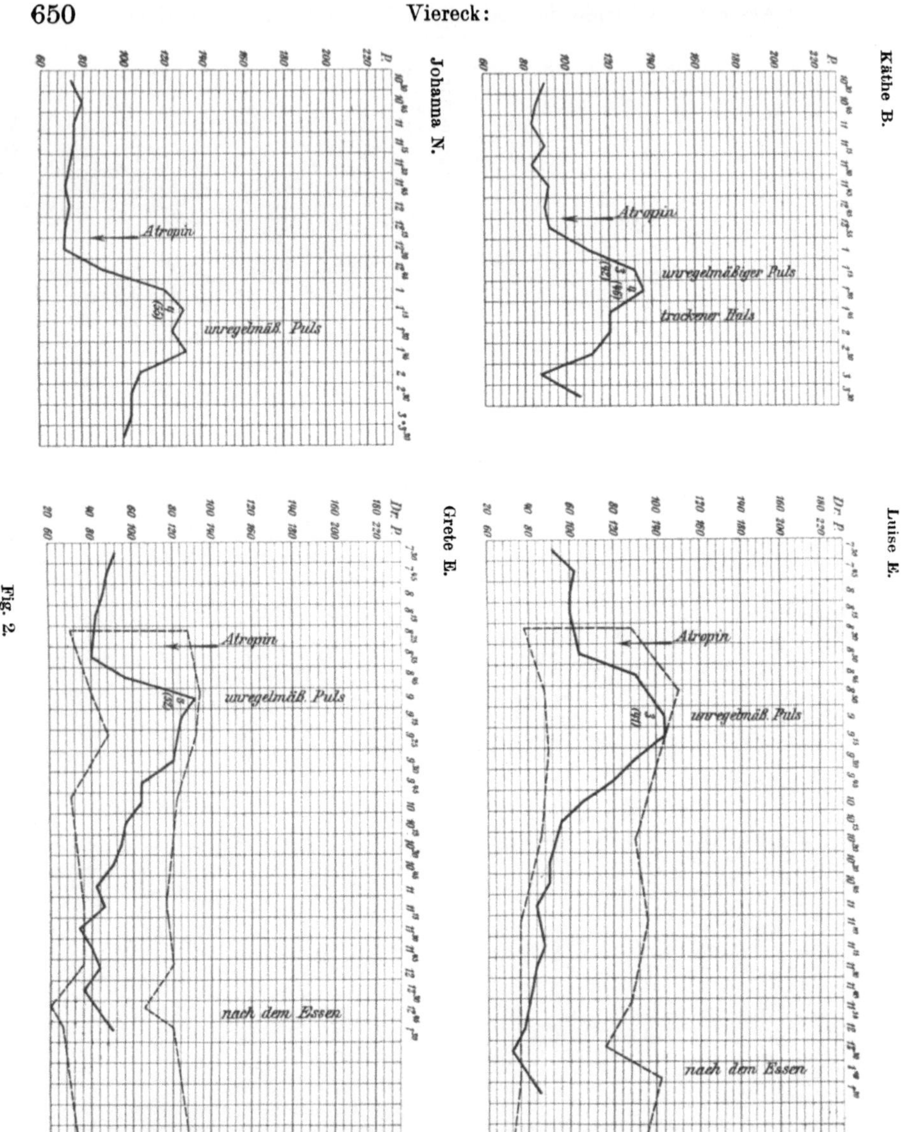

Fig. 2.

schleunigung, bei starker Wirkung nach Eppinger und Hess um das Doppelte. Bei meinen Versuchen wurde diese starke Wirkung durch 1 mg Atropin nicht erreicht, es erschien wesentlich zu sein außer der Höhe der Pulsbeschleunigung auch die Schnelligkeit ihres Eintretens (s. Fig. 2). Bei Luise und Grete, die auf Pilocarpin eine kleinere primäre Verlangsamung und kürzere regulatorische Welle zeigten, hat entsprechend nach Atropin die Pulsbeschleunigung ihre höchste Höhe schon nach $^{3}/_{4}$ Stunden, bei Johanna und Käthe nach $^{4}/_{4}$ Stunden. Bei Luise nimmt der Minutenpuls um 48 Schläge zu, bei Grete um 52, bei Johanna um 55, bei Käthe, die hier die oben angeführte Ausnahme macht, um nur 46 Schläge. Alle 4 Kinder reagieren demnach auf 1 mg Atropin, wenn auch mit kleinen Unterschieden.

Welche Bedeutung für den Ausfall der Reaktion und für die Vergleichswerte die Höhe der Dosis hat, mögen einige Beispiele aus den ersten Probeversuchen bei kleineren Kindern erläutern.

Georg Peters, $1^{1}/_{2}$ Jahre (Dez. 1910 Lungenentzündung und Okt. 1911 Husten mit laut hörbarem, schnellen Atmen, seit Nov. 1911 Ekzem mit Eosinophilie und Mononucleose, Blutdruck 90—100) reagiert am 16. und 17. I. 1912 nicht auf 0,3 und 0,5 mg Atropin.

Heinrich Halleczek ($1^{1}/_{2}$ Jahre, Okt. 1910 Stimmritzenkrämpfe, Nov. 1911 Stimmritzenkrämpfe, Dez. 1911 allgemeine Krämpfe, Erb und Chvostek positiv, 5,56 Millionen Erythrocyten, starke Monucleose, deutliche Eosinophilie, Blutdruck 120—130) reagiert am 16. I. nicht auf 0,3 mg Atropin, am 17. I. deutlich auf 0,5 Atropin.

Fig. 3 gibt die einzelnen Zahlen und wir sehen aus ihr, daß ein Spasmophiler positiv, ein Exsudativer negativ auf 0,5 mg Atropin reagiert.

Was endlich die Adrenalinwirkung betrifft, so macht es nach Eppinger und Hess Glykosurie, Polyurie, Pulsbeschleunigung (gesteigerte Herzaktion und Gefäßverengerung), sowie Reflexsteigerung. Sie sprechen von einer starken Wirkung, wenn nach Adrenalin der Zuckergehalt im Urin mehr als 5% ist, wenn die Harnmenge sich verdoppelt, der Puls um $^{1}/_{3}$ beschleunigt ist und die Reflexe gesteigert sind. Im peripheren Blute soll Adrenalin nach Bertelli, Falta, Schweeger eine langdauernde neutrophile Hyperleukocytose mit Hypo- bzw. Aneosinophilie machen. (11 Versuche an Hunden, 3 an Menschen.) Bei einem Kontrollversuch fand ich zwar eine geringe Abnahme der Eosinophilie aber keine neutrophile Leukocytose, wenn auch einige deutliche Schwankungen in ihrem Zahlenverhältnis kurz nach der Injektion von 0,5 mg Adrenalin bei einem exsudativen Kinde (s. Fig. 4).

Allgemeine Glykosurie fand ich in 5 von 6 Fällen in verschiedener Intensität. (Fig. 5.)

Georg Peters (Ekzem), auf 0,5 mg Atropin nicht reagierend, nach 0,5 mg Adrenalin: Glykosurie bis 1,6% polarimetrisch in einer Portion.

Heinrich H
0,3 Atropin
Heinrich H.
0,5 mgr Atropin
Georg P.
Atropin 0,3
Georg P.
0,5 mgr Atropin

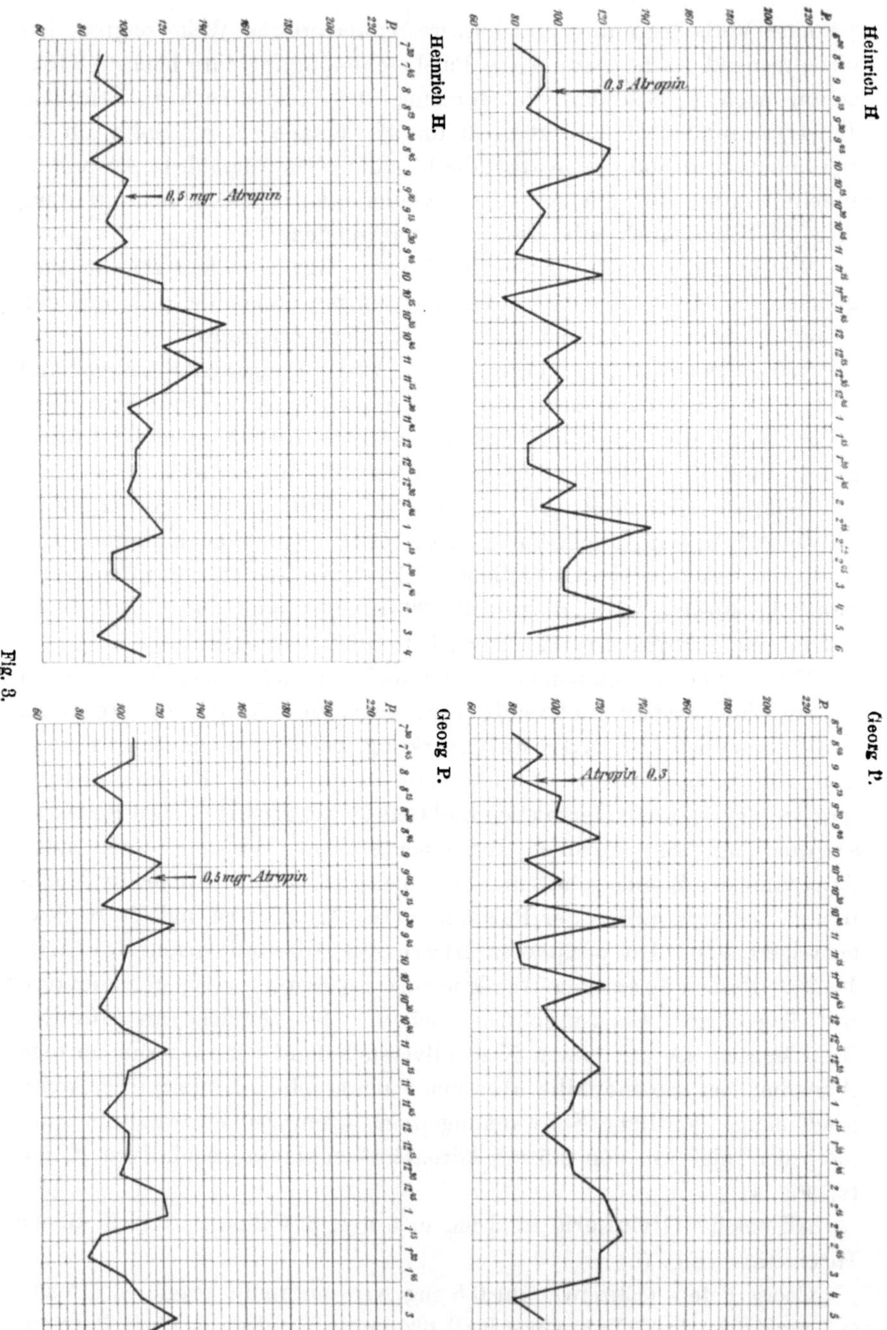

Fig. 3.

Heinrich Halleczek (Laryngospasmus), auf 0,5 mg Atropin reagierend, nach 0,5 mg Adrenalin: Glykosurie bis 0,4% polarimetrisch in einer Portion.

Oge Wungsung, 5 Jahre, skrofulös, nach 1 mg Adrenalin positive Glykosurie (0,2%, Gesamtmenge 0,79 Zucker).

Luise und Grete Evert, Atropin- und Pilocarpinreaktion s. Fig. 1 u. 2; nach 1 mg Adrenalin: geringe Glykosurie.

Käthe Borst — vgl. Fig. 1 u. 2 — nach 1 mg Adrenalin: Keine Glykosurie.

Bei den Versuchen wurde vor der Adrenalininjektion eine Zucker-

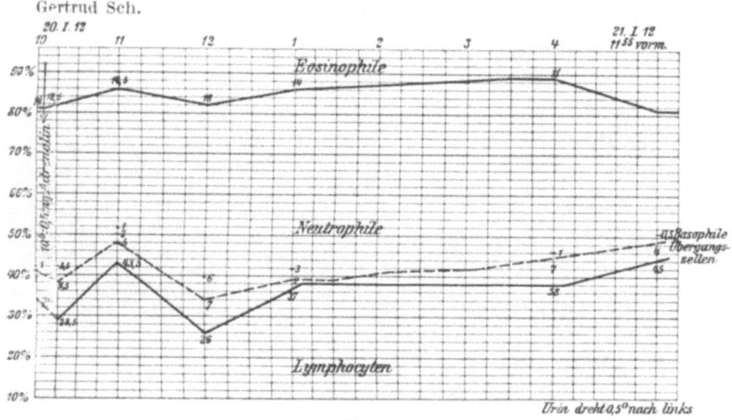

Fig. 4.

menge (von 30—100 g Milchzucker) gegeben, welche nach jedesmaligen Vorversuchen allein keine Glykosurie machte.

Eine erhebliche Diurese fiel nicht auf.

Bezüglich Blutdruck und Pulsfrequenz erschien mir wieder beim Vergleich der 4 älteren Kinder als wesentlich die Höhe und Schnelligkeit der Blutdruckssteigerung bei umgekehrtem Verhalten der Pulsfrequenzsteigerung. (Fig. 6.)

Bei Luise E. steigt der maximale Blutdruck in $^{7}/_{4}$ Stunden um 36 auf 162; bei Grete E. in $^{7}/_{4}$ Stunden um 30 auf 156; bei Johanna N. in $^{13}/_{4}$ Stunden um 28 auf 156, bei Käthe B. in $^{14}/_{4}$ Stunden um 24 auf 144. Bei Luise E. erreicht der Puls nach $^{24}/_{4}$ Stunden, als schon der maximale Blutdruck gesunken ist, seine höchste Steigerung um 15 Schläge, bei Grete E. nach $^{4}/_{4}$ Stunden um 16 Schläge, bei Johanna N. nach $^{4}/_{4}$—$^{5}/_{4}$ Stunden um 28, bei Käthe B. nach $^{5}/_{4}$ Stunden um 30 Schläge, bei den beiden letztgenannten erreicht der Blutdruck erst

Käthe B.

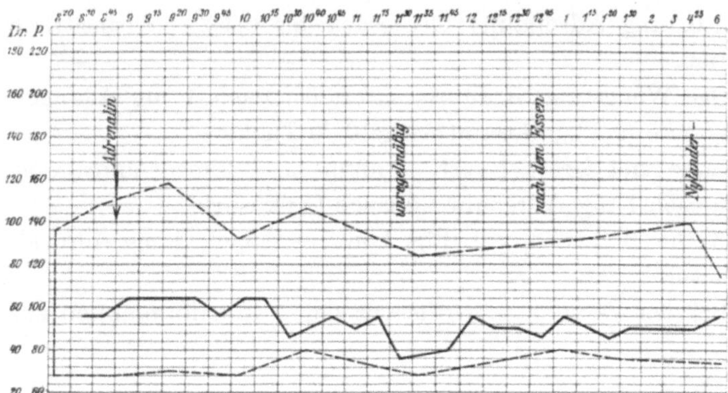

Oge W.

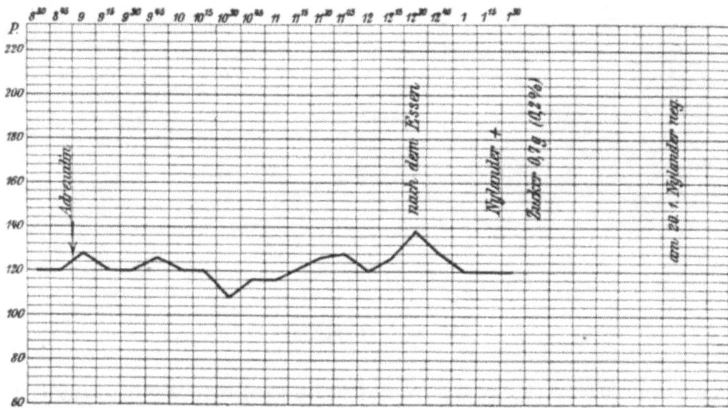

Grete E.

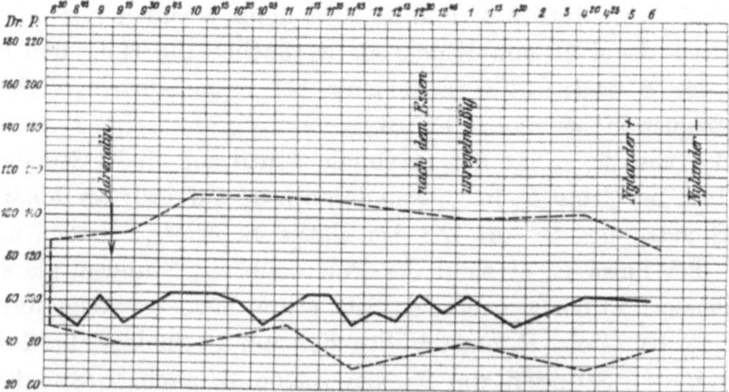

Fig. 5.

Georg P.

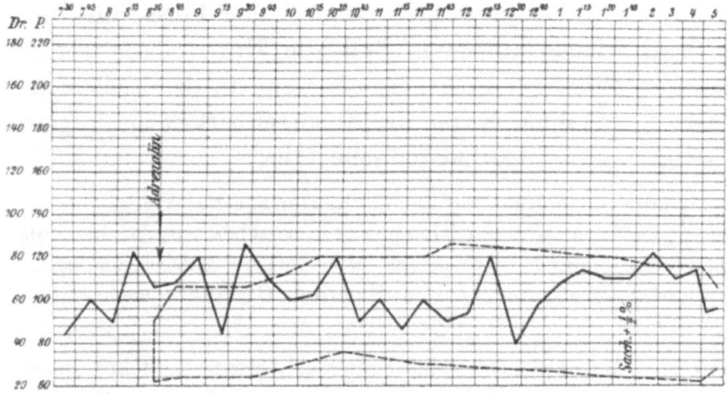

Heinrich H.

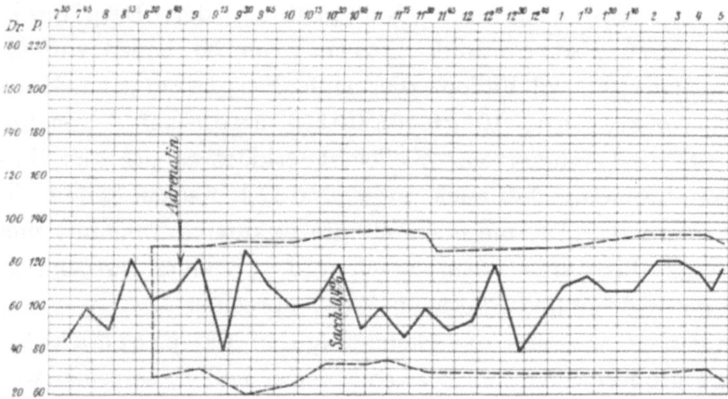

Luise E.

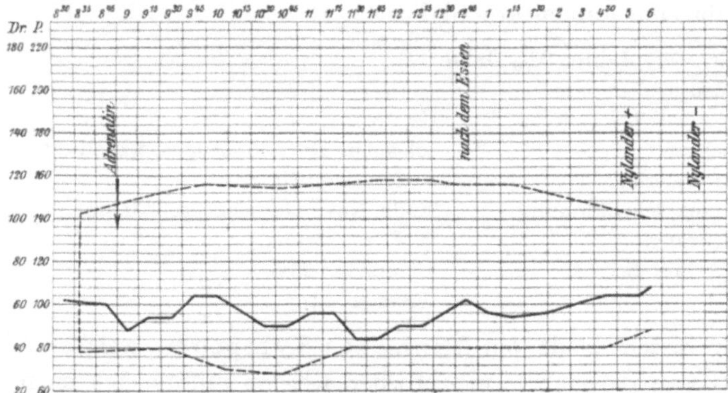

Fig. 5.

später nach Heruntergehen der Pulszahl sein Maximum. Wir haben hier die gleiche Reihenfolge der Kinder wie bei den Pilocarpin- (und Atropin-)Versuchen, wieder allerdings sind die Unterschiede gering. doch kann man den Eindruck gewinnen, als wenn in der Reihenfolge von Luise zu Grete, Johanna, Käthe die Ansprechbarkeit auf vagatonische Mittel steigt, auf sympathicotonische fällt.

Wenn wir jetzt kurz einen Blick auf die Verhältnisse bei einem zurzeit relativ gesunden, leicht skrofulösen Kinde werfen, so sehen wir, daß hier Pilocarpin keine Pulsverlangsamung. Atropin nur eine geringe Pulsbeschleunigung, Adrenalin keine Blutdruckerhöhung, wenn auch geringe Glykosurie machte (siehe Fig. 7).

Ehe wir nun zur Beantwortung der Frage schreiten, liegt bei unsern Kindern etwa eine Vago- oder Sympathicotonie vor, die nach Eppinger und Hess' ersten Arbeiten wenigstens einander ausschlossen, mag es gestattet sein, auf eine Nachprüfung der Eppinger-Hess-Befunde durch Petrén und Thorling an 36 Fällen zurückkommen, in denen von 23 Fällen, die nach Eppinger und Hess vagotonisch reagierten, 10 gleichzeitig auch auf Adrenalin, als sympathicotonisch reagierten. Vielleicht erklärt es sich aus ähnlichen Befunden ihrerseits, daß auch die v. Noordenschen Schüler in neuester Zeit so bei der Tetanie ebenfalls die exklusive Trennung von Vago- und Sympathicotonie fallen lassen und von einer Dissoziation der Wirkung des Adrenalin, Pilocarpin usw. sprechen.

Vergegenwärtigen wir uns die Reihenfolge in die pharmakologisch unsere 4 größeren Kinder sich gruppieren ließen, so sehen wir, daß in der Reihe L., Gr., J., K. auch sympathicotonische Zeichen neben den vagotonischen sich zeigen. Speziell haben L. und Gr. nach Adrenalin eine alimentäre Glykosurie.[1])

[1]) L. u. Gr., $8^3/_4$ Jahre, $9^3/_4$ Jahre.
Hered. Gelenkrh.

L.:	Gr.:
1907 Hautausschlag.	schwach. Darmk. Augenentzündung.
28. X. 1911 Diphtherie.	4. XI. Diphtherie.
Ende Nov. Gaumensegellähmung.	Ende Nov. Gaumensegellähmung.
Ende Dez. Besserung.	2. I. Besserung.
Lymphoc. 35%, Eos. 5.	Lymphoc. 26,5.
Pirquet: +.	Pirquet: +.

Und doch bieten beide ein klinisches Symptom, welches als ausgesprochen vagotonisch angesprochen werden müßte. Ich meine, abgesehen davon, daß beide postdiphtherische Lähmungen

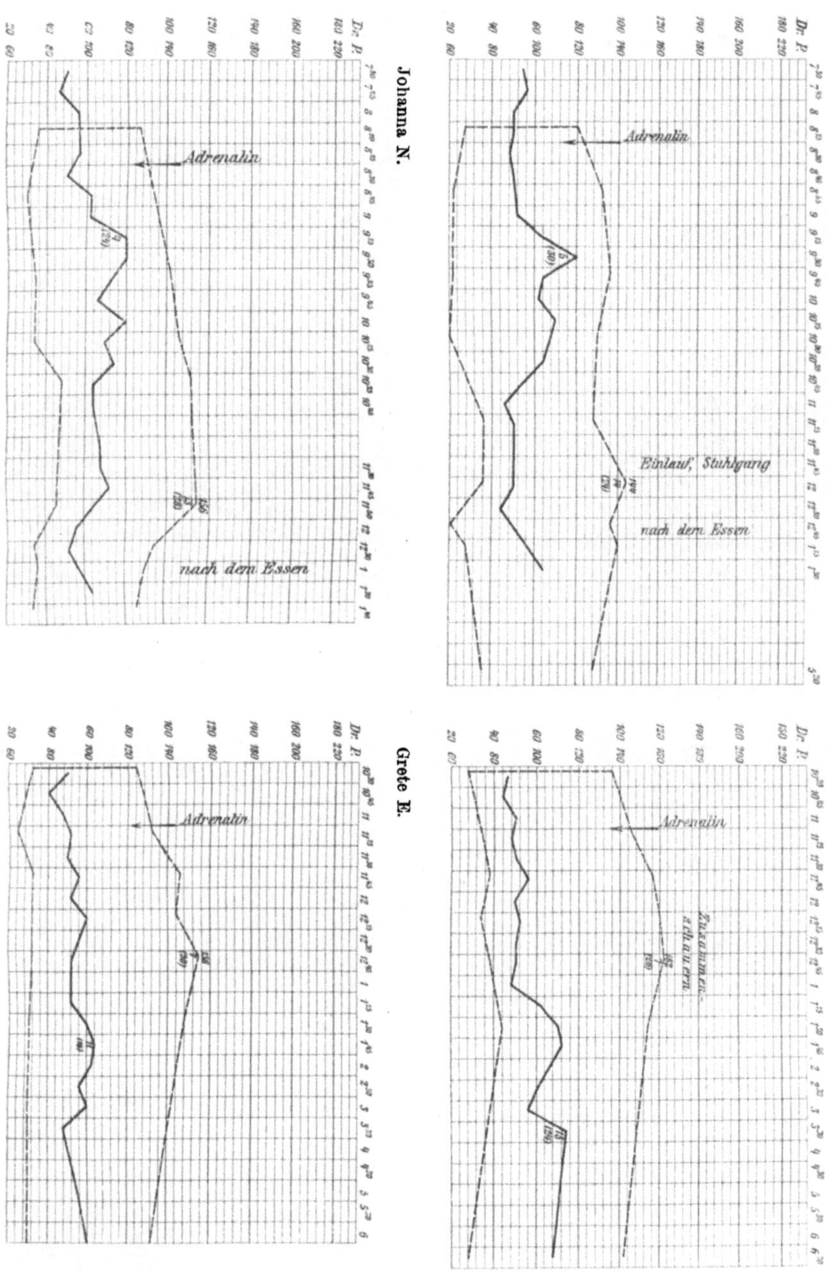

Käthe B.
Adrenalin
Einlauf, Stuhlgang
nach dem Essen
Luise E.
Adrenalin
Zusammenzchauern.
Johanna N.
Adrenalin
nach dem Essen
Grete E.
Adrenalin

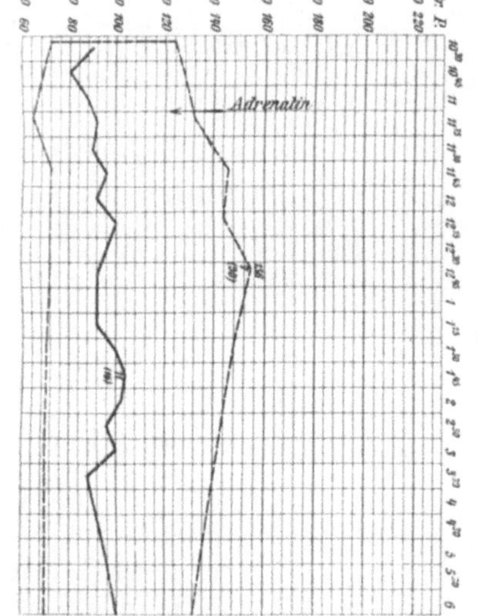

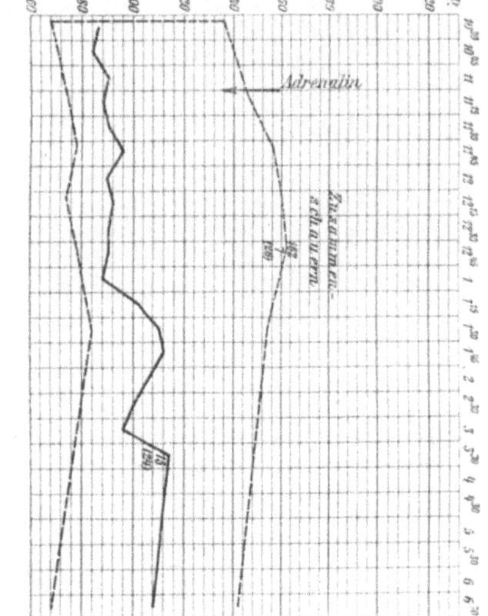

Fig. 6.

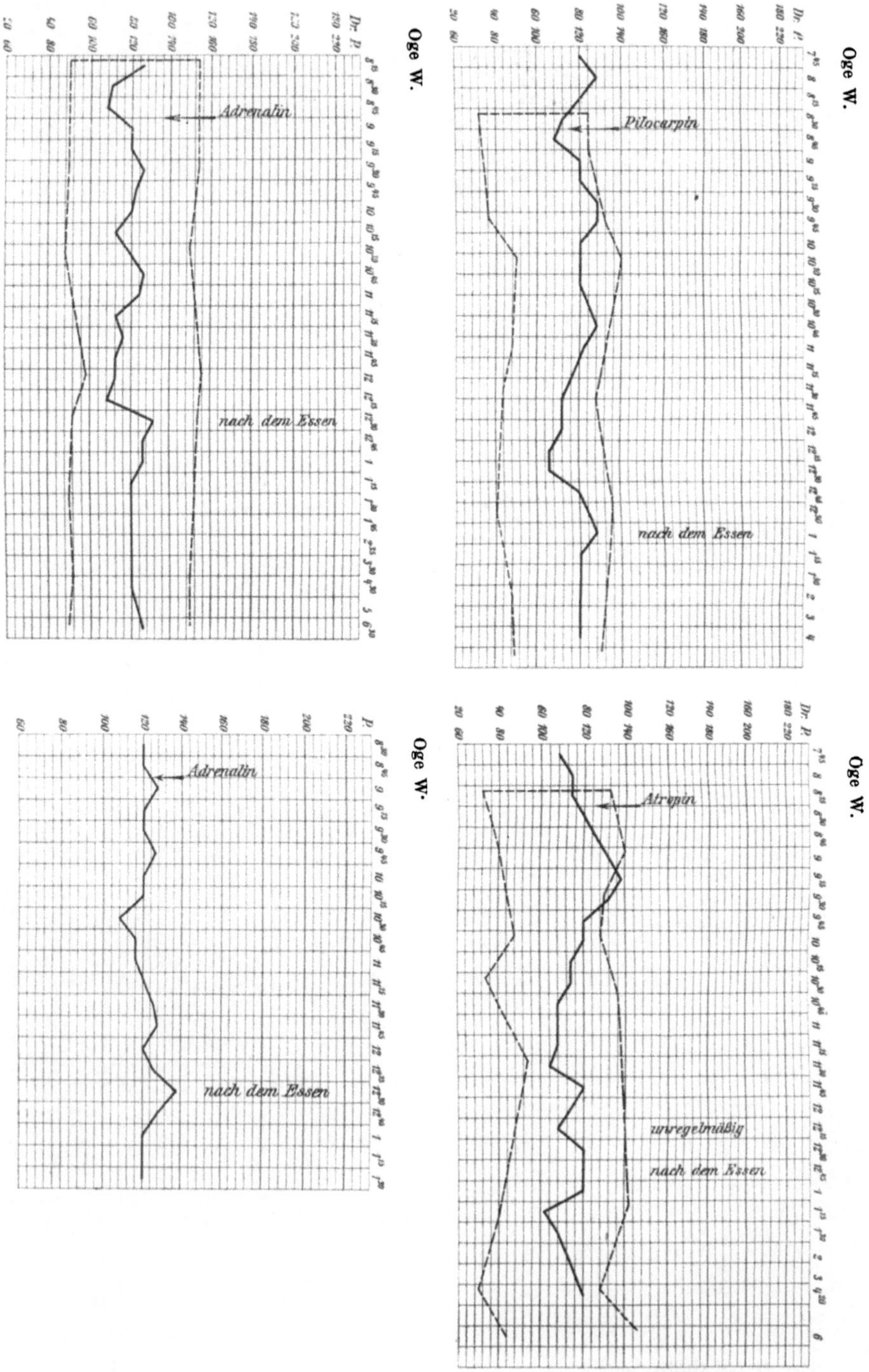

Oge W.

Pilocarpin

nach dem Essen

Oge W.

Atropin

unregelmäßig

nach dem Essen

Oge W.

Adrenalin

nach dem Essen

Oge W.

Adrenalin

nach dem Essen

Fig. 7.

und die eine, Luise, eine sehr intensive Serumanaphylaxie zeigte, das Aschnersche Phänomen der Pulsverlangsamung „bzw. des Herzblocks" nach Druck auf die Bulbi. Aschner hat bei Biedl experimentell über diese Erscheinung gearbeitet und meint, daß sie durch den Trigeminus reflektorisch ausgelöst würde.

Unsere Kurven (s. Fig. 8) zeigen, daß die Stärke des Druckes die Deutlichkeit des Phänomens steigert, daß derselbe mit inspiratorischer Verlangsamung gleichsinnig wirkt, weiter, daß Atropin die Erscheinung hemmt. Endlich besonders deutlich im Elektrokardiogramm den Vorhofsstillstand und die spontanen Ventrikelkontraktionen. Weiter die relative Unabhängigkeit der Atmung vom Bulbusdruck.

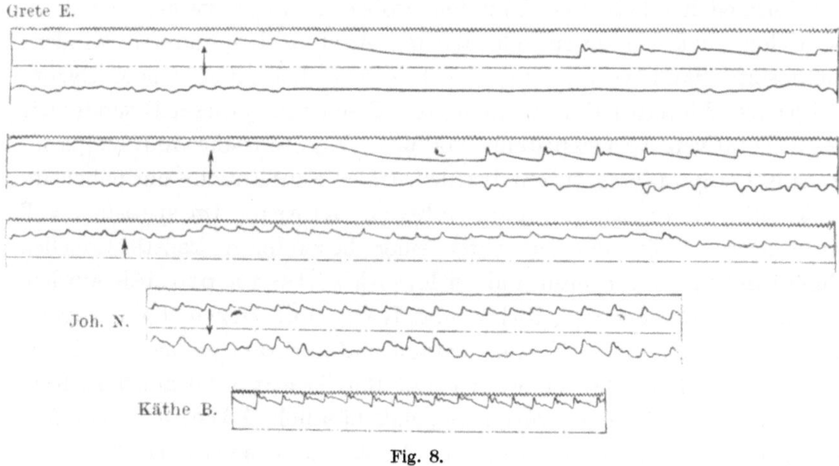

Fig. 8.

Auch hier besteht wieder ein Unterschied zwischen den Geschwistern L. uns G. Evert einerseits und Johanna Noschke und Käthe Borst andererseits. Bei ersteren beiden haben wir ein deutlich positives Aschnersches Phänomen, neben respiratorischer Arythmie, bei letzteren beiden nur die respiratorische Arythmie. Fig. 8 gibt dafür einige Belege.

Die 3 oberen Kurven stammen von Grete Evert. Der Pfeil bedeutet den Beginn des Druckes auf beide Bulbi. In den beiden oberen Kurven ist auch der Jugularispuls eingezeichnet. In der dritten Kurve fehlt nach vorheriger Atropinverabfolgung der Vorhofsstillstand. Die vierte Kurve zeigt die fast gänzliche Unwirksamkeit des Bulbusdruckes bei Johanna Noschke (Radialis- und Carotispuls), die unterste die respiratorische Arythmie bei Käthe Borst.

Taf. XII gibt von Grete Evert oben links das normale Elektrokardiogramm, dann zwei Elektrokardiogramme mit Bulbusdruck und zwar eines (das 3.) nachdem 2 Stunden vorher 1 mg Atropin subcutan gegeben war, in diesem Falle ist es nicht zu einem Herzstillstand gekommen. Das unterste Elektrokardiogramm zeigt, daß tiefe Atmung (die in allen Elektrokardiogrammen durch die obere Linie gezeichnet ist) nicht eine besonders starke Wirkung auf die Herztätigkeit ausübt. Auch Schluckbewegungen blieben bei ihr ohne wesentliche Wirkung. (Die Elektrokardiogramme sind in der II. med. Klinik der Charité aufgenommen. Ableitung von Arm zu Arm.)

Bei diesen beiden Kindern, die sich durch stark positiven Aschner vor übrigen Kindern auszeichneten, wobei ich nicht vergessen will zu bemerken, daß ich einen schwächeren Aschner bei anderen Kindern nicht selten fand, verlor sich seine Intensität bei zunehmender Rekonvaleszenz. Wir haben damit eine weitere Erscheinung dieser Besonderheit des vegetativen Nervensystems vor uns. Vagotonische und sympathicotonische Symptome treten bei demselben Kinde nicht nur nebeneinander auf, sie unterliegen auch Schwankungen. Im speziellen Fall würden sie somit den Charakter einer besonderen konstitutionellen Eigentümlichkeit verlieren und zu Krankheitssymptomen werden.

So ist besonders von Falta und Kahn auf Hervortreten vagotonischer Erscheinungen bei der Tetanie aufmerksam gemacht. Sie bestätigten die Befunde, die Falta und Rudinger 1909 auf dem Kongreß für innere Medizin vortrugen, daß nämlich Adrenalin im Anstieg der Krankheit sehr starke kardiovasculäre Erscheinungen macht. Ich sah ähnliches bei mehreren Laryngospasmen, besonders bei dem Tafel II und V genannten H. Halleczek, der dort am 17. 1. auf 0,5 mg Atropin und am 19. I. auf Adrenalin positiv reagierte. Er zeigte auf der Höhe der Krankheit nach Injektion von 0,5 mg Blässe des Gesichts und ein Ansteigen des Blutdrucks auf etwa 175 cm Wasser (Recklinghausen)[1]). Doch war die Untersuchung durch die Unruhe des Kindes so schwierig, daß Fehlerquellen vorhanden sein können. Das Ansteigen um 30 cm im Anfall konnte

---

[1]) Heinrich Halleczek, geb. 21. V. 1910. Stimmritzenkrämpfe Okt./Nov. 1910, Nov. 1911 bis Jan. 1912. Gut genährt, hochrotes Gesicht, gerötete Haut. Große Fontanelle 2,5 : 3 cm. Katarrh der Luftwege. Rachitis.

Chvostek und Erb +. Laryngospastische Anfälle 2—32 in 24 Stunden. Vom 19. XII. bis 8. I. Zahl der täglichen Anfälle 9. 11. 11, 5, 5, 12, 10, 7, 4, 9, 2, 0, 7, 8. 30, (akuter Katarrh), 32, 15, 9, 11. 2, 0.

Additional information of this book

(Festschrift Dr. Otto L. Heubner Geheimem Medizinalrat, Professor und Direktor der Universitätskinderklinik in Berlin zum LXX. Geburtstag und zum Andenken an den Abschluss Seiner Lehrtätigkeit; 978-3-662-23699-4) is provided:

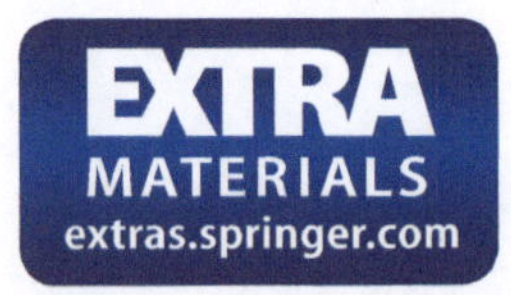

http://Extras.Springer.com

ich jedoch mehrfach konstatieren. Aber noch am 22. I., als er schon 15 Tage ohne laryngospastischen Anfall war, steigt der Blutdruck sofort nach Adrenalin bei ihm um 30 auf über 100 cm Wasser (Recklinghausen). Falta und Bertelli sahen im Abklingen der Tetanie Adrenalinglykosurie. Die Beobachtung ist für unsern Laryngospasmusfall vielleicht zu bestätigen. Am 7. I. waren die letzten Anfälle. Am 12. erhielt er 30,0 Milchzucker, ohne Glykosurie; am 13. wieder 30,0 Milchzucker, wieder ohne Glykosurie. Am 19. I. hatte er nach 30,0 Milchzucker + Adrenalin 0,5 mg 0,4% Zucker (polarimetrisch) im Urin. Doch ist es, weil nicht aller Urin aufgefangen werden konnte, immer noch möglich — wenn auch unwahrscheinlich — daß am 12. und 13. gerade der zuckerhaltige verschüttet wurde.

Auch hier haben wir wieder sympathicotonische und vagotonische Symptome, während auf der Höhe der Krankheit klinisch die vagotonischen bemerkbarer werden in Form von stärkeren Schweißen und Vaguskrämpfen des Larynx.

Falta und Kahn fanden bei ihren Tetaniekranken auch eine Pilocarpinwirkung. Auch unser Pat. reagierte nicht nur auf Atropin, sondern auch prompt auf 0,5 mg Pilocarpin mit Schweiß auf Rücken, Handflächen und Nase, sogar stärker als die andern untersuchten Kinder. An nach Falte und Kahn für Tetanie charakteristischen Erscheinungen des vegetativen Nervensystems wären bei unserem Pat. zu nennen: weite Pupillen, Neigung zu Speichel- und Tränenfluß, Tachypnoe (40 Atemzüge in der Minute bei der Aufnahme), gesteigerte Herzaktion (erhöhter Blutdruck), Dermographie.

Er zeigte aber auf der Höhe der Krankheit keine erhebliche Polyglobulie (5,6 Millionen rote Blutkörperchen), auch wenigstens kurz nach Abklingen der Krankheitssymptome keine Vermehrung der Neutrophilen, sondern 51% Mononucleäre und 8% Eosinophile; also eine Verschiebung des Blutbildes im Sinne der Vagotonie.

Eine große Thyreoidea war nicht palpabel.

Die Ausführungen zeigen, daß die pharmakologischen Prüfungen auch bei Kindern ausführbar sind und deutbare Resultate geben. Es wird freilich noch weiterer Bestätigungen bedürfen, ehe diese für sich sicher bemerkenswerten Beobachtungen zu allgemeinen Folgerungen verarbeitet werden dürfen.

Doch zeigen die Versuche — wenn auch an einzelnen Fällen — das Vorkommen „vagotonischer“ und „sympathicotonischer“ Schwächezustände bei verschiedenen — nervösen — Störungen im Kindesalter;

speziell und deutlich bei exsudativen und spasmophilen Kindern, auffallende Stärke eines eigenartigen (des Aschnerschen) Vagussymptomes, wie es zuerst und am deutlichsten bei narkotisierten, also vergifteten Menschen gefunden wurde, bei 2 Geschwistern mit postdiphtherischer Lähmung.

Literaturverzeichnis.

Aschner, Wiener klin. Wochenschr. 1908, Nr. 44, S. 1529.

Aschenheim u. Tomono, 1911.

Bauer, J., Zur Funktionsprüfung des vegetativen Nervensystems. Deutsches Archiv f. klin. Med. 1912.

Bertelli, Falta, Schweeger, Über die Wechselwirkung der Drüsen mit innerer Sekretion. Zeitschr. f. klin. Med. **71**, 23. 1910.

Erben, Über ein Pulsphänomen bei Neurasthenikern. Wiener klin. Wochenschr. 1898, 24.

Eppinger, Falta, Rüdinger, Über die Wechselwirkung der Drüsen mit innerer Sekretion. II. Mitt. Zeitschr. f. klin. Med. **67**, 380.

— u. Hess, Zur Pathologie des vegetativen Nervensystems. Zeitschr. f. klin. Med. **67** und II. Mitt. ebenda **68**.

— — Die Vagotonie. Monographie 1910.

Falta, Über die Wechselwirkung der Drüsen mit innerer Sekretion. Zeitschr. f. klin. Med. **72**, 97. 1911.

— u. Kahn, Tetanie: vegetatives Nervensystem. Zeitschr. f. klin. Med. **74**.

Gaisböck, Zur Pharmakodynamik und therapeutischen Verwendung der Adrenalinwirkung. Deutsches Archiv f. klin. Med. 1912.

Petrén u. Thorling, Untersuchungen über das Vorkommen von Vagotonus und Sympathicotonus.

His, Pfaundler, Bloch, Über das Wesen und Behandlung der Diathesen. 1911.

Nagel, Handbuch der Physiologie.

Über das Schicksal von 396 kongenital syphilitischen Kindern und die Notwendigkeit einer organisierten Fürsorge.

Von

Dr. **Ernst Welde,**

Assistent an der Poliklinik.

(Aus der Universitäts-Kinderklinik der Kgl. Charité zu Berlin [Dir.: Geh. Med.-Rat Prof. Dr. Heubner].)

Noch immer sind die Ansichten über die Prognose der Lues congenita geteilt. Während die meisten älteren Autoren wie Gerhardt[1]), Biedert[2]), Henoch[3]), Widerhofer[4]) u. a. [s. Freund[5])] und in jüngster Zeit Heine[6]) die Lebensaussichten der heredosyphilitischen Kinder nur dann für einigermaßen günstig halten, wenn es möglich ist, sie mit Frauenmilch zu ernähren, nehmen einige jüngere Autoren wie Hochsinger[7]), Freund[5]), Finkelstein[8]), Neumann[9]), Karcher[10]), Pott[11]) und besonders Peiser[12]) einen optimistischeren Standpunkt ein. Heubner[11]) gibt zu, daß es durch die Fortschritte in der künstlichen Ernährung jetzt besser und häufiger als früher gelingt, syphilitische Neugeborene in die Höhe zu bringen. Trotzdem kann er einer zu optimistischen Auffassung nicht beistimmen und hält daran fest, daß die syphilitische Infektion gerade so und mehr wie bei der akquirierten Syphilis der Erwachsenen, einen allgemein schwächenden, deprimierenden Einfluß auf die Gesamtfunktionen des Körpers ausüben muß.

Nun haben uns die letzten Jahre große Fortschritte in der Diagnose und Therapie der Syphilis gebracht. So lehrte uns besonders die Wassermannsche Reaktion erstens die viel größere Verbreitung dieser Krankheit und zweitens die Notwendigkeit, therapeutische Erfolge, die zunächst zu klinischer Heilung geführt hatten, betreffs der späteren Prognose viel skeptischer als bisher zu betrachten. Andererseits wurde uns in dem Ehrlichschen Salvarsan (bzw. Neo-S.) ein neues wirksames Heilmittel geschenkt.

Es erscheint deshalb nicht uninteressant, mit Hilfe dieser neuesten Erkenntnisse der viel diskutierten Frage nach der Prognose der angeborenen Syphilis nochmals näher zu treten.

Die Divergenz der Ansichten ist wohl — wenigstens zum Teil — bedingt durch das an Zahl und Qualität oft recht verschiedene Material, das den Autoren zu Gebote stand. Deshalb war es notwendig, zur Nachprüfung ein möglichst großes Material zu verwenden.

Zu diesem Zweck stellte ich die in den beigegebenen Tabellen aufgeführten 396 Fälle von Lues congenita zusammen, die innerhalb von 9 Jahren an der Universitäts-Kinderklinik der Berliner Charité sowohl klinisch wie poliklinisch behandelt wurden.

Dabei wurden ausschließlich solche Fälle berücksichtigt, die innerhalb des ersten Lebensjahres mit frischer Lues congenita aufgenommen wurden, und bei denen die Diagnose mit aller Bestimmtheit gestellt werden konnte. Alle irgendwie zweifelhaften Fälle (in der Krankengeschichte mit Fragezeichen versehen oder dergleichen) wurden weggelassen. Diese Beschränkung aufs Säuglingsalter geschah deshalb, um den Einfluß der einzelnen Faktoren (Ernährung, spezifische Behandlung, Alter usw.) studieren zu können.

Nun bin ich mir sehr wohl bewußt, daß eine solche retrospektive Durchsicht, bei der man zum größten Teil auf fremde und aus verschiedenen Federn stammende Krankengeschichten angewiesen ist, nicht annähernd mit den von vornherein ad hoc angestellten Beobachtungen z. B. Hochsingers[7]) zu vergleichen ist.

Deshalb möchte ich auch den Schwerpunkt dieser Betrachtung nicht so sehr auf prozentuale Vergleiche der einzelnen Faktoren legen, sondern die Aufmerksamkeit vielmehr auf einige praktische Ergebnisse lenken, die mir aus dieser Zusammenstellung hervorzugehen scheinen.

Die Zahl der in Behandlung gekommenen Kinder betrug in den Jahren 1902 bis mit 1910 396, von denen 100 in klinischer, 296 in poliklinischer Beobachtung standen.

Die Verteilung auf die einzelnen Jahrgänge ist aus den Tabellen I und II ersichtlich. Um ein Bild von der Häufigkeit der kongenitalen Lues zu geben, enthalten diese beiden Tabellen noch die Zahlen der Gesamtaufnahmen des betreffenden Jahrganges, Tabelle I außerdem die Mortalitätsziffern.

Die gesonderte Betrachtung des klinischen und des poliklinischen Materials erschien deshalb notwendig, weil die klinische Beobachtung naturgemäß detailliertere Zahlen ergibt, und weil sich die Fälle insofern unterscheiden, als in der Poliklinik nur leichtere und mittelschwere Fälle behandelt wurden, während die schwersten Fälle der Klinik überwiesen wurden.

Tabelle I.

Klinisch behandelte Fälle und Mortalität von 1902—1910.

Jahrgang 19 . .	02	03	04	05	06	07	08	09	10
Gesamt-Aufnahmen	863	907	931	892	747	882	981	1164	—
„ -Mortalität	249	261	260	222	180	189	201	259	—
Gesamt-Lues-Aufnahmen	18	10	17	20	8	10	5	30	—
„ „ -Mortalität	13	5	9	11	7	6	2	15	—
Davon { Säuglings-Lues-Aufnahmen	17	4	11	14	10	12	5	19	8
Davon { „ -Mortalität . . .	13	1	8	13	8	7	3	14	7

Tabelle II.

Poliklinisches Material der Jahre 1902—1910.

Jahrgang	Aufnahmen Gesamt	Aufnahmen Lues	Darunter luetische Säuglinge
02	3632	36	26
03	4586	38	29
04	5596	43	40
05	6681	50	43
06	5795	29	23
07	7034	37	24
08	6618	43	34
09	6342	48	44
10	6794	44	33
Summa:	**53078**	**375**	**296**

Also: 0,70 % Lues-Aufnahmen
resp. 0,55 % luetische Säuglinge.

Zur Charakterisierung des poliklinischen Materials muß noch ein wichtiger Punkt vorausgeschickt werden. Entgegen anderen Statistiken, z. B. Peisers[12]) entschloß ich mich, auch die Kinder mit aufzuzählen, die nur einmal oder wenige Male zur Poliklinik gebracht wurden. Das geschah zunächst nur, um einen größeren Überblick über die Häufigkeit der Lues congenita in einer Großstadtpoliklinik zu bekommen. Zum Studium der Prognose erschienen diese Fälle zunächst ungeeignet. Als ihre Zahl aber immer mehr anstieg, bekam diese Feststellung eine ganz andere später zu erörternde Bedeutung.

Die klinischen Fälle sind zusammengestellt in Tabelle IV, die eine Übersicht gibt über Alter, Anamnese und einzelne Symptome, Art und Dauer der Behandlung und Ernährung.

Das Schicksal dieser Fälle ist zunächst zu ersehen aus Tabelle III, ferner aus Tabelle IV, wo es in Beziehung gebracht worden ist zu den einzelnen Faktoren der Erkrankung und Behandlung.

Die poliklinischen Fälle sind geordnet in Tabelle V. Auch sie gibt an: Alter, Geschlecht, Legitimität, Schwere der Erkrankung, Art und Dauer der Behandlung und Ernährung. Hier glaubte ich von einer Aufzählung der einzelnen Symptome mit Rücksicht auf die nicht alle Einzelheiten enthaltenden poliklinischen Aufzeichnungen, besser Abstand zu nehmen. Ich begnügte mich deshalb mit der Bezeichnung „leichtere“ oder „schwerere“ Infektion, wobei unter leichterer Infektion nur die Fälle rubriziert wurden, die erst nach mehreren Wochen

Tabelle III.

Schicksal der 100 klinisch behandelten Säuglinge.

Jahrgang 19 . .	02	03	04	05	06	07	08	09	10	Summa
Aufgenommene Säuglinge	17	4	11	14	10	12	5	19	8	100
Davon in der Klinik †	13	—	7	11	7	6	2	12	6	64
„ ungeheilt entlassen und nach wenigen Tagen draußen † .	—	1	1	2	1	1	1	2	1	10
„ geheilt entlassen, draußen nach mehreren Jahren † (an Morbillen usw.)	1	—	1	—	—	—	—	1	—	3
„ Mitte 1912 nachuntersucht und ermittelt:										
a) gesund	—	—	—	—	—	—	—	—	—	—
b) noch mit luetischen Symptomen	—	—	1	—	1	4	—	3	—	9
„ nicht ermittelt	3	3	1	1	1	1	2	1	1	14

oder Monaten die ersten luetischen Symptome zeigten, und deren Lues nur durch Schnupfen und mäßiges Exanthem manifestiert wurde. Waren die Symptome schon früh aufgetreten, bestanden viscerale Erscheinungen, schwerere Knochenveränderung usw., so wurde die Infektion als „schwere“ bezeichnet. Tabelle V gibt außerdem in Abschnitt a) das Schicksal der poliklinischen Fälle der Jahrgänge 1902, 1904 und 1908 wieder. Diese drei Jahrgänge wurden als Stichproben aus den ganzen 9 Jahren gewählt, denn eine Eruierung der sämtlichen 296 poliklinischen Fälle übersteigt bei einer Stadt wie Berlin die Geduld eines einzelnen und hätte — wie wir gleich sehen werden — auch nicht zu eingehenderen Resultaten geführt. Das Material dieser drei Jahrgänge (1902, 1904 1908) bestand ebenfalls aus 100 Fällen. Trotz ausgedehntester Korrespondenz und weitgehendster Mithilfe von seiten der Polizei gelang es nur 68% dieser 100 Kinder zu ermitteln. Von diesen waren 41% gestorben und 27% konnte ich persönlich nachuntersuchen. 32% blieben unermittelt.

Abschnitt b) von Tabelle V schließt eine zusammengefaßte zahlenmäßige Wiedergabe der übrigen sechs Jahrgänge (1903, 1905, 1906, 1907, 1909, 1910) an, um damit einen noch größeren Überblick über Art und Dauer der poliklinischen Behandlung und Ernährung zu bieten.

Tabelle VI faßt nochmals sämtliche jetzt — Mitte 1912 — persönlich nachuntersuchten Kinder zusammen, um dem Leser die Möglichkeit zu geben, sich an der Gegenüberstellung des damaligen und jetzigen Befundes ein eigenes Urteil über die Beteiligung der einzelnen Faktoren an dem Verlauf der Erkrankung bilden zu können.

Wenden wir uns also zunächst den 200 (100 klinisch, 100 poliklinisch beobachteten) Kindern zu, denen nachgeforscht wurde! Von diesen 200 kann ich über das Schicksal von 154 berichten.

Die Ergebnisse sind folgende:

Gestorben:

a) In der Klinik 64
b) Wenige Tage nach der Entlassung 10
c) Während der poliklin. Behandlung. 30
zusammen also 104 Kinder.
d) Viele Monate bis Jahre später an anderen Krankheiten (Morbillen, Pertussis Diphtherie usw.) 14

Die Mortalität der klinisch behandelten Fälle ist also auch bei uns sehr groß und entspricht mit ihren 74% den von den oben erwähnten älteren Autoren angegebenen Zahlen, die zum Teil die unsrigen noch weit übersteigen. Auch das vor wenigen Jahren an das städtische Waisenhaus in Rummelsburg angegliederte Luesheim hat nach Schloß'[14]) Mitteilung eine Mortalität von 80%. Auch unsere hohe Sterblichkeit erklärt sich in erster Linie aus dem ganz elenden Material, welches einer Großstadtklinik zuströmt und wie es von Noeggerath[15]) gelegentlich seiner Beobachtungen bei Salvarsanbehandlung eingehender beschrieben worden ist. Charakteristisch ist z. B., daß 20% (!) der Kinder moribund eingeliefert wurden.

Aus dieser hohen Mortalitätszahl in der Klinik darf man natürlich

Fortsetzung s. S. 673.

Tabelle IV.

Die 100 klinischen Fälle geordnet nach

a) Schicksal, / b) Symptomen und Behandlung.		in der Klinik	Gestorben: draußen a) nach wenigen Tagen	Gestorben: draußen b) nach mehreren Jahren	Geheilt entlassen, aber jetzt noch Symptome aufweisend	Nicht zu ermitteln damals a) geheilt entlassen	Nicht zu ermitteln damals b) ungeheilt entlassen	Gesamtzahl	
Alter:	1 Woche	16	2	—	1	1	—		20
	1 Monat	14	2	—	1	—	2		19
	2—3 „	25	4	2	5	4	5		45
	4—6 „	6	1	1	2	1	—		11
	7—12 „	3	1	—	—	1	—		5
Geschlecht:	Knaben	33	4	2	7	7	2		55
	Mädchen	31	6	1	2	—	5		45
Legitimität:	ehelich	30	3	—	5	3	2		43
	unehelich	34	7	3	4	4	5		57
Anamnese:	Vater luet.	14	2	2	—	2	1		21
	Mutter luet.	20	3	1	—	1	3		25
	Frühgeburt	24	2	—	1	—	3		30
	Die ersten Symptome traten auf: schon bei der Geburt	23	3	—	2	3	2	33	in 20 Fällen nicht zu ermitteln.
	Die ersten Symptome traten auf: innerhalb der ersten 6 Wochen	27	4	3	3	4	3	44	
	Die ersten Symptome traten auf: erst später	1	—	—	—	—	2	3	
	Ernährung: bisher Brust	12	2	—	3	1	4	22	in 6 Fällen unbekannt.
	Ernährung: nur die ersten Wochen Brust	21	2	1	2	5	1	32	
	Ernährung: künstlich	25	6	2	4	1	2	40	

Status:	Haut- und Schleimhauterscheinungen	58	10	3	9	6	7	93
	Pemphigus	7	2	1	1	1	1	13
	Schnupfen / Schniefen	20/22	4/5	2/—	4/2	4/2	3/3	Schnupfen 37 / Schniefen 34
	Osteochondritis / Parrot	21/6	—	—	2	2/1	2/2	Osteochondrit. 27 / Parrot 9
	Periostitis / Sattelnase	2/10	—/2	—	—	—/2	—	Periostitis 2 / Sattelnase 12
	Cubitaldrüsen	21	4	2	2	4	5	38
	Viscerale Symptome / Ikterus	42/6	3/—	2/—	2/—	6/—	3/—	Viscerale S. 58 / Ikterus 6
	Nephritis	14	2	—	—	—	—	16
	Peritonitis	5	—	—	—	—	—	5
	Meningitis / Hydrocephalus	10/2	1/—	—	—/1	2/—	—	Meningitis 13 / Hydrocephal. 3
	Keratitis parenchym. / Atrophia nervi optic. und Chorioretinitis	1/3	—	—	—	—/1	—	Keratitis parench. 1 / Atrophia n. opt. und Chorioretinitis 4
Komplikationen:	Dyspepsie, Enterokath.	17	2	2	1	2	1	25
	Grippe und Pneumonie	21	3	—	—	—	—	24
	andere Infekte { Nabelsepsis und Phlegmone / Furunkel	9/5	1/2	—	—	—	—	Nabelsepsis und Phlegmone 10 Furunculose 9
der Behandlung. Art	Kalomel	3	2	—	—	—	1	6
	Sublimatbäder / Schmierkur	7/1	1/—	1/—	2/—	1/2	1/—	Sublimatbäder 13 / Schmierk. 3
	Protojoduret	16	3	3	2	3	3	30
	Sublimatinjektion	23	6	2	7	4	4	46
	Welander-Beutel / Jodkali	1/—	—	—	—	—/2	1/—	Welander-Beutel 2 / Jodkali 2
	Keine spezifische Behandlung	26	2	—	—	—	—	28
Ernährung während	Ammenmilch	13	2	—	3	—	—	18
	Allaitement mixte	17	2	1	3	2	3	28
	Künstliche Ernährung	34	6	2	3	5	4	54
Dauer	Moribund eingeliefert	15	—	—	—	—	—	15
	1 Woche	29	2	—	2	—	1	34
	1 Monat	9	1	1	—	3	1	15
	2—3 „	8	5	1	7	1	3	25
	4—6 „	3	2	1	—	3	2	11
	Summe:	**64**	**10**	**3**	**9**	**7**	**7**	**100**

Tabelle VI.

Name	Alter	Gewicht g	Früher: Frühgeburt	Luetische Symptome von Geburt an	Luetische Symptome erst später	Pemphigus	Haut- u. Schleimhaut-Sympt.	Osteochondritis	Multiple Drüsen, bes. Cubitaldrüsen	Viscerale Symptome	Schnupfen	Nervöse Symptome, sonstige besonders hervortretende Erscheinungen oder Komplikationen	Protojoduret	Sublimatbäder	Sublimatinjektionen	Schmierkur	Ernährung (Br. = Brust, K = künstliche E., AM = Allait. mixte)	Dauer der Behandlung	entlassen geheilt	entlassen ungeheilt
Bad.	8 Tg.	2500			×		×		×		×	Hydrocephalus	×	×			K	2 Mon.	×	—
Ste.	2 M.	3870			×	×	× ×	× ×	×		×	Sehr elend			4		Br.	2 „	×	—
Sonn.	7 Wch.	2300	×		×		×				×	/ „	×			×	Br.	2 Tage!	—	×
Rosen.	2 Wch.	2320	×	×			×		×		×	/ „			4		AM	3 Mon.	—	×
Schr.	4 M.	4420		×			× ×		×	×		Furunculose			5		„	2 „	-	×
Kwiat	3 M.	4075			×		×		×		×	Otitis, Conjunctivitis			8		„	2 „	×	—
Adom.	$2^1/_2$ M.	4750			×		×		×		×	Dyspepsie			2		K	7 Tage	—	×
Arn.	5 M.	5000			×		×		×	×		Furunculose		×	5		K	3 Mon.	×	—
Goldb.	3 M.	4875			×		× ×	×			×	Alopecie, Bronchit. Dyspepsie			1		Br.	1 Mon.	×	—
Kno.	5 M.	4520			×		×				×	/	×	×		×	K	1 Jahr	—	×
Trautm.	2 M.	3200			×		× ×			× ×	×	Leber abnorm groß	×	×			K	1 Mon.	—	×
Stahlk.	5 M.	?			×			×	×			/	×	×			Br.	1 „		×
Lev.	10 M.	8050			×		× ×				×	Condylome. Sattelnase	×				Br.	$1^1/_2$ Jahr	×	
Vier.	5 Wch.	5680			×		×				×	/	×				„	$^1/_2$ „	×	
Zie.	5 Wch.	4700		×			× ×		×	×	×	Starke Leberschwellung					„	Nur 1× dagewes.		×
Stu.	7 Wch.	4870		×			×				×	Alopecie	×			×	K	1 Mon.		×
Kar.	2 M.	4190		×			× ×			× ×	×	Stark aufgetriebener Leib	×				„	Nur 1× dagewes.		×
Bel.	9 M.	5470	×		×		×			×	×	Stark aufgetrieb. Leib. Atrophie	×		2		„	6 Mon.	×	—
Schum.	7 M.	6260		×		×	×	×	×		×	/	×	×			„	6 „	×	
Pie.	$2^1/_2$ M.	4980		×			×		×	×	×	Ulcerationen am Gaumen. Ikterus			7		„	3 „	×	
Stotz.	$2^1/_2$ M.	3800		×			× ×	× ×	×			Periostitis. Dyspepsie	×			×	„	1 „		×
Kretschm.	$4^1/_2$ M.	5610		×		×	× ×				×	/	×		3		„	6 „		×
Fae.	$2^1/_2$ M.	3420		×			× ×		×		×	Meningitische Symptome					„	Nur 1× dagewes.		×
Prirg.	3 M.	3750		×			×			×	×	Dyspepsie	×		5		„	6 Mon.	×	
Henkelm.	2 M.	4350		×			×			×	×			×			Br.	$2^1/_2$ Mon.		×
A. Knich.	12 M.	?			×		× ×		×		×	Sehr elend. Atrophie					K	Nur 1× dagewes.		×
B. Knich.	1 M.	?			×		× ×		×		×	/					„	„		×
Beck.	7 M.	8270		×			×				×	Dyspepsie	×	×			K	Nur 1× dagewes.		×
A. Eisenst.	12 M.	?		×			×		×		×	/	×		3		K	Nur 1× dagewes.		×
B. „	$2^1/_2$ M.	?		×			×		×	×		Aufgetriebener Leib. Ikterus	×		2		Br.	1 Jahr	×	
Zirrg.	2 M.	2050	×	×			×				×	Dyspepsie	×	×			K	1 Mon.		×
Eichl.	4 M.	3450		×			× ×	×			×	Hydrocephalus	×		10		Br.	2 Jahre	×	
Stra.	6 M.	3100		×			×	×		×		Aufgetriebener Leib		×	7		K	„	×	
Ben.	3 M.	5600		×		×	× ×		×		×	/	×		2		„	Nur 1× dagewes.		×
Domag.	1 M.	3310			×		×				×	/	×				Br.	5 Mon.	×	
Red.	3 Wch.	4025		×			×				×	Dyspepsie	×				K	5 „	×	

Tabelle VI.

Inzwischen behandelt wegen Rezidivs	Erste Behandlung	Jetzt: Körperliches Allgemeinbefinden und Ernährungszustand	Körpergröße	Geistige Entwicklung, Schulbesuch, Spracherlernung usw.	Nervöse Symptome	Spezifisch luetische Residuen	Nicht spezifische anderweitige Erscheinungen	Wassermann-Reaktion	
—	04	gut	normal	Erst mit 4 Jahren gesprochen	ängstlich	Cubitaldrüsen + +	Kopfumfang normal	+	ungeheilt
—	07	„	„	O. B.	sehr nervös	Drüsen + +, Sattelnase	Defekte Zähne, Anämie	+	
Schmierkur	09	leidlich	klein	O. B.	schreckhaft	Vor 1/2 Jahr Rezidiv auf der Haut		/	
—	07	„	normal	O. B.	/	/	Anämie	+	
[illegible]ggespritzt	06	„	„	langsam	nervös	Schwerhörig, vor 1 Mon. Hautrezidiv		/	
—	07	gut	„	schlecht	Kopfschmerzen	/	Defekte Zähne	+	
—	09	„	klein	„	schreckhaft	Leber und Milz noch stark palpabel		+	
—	09	„	„	O. B.	aufgeregt, weinerlich	Leber und Milz + +, Drüsen + +, Zähne defekt		+	
—	07	leidlich	„	Noch nicht in Schule wegen langsamer Sprachentwicklung		Cubitaldrüsen +, Sattelnase	—	+	
2 Schmierkuren	02	schlecht	„	O. B.	Kopfschmerzen	Schwerhörig, vor 1/2 Jahr Rezidiv	Kyphose, Pirquet +	/	
—	02	gut	normal	O. B.	/	Cubitaldrüsen +	—	+	
Kalomel	02	leidlich	„	schlecht	nervös	Letztes Jahr Hautrezidiv		/	
3 Schmierkuren und Jodkali	04	„	„	O. B.	„	Letztes Jahr Rezidiv (noch in ärztlicher Behandlung)		/	
—	04	gut	„	O. B.	/	Ungleiche Pupillen, Chorioretinitis		/	
Schmierkur	04	schlecht	klein	O. B.	/	In ärztlicher Behandlung wegen häufiger Rezidive		/	
—	04	leidlich	„	schlecht	sehr nervös	Frische Keratitis parenchymatosa, Rachitis		/	
Protojoduret	04	„	normal	O. B.	Kopfschmerzen	1911 Hautrezidiv		/	
—	04	schlecht	klein	sehr schlecht	schreckhaft	Typische Hutchinson-Zähne		+	
—	04	gut	normal	O. B.	sieht schlecht	Augenspiegel; Spezifische Endarteritis, Stroma- und Retina-Erkrankung		/	
—	08	leidlich	sehr klein	schlecht	/	/	Defekte Zähne	+	
—	08	dürftig	normal	O. B.	/	Wegen Rezidivs in ärztlicher Behandlung, Rachitis		/	
Kalomel	08	mäßig	„	leidlich	schreckhaft	1911 Rezidiv	Schlechte Zähne	+	
—	08	gut	„	kann noch nicht sprechen	„	/	Anämie	+	
Kalomel	08	„	„	leidlich	/	Sattelnase, Anfang 1912 Hautrezidiv		/	
—	08	mäßig	klein	schlecht	Kopfschmerzen	Schmerzen an den Schienbeinen (Verdickung fühlbar)	/	+	
—	08	sehr schlecht	„	leidlich	/	Zurzeit wegen Rezidiven in Krankenhausbehandlung		/	
—	08	sehr schlecht	„	„	/			/	
Schmierkur	02	gut	normal	O. B.	/	—	Rachitis	—	geheilt
Kalomel	02	„	„	O. B.	nervös	—	Defekte Zähne	—	
—	02	„	„	langsam	/	—	Anämisch	—	
—	08	leidlich	klein	O. B.	/	—	Drüsen am Hals, Rachitis	—	
—	08	gut	normal	O. B.	/	—	Schädel normal	—	
—	08	sehr gut	„	O. B.	/	—	—	—	
Schmierkur	08	gut	„	leidlich	schreckhaft	—	Rachitis	—	
—	08	leidlich	klein	O. B.	„	—	—	—	
—	08	gut	normal	spät sprechen gelernt	/	—	Rachitis	—	

Tabelle V.

a) 100 poliklinische Fälle (von 1902, 1904 und 1908) geordnet nach

1. Symptomen und Behandlung / 2. nach ihrem Schicksal.				Alter				Geschlecht		Legitim.		Infekt.		Behandlungs- Art								Behandlungs- Dauer					Ernährung		
				unter 1 Monat	2–3 Monate	4–6 Monate	6–12 Monate	Knaben	Mädchen	ehelich	unehelich	leichter	schwerer	Kalomel	Sublim.-Bäder	Protojoduret	Schmierkur	Sublim.-Injektion	Jodkali	Welander-Beutel o. Mercolintsch.	nicht spezif. beh. sond. Aufnahme	Nur 1 mal dagewesen	1–3 Monate	4–6 Monate	6–12 Monate	2–3 Jahre	Brust	Nur kurze Zeit Brust	künstlich gen.
Gestorben	wenige Tage bis Wochen nach der Behandlung		30	7	16	7	—	15	15	21	9	3	27	4	4	11	—	3	—	—	4	14	10	2	—	—	5	2	23
	mehrere Monate b. Jahre nach d. Behandl. a. Infektionen (Morbillen usw.)		11	3	6	1	1	7	4	10	1	2	9	—	2	7	1	4	1	—	—	3	5	3	—	—	3	2	6
Nicht zu ermitteln	Beim letzten poliklin. Besuch	a) geheilt	5	1	2	2	—	3	2	5	—	1	4	—	—	4	—	1	—	—	—	1	—	1	2	1	2	2	1
		b) ungeheilt	27	7	8	9	3	19	8	17	10	5	22	1	2	19	1	4	—	1	3	17	3	4	—	—	3	3	21
Ermittelt und nachuntersucht	nach 10 (1902) Jahren	a) geheilt	3	—	1	—	2	2	1	3	—	—	3	1	2	2	—	—	—	—	—	2	—	—	—	1	—	—	3
		b) ungeheilt	3	—	1	2	—	3	—	2	1	2	1	—	3	3	—	—	—	—	—	—	2	1	—	—	1	1	1
	nach 8 (1904) Jahren	a) geheilt	—	—	—	—	—	—	—	—	—	—	—	—	—	—	—	—	—	—	—	—	—	—	—	—	—	—	—
		b) ungeheilt	7	2	2	1	2	5	2	6	1	—	7	1	—	5	—	2	1	—	—	3	1	2	1	—	4	1	2
	nach 4 (1908) Jahren	a) geheilt	6	3	3	—	—	5	1	4	2	2	4	—	2	4	—	2	—	—	—	1	2	—	1	2	2	2	2
		b) ungeheilt	8	1	4	2	1	5	3	6	2	3	5	—	2	6	—	2	—	—	—	2	1	2	3	—	1	3	4
Summe:			**100**	**24**	**43**	**24**	**9**	**64**	**36**	**74**	**26**	**18**	**82**	**7**	**17**	**61**	**2**	**18**	**2**	**1**	**7**	**43**	**24**	**15**	**7**	**4**	**21**	**16**	**63**
b) Symptome u. Behandl. der 6 übrig. polikl. Jahrgänge (03, 05, 06, 07, 09, 10)			196	43	88	35	30	103	93	144	52	55	141	9	24	87	6	70	5	1	32	69	44	25	17	9	56	39	101
Summe:			**296**	**67**	**131**	**59**	**39**	**167**	**129**	**218**	**78**	**73**	**223**	**16**	**41**	**148**	**8**	**88**	**7**	**2**	**39**	**114**	**66**	**40**	**24**	**13**	**77**	**55**	**164**

keinen verallgemeinernden Rückschluß auf die Prognose der Lues congenita im allgemeinen ziehen. Vielmehr hat Finkelstein[8]) durchaus recht, wenn er sagt, daß wir zu einer richtigen Einschätzung über Häufigkeit und Verlauf der Lues congenita dringend der Mitteilungen erfahrungsreicher Hausärzte bedürfen. Hat uns doch gerade in den letzten Jahren die offene Säuglingsfürsorge gelehrt, daß wir von der Klinik aus keine Schlüsse ziehen dürfen auf die Verbreitung der Säuglingserkrankungen in der Bevölkerung.

Diesem Ziel kommt schon etwas näher die poliklinische Statistik; ihr haften aber auch noch zahlreiche Fehlerquellen an (große Zahl der nicht Ermittelten usw.). So sterben von den 100 behandelten Kindern hier nur 30, aber freilich konnte das Schicksal von 32 Fällen nicht ermittelt werden.

Immerhin läßt doch auch unser Krankenmaterial manche interessanten Schlüsse zu, auf die ich ganz kurz eingehen will.

Sehen wir zuerst zu, welche Faktoren bei der hohen Sterblichkeit am deutlichsten beteiligt sind.

Schon erwähnt wurde dabei die elende soziale Lage unserer Kinder, die auch uns den großen Einfluß des Pauperismus erkennen ließ, wie er besonders von Hochsinger[7]) betont wird. Unter diesen ungünstigen allgemeinen Verhältnissen litten durchaus nicht nur die unehelichen Kinder, denn fast die Hälfte der Fälle betraf eheliche Kinder (44%).

Ferner machte sich geltend: 1. Der Allgemeinzustand (Gewicht, Ernährungszustand usw.) und 2. die Schwere der spezifisch luetischen Symptome. Letztere ist charakterisiert durch die Häufigkeit schwerer Erscheinungen, wie sie Tabelle IV zeigt. Es bestanden nämlich:

in 35% Frühgeburt,
in 12% Pemphigus,
in 61% viscerale Symptome (Leber und Milzschwellung, aufgetriebener Leib usw.),
in 20% Nephritis (klinisch festgestellt durch Erweiß, ev. Blut und Zylinder).
in 7% Peritonitis,
in 15% Meningitis (meist nur Sektionsbefund).

Des weiteren fand sich die Ansicht Heubners[13]) u. a. bestätigt, daß die Prognose umso schlechter sei, je frühzeitiger Symptome auftreten, denn von den Gestorbenen hatten:

a) von Geburt ab Erscheinungen 35%
b) innerhalb der ersten Wochen Erscheinungen 42%
c) erst vom 2. Quartal ab Erscheinungen . 1%

Dabei ist zu berücksichtigen, daß diese Zahlen sicher noch zu optimistisch sind, denn sie sind den Anamnesen entnommen, wie sie von den Müttern oder Pflegefrauen ausgesagt wurden.

Der Einfluß der Ernährung

auf das Gedeihen luetischer Säuglinge kommt darin zum Ausdruck, daß nur 20% der Verstorbenen Brustkinder waren, während 31% nur ganz kurze Zeit Brust erhalten hatten und 42% von Anfang an künstlich ernährt waren (konnte allerdings nicht in allen Fällen ermittelt werden).

Die Ernährung während der Behandlung in der Klinik bestand bei 20% in Ammenmilch, bei 26% in Allaitement mixte, bei 54% in Kuhmilchernährung. Wenn ich hieran gleich noch die Erfahrungen am poliklinischen Material anschließe, die dahin gehen, daß von den Gestorbenen nur 17% brustgenährte, 6% nur während der ersten Wochen mit Brust genährte und 77% künstlich genährte Kinder waren, so scheinen diese Zahlen allerdings den großen Vorzug der Frauenmilchernährung für den luetischen Säugling darzutun. Andererseits lehren uns einige bei dauernder künstlicher Ernährung gediehene Kinder, daß auch eine rationelle Kuhmilchernährung nicht so schlechte Erfolge gibt, als man früher allgemein annahm.

Unberücksichtigt bleiben muß die Frage nach dem Einfluß der elterlichen Lues, denn man wäre hierbei lediglich auf die Angaben der Mütter und Ziehmütter angewiesen.

Die spezifische Behandlung

ist in ihrer Wirkung bekanntlich abhängig: 1. von möglichst frühzeitigem Einsetzen, 2. von genügend langer und intensiver Durchführung. Ein günstiger Einfluß frühzeitiger Behandlung läßt sich nun freilich aus unseren Tabellen nicht ohne weiteres ablesen, denn von den

74 klinischen Todesfällen	30 poliklinischen Todesfällen
wurden	
46% vom 1. Monat ab,	23% vom 1. Monat ab,
38% „ 2.—3. Monat ab,	53% „ 2.—3. Monat ab,
und 15% „ 2. Quartal ab.	und 23% „ 2. Quartal ab

behandelt.

Diese Zahlen dürfen selbstverständlich nicht zu dem Schlusse verleiten, daß die spezifische Behandlung je später je besser einsetzt. Vielmehr zeigt der Vergleich mit den anderen bei diesen Todesfällen mitsprechenden Faktoren, daß die Kinder trotz frühen Beginns der Behandlung nicht gerettet werden konnten.

Nicht so leicht zu beantworten ist die andere Frage, ob die Intensität der spezifischen Behandlung einen sichtlichen Einfluß ausgeübt hat. Die Intensität habe ich versucht zu charakterisieren durch die Angabe von Art und Dauer der spezifischen Behandlung. Dabei ist ein Vorzug der einen oder anderen Applikationsart des Hg nicht ersichtlich. Ich nahm deshalb — allerdings etwas willkürlich — an, daß die verschiedenen Applikationsarten zu gleich guten Endresultaten führen können, falls sie reichlich genug verwendet werden. Die Rubrik „Dauer der spezifischen Behandlung“ ist so aufzufassen, daß die Kinder während dieser Dauer regelmäßig entweder wöchentlich einmal eine Sublimatinjektion (à 0,001—0,002 Sublim.) oder Protojoduret. Hydrargyr. 2—3 × tgl. 0,005—0,01, oder Kalomel 2—3 × tgl. 0,002—0,003, oder jeden zweiten Tag ein Sublimatbad (1 auf 20 000) sowie Schmierkuren (0,3—0,5 pro dosi) erhielten. Die mit Salvarsan behandelten Kinder sind wegen der Kürze der bisherigen Beobachtungszeit hier noch nicht mit berücksichtigt worden.

Von den 74 klinischen Todesfällen wurden also:

4—6 Monate spezifisch behandelt	7%
2—3 „ „ „ . . .	17%
1 Monat „ „ . . .	14%
1 Woche „ „	24%
nicht spezifisch	38% (20% moribund)

Von den 30 poliklinischen Todesfällen:

4—6 Monate	7%
1—3 „	33%
Nur einmal	47%
nicht spezifisch (Aufnahme in ein Krankenhaus)	13%

Die Mortalität ist also um so höher, je weniger lang die Behandlung dauerte. Nun steht man vor der Frage: Sind mehr Kinder gestorben, weil sie nicht lange genug spezifisch behandelt wurden oder konnten sie nicht lange genug spezifisch behandelt werden, weil sie inzwischen starben?

Für das klinische Material lehrt uns ein Blick auf Tabelle IV, daß die am kürzesten behandelten Kinder diejenigen waren, deren Allgemeinbefinden so schlecht, und deren spezifische Symptome so schwerwiegend waren, daß der Tod eintrat, bevor Ammenmilch oder Hg-Behandlung einwirken konnten.

Anders die poliklinischen Fälle. Hier waren diejenigen, die nur kurze Zeit in Behandlung standen, durchaus nicht von vornherein die schwersten Fälle, und sicherlich hätte eine große Zahl von diesen 32 gestorbenen Fällen gerettet werden können, wenn sie öfters gebracht worden wären. Gerade auf diesen Punkt sei nachdrücklichst hingewiesen!

Von den insgesamt 296 in poliklinische Beobachtung gekommenen Säuglingen waren 114 nur ein einziges Mal da, erhielten also im günstigsten Falle eine Sublimatinjektion oder Hg innerlich verordnet und kamen nie wieder. Weitere 66 Fälle kamen nur wenige Wochen zur Behandlung. Daß kein hoher Prozentsatz dieser Kinder anderweitig behandelt worden ist, darf man daraus schließen, daß von den 14 derartig kurz Behandelten, die sich unter den 27 Nachuntersuchten befinden (Tabelle VI) nur 6 inzwischen anderweitig behandelt worden sind.

Also: Über die Hälfte dieser gar nicht oder nur ganz kurze Zeit behandelten Kinder ist bis jetzt ohne jede weitere Behandlung geblieben und hat — wie ich gleich vorausnehmen will — mit Ausnahme zweier Fälle heute noch luetische Symptome.

Schicksal der zunächst überlebenden (96) Fälle: Von ihnen sind 14 (3 klinisch, 11 poliklinisch) in späterem Alter an anderweitigen Infektionen (Morbillen, Pertussis, Diphtherie, Pneumonie usw.) gestorben.

Von den übrigbleibenden 82 Fällen konnte ich zurzeit (Mitte 1912) 36, also nicht ganz die Hälfte, persönlich nachuntersuchen (Tabelle VI). Dabei fanden sich 27 Kinder, die noch spezifische luetische Symptome haben und nur 9 vollständig gesunde!

Als gesund wagte ich nur die Kinder zu bezeichnen, die außer dem Fehlen jeglicher charakteristischer Luessymptome negativen Wassermann aufweisen konnten. Diese Forderung mag zu streng erscheinen angesichts der Erfahrung, daß gerade bei der kongenitalen Lues auch bei reichlicher Behandlung die W.-Reaktion meist positiv bleibt. Da uns aber zurzeit noch ein klarer Einblick in das eigentliche Wesen dieser serologischen Reaktion abgeht, tut man m. E. bis auf weiteres gut daran, solche Kinder als noch krank zu bezeichnen und dementsprechend weiter zu behandeln, auch wenn sie momentan keine Luesmanifestationen aufweisen [im Gegensatz zu Hochsinger[7])]. Erleben wir doch oft genug, daß Kinder mit unklaren, nicht spezifischen Symptomen wie Kopfschmerzen, Anämie, schlechter körperlicher oder geistiger Entwicklung usw., bei denen uns der positive Ausfall einer

W.-Reaktion einen ätiologischen Fingerzeig gibt, auf eine spezifische Behandlung überraschend gut reagieren.

Aus praktischen Gründen war es unmöglich, bei allen Kindern den W. anzustellen. Das kam daher, weil die meisten Kinder nicht in der Klinik, sondern nur zu Hause nachuntersucht werden konnten, wobei aus naheliegenden Gründen häufig von einer Blutentnahme abgesehen werden mußte. In solchen Fällen begnügte ich mich mit sicher luetischen Symptomen, wie kurz vorhergegangenen Hautrezidiven, Keratitis parenchymat. usw. (s. Tabelle VI), da ich es für meinen Zweck für überflüssig hielt, sichere Luesmanifestationen noch durch einen W. zu bekräftigen. Überhaupt habe ich mich mehr auf einen rein praktischen Standpunkt gestellt. Ich wollte nur wissen, ob die Kinder überhaupt noch luetische Manifestationen hatten und konnte bei den oft großen Schwierigkeiten der Nachuntersuchung nicht immer eine erschöpfende Untersuchung aller Organe, besonders der Sinnesorgane, vornehmen. Nur da, wo sichere luetische Symptome fehlten, wurde prinzipiell der W. angestellt.

Nach dem eben Gesagten möchte ich auch keinen Wert legen auf eine prozentuale Gegenüberstellung der vorgefundenen Symptome. So mag nur erwähnt werden, daß unter den 27 ungeheilten Kindern 12 mit schlechter geistiger Entwicklung waren, freilich auch 2 der 9 Geheilten. Allerdings waren unter den Ungeheilten viele unternormal entwickelte und nervöse Kinder, ich wage aber nicht zu entscheiden, wieviel hiervon auf Rechnung der kongenitalen Lues zu setzen ist, da wir diese Symptome an unserem Material auch bei nicht Luetischen mehr als genug zu sehen bekommen. Bleiben also als spezizifisch syphilitische Residuen: Hautrezidive, Cubitaldrüsenschwellung, Sattelnase, Leber- und Milzschwellung, Schwerhörigkeit, Keratitis parenchymatosa, Chorioretinitis und Atrophia nervi optici, Hutchinson-Zähne, Periostitis, wie sie aus Tabelle VI ersichtlich sind. Leider war es fast niemals möglich, das Knochensystem röntgenologisch zu kontrollieren, so daß voraussichtlich eine Anzahl restierender Knochenveränderungen übersehen wurde. Auf die von Hochsinger[7]) besonders betonten luetischen Dystrophien, z. B. der Zähne habe ich ebenfalls keinen allzugroßen Wert gelegt, weil mir auch hierbei die alleinige ätiologische Rolle der Lues nicht sicher erschien. Als durchaus spezifisches Symptom noch bestehender Krankheit wurde aber — wie schon erwähnt, zunächst aus rein praktischen Gründen — die positive W.-Reaktion angesehen.

Eine günstige Einwirkung ausreichender Behandlung ist also auch aus unserem Material ersichtlich. Freilich blieben einzelne Fälle trotz ausgiebiger Behandlung ungeheilt, das waren aber vorwiegend schwerere Fälle. Andererseits konnten aber auch schwerere Fälle vollständig geheilt werden.

Jedenfalls geht auch aus unserem Material einerseits hervor, daß eine Heilung der kongenitalen Syphilis sehr wohl möglich ist. Andererseits sehen wir aber, wie selten eine bis zur definitiven Heilung fortgesetzte Behandlung durchgeführt wird.

Nur in ganz wenigen (13) Fällen konnten die Kinder mehrere Jahre in einigermaßen regelmäßiger Beobachtung bleiben. Die anderen Fälle waren sämtlich allmählich der ärztlichen Überwachung ferngeblieben und konnten heute nur mit größter Mühe wieder ermittelt werden.

Damit komme ich zum Schluß auf die Fragestellung zurück, die sich mir während der Zusammenstellung unserer Fälle aufdrängte, welches wohl die Gründe dieser ungenügenden Behandlung sind, und wie diesem Mangel abzuhelfen ist. War etwa gerade unsere Behandlung an der Charité-Kinderklinik eine besonders unzureichende oder haben wir hierin eine allgemeine Erscheinung vor uns? Die meisten Autoren schweigen sich hierüber begreiflicherweise aus. Nur Peiser[12]) erwähnt, daß auch in seine Behandlung solche nur ganz kurze Zeit in Beobachtung gebliebene Fälle kamen.

Alle in einer Großstadt poliklinisch tätigen Ärzte — siehe auch Vas[33]) — sind sich darin einig, daß es gerade bei der fluktuierenden Großstadtbevölkerung besonders schwierig ist, die einzelnen Fälle lange genug unter Kontrolle behalten zu können. Dazu kommt speziell bei der Lues, daß die ersten Symptome oft rasch schwinden und die Mütter infolgedessen keine Veranlassung zu weiterem Kommen sehen.

Merkwürdigerweise scheint man aber diesen Übelstand — mit wenigen gleich zu erwähnenden Ausnahmen — bis jetzt als unabänderliches Übel hingenommen zu haben, wenigstens findet man zurzeit nur erst vereinzelte Maßnahmen zu seiner Bekämpfung.

Bei einer Krankheit wie der angeborenen Syphilis, die nicht nur für den Patienten selbst, sondern für seine ganze Umgebung verhängnisvoll werden kann, erscheinen solche Maßnahmen aber durchaus notwendig.

In der syphilidologischen Literatur ist ja wiederholt auf die Gefahr der Luesübertragung von kranken Kindern auf Ammen, Pflegefrauen und andere Kinder aufmerksam gemacht worden. Auf diese Literatur will ich hier nicht näher eingehen und nenne nur Welander[16]) Fournier[17]), Heller[18]), Rosenthal[19]), Galewsky[20]), die hierüber ausführlicher berichten. In jüngster Zeit hat besonders Rietschel[21]) auf Grund eigener Erfahrungen wieder nachdrücklichst auf diese Gefahr hingewiesen. Auch aus unserer Erfahrung an der Klinik kann ich 4 Fälle von Ansteckung durch kongen. luetische Säuglinge berichten. Den einen dieser Fälle habe ich selbst beobachtet: Ein 14jähriges, blühend gesundes Mädchen bekam einen Primäraffekt an der linken Wange, nachdem es seinen Neffen, ein 2jähriges Kind mit frischen Plaques auf der Zunge einige Monate lang gepflegt und dabei wiederholt auf den Mund geküßt hatte.

Auf drei weitere Fälle machte mich Herr Noeggerath aufmerksam. Einmal wurde eine Pflegerin durch Speichel infiziert (Primäraffekt ebenfalls auf der Mundschleimhaut); sie steht zurzeit noch in Behandlung. Ein zweites Kind steckte, bevor es in die Klinik aufgenommen wurde, seine Pflegemutter, eine 60jährige Frau an. Sie trug einen Primäraffekt am Auge davon, der zur Erblindung führte. Das tragischste Schicksal traf aber im letzten Falle eine Großmutter, die sich ebenfalls an ihrem in Pflege genommenen Enkelkind infizierte und daraufhin von ihrem Mann verlassen wurde, so daß sie jetzt der größten Not ausgesetzt ist.

Wahrscheinlich kommen solche Fälle häufiger vor, als bisher bekannt geworden ist.

Diese Gefahr veranlaßte zuerst Welander[16]), ein Heim zu bauen, in dem er hoffte, allmählich alle kongenital luetischen Kinder Schwedens einer 3—4jährigen Behandlung unterwerfen zu können, bis sie beruhigt in Außenpflege gegeben werden könnten. Diesem Beispiel ist die Waisenverwaltung Berlins in den letzten Jahren gefolgt und läßt ihre Waisenkinder in einer im Waisenhaus Rummelsburg untergebrachten Luetikerstation bis zu ihrem dritten Lebensjahre behandeln. Demselben Zweck dient ferner das von einem Verein begründete Pflegeheim für erblich kranke Kinder (Berlin-Friedrichshagen). Der Verein nimmt die Kinder bald nach der Geburt unentgeltlich oder gegen geringes Entgelt von seiten der Mütter, die mit aufgenommen werden können, auf. Aufnahmebedingung ist, daß die Kinder die ersten vier Lebensjahre in der Anstalt belassen werden [siehe Tugendreich[22])].

Für die Unterbringung syphilitischer Ziehkinder hat jüngst Rietschel[23]) Reformen durchgeführt, die ebenfalls von dem Gedanken ausgehen, die Umgebung dieser Kinder vor Ansteckung zu schützen. Taube[24]) setzte beim Rat der Stadt Leipzig die Verordnung durch, daß jedes syphilitische uneheliche Kind, welches sich in fremder Pflege befindet, ins Krankenhaus gebracht werden muß. So freudig all diese Bestrebungen zu begrüßen sind, so kommen sie doch in Deutschland zunächst nur einer beschränkten Anzahl von Kindern zugute.

Nun lehrt uns aber schon eine Statistik von Neumann-Oberwarth[25]) die große Verbreitung der angeborenen Syphilis und unsere Frequenz von 0,7% bestätigt diese Erfahrung. Dabei stammen diese Zahlen aus einzelnen Polikliniken und von einem Publikum, welches freiwillig den Arzt aufsucht. Eine eingehendere hausärztliche Durchforschung unserer Großstädte würde diese Prozentzahl wahrscheinlich nicht unerheblich erhöhen.

Sollen wir nun also auch in Deutschland alle diese Kinder in Luesheimen oder Krankenstationen unterbringen? Schlossmann[26]) und Kamnitzer[27]) verneinen diese Frage. Auf das Für und Wider will ich hier nicht näher eingehen, nachdem im vorigen Jahre erst gelegentlich des Berliner Säuglingsschutz-Kongresses hierüber eine lebhafte Debatte[28]) stattgefunden hat. Allerdings glaube auch ich kaum, daß eine Stadt oder Gemeinde sich jemals entschließen wird, für alle diese Kinder Krankenhausbetten (eventuell für mehrere Jahre) zur Verfügung zu stellen. Und das mit Recht, denn für einen Komplex wie z. B. Großberlin würde dazu ein ganz ansehnlicher Bau notwendig werden. Aber abgesehen von der finanziellen Unmöglichkeit einer solchen radikalen Durchführung stehen ihr auch schwere ethische Bedenken entgegen, wie sie bereits von Kamnitzer[27]), Rietschel[23]), Buschke[32]) u. a. geäußert worden sind. Welche eheliche Mutter z. B. wird ihr Kind — oft sogar mehrere Kinder — dem Krankenhaus oder Luesheim bis zur endgültigen Heilung überlassen wollen, die eventuell mehrere Jahre in Anspruch nimmt? Daß aber ein einmaliger, nur Wochen oder Monate dauernder Krankenhausaufenthalt zu unbefriedigenden Endresultaten führt, geht ja gerade aus unserer Statistik hervor, nach der kein einziges dieser Kinder zurzeit gesund ist (siehe Tabelle III). Diese Erfahrung ist kürzlich von Dünzelmann[34]) in einem zusammenfassenden Referat über die Behandlung der Lues cong. bestätigt worden.

Hier klafft also noch eine große Lücke. Sie kann m. E. nur auf dem Wege geschlossen werden, den wir bei der Bekämpfung der Tuberkulose, des Alkoholmißbrauches u. a. heute schon mit recht gutem Erfolg beschritten haben; das ist die offene Fürsorge.

Nun besitzen wir zwar seit einigen Jahren bereits eine offene allgemeine Säuglingsfürsorge. Noch sehr im argen liegt aber, wie das besonders Salge[30]) und Tugendreich[22]) hervorgehoben haben, die offene Fürsorge für kranke Säuglinge.

Zur rationellen Bekämpfung der Lues halte ich sie für besonders wünschenswert. Wir dürfen eben in einer Zeit, wo wir jeder Ernährungsstörung unsere Fürsorge angedeihen lassen, nicht mehr dulden, daß ein schwerinfiziertes, eventuell allgemeingefährliches Kind unbeaufsichtigt und unbehandelt bleibt!

Die wichtigste Aufgabe dieser offenen Fürsorge muß darin bestehen, allen zur Kenntnis des Arztes gelangten Fällen angeborener und auch erworbener Kindersyphilis so lange nachzugehen, bis eine endgültige Heilung erreicht oder der Tod eingetreten ist.

Dazu wäre es notwendig, daß jedes in ärztliche Beobachtung gekommene kongenital luetische Kind — soweit es nicht privatim weiterbehandelt und beaufsichtigt wird — einer Zentralstelle = Fürsorgestelle gemeldet wird. Diese Fürsorgestelle übernimmt die weitere Behandlung (eventuell Überweisung ins Krankenuaus oder Luesheim), besonders aber die weitere Beaufsichtigung dieser Kinder. Letzteres geschieht durch regelmäßige Recherchen, die sich besonders bei der fluktuierenden Großstadtbevölkerung darauf zu richten haben, daß ein Pflege- oder Ortswechsel rechtzeitig zur Kenntnis gebracht wird. Wie nötig das ist, mag ein Blick auf die Schwierigkeiten illustrieren, die ich jetzt bei der Nachforschung nach unseren Fällen zu überwinden hatte.

Ich habe nämlich bisher noch gar nicht gesprochen von der großen Zahl derjenigen Kinder, die trotz der ausgedehntesten Korrespondenz, trotz des liebenswürdigsten Entgegenkommens des Berliner Polizeipräsidiums, des Einwohnermeldeamtes und der Charitédirektion sowie zahlreicher auswärtiger Behörden und Ärzte — denen ich auch an dieser Stelle bestens danken möchte — nicht ermittelt werden konnten. Ihre Zahl beträgt 46 (von 136 Gesuchten). Zudem waren diese Nachforschungen, zu denen zahlreiche Fahrten in die weitere Umgegend Berlins notwendig waren, sehr zeitraubend, führten einigemal bei ungenauen Adressen auch zu tragikomischen Szenen.

Diese Schwierigkeiten müssen also durch eine fortlaufende Kontrolle möglichst beseitigt werden.

Im übrigen will ich hier nicht weiter auf die Organisation im einzelnen eingehen, die sich am besten zunächst an schon bestehende Einrichtungen der Säuglingsfürsorge anschließt. Auch Polikliniken oder Krankenhäusern können diese Fürsorgestellen angegliedert werden. Es dürfte sich empfehlen, dieser ganzen Fürsorgeorganisation keinen spezifischen Namen zu geben, durch den das Publikum ferngehalten werden könnte. Wie denn überhaupt besondere Vorsicht und Takt notwendig ist, um den Zweck des Populärwerdens zu erreichen. Von seiten des Publikums sind kaum ernsthafte Hindernisse zu erwarten, wenigstens fand ich[31]) gelegentlich unserer poliklinischen Behandlung mit Salvarsan, daß die Mütter mit wenigen Ausnahmen (2 von 30) durch mündliche und schriftliche Mahnungen sowie gelegentliche Mahnbesuche, soweit es ihre soziale Lage oder die Entfernungen gestatteten, zu intensiver Behandlung zu bringen waren. Auch meinen jetzigen Recherchen kamen die Leute ohne Abneigung entgegen und so gelang es auch, die krank ermittelten Kinder jetzt einer erneuten Behandlung zuzuführen.

Zu einer rationellen Bekämpfung der Syphilis gehört aber bekanntlich auch eine ausgedehnte Prophylaxe.

Auch in diesem Sinne muß die offene Fürsorge wirken, indem sie nicht nur das einzelne Kind behandelt und beaufsichtigt, sondern auch die Eltern über die vorliegende Situation aufklärt, sie zur eigenen Behandlung anhält und ihnen eventuell Mittel und Wege zur Verhütung weiteren Elendes an die Hand gibt.

Diese kurze Skizzierung mag genügen, denn der Zweck meiner Ausführungen bestand zunächst nur darin, auf die Notwendigkeit einer energischeren Behandlung und Kontrolle der Lues congenita hinzuweisen.

Und schließlich wird uns eine solche erweiterte Fürsorge auch manchen wissenschaftlichen Fortschritt in den heute noch strittigen Fragen bringen.

Literaturverzeichnis.

1. Gerhard, Handbuch der Kinderkrankheiten.
2. Biedert, Lehrbuch der Kinderkrankheiten. 1894.
3. Henoch, Vorlesungen über Kinderkrankheiten. 1897.
4. Widerhofer, Über Syphilis und deren Behandlung. Allgem. Wiener med. Ztg. 1886, Nr. 30, 31.
5. Freund, Die Sterblichkeit der hereditär luetischen Säuglinge. Jahrb. f. Kinderheilk. **52**. 1900.
6. Heine, Jahrb. f. Kinderheilk. **73**. 1910.
7. Hochsinger, Ergebnisse der Inn. Medizin u. Kinderheilk. **5**.
8. Finkelstein, Lehrbuch der Säuglingskrankheiten.
9. Neumann, Behandlung der Kinderkrankheiten. Berlin 1899.
10. Karcher, Das Schicksal der hereditär-luetischen Kinder. Korrespondenzbl. f. Schweiz. Ärzte 1901, Nr. 16.
11. Pott, Das Schicksal hereditär-syphilitischer Kinder. Münch. med. Wochenschrift 1901, Nr. 8.

12. Peiser, Prognose der angeborenen Syphilis. Therapeut. Monatshefte 1909.
13. Heubner, Lehrbuch der Kinderkrankheiten.
14. Schloß, Verhandl. des Kongresses für Säuglingsschutz. Berlin 1911.
15. Noeggerath, Klinische Beobachtungen bei der Salvarsanbehandlung syphilitischer Säuglinge. Jahrb. f. Kinderheilk. 75. 1912.
16. Welander, Wie und wo sollen wir hereditär-syphilitische Kinder behandeln? Berl. klin. Wochenschr. 1904, S. 991.
17. Fournier, Syphilis und Ehe. Deutsch v. Michelson. Berlin 1881.
18. Heller, Über Säuglingsheime für hereditär-syphilitische Kinder. Zeitschr. f. Bekämpfung d. Geschlechtskrankh. 6, Heft II.
19. Rosenthal, Sind besondere Heime für syphilitische Kinder notwendig oder wünschenswert? Med. Reform 1908, Nr. 12.
20. Galewsky, Zeitschr. f. Bekämpfung der Geschlechtskrankh.
21. Rietschel, Zeitschr. f. Säuglingsfürsorge 1911.
22. Tugendreich, Mutter- und Säuglingsfürsorge. 1910.
23. Rietschel, Verhandl. des Kongresses f. Säuglingsschutz. Berlin 1911.
24. Taube, Verhandl. des Kongresses f. Säuglingsschutz. Berlin 1911.
25. Neumann-Oberwarth, Häufigkeit der hereditären Syphilis. Archiv f. Kinderheilk. 42. 1905.
26. Schloßmann, Sind besondere Heime für syphilitische Kinder notwendig oder wünschenswert? Med. Reform 1908, Nr. 12.
27. Kamnitzer, Sind besondere Heime für syphilitische Kinder notwendig oder wünschenswert? Med. Reform 1908, Nr. 18.
28. Verhandlungen des Kongresses für Säuglingsschutz. Berlin 1911.
29. Verhandl. des Kongresses f. Säuglingsschutz. Berlin 1911.
30. Salge, Zeitschr. f. Säuglingsfürsorge 1 u. 2.
31. Welde, Poliklinische Behandlung der L. cong. mit Neosalvarsan (bzw. Salvarsan). Verhandl. der Gesellschaft für Kinderheilk., Münster i. W. 1912.
32. Buschke, Über die Fürsorge für geschlechtskranke Schwangere und hereditär-syphilitische Kinder. Deutsche med. Wochenschr. 1907, Nr. II u. III:
33. De Vas, Jahrb. f. Kinderheilk. 75 (1912).
34. Dünzelmann, Vereinigung Sächsisch-Thüring. Kinderärzte. Sitzung in Leipzig, 10. Dezember 1912. Ref. erscheint in der Deutschen M. W. 1913.